Oncologia Pediátrica
Diagnóstico e Tratamento

Oncologia Clínica e Cirúrgica

Outros livros de interesse

- Abdome Agudo em Pediatria – Schettini
- A Ciência e a Arte de Ler Artigos Científicos – Braulio Luna Filho
- A Criança que não Come - Guia de Tratamento e Prevenção – Bello, Macedo e Palha
- A Didática Humanista de um Professor de Medicina – Decourt
- Adolescência - Prevenção e Risco – Saito
- Adolescência - Uma Abordagem Prática – Barros
- Adolescência... Quantas Dúvidas! – Fisberg e Medeiros
- A Estimulação da Criança Especial em Casa - Um Guia de Orientação para os Pais de como Estimular a Atividade Neurológica e Motora – Rodrigues
- Aleitamento Materno 2a ed. – Dias Rego
- Alergia e Imunologia na Infância e na Adolescência 2a ed. – Grumach
- Alergias Alimentares – De Angelis
- Algoritmo em Terapia Intensiva Pediátrica – Werther Brunow de Carvalho
- Algorítmo em Terapia Intensiva Pediátrica – Werther Brunow de Carvalho
- A Neurologia que Todo Médico Deve Saber 2a ed. – Nitrini
- A Questão Ética e a Saúde Humana – Segre
- A Saúde Brasileira Pode Dar Certo – Lottenberg
- Artigo Científico - do Desafio à Conquista - Enfoque em Testes e Outros Trabalhos Acadêmicos – Victoria Secaf
- As Lembranças que não se Apagam – Wilson Luiz Sanvito
- Aspectos Cardiológicos em Terapia Intensiva Neonatal e Pediátrica – Troster, Kimura e Abellan
- Assistência Integrada ao Recém Nascido – Leone
- Atlas de Imaginologia Pediátrica – Flores Barba
- Atlas de Pediatria em Cores - O Recém-nascido e o Primeiro Trimestre de Infância e Adolescência - Síndromes Especiais - Neoplasias – Klein
- Atualização em Doenças Diarreicas da Criança e do Adolescente – Dorina Barbieri
- Atualizações em Terapia Intensiva Pediátrica – SPSP – Souza
- Autismo Infantil: Novas Tendências e Perspectivas – Assumpção Júnior
- Avaliação Neurológica Infantil nas Ações Primárias da Saúde (2 vols.) – Coelho
- A Vida por um Fio e por Inteiro – Elias Knobel
- Banco de Leite Humano – Feferbaum
- Cardiologia Pediátrica – Carvalho
- Cardiopatias Congênitas no Recém-nascido 2a ed. – Revisada e ampliada – Virgínia Santana
- Células-tronco – Zago
- Coluna: Ponto e Vírgula 7a ed. – Goldenberg
- Como Ter Sucesso na Profissão Médica - Manual de Sobrevivência 4a ed. – Mario Emmanuel Novais
- Condutas de Urgência em Pediatria - Uma Abordagem Prática e Objetiva – Prata Barbosa
- Criando Filhos Vitoriosos - Quando e como Promover a Resiliência – Grunspun
- Cuidados Paliativos – Diretrizes, Humanização e Alívio de Sintomas – Franklin Santana
- Cuidando de Crianças e Adolescentes sob o Olhar da Ética e da Bioética – Constantino
- Dicionário de Ciências Biológicas e Biomédicas – Vilela Ferraz
- Dicionário Médico Ilustrado Inglês-Português – Alves
- Dilemas Modernos - Drogas – Fernanda Moreira
- Dinâmica de Grupo – Domingues
- Distúrbios do Sono na Criança – Pessoa
- Distúrbios Neuróticos da Criança 5a ed. – Grunspun
- Doenças Associadas ao Estilo de Vida: Uma Bomba Relógio – Mismatch
- Emergência e Terapia Intensiva Pediátrica – Carvalho, Souza e Souza
- Emergências em Cardiopatia Pediátrica – Lopes e Tanaka
- Endocrinologia para o Pediatra 3a ed. (2 vols.) – Monte e Longui
- Epidemiologia 2a ed. – Medronho
- Fitoterapia - Conceitos Clínicos (com CD) – Degmar Ferro
- Gestão Estratégica de Clínicas e Hospitais – Adriana Maria André
- Guia de Aleitamento Materno - 2a ed. – Dias Rego
- Guia de Consultório - Atendimento e Administração – Carvalho Argolo
- Humanização em UTI em Pediatria e Neonatologia – Sonia Maria Baldini e Vera Lucia Jornada Krebs

- Hematologia para o Pediatra – SPSP Braga
- Imagem em Pediatria – Barba Flores e Costa Vaz
- Imunizações - Fundamentos e Prática 4a ed. – Farhat
- Infectologia Pediátrica 2a – SPSP
- Infectologia Pediátrica 3a ed. – Farhat, Carvalho e Succi
- Insuficiência Ventilatória Aguda - Série Terapia Intensiva Pediátrica – Werther Brunow de Carvalho
- Intervenção Precoce com Bebês de Risco – Cibelle Kayenne M. R. Formiga
- Leite Materno - Como Mantê-lo sempre Abundante 2a ed. – Bicalho Lana
- Livro da Criança – Ana Goretti Kalume Maranhão
- Manual de Hepatologia Pediátrica – Adriana Maria Alves de Thommaso e Gilda Porta
- Medicina: Olhando para o Futuro – Protásio Lemos da Luz
- Medicina, Saúde e Sociedade – Jatene
- Nefrologia para Pediatras – Maria Cristina de Andrade
- Nem só de Ciência se Faz a Cura 2a ed. – Protásio da Luz
- Neurologia Infantil 5a ed. (2 vols.) – Aron Juska Diament e Saul Cypel
- Normas e Condutas em Neonatologia Santa Casa – Rodrigues Magalhães
- Nutrição do Recém-nascido – Feferbaum
- O Cotidiano da Prática de Enfermagem Pediátrica – Peterline
- O Mestre César Pernetta – Wainstok
- Oncologia Pediátrica – Renato Melaragno e Beatriz de Camargo
- O que Você Precisa Saber sobre o Sistema Único de Saúde – APM-SUS
- Obesidade na Infância e na Adolescência – Fisberg
- Oftalmologia para o Pediatra – SPSP – Rosa Maria Graziano e Andrea Zin
- Organização de Serviços em Pediatria – SPSP
- Otorrinolaringologia para o Pediatra – SPSP – Anselmo Lima
- Pai – O que é Microbrio? – Althertum
- Pediatria Clínica – HUFMUSP – Alfredo Gilio
- Pneumologia Pediátrica 2a ed. – Tatiana Rozov
- Politica Públicas de Saúde Interação dos Atores Sociais – Lopes
- Prática Pediátrica 2a ed. – Grisi e Escobar
- Práticas Pediátricas 2a ed. – Aires
- Puericultura - Princípios e Prática: Atenção Integral à Saúde da Criança 2a ed. – Del Ciampo
- Reanimação Neonatal – Dias Rego
- Reumatologia Pediátrica – SPSP
- Saúde Materno-Infantil - Autoavaliação e Revisão – Gurgel
- Série Atualizações Pediátricas SPSP - Otorrinolaringologia para o Pediatra – Anselmo Lima
- Série Atualizações Pediátricas – SPSP (Soc. Ped. SP); Vol. 1 - Sexualidade e Saúde Reprodutiva na Adolescência – Françoso; Vol. 2 - Gastrenterologia e Nutrição – Palma; Vol. 3 - Atualidades em Doenças Infecciosas: Manejo e Prevenção 2a ed. – Helena Keico Sato; Vol. 4 - O Recém-nascido de Muito Baixo Peso 2a ed. – Helenilce P. F. Costa e Sergio T. Marba; Vol. 5 - Segurança na Infância e na Adolescência – Waksman; Vol. 6 - Endocrinologia Pediátrica – Calliari; Vol. 7 - Alergia, Imunologia e Pneumologia – Leone; Vol. 8 - Tópicos Atuais de Nutrição Pediátrica – Cardoso; Vol. 9 - Emergências Pediátricas 2a ed. – Emilio Carlos Baracat; Série Clínicas Brasileiras de Medicina Intensiva – AMIB; Vol. 17 - Emergências em Pediatria e Neonatologia – Carvalho e Proença
- Série Terapia Intensiva – Knobel; Vol. 8 - Pediatria;
- Série Terapia Intensiva Pediatrica – Desmame e Extubação – Carvalho e Cintia Johnston
- Temas em Nutrição Pediátrica – SPSP – Cardoso
- Terapia Nutricional Pediátrica – Simone Morelo Dal Bosco
- Terapêutica e Prática Pediátrica 2a ed. (2 vols.) – Carvalho e Brunow
- Terapêutica em Pediatria – Schettino
- Terapia Intensiva Pediátrica 3a ed. (2 vols.) – Brunow de Carvalho e Matsumoto
- Terapias Avançadas - Células-tronco – Morales
- Tratado de Alergia e Imunologia – ASBAI
- Tratado de Psiquiatria da Infância e da Adolescência – Assumpção
- Tuberculose na Infância e na Adolescência 2a ed. – Clemax
- Tuberculosis em Niños y Jóvenes – Edição Espanhol – Clemax
- Um Guia para o Leitor de Artigos Científicos na Área da Saúde – Marcopito Santos
- Ventilação não Invasiva em Neonatologia e Pediatria - Série Terapia Intensiva Pediátrica e Neonatal (vol. 1) – Carvalho e Barbosa
- Ventilação Pulmonar Mecânica em Neonatologia e Pediatria 2a ed. – Werther Brunow de Carvalho
- Ventilação Pulmonar Mecânica na Criança – Carvalho, Proença e Hirschheimer
- Ventilación Pulmonar Mecânica en Pediatria (edição em espanhol) – Carvalho e Jiménez
- Vias Urinárias - Controvérsias em Exames Laboratoriais de Rotina 2a ed. – Paulo Antonio Rodrigues Terra

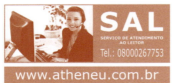

Oncologia Pediátrica
Diagnóstico e Tratamento

Editores

RENATO MELARAGNO
Oncologista Pediatra do Hospital Santa Marcelina, São Paulo.
Membro do Conselho Científico da International Network for Cancer Treatment and Research (INCTRBRASIL).
Membro do Conselho Científico da Associação para Crianças e Adolescentes com Câncer (TUCCA).

BEATRIZ DE CAMARGO
Doutora em Medicina pela Faculdade de Medicina da Universidade de São Paulo (FMUSP).
Livre-Docente pela FMUSP.
Coordenadora do Grupo Cooperativo Brasileiro para o Tratamento do Tumor de Wilms.
Pesquisadora do Programa de Hematologia e Oncologia Pediátrica do Centro de Pesquisa do Instituto Nacional de Câncer (Inca).

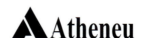

EDITORA ATHENEU

São Paulo	*Rua Jesuíno Pascoal, 30* *Tel.: (11) 2858-8750* *Fax: (11) 2858-8766* *E-mail: atheneu@atheneu.com.br*
Rio de Janeiro	*Rua Bambina, 74* *Tel.: (21) 3094-1295* *Fax: (21) 3094-1284* *E-mail: atheneu@atheneu.com.br*
Belo Horizonte	*Rua Domingos Vieira, 319, conj. 1.104*

PRODUÇÃO EDITORIAL: Sandra Regina Santana

Dados Internacionais de Catalogação na Publicação (CIP)
(Câmara Brasileira do Livro, SP, Brasil)

Oncologia pediátrica : diagnóstico e tratamento / editores Renato Melaragno, Beatriz de Camargo. -- São Paulo : Editora Atheneu, 2013.

Bibliografia
ISBN 978-85-388-0333-1

1. Neoplasias 2. Oncologia 3. Tumores em adolescentes - Diagnóstico e tratamento 4. Tumores em crianças - Diagnóstico e tratamento I. Melaragno, Renato. II. Camargo, Beatriz de.

	CDD-618.92994
12-12424	NLM-WS 200

Índice para catálogo sistemático:

1. Oncologia pediátrica : Pediatria : Medicina   618.92994

MELARAGNO, R.; CAMARGO, B.
Oncologia Pediátrica – Diagnóstico e Tratamento

©*Direitos reservados à Editora ATHENEU — São Paulo, Rio de Janeiro, Belo Horizonte, 2013*

COLABORADORES

Adalisa Rienke

Residente de Oncologia Pediátrica, Serviço de Oncologia Pediátrica, Hospital de Clínicas de Porto Alegre.

Adriana Maria Duarte

Enfermeira. Mestre em Ciências. Coordenadora de Enfermagem no Curso de Especialização Multidisciplinar em Oncologia Pediátrica. Enfermeira Clínica Especialista no Instituto de Oncologia Pediátrica do Grupo de Apoio ao Adolescente e à Criança com Câncer da Universidade Federal de São Paulo (IOP-GRAACC-Unifesp).

Adriana Seber

Pediatra com Especialização em Cancerologia Pediátrica e Hematologista e Hemoterapeuta com Especialização em Transplante de Medula Óssea. Coordenadora do Centro de Transplante de Medula do Instituto de Oncologia Pediátrica do Grupo de Apoio ao Adolescente e à Criança com Câncer da Universidade Federal de São Paulo (IOP-GRAACC-Unifesp).

Alejandro Maurício Arancibia

Pediatra pelo Ministerio de Desarrollo Social y Salud, Gobierno de Mendoza, Argentina. Especialização em Onco-Hematologia Pediátrica no Centro Infantil Boldrini. Onco-Hematologista Pediátrico do Hospital Amaral Carvalho Jaú. Onco-Hematologista Pediátrico do Hospital Estadual Bauru. Coordenador do Protocolo Tratamento de Leucemia Mieloide Aguda da Sociedade Brasileira de Oncologia Pediátrica (Sobope).

Algemir Lunardi Brunetto

Chefe do Serviço de Oncologia Pediátrica, Hospital de Clínicas de Porto Alegre.

Ana Lygia Pires Melaragno

Enfermeira e Pedagoga. Especialista em Oncologia e Gestão dos Serviços de Saúde. Coordenadora de Ensino e Desenvolvimento do Instituto de Oncologia Pediátrica do Grupo de Apoio ao Adolescente e à Criança com Câncer da Universidade Federal de São Paulo (IOP-GRAACC-Unifesp).

Andréa Y. Kurashima

Enfermeira, Mestre e Doutora em Oncologia pela Fundação Antônio Prudente. Certificação em Cuidados Paliativos, Educação e Prática pela Harvard Medical School. Enfermeira do Centro de Pesquisa e Ensino do Hospital A. C. Camargo. Coordenadora do Grupo de Controle de Sintomas e Cuidados Paliativos do Núcleo de Pediatria do Hospital A. C. Camargo.

Benjamin Heck

Patologista pela Irmandade da Santa Casa de Misericórdia de São Paulo (ISCMSP). Genética Médica pela Universidade de São Paulo (USP). Aperfeiçoamento em Patologia Pediátrica pela International Paediatric Pathology Association. Mestrado em Ciências pela Fundação Antônio Prudente. Médico Responsável do Serviço de Genética Médica do Hospital São Camilo, Unidade Pompeia, São Paulo.

Cecília Maria Lima da Costa

Diretora do Departamento de Oncologia Pediátrica do Hospital A. C. Camargo. Doutora em Oncologia pela Fundação Antônio Prudente.

Cláudio Galvão de Castro Junior

Médico do Hospital Israelita Albert Einstein (Hiae). Especialista em Hematologia e Hemoterapia, Transplante de Medula Óssea e Cancerologia Pediátrica. Presidente da Sociedade Brasileira de Oncologia Pediátrica (Sobope), gestão 2010-2012.

Ethel Fernandes Gorender

Oncologista Pediatra do Hospital Santa Marcelina, São Paulo. Mestre em Oncologia pela Faculdade de Medicina da Universidade de São Paulo (FMUSP).

Fábio de Barros

Membro do Serviço de Cirurgia Oncológica Pediátrica do Departamento de Pediatria do Hospital A. C. Camargo. Membro da Disciplina de Cirurgia Pediátrica e Transplante Hepático do Instituto da Criança do Hospital das Clínicas da Faculdade de Medicina da Universidade de São Paulo (ICr-HCFMUSP). Especialista em Cirurgia Pediátrica pela Sociedade Brasileira de Cirurgia Pediátrica.

Gustavo Ribeiro Neves

Oncologista na Área de Oncologia Pediátrica. Mestre em Oncologia pela Universidade de São Paulo (USP). Professor Colaborador da Disciplina de Hematologia da Pontifícia Universidade Católica de São Paulo (PUC-SP). Diretor Técnico do Hospital do Grupo de Pesquisa e Assistência ao Câncer Infantil.

Israel Bendit

Professor Livre-Docente de Hematologia da Disciplina de Hematologia e Hemoterapia do Hospital das Clínicas da Faculdade de Medicina da Universidade de São Paulo (HC-FMUSP). Professor Colaborador da FMUSP, Chefe do Laboratório de Biologia Tumoral da Disciplina de Hematologia e Hemoterapia do HC-FMUSP.

Lauro José Gregianin

Especialista em Cancerologia Pediátrica. Coordenador do Transplante de Medula Óssea do Serviço de Oncologia Pediátrica do Hospital de Clínicas de Porto Alegre e Professor do Curso de Pós-Graduação em Saúde da Criança e do Adolescente da Universidade Federal do Rio Grande do Sul (UFRGS).

Luiz Fernando Lopes

Mestre e Doutor pela Universidade Estadual de Campinas (Unicamp). Livre-Docente pela Universidade de São Paulo (USP), Departamento de Pediatria, Coordenador do Grupo Cooperativo Brasileiro dos Tumores de Células Germinativas na Infância, Coordenador do Departamento de Ensino e Pesquisa do Centro de Tratamento Fabiana Macedo Moraes – GACC, São José dos Campos. Diretor Médico do Hospital de Câncer Infanto-Juvenil Luiz Inácio Lula da Silva, Fundação Pio XII, Barretos.

Luiz Fernando Teixeira

Médico-Assistente do Departamento de Oftalmologia da Universidade Federal de São Paulo (Unifesp). Médico Oftalmologista do Serviço de Oncologia Pediátrica do Hospital Santa Marcelina, São Paulo.

Marcela Braga Mansur

MSc, Ph.D. Pós-Doutoranda, Haemato-Oncology Research Unit, The Institute of Cancer Research (ICR – United Kingdom). Pós-Doutora em Oncologia pelo Instituto Nacional de Câncer (Inca), Programa de Hematologia e Oncologia Pediátrico. Mestre e Doutora em Oncologia pelo Inca.

Maria do Socorro Pombo-de-Oliveira

Especialização em Hematologia, Hopital Saint-Louis, Université de Paris VII. Fellow-Research no Royal Pos-Graduated Medical School-Hammersmith Hospital, Londres. Doutora em Biologia Celular e Molecular pela Fundação Oswaldo Cruz (Fiocruz). Pesquisadora Responsável pelo Programa de Hematologia e Oncologia Pediátrica do Instituto Nacional de Câncer (Inca).

Maria Lucia de Martino Lee

Médica Hematologista Pediátrica do Instituto de Oncologia Pediátrica – Grupo de Apoio ao Adolescente e à Criança com Câncer da Universidade Federal de São Paulo (GRAACC/Unifesp). Mestre em Pediatria pela Unifesp.

Maria Lucia Pinho Apezzato

Doutora em Ciências pela Faculdade de Medicina da Universidade de São Paulo (FMUSP). Chefe do Serviço de Cirurgia Oncológica Pediátrica do Departamento de Pediatria do Hospital A. C. Camargo. Membro da Disciplina de Cirurgia Pediátrica e Transplante Hepático do Instituto da Criança da FMUSP. Especialista em Cirurgia Pediátrica pela Sociedade Brasileira de Cirurgia Pediátrica.

Maria Lydia Mello de Andréa

Pediatra Oncologista, Mestre em Pediatria pela Faculdade de Medicina da Universidade de São Paulo (FMUSP). Especialista em Pediatria pela Sociedade Brasileira de Pediatria (SBP). Especialista em Oncologia Pediátrica pela SBOP. Responsável pelo Serviço de Oncologia Pediátrica do Hospital Infantil Darcy Vargas. Coordenadora do Protocolo Brasileiro de Linfoma Não Hodgkin na Infância e Adolescência.

Mariana Emerenciano

MSc, Ph.D. Pesquisadora do Programa de Hematologia e Oncologia Pediátrico do Instituto Nacional de Câncer (Inca). Pós-Doutora em Genética Molecular pela Johann Wolfgang Goethe-Universität (Frankfurt am Main, Alemanha). Doutora e Pós-Doutora em Oncologia pelo Inca. Mestre em Ciências Morfológicas pela Universidade Federal do Rio de Janeiro (UFRJ).

Mariana Maschietto

Graduação em Ciências Biológicas – Modalidade Médica pela Universidade Estadual Paulista Júlio de Mesquita Filho (Unesp), Mestrado e Doutorado em Ciências com ênfase em Oncologia pela Fundação Antônio Prudente. Research Associate, University College London; Institute of Child Health; United Kingdom Institute of Children Health – Molecular Haematology and Cancer Biology Unit, Department of Cancer Faculty of Population Health Sciences.

Massami Hayashi

Especialista em Pediatria, em Terapia Intensiva Pediátrica e em Nutrição Enteral e Parenteral. Mestrado pela Faculdade de Medicina da Universidade de São Paulo (FMUSP). Diarista da UTIP-Hepato do Hospital Infantil Menino Jesus, São Paulo.

Monica Cypriano

Oncologista Pediátrica. Instituto de Oncologia Pediátrica da Universidade Federal de São Paulo (Unifesp). Especialista em Pediatria e em Cancerologia Pediátrica pela AMB. Ex-fellowship em Onco-Hematologia Pediátrica pelo St. Jude Children's Research Hospital.

Raquel Pelaes Pinheiro

Especialista em Cirurgia Pediátrica pela Sociedade Brasileira de Cirurgia Pediátrica. Membro do Serviço de Cirurgia Oncológica Pediátrica do Departamento de Pediatria do Hospital A. C. Camargo. Membro da Equipe de Cirurgia Pediátrica do Hospital Infantil Darcy Vargas.

Rosangela Correa Villar

Médica Radioterapeuta, Coordenadora do Serviço de Radioterapia do Centro Infantil Boldrini. Supervisora do Serviço de Radioterapia do Instituto de Radiologia do Hospital das Clínicas da Faculdade de Medicina da Universidade de São Paulo (InRAD/HCFMUSP), Hospital Beneficência Portuguesa de São Paulo.

Roseane Gouveia

Especialista em Pediatria, Cancerologia Pediátrica e Hematologia Pediátrica. Trabalho no Centro de Transplante de Medula Óssea do Instituto de Oncologia Pediátrica do Grupo de Apoio ao Adolescente e à Criança com Câncer da Universidade Federal de São Paulo (IOP-GRAACC-Unifesp).

Sidnei Epelman

Oncologista Pediátrico. Diretor do Departamento de Oncologia Pediátrica do Hospital Santa Marcelina. Presidente da Associação para Crianças e Adolescentes com Câncer (TUCCA). Diretor da International Network for Cancer Treatment and Research (INCTRBRASIL). Coordenador do Grupo Cooperativo de Tumores Cerebrais da Sociedade Brasileira de Oncologia Pediátrica (Sobope).

Sima Ferman

Onco-Hematologista Pediátrica. Doutora em Medicina na Área de Pediatria pela Universidade de São Paulo (USP). Médica e Chefe da Seção Oncologia Pediátrica do Instituto Nacional de Câncer (Inca).

DEDICATÓRIA

Às crianças em tratamento que nos ensinam, todos os dias, ao enfrentar as mais diversas dificuldades...

Às crianças que já partiram por ter nos ensinado que "cuidar" é mais importante que curar...

Às crianças que terminaram o tratamento e nos ensinaram que tudo tem um significado e vale a pena...

Aos pais e irmãos das crianças que nos ensinam o verdadeiro significado de solidariedade...

Aos amigos e colegas que compartilham conosco o cuidado das crianças com câncer e de seus familiares...

Os Editores

APRESENTAÇÃO

As descobertas em Oncologia Pediátrica são constantes e há necessidade diária de se manter atualizado. Hoje, é difícil manter-se atualizado até mesmo com o vocabulário utilizado na literatura. Por meio das publicações é que surgem as novas ideias, os novos conceitos e todo o progresso. Compartilhar experiências é fundamental para a melhora do profissional não só do modo científico como também do modo pessoal.

Este livro tem o objetivo de apresentar, de modo sucinto, importantes aspectos referentes ao cuidado e ao tratamento da criança portadora de câncer. Nossa intenção é, além de ter um valor educacional a estudantes de medicina, pediatras e demais especialidades afins como também o de adicionar à literatura brasileira a opinião de colegas pioneiros do cuidado e tratamento da criança com câncer no nosso país.

A clínica, a arte de diagnosticar e tratar seus doentes nunca pode se desembaraçar completamente da especulação experimental, da investigação, que lhe fornece os meios de conhecer a fundo a doença e suas razões patológicas. Os diversos capítulos contêm apresentações clínicas, métodos de diagnóstico e abordagens terapêuticas das doenças que ocorrem com mais frequência. Cada autor teve a liberdade de abordar da sua maneira com suas experiências e características pessoais. Durante a organização do livro, houve muito progresso de difícil acompanhamento. Felizmente, a Oncologia Pediátrica consiste em uma especialização de rápido progresso, sendo o atual objetivo não só curar, mas curar com os menores efeitos colaterais e a melhor qualidade de vida. A abordagem multidisciplinar é essencial para o progresso. Nos diversos capítulos, demonstrou-se que o tratamento da criança com câncer só é possível por meio da atuação de uma equipe multiprofissional. O sucesso dessa abordagem pode ser visto pela melhoria das curvas de sobrevida em todo o mundo, inclusive em diversos centros brasileiros.

Esperamos que este livro preencha lacunas na literatura médica brasileira e estimule os colegas mais novos a essa especialidade, colaborando com o aumento da cura da criança brasileira.

Agradecemos imensamente a todos os colegas colaboradores que dedicaram um tempo a esta obra. Gostaríamos que o maior beneficiário deste livro fossem as crianças com câncer no nosso país.

Renato Melaragno e Beatriz de Camargo

SUMÁRIO

1 Epidemiologia do Câncer Infantil/Adolescência, *1*
Maria do Socorro Pombo-de-Oliveira
Beatriz de Camargo

2 Genética Clínica e Câncer Infantil, *13*
Benjamin Heck

3 Bases Moleculares dos Tumores Pediátricos, *23*
Mariana Maschietto

4 Princípios de Quimioterapia em Oncologia Pediátrica, *37*
Gustavo Ribeiro Neves

5 Princípios de Radioterapia, *49*
Rosangela Correa Villar

6 Princípios da Cirurgia em Oncologia Pediátrica, *63*
Raquel Pelaes Pinheiro
Fábio de Barros
Maria Lucia Pinho Apezzato

7 Emergências em Oncologia Pediátrica, *79*
Renato Melaragno

8 Infecção no Paciente Imunodeprimido, *89*
Massami Hayashi

9 Oncologia Pediátrica – Aspectos Psicossociais, *111*
Claudia L. Epelman

10 Cuidados Paliativos em Oncologia Pediátrica, *119*
Andréa Y. Kurashima
Beatriz de Camargo

11 A Enfermagem em Oncologia Pediátrica, *127*
Ana Lygia Pires Melaragno
Adriana Maria Duarte

12 Diagnóstico das Leucemias Agudas Pediátricas, *141*
Marcela Braga Mansur
Mariana Emerenciano

13 Tratamento da Leucemia Linfoide Aguda Pediátrica, *175*
Maria Lucia de Martino Lee

14 Tratamento das Leucemias Mieloides Agudas, *189*
Alejandro Maurício Arancibia

15 Leucemia Mieloide Crônica, *197*
Israel Bendit

16 Linfoma Não Hodgkin na Infância e Adolescência, 205
Maria Lydia Mello de Andréa

17 Doença de Hodgkin, 229
Adalisa Rienke
Algemir Lunardi Brunetto
Cláudio Galvão de Castro Junior
Lauro José Gregianin

18 Tumores do Sistema Nervoso Central, 237
Sidnei Epelman

19 Osteossarcoma, 247
Sidnei Epelman

20 Tumor de Wilms, 255
Beatriz de Camargo

21 Neuroblastoma, 267
Beatriz de Camargo

22 Tumores de Células Germinativas, 277
Luiz Fernando Lopes

23 Hepatoblastoma, 285
Cecília Maria Lima da Costa

24 Retinoblastoma, 291
Luiz Fernando Teixeira
Ethel Fernandes Gorender
Sidnei Epelman

25 Sarcoma de Ewing, 301
Lauro José Gregianin
Algemir Lunardi Brunetto

26 Sarcoma de Partes Moles, 307
Renato Melaragno

27 Sarcomas Não Rabdomiossarcomas, 319
Sima Ferman

28 Transplante de Medula Óssea, 333
Adriana Seber
Cláudio Galvão de Castro Junior
Roseane Gouveia
Lauro José Gregianin

29 Tumores Raros, 347
Ethel Fernandes Gorender

30 Promoção e Educação da Saúde na Criança e Adolescente Sobrevivente de Câncer, 361
Monica Cypriano

Índice Remissivo, 367

EPIDEMIOLOGIA DO CÂNCER INFANTIL/ADOLESCÊNCIA

Maria do Socorro Pombo-de-Oliveira
Beatriz de Camargo

INTRODUÇÃO

O câncer pediátrico é raro, correspondendo a 1%-2% da incidência de todos os cânceres[1]. A avaliação da incidência e da mortalidade é importante no conhecimento de sua patogênese. A incidência é conhecida, utilizando-se registros populacionais de câncer que, por meio de um processo contínuo e sistemático de coleta de dados, registram todos os pacientes novos de câncer que ocorrem em uma população definida de uma área geográfica. A mortalidade e a sobrevida podem ser estudadas mediante registros populacionais, registros hospitalares e estudos clínicos controlados.

O câncer pediátrico é estudado separadamente dos cânceres de adultos, pois apresenta diferenças importantes em relação ao local primário acometido, na origem histológica e no comportamento clínico. A classificação dos tumores deve ser baseada na morfologia, em vez do local primário de origem do tumor, como é feito nos adultos. Por essas razões, a Agência Internacional de Pesquisa em Câncer (IARC) propôs uma classificação, que é a utilizada atualmente pelos registros populacionais[2]. Uma classificação padrão dos tumores é essencial para permitir a comparação da incidência e da sobrevida em diferentes regiões e períodos. Essa classificação denominada de *International Classification of Childhood Cancer* (ICCC-3) foi realizada para facilitar a apresentação e a comparação dos dados de base populacional do câncer da criança. Os princípios obedecidos podem ser resumidos como:

- A ICCC-3 obedece às regras, à nomenclatura e à codificação (morfologia, topografia e comportamento) da CID-O-3[3].
- As categorias da ICCC-3 são definidas em conformidade com as classificações internacionais de patologia e genéticas das neoplasias (séries *The World Health Organization Classification of Tumors*)[4].

Os estudos epidemiológicos podem ser classificados em descritivos e analíticos. Os estudos descritivos (por exemplo: incidências) são feitos habitualmente em áreas geográficas definidas, cujas variáveis como idade, sexo, grupos étnicos e ano de diagnóstico são analisadas. Os estudos observacionais analíticos correspondem a estudos nos quais se avalia a influência de fatores de risco para determinada patologia.

EPIDEMIOLOGIA DESCRITIVA

Os registros de bases hospitalares e os estudos clínicos representam somente uma parte da população selecionada, pois dependem de padrões de encaminhamento hospitalar e critérios de elegibilidades dos pacientes. Os registros de câncer de base hospitalar estão voltados ao aprimoramento da assistência ao paciente, bem como à pesquisa de base clínica, à educação médica e ao provimento de subsídios às atividades administrativas. Os dados de base hospitalar servem para o próprio hospital, e não de modo populacional. A informação produzida em um registro hospitalar reflete o desempenho do corpo clínico na assistência prestada ao paciente. Nos registros de câncer de base populacional (RCBP), há um processo contínuo e sistemático de coleta de dados de todos os casos novos de câncer por ano que ocorrem em uma população definida em uma área geográfica. A informação produzida em um RCBP busca conhecer a incidência do câncer em uma população específica em área geográfica e tempo definidos. Os estudos baseados em registros populacionais são essenciais para medir o impacto do tratamento e do sistema de saúde do país. O principal componente na vigilância epidemiológica do câncer é representado pelo acompanhamento contínuo da incidência da doença regionalmente.

Incidências e aspectos geográficos, idade específica e relação com gênero das neoplasias pediátricas

As incidências de câncer pediátrico em todo o mundo, baseadas em registros populacionais, foram inicialmente publicadas por Parkin *et al.* em diferentes períodos (1988 e 1998)[5,6].

Nos Estados Unidos, por meio do programa SEER (*Surveillance, Epidemiology and End Results*), entre os anos de 1990 e 1995, a taxa média de incidência anual, ajustada pela população norte-americana de 1970, foi de 149 casos por 1.000.000 de crianças e adolescentes menores de 20 anos[7]. Na faixa etária compreendida entre 0 e 14 anos, a leucemia linfática aguda (LLA) foi a neoplasia mais frequente, correspondendo a 23% dos cânceres. A leucemia não linfoide ou mieloide aguda foi o segundo tipo mais comum, ocorrendo em uma taxa de 1/5 das LLA. Os tumores do sistema nervoso central (SNC) corresponderam a 22%, e os outros tumores sólidos mais comuns foram o neuroblastoma (7,7%), seguido de tumor de Wilms (5,9%) e linfoma não Hodgkin (5,9%). Recentemente, foi publicada uma análise que abrange uma maior parte dos Estados Unidos, correspondendo a 90% da população do país, e no período entre 2001 e 2003 a taxa média de incidência ajustada por idade foi de 165,92 por milhão de crianças e adolescentes (0 a 19 anos). Para o sexo masculino, a incidência média foi de 174,28 por milhão e, para o sexo feminino, de 157,14 por milhão[8].

Na Europa, informações do projeto ACCIS (*Automated Childhood Cancer Information System*) relatam uma taxa média de incidência ajustada por idade pela população mundial de 1966 de 140 casos por 1.000.000 de crianças entre 0 e 14 anos e de 157 casos por milhão de crianças e adolescentes entre 0 e 19 anos[9]. No Reino Unido, a incidência em crianças abaixo de 15 anos foi de 139 por milhão entre o período de 1991 e 2000[10].

Na primeira publicação de Parkin *et al.*[5], os dados brasileiros referem-se aos registros de câncer de base populacional (RCBP) de São Paulo (1969-1978), de Recife (1967-1979) e de Fortaleza (1978-1980), enquanto, na segunda publicação, estão incluídos os dados de Goiânia e Belém (1987-1991). Nesses registros, estratificados em faixas etárias (≤ 1 ano; 1-4 anos; 5-9 anos; 10-14 anos), as leucemias foram o câncer mais incidente em praticamente todas as faixas etárias, tanto no sexo masculino como no feminino. A exceção aconteceu no sexo feminino, na faixa etária de 1-4 anos, na qual os tumores renais foram os mais incidentes (41,4 por milhão de habitantes) no registro de Fortaleza e para o sexo masculino, na faixa etária entre 5-9 anos, na qual os linfomas foram os mais incidentes, tanto em Fortaleza quanto em São Paulo, com taxas de 53,1 e 45,9 por milhão de habitantes, respectivamente. Outra exceção aconteceu no registro de Recife, no qual em crianças do sexo feminino, na faixa etária de 5-9 anos, os tumores de SNC foram os mais incidentes (18,6 por milhão de habitantes). Outras observações notadas nesses registros foram as altas taxas de incidência para todos os cânceres em Fortaleza e São Paulo, principalmente para linfomas. As taxas de leucemia linfática aguda, ao contrário, foram baixas, principalmente na faixa etária de 1-4 anos, que foi a faixa de pico de incidência em muitos outros registros no mundo. As taxas de retinoblastoma também foram altas, e as taxas de tumores ósseos foram altas em São Paulo, assim como as de carcinoma de adrenal[5].

A segunda publicação do IARC mostrou os resultados dos registros de base populacionais de Goiânia e Belém[6]. As leucemias foram o câncer mais incidente nos dois registros para ambos os sexos. No sexo masculino, o segundo mais incidente foi o linfoma, seguido pelos tumores de SNC. Essa ordem esteve invertida para o sexo feminino. No registro de Goiânia, as taxas de incidência de tumores renais, tumores ósseos e sarcomas foram expressivamente maiores no sexo feminino (13,6, 1,7, 13,6 por milhão, respectivamente).

Atualmente, existem 28 registros populacionais de câncer no Brasil localizados nas principais capitais dos estados, com exceções de outras cidades do estado de São Paulo[11]. Recentemente, foram descritos os principais resultados de 14 registros populacionais distribuídos em todo o Brasil com objetivo de disseminar as informações obtidas da coleta de dados do período de 1995-2003. A incidência de câncer infantil/adolescentes (0-18 anos) variou de 92,2 a 230,98 por milhão, sendo a taxa mais baixa observada em Salvador e a mais alta, em Goiânia. A taxa média de incidência foi de 154,3 por milhão, sendo a mais alta entre 1 e 4 anos de idade. Os principais grupos de câncer foram leucemia, linfoma e tumor do SNC. A análise desses 14 registros forneceu importante informação sobre incidência de câncer pediátrico em um país com condições socioeconômicas emergentes e demonstrou que as incidências são similares às dos países desenvolvidos, pelo menos com as mesmas taxas para leucemia e mais elevadas de retinoblastoma na faixa de 0-4 anos, comparadas com os países desenvolvidos[12].

✓ Leucemias (grupo I)

É o tipo de câncer mais comum em crianças e adolescentes com < 15 anos de idade. Na classificação ICD-O, este grupo compreende: Ia. Leucemias linfoides agudas (LLA); Ib. Leucemias não linfoides agudas (LMA); Ic. Leucemia mieloide crônica (LMC); Id. Outras não especificadas; Ie. São os casos raros, com difícil especificação de subtipo celular. As LLA consistem na neoplasia maligna mais comum, correspondendo a 30% das doenças malignas na faixa etária de ≤ 1-14 anos.

A incidência varia em diferentes regiões do mundo. Nos Estados Unidos, a incidência é de 29,2 casos por milhão. Na Costa Rica, foi observada uma das maiores taxas (59,4/milhão), enquanto a menor taxa foi vista na Nigéria (11,8/milhão). Em 16 RCBP brasileiros, as leucemias foram mais frequentes, correspondendo a 18%-41% de todos os tumores. A incidência variou de 24,8 a 76,8 por milhão, sendo as mais altas em Manaus (76,8 por milhão), Goiânia (71 por milhão), Cuiabá (71,0 por milhão) e Curitiba (64 por milhão), enquanto as mais baixas foram em Salvador (25,6 por milhão) e Aracaju (24,8 por milhão). Como observado, a incidência variou de acordo com a região geográfica. Na região Nordeste, quatro entre seis registros apresentaram as menores taxas de incidência, enquanto nas regiões Centro-Oeste e Sul foram observadas as maiores taxas de incidência. Em relação às desordens mieloproliferativas, uma alta taxa de incidência foi observada, variando de 11,3 a 24,5 por milhão. Em relação à idade, observou-se maior incidência no grupo etário entre 1 e 4 anos. Não houve correlação entre o Índice de Desenvolvimento Humano (IDH) e as taxas de incidência[13].

✓ Linfomas (grupo II)

Este grupo compreende: IIa. Linfomas de Hodgkin (LH); IIb. Linfomas não Hodgkin (LNH); IIc. Linfoma de Burkitt; IId. Neoplasias linforreticulares mistas; IIe. Linfomas inespecíficos. Correspondem ao terceiro tipo de câncer mais comum em crianças norte-americanas, após as leucemias e os tumores do SNC, sendo responsável por cerca de 15% das neoplasias pediátricas[1].

Os LNH que ocorrem nas crianças correspondem a um grupo heterogêneo com diversos tipos histológicos, sendo o mais comum o tipo Burkitt. Nos dados registrados do SEER, a incidência permanece constante na faixa etária entre 5-14 anos, mas a incidência nos adolescentes entre 15-19 anos apresentou um acréscimo de 10,7 por milhão, no período entre 1975 e 1979, para 16,3 por milhão, no período entre 1990 e 1995[7].

A incidência dos linfomas no Brasil variou de 11,8 por milhão em Belém a 34,5 por milhão em São Paulo. Os linfomas não Hodgkin apresentaram taxa média de 8,6 casos por milhão, e para os linfomas de Hodgkin a taxa foi de 9,6 por milhão. Os linfomas de Hodgkin apresentaram a maior taxa no grupo etário entre 15 e 19 anos, enquanto relativamente aos linfomas não Hodgkin observam-se dois picos, um na faixa etária entre 1 e 4 anos e outro entre 15 e 19 anos. Uma correlação entre a taxa de incidência e o nível socioeconômico (analisado pelo índice de exclusão social) foi observada entre os linfomas de Hodgkin. Maiores taxas de incidência foram observadas nas cidades com maior nível socioeconômico[14].

✓ Tumores do sistema nervoso central (grupo III)

Os tumores do SNC são atualmente o maior desafio para a oncologia pediátrica, pois representam o segundo grupo de diagnóstico mais comum na infância, contribuindo com cerca de 19% a 27% das neoplasias nos países mais desenvolvidos. Diferente dos tumores localizados em outras partes do corpo, as neoplasias intraespinhais e intracranianas apresentam sintomatologia, prognóstico e efeitos tardios semelhantes, independentemente de os tumores serem malignos ou não. Os tumores não malignos intracranianos e intraespinhais apresentam diferentes padrões de ocorrência (por local, histologia, sexo e idade).

Nesse grupo III se incluem também os tumores de histologia benigna, que são classificados em: IIIa. Ependimonas; IIIb. Astrocitoma; IIIc. Tumores neuroectodérmicos primitivos; IIId. Outros gliomas; IIIe. Neoplasias intracranianas e intraespinhais não especificadas. A incidência de tumores do SNC está aumentando progressivamente e as taxas de sobrevida pouco melhoraram quando comparadas à das demais neoplasias[15]. Não se sabe se a incidência está aumentando realmente ou se as melhorias da aparelhagem de neurodiagnóstico são de fato responsáveis pelo aumento da incidência[16]. Revendo uma casuística de tumores de SNC, conclui-se que 20% dos tumores não teriam sido diagnosticados na ausência da aparelhagem de neuroimagem. Os tumores do SNC mais frequentes são os meduloblastomas cerebelares e o tumores neuroectodérmicos primitivos (PNET) de outras localizações no SNC. No Brasil, os tumores do SNC estão entre os três mais frequentes, e em alguns registros de base populacional foram o segundo mais frequente. Essa observação pode ser devida a maiores facilidades na detecção dos tumores por imagem, pois desde os anos 1990 é observada uma maior demanda de solicitações de tomografia computadorizada cerebral (www.datasus.gov.br).

✓ Tumores do sistema nervoso simpático (grupo IV)

Os tumores do sistema nervoso simpático são responsáveis por 7,8% de todos os cânceres em crianças < 15 anos de idade[1]. Eles compreendem: IVa. Neuroblastoma e ganglioneuroblastoma; IVb. Outros tumores de células nervosas periféricas. Neste grupo, o tumor mais frequente na criança é o neuroblastoma. A incidência varia de 9 a 12 casos por milhão, sendo mais frequente em países desenvolvidos. Menor incidência é observada no Egito (5,4 casos por milhão), Costa Rica (4,5 por milhão), Uruguai (2,9 casos por milhão) e Tailândia (2,7 por milhão)[6]. No Brasil, as taxas variaram de 14,18 em Curitiba, 11,82 em Porto Alegre e 11,51 em Goiânia a 2,33 em Manaus, 2,40 em Fortaleza e 3,54 em João Pessoa. Verificam-se as maiores taxas em crianças menores de 11 meses de idade. Observa-se correlação significativa entre o nível socioeconômico e a incidência. O nível socioeconômico foi determinado por meio do índice de exclusão social, no qual quanto mais alto, melhor o nível socioeconômico. Assim sendo, os registros em cidades com alto nível de exclusão social apresentaram maior incidência[17].

✓ Retinoblastoma (grupo V)

O retinoblastoma (RB), tumor intraocular maligno, pode ocorrer de forma familial ou esporádica, e sua incidência aumentou na última década, provavelmente pela propagação do gene pelos sobreviventes da doença. Corresponde a 2%-4% das neoplasias que ocorrem na criança[1]. As taxas das incidência em crianças de 0-4 anos variam de 10-12 casos por milhão no mundo. Parece ser mais frequente nos países em desenvolvimento, especialmente na América Latina, África e Ásia, representando 10%-15%[18]. A incidência de retinoblastoma unilateral tem sido relatada como maior em países em desenvolvimento, sugerindo que existam fatores ambientais associados à pobreza. Em sete registros populacionais brasileiros (dentre 14), a taxa de incidência entre crianças de 0-4 anos foi maior do que 11 casos por milhão, variando de 15 em Salvador a 27 em Natal[17]. Em Chiapas, no México, a incidência chega a ser de 21 por milhão[19]. Segundo resultados recentes de 13 registros populacionais no Brasil, a taxa média da incidência de retinoblastoma (1-14 anos) foi

de 6,6 por milhão, sendo a mais baixa em Curitiba (3,5 por milhão) e a mais alta em Natal (12,7 por milhão). Embora as cidades com nível socioeconômico mais alto tenham apresentado as menores taxas de incidência, a correlação entre o índice de exclusão social e a sua incidência não foi estatisticamente significante[17].

✓ Tumores renais (grupo VI)

Representam 5% a 10% dos cânceres da infância[1]. Dentre os tumores renais que ocorrem na criança, 95% são tumores embrionários denominados de nefroblastoma ou, mais comumente, tumor de Wilms (TW). Outros dois tipos histológicos que estão incluídos são: sarcoma de células claras e tumor rabdoide. Ainda nesse grupo estão os carcinomas renais raros na infância. No passado, a incidência do tumor de Wilms era considerada estável, independentemente de raça, sexo e área geográfica[20]. Mais recentemente, notou-se variação geográfica e temporal dessa doença, com maior incidência na Escandinávia, na Nigéria e no Brasil (São Paulo) e menor no Japão, na Índia e em Cingapura[5].

No Brasil, nos 14 registros populacionais (0-19 anos), a taxa aumentada de tumor de Wilms em São Paulo (9,9 por milhão) se manteve, porém se observou maior taxa em Aracaju (10,9 por milhão), Recife (10,4 por milhão), Porto Alegre (13,2 por milhão) e Goiânia (15,3 por milhão). Recente análise de 13 registros populacionais no Brasil (0-14 anos) demonstrou que oito registros apresentam altas taxas, variando de 9,5 por milhão em Salvador a 18 por milhão em Goiânia. Correspondeu ao tumor embrionário mais frequente em 10 dos 13 registros[17].

✓ Tumores hepáticos (grupo VII)

Os tumores hepáticos são raros nas crianças, e o mais frequente é o hepatoblastoma (VIIa); 85% desses tumores ocorrem antes dos 5 anos. Outros dois subgrupos compreendem o carcinoma hepático (VIIb) e os tumores malignos hepáticos não específicos (VIIc). Os outros tumores hepáticos (diversos sarcomas, tumor rabdoide, teratomas, tumores do saco vitelino e carcinossarcoma) devem ser classificados dentro dos grupos morfológicos correspondentes. O hepatocarcinoma apresenta variações geográficas importantes dependentes da exposição ao vírus da hepatite B.

✓ Tumores ósseos malignos (grupo VIII)

Os tumores ósseos malignos consistem no tumor de Ewing e no osteossarcoma. Representam 5% dos cânceres que ocorrem na criança[1]. Esse grupo compreende: VIIIa. Osteossarcoma; VIIIb. Condrossarcoma; VIIIc. Sarcoma de Ewing; VIIId. Outros tumores ósseos malignos específicos; VIIIe. Tumores ósseos inespecíficos. A incidência de osteossarcoma variou pouco nas regiões do mundo (2-3,5 casos por milhão). Alguns registros sugerem que a incidência de osteossarcoma seja maior na população negra dos Estados Unidos, Itália, Brasil, Alemanha e Espanha[5]. A incidência do osteossarcoma, na faixa etária entre 10-14 anos, foi maior em São Paulo[21], e essa incidência permanece alta[12]. Hoje, sabe-se que os tumores de Ewing têm origem neural e, juntamente com o tumor neuroectodérmico primitivo, constituem a família dos tumores de Ewing[22]. A incidência do tumor de Ewing é de 0,3-0,5 casos por milhão, sendo extremamente raro na raça negra[5]. Recentemente, Worch *et al.* (2010)[23] demonstraram que existe uma diferença étnica e racial entre as características clínicas e sobrevida dos pacientes com tumor de Ewing.

✓ Sarcomas de partes moles (grupo IX)

Correspondem a 4%-8% de todos os cânceres na infância[1]: IXa. Rabdomiossarcoma, sarcoma embrionário; IXb. Fibrossarcoma, neurofibrossarcoma e outras neoplasias fibromatosas; IXc. Sarcoma de Kaposi; IXd. Outros sarcomas de partes moles (SPM) específicos; IXe. Sarcomas de partes moles inespecíficos. Recente análise europeia demonstrou que existe um aumento significativo na incidência dos sarcomas de partes moles, com um aumento anual de 1,8%[24]. Os sarcomas de partes moles que ocorrem mais frequentemente nas crianças são os rabdomiossarcomas originários da musculatura esquelética. Os rabdomiossarcomas são classificados de acordo com a histologia e a biologia do tumor. Os dois maiores grupos são o embrionário e o alveolar. O tipo embrionário geralmente ocorre em faixa etária menor (antes dos 10 anos de idade) e apresenta melhor prognóstico. O tipo alveolar ocorre mais no adolescente e apresenta translocações t(2;13) e t(1;13). A incidência do rabdomiossarcoma está estável em torno de 4,5 casos por milhão; aproximadamente 50% ocorrem durante a primeira década de vida e existe uma predominância no sexo masculino[7]. A maior incidência é notada na faixa etária entre 0 e 4 anos. Recente análise demonstrou um aumento significativo na incidência do rabdomiossarcoma tipo alveolar nos Estados Unidos[25]. Porém, os autores discutem que esse aumento pode ter sido a melhor acurácia do diagnóstico por meio de métodos moleculares e imunoistoquímicos.

✓ Tumores de células germinativas, trofoblásticas e outras gonadais (grupo X)

Os tumores de células germinativas consistem em um grupo heterogêneo com diversas localizações e tipos histológicos. Esse grupo inclui todos os tumores malignos das gônadas, assim como tumores de células germinativas de outras localizações. O subgrupo de tumores de células germinativas intracranianas e intraespinhais inclui como outros tumores de SNC os com comportamento não maligno. Esse grupo permite agrupar todos os germinomas, teratomas e carcinomas embrionários, entre outros, independentemente do local do tumor[2].

✓ Carcinomas e outros tumores malignos epiteliais (grupo XI)

Este grupo compreende: XIa. Carcinoma de adrenal; XIb. Carcinoma de tireoide; XIc. Carcinoma de rinofaringe; XId. Melanoma maligno; XIe. Carcinoma de pele; XIf. Outros carcinomas inespecíficos. A ocorrência de carcinoma nas crianças e nos adolescentes é rara, correspondendo a 2%[26,27]. Dados mais recentes do SEER apontam que a incidência de todos os carcinomas em menores de 20 anos corresponde a 9,2% dos tumores pediátricos[7]. O carcinoma de tireoide nas crianças e nos adolescentes é raro, mas sua incidência aumentou sensivelmente com o acidente de Chernobyl em 1986[28]. O carcinoma de adrenal é extremamente raro na literatura. O registro de tumor de Manchester documentou 12 casos em 33 anos (1954-1986), com uma estimativa de 0,38 caso por milhão em crianças abaixo de 15 anos[29]. Nos Estados Unidos, a taxa estimada da incidência é de 0,3 por milhão, enquanto na França é de 0,2[30,31]. Desde 1969, no Brasil tem sido relatada uma evidência de maior incidência, quando Marigo *et al.* notaram uma grande frequência numa série de tumores (12 entre 520 casos, 2,3%) registrados na Santa Casa de Misericórdia de São Paulo em 15 anos[32]. Investigações laboratoriais dessas crianças e suas famílias têm revelado que a maioria apresenta uma mutação germinal *TP53 R337H*[33,34]. Dados sugerem que a incidência de carcinoma de adrenal nas regiões sul e sudeste do Brasil é 12-18 vezes maior do que a relatada nos Estados Unidos e na Europa[35]. Em São Paulo, a taxa foi de 1,5 caso por milhão, incidência três vezes maior do que os demais registros populacionais[12]. Carcinomas de pele e melanomas são raros na infância, porém estão apresentando um acréscimo na incidência entre os adolescentes. Dados de 61 registros populacionais de 20 países da Europa documentaram uma incidência de 0,7 por milhão de crianças e 12,9 por milhão de adolescentes[36].

✓ Outras neoplasias não classificadas (grupo XII)

Todas as neoplasias não mencionadas anteriormente serão incluídas no grupo XII. Os tumores agrupados nesse grupo são muito raros (0,1%), diferente de entidades especificadas que não estão classificadas em outro lugar. Compreendem: XIIa. Outros tumores específicos; XIIb. Outros tumores inespecíficos. O subgrupo XIIb inclui tumores não específicos que ocorrem no sistema digestivo (exceto fígado), trato respiratório, pele (tegumento), sistema geniturinário (exceto gônadas e rim) e tumores que ocorrem em locais primários desconhecidos, pobremente definidos, os quais não foram considerados nos subgrupos "não específicos" dos grupos III, VI, VII, VIII e X[1,2].

EPIDEMIOLOGIA ANALÍTICA E FATORES DE RISCOS

Os achados da epidemiologia descritiva são importantes para elaboração dos estudos etiológicos das neoplasias, no entanto ainda há muita controvérsia nos estudos etiológicos de grande escala em todos os tipos de cânceres infantis e há poucas comprovações referentes às possíveis causas e mecanismos etiopatogênicos. Estudos observacionais analíticos correspondem a estudos nos quais se avalia a influência de fatores com potencial de se apresentarem como fator de risco. Não seria possível avaliar experimentalmente esses fatores, pois, além de impraticável, não seria ético. Um exemplo claramente não ético seria randomizar mães para receberem um agente possivelmente carcinógeno durante a gravidez e observar a incidência de tumores na criança. Portanto, os epidemiologistas utilizam outros estudos para avaliar os fatores de risco para a doença, como os estudos de coortes e caso-controle. Um estudo de coorte é utilizado para descrever um grupo de pessoas que apresentam algum fator em comum e são observadas durante um tempo, avaliando-se se apresentarão determinada anormalidade ou não. Uma das maiores desvantagens desse tipo de estudo é que, se o evento é raro, como no nosso caso – o câncer infantil –, são necessários um número enorme de casos e um tempo longo de observação. Os estudos caso-controle surgiram para avaliar os fatores de risco para as doenças raras. A definição de casos e controles é a presença ou ausência da doença. A principal vantagem é o grande número de informações que podem ser fornecidas rapidamente a partir de um número relativamente pequeno de sujeitos. O maior risco de um estudo caso-controle são os possíveis vieses na seleção dos casos e dos controles. Esses estudos fornecem informações descritivas e uma estimativa da magnitude da associação entre cada variável preditiva e a presença ou ausência da doença.

As leucemias agudas são as neoplasias infantis mais estudadas nesse aspecto. Porém, ainda são identificadas muitas lacunas importantes na literatura, que precisam ser preenchidas: o papel da exposição a fatores de risco em diferentes períodos (preconcepção, pré-natal, ou pós-natal); poucos estudos foram realizados em fatores genéticos de suscetibilidade e interações genética-ambiente; marcadores moleculares (isto é, reparo de DNA, metilação) não foram integrados nos estudos com a finalidade de elucidar etiologia e eventualmente prevenir e/ou controlar a doença. Pouco se sabe ainda sobre as alterações mutacionais de genes que influenciam a suscetibilidade tumoral, bem como as interações genômicas constitucionais e adquiridas, suas inter-relações com dieta e função imune individual, no estudo da história natural dos tumores pediátricos.

Fatores genéticos

Diversos fatores genéticos estão correlacionados à suscetibilidade individual para o câncer. Diferenças no metabolismo, no reparo de DNA, nas alterações de proto-oncogene e nas expressões de genes supressores de tumor são alguns dos fatores. A maioria dos carcinógenos requer uma ativação metabólica antes de alterar o DNA. Vários polimorfismos de genes podem alterar a via do metabolismo das substâncias carcinogênicas, aumentando ou diminuindo a ação carcinogênica. Muito importantes são os estudos de interação genética-ambiente, no qual se investigam as alterações individuais, por exemplo, polimorfismos presentes em conjunto com o fator ambiente, como ingestão de alguma substância.

A predisposição genética pode também estar associada a mutações de genes supressores. Um exemplo é o retinoblastoma, no qual, na forma hereditária, a criança herda um dos alelos do gene Rb, e, na forma esporádica, as duas perdas ocorrem após nas células somáticas. Outro exemplo é a síndrome de Li-Fraumeni, que envolve o gene supressor p53.

Diversas neoplasias estão associadas a anomalias e/ou síndromes genéticas, discutidas no capítulo 2.

Fatores ambientais

Os fatores ambientais são decorrentes do estilo de vida durante a gravidez e os mais descritos são: medicações durante a gravidez, alimentação durante a gravidez e hábitos como o fumo e álcool. Outros importantes fatores ambientais correspondem às exposições a agentes químicos, por exemplo, a presença de pesticidas tanto de uso doméstico como rural.

✓ Medicações e hábitos alimentares durante a gravidez

Diversas medicações e alimentos são descritos como fatores de risco ou de proteção para a ocorrência do câncer.

Uma associação clara é com as substâncias que inibem naturalmente a topoisomerase II, que estão relacionadas à leucemia no lactente. Algumas dessas substâncias são a cafeína, algumas frutas e vegetais e medicações como agentes alquilantes.

Um estudo caso-controle com 202 crianças portadoras de leucemias agudas do lactente e 440 controles de base hospitalar foi conduzido em diferentes estados do Brasil (Bahia, Paraíba, Pernambuco, Rio de Janeiro, São Paulo, Minas Gerais, Rio Grande do Sul, Santa Catarina e Distrito Federal). Observou-se uma associação significativa com o uso materno de hormônios durante a gravidez (OR = 8,76 – IC 95% 2,85-26,93). Foi realizada a associação de medicações utilizadas durante a gravidez com o rearranjo do gene *MLL*. Apesar de não ser significativa, a associação pode sugerir que exista uma interação entre a exposição materna durante a gravidez e o rearranjo *MLL* (dipirona = OR 1,45 – IC 95% 0,75-2,86; metronidazol = OR 1,72 – IC 95% 0,64-4,58, quinolonas = OR 2,25 – IC 95% 0,70-25,70)[37].

Em um estudo caso-controle realizado em nosso meio com crianças portadoras de tumor de Wilms, foi demonstrado que o uso de dipirona e de metoclopramida durante a gestação foi associado com maior risco de tumor de Wilms. Mães que referiam o uso de dipirona durante a gestação apresentaram risco maior (OR 10,9 – IC 95% 2,4-50), especialmente mães da classe social de baixa renda[38].

Estudos caso-controle com crianças portadoras de tumor de SNC sugerem que um aporte vitamínico durante a gravidez apresenta um efeito protetor[39,40]. A administração alta de folatos provenientes da alimentação demonstrou, em um estudo caso-controle, associação protetora. Observou-se uma proteção importante com a ingesta de frutas, verduras, vitamina A e C e folatos para os tumores do SNC[40]. Porém, os resultados têm sido inconsistentes e merecem maiores estudos. Algumas medicações maternas têm sido envolvidas no aumento do risco de neuroblastoma, incluindo as drogas ativas no sistema neurológico, tais como anfetaminas, antidepressivos, relaxantes musculares, analgésicos e ansiolíticos[41]. Um estudo mais recente canadense demonstrou que, após o acréscimo de ácido fólico à alimentação da população, se observou um declínio da incidência de neuroblastoma de 60%[42,43]. Em dois estudos, foi evidenciado um efeito protetor quando, durante a gravidez, a mãe tomou suplemento vitamínico (OR 0,5-0,7), enquanto outros três estudos com o uso de diurético durante a gravidez demonstraram aumento do risco (OR 1,2-5,8)[44]. Embora poucos estudos do tipo caso-controle tenham sido realizados, um estudo realizado na cidade do México demonstrou que a ingestão de frutas e vegetais foi menor nas mães de crianças portadoras de retinoblastoma. O risco de ter uma criança portadora de retinoblastoma em mães que consumiam menos de duas porções de vegetais foi 3,4 vezes maior (OR 3,4; 95% IC 2,0; 6,0) ou 3,9 vezes maior com baixo aporte de folato (OR 3,9; 95% IC 2,1; 7,3)[45].

✓ Álcool e fumo

Estudos caso-controle demonstraram evidência de risco aumentado com o uso de álcool durante a gravidez nas crianças portadoras de neuroblastoma (OR 1,1; 12,0)[43]. Stavrou *et al.* (2009), na Austrália, demonstraram que existe uma associação significante entre fumo materno e retinoblastoma (OR = 2,20, 95% IC 1,19-4,09; p = 0,01)[45]. O fumo paterno/materno foi também associado com aumento do risco de rabdomiossarcoma e hepatoblastoma[46,47].

✓ Exposição a agentes químicos

Apesar de algumas limitações, está bem documentado que agentes químicos como pesticidas (inseticidas, herbicidas, fungicidas) estão relacionados com aumento da incidência de leucemias e de tumores na infância[48]. Apesar de resultados ainda conflitantes, a grande maioria revela uma associação importante no aumento da incidência de câncer infantil. Tanto a exposição materna como a paterna a pesticidas domésticos ou de uso na agricultura estão associadas a maior risco de leucemias, linfomas e tumores cerebrais. A exposição à criança também tem sido demonstrada como uma associação com a incidência de tumores.

É sabido que os níveis sanguíneos de pesticidas são semelhantes tanto no sangue materno como no sangue de cordão, demonstrando que existe a transferência da mãe para o feto durante a gravidez. A exposição pode se dar antes da gravidez, causando mutações ou alterações epigenéticas no espermatozoide ou no óvulo. Após a concepção, pode causar mutações somáticas ou alterações hormonais ou das funções imunológicas. Todavia, os efeitos potenciais dos pesticidas no câncer infantil não estão totalmente claros, e muitos estudos epidemiológicos sugerem resultados complexos.

As exposições ocupacionais paternas têm sido muito investigadas como fator de risco para tumores cerebrais[49], porém seus resultados ainda são controversos. Shim *et al.*[50] demonstraram que a exposição paterna a pesticidas durante os dois anos antes do nascimento foi associada a um risco maior de astrocitoma. Em uma revisão sistemática da literatura presente entre 1950-2009, concluiu-se que a exposição materna ocupacional a pesticidas durante o período pré-natal está associada com maior risco de leucemia na infância. A exposição paterna é menos evidente. Também foi demonstrada associação da exposição doméstica a pesticidas durante a gravidez com maior risco de leucemia[51].

Estudo caso-controle em tumor de Wilms demonstrou que a exposição paterna a inseticidas durante a gestação foi associada com maior risco no nosso meio. Pais que trabalhavam em fazendas e que tinham contato com inseticidas apresentavam risco maior (OR 3,24, IC 95% 1,2-9,0) de ter um filho com tumor de Wilms. Em uma metanálise, observou-se um risco significativo aumentado para o tumor de Wilms com exposição materna a pesticidas antes do nascimento da criança (OR = 1,37, 95% IC = 1,09; 1,73)[52].

✓ Infecções

Diversos agentes infecciosos têm demonstrado possuir um papel evidente na etiopatogenia dos tumores. A relação do vírus Epstein-Barr com o linfoma de Burkitt endêmico (o qual é descrito na África) ficou muito bem demonstrada nessa região, porém o papel na patogênese do linfoma de Burkitt encontrado nos outros países não é evidente, sugerindo que existem outros fatores responsáveis.

O vírus da hepatite B e C tem sido associado com o carcinoma hepático na África e na Tailândia, e os programas de vacinação têm ocasionado diminuição significativa da incidência do hepatocarcinoma.

Um estudo referente à presença do vírus HPV no retinoblastoma unilateral sem história familiar foi realizado em 43 crianças procedentes de Campinas. O DNA do HPV tipo 16-35 estava presente em 12 casos (27,9%). A presença foi mais frequente nos tumores diferenciados (63,3%) e nos maiores estádios. Maiores investigações são necessárias[53]. No entanto, outro estudo realizado também no Brasil não confirmou essa associação[54].

Existem três hipóteses em relação ao possível papel da infecção na etiologia da leucemia da infância[55-57]:

- exposição a agentes infecciosos intraútero ou ao nascimento aumentaria o risco de leucemia;
- exposição tardia após o primeiro ano de vida a agentes comuns infecciosos aumentaria o risco de leucemia (hipótese de Greaves);
- introdução de novos agentes infecciosos a populações previamente não expostas aumentaria o risco (hipótese de Kinlen – *population mixing*).

Diversos estudos na literatura investigam essas hipóteses. Porém, recomenda-se a exposição precoce das crianças com outras crianças fora de casa, assim estimulando a maturação do sistema imune, sendo importante, desse modo, na prevenção das leucemias[58].

✓ Amamentação materna

A amamentação materna tem sido muito relacionada como fator protetor de diversas doenças. Está muito claro que a amamentação não só oferece benefícios nutricionais às crianças, como proteção a diversas infecções e efeitos imunomoduladores mediante transmissão de anticorpos maternos, macrófagos e linfócitos. Um estudo recente demonstrou que a amamentação materna apresentou um risco menor de neuroblastoma, sugerindo que o sistema imune da criança pode ter influência[43]. Um estudo caso-controle realizado nos Estados Unidos e no Canadá demonstrou que a amamentação materna é fator protetor para a ocorrência dos tumores de Wilms[59]. A amamentação materna menor que seis meses foi associada com aumento de leucemia e linfomas quando comparada com um grupo controle[60]. Porém, é bem estabelecido que a amamentação materna está relacionada ao nível socioeconômico, necessitando de maiores estudos para avaliar a interação de diversos outros fatores.

✓ Peso ao nascimento

O peso ao nascimento pode estar correlacionado a diversos fatores que podem ser responsáveis pelo aumento da incidência de câncer infantil, por exemplo, os altos níveis de estrógenos, alimentação materna etc.

Uma associação entre o alto peso ao nascimento e o aumento de risco de diversos cânceres infantis é descrita na literatura. Em alguns tumores, ainda é controverso esse achado.

Alto peso ao nascimento foi associado com risco aumentado de leucemia, bem como com alguns tumores sólidos. Um estudo brasileiro caso-controle demonstrou estar o alto peso ao nascimento associado a um aumento de risco das leucemias agudas do lactente[61]. Diversos estudos demonstram a associação positiva entre o alto peso ao nascimento e a ocorrência de leucemias aguda tanto linfática como mieloide na infância[62-64]. Em crianças portadoras de tumor de Wilms, foram encontradas como fator de risco as crianças com alto peso ao nascimento (OR 1,36, 95% IC 1,12;1,64), como também as com nascimento pré-termo (OR 1,44, 95% IC 1,14;1,81). Um recente estudo caso-controle sugere que o crescimento uterino acelerado está associado ao rabdomiossarcoma embrionário, mas não ao tipo alveolar[65]. Uma metanálise realizada para investigar peso ao nascimento e a incidência de linfomas não demonstrou nenhuma associação[66].

Ao contrário, o baixo peso ao nascimento apresenta associação importante com os tumores hepáticos. Observou-se alta incidência de hepatoblastoma em crianças prematuras[67]. A partir dessa observação em um estudo caso-controle, demonstrou-se que crianças com peso ao nascimento abaixo de 1.000 gramas apresentavam um risco 57 vezes maior do que crianças com peso entre 2.500 e 3.500 gramas de desenvolver hepatoblastoma (p < 0,0001)[68,69].

EPIDEMIOLOGIA MOLECULAR
Biomarcadores específicos, polimorfismos genéticos

Na década de 1980, Perera e Weinstein propuseram um novo desenho de estudo epidemiológico, no qual fossem incorporados marcadores biológicos associados à exposição contínua a determinadas substâncias. A partir desses estudos, a epidemiologia molecular tornou-se um paradigma nos estudos elaborados para demonstrar mecanismos e eventos que ocorrem ao longo das vias de patogênese das neoplasias[70]. Os então denominados biomarcadores foram classificados como: de dosagem interna (metabólitos em urina), de dose efetiva (adutos de DNA e de proteínas), dose de resposta causa/efeito (translocações cromossômicas), marcadores de suscetibilidade (polimorfismos nos genes do sistema xenobiótico). Com a consagração desses biomarcadores e a adoção de modelos de estudo de epidemiologia molecular complementando os estudos observacionais, hoje nas pesquisas que adotam essa estratégia o paradigma se expandiu, incluindo marcadores de alteração de estrutura e função de proteína (genoma e proteoma). Os diversos estudos que sustentam as evidências e o paradigma do câncer como uma doença decorrente de eventos genético-moleculares podem ser classificados como:

- estudos que demonstraram a correlação entre medidas de doses de exposição externa e dose efetiva de adutos de DNA e de hemoglobina, com exposição a hidrocarbo – policíclicos aromáticos em indivíduos expostos seja no ambiente de trabalho ou pelo hábito de fumar[70];
- estudos mostrando a correlação entre níveis de adutos de DNA ou de proteínas e exposição para agentes carcinógenos de acordo com a variabilidade genética interindividual;
- estudos confirmando a habilidade de certas substâncias carcinógenas associadas a adutos de DNA e translocações cromossômicas de predizerem a ocorrência de um determinado tipo de câncer;
- estudos confirmando o papel de algumas variantes genéticas (polimorfismos, único nucleotídeo) na modulação do risco, particularmente quando o indivíduo foi exposto a carcinógenos[71,72].

É nessa direção que os biomarcadores são utilizados para elucidação de fatores etiológicos envolvidos em oncologia pediátrica.

Um modelo de estudo é exposição ao benzeno neoplasias hematológicas associadas a aberrações cromossômicas específicas, observada em pacientes com estágio pré-leucêmico a leucêmico, tais como alterações nos cromossomos 5, 7, 8 e 11, frequentemente encontradas em LMA e mielodisplasia[73].

Biomarcadores específicos, polimorfismos genéticos

Os biomarcadores são classificados em três tipos principais: de exposição, de suscetibilidade e de resposta. Os biomarcadores de exposição correspondem à identificação de uma substância de origem ambiental ou de seus metabólitos no indivíduo. São biomarcadores de exposição os efeitos de um agente na molécula de DNA, por exemplo, os adutos no DNA e as mutações cromossômicas. Os biomarcadores de suscetibilidade são os encontrados nos indivíduos, correspondendo a maior ou menor propensão de desenvolver a doença quando expostos ao agente, por exemplo, as enzimas de metabolização de xenobióticos. Os biomarcadores de resposta são encontrados nos tumores e permitem avaliar o prognóstico da doença (oncogenes, genes supressores de tumores).

Estudos com avaliações de polimorfismos genéticos e exposição a fatores ambientais podem auxiliar na compreensão da etiologia do câncer e dos mecanismos da carcinogênese e também de fatores referentes ao prognóstico da doença. Diversos polimorfismos têm sido estudados com interação ambiental, e resultados promissores estão sendo publicados[73,74].

REFERÊNCIAS

1. Little J. Epidemiology of childhood cancer. Lyon: International Agency for Research on Cancer, World Health Organization; 1999. p. 1-9. [Introduction – IARC Scientific Publications nº 149]
2. Steliarova-Foucher E, Stiller C, Lacour B, et al. International Classification of Childhood Cancer. 3rd ed. Cancer. 2005;103:1457-67.
3. Kleihues P, Cavenee W, editors. Pathology and genetics of tumours of the nervous system. World Health Organization classification of tumours. Lyon: IARC Press; 2000.
4. Hamilton SR, Aaltonen LA. Pathology and genetics of tumours of the digestive system. World Health Organization classification of tumours. Lyon: IARC Press; 2000.
5. Parkin DM, Stiller CA, Draper GJ, et al. International incidence of childhood cancer, v. I. Lyon: IARC/WHO; 1988. [IARC Scientific Publications nº 87]
6. Parkin DM, Kramarova E, Draper GJ, et al. International incidence of childhood cancer, v. II. Lyon: IARC/WHO; 1998. [IARC Scientific Publications nº 144]
7. Ries LAG, Smith MA, Gurney JG, et al, editors. Cancer incidence and survival among children and adolescents: United States SEER Program: 1975-95. Bethesda: National Cancer Institute; 1999. Disponível em: www-seer.ims.nci.nih.gov.
8. Li J, Thompson TD, Miller JW, et al. Cancer incidence among children and adolescents in the United States, 2001-2003. Pediatrics. 2008;121(6):e1470-7.
9. Steliarova-Foucher E, Stiller C, Kaatsch P, et al. Geographical patterns and time trends of cancer incidence and survival among children and adolescents in Europe since the 1970s (the ACCISproject): an epidemiological study. Lancet. 2004;364(9451):2097-105.
10. Stiller CA, Kroll ME, Eatock EM. Incidence of childhood cancer: time trends in incidence 1966-2000. Chapter 3-4, p. 23-130. In: Childhood Cancer in Britain, incidence, survival, mortality. Oxford University Press; 2007.
11. Câncer na criança e no adolescente no Brasil. Dados dos registros de base populacional e de mortalidade – Ministério da Saúde – Instituto Nacional do Câncer/Sociedade Brasileira de Oncologia Pediátrica; 2008.
12. De Camargo B, De Oliveira Santos M, Rebelo MS, et al. Cancer incidence among children and adolescents in Brazil: first report of 14 population-based cancer registries. Int J Cancer. 2010;126(3):715-20.
13. De Souza Reis R Sr, De Camargo B, De Oliveira Santos M, et al. Childhood leukemia incidence in Brazil according to different geographical regions. Pediatr Blood Cancer. 2011;56(1):58-64.
14. Ferreira JMO, Klumb CE, Souza Reis R, Oliveira Santos M, Oliveira JF, Carmago B, Pombo-de-Oliveira MS. Lymphoma subtype incidence rates in children and adolescents: first report from Brazil. Cancer Epidemiol. 2012;36(4):e221-6.
15. Gurney JG, Wall DA, Jukich PJ, et al. The contribution of nonmalignant tumors to CNS tumor incidence rates among children in the United States. Cancer Causes Control. 1999;10(2):101-5.
16. Desmeulles M, Mikkelsen T, Mao Y. Increasing incidence of primary brain tumors: influence of diagnostic methods. J Natl Cancer Inst. 1992;84:442-5.
17. De Camargo B, De Oliveira Ferreira JM, De Souza Reis R, et al. Socioeconomic status and the incidence of non-central nervous system childhood embryonic tumours in Brazil. BMC Cancer. 2011;11:160.
18. Fajardo-Gutiérrez A, Juárez-Ocaña S, González-Miranda G, et al. Incidence of cancer in children residing in ten jurisdictions of the Mexican Republic: importance of the Cancer registry (a population-based study). BMC Cancer. 2007;7:68.
19. Magrath IT, Shad A, Epelman S, et al. Pediatric oncology in countries with limited resources. In: Pizzo P, Poplack D, editors. Principles and practice of pediatric oncology. 3rd ed. Philadelphia: JB Lippincott; 1997. p. 1395-420.
20. Innis MD. Nephroblastoma: index cancer of childhood. Med J Aust. 973;2:322-3.
21. Parkin DM, Stiller CA, Nectoux J. International variations in the incidence of childhood bone tumors. Int J Cancer. 1993;53:371-6.
22. Cavazzana AO, Miser JS, Jefferson J, et al. Experimental evidence for a neural origin of Ewing's sarcoma of bone. Am J Pathol. 1987;127:507-18.
23. Worch J, Matthay KK, Neuhaus J, et al. Ethnic and racial differences in patients with Ewing sarcoma. Cancer. 2010;116(4):983-8.
24. Pastore G, Peris-Bonet R, Carli M, et al. Childhood soft tissue sarcomas incidence and survival in European children (1978-1997): report from the Automated Childhood Cancer Information System project. Eur J Cancer. 2006;42(13):2136-49.
25. Ognjanovic S, Linabery AM, Charbonneau B, et al. Trends in childhood rhabdomyosarcoma incidence and survival in the United States, 1975-2005. Cancer. 2009;115(18):4218-26.
26. McWhirter WR, Stiller CA, Lennox EL. Carcinomas in childhood. A registry-based study of incidence and survival. Cancer. 1989;63(11):2242-6.
27. Stiller CA. International variations in the incidence of childhood carcinomas. Cancer Epidemiol Biomarkers Prev. 1994;3(4):305-10.
28. Bard D, Verger P, Hubert P. Chenobyl, 10 years after: health consequences. Epidemiol Rev. 1997;19:187-204.
29. Birch JM, Marsden HB, Swindell R. Incidence of malignant disease in childhood: a 24-year review of the Manchester Children's Tumour Registry data. Br J Cancer. 1980;42(2):215-23.

30. Josefson J, Zimmerman D. Thyroid nodules and cancers in children. Pediatr Endocrinol Rev. 2008;6(1):14-23.

31. Lacour B, Guyot-Goubin A, Guissou S. Incidence of childhood cancer in France: National Children Cancer Registries, 2000-2004. Eur J Cancer Prev. 2010;19(3):173-81.

32. Marigo C, Muller H, Davies JN. Survey of cancer in children admitted to a Brazilian charity hospital. J Natl Cancer Inst. 1969;43(6):1231-40.

33. Ribeiro RC, Sandrini F, Figueiredo B, et al. An inherited p53 mutation that contributes in a tissue-specific manner to pediatric adrenal cortical carcinoma. Proc Natl Acad Sci U S A. 2001;98(16):9330-5.

34. Figueiredo BC, Sandrini R, Zambetti GP. Penetrance of adrenocortical tumours associated with the germline TP53 R337H mutation. J Med Genet. 2006;43(1):91-6.

35. Pianovski MA, Maluf EM, De Carvalho DS. Mortality rate of adrenocortical tumors in children under 15 years of age in Curitiba, Brazil. Pediatr Blood Cancer. 2006;47(1):56-60.

36. McWhirter WR, Dobson C, Ring I. Childhood cancer incidence in Australia, 1982-1991. Int J Cancer. 1996;65(1):34-8.

37. Pombo-de-Oliveira MS, Koifman S; Brazilian Collaborative Study Group of Infant Acute Leukemia. Infant acute leukemia and maternal exposures during pregnancy. Cancer Epidemiol Biomarkers Prev. 2006;15(12):2336-41.

38. Sharpe CR, Franco EF. Use of dypirone during pregnancy and risk of Wilms tumor. Brazilian Wilms Tumor Study Group. Epidemiology. 1996;7(5):533-5.

39. Bunin G, Kuitjen RR, Buckely JD, et al. Relation between maternal diet and subsequent primitive neuroectodermal brain tumors in young children. N Engl J Med. 1993;329:536-41.

40. Bunin G, Gallagher PR, Rorke-Adamos LB, et al. Maternal supplement, micronutrient, and cured meat intake during pregnancy and risk of medulloblastoma during childhood: A Children's Oncology Group Study. Cancer Epidemiol Biomarkers Prev. 2006;15(9):1660-7.

41. Cook M, Olshan AF, Guess HA, et al. Maternal medication use and neuroblastoma in offspring. Am J Epidemiol. 2004;8:721-31.

42. French AE, Grant R, Weitzman S, et al. Folic acid food fortification is associated with a decline in neuroblastoma. Clin Pharmacol Ther. 2003;74:288-94.

43. Heck JE, Ritz B, Hung RJ, et al. The epidemiology of neuroblastoma: a review. Paediatr Perinat Epidemiol. 2009;23(2):125-43.

44. Orjuela MA, Titievsky L, Liu X, et al. Fruit and vegetable intake during pregnancy and risk for development of sporadic retinoblastoma. Cancer Epidemiol Biomarkers Prev. 2005;14(6):1433-40.

45. Stavrou EP, Baker DF, Bishop JF. Maternal smoking during pregnancy and childhood cancer in New South Wales: a record linkage investigation. Cancer Causes Control. 2009;20(9):1551-8.

46. Grufferman S, Wang HH, DeLong ER, et al. Environmental factors in the etiology of rhabdomyosarcoma in childhood. J Natl Cancer Inst. 1982;68:107-13.

47. Pang D, McNally R, Birch JM. Parental smoking and childhood cancer: results from the United Kingdom Childhood Cancer Study. Br J Cancer. 2003;88(3):373-81.

48. Vinson F, Merhi M, Baldi I, et al. Exposure to pesticides and risk of childhood cancer: a meta-analysis of recent epidemiological studies. Occup Environ Med. 2011;68(9):694-702.

49. Colt JS, Blair A. Parental occupational exposures and risk of childhood cancer. Environ Health Perspect. 1998;106(Suppl 3):909-25.

50. Shim YK, Mlynarek SP, Van Wijngaarden E. Parental exposure to pesticides and childhood brain cancer: U.S. Atlantic coast childhood brain cancer study. Environ Health Perspect. 2009;117(6):1002-6.

51. Wigle DT, Turner MC, Krewski D. A systematic review and meta-analysis of childhood leukemia and parental occupational pesticide exposure. Environ Health Perspect. 2009;117(10):1505-13.

52. Turner MC, Wigle DT, Krewski D. Residential pesticides and childhood leukemia: a systematic review and meta-analysis. Environ Health Perspect. 2010;118(1):33-41.

53. Sharpe Cr, Franco El, De Camargo B, et al. Parental exposures to pesticides and risk of Wilms' tumor in Brazil. Am J Epidemiol. 1995;141(3):210-17.

54. Palazzi MA, Yunes JA, Cardinalli IA, et al. Detection of oncogenic human papillomavirus in sporadic retinoblastoma. Acta Ophthalmol Scand. 2003;81(4):396-8.

55. Antoneli CB, Ribeiro KB, Sredni ST, et al. Low prevalence of HPV in Brazilian children with retinoblastoma. J Med Virol. 2011;83(1):115-8.

56. Kinlen LJ. Infection and childhood leukemia. Cancer Causes Control. 1998;9(3):237-9.

57. Greaves M. Infection, immune responses and the aetiology of childhood leukaemia. Nat Rev Cancer. 2006;6(3):193-203.

58. Smith MA, Stricker HD, Granovsky M, et al. Investigation of leukemia cells from children with common acute lymphoblastic leukemia for genomic sequences of the primate polyomaviruses JC virus, BK virus, and simian virus 40. Br J Cancer. 1999;81:898-9.

59. Eden T. Aetiology of childhood leukaemia. Cancer Treat Rev. 2010;36(4):286-97.

60. Saddlemire S, Olshan AF, Daniels JL, et al. Breast-feeding and Wilms tumor: a report from the Children's Oncology Group. Cancer Causes Control. 2006;17(5):687-93.

61. Bener A, Hoffmann GF, Afify Z, et al. Does prolonged breastfeeding reduce the risk for childhood leukemia and lymphomas? Minerva Pediatr. 2008;60(2):155-61.

62. Koifman S, Pombo-de-Oliveira MS; Brazilian Collaborative Study Group of Infant Acute Leukemia. High birth weight as an important risk factor for infant leukemia. Br J Cancer. 2008;98(3):664-7.

63. Macmahon B, Newill VA. Birth characteristics of children dying of malignant neoplasms. J Natl Cancer Inst. 1962;28:231-44.

64. Hjalgrim LL, Rostgaard K, Hjalgrim H, et al. Birth weight and risk for childhood leukemia in Denmark, Sweden, Norway, and Iceland. J Natl Cancer Inst. 2004;96(20):1549-56.

65. Okcu MF, Goodman KJ, Carozza SE, et al. Birth weight, ethnicity, and occurrence of cancer in children: a population-based, incident case-control study in the State of Texas, USA. Cancer Causes Control. 2002;13(7):595-602.

66. Ognjanovic S, Carozza SE, Chow EJ, et al. Birth characteristics and the risk of childhood rhabdomyosarcoma based on histological subtype. Br J Cancer. 2010;102(1):227-31.

67. Papadopoulou C, Antonopoulos CN, Sergentanis TN, et al. Is birth weight associated with childhood lymphoma? A meta-analysis. Int J Cancer. 2012;130(1):179-89.

68. Feusner J, Plaschkes J. Hepatoblastoma and low birth weight: a trend or chance observation? Med Pediatr Oncol. 2002;39(5):508-9.

69. McLaughlin CC, Baptiste MS, Schymura MJ, et al. Maternal and infant birth characteristics and hepatoblastoma. Am J Epidemiol. 2006;163(9):818-28.

70. Perera FP, Weinstein IB. Molecular epidemiology and carcinogen-DNA adduct detection: new approaches to studies of human cancer causation. J Chronic Dis. 1982;35:581-600.

71. Hemminki K, Dickey CP, Karlsson S, et al, Aromatic DNA adducts in foundry workers in relation to exposure, lifestyle and CYP1a1 and glutathione transferase M1 genotype. Carcinogenesis. 1997;18:345-50.

72. Vineis P. Individual susceptibility to carcinogens. Oncogene. 2004;23:6477-83.

73. Ramos CFJ, Muniz MTC, Silva VC, et al. Association between the MTHFR A 1298 C polymorphism and increased risk of acute myeloid leukemia in Brazilian children. Leuk Lymphoma. 2006;47:2070-5.

74. Zanrosso CN, Hafagima A, Emerencuano M, et al. The role of methylenetetrahydrofolate reductase in acute lymphoblastic leukemia in a Brazilian mixed population. Leukemia Res. 2006;30:477-81.

GENÉTICA CLÍNICA E CÂNCER INFANTIL

Benjamin Heck

CONSIDERAÇÕES E IMPLICAÇÕES

As características específicas das neoplasias em criança têm sugerido que uma grande parte delas pode ser atribuída a mutações genéticas ou a predisposições genéticas. Nesse sentido, os defeitos congênitos, quando associados, podem prover informações essenciais para identificar lesões preditivas de câncer. Diversas evidências sugerem que as síndromes com predisposição a tumores são mais frequentes do que as atualmente relatadas. Estudos demonstram uma associação entre o câncer na infância e a presença de anomalias maiores e menores[1-6].

O estudo dessas associações tem levado à procura e à identificação de genes envolvidos em ambos os processos: tumorigênese e morfogênese. A identificação de fatores de risco genéticos somáticos e constitutivos em criança com câncer pode ter importância na compreensão dos mecanismos moleculares de tumores específicos.

Na prática da oncologia pediátrica, a problemática de predisposição hereditária apresenta importante impacto nas seguintes áreas: (1) na associação do câncer pediátrico com defeitos congênitos, síndromes malformativas e outras doenças genéticas; (2) nas síndromes de cânceres familiais. Em ambos os grupos, as crianças estariam sob risco aumentado de desenvolver neoplasias.

DEFEITOS CONGÊNITOS: DEFINIÇÕES E CLASSIFICAÇÃO

A dismorfologia consiste no estudo das anormalidades morfológicas, sua etiologia e patogênese. Para facilitar a abordagem e a compreensão dos defeitos congênitos humanos, são definidos inicialmente esses defeitos, segundo o tipo de erro da morfogênese, agrupando-os em três categorias: malformação, deformação e disrupção; em seguida, avalia-se a inter-relação entre esses achados, estabelecendo padrões de defeitos morfológicos, baseados na fisiopatogênese desses mecanismos, enquadrando, assim, esses achados em quatro principais categorias: síndrome, sequência, associação e defeito de campo de desenvolvimento. Finalmente, define-se a etiologia dos quadros clínicos descritos, baseados nos conceitos anteriormente citados: distúrbios monogênicos, cromossômicos, multifatoriais, ambientais e desconhecidos.

A definição dos defeitos congênitos, conforme o tipo de erro de morfogênese, tem razões práticas imprescindíveis, pois as implicações clínicas de cada categoria são distintas. As definições dessas categorias, apresentadas a seguir, são recomendadas pelo *International Working Group*[7,8].

Malformação

A malformação é, em defeito estrutural morfológico, resultante de erro no desenvolvimento intrínseco, isto é, durante a blastogênese, organogênese ou fenogênese. Aproximadamente, 2%-3% dos recém-nascidos são portadores de, pelo menos, uma malformação primária maior. Os principais mecanismos envolvidos são a morfogênese incompleta, mais comum, constituída por ausência do desenvolvimento (agenesia), hipoplasia, fechamento incompleto, separação e septação incompletas de estruturas embrionárias, migração e rotação incompletas; seguidos pela morfogênese redundante, menos comum, caracterizada por presença de estruturas supranumerárias e, finalmente, a morfogênese aberrante, rara, constituída principalmente por coristoma e estruturas hamartomatosas. As malformações podem ser subdivididas em malformações maiores e menores. As malformações maiores teriam implicações cirúrgicas, clínicas e estéticas, diferentemente das menores.

Deformação

A deformação corresponde à alteração da forma ou da posição de estruturas normalmente desenvolvidas, devida à ação de forças biomecânicas anormais. A origem dessas forças anormais pode ser extrínseca, em geral relacionada à constrição intrauterina, consequente a patologias uterinas ou a fetos múltiplos. As deformações de origem intrínseca são derivadas de um defeito no feto.

Disrupção

A disrupção ou disruptura (palavra adotada do inglês de maneira inadequada, mas amplamente aceita no campo da dismorfologia) consiste na interrupção do desenvolvimento normal de uma determinada estrutura por destruição tecidual, em geral decorrente de fenômenos hipóxico-isquêmicos, seja por fatores vasculares oclusivos, seja por ação de forças compressivas.

Displasia

As displasias consistem num processo intrínseco caracterizado pela desorganização das células dentro de um tecido. Esse conceito se aplica a todas as alterações da histiogênese. Para evitar confusão com lesões de potencial neoplásico, o termo dis-histiogênese foi proposto.

Anomalias menores

Segundo Merlob[9], o estudo das anomalias menores é "considerado um dos assuntos mais controversos da dismorfologia". Para Opitz[10], se as malformações são definidas como alterações qualitativas da morfogênese decorrentes de erro durante a embriogênese, as anomalias menores são definidas como alterações quantitativas do desenvolvimento fetal provenientes de erros durante a fenogênese.

Frías e Carey[11] realizaram extensa revisão do assunto, ressaltando os principais estudos sobre esse tema. A importância das anomalias menores foi reconhecida a partir do estudo clássico de Marden et al.[12]. Esse foi o primeiro estudo analítico das anomalias menores estruturais em recém-nascidos, demonstrando que 14,7% delas apresentam pelo menos uma anomalia menor no exame físico externo. Além do mais, duas ou três anomalias menores em um mesmo indivíduo são raras, exceto em crianças com malformação maior.

Outros estudos em recém-nascidos verificaram essa correlação entre o número de anomalias menores e a prevalência de malformações maiores[13,14].

Frías e Carey[11], na tentativa de classificar de maneira didática os achados dismórficos, independentemente da prevalência, mas com base no impacto clínico para o paciente, determinaram um grupo de achados dismórficos sob o título de "erros menores de morfogênese", computando, nesse tópico, todos os termos já divulgados na literatura: "malformações menores", "variantes menores", "distúrbios do desenvolvimento transitório", "defeitos congênitos menores", "variantes morfogenéticas informativas" e "anomalia menor".

Merks et al.[15] definiram os achados dismórficos baseados nos seguintes critérios: prevalência e impacto[12,14,16]. Assim, as anomalias menores apresentam prevalência menor ou igual a 4%, enquanto as variantes fenotípicas teriam prevalência superior a 4%.

Poucos estudos foram realizados na avaliação da prevalência de variantes menores na população geral, sendo na maioria em recém-nascidos[12,14]. Recente estudo de Merks et al.[17] procurou estabelecer esses dados examinando uma série de 1.007 escolares na população holandesa, na tentativa de padronizar esses valores na população infantil.

MECANISMOS PATOGENÉTICOS

Como visto anteriormente, para a melhor compreensão das anomalias múltiplas, sejam elas de origem malformativa, deformativa ou disruptiva, deve-se procurar estabelecer padrões, correlacionando-as conforme o mecanismo patogenético envolvido. Definem-se como principais padrões: a síndrome, a sequência, a associação e o defeito de campo de desenvolvimento[18].

A origem da palavra síndrome deriva do grego, que significa literalmente "correr junto", e define um padrão de anomalias múltiplas primárias não sequenciais que apresenta relação patogênica única.

Na sequência, evidencia-se uma anomalia principal única cuja causa pode ter origem malformativa, deformativa ou disruptiva, proporcionando um fenômeno em "cascata" ou "dominó", ou seja, uma série de anomalias múltiplas secundárias, todas inter-relacionadas de forma causal. Esses eventos sequenciais, por sua vez, são classificados, conforme o tipo de erro morfogenético, também em uma das três categorias previamente definidas. Na maioria das vezes, a sequência é classificada conforme a origem da anomalia primária, embora alguns textos valorizem o tipo de mecanismo envolvido no fenômeno de "cascata" dos eventos.

A associação consiste na ocorrência não aleatória de duas ou mais anomalias múltiplas principais, as quais não pertencem a síndrome, sequência ou defeito de campo de desenvolvimento.

Opitz[19] introduziu, na década de 1980, conceito novo de campo de desenvolvimento, baseado nas alterações da organização e indução da morfogênese. Define-se campo de desenvolvimento como uma parte do embrião na qual os processos de desenvolvimento das estruturas complexas, próprias dessa parte, são controlados e coordenados. Após um estágio inicial de pluripotencialidade dos blastômeros (campos primários), a diferenciação progressiva leva à determinação irreversível da direção do desenvolvimento nas sub-regiões específicas do embrião (campos secundários). Os processos que ocorrem em cada campo têm três atributos importantes: eles são ordenados no espaço, sincronizados no tempo e hierarquizados[20]. Os componentes de um campo ficam, em geral, bem contíguos, formando um campo monotópico. Todavia, em alguns campos, eles podem ficar bem distanciados. Tais campos são conhecidos como campos politópicos.

Martínez-Frías et al.[21] avaliaram uma série extensa de crianças com defeitos congênitos, procurando classificar os diferentes mecanismos patogenéticos envolvidos. Dentre todas as crianças avaliadas, 97,9% apresentaram malformações, sendo 86,2% portadoras de uma malformação isolada ou sequência malformativa; 0,15% apresentou associações malformativas e 11,6%, uma síndrome malformativa. Verificaram também que 3,92% delas apresentaram deformidades e 1,65%, eventos disruptivos[21]. Esses dados são importantes, pois a adequada caracterização da natureza do defeito congênito é essencial na determinação do prognóstico, assistência dessas crianças e aconselhamento genético-familial.

CORRELAÇÕES COM CÂNCER INFANTIL

Da mesma forma que anomalias menores são alvo de estudo para caracterizar associação entre um erro de morfogênese menor específico e malformações maiores de uma região, topografia ou órgão do corpo, vem crescendo o número de estudos nos quais os defeitos congênitos e as anomalias menores são correlacionadas a determinado tipo de neoplasia da infância.

O primeiro relato dessa relação foi descrito em 1957, quando Krivit e Good[22] relataram uma incidência três vezes maior de desenvolver leucemia em pacientes portadores da síndrome de Down, descrevendo, inclusive, seis casos de leucemia congênita.

Entre outras síndromes com predisposição a neoplasias hematológicas, estão as síndromes de Bloom e de Fanconi para leucemia e a ataxia-teleangiectasia para linfomas.

Em 1966, Miller[23] revisou vários estudos sobre a "relação entre câncer e defeitos congênitos" e afirmou que, quando são encontrados associados, devem ser estudados com o objetivo de identificar etiologias comuns.

Existem, na literatura, várias tentativas de correlacionar câncer infantil com defeitos congênitos. O primeiro estudo descrito com base populacional foi realizado na Noruega entre 1967 e 1979, identificando 42 casos de câncer. A partir dos registros médicos de nascimento e de câncer, os autores encontaram uma incidência maior de malformações em crianças com câncer do que na população geral (28,3 vs. 14,6/100.000), além de verificarem que crianças com síndrome de Down e malformações de sistema nervoso central (SNC) apresentaram maiores diferenças significativas (RR = 17,4 e 16,8, respectivamente)[2]. Outros dois estudos encontraram resultados semelhantes[3,24].

Mili et al.[3] observaram incidência de 2,2% (95% IC = 1,5-3,2) de diagnóstico de câncer em crianças com defeitos congênitos. Duas associações foram encontradas nesse estudo: síndrome de Down com leucemias e estenose de piloro com outros tumores. Outro estudo dos mesmos autores confirmou a alta taxa de leucemia em síndrome de Down, porém não confirmou a presença de outros tumores em crianças com estenose de piloro[4].

Mediante questionário, Mann et al.[25] avaliaram a presença de defeitos congênitos em 555 crianças com câncer, mostrando prevalência aumentada (10,8%) quando comparada com grupo controle (4,9%) (p < 0,001). Havia um excesso de defeitos congênitos em pacientes com tumores embrionários (p < 0,05).

Um estudo do Registro Nacional de Câncer da Grã-Bretanha avaliou registros de 20.304 com o intuito de verificar e descrever novas associações entre câncer e defeitos congênitos. Três por cento das crianças apresentavam uma ou mais malformações. As crianças portadoras de tumor de Wilms foram as que apresentaram maior incidência de anomalias (8,1%), seguidas de tumores hepáticos (7,3%), de sarcoma de Ewing (5,8%) e de tumores de células germinativas (6,4%). Três categorias de anomalias apresentaram maior prevalência: defeitos do fechamento do tubo neural, anomalias oculares e defeitos esqueléticos (p < 0,005). Observou-se um déficit significativo de anomalias do sistema respiratório em crianças com câncer (p < 0,001)[5].

Um grupo da Austrália também comparou dados populacionais do registro de câncer com o registro perinatal e de defeitos congênitos, no qual 632 casos de câncer infantil foram comparados com 2.280 controles pareados de acordo com a idade. A prevalência de malformações congênitas em crianças com câncer foi de 9,6%, comparada com 2,5% nos controles (OR = 4,5; IC 95% = 3,1-6,7). Uma forte correlação foi observada em defeitos cromossômicos (OR = 16,7; IC 95% = 6,1-45,3), particularmente na síndrome de Down (OR = 27,1; IC 95% = 6,0-122). Outros defeitos congênitos também foram associados principalmente às crianças portadoras de defeitos do SNC, que tiveram um aumento de risco de tumores do SNC[6].

Nishi et al.[26], em estudo baseado em um registro de câncer no Japão, verificaram a incidência de neoplasias em diferentes categorias de defeitos congênitos e doenças genéticas: síndrome de Down, luxação congênita do quadril, cardiopatias congênitas, criptorquidia e fenda lábio-palatina. O estudo evidenciou somente aumento significante de leucemia em crianças portadoras da síndrome de Down.

Recentemente, Agha et al.[27] acompanharam 45.200 crianças com anomalias congênitas e 45.200 crianças sem anomalias congênitas. Durante o período de observação, 139 crianças com malformações e 73 sem malformações desenvolveram câncer. A taxa de incidência cumulativa para câncer foi de 23,8 vs. 11,6/100.000 indivíduos/ano, respectivamente para crianças com e sem malformações. As taxas maiores para as crianças com anormalidades foram as ocorrências de leucemias, de tumores do SNC e de tumores do sistema nervoso simpático. O número observado de casos de leucemias, tumores do SNC, tumores do SNC nervoso simpático e retinoblastoma foi significativamente maior do que o esperado na população geral. Crianças com anomalias congênitas apresentaram chance de desenvolver tumores durante o primeiro ano de vida seis vezes maior do que as crianças sem malformações.

Berbel-Tornero et al.[28] verificaram prevalência de 20,8% de defeitos congênitos em 72 crianças com câncer diagnosticado no período neonatal.

Estudo populacional recente avaliou a prevalência de "marcas ao nascimento" com câncer infantil. Foram denominadas "marcas ao nascimento" achados dermatológicos como hemangiomas, linfangiomas, manchas café au lait e nevi pigmentado. As crianças portadoras dessas lesões apresentaram risco aumentado de câncer infantil (p = 0,0028)[29].

Como já relatado, diversos estudos têm demonstrado uma prevalência maior de anomalias congênitas em crianças com câncer. As metodologias realizadas incluem: pesquisas de atestado de óbito, dados de registro de câncer e entrevistas realizadas pelo telefone. O exame físico não tem sido realizado, por isso principalmente as anomalias maiores são relatadas em detrimento das anomalias menores e variantes fenotípicas[30].

Kobayashi et al.[24] examinaram 374 crianças com câncer, mostrando uma prevalência aumentada de defeitos congênitos (41%) e anomalias menores (32%), quando comparado com o grupo controle (13%) (p < 0,001).

Mehes et al.[1] descreveram uma prevalência significantemente maior de anomalias menores em pacientes com câncer. Esse estudo avaliou 57 diferentes anomalias menores em 106 crianças com câncer. Não houve diferença significativa do número de malformações maiores com o grupo controle. Em relação às anomalias menores, 69,2% dos pacientes, 63% de seus irmãos e 34,6% no grupo controle apresentaram, pelo menos, uma anomalia menor. A presença de anomalia menor como a prega palmar de transição de Sidney foi significantemente mais frequente em pacientes com tumores sólidos. Nenhuma associação foi estabelecida entre uma determinada anomalia menor e um tipo específico de neoplasia.

Em estudo semelhante, esse mesmo autor avaliou 55 anomalias menores em 74 crianças com leucemia linfoblástica. A prevalência de anomalias menores foi significativamente maior entre os pacientes com leucemia linfoblástica (82%), comparado com o grupo controle (41,5%). Não houve associação de um tipo específico de anomalia menor no grupo com leucemia linfoblástica[31].

Mehes[32] revisou uma série de casos de associação de mamilo supranumerário familial com incidência de adenocarcinoma renal, além de relatar caso de três parentes de primeiro grau com essa associação. A ocorrência de mamilo supranumerário é esporádica, embora casos familiais sejam subestimados, caracterizados por padrão de herança autossômico dominante. Estudo anterior desse autor já havia verificado a associação de mamilo supranumerário com anomalias renais. Nesse estudo, 63 crianças foram avaliadas por ultrassom pélvico e 16% apresentaram anomalias renais[33]. Diante de tais observações, alguns autores postulam que exista um campo de desenvolvimento envolvendo mamilo supranumerário e malformações/neoplasias renais.

Roganovic et al.[34] detectaram aumento significativo da prevalência de, pelo menos, uma anomalia menor em grupo de 64 crianças com neoplasias hematológicas, correspondendo a 86% comparado com 67% no grupo controle (p < 0,001).

Recentemente, Merks et al.[35,36], por meio de um estudo, no qual realizaram exame físico, encontraram um número aumentado de associações com síndromes conhecidas e quadros sugestivos de síndromes genéticas, reforçando a necessidade de exame dismorfológico em toda criança com câncer.

Segundo Merks et al.[37], as anomalias menores são mais prevalentes em crianças com câncer. Nesse estudo, as prevalências encontradas foram: 65,1% de apresentarem uma ou mais anomalias menores em crianças com câncer vs. 56,2% no grupo controle. Da mesma forma, os defeitos congênitos foram mais prevalentes: 26,8% nas crianças com câncer vs. 15,5% no grupo controle.

Em estudo brasileiro recente, nas 122 crianças portadoras de câncer examinadas verificou-se prevalência de 76,2% de anomalias menores e 20,5% de defeitos congênitos[38].

DEFEITOS CONGÊNITOS E DOENÇAS GENÉTICAS EM DIFERENTES TIPOS DE CÂNCER

Tumores do sistema nervoso central

A associação de síndromes com tumores do SNC é rara, porém bem documentada. As principais associações já descritas são: síndrome de Cowden, síndrome de Li-Fraumeni, neurofibromatose tipos I e II, esclerose tuberosa (doença de Bourneville), síndrome de Turcot e síndrome de Von Hippel-Lindau[39-42]. Na neurofibromatose tipo I, encontram-se principalmente os seguintes tumores: gliomas de nervo óptico e neurofibromas cutâneos; na neurofibromatose tipo II, observam-se meningiomas, schwanomas e neuromas acústicos; na síndrome de Von Hipple-Lindau, verificam-se hemangioblastomas cerebelares e angiomas de retina; na esclerose tuberosa, notam-se astrocitomas. Crianças com astrocitomas apresentam maior prevalência de anomalias cervicais (18,2%) quando comparadas com um grupo controle (p = 0,023)[43].

Tumores ósseos (sarcoma de Ewing/osteossarcoma)

Mckeen et al.[44] revisaram 154 pacientes portadores de sarcoma de Ewing e encontraram, em 56 casos, pelo menos, uma anomalia de desenvolvimento, sendo 19 de origem geniturinária. Por não terem um grupo controle, os autores não puderam provar essa associação. Merks et al.[36], examinando 46 crianças portadoras de sarcoma de Ewing, não encontraram em nenhuma criança malformações. O osteossarcoma é frequentemente esporádico, mas existe uma predisposição genética em pacientes portadores de síndrome de Li-Fraumeni, retinoblastoma hereditário e síndrome de Rothmund-Thompson. A síndrome de Rothmund-Thompson tem padrão de herança autossômica recessiva, caracterizado por poiquiloderma, baixa estatura, displasias esqueléticas e distúrbios gastrointestinais[45]. Nesses pacientes, o osteossarcoma tem comportamento biológico semelhante aos casos esporádicos, embora incida em idade mais jovem[46]. Merks et al.[36] observaram a associação de osteossarcoma com a anomalia de Poland.

Hepatoblastoma

Anomalias congênitas têm sido descritas em até 21% dos tumores hepáticos[47]. As mais descritas são: polipose adenomatosa familiar, síndrome de Beckwith-Wiedemann, síndrome de Li-Fraumeni e neurofibromatose. Os dados do registro da síndrome de Beckwith-Wiedemann do National Cancer Institute, EUA, demonstram que os portadores da síndrome apresentam risco duas vezes maior (RR = 2,28) de apresentar hepatoblastoma do que outro tumor embrionário, inclusive tumor de Wilms[48]. Os pacientes com hemi-hipertrofia isolada também apresentam risco aumentado[49]. As crianças oriundas de famílias portadoras de polipose adenomatosa familiar têm um risco 750 vezes maior de desenvolver hepatoblastoma, quando comparadas com a população geral. Estudo alemão verificou a presença de mutação do gene APC em 10% dos pacientes portadores de hepatoblastoma esporádico, e a maioria constitui mutações de novo[50].

Leucemia

É amplamente reconhecido que crianças com síndrome de Down apresentam risco aumentado (até 14 vezes maior) para o desenvolvimento de leucemias agudas[51,52]. Em revisão nacional, Boy et al.[53] verificaram um caso de leucemia mieloide aguda em 165 casos avaliados, a partir do levantamento de prontuários. Mertens et al.[54] investigaram a presença de anormalidades congênitas em 2.117 crianças portadoras de leucemia linfática aguda (LLA) e 605 crianças portadoras de leucemia mieloide aguda (LMA), com controle populacional para cada caso. Houve um aumento da incidência de LLA nos portadores de manchas ao nascimento (OR = 1,35, IC 95% = 1,07-1,71), defeitos cardíacos (OR = 1,48, IC 95% = 1,09-2,01) e defeitos do trato digestivo-pancreático (OR = 2,52, IC 95% = 1,33-4,75). Essa relação poderá ser esclarecida mediante um estudo prospectivo, incluindo exame físico de pacientes com LLA. Nos casos de LMA, somente as manchas no corpo foram significativas, após excluir crianças com síndrome de Down[54]. Relato de caso nacional identificou duplicação 1q em paciente com leucemia monocítica aguda[55]. A associação entre síndromes malformativas específicas com leucemia permite estudar o processo da leucemogênese sob a óptica de alterações genéticas conhecidas. O papel do sistema de resposta ao prejuízo intracelular do DNA em suprimir a leucemia é demonstrado em anomalias congênitas com instabilidade genômica[56].

A síndrome de Sotos é descrita em associação com leucemias e linfomas, sugerindo que essas crianças deveriam ser monitorizadas para a ocorrência de neoplasia hematológica[57]. Um estudo retrospectivo italiano referente a registros de leucemia com a finalidade de descrever outras anomalias associadas (excluindo síndrome de Down) identificou 42 crianças com condições genéticas: betatalassemia (n = 10), ataxia-telangiectásica (n = 5), neurofibromatose (n = 3), síndrome de Sotos (n = 2) e outras[58].

Sarcoma de partes moles

Em 115 autópsias de crianças portadoras de rabdomiossarcoma, 37 (32%) apresentavam defeitos congênitos, tanto internos como externos, variando entre anomalias menores (n = 31) e maiores (n = 14). A prevalência de malformações de SNC (9/115) e do trato geniturinário (8/115) parece estar aumentada nesses pacientes, apesar de não ter sido comparada com um grupo controle[59]. Hartley et al.[60] descreveram a prevalência de malformações em 181 crianças portadoras de sarcomas de partes moles em seus pais e em seus irmãos. Cinco crianças e 14 irmãos apresentavam defeitos congênitos graves. O desenvolvimento do rabdomiossarcoma tem sido associado com síndromes familiais, tais como neurofibromatose e síndrome de Li-Fraumeni[61,62]. O risco para predisposição genética de câncer tem sido estimado entre 7% e 33% baseado em famílias de 151 crianças portadoras de sarcomas de partes moles[63]. Os sarcomas de partes moles também têm sido associados com a síndrome de Beckwith-Wiedemann[64,65]. A síndrome de Costello está associada com o aparecimento de tumores malignos, estimado em até 17%[66,67]. O tumor mais frequente descrito foi o rabdomiossarcoma, com 10 casos, seguido de três casos de neuroblastoma, dois casos de carcinoma de bexiga, um caso de schwanoma vestibular e um caso de epitelioma em uma série de 100 casos com essa síndrome[68,69]. A ocorrência de carcinoma de bexiga em crianças é extremamente rara e pode ser específica dessa síndrome. Mancini et al.[70] estudaram mutações em FGFR3 com presença em mais de 40% dos carcinomas de bexiga e em cinco casos da síndrome de Costello, porém não encontraram em nenhum caso mutações somáticas. Recentemente, a síndrome de Costello foi associada a mutações no gene HRAS, encontradas em 12 de 13 pacientes portadores dessa síndrome[71]. Outra síndrome, com grande sobreposição clínica à síndrome de Costello, a síndrome cárdio-fácio-cutânea, também foi relacionada a mutações nos genes KRAS e BRAF, que atua na mesma via de sinalização[72]. Outros estudos são necessários. Diversos autores sugerem que essas crianças deveriam ser submetidas a um rastreamento para o aparecimento de tumores[67,73,74].

Tumor de Wilms (nefroblastoma)

A associação de anomalias congênitas com o nefroblastoma é bem estabelecida. As mais frequentes são: anomalias geniturinárias, aniridia, síndrome WAGR, hemi-hipertrofia, síndrome de Beckwith-Wiedemann, síndrome de Deny-Drash e síndrome de Frasier. Neurofibromatose também tem sido descrita. Outras mais raras são: síndrome de Sotos, síndrome de Simpson-Golabi, síndrome de Bloom e síndrome de Perlman[75]. As anomalias geniturinárias mais frequentemente encontradas são: rim em ferradura, displasia renal, doença cística bilateral, hipospadia, criptorquidia e duplicação do sistema pielocalicial. A associação com aniridia e com a síndrome WAGR auxiliou a identificação do gene WT1. Tem sido observada hemi-hipertrofia isolada em 2% das crianças com tumor de Wilms, um aumento significante comparado com aquele encontrado na população. O risco estimado de uma criança com síndrome de WAGR para desenvolver um tumor de Wilms é de, no mínimo, de 50%[76]. O risco estimado para a síndrome de Beckwith-Wiedemann é de 5% a 10%[77]. Na síndrome de Denys-Drash, o risco estimado é de 30% a 50% de desenvolver tumor de Wilms (caso não seja considerada na síndrome a ocorrência obrigatória de tumor de Wilms). Merks et al.[36], em 123 crianças portadoras de tumor de Wilms, diagnosticaram 23 síndromes, inclusive uma cuja associação com esse tumor ainda não tinha sido descrita: disostose cleidocranial. Em estudo recente, Ng et al.[78] encontraram 45% de defeitos congênitos em 66 crianças portadoras de tumor de Wilms, identificando quatro casos de síndrome WAGR, um caso de síndrome de Denys-Drash, 11 casos de síndrome de hipercrescimento com quatro casos de assimetria de membros inferiores e um caso de síndrome de Marshall-Smith e três casos com deficiência mental.

Neuroblastoma

Um estudo com 538 casos de neuroblastoma e 504 controles encontrou uma associação de anomalias congênitas nos casos de neuroblastoma (OR = 2,58; IC = 1,57-4,25). Relato de caso nacional descreve um menino com neuroblastoma, portador de múltiplos defeitos congênitos e deficiência mental, caracterizado por achados físicos compatíveis com quadros de deleção 11q e duplicação 12q[79]. O risco para neuroblastoma é proporcional ao número de anomalias presentes por criança (OR = 3, 90, IC 95% = 1,27-11,9) (para duas anomalias ou mais) e aumentou quando se restringiu às anomalias maiores (OR = 7,53; IC = 2,23-25,5). As anomalias geniturinárias (OR = 5,48; IC 95% = 1,67-20,4) e as anomalias cardíacas (OR = 4,27; IC 95% = 1,22-15,00) apresentaram um risco elevado[80]. Um estudo canadense encontrou um excesso de defeitos congênitos em crianças com neuroblastoma quando comparado com o registro de malformações (RR = 1,91; p = 0,03). Doze crianças dentre 131 (8,5%) apresentavam anormalidades congênitas definidas. Seis das 12 apresentavam malformações cardiovasculares[81].

George *et al.*[82] documentaram as malformações cardiovasculares entre crianças com neuroblastoma, comparado com crianças com leucemias. Quatorze de 70 (20%) pacientes com neuroblastoma que realizaram ecocardiografia apresentavam malformações cardiovasculares, comparadas com sete de 192 (3,6%) pacientes com leucemia (p = 0,0001). As malformações cardiovasculares derivadas da crista neural foram mais frequentes nos pacientes com neuroblastoma (5/70 *vs.* 2/192; p = 0,016). Os autores sugerem que as crianças portadoras de neuroblastoma deveriam sempre realizar um ecocardiograma com a finalidade de detectar precocemente uma possível alteração.

Retinoblastoma

Múltiplas anomalias congênitas têm sido descritas em aproximadamente 0,05% das crianças portadoras de retinoblastoma. As anomalias descritas são: defeitos cardíacos congênitos, fenda palatina, hiperosteose cortical infantil, catarata familial congênita, síndrome de Bloch-Sulzberger[83,84]. Estudos de revisão já compilaram 19 casos de crianças portadoras de síndrome de Down e retinoblastoma[85,86].

CONCLUSÃO

Os estudos que associam anomalias menores em crianças com câncer verificaram maior incidência desses achados dismórficos, entretanto, até o momento, nenhum estudo comprovou maior predisposição de câncer em crianças com anomalias menores. Crianças com mais de três anomalias menores têm maior risco de serem portadoras de defeitos congênitos. Portanto, não se deve alarmar ou atemorizar os pais das crianças portadoras de anomalias menores, mas, pelo contrário, estas devem sinalizar ao médico a necessidade de maior atenção ao exame físico, além da necessidade de ampliar a investigação clínico-dismorfológica para descartar a possibilidade de síndrome. A participação, nesse momento, de médico geneticista é essencial. Entretanto, existe uma demanda reprimida dentro do quadro nacional de consultas com especialistas em genética médica por carência de serviços assistenciais nessa área, pois não existe uma configuração em rede dos serviços de genética clínica como preconiza o Sistema Único de Saúde brasileiro[87,88].

Não há dúvida de que a falta de padronização dificulta a comparação entre os diversos estudos, além da necessidade de estabelecer protocolos semelhantes em futuros estudos. Acreditamos que o esforço realizado em 1982 que culminou com as recomendações da *International Working Group*[7] para unificar as definições sobre os erros de morfogênese deva ser exemplo, no sentido de insistir em estabelecer terminologias sólidas que permitam homogeneidade entre os futuros estudos, sobretudo aqueles envolvendo anomalias menores. A seguir, é apresentado quadro esquemático da divisão das diferentes categorias de achados dismórficos com base na evolução da terminologia (Fig. 2.1).

Embora a genética molecular, que constitui o paradigma da medicina moderna, ainda não tenha trazido à luz do conhecimento científico evidências definitivas da íntima relação da embriogênese e tumorigênese da criança em desenvolvimento, deve-se valorizar a associação entre neoplasia e defeitos congênitos a partir da observação das formas alteradas que são ora clinicamente identificadas pelo exame físico dismorfológico do doente, ora durante o exame anatomopatológico da morfologia do tumor.

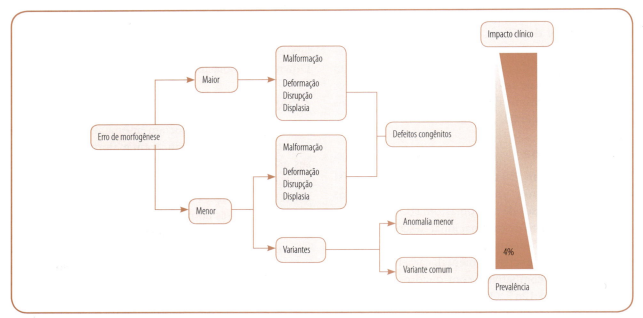

Fig. 2.1. Quadro esquemático da divisão dos achados dismórficos.

Um único indivíduo com ambas as afecções sempre merece a seguinte consideração: um caso isolado pode ser considerado um acaso, porém dois casos já devem ser considerados uma série. Acreditamos que esses casos devem ser investigados exaustivamente, pois aí residem inúmeras respostas para mecanismos biomoleculares que, por vezes, escapam ao nosso raciocínio lógico. Combinações "síndrome-tumor", como cita Mehes[89], estão sendo cada vez mais relatadas na literatura. Mehes[89] recomenda que esses casos devem ser publicados, pois muitos deles são descritos pela primeira vez e contribuem para a identificação de outros semelhantes. Esse autor assume também o desafio de encontrar padrões e regularidade nesses casos de aparente combinação aleatória entre defeitos congênitos ou outras doenças genéticas e a neoplasia.

REFERÊNCIAS

1. Mehes K, Signer E, Pluss HJ, et al. Increased prevalence of minor anomalies in childhood malignancy. Eur J Pediatr. 1985;144:243-54.
2. Windham GC, Bjerkedal T, Langmark F. A population-based study of cancer incidence in twins and in children with congenital malformations or low birth weight, Norway,1967-1980. Am J Epidemiol. 1985;121:49-56.
3. Mili F, Khoury MJ, Flanders D, et al. Risk of childhood cancer for infants with birth defects. I. A Record-Linkage Study, Atlanta, Georgia, 1968-1988. Am J Epidemiol. 1993;137:629-38.
4. Mili F, Lynch CF, Khoury MJ, et al. Risk of childhood cancer for infants with birth defects. II. A Record-Linkage Study, Iowa, 1983-1989. Am J Epidemiol. 1993;137:639-44.
5. Narod SA, Hawkins MM, Robertson CM, et al. Congenital anomalies and childhood cancer in Great Britain. Am J Human Genet. 1997;60:474-85.
6. Altmann AE, Halliday JL, Giles GG. Association between congenital malformations and childhood cancer. A register-based case-control study. Br J Cancer. 1998;78:1244-9.
7. Spranger JW, Benirschke K, Hall JG, et al. Errors of morphogenesis: concepts and terms. J Pediatr. 1982;100:160-5.
8. Martínez-Frías ML, Frías JL, Opitz JM. Errors of morphogenesis and developmental field theory. Am J Med Genet. 1998;76:291-6.
9. Merlob P. Mild errors of morphogenesis: one of the most controversial subjects in dysmorphology. Issues Rev Teratol. 1994;7:57-102.
10. Opitz JM. Heterogenity and minor anomalies. Am J Med Genet. 2000;91:254-5.
11. Frías JL, Carey JC. Mild errors of morphogenesis. Adv Pediatric. 1996;43:27-75.
12. Marden PM, Smith DW, McDonald MJ. Congenital anomalies in the newborn infant, including minor variations. J Pediatr. 1964;64:357-71.
13. Mehes K, Mestyan J, Knoch V, et al. Minor malformations in the neonate. Helv Pediatr Acta. 1973;28:477-83.
14. Leppig KA, Werler MM, Cann CI, et al. Predictive value of minor anomalies. I. Association with major malformations. J Pediatr. 1987;110:530-7.
15. Merks JH, Van Karnebeek CD, Caron HN, et al. Phenotypic abnormalities: terminology and classification. Am J Med Genet A. 2003;123:211-30.
16. Aase JM. Diagnostic dysmorphology. 2nd ed. London: Plenum Medical Book; 1990. p. 33-252. [The physical examination in dysmorphology]
17. Merks JH, Ozgen HM, Cluitmans TL, et al. Normal values for morphological abnormalities in school children. Am J Med Genet A. 2006;140:2091-109.

18. Cohen MM. The child with multiple birth defects. 2nd ed. Oxford: Oxford University Press; 1997. p. 55-61. [Minor anomalies]

19. Opitz JM. Tópicos recentes de genética clínica. Guanabara-Koogan: Rio de Janeiro; 1984. p. 65-81. [O conceito de campo de desenvolvimento]

20. Opitz JM. Blastogenesis and the "primary field" in human development. Birth Defects Orig Artic Ser. 1993;29:3-37.

21. Martínez-Frías ML, Bermejo E, Frías JL. Pathogenetic classification of a series of 27145 consecutive infants with congenital defects. Am J Med Genet. 2000;90:246-9.

22. Krivit W, Good RA. Simultaneous occurrence of mongolism and leukemia: report of nationwide survey. AMA Am J Dis Child. 1957;94:289-93.

23. Miller RW. Relation between cancer and congenital defects in man. N Engl J Med. 1966;275:87-93.

24. Kobayashi N, Furukawa T, Takatsu T. Congenital anomalies in children with malignancy. Paediatr Univ Tokyo. 1968;16:1-7.

25. Mann JR, Dodd HE, Draper GJ, et al. Congenital abnormalities in children with cancer and their relatives: results from a case-control study (IRESCC). Br J Cancer. 1993;68:357-63.

26. Nishi M, Miyake H, Takeda T, et al. Congenital malformations and childhood cancer. Med Pediatr Oncol. 2000;34:250-4.

27. Agha MM, Williams JI, Marrett L, et al. Congenital abnormalities and childhood cancer: a cohort record-linkage study. Cancer. 2005;103:1939-48.

28. Berbel-Tornero O, Ortega-Garcia JA, Ferris-Tortajada J. Congenital abnormalities and childhood cancer: a cohort record-linkage study [Letter]. Cancer. 2006;106:1418-9.

29. Johnson KL, Logan GS, Klebanoff MA, et al. Childhood cancer and birthmarks in the collaborative perinatal project. Pediatrics. 2007;199:1088-93.

30. Mehes K. Mild errors of morphogenesis in malignancy: macroscopic manifestation of genetic instability. Med Ped Oncol. 2000;34:111-2.

31. Mehes K, Kajtar P, Sandor G, et al. Excess of mild errors of morphogenesis in childhood lymphoblastic leukemia. Am J Med Genet. 1998;75:22-7.

32. Mehes K. Familial association of supernumerary nipple with renal cancer. Cancer Genet Cytogenet. 1996;86:129-30.

33. Meggyessy V, Mehes K. Association of supernumerary nipples with renal anomalies. J Pediatr. 1987;111:412-13.

34. Roganovic J, Radojcic-Badovinac A, Ahel V. Increased prevalence of minor anomalies in children with hematologic malignancies. Med Pediatr Oncol. 2002;38:128-30.

35. Merks JH, Caron HN, Zwinderman KH, et al. High incidence of phenotypic abnormalities in childhood cancer patients. In: Merks JHM, editor. Phenotypic abnormalities in childhood cancer patients: clues for molecular defects?. Amsterdam: Uirgeverij Buijten & Schipperheijn; 2004. p. 121-33.

36. Merks JH, Caron HN, Hennekam RCM. High incidence of malformation syndromes in a series of 1,073 children with cancer. Am J Med Genet A. 2005;134:132-43.

37. Merks JH, Ozgen HM, Koster J, et al. Prevalence and patterns of morphological abnormalities in patients with childhood cancer. JAMA. 2008;299(1):61-9.

38. Heck B. Avaliação da prevalência de defeitos congênitos, doenças genéticas e alterações dismórficas em crianças com câncer. Dissertação (Mestrado), Fundação Antônio Prudente. São Paulo; 2007. p. 118.

39. Malkin D, Li FP, Strong LC, et al. Germ line p53 mutations in a familial syndrome of breast cancer, sarcomas and other neoplasms. Science. 1990;250:1233-8.

40. Wallace MR, Marchuck DA, Anderson LB, et al. Type 1 neurofibromatosis gene: identification of a large transcript disrupted in three NF1 patients. Science. 1990;249:181-6.

41. Lasser DM, DeVivo DC, Garvin I, et al. Turcots syndrome: evidence for linkage to the adenomatous polyposis coli (APC) locus. Neurology. 1994;44:1083-6.

42. Listernich R, Charrows J, Gutmann DH. Intracranial glioma in neurofibromatosis type 1. Am J Genet. 1999;89:38-44.

43. Merks JH, Smets AM, Van Rijn RR, et al. Prevalence of rib anomalies in normal Caucasian children and childhood cancer patients. Eur J Med Genet. 2005;48:113-29.

44. McKeen EA, Hanson MR, Mulvihill JJ, et al. Birth defects with Ewings sarcoma [letter]. N Engl J Med. 1983;309:1522.

45. Wang LL, Levy ML, Lewis RA, et al. Clinical manifestations in a cohort of 41 Rothmund-Thomson syndrome patients. Am J Med Genet. 2001;102:11-7.

46. Hicks MJ, Roth JR, Kozinetz CA, et al. Clinicopathological features of osteosarcoma in patients with Rothmund-Thompson syndrome. J Clin Oncol. 2007;25:370-5.

47. Mann JR, Kasthuri N, Raafat F, et al. Malignant hepatic tumours in children: incidence, clinical features and aetiology. Paediatr Perinat Epidemiol. 1990;4:276-89.

48. De Baum MR, Tucker MA. Risk of cancer during the first four years of life in children from The Beckwith-Wiedmann Syndrome Registry. J Pediatr. 1998;132:398-400.

49. Clericuzio CL, Chen E, McNeil DE, et al. Serum alpha-fetoprotein screening for hepatoblastoma in children with Beckwith-Wiedman syndrome or isolated hemihyperplasia. J Pediatr. 2003;143:270-2.

50. Aretz S, Koch A, Uhlhaas S, et al. Should children at risk for familial adenomatous polyposis be screened for hepatoblastoma and children with apparently sporadic hepatoblastoma be screened for APC germline mutations? Pediatr Blood Cancer. 2006;47:811-8.

51. Fong CT, Brodeur GM. Down's syndrome and leukemia: epidemiology, genetics, cytogenetics and mechanisms of leukemogenesis. Cancer Genet Cytogenet. 1987;28:55-76.

52. Drabkin HA, Erickson P. Down syndrome and leukemia, an update. Prog Clin Biol Res. 1995;393:169-76.

53. Boy R, Neto JGB, Vargas FR, et al. Síndrome de Down – análise clínica, citogenética e epidemiológica de 165 casos. J Pediatr (Rio J). 1995;71:88-92.

54. Mertens AC, Wen W, Davies SM, et al. Congenital abnormalities in children with acute leukemia: a report from the Children's Cancer Group. J Pediatr. 1998;133:617-23.

55. Scrideli CA, Baruffi MR, Squire JA, et al. Acute monocytic leukemia and multiple abnormalities in a child with duplication of 1q detected by GTG-banding and SKY. Leuk Res. 2005;29:1465-7.

56. Izraeli S. Congenital syndromes and leukemia: clues to pathogenesis. Rev Clin Exp Hematol. 2003;7:246-60.

57. Al-Mulla N, Belgaumi AF, Teebi A. Cancer in Sotos syndrome: report of a patient with acute myelocitic leukemia and review of the literature. J Pediatr Hematol Oncol. 2004;26:204-6.

58. Ziino O, Rondelli R, Micalizzi C, et al. Acute lymphoblastic leukemia in children with associated genetic conditions other than Down's syndrome. The AIEOP experience. Haematologica. 2006;91:139-40.

59. Ruymann FB, Maddux HR, Ragab A, et al. Congenital anomalies associated with rhabdomyosarcoma: an autopsy study of 115 cases. A report from the intergroup rhabdomyosarcoma study committee. Med Pediatr Oncol. 1988;16:33-9.

60. Hartley AL, Birch JM, Blair V, et al. Malformations in children with soft tissue sarcoma and in their parents and siblings. Pediatr Perinat Epidemiol. 1994;8:423-32.

61. Li FP, Fraumeni JF Jr. Soft tissue sarcoma, breast cancer, and others neoplasm: a familial syndrome. Ann Intern Med. 1969;71:747-52.

62. Yang P, Grufferman S, Khoury MJ, et al. Association of childhood rhabdomyosarcoma with neurofibromatosis type I and birth defects. Genet Epidemiol. 1995;12:467-74.

63. Hartley AL, Birch JM, Blair V, et al. Patterns of cancer in the families of children with soft tissue sarcoma. Cancer. 1993;72:923-30.

64. Steenman M, Westerveld A, Mannens M. Genetics of Beckwith-Wiedmann syndrome associated tumors: common genetic pathways. Genes Chromossomes Cancer. 2000;28:1-13.

65. Smith AC, Squire JA, Thorner P, et al. Association of alveolar rhabdomyosarcoma with Beckwith-Wiedemann syndrome. Pediatr Devel Pathol. 2001;4:550-8.

66. Sigaudy S, Vittu G, David A, et al. Costello syndrome: report of six patients including one with an embryonal rhabdomyosarcoma. Eur J Pediatr. 2000;159:139-42.

67. Gripp KW, Scott CI, Nicholson L, et al. Five additional Costello syndrome patients with rhabdomyosarcoma: proposal for a tumor screening protocol. Am J Med Genet. 2002;108:80-7.

68. Moroni I, Bedeschi F, Luksch R, et al. Costello syndrome: a cancer predisposing syndrome? Clin Dysmorphol. 2000;9:265-8.

69. Gripp KW, Scott CI Jr, Nicholson L, et al. Second case of bladder carcinoma in a patient with Costello syndrome. Am J Med Genet. 2000;90:256-9.

70. Mancini GMS, Van Diggelen OP, Kleijer WJ, et al. Studies on the pathogenesis of Costello syndrome. J Med Genet. 2003;40:37-9.

71. Aoki Y, Niihori T, Kawame H, et al. Germline mutations in HRAS proto-oncogene cause Costello syndrome. Nat Genet. 2005;37:1038-40.

72. Niihori T, Aoki Y, Narumi Y, et al. Germline KRAS e BRAS mutations in cardio-facio-cutaneous syndrome. Nat Genet. 2006;38:294-6.

73. Delrue MA, Chateil JF, Arvelier B, et al. Costello syndrome and neurologic abnormalities. Am J Med Genet. 2003;123:301-5.

74. Gripp KW. Tumor predisposition in Costello syndrome. Am J Med Genet. 2005;137:72-7.

75. Clericuzio CL, Johnson C. Screening for Wilms tumor in high risk individuals. Hematol/Oncol Clin North Am. 1995;9:1253-65.

76. Narahara K, Kikkawa K, Kimira S, et al. Regional mapping of catalase and Wilms tumor-aniridia, genitourinary abnormalities, and mental retardation triad loci to the chromosome segment 11p13. Hum Genet. 1984;66:181-5.

77. Wiedmann HR. Tumors and hemihypertrophy associated with Wiedemann-Beckwith syndrome. Eur J Pediatr. 1983;141-29.

78. Ng A, Griffiths A, Cole T, et al. Congenital abnormalities and clinical features associated with Wilms' tumour: a comprehensive study from a center serving a large population. Eur J Cancer. 2007;43:1422-9.

79. Koiffmann CP, Gonzalez CH, Vianna-Morgante AM, et al. Neuroblastoma in a boy with MCA/MR syndrome, deletion 11q, and duplication 12q. Am J Med Genet. 1995;31:58:46-9.

80. Menegaux F, Olshan AF, Reitnauer PJ, et al. Positive association between congenital anomalies and risk of neuroblastoma. Pediatr Blood Cancer. 2005;15:649-55.

81. Foulkes WD, Buu PN, Filiatrault D, et al. Excess of congenital abnormalities in French-Canadian children with neuroblastoma: a case series study from Montreal. Med Pediatr Oncol. 1997;29:272-97.

82. George RE, Lipshultz SE, Lipsitz SR, et al. Association between congenital cardiovascular malformations and neuroblastoma. J Pediatr. 2004;144:444-8.

83. Greene DM. Diagnosis and management of malignant solid tumors in infants and children. Boston: Martinus Nijhoff; 1985. p. 90. [Retinoblastoma]

84. Jensen RD, Miller RW. Retinoblastoma: epidemiologic characteristic. N Engl J Med. 1971;285:307-11.

85. Satge D, Schorderet DF, Balmer A, et al. Association Down syndrome-retinoblastoma: a new observation. Ophtalmic Genet. 2005;26:151-2.

86. Dixon N, Kishnani PS, Zimmerman S. Clinical manifestations of hematologic and oncologic disorders in patients with Down syndrome. Am J Med Genet Part C Sem Med Genet. 2006;142:149-57.

87. Horovitz DD, Llerena JC, Mattos RA. Birth defects and health strategies in Brazil: an overview. Cad Saude Publica. 2005;21:1055-64.

88. Horovitz DD, Cardoso MH, Llerena JC, et al. Birth defects and health care: proposals for public policies in clinical genetics. Cad Saude Publica. 2006;21:2599-609.

89. Mehes K. Malformations in children with cancer [Letter]. Am J Med Genet. 2006;140:932.

Bases Moleculares dos Tumores Pediátricos

Mariana Maschietto

INTRODUÇÃO

As células tumorais apresentam diversas características que as distinguem das suas correspondentes normais, como a alta taxa de proliferação celular, diminuição da apoptose e uma habilidade intrínseca de invadir tecidos adjacentes e estabelecer metástases em sítios distantes[1]. Um número importante de tumores malignos pode se iniciar durante o desenvolvimento fetal[2-4], uma ideia que surgiu no século XVIII, quando Lobstein e Cohnheim sugeriram pela primeira vez semelhanças morfológicas entre a embriogênese humana e a biologia das células tumorais na "teoria embrionária do câncer"[5].

Durante o período pré e pós-natal, o crescimento e a diferenciação dos tecidos são regulados por processos celulares complexos que envolvem uma regulação precisa da divisão celular e apoptose. Uma alteração na fina regulação das vias de sinalização que controlam esses processos torna as células propensas à transformação[4]. A perda do controle da proliferação e da diferenciação celulares durante a embriogênese é considerada o início do processo carcinogênico dos tumores embrionários[6], já que resulta no acúmulo de células, permitindo que alterações adicionais ocorram. Desse ponto de vista, a patogênese dos tumores pediátricos é intimamente ligada à organogênese, crescimento e diferenciação dos tecidos. E é essa relação que parece explicar os achados genéticos únicos que diferenciam os tumores embrionários dos tumores de adulto[4].

Existe um número crescente de trabalhos experimentais[3,7,8] e de biologia molecular[9,10,11]. Kho *et al.* 2004[12] revelaram genes e vias de sinalização celular comuns à embriogênese e à oncogênese, como descrito em meduloblastoma, neuroblastoma, hepatoblastoma, teratocarcinoma e tumor de Wilms[13]. Esses achados tornaram evidente que o controle dos processos celulares e a sua perda residem no genoma das células.

SUSCETIBILIDADE AO CÂNCER

Múltiplas aberrações genéticas têm impacto na oncogênese, como a ativação de oncogenes e de genes de resistência a drogas, geração de novos oncogenes resultado de translocações cromossômicas, inativação de genes supressores de tumor, genes de reparo a danos, inserções virais, amplificações ou deleções de regiões cromossômicas ou cromossomos inteiros e desregulação dos mecanismos de controle da expressão gênica como alterações do nível de metilação, do *imprinting* genômico e do *splicing* alternativo. Cada uma dessas alterações pode alterar o processo normal de crescimento e proliferação celular, contribuindo para a transformação maligna e progressão tumoral. Estima-se que até cinco genes alterados sejam necessários para a oncogênese em adultos, enquanto na infância parecem ser necessárias poucas alterações, como dois ou três genes no exemplo do retinoblastoma[14].

Essas alterações podem ser germinativas ou somáticas. A maioria dos tumores pediátricos é resultado de alterações genéticas somáticas, ou seja, estão restritas às células que se originaram da primeira célula alterada, e não são transmitidas por hereditariedade.

As alterações germinativas ocorrem nos gametas, e todas as células do organismo originado desse gameta carregam a alteração genética. Uma variação das alterações germinativas ocorre quando uma célula somática, mas em um momento muito precoce da embriogênese, tem seu genoma alterado, e o indivíduo será considerado um mosaico para essa alteração. Indivíduos com alterações germinativas que chegam à idade fértil podem passar as alterações genéticas para a progênie, constituindo as síndromes hereditárias.

As síndromes hereditárias fornecem evidências adicionais da conexão entre embriogênese e oncogênese, uma vez que um estudo de base populacional mostrou aumento de risco para neoplasias malignas em crianças com anomalias congênitas[15]. É observada uma associação de cerca de 15% para tumores detectados no período neonatal, principalmente tumores vasculares, teratoma, leucemia, tumores cerebrais e neuroblastoma[16-18]. Em outros casos, apesar de existir uma associação forte entre tumores e malformações congênitas, a ligação genética é menos clara, como em tumor de Wilms e aniridia e/ou hemi-hipertrofia, tumores de sistema nervoso etc.

Indivíduos com *status* genético constitucional alterado apresentam maior risco de desenvolver câncer durante a sua vida. Apesar de esses pacientes serem raros, pesquisar os genes responsáveis por essas síndromes é muito informativo, uma vez que se tornam candidatos a serem explorados também nos cânceres esporádicos.

As síndromes hereditárias associadas com maior risco de desenvolver câncer serão discutidas neste capítulo no contexto de descoberta de alterações genéticas, enquanto suas características clínicas e o impacto para o paciente serão discutidos em outro capítulo.

Considerando todo o genoma humano, a variação de sequências mais encontrada é a variação de base única, o polimorfismo de nucleotídeo único ou SNP (do inglês, *single-nucleotide polymorphism*). Por definição, para ser considerado um SNP, a alteração nucleotídica deve estar presente em mais de 1% de pelo menos uma população[19] sem apresentar caráter deletério, como no caso das mutações. São importantes por determinar as características fenotípicas únicas entre os indivíduos. A maioria dos SNP é silenciosa e não altera a expressão ou a função de um gene, mas influencia de forma discreta um determinado fenótipo. Um exemplo é a enzima NAT2, que detoxifica (acetila) aminas aromáticas e heterocíclicas, substâncias geradas pelo consumo do cigarro e consideradas os carcinógenos mais importantes para a bexiga[20]. SNP na região codificadora de *NAT2* confere um perfil de acetilação rápida ou lenta, e aqueles indivíduos que apresentam acetilação lenta têm maior risco de desenvolver carcinoma de bexiga, por ficarem mais tempo expostos às aminas.

A identificação de SNP associados ao câncer é de grande importância para identificar indivíduos que apresentam maior risco para desenvolver a doença, inicialmente, um papel da farmacogenética, que surgiu em 1959, e estuda os fatores genéticos que influenciam a resposta a drogas e químicos. Atualmente, com o avanço do sequenciamento em larga escala e a me-

lhora das ferramentas de bioinformática no processamento dos dados, a farmacogenética evoluiu para farmacogenômica, uma ciência que avalia também um espectro inteiro de genes do genoma humano[21].

O objetivo final da farmacogenômica é uma terapia personalizada baseada no genótipo individual. Para tanto, ela utiliza marcadores biológicos (alterações no DNA, RNA ou proteína) para selecionar os pacientes que se beneficiarão de determinado tratamento, predizendo a eficácia de uma determinada droga e a ocorrência de efeitos adversos e colaterais.

GENES ASSOCIADOS AO CÂNCER

A busca das alterações em nível molecular é difícil, com poucos genes descritos como realmente importantes para o tumorigênese em crianças. É dependente de um conjunto de alterações genéticas, que pode ser diferente para cada paciente, e uma única alteração em uma célula normal geralmente não é suficiente para transformá-la. Um dos grandes problemas é que a maioria das células cancerosas contém mutações resultantes da instabilidade genética, tornando difícil distingui-las das mutações que apresentam um papel causal na doença.

A integridade de um tecido é resultante de um fino equilíbrio entre a proliferação e a morte celular, mantido por complexas vias de sinalização celular. Alterações de genes que fazem parte dessas vias podem resultar na perda do controle da proliferação celular e na progressão tumoral. São necessárias alterações de diversos genes em uma mesma célula para que ela se transforme, uma vez que existem diversas vias de sinalização com funções sobrepostas capazes de substituir ou compensar a via alterada.

As primeiras evidências de que produtos gênicos poderiam inibir a proliferação celular vieram de experimentos com células somáticas híbridas, nas quais células tumorais foram fusionadas com células normais, e estas perderam a capacidade de formar tumores em animais. Essa característica do híbrido sugere que alguns genes da célula normal são dominantes e suprimiram o potencial tumorigênico das células tumorais[22].

Essas observações ganharam apoio quando Alfred G. Knudson[23] publicou sua hipótese em 1971, na qual prediz que são necessários dois eventos para inativar os dois alelos de um mesmo gene. A inativação desse único gene seria responsável pelo surgimento do retinoblastoma. O seu modelo de carcinogênese especifica que são necessárias duas mutações: a primeira pode ser germinativa (herdada ou *de novo*, em tumores bilaterais) ou somática (em tumores unilaterais) e a segunda obrigatoriamente é somática. Mais tarde vieram estudos que apoiaram a hipótese de Knudson, revelando que indivíduos com retinoblastoma hereditário apresentavam deleção constitucional de 13q, sendo esse o primeiro evento da tumorigênese. Essa informação levou à descoberta do gene *RB*[24], que se mostrou importante também para os tumores esporádicos, e alterações moleculares desse gene são consideradas eventos causais do retinoblastoma[25,26]. O *RB* foi o primeiro gene supressor de tumor a ser caracterizado.

Por outro lado, em 1976 foi demonstrado, pela primeira vez, que a sequência do gene *v-src* do retrovírus causador do sarcoma de Rous em galinhas era muito semelhante à sequência de genes de células normais[27]. Essa descoberta foi a primeira evidência de que o gene responsável pela transformação maligna, hoje denominado oncogene, seria derivado de um gene normal, denominado proto-oncogene.

De forma ilustrativa, as propriedades e exemplos dos genes supressores de tumor e dos oncogenes estão descritos na Tabela 3.1.

A compreensão do processo da carcinogênese recai na identificação e caracterização dos genes envolvidos, além dos mecanismos por eles regulados. A possibilidade de controlar ou reverter o efeito das alterações oferece esperança para terapias específicas contra o câncer. Atualmente, acredita-se que seja mais provável que esse progresso venha da exploração das alterações genéticas do que da intensificação dos atuais tratamentos baseados em radioterapia e quimioterapia tradicionais, uma vez que esses tratamentos já chegaram ao limite, imposto pela alta toxicidade de curto prazo e pelos efeitos colaterais de curto e longo prazo para as crianças.

Tabela 3.1. Características dos oncogenes e dos genes supressores de tumor

	Oncogene	Gene supressor de tumor
Número de eventos necessários para contribuir com o desenvolvimento de câncer	Um	Dois
Função do alelo mutado	Ganho de função, age de forma dominante	Perda de função, age de forma recessiva
Mutação somática pode contribuir para o desenvolvimento de câncer	Sim	Sim
Alelo mutado pode ser herdado pela linhagem germinativa	Raramente. Ex.: síndrome da neoplasia endócrina múltipla tipo 2 associada com mutação no gene *RET*	Normalmente. Ex.: síndrome da xeroderma pigmentosa associada com mutação nos genes *XPA, ERCC3, XPC, ERCC2, XPE, ERCC4, ERCC*
Preferência de célula para desenvolver o fenótipo maligno	Pode haver preferências, mas normalmente os genes têm ação em diversos tecidos	Formas hereditárias apresentam órgãos preferenciais. No caso da síndrome de xeroderma pigmentosa, o órgão preferencial é a pele
Alterações genéticas comuns	Mutação pontual, amplificação, translocação cromossômica, inserção viral	Mutação pontual, perda de heterozigose por erro de recombinação mitótica ou segregação errada dos cromossomos
Funções normalmente associadas	• Fatores de crescimento e seus receptores • Proteínas de transdução de sinal, principalmente quinases • Fatores de transcrição • Proteínas antiapoptóticas • Proteínas indutoras do ciclo celular • Proteínas que conferem resistência a tratamentos	• Proteínas intracelulares que regulam ou inibem a progressão do ciclo celular • Receptores de hormônios secretados que inibem o ciclo celular • Proteínas de reconhecimento e reparo do dano ao DNA • Proteínas pró-apoptóticas • Proteínas que conferem sensibilidade a tratamentos
História	O primeiro oncogene foi o *v-src*, descoberto no retrovírus de um sarcoma de galinha por Peyton Rous. Em humanos, o primeiro oncogene descrito codifica para a proteína RAS ativa de forma constitutiva e foi isolado de carcinoma de bexiga	Ao estudar as formas hereditária e esporádica do retinoblastoma, Knudson formulou a Hipótese de Dois Eventos, a qual levou à descoberta da perda de heterozigose em 13q em retinoblastoma e mais tarde ao isolamento do primeiro gene supressor de tumor, o *RB*
Alguns exemplos	*KRAS, NRAS, HRAS, NMYC, KIT, MET, RET, ERBB2, FOS, JUN, WT1**	*RB, APC, BRCA1, TP53, P21, MSH2, MLH1, WT1*, NF1, NF2, ATM, DCC, CDK4, VHL, CDC2L1, PTEN*

Tabela montada conforme informações disponíveis em Lodish *et al.*[28] e artigos citados ao longo do texto.
* Conforme a alteração genética, alguns genes podem apresentar atividade de gene supressor de tumor ou de oncogene.

Para tanto, a integração entre a pesquisa básica, os estudos populacionais e os ensaios clínicos é importante para aumentar a compreensão da etiologia genética do câncer e do impacto das interações entre os genes e o ambiente. São informações que servirão para identificar riscos genéticos potenciais para o desenvolvimento do câncer e para explicar diferenças de resposta ao tratamento entre os pacientes. E de forma mais ampla permitirá desenvolver tratamentos direcionados para alterações genéticas específicas, a terapia-alvo molecular.

A desregulação de oncogenes e genes supressores de tumor está associada com alterações estruturais do DNA. Essas alterações podem ser classificadas em mutações de pequena e grande escala. As mutações de grande escala afetam grandes regiões cromossômicas, incluindo amplificação e deleção, e as mutações de pequena escala afetam um ou poucos nucleotídeos.

ALTERAÇÕES ESTRUTURAIS
Aberrações cromossômicas associadas ao câncer

A aneuploidia é um estado da célula caracterizado por um conjunto de cromossomos diferente do esperado para a espécie. Na maioria das células aneuploides, é observada a trissomia de um cromossomo e, de forma menos comum, a monossomia de um cromossomo. São eventos que ocorrem normalmente na natureza e parecem estar associados com a evolução ou com a diferenciação de células extremamente especializadas como hepatócitos e neurônios. São alterações detectadas em cerca de 1% nas células normais, mas parecem não conferir vantagem proliferativa ou seletiva[29-31]. Existe uma discussão se essas alterações são completamente randômicas ou específicas para cada tipo celular.

Os processos envolvidos na transformação da célula diploide em aneuploide são associados a erros durante a segregação cromossômica e durante a recombinação mitótica. Esses erros podem ocorrer acidentalmente ou por exposição a agentes químicos, por exemplo[32].

Na maioria das vezes, células aneuploides são geneticamente instáveis e, apesar de serem encontradas em estados fisiológicos normais, são diretamente relacionadas com a origem e a progressão do câncer. Além das aneuploidias, outras alterações cromossômicas também são detectadas como translocações, deleções e amplificações de regiões cromossômicas. Eventualmente, essas aberrações cromossômicas fornecem vantagem seletiva e/ou proliferativa para a célula, e esse pode ser o início da transformação maligna. Diversos genes são associados às aberrações cromossômicas e a sua desregulação tem um efeito direto no câncer. Normalmente, deleções e monossomias estão associadas à perda de genes supressores de tumor e amplificações; duplicações e rearranjos cromossômicos são associadas ao aumento de expressão dos oncogenes.

Deleções cromossômicas e monossomias constitucionais podem predispor ao desenvolvimento do câncer. Normalmente, os efeitos são célula-específico, indicando que uma determinada função de um gene tem maior contribuição ao crescimento e desenvolvimento dentro de um contexto fisiológico específico. O exemplo clássico é a deleção de 13q, braço em que está localizado o gene *RB*, que predispõe ao desenvolvimento de retinoblastoma e osteossarcoma.

A adição de uma cópia extra de um cromossomo na célula somática resulta em dramática variação fenotípica. Pode ocorrer na linhagem germinativa, mas é compatível com a vida dos humanos apenas no caso de as trissomias serem dos cromossomos 13, 18 ou 21, todas associadas a síndromes específicas. Aparentemente, a presença de um cromossomo extra recai em um problema de desenvolvimento devido ao aumento em 50%, para os autossomos, da dose dos respectivos genes, resultando em uma desregulação do fino equilíbrio da célula quanto às vias de sinalização de crescimento e diferenciação celular. Já se sabe que a trissomia constitucional do cromossomo 21, associado com a síndrome de Down, predispõe ao risco aumentado dessas crianças em desenvolver leucemias (leucemia linfoblástica aguda, leucemia mieloide aguda e leucemia megacarioblástica aguda são as mais comuns), além da desordem mieloproliferativa transiente, que predispõe ao desenvolvimento da leucemia megacarioblástica em 20% a 30% dos pacientes. Ainda não estão claros quais os genes responsáveis pelo aumento dessa predisposição[33,34], no entanto mutações do gene *GATA1* foram associadas à tumorigênese e às altas taxas de cura dessas duas últimas condições[35].

Outra aberração encontrada em câncer pediátrico são os rearranjos cromossômicos. Para que um rearranjo cromossômico ocorra, é necessário que haja a quebra simultânea de duas fitas de DNA em dois cromossomos em uma mesma célula; as regiões cromossômicas quebradas devem ser espacialmente próximas e as quebras devem ocorrer em íntrons "relevantes" de genes "relevantes" para gerar um produto quimérico funcional. Além disso, a quebra e a recombinação devem ocorrer numa célula que seja capaz de se dividir e que seja permissiva para expressão e funcionamento do produto translocado e, finalmente, o produto gerado por essa translocação não pode ser letal para a célula. As translocações podem resultar em superexpressão de um oncogene, como no caso da t(2,8), associada ao linfoma de Burkitt, e da t(1,14), associada à leucemia linfoide aguda. Por outro lado, as translocações também podem gerar proteínas truncadas que agem como oncoproteínas, como no caso da t(1,19), associada à leucemia linfoide aguda, e da t(15,17), associada à leucemia mieloide aguda.

Também podem ocorrer amplificações de regiões cromossômicas, e não do cromossomo inteiro. Essa amplificação pode ser uma simples duplicação ou a formação de *double minutes*, que são inúmeros fragmentos de uma determinada sequência cromossômica. Existem diversos exemplos clinicamente importantes de *double minutes* contendo oncogenes em tumores pediátricos sólidos, como a amplificação de *MYCN* em neuroblastomas associado com estádios avançados e pior prognóstico[36,37].

✓ Metodologias usadas para detectar aberrações cromossômicas

A citogenética clássica se refere a estudos de aspectos celulares da hereditariedade, especialmente a caracterização das estruturas cromossômicas e a identificação de aberrações que causam doenças. É baseada no bandeamento cromossômico desenvolvido na década de 1970. O desenvolvimento de novas técnicas de citogenética permitiu maior resolução para visualização das alterações cromossômicas, e atualmente são capazes de proporcionar a descrição da estrutura cromossômica em uma resolução que excede a análise microscópica. As atuais técnicas de citogenética se tornaram importantes ferramentas moleculares para diagnóstico na pesquisa do câncer, particularmente para caracterizar regiões cromossômicas que contêm oncogenes ou genes supressores de tumor[38].

A hibridação genômica comparativa (CGH, do inglês *comparative genomic hybridization*) em cromossomos é uma técnica molecular na qual os DNA extraídos de uma amostra-teste e de uma amostra-referência são marcados com fluoróforos diferentes (verde e vermelho, por exemplo) e competem por hibridar de forma complementar contra cromossomos metafásicos. Dessa forma, se uma região cromossômica está amplificada na amostra-teste, a região correspondente será visualizada predominantemente em verde. Por outro lado, se a região está deletada na amostra-teste, a região correspondente será vermelha. As razões entre as fluorescências verde e vermelha ao longo dos cromossomos são quantificadas e analisadas por programas de bioinformática. A maior vantagem dessa técnica é a não necessidade de ter conhecimento prévio das regiões com perdas e ganhos, sendo, portanto, uma metodologia de triagem. Outras metodologias com princípio semelhante são a cariotipagem espectral (SKY, do inglês *spectral karyotyping*) e o *array CGH*, mas este último não identifica quebras e translocações cromossômicas, apenas deleções e amplificações.

Quando a aberração cromossômica já é conhecida e associada ao câncer avaliado, a técnica mais usada é FISH (*fluorescence in situ hybridization*), uma técnica de citogenética molecular desenvolvida por Christoph Lengauer. Consiste no uso de sondas marcadas com fluorescência que se ligam a sequências com as quais compartilham alto nível de complementariedade no DNA. Atualmente, o FISH é utilizado para auxiliar o diagnóstico de doenças, como no caso sarcomas[39], e para aperfeiçoar o estadiamento e o prognóstico, como no caso dos neuroblastomas[36].

✓ Exemplos de tumores associados a aberrações cromossômicas

O exemplo clássico de perda de heterozigose associada ao câncer é a perda de 13q associada ao retinoblastoma, discutido anteriormente.

Diversos genes fusionados são associados a leucemias específicas, e as principais serão discutidas nos seus respectivos capítulos. Alguns sarcomas também têm translocações associadas. Os sarcomas de Ewing caracteristicamente apresentam translocações cromossômicas que resultam em fusões gênicas entre a porção aminoterminal do gene *EWSR1* (E26 *transformation-specific*) e a porção carboxiterminal de membros da família de fatores de transcrição ETS, principalmente *FL1* e *ERG*[40]. Em mais de 80% das vezes essa fusão ocorre entre o gene *EWS* do cromossomo 22 e o gene *FLI1* (*Friend leukemia virus integration site 1*) do cromossomo 11 (t(11,22)(q24,q12)). Normalmente, a quebra ocorre em diferentes pontos do íntron 7 do *EWSR1* e do íntron 5 do *FLI1*, resultando em diferentes proteínas EWS-FLI1, e todas contêm o domínio de transativação de *EWSR1* e o domínio de ligação ao DNA de *FLI1*, gerando fatores de transcrição aberrantes capazes de se ligar especificamente ao DNA[41,42]. Essa fusão é um marcador tumoral altamente sensível e específico, que, potencialmente, poderá ser usado como marcador de doença residual mínima em pacientes com tumores de Ewing.

As grandes alterações cromossômicas associadas a patologias, facilmente caracterizadas por técnicas menos apuradas, provavelmente já foram todas identificadas. O desenvolvimento de novas metodologias, muito mais sensíveis, tem permitido descobrir pequenas regiões cromossômicas que possam ter um papel importante para o câncer[43]. Nesse contexto, *arrays* de alta densidade de polimorfismo de base única foram usados para determinar número de cópias e heterozigosidade com resolução menor do que 5 mil bases em crianças com leucemia linfoblástica aguda. Esse experimento mostrou que cerca de 40% dos casos apresentam deleção das regiões cromossômicas contendo genes importantes para a maturação de linfócitos B, como *EBF1*, *PAX5* e genes da família *Ikaros*[44]. O que chama a atenção nesse estudo é que esses genes não haviam sido implicados no desenvolvimento do câncer previamente, evidenciando o poder que as novas técnicas têm para identificar novos genes e vias envolvidas com a tumorigênese.

Mutações pontuais

A morfologia, a proliferação, a diferenciação, o metabolismo e todas as atividades de uma célula são ditados pela informação que está no seu genoma. O genoma de uma célula é o conjunto de DNA, representado pelos nucleotídeos A, T, C e G, presentes nos cromossomos e eventualmente em algumas organelas como as mitocôndrias. Os genes estão distribuídos nos cromossomos de forma randômica e constituem a região do genoma que será transcrita em RNA mensageiro. O restante do genoma também tem função importante para a célula, constituindo regiões regulatórias da transcrição, por exemplo.

Em 2001, foram publicados os primeiros rascunhos da sequência do genoma humano pelo Consórcio Público Internacional, coordenado por Francis Collins, e pela *Celera Genomics*, coordenada por Craig e Venter[45,46]. Esse foi um grande salto para definir as sequências dos genes que apresentam relevância para o desenvolvimento de doenças. O sequenciamento do DNA fornece a informação mais básica do genoma: a sequência de nucleotídeos.

✓ Metodologias usadas para detectar mutações pontuais

O estudo das mutações pontuais e sua associação com o câncer vem recebendo mais atenção desde que foram desenvolvidas técnicas e metodologias mais acuradas e com menor custo para sua triagem e validação. Esse é um cenário em grande transformação e tem facilitado o uso das mutações pontuais para auxiliar a prática clínica.

Atualmente, o uso de sequenciadores de nova geração permite avaliar todo o genoma de um indivíduo em um curto período de tempo, a fim de encontrar novos genes mutados que possam ser associados com o câncer. Estando a mutação estabelecida (específica para um determinado câncer), metodologias de rastreamento, como o sequenciamento por capilares, enzimas de restrição e pirossequenciamento, são usadas para confirmação, permitindo que mutações específicas sejam pesquisadas em pacientes na rotina dos exames.

O sequenciamento por capilares, que é a base do método de Sanger, utiliza deoxinucleotídeos – nucleotídeos (adenina, timina, citosina ou guanina) marcados com fluorescência – durante o processo de amplificação por PCR. A fluorescência, específica para cada nucleotídeo, é lida por um *scanner* de fluorescência determinando a sequência. Outro método bastante utilizado é baseado na propriedade das enzimas de restrição de reconhecer e clivar sequências específicas de DNA (fita simples ou fita dupla, dependendo da enzima). Inicialmente, essas enzimas foram descobertas como o mecanismo utilizado por bactérias para proteção contra infecções por vírus.

✓ Exemplos de tumores associados a mutações pontuais

Diversas mutações foram associadas aos tumores pediátricos. Um dos exemplos clássicos é o *WT1* no tumor de Wilms. O *WT1* foi o primeiro gene envolvido na diferenciação renal e no aparecimento do TW por estudos independentes. É encontrado mutado em 5% a 10% dos TW esporádicos e são descritas mutações germinativas que predispõem a síndromes com malformações do trato geniturinário e aumento de risco para o desenvolvimento do tumor de Wilms[47-49]. Além de o *WT1* ser necessário para a indução do rim, a proteína também tem papel importante na formação do néfron e na diferenciação dos podócitos[50]. Consequentemente, a perda da função do *WT1* durante o desenvolvimento do rim acarreta a provável retenção das células precursoras renais em um estado multipotente, sendo esse o primeiro passo para transformar essas células.

Genes da família RAS (*KRAS*, *HRAS* e *NRAS*) são frequentemente encontrados mutados em tumores embrionários. Esses genes codificam para uma proteína de membrana que age em diversas vias de sinalização controlando a proliferação e a diferenciação celular. Mutações nos códons 12, 13 ou 61 de *HRAS* foram associadas com sua capacidade de transformação das células por causa da ativação constitutiva da cascata de sinalização mediada por essas proteínas. Em tumores pediátricos, são encontradas mutações de *NRAS* em leucemias linfoblásticas agudas com imunofenótipo T e leucemias mieloides crônica e aguda[51,52].

O *TP53*, localizado em 17p13, é um fator de transcrição expresso quando a célula sofre danos no seu DNA para ativar mecanismos de reparo ou para bloquear o ciclo celular, induzindo a célula a entrar em senescência ou apoptose. A atividade desse gene é perdida em pelo menos metade dos tumores, e as mutações na região de ligação ao DNA, que produz uma proteína truncada, são um dos principais mecanismos dessa perda em carcinomas[53,54]. Em tumores pediátricos, a perda de 17p13 de ambos os alelos devida a deleções ou a rearranjos cromossômicos é mais frequentemente detectada, o que resulta na completa perda da proteína. A reativação da correta expressão do TP53 é alvo de intensa busca de terapias alternativas[55].

Também foram encontradas mutações em genes receptores de tirosinoquinase, pertencentes à família PI3K, como *PIK3CA*, *KIT* e *FLT3*. Essa família é constituída por enzimas que, quando ativadas, fosforilam lipídeos de inositol para gerar 3-fosfoinositóis, com papel de mensageiros secundários. Muitas proteínas de sinalização são recrutadas especificamente por lipídeos fosforilados. Essas proteínas incluem quinases serina-treonina, proteínas de tirosinoquinase e fatores regulatórios das proteínas G. São normalmente encontradas no citosol na forma inativa, mas, quando localizadas na membrana, tornam-se ativadas e participam na montagem de complexos de sinalização e ativação de cascatas de quinase que regulam a proliferação celular[56]. Mutações em *PIK3CA* são encontradas em glioblastoma multiforme, neuroblastoma e astrocitoma e meduloblastoma[57-59], e mutações de *KIT* são encontradas em leucemias, especialmente a leucemia mieloide aguda[60].

PERFIL DE EXPRESSÃO GÊNICA

O padrão de expressão gênica de uma célula, o transcriptoma, representa o universo de RNA mensageiros, ribossomais, transportadores, não codificantes (microRNA, RNA não codificantes longos) etc. O transcriptoma determina função, seu fenótipo e resposta a estímulos externos da célula. Dessa forma, o estudo e a caracterização do perfil de expressão gênica de uma célula ou tecido podem auxiliar na elucidação de mecanismos regulatórios e vias metabólicas relacionados com sua fisiologia e patologia. Analisar o perfil de expressão gênica, comparando, por exemplo, as células tumorais com as correspondentes normais, pode fornecer informações importantes para a compreensão da transformação e crescimento tumoral. Além disso, a análise do perfil de expressão gênica pode ser útil na subclassificação de tumores que tenham uma mesma classificação morfológica e apresentem características diferentes quanto à resposta à quimioterapia e à progressão tumoral, permitindo, muitas vezes, estabelecer correlações com finalidades preditivas de comportamento tumoral e resposta à quimioterapia[61].

A identificação de genes com aumento de expressão no tecido neoplásico e sua diferença em relação ao tecido normal também apresentam importância prática. A expressão de genes tumores-específicos pode fornecer, ainda, informações para o desenvolvimento de terapias imunológicas do câncer, utilizando como alvo antígenos tumorais codificados por esses genes, como é o caso do receptor Her/neu-2 (Herceptina) para os tumores de mama[62].

Até há alguns anos, os cientistas estudavam a patogênese de maneira linear, identificando e examinando a expressão de um gene por vez. Os cerca de 40 mil genes humanos revelados pelo sequenciamento do genoma humano[45,46] e por outros trabalhos empenhados na identificação de genes[63,64], juntamente com a implementação de tecnologias, mudaram a forma de estudar os processos biológicos, pois permitiram a análise quantitativa da expressão gênica em larga escala, tornando possível uma avaliação global do transcriptoma[65].

Avanços da biologia molecular e da bioinformática permitiram o desenvolvimento de metodologias poderosas para a avaliação dos processos celulares mediante a análise da expressão gênica diferencial. Várias tecnologias baseadas em análise de sequências podem ser citadas nesse contexto, como EST (*Expressed Sequence Tag*), MPSS (*Massive Parallel Signature Sequencing*), SAGE (*Serial Analysis for Gene Expression*), *microarray* e, mais recentemente, os sequenciadores de nova geração. Esses sequenciadores têm diversas vantagens sobre as outras metodologias como o baixo custo, a rapidez da geração de dados e a possibilidade do sequenciamento de diversas amostras ao mesmo tempo por meio da marcação de amostras diferentes com etiquetas de bases específicas[66].

Essas ferramentas permitiram o desenvolvimento de uma nova classificação dos tumores, baseada no perfil de expressão gênica, clusterização hierárquica, algoritmos baseados na expressão de grupos de genes para classificar as amostras e na análise das vias de sinalização relevantes. Esses ensaios foram aplicados em osteossarcomas, tumores de Wilms, meduloblastomas, neuroblastomas, leucemias e linfomas, com o objetivo de encontrar genes relacionados com a origem tumoral ou relacionados com a resposta desses tumores aos tratamentos quimioterápicos.

Nesse contexto, a metodologia de *microarray* aliada à bioinformática identificou um padrão de expressão de 45 genes capaz de discriminar os pacientes com osteossarcoma capazes de responder à quimioterapia antes de o tratamento ser iniciado. Essa assinatura molecular foi aplicada em material de biópsia de pacientes diferentes daqueles testados inicialmente, apresentando acurácia de 100% na predição correta da resposta à quimioterapia de todos os pacientes analisados[67]. Se essa assinatura molecular for validada em ensaios clínicos, poderá ser usada na conduta do tratamento de pacientes com osteossarcoma, introduzindo, já no início, uma quimioterapia mais agressiva para aqueles que não respondem de maneira eficaz ao tratamento-padrão. Esse é um exemplo de como as metodologias disponíveis atualmente poderão revolucionar o diagnóstico, o prognóstico e o tratamento dos pacientes.

MECANISMOS EPIGENÉTICOS: REGULAÇÃO DA EXPRESSÃO GÊNICA

Parte da complexidade de tumores pediátricos vem da desregulação dos mecanismos epigenéticos que controlam a expressão gênica como acetilação, metilação, fosforilação e sumoilação de histonas. São essenciais para manter o perfil correto de expressão da célula durante a vida do organismo, e entre 20% e 50% dos genes humanos apresentam uma variação na expressão entre os dois alelos[68]. O padrão de informação epigenética é variável entre os tipos celulares[69] e, uma vez estabelecidos, são estavelmente herdados por meio de mitose[70].

Um desses mecanismos, a metilação do DNA, participa de diversos processos biológicos, incluindo inativação do cromossomo X, defesa do genoma, *imprinting* genômico e regulação do nível de expressão gênica[71]. A metilação, principal processo epigenético envolvido na regulação da expressão gênica, consiste na adição de um radical metil (CH_3) nas bases nitrogenadas citosinas que estão localizadas na posição 5'

de guaninas. Esse fenômeno é observado com maior frequência nas ilhas de CpG, que são sequências de DNA com alta concentração do dinucleotídeo CG e estão concentradas nas regiões promotoras dos genes. A presença dos radicais metil na região promotora dos genes está associada à supressão da expressão gênica[72,73], seja pelo impedimento da ligação de fatores de transcrição[74] ou por promover o recrutamento de fatores repressores da transcrição[75,76]. Nas células tumorais, a hipermetilação está associada com a inativação de genes supressores de tumor e de reparo a danos do DNA, resultando na perda de adesão e do controle do ciclo celulares. Por outro lado, a hipometilação de regiões promotoras promove a ativação de oncogenes e perda de *imprinting* genômico[77,78].

O *imprinting* é um fenômeno epigenético que leva à expressão diferencial dos dois alelos de um gene, resultando na expressão monoalélica, ou seja, apenas um dos alelos de um determinado gene é expresso, sendo esse padrão de expressão determinado pela origem parental dos alelos. Genes regulados por esse processo são expressos apenas pelo alelo materno, como *H19* e *CDKN1C*, ou pelo alelo paterno, como o *IGF2*. Independentemente da herança parental, o alelo de um gene sempre tem chance de ser expresso na espécie. Por exemplo, se um gene que não é expresso pelo alelo paterno passa para a geração seguinte, sendo essa do sexo feminino, ao passar a sua herança para a progênie por meio do óvulo, esse alelo é herdado maternalmente e, portanto, expresso normalmente.

Em tumores, a perda do *imprinting* genômico do alelo de um gene que deveria estar silenciado duplica a sua expressão, uma situação relevante em tumores de Wilms, osteossarcoma e rabdomiossarcoma embrionário. O *IGF2* codifica um fator de crescimento embrionário normalmente expresso pelo alelo paterno e é encontrado com aumento de expressão em até 30% dos tumores de Wilms[79,80]. Esse aumento de expressão está associado à duplicação do alelo paterno ou à expressão do alelo materno, que ocorre devido à perda do *imprinting* genômico[81,82]. A síndrome de Beckwith-Wiedemann, na qual são observadas duas cópias paternas da região 11p15.5, é um exemplo do impacto do *imprinting* genômico. Esses pacientes apresentam risco aumentado para desenvolver tumor de Wilms, hepatoblastoma, além de carcinoma do córtex adrenal, neuroblastoma e rabomiossarcoma[83]. Os genes atualmente conhecidos em 11p15.5 são *p57, CDKN1C, H19* e *LIT1*[84].

Dois tipos de metodologias avaliam a metilação do DNA: aquelas que investigam o perfil global de metilação do genoma ou aquelas que avaliam poucos CpGs associados à expressão de determinado gene. Para identificar regiões metiladas, podem ser usadas enzimas de restrição como a *HpaII* ou o tratamento com bissulfito de sódio, que converte citosinas não metiladas em uracilas. Outras abordagens mais recentes também estão sendo usadas como *microarrays*, nos quais são imobilizados oligonucleotídeos específicos para detectar sequências metiladas e sequenciadores de nova geração, que avaliam a sequência após tratamento por bissulfito de sódio.

Alterações epigenéticas são fortes candidatas a serem marcadores de patologias, mesmo antes de exibirem o fenótipo patológico, tendo em vista que já foram detectadas muitas alterações epigenéticas antes do aparecimento do câncer[85,86]. Por outro lado, drogas hipometilantes como a 5-azacitidina já são usadas para auxiliar o tratamento de alguns tipos de câncer, nesse caso para a síndrome mielodisplásica e para a leucemia mielomonocítica crônica.

MICRORNA: UM OUTRO MECANISMO DE REGULAÇÃO DA EXPRESSÃO GÊNICA

Entre os diferentes tipos de pequenas moléculas de RNA presentes no citoplasma das células, uma das classes é representada pelos microRNA não codificantes. Essa classe de RNA foi descrita pela primeira vez em vertebrados em 2001, com a importante função de controle da expressão gênica via degradação transcricional ou inibição da tradução de RNA mensageiros alvo[87]. Atualmente, sabe-se que os microRNA constituem 1% a 4% dos genes humanos e provavelmente regulam a expressão de mais de 30% dos genes codificadores de proteínas[88,89].

A expressão do microRNA é extremamente dinâmica durante o desenvolvimento embrionário, organogênese, homeostase tecidual e ciclo celular[90]. Os microRNA podem ter função oncogênica ou de supressor tumoral, e a sua expressão pode ser alterada por amplificações ou deleções cromossômicas, alterações epigenéticas, mutações, SNP e pelo mal funcionamento da maquinaria de transcrição ou processamento dos microRNA.

Atualmente, são descritas assinaturas moleculares baseadas no padrão de expressão de microRNA associadas com diagnóstico, estadiamento tumoral, prognóstico e resposta a tratamento[91].

A sequência do microRNA miR-483-3p foi mapeada no íntron 2 do *locus* do *IGF2*, que apresenta expressão aumentada em tumores de Wilms. O estudo sugere que miR-483-3p age em cooperação com *IGF2* ou pode ter uma atuação autônoma. Sua função é característica de oncogene, uma vez que impede que a célula entre em apoptose, sendo importante candidato para terapias moleculares[92].

A detecção de microRNA nos tecidos é feita por meio *arrays* específicos para microRNA ou de RT-PCR quantitativo baseado em sondas cujas sequências são complementares ao microRNA.

DEFEITOS NO SISTEMA DE RECONHECIMENTO E DE REPARO DO DNA

Danos ao DNA ocorrem devido a fatores ambientais ao processo metabólico interno da célula, em uma taxa de 1 mil a 1 milhão de lesões moleculares por célula por dia, e são devidamente corrigidos pelas vias de reconhecimento e reparo do DNA: BER (*base excision repair*), HR (*homologous recombination*), NHEJ (*nonhomologous end joining*), NER (*nucleotide excision repair*), MMR (*mismatch repair*) e TLS (*translesion DNA sysnthesis*). Entre os genes envolvidos nessas vias, estão o *P53*, *RB*, algumas quinases, entre outros[28]. Aparentemente, as vias têm redundância de função, como foi observado em uma célula com deficiência na via de reparo HR, mas compensada pela via de reparo NHEJ[93].

Para tolerar a instabilidade genômica típica das células tumorais, estas perdem o controle de pelo menos uma das vias de reconhecimento e reparo do DNA. Quando falham e a célula acumula erros no seu DNA, ela pode entrar em senescência, que é um estado irreversível de dormência, entrar em apoptose ou na morte celular programada, ou entrar em divisão celular, permitindo a formação de tumores. Células com vias de reparo do DNA defeituosas normalmente têm maior sensibilidade a tratamentos baseados em radiação ionizante e quimioterapia[93].

TELÔMEROS E A TELOMERASE

A capacidade ilimitada de proliferação das células tumorais é diretamente ligada à manutenção dos seus telômeros, realizada pelo complexo enzimático da telomerase. Esse complexo é composto por proteínas e RNA. Os telômeros são estruturas especializadas localizadas no final de todos os cromossomos, compostos por centenas de repetições da sequência de nucleotídeos TTAGGG, específica de vertebrados. Têm a função de prevenir as pontas dos cromossomos de induzir as vias de reparo do DNA, a fusão e recombinação, além de suportar a perda de DNA que ocorre a cada duplicação celular devida à inabilidade das DNA polimerase de replicar o final da fita cromossômica.

Segundo a hipótese dos telômeros, seu tamanho serve como um relógio biológico que regula a capacidade proliferativa da célula. Conforme as células se dividem, o tamanho da região telomérica vai diminuindo até chegar a um tamanho crítico, incitando um dano de DNA que leva a célula à senescência. Células com as proteínas TP53 e RB inativas não reconhecem esse sinal, permitindo que continuem se dividindo, independentemente do tamanho dos seus telômeros.

A atividade da telomerase é observada em 85% a 90% dos tumores e é ausente na maioria dos tecidos diferenciados normais[94,95], incitando dezenas de estudos translacionais a avaliarem a importância dos telômeros e da telomerase como marcadores tumorais e alvos terapêuticos. Muitas evidências indicam que o nível de expressão de telomerase pode ser um indicador clínico importante em tumores pediátricos[96].

A telomerase é encontrada com aumento de expressão na maioria dos casos de leucemia linfoide aguda, leucemia mieloide aguda, meduloblastoma, tumor de Wilms, hepatoblastoma, sarcoma de Ewing e ependimomas. Em neuroblastomas, a expressão de telomerase é considerada um marcador prognóstico, porque está diretamente relacionado com o estadiamento: o aumento da telomerase é correlacionado com o avanço do estadiamento. Em pacientes com leucemia mieloide aguda e meduloblastoma, parece existir uma relação entre o alto nível de expressão de telomerase e a diminuição da sobrevida[97].

Existem diversas metodologias capazes de medir a atividade da telomerase, assim como o tamanho dos telômeros nas células, como o TRAP, um ensaio baseado em PCR que detecta a atividade da telomerase, FISH telomérico, que avalia o tamanho dos telômeros nas células, ensaios que medem o nível de expressão de componentes da telomerase como imunoistoquímica e RT-PCR quantitativo para TERT[97].

CONSIDERAÇÕES FINAIS

Nas últimas décadas, as descobertas envolvendo a biologia e as alterações genéticas associadas à maioria dos cânceres progrediram rapidamente. Na década de 1980, acreditava-se que o câncer era resultado da desregulação de alguns oncogenes e/ou genes supressores de tumores e que a identificação desses genes poderia levar a ferramentas efetivas para sua prevenção e tratamento. Centenas de estudos buscaram essas alterações durante muitos anos e foram capazes de descrever mutações pontuais, deleções, amplificações e rearranjos cromossômicos associados a diversos tipos de câncer. Para alguns tumores, essas alterações serviram como base para o desenvolvimento de terapias específicas, algumas discutidas nos respectivos capítulos.

O primeiro rascunho do genoma humano foi anunciado em junho de 2000 (o rascunho final em abril de 2003), com a promessa de que serviria de base para novas formas de prevenir, diagnosticar e tratar o câncer. No entanto, descobriu-se que os cânceres humanos são mais complexos e heterogêneos do que era inicialmente esperado, sendo resultado de defeitos em diversas vias e fatores de sinalização que se sobrepõem, mecanismos epigenéticos, RNA não codificantes, mutações, SNP capazes de aumentar ou diminuir o efeito de um gene mutado, e assim por diante.

Mas estamos no caminho. A colaboração internacional Projeto 1000 Genomas pretende identificar 95% das variações genéticas (alelos com mais de 1% de frequência), avaliando 2.500 indivíduos de 25 populações. Uma das consequências é que em breve saberemos quais alterações genéticas são referentes à variabilidade individual normal e quais são importantes para doenças como o câncer. Somado a outros trabalhos com transcriptoma, metiloma, proteoma e estudos funcionais, será montado um catálogo mais completo das alterações associadas ao câncer, revelando genes que, quando alterados, levam à formação de tumores ou a não resposta a um determinado tratamento.

Esse é o mesmo caminho para o desenvolvimento de uma medicina personalizada, que depende do encontro de assinaturas gênicas e marcadores moleculares, uma ciência cara, demorada e laboriosa. Estima-se que, após encontrar um bom candidato a marcador molecular, com todas as características essenciais necessárias, como estar presente em todas as células tumorais e não ser expresso nas células normais, a indústria farmacêutica demore cerca de 10 anos, com custo aproximado de U$ 500 milhões, para que uma droga baseada nesse marcador esteja disponível para teste clínico.

Para um futuro mais próximo, a grande promessa reside na aplicação do conhecimento das alterações genômicas como ferramentas diagnósticas e prognósticas, o que tem ocorrido em alguns tipos de câncer. No entanto, pode-se esperar que o desenvolvimento cada vez mais acelerado de metodologias que auxiliam na compreensão dos mecanismos associados ao surgimento e à progressão do câncer levem a descobertas moleculares que serão usadas para o tratamento individualizado com menor custo para a saúde dos pacientes.

REFERÊNCIAS

1. Hanahan D, Weinberg RA. The hallmarks of cancer. Cell. 2000;100(1):57-70.

2. Gluckman PD, Hanson MA, Cooper C, et al. Effect of in utero and early-life conditions on adult health and disease. N Engl J Med. 2008;359(1):61-73.

3. Soto AM, Maffini MV, Sonnenschein C. Neoplasia as development gone awry: the role of endocrine disruptors. Int J Androl. 2008;31(2):288-93.

4. Scotting PJ, Walker DA, Perilongo G. Childhood solid tumours: a developmental disorder. Nat Rev Cancer. 2005;5(6):481-8.

5. Cohnheim J. Congenitales quergeskreiftes Muskelsarcon der Nieren. Virchows Arch. 1875;64-5.

6. Potter VR. Phenotypic diversity in experimental hepatomas: the concept of partially blocked ontogeny. The 10th Walter Hubert Lecture. Br J Cancer. 1978;38(1):1-23.

7. Iwakura H, Ariyasu H, Kanamoto N, et al. Establishment of a novel neuroblastoma mouse model. Int J Oncol. 2008;33(6):1195-9.

8. Dyer MA. Mouse models of childhood cancer of the nervous system. J Clin Pathol. 2004;57(6):561-76. Review. Erratum in: J Clin Pathol. 2004;57(8):896.

9. Maschietto M, De Camargo B, Brentani H, et al. Molecular profiling of isolated histological components of Wilms tumor implicates a common role for the Wnt signaling pathway in kidney and tumor development. Oncology. 2008;75(1-2):81-91.

10. Schüller U, Kho AT, Zhao Q, ET AL. Cerebellar "transcriptome" reveals cell-type and stage-specific expression during postnatal development and tumorigenesis. Mol Cell Neurosci. 2006;33:247-59.

11. Li W, Kessler P, Williams BR. Transcript profiling of Wilms tumors reveals connections to kidney morphogenesis and expression patterns associated with anaplasia. Oncogene. 2005;24:457-68.

12. Kho AT, Zhao Q, Cai Z, Butte AJ, Kim JY, Pomeroy SL, Rowitch DH, Kohane IS. Conserved mechanisms across development and tumorigenesis revealed by a mouse development perspective of human cancers. Genes Dev. 2004;18(6):629-40.

13. Li CM, Guo M, Borczuk A, et al. Gene expression in Wilms tumor mimics the earliest commited stage in the metanephric mesenchymal-epithelial transition. Am J Pathol. 2002;160:2181-90.

14. Moore SW. Developmental genes and cancer in children. Pediatr Blood Cancer. 2009;52(7):755-60.

15. Altmann AE, Halliday JL, Giles GG. Associations between congenital malformations and childhood cancer. A register-based case-control study. Br J Cancer. 1998;78(9):1244-9.

16. Munzer C, Menegaux F, Lacour B, et al. Birth-related characteristics, congenital malformation, maternal reproductive history and neuroblastoma: the ESCALE study (SFCE). Int J Cancer. 2008;122(10):2315-21.

17. Agha MM, Williams JI, Marrett L, et al. Congenital abnormalities and childhood cancer. Cancer. 2005;103(9):1939-48.

18. Halperin EC. Neonatal neoplasms. Int J Radiat Oncol Biol Phys. 2000;47(1):171-8.

19. Risch NJ. Searching for genetic determinants in the new millennium. Nature. 2000;405(6788):847-56.

20. Vineis P, Pirastu R. Aromatic amines and cancer. Cancer Causes Control. 1997;8(3):346-55.

21. Meyer UA. Pharmacogenetics – five decades of therapeutic lessons from genetic diversity. Nat Rev Genet. 2004;5(9):669-76.

22. Harris H, Miller OJ, Klein G, et al. Suppression of malignancy by cell fusion. Nature. 1969;223(5204):363-8.

23. Knudson AG Jr. Mutation and cancer: statistical study of retinoblastoma. Proc Natl Acad Sci U S A. 1971;68(4):820-3.

24. Friend SH, Bernards R, Rogelj S, et al. A human DNA segment with properties of the gene that predisposes to retinoblastoma and osteosarcoma. Nature. 1986;323(6089):643-6.

25. Bernards R, Shackleford GM, Gerber MR, et al. Structure and expression of the murine retinoblastoma gene and characterization of its encoded protein. Proc Natl Acad Sci U S A. 1989;86(17):6474-8.

26. Higgins MJ, Hansen MF, Cavenee WK, et al. Molecular detection of chromosomal translocations that disrupt the putative retinoblastoma susceptibility locus. Mol Cell Biol. 1989;9(1):1-5.

27. Stehelin D, Varmus HE, Bishop JM, et al. DNA related to the transforming gene(s) of avian sarcoma viruses is present in normal avian DNA. Nature. 1976;260(5547):170-3.

28. Lodish H, Berk A, Matsudaira P, et al. Molecular biology of the cell p963. 5th ed. New York, NY: WH Freeman; 2004.

29. Arendt T, Mosch B, Morawski M. Neuronal aneuploidy in health and disease: a cytomic approach to understand the molecular individuality of neurons. Int J Mol Sci. 2009;10(4):1609-27.

30. Westra JW, Peterson SE, Yung YC, et al. Aneuploid mosaicism in the developing and adult cerebellar cortex. J Comp Neurol. 2008;507(6):1944-51.

31. Therman E, Kuhn EM. Cytological demonstration of mitotic crossing-over in man. Cytogenet Cell Genet. 1976;17(5):254-67.

32. Duesberg P, Li R. Multistep carcinogenesis: a chain reaction of aneuploidizations. Cell Cycle. 2003;2(3):202-10.

33. Shapiro BL. The Down syndrome critical region. J Neural Transm Suppl. 1999;57:41-60.

34. Gosset P, Ait-Ghezala G, Sinet PM, et al. Isolation and analysis of chromosome 21 genes potentially involved in Down syndrome. J Neural Transm Suppl. 1999;57:197-209.

35. Shin MG, Choi HW, Kim HR, et al. Tetrasomy 21 as a sole acquired abnormality without GATA1 gene mutation in pediatric acute megakaryoblastic leukemia: a case report and review of the literature. Leuk Res. 2008;32(10):1615-9.

36. Yoshimoto M, Caminada De Toledo SR, Monteiro Caran EM, et al. MYCN gene amplification. Identification of cell populations containing double minutes and homogeneously staining regions in neuroblastoma tumors. Am J Pathol. 1999;155(5):1439-43.

37. Armstrong BC, Krystal GW. Isolation and characterization of complementary DNA for N-cym, a gene encoded by the DNA strand opposite to N-myc. Cell Growth Differ. 1992;3(6):385-90.

38. Speicher MR, Carter NP. The new cytogenetics: blurring the boundaries with molecular biology. Nat Rev Genet. 2005;6(10):782-92.

39. Newby R, Rowe D, Paterson L, et al. Cryptic EWSR1-FLI1 fusions in Ewing sarcoma: potential pitfalls in the diagnostic use of fluorescence in situ hybridization probes. Cancer Genet Cytogenet. 2010;200(1):60-4.

40. Ladanyi M. EWS-FLI1 and Ewing's sarcoma: recent molecular data and new insights. Cancer Biol Ther. 2002;1:330-6.

41. Rossow KL, Janknecht R. The Ewing's sarcoma gene product functions as a transcriptional activator. Cancer Res. 2001;61:2690-5.

42. Bailly RA, Bosselut R, Zucman J, et al. DNA-binding and transcriptional activation properties of the EWS-FLI-1 fusion protein resulting from the t(11;22) translocation in Ewing sarcoma. Mol Cell Biol. 1994;14:3230-41.

43. Braun BS, Lessnick SL. Pediatric malignancies: update on sarcomas and leukemia development in children. Curr Opin Genet Dev. 2009;19(1):92-6.

44. Grandjean P. Late insights into early origins of disease. Basic Clin Pharmacol Toxicol. 2008;102(2):94-9.

45. Lander ES, Linton LM, Birren B, et al. Initial sequencing and analysis of the human genome. Nature. 2001;409:860-921.

46. Venter JC, Adams MD, Myers EW, et al. The sequence of the human genome. Science. 2001;291:1304-51.

47. Schumacher V, Schneider S, Figge A, et al. Correlation of germ-line mutations and two-hit inactivation of the WT1 gene with Wilms tumors of stromal-predominant histology. Proc Natl Acad Sci U S A. 1997;94:3972-7.

48. Gessler M, König A, Arden K, et al. Infrequent mutation of the WT1 gene in 77 Wilms' tumors. Hum Mutat. 1994;3:212-22.

49. Call KM, Glaser T, Ito CY, et al. Isolation and characterization of a zinc finger polypeptide gene at the human chromosome 11 Wilms' tumor locus. Cell. 1990;60:509-20.

50. Davies JQ, De la Hall PM, Kaschula RO, et al. Hepatoblastoma – evolution of management and outcome and significance of histology of the resected tumor: a 31-year experience with 40 cases. J Pediatr Surg. 2004;39:1321-7.

51. Lapillonne H, Llopis L, Auvrignon A, et al. Extensive mutational status of genes and clinical outcome in pediatric acute myeloid leukemia. Leukemia. 2010;24(1):205-9.

52. Chen Y, Takita J, Hiwatari M, et al. Mutations of the PTPN11 and RAS genes in rhabdomyosarcoma and pediatric hematological malignancies. Genes Chromosomes Cancer. 2006;45(6):583-91.

53. Bourdon J-C. p53 and its isoforms in cancer. Br J Cancer. 2007;97:277-82.

54. Toledo F, Wahl GM. Regulating the p53 pathway: in vitro hypotheses, in vivo veritas. Nature Rev Cancer. 2006;6:909-23.

55. Farnebo M, Bykov VJ, Wiman KG. The p53 tumor suppressor: a master regulator of diverse cellular processes and therapeutic target in cancer. Biochem Biophys Res Commun. 2010;396(1):85-9.

56. Brader S, Eccles SA. Phosphoinositide 3-kinase signalling pathways in tumor progression, invasion and angiogenesis. Tumori. 2004;90(1):2-8.

57. Gallia GL, Rand V, Siu IM, et al. PIK3CA gene mutations in pediatric and adult glioblastoma multiforme. Mol Cancer Res. 2006;4(10):709-14.

58. Dam V, Morgan BT, Mazanek P, et al. Mutations in PIK3CA are infrequent in neuroblastoma. BMC Cancer. 2006;6:177. PubMed PMID: 16822308.

59. Broderick DK, Di C, Parrett TJ, et al. Mutations of PIK3CA in anaplastic oligodendrogliomas, high-grade astrocytomas, and medulloblastomas. Cancer Res. 2004;64(15):5048-50.

60. Pollard JA, Alonzo TA, Gerbing RB, et al. Prevalence and prognostic significance of KIT mutations in pediatric patients with core binding factor AML enrolled on serial pediatric cooperative trials for de novo AML. Blood. 2010;115(12):2372-9.

61. Hidalgo A, Salcedo M. Global analysis strategies. Toward the genetic management of neoplasias. Rev Invest Clin. 2001;53(5):430-43.

62. Hanna W, Kahn HJ, Trudeau M. Evaluation of HER-2/neu (erbB-2) status in breast cancer: from bench to bedside. Mod Pathol. 1999;12:827-34.

63. Bonafoux B, Lejeune M, Piquemal D, et al. Analysis of remnant reticulocyte mRNA reveals new genes and antisense transcripts expressed in the human erythroid lineage. Haematologica. 2004;89:1434-8.

64. Camargo AA, Samaia HP, Dias-Neto E, et al. The contribution of 700,000 ORF sequence tags to the definition of the human transcriptome. Proc Natl Acad Sci U S A. 2001;98:12103-8. Erratum in: Proc Natl Acad Sci U S A. 2004;101:414.

65. Lakhani SR, Ashworth A. Microarray and histopathological analysis of tumors: the future and the past? Nat Rev Cancer. 2001;1:151-7.

66. Meyer M, Stenzel U, Myles S, et al. Targeted high-throughput sequencing of tagged nucleic acid samples. Nucleic Acids Res. 2007;35(15):e97.

67. Man TK, Chintagumpala M, Visvanathan J, et al. Expression profiles of osteosarcoma that can predict response to chemotherapy. Cancer Res. 2005;65(18):8142-50.

68. Gimelbrant A, Hutchinson JN, Thompson BR, et al. Widespread monoallelic expression on human autosomes. Science. 2007;318(5853):1136-40.

69. Tremblay J, Hamet P. Impact of genetic and epigenetic factors from early life to later disease. Metabolism. 2008;57(Suppl 2):S27-31.

70. Whitelaw E, Garrick D. Epigenetic mechanisms. In: Gluckman PD, Hanson MA, editors. Developmental origins of health and disease. Cambridge, UK: Cambridge University Press; 2006. p. 62-74.

71. Trasler JM. Origin and roles of genomic methylation patterns in male germ cells. Cell Dev Biol. 1998;9:467-74.

72. Momparler RL. Cancer epigenetics. Oncogene. 2003; 22(42):6479-83.

73. Kulis M, Esteller M. DNA methylation and cancer. Adv Genet. 2010;70:27-56.

74. Eden S, Cedar H. Role of DNA methylation in the regulation of transcription. Curr Opin Genet Dev. 1994;4(2):255-9.

75. Boyes J, Bird AP. DNA methylation inhibits transcription indirectly via a methyl-CpG binding protein. Cell. 1991;64:1123-34.

76. Lewis JD, Meehan RR, Henzel WJ, et al. Purification, sequence, and cellular localization of a novel chromosomal protein that binds to methylated DNA. Cell. 1992;69:905-14.

77. Esteller M. Epigenetics in cancer. N Engl J Med. 2008;358: 1148-59.

78. Richardson BC. Role of DNA methylation in the regulation of cell function: autoimmunity, aging and cancer. J Nutr. 2002;132:2401S-5S.

79. Ogawa O, Eccles MR, Szeto J, et al. Relaxation of insulin-like growth factor II gene imprinting implicated in Wilms' tumour. Nature. 1993;362:749-51.

80. Bjornsson HT, Brown LJ, Fallin MD, et al. Epigenetic specificity of loss of imprinting of the IGF2 gene in Wilms tumors. J Natl Cancer Inst. 2007;99:1270-3.

81. Rainier S, Johnson LA, Dobry CJ, et al. Relaxation of imprinted genes in human cancer. Nature. 1993;362:749-51.

82. Dome JS, Coppes MJ. Recent advances in Wilms tumor genetics. Curr Opin Pediatr. 2002;14:5-11.

83. DeBaun MR, Tucker MA. Risk of cancer during the first four years of life in children from The Beckwith-Wiedemann Syndrome Registry. J Pediatr. 1998;132(3 Pt 1):398-400.

84. DeBaun MR, Niemitz EL, McNeil DE, et al. Epigenetic alterations of H19 and LIT1 distinguish patients with Beckwith-Wiedemann syndrome with cancer and birth defects. Am J Hum Genet. 2002;70(3):604-11.

85. Feinberg AP, Tycko B. The history of cancer epigenetics. Nat Rev Cancer. 2004;4:143-53.

86. Feinberg AP, Ohlsson R, Henikoff S. The epigenetic progenitor origin of human cancer. Nat Rev Genet. 2006;7:21-33.

87. Lagos-Quintana M, Rauhut R, Lendeckel W, Tuschl T. Identification of novel genes coding for small expressed RNAs. Science. 2001;294(5543):853-8.

88. Leung AK, Sharp PA. Function and localization of microRNAs in mammalian cells. Cold Spring Harb Symp Quant Biol. 2006;71:29-38.

89. Kwak PB, Iwasaki S, Tomari Y. The microRNA pathway and cancer. Cancer Sci. 2010;101(11):2309-15.

90. Asli NS, Pitulescu ME, Kessel M. MicroRNAs in organogenesis and disease. Curr Mol Med. 2008;8(8):698-710.

91. Ferdin J, Kunej T, Calin GA. Non-coding RNAs: identification of cancer-associated microRNAs by gene profiling. Technol Cancer Res Treat. 2010;9(2):123-38.

92. Veronese A, Lupini L, Consiglio J, et al. Oncogenic role of miR-483-3p at the IGF2/483 locus. Cancer Res. 2010;70(8):3140-9.

93. Kennedy RD, D'Andrea AD. DNA repair pathways in clinical practice: lessons from pediatric cancer susceptibility syndromes. J Clin Oncol. 2006;24(23):3799-808.

94. Shay JW, Wright WE. Telomeres and telomerase in normal and cancer stem cells. FEBS Lett. 2010.

95. Kim NW, Piatyszek MA, Prowse KR, et al. Specific association of human telomerase activity with immortal cells and cancer. Science. 1994;266(5193):2011-5.

96. Polychronopoulou S, Koutroumba P. Telomere length and telomerase activity: variations with advancing age and potential role in childhood malignancies. J Pediatr Hematol Oncol. 2004;26(6):342-50.

97. Tabori U, Dome JS. Telomere biology of pediatric cancer. Cancer Invest. 2007;25(3):197-208.

PRINCÍPIOS DE QUIMIOTERAPIA EM ONCOLOGIA PEDIÁTRICA

Gustavo Ribeiro Neves

INTRODUÇÃO

A introdução das drogas quimioterápicas no tratamento de crianças com câncer contribuiu de maneira significativa para o incremento das taxas de sobrevida. Os tumores pediátricos têm alto índice proliferativo e são, na sua maioria, quimiossensíveis. O período que antecedeu a introdução das drogas quimioterápicas, no qual a base do tratamento oncológico consistia na utilização do tratamento cirúrgico, acrescido de radioterapia, mostrou que os tumores pediátricos apresentavam um percentual elevado de metástases a distância. A incorporação de uma modalidade terapêutica que tivesse o objetivo de eliminar micrometástases e auxiliasse na redução da carga tumoral de tumores sólidos inicialmente inoperáveis mudou o paradigma do tratamento oncológico pediátrico[1].

A maioria dos quimioterápicos apresenta efeito citotóxico não seletivo. Trata-se de drogas com baixo índice terapêutico, no qual o efeito tóxico se aproxima sobremaneira do efeito terapêutico. A toxicidade decorrente da utilização dessas medicações é um fator limitante para alcançar o efeito citotóxico máximo. Por essa razão, o sucesso no incremento das taxas de sobrevida veio acompanhado da melhora da qualidade de medidas de suporte nutricional, hemoterapia, estratégias de tratamento de infecções oportunistas e terapia intensiva[2,3].

O desenvolvimento das drogas quimioterápicas baseia-se inicialmente em estudos pré-clínicos utilizando linhas de células tumorais específicas e cobaias. O conhecimento recente das vias de sinalização intracelulares, dos fatores proliferativos, anticorpos monoclonais, receptores celulares e oncogenes, tem estimulado o desenvolvimento de drogas de atuação seletiva, não se baseando unicamente no efeito citotóxico inespecífico. As denominadas "terapia-alvo" têm sido desenvolvidas por meio de técnicas de engenharia genética, exercendo sua ação em receptores, vias de proliferação celular e apoptose[4-6].

Comprovando-se a eficácia das drogas em estudos pré-clínicos, a fase posterior será a de estudos clínicos, divididos em três fases. Os estudos de fase I definem a dose máxima tolerada, a qual será obtida avaliando a severidade da toxicidade por meio do escalonamento de doses. O desenho desses estudos é baseado na premissa de que a maior dose tolerada produzirá um efeito citotóxico máximo. Os estudos de fase II utilizam a dose máxima tolerada em pequenas séries de pacientes com diferentes tipos de câncer para avaliar se existe efeito terapêutico. A atividade da droga será comprovada se, para um determinado tipo de tumor, houver redução maior ou igual a 50% das dimensões avaliadas em, pelo menos, 20% a 30% dos pacientes estudados[7]. Nos estudos de fase III, as drogas são testadas na primeira linha de tratamento, utilizando o conhecimento prévio das máximas doses toleradas e da atividade comprovada em tipos específicos de neoplasias. Habitualmente, estudos clínicos randomizados são empregados para ratificar a evidência do efeito terapêutico de novas drogas em estudos de fase III[8].

PRINCÍPIOS GERAIS
Dose-intensidade

Os quimioterápicos apresentam, em estudos pré-clínicos, efeitos terapêuticos diretamente proporcionais às doses empregadas. Ao calcular-se a dose administrada de uma determinada droga considerando a miligramagem por m^2 por semana, estar-se-á avaliando a dose-intensidade, de tal forma que, para aumentar a dose-intensidade de um regime, se necessita de aumento na dose ou redução nos intervalos de administração[9]. Evidências científicas têm sido encontradas, sugerindo que o aumento da dose-intensidade se correlaciona com maiores taxas de sobrevida em pacientes com leucemia linfoide aguda (LLA), osteossarcoma, tumor de Ewing e neuroblastoma[10,11].

O oncologista pediatra deve estar atento a esse conceito na rotina de tratamento dos pacientes. Atrasos além do intervalo previsto e reduções de doses despropositais podem comprometer a eficácia do tratamento. Por outro lado, a redução de doses e a utilização de fatores estimulantes de colônias de granulócitos podem permitir que os ciclos de quimioterapia não excedam o intervalo preconizado. O oncologista pediatra deve estar atento ao equilíbrio entre a intensidade do tratamento e as toxicidades graves e inaceitáveis que possam colocar em risco a vida de seus pacientes. O acompanhamento clínico e o conhecimento da graduação das toxicidades e das recomendações específicas de redução de doses preconizadas pelos protocolos terapêuticos permitem o ajuste ideal das doses de tratamento dos pacientes com câncer infantil.

Quimioterapia combinada

A maioria dos regimes de tratamento utiliza o emprego de drogas de maneira combinada. Os objetivos são: superar a resistência primária da neoplasia a algum dos quimioterápicos; prevenir a resistência adquirida; alcançar efeito sinérgico entre drogas. O emprego da combinação deve levar em conta os mecanismos de ação, utilizando preferencialmente drogas que exerçam seus efeitos em fases diferentes da replicação celular. A possibilidade de resistência cruzada deve ser avaliada, bem como o antagonismo entre drogas e o potencial de toxicidade da associação[12].

Quimioterapia adjuvante e neoadjuvante

Quando tumores sólidos são tratados, a quimioterapia tem alguns objetivos que devem nortear o seu emprego. Os tumores submetidos ao tratamento cirúrgico, associado ou não à radioterapia, e que tenham alto potencial de recidiva beneficiam-se de quimioterapia pós-cirúrgica (adjuvante), com o objetivo de eliminar micrometástases. O benefício dessa estratégia tem sido comprovado há tempos por estudos em diferentes tipos histológicos de tumores pediátricos. As micrometástases têm maior potencial de sofrer a ação dos quimioterápicos, por apresentarem menor carga tumoral, consequentemente com menor possibilidade de desenvolvimento de resistência a drogas, e por estarem com uma maior fração de células em fase proliferativa suscetíveis às drogas quimioterápicas.

Em tumores não passíveis de ressecção cirúrgica inicial, a quimioterapia pré-cirúrgica (neoadjuvante) pode ser útil para diminuir as dimensões tumorais, permitindo melhor controle local com a cirurgia e/ou radioterapia[12].

Em tumores ósseos, osteossarcoma e tumor de Ewing, a avaliação de necrose tumoral induzida por quimioterapia constitui fator prognóstico. A utilização da quimioterapia neoadjuvante tem sido recomendada mesmo em tumores considerados inicialmente ressecáveis[13]. Os tumores de Wilms tratados de acordo com o protocolo da Sociedade Internacional de Oncologia Pediátrica (SIOP) também têm sido avaliados a necrose tumoral induzida pela quimioterapia como fator prognóstico (ver capítulo 20). A resposta à quimioterapia constitui uma avaliação *in vivo* de quimiossensibilidade[14].

FARMACOLOGIA CLÍNICA

A prática clínica do oncologista pediatra impõe o conhecimento profundo das drogas quimioterápicas. Parte substancial das intercorrências clínicas durante o tratamento oncológico está baseada nos efeitos da toxicidade direta ou indireta dessas drogas. Por esse motivo, é fundamental o conhecimento do mecanismo de ação, da farmacocinética, da toxicidade e das interações medicamentosas.

Mecanismo de ação

A maioria dos quimioterápicos produz seus efeitos citotóxicos interferindo em algum estágio da síntese ou função dos ácidos nucleicos DNA e RNA (Fig. 4.1). Algumas classes de drogas (agentes alquilantes) causam dano no DNA ao propiciar reação covalente com as bases nitrogenadas. Os quimioterápicos da classe dos antimetabólicos bloqueiam a síntese de nucleotídeos ou incorporam-se ao DNA. Os quimioterápicos da classe dos inibidores da topoisomerase agem inibindo essa enzima, que é responsável por manter a estrutura tridimensional do DNA durante a replicação, transcrição, reparo e recombinação. A classe dos derivados de plantas não age diretamente na função dos ácidos nucleicos, porém age ligando-se à tubulina, essencial para formação do fuso mitótico[12].

O dano celular induzido por quimioterapia deflagra mecanismos apoptóticos nas células tumorais. Apesar de a ação das drogas quimioterápicas não ser

PRINCÍPIOS DE QUIMIOTERAPIA EM ONCOLOGIA PEDIÁTRICA

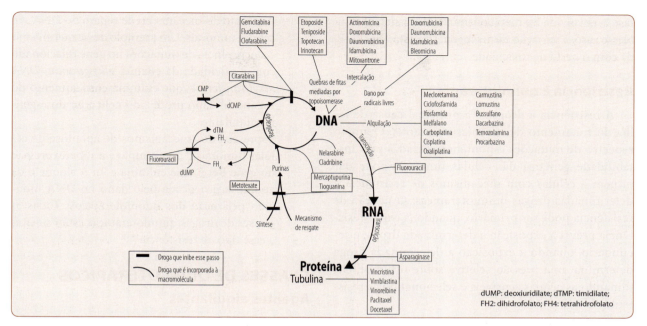

Fig. 4.1. Sítio de ação das drogas comumente utilizadas.
Fonte: Pizzo PA, Poplack DG. Principles and practice of pediatric oncology. 5th ed. Philadelphia, USA. Lippincott Williams and Wilkins; 2006.

seletiva, as células normais estão geralmente em repouso na fase G1 do ciclo celular, permitindo a atuação de mecanismos de reparo do DNA. As células neoplásicas possuem características que as tornam mais suscetíveis ao dano celular induzido pela quimioterapia. As mutações em genes relacionados ao controle do ciclo celular podem aumentar a quimiossensibilidade, por não permitirem o adequado reparo do DNA em pontos de checagem, induzindo à apoptose. A superexpressão de genes promotores de apoptose (genes C-myc e N-myc) também pode aumentar a sensibilidade das células tumorais. Em contrapartida, a superexpressão de genes que bloqueiam os mecanismos de apoptose (gene Bcl-2) pode diminuir a sensibilidade às drogas[15].

Farmacocinética e farmacogenética

As drogas quimioterápicas têm mostrado variabilidade de disponibilidade entre diferentes pacientes. A absorção, distribuição, metabolismo e excreção são determinantes da disponibilidade. Medidas de exposição sistêmica de drogas (área sob a curva) mostraram importante variabilidade em diferentes pacientes recebendo a mesma dose-padrão. O metabolismo tem sido o principal responsável pela variabilidade. Os indivíduos naturalmente possuem variabilidade genética (polimorfismos) com relação à produção das enzimas que metabolizam as drogas quimioterápicas. Os polimorfismos de enzimas metabolizadoras podem induzir a padrões de metabolização baixos, intermediários e altos. Como consequência dessa variabilidade, pode haver em diferentes indivíduos diferentes efeitos de uma mesma droga numa mesma dosagem prescrita. Considerando que os quimioterápicos em geral possuem um baixo índice terapêutico, a toxicidade desencadeada por uma determinada droga pode estar diretamente relacionada ao padrão individual de metabolização[16].

As enzimas metabolizadoras são classicamente divididas em enzimas de fase 1 e 2. As primeiras catalisam reações que usualmente diminuem a atividade farmacológica da droga, mas em algumas exceções produzem metabólitos mais ativos, como observado com a ciclofosfamida. Essas são representadas, na sua maioria, pelas enzimas da superfamília citocromo P-450, que são responsáveis por 70% a 80% do metabolismo de fase 1. As enzimas de fase 2 catalisam reações de conjugação que facilitam a excreção das drogas. Nesse grupo, um exemplo clássico do efeito da variabilidade genética no perfil de metabolização é o da enzima de tiopurina metiltransferase (TPMT), que metaboliza as drogas mercaptopurina e tioguanina[17]. Variações de resposta a essas drogas, assim como o perfil de toxicidade, estão bem relacionadas com os tipos de polimorfismos. Outro exemplo é com relação à enzima UDP-glucuronosyl-transferase, enzima de fase 2, envolvida no metabolismo da droga Irinotecan. Nesse caso, a variação farmacogenética está relacionada com o perfil de toxicidade.

Resistência à quimioterapia

A resistência a drogas é a principal causa de falha do tratamento das neoplasias infantis. O amplo espectro de mutações espontâneas geradas pela instabilidade genética das células tumorais pode dar origem a células com mecanismos de resistência a determinadas drogas quimioterápicas. O padrão de resistência pode ser primário, quando já existe resistência prévia à exposição a determinada droga, e secundário, quando a exposição a determinada droga determina uma pressão seletiva sobre o tumor, eliminando as células sensíveis e selecionando as resistentes[18].

Os mecanismos de resistência podem ser específicos ou estar relacionados a múltiplas drogas. O segundo tipo de resistência tem impacto mesmo com drogas ainda não administradas. O tipo de mecanismo de resistência específico de cada tipo de droga será descrito adiante, quando descreveremos as características de cada droga quimioterápica utilizada no tratamento das neoplasias infantis.

A resistência a múltiplas drogas pode ocorrer por meio dos mecanismos:

- Diminuição de acumulação intracelular de drogas. Genes mutados, responsáveis pela família de proteínas componentes das bombas de efluxo de drogas adenosina trifosfato (ATP) dependentes, diminuem a disponibilidade intracelular de drogas quimioterápicas. Um exemplo desse mecanismo é a glicoproteína P, produto do gene de resistência múltipla a drogas (MDR1), que pode estar expresso em células de tumores infantis, além de células normais de vários tecidos, nos quais a glicoproteína P é responsável pela excreção de componentes tóxicos. Estão relacionados com esse mecanismo os antracíclicos, alcaloides da vinca, mitoxantrone, epipodofitoxinas e taxanos.
- Aumento da detoxificação de drogas. Um exemplo desse mecanismo ocorre por meio de mutações em genes relacionados ao grupo de enzimas hepáticas glutationa S-transferase ligados ao metabolismo de fase 2. Os agentes alquilantes e os antracíclicos estão sujeitos a esse tipo de resistência.

- Aumento do mecanismo de reparo do DNA em células tumorais. Um exemplo desse mecanismo é a ocorrência de mutações no gene relacionado com a atividade da enzima *alkylguanina-DNA alkyltransferase*, que culmina com aumento do reparo do dano produzido pela ação dos agentes alquilantes.
- Supressão dos mecanismos de apoptose de células tumorais. Um exemplo é a superexpressão do gene Bcl 2, que culmina com o bloqueio da apoptose provocada pelo dano no DNA induzido pela ação dos quimioterápicos. Todas as classes de drogas quimioterápicas estão sujeitas a esse tipo de resistência[18,19].

CLASSES DE QUIMIOTERÁPICOS
Agentes alquilantes

Os agentes alquilantes são amplamente utilizados no tratamento das neoplasias infantis. O efeito citotóxico é causado por meio de ligação covalente do grupo *alquil* com o DNA e moléculas intracelulares. O dano no DNA induz à apoptose. A subclasse dos componentes da platina tem mecanismo de ação similar, por meio das ligações covalentes com o DNA semelhantes às com o grupo *alquil*, denominadas de platinação do DNA. Os agentes alquilantes apresentam uma relação estreita de dose-resposta, sendo utilizada em esquemas de condicionamento para transplantes de medula óssea. As mostardas nitrogenadas, as nitrosureias e os agentes alquilantes não clássicos apresentam maior utilização em oncologia pediátrica[15].

✓ Mostardas nitrogenadas

A mecloretamina foi a primeira droga dessa classe a ser utilizada para tratamento de câncer em humanos. Todavia, nos dias atuais, seu uso tem sido restrito. A ciclofosfamida, seu isômero ifosfamida e o melfalan são os mais utilizados. Tanto a ciclofosfamida quanto a ifosfamida são pró-drogas inativas que necessitam de biotransformação por meio da ação de enzimas hepáticas. Os metabólitos ativados atingem um pico após 2 horas, apresentando meia-vida plasmática de 4 horas, com posterior eliminação renal[15].

A toxicidade mais comum é a mielossupressão, além de alopecia e vômitos. A cistite hemorrágica é a toxicidade clássica da ciclofosfamida e da ifosfamida. A etiologia está relacionada com a eliminação de metabólitos ativos como a acroleína, que são irritantes ao endotélio da bexiga e vias urinárias. A utilização de hiperidratação e da medicação uromitexan (mesna), geralmente empregada na mesma dose da ifosfamida dividida em três doses (hora 0, 4 e 8), atua na prevenção da cistite hemorrágica. Outra toxicidade aguda frequente é a neurotoxicidade, observada principalmente com o uso da ifosfamida. Sintomas de sonolência, desorientação e convulsão podem ser observados. A utilização prévia de cisplatina é fator predisponente da neurotoxicidade. O azul de metileno tem sido empregado no tratamento e na prevenção da neurotoxicidade. A nefrotoxicidade pode ser observada especialmente em altas doses acumuladas. O desenvolvimento de acidose tubular renal proximal pode ocorrer especialmente quando altas doses acumuladas de ifosfamida (40-80 mg/m²) são empregadas. A toxicidade gonadal pode ocorrer especialmente em adolescentes do sexo masculino. A ciclofosfamida pode acentuar a toxicidade cardíaca quando empregada em esquemas que associam antracíclicos. O desenvolvimento de leucemia secundária também tem sido relacionado com a utilização de maiores doses acumuladas de ciclofosfamida.

A interação com outras drogas pode ocorrer. O uso concomitante de fluconazol, fenobarbital e clorpromazina pode aumentar o metabolismo da ciclofosfamida[12].

O melfalan tem uso limitado em oncologia pediátrica. Sua indicação clássica tem sido no condicionamento de transplantes de medula óssea. A meia-vida plasmática é em torno de 60 a 120 minutos. A mielossupressão é a toxicidade mais frequente, seguida de mucosite, esofagite e diarreia[15].

✓ Nitrosureias

São agentes alquilantes lípides-solúveis. As drogas mais utilizadas em oncologia pediátrica são a carmustina (BCNU) e lomustina (CCNU). Têm sido usadas no tratamento de tumores cerebrais e linfomas. Por serem lípides solúveis, penetram no sistema nervoso central (SNC), com alta concentração liquórica. Altas doses de CCNU têm sido utilizadas no condicionamento de transplantes de medula óssea. São drogas significantemente metabolizadas por meio do metabolismo hepático. A meia-vida plasmática da BCNU é de 22 minutos, enquanto a da CCNU é de 3 horas. As toxicidades mais frequentes são gastrointestinal e hipoplasia crônica de medula óssea e pneumopatia crônica (fibrose pulmonar) com altas doses acumuladas (acima de 1.500 mg/m²)[15].

✓ Busulfan

O Busulfan é um agente alquilante não solúvel em água, com característica lipofílica e com boa penetração no SNC. Está disponível para administração oral e endovenosa. Tem sido empregado em esquemas de condicionamento de TMO. Tem meia-vida de 2,5 horas, com exposição sistêmica variável e errática quando utilizada a formulação oral. As toxicidades mais comuns são gastrointestinal, hepática, especialmente em altas doses, com risco de doença veno-oclusiva do fígado estimada em 10% a 40% dos casos. Crises convulsivas também têm sido observadas na utilização de altas doses, além de falência ovariana em meninas[12].

✓ Agentes alquilantes não clássicos

Derivados da platina

Os componentes platinados cisplatina, carboplatina e oxaliplatina exercem seu efeito mediante a reação de platinação do DNA, similar à alquilação. A cisplatina tem sido utilizada no tratamento de tumores testiculares, osteossarcoma, neuroblastoma, tumores de Wilms, tumores germinativos, hepáticos e cerebrais. A utilização de hiperidratação e manitol tem por objetivo reduzir a nefrotoxicidade. A carboplatina tem espectro de ação similar à da cisplatina. Seu emprego tem sido principalmente em tumores cerebrais, neuroblastoma, sarcomas e tumores de células germinativas. A oxaliplatina tem emprego clássico nos carcinomas colorretais, que são raros na infância e adolescência. Seu emprego em outros tumores pediátricos está sendo investigado[12,20].

Os componentes platinados ligam-se a proteínas plasmáticas. Somente a fração não ligada apresenta efeito citotóxico. O metabolismo hepático está ligado ao grupo de enzimas citocromo P450. A meia-vida da cisplatina, da forma não ligada a proteínas plasmáticas, é de 1,5 hora, enquanto da forma ligada é de 44 horas. A forma não ligada (ativa) apresenta excreção renal dependente do esquema de infusão. Em infusões com menor tempo, a excreção renal é mais intensa. O *clearance* de cisplatina não tem sido relacionado com a taxa de filtração glomerular. Entretanto, as reduções de doses em pacientes com insuficiência renal visam diminuir a nefrotoxicidade adicional. A carboplatina apresenta menor ligação a proteínas plasmáticas e sua meia-vida é de 2 a 3 horas e a excreção renal é a principal via de eliminação da droga. O *clearance* da droga é reduzido em menores de 1 ano, o que pode estar relacionado com diferentes taxas de filtração glomerular em diferentes idades. O *clearance* de carboplatina está relacionado com o *clearance* de creatinina. Por esse motivo, são recomendadas fórmulas adaptadas de doses de carboplatina baseadas no *clearance* de creatinina. O uso dessas fórmulas diminui a variabilidade da exposição sistêmica, com redução dos efeitos tóxicos. Diferentes fórmulas podem ser empregadas, todas necessitando da avaliação da taxa de filtração glomerular obtida por método radioisotópico (TFG). Classicamente, a dose-alvo de carboplatina em crianças é de 10 mg/min/ml, considerada área sob a curva (AUC). A fórmula preconizada para crianças por Newell e colaboradores preconiza a dose final (D) a ser obtida pela fórmula abaixo especificada[15,21].

$$D(mg) = AUC \ (mg/min/ml) \ x \ [TFG \ ml/min + (0,36 \ x \ peso \ kg)]$$

A cisplatina apresenta discreta toxicidade hematológica. As toxicidades severas observadas são: ototoxicidade, neuropatia periférica e nefrotoxicidade especialmente com o uso de doses acumuladas de 300-600 mg/m². A carboplatina apresenta toxicidade hematológica, especialmente trombocitopenia. As demais toxicidades são observadas somente com doses acumuladas de 800 mg/m². A oxaliplatina apresenta toxicidade hematológica leve, porém com similar toxicidade neurológica observada nas demais platinas[22].

Dacarbazina

A dacarbazina é uma pró-droga que sofre metabolização hepática para formar metabólitos ativos que se ligam ao DNA tumoral sem formar ligações cruzadas. É utilizada primariamente no tratamento de sarcomas, linfomas de Hodgkin e tumores cerebrais. Apresenta meia-vida plasmática de 40 minutos. A principal toxicidade é gastrointestinal, geralmente de potencial moderado a severo. A toxicidade hematológica usualmente é leve[15].

Procarbazina

A procarbazina é uma pró-droga que sofre metabolização hepática catalisada por enzimas da classe citocromo P450, tornando-se ativa. Seu uso clássico tem sido no tratamento do linfoma de Hodgkin, utilizado em esquemas de 14 dias consecutivos por via oral. As toxicidades mais frequentes são gastrointestinais, mielossupressão, azoospermia e falência ovariana[15].

Temozolamida

A temozolamida é uma pró-droga que não necessita de metabolização hepática para tornar-se ativa. Em solução fisiológica é transformada no mesmo metabólito ativo da dacarbazina. É utilizada classicamente no tratamento de tumores cerebrais por ter alta penetração através da barreira hematoencefálica. A absorção oral é completa, por isso a formulação oral tem sido preferida. Mielossupressão e vômitos têm sido as toxicidades observadas[12].

Antimetabólitos

Os antimetabólitos são drogas que apresentam semelhança estrutural com moléculas intermediárias na síntese dos ácidos nucleicos. A ação é estabelecida por meio da incorporação das drogas no DNA ou RNA, gerando produtos defeituosos. Outro mecanismo é o da inibição da síntese de DNA ou RNA mediante a ação dos antimetabólitos como substrato falso para enzimas envolvidas nos mecanismos de replicação do DNA. A maioria dos antifolatos são pró-drogas que necessitam de ativação metabólica para exercer efeito citotóxico. Os análogos da purina e pirimidina necessitam inclusive de conversão intracelular em nucleotídeos fosforilados para apresentar a forma ativa. Os antimetabólitos exercem seu maior efeito durante a fase de síntese do DNA, ou seja, a fase S do ciclo celular. Por essa razão, os esquemas terapêuticos têm recomendações específicas com o tempo de infusão e com o esquema de administração continuada. A exposição prolongada mediante infusão contínua ou com doses diárias por tempo prolongado tem o poder de aumentar o efeito citotóxico[12]. As subclasses dos antimetabólitos mais comumente empregados em oncologia pediátrica são: análogos do folato, análogos da purina, análogos da pirimidina e análogos da deoxiadenosina.

✓ Análogos do folato

O metotrexate (MTX) é um análogo estrutural do ácido fólico, funcionando como um cofator na síntese das purinas e da timidina. O MTX é um inibidor da enzima di-hidrofolato redutase (DHFR) responsável por converter o folato para sua forma ativa (tetra-hidrofolato), levando a uma depleção intracelular do tetra-hidrofolato e, consequentemente, das purinas e timidilato. Dessa forma, ocorre inibição da síntese de DNA. Com a acumulação intracelular em excesso, além dos sítios de ligação com a enzima DHFR, o MTX é metabolizado intracelularmente em derivados poliglutamatos que não apresentam efluxo celular, acumulando-se nas células e inibindo ainda mais a DHFR[15].

O MTX é o antifolato mais utilizado, especialmente no tratamento da leucemia linfoide aguda, linfoma não Hodgkin, histiocitose e osteossarcoma. As doses podem variar de 10 a 33.000 mg/m². As doses menores são realizadas em bólus endovenosos ou intramusculares. A absorção por via oral é variável de 5% a 95% da dose administrada, podendo ser reduzida com a ingestão concomitante de alimentos. Doses maiores são utilizadas em infusões contínuas durante 4 a 36 horas, dependendo do esquema utilizado. Doses superiores a 300 mg/m² em infusão contínua necessitam da utilização do resgate com ácido folínico para prevenir toxicidades severas. O monitoramento do nível sérico é recomendado na utilização de altas doses, permitindo a adequação da dose de ácido folínico de acordo com o nível sérico, o que contribui para diminuição do risco de toxicidade severa.

A meia-vida plasmática do MTX é de 8 a 12 horas. A droga pode ser retida em grandes volumes de fluidos extravasculares, por exemplo, em ascites e derrames pleurais, determinando exposição prolongada e risco maior de toxicidade. O nível sérico deve ser monitorizado de perto nessas condições[23].

A penetração do MTX em liquor depende da dose empregada. Os esquemas de altas doses são efetivos para profilaxia do sistema nervoso central. Em situações de infiltração leucêmica em meninges, há ainda maior penetração da droga[24]. Os efeitos tóxicos mais frequentemente observados são mielossupressão, mucosite e nefrotoxicidade, que pode ser severa em alguns casos. A utilização de hiperidratação e alcalinização urinária pode prevenir a precipitação da droga nos túbulos renais. A elevação de enzimas hepáticas pode ocorrer em infusões de altas doses, podendo determinar hepatite medicamentosa. A dermatite com eritema e descamação pode ser observada em situações de excreção retardada da droga e em situações de toxicidade renal severa[25].

✓ Tiopurinas

As drogas dessa subclasse utilizadas em crianças são mercaptopurina e tioguanina. São drogas análogas de bases nitrogenadas que são incorporadas no DNA de células tumorais. A utilização mais comum da mercaptopurina é no tratamento da leucemia linfoide aguda. A tioguanina é mais comumente utilizada no tratamento da leucemia mieloide aguda. Ambas as drogas necessitam de conversão intracelular para nucleotídeos tiopurina fosforilados que inibem a síntese de purinas, além de serem incorporadas ao DNA. As tiopurinas são metabolizadas em componentes ativos e inativos. A enzima tiopurina metiltransferase (TPMT) é uma das enzimas responsáveis pela metabolização da mercaptopurina. A atividade da enzima é controlada por polimorfismo genético de caráter autossômico codominante do gene TPMT no cromossomo 6p22.3. Os indivíduos com alta atividade enzimática são homozigotos para o alelo selvagem, e o tipo mutante determina menor atividade enzimática. Pacientes heterozigotos e homozigotos para os alelos mutantes são de risco para o desenvolvimento de toxicidade hematológica e hepática[17,26].

A administração oral de ambas as drogas tem sido preferida apesar da baixa biodisponibilidade. Alguns fatores parecem interferir na absorção e contribuir para variações interindividuais. A administração concomitante com alimentos, especialmente os lácteos, pode reduzir a absorção das tiopurinas. O horário noturno tem sido relacionado com maior exposição sistêmica. Os efeitos tóxicos mais comuns da mercaptopurina e tioguanina são a mielotoxicidade e a hepatotoxicidade. O uso concomitante de mercaptopurina e alopurinol culmina com o aumento da bioavaliabilidade da mercaptopurina, aumentando a toxicidade hematológica[12].

✓ Análogos da pirimidina

Citarabina

A citarabina (ara-C) é um análogo da deoxicitidina que interfere na replicação e reparo do DNA por meio da inibição da enzima DNA polimerase e também mediante a incorporação no DNA. A ação dessa droga ocorre durante a fase de síntese do ciclo celular (fase S). A exposição prolongada à droga permite que um número superior de células passe pela fase S, sendo expostas à ação da droga.

Diferentes regimes são utilizados para tratamento de leucemias agudas e linfomas. A dose-padrão é de 100 a 200 m/m² em bólus de 12/12 h ou em infusão contínua por cinco a sete dias. Regimes de altas doses buscam superar os mecanismos de resistência. Geralmente, são utilizadas doses de 3 g/m² de 12/12 h completando 4 a 12 doses[27].

A toxicidade principal é a mielossupressão, com náusea, vômitos e mucosite que afetam todo o trato gastrointestinal. A neurotoxicidade tem sido observada especialmente com o uso intratecal e em altas doses. O quadro clínico é de manifestações de acometimento cerebelar com o desenvolvimento de nistagmo, ataxia, disartria e dismetria. Convulsões e encefalopatia podem ser observadas. Os sintomas se iniciam três a oito dias do início da administração da droga. A síndrome do ara-C é um conjunto de reações adversas com o uso de dose-padrão. A síndrome é composta de febre, fraqueza, mialgia dor articular, conjuntivite e dor torácica. A utilização de corticosteroides orais ou parenterais alivia esses sintomas. O uso de dexametasona colírio pode prevenir o desenvolvimento da conjuntivite[12].

Gencitabina

A gencitabina é um análogo da deoxicitidina utilizado principalmente em tumores que incidem em adultos. Em oncologia pediátrica seu uso é restrito especialmente no tratamento de recidivas de sarcomas. O perfil de toxicidade é parecido ao do ara-C[15].

Fluorouracil

O fluorouracil é uma pró-droga que, após convertida no meio intracelular, exerce sua ação mediante a inibição da enzima timidilato sintetase, levando à depleção da timidina necessária à síntese de DNA. O uso em oncologia pediátrica tem sido limitado a tumores de células germinativas, tumores hepáticos e carcinomas de rinofaringe. Os regimes empregam infusões em bólus por cinco dias ou em esquemas de infusão contínua. O perfil de toxicidade está relacionado com o tipo de regime empregado. Infusões em bólus estão mais relacionadas com mielotoxicidade. Com a utilização de infusões contínuas, são observados sintomas neurológicos centrais e periféricos tais como: disestesias palmoplantares, sonolência, ataxia cerebelar e cefaleia. Mucosites e dermatites também podem ser observadas[15].

✓ Análogos da deoxiadenosina

As drogas componentes dessa subclasse são a fludarabina, cladribina, clofarabina e nelarabina. Esses compostos inibem a síntese de DNA por meio da inibição da enzima DNA polimerase e da incorporação no DNA.

A fludarabina é utilizada especialmente em esquemas de resgate de leucemias agudas. A associação com a citarabina apresenta efeito sinérgico. O efeito tóxico mais comum é o desenvolvimento de neurotoxicidade caracterizado por encefalopatia, neurite óptica e convulsões[28].

A cladribina tem sido utilizada em esquemas terapêuticos de leucemias mieloides agudas e em histio-

citose multissistêmica, especialmente em reativações. A associação com a citarabina apresenta efeito sinérgico. A principal toxicidade observada é a mielossupressão.

A clofarabina tem efeito demonstrado em leucemias agudas, especialmente em LLA em esquemas de resgate. Em adultos, a utilização em síndromes mielodisplásicas e linfomas não Hodgkin tem sido investigada. A toxicidade mais comum é a hepatotoxicidade[29].

A nelarabina é uma pró-droga que é convertida após metabolização no metabólito ativo ara-GTP, o qual apresenta acumulação principalmente em linfoblastos T. Estudos têm mostrado efetividade em LLA de células T recidivadas. A presença de neuropatia periférica tem sido associada à nelarabina[30].

Antibióticos antitumorais

Os antibióticos antitumorais são compostos das subclasses: antracíclicos, mitoxantrone, actinomicina D e bleomicina. Esses compostos ligam-se ao DNA inserindo-se entre pares de bases. Com exceção da bleomicina, os demais antibióticos antitumorais inibem a enzima topoisomerase, que atua na manutenção da forma tridimensional da dupla fita de DNA durante o processo de replicação, transcrição e reparo do DNA[15].

✓ Antracíclicos

As drogas doxorrubicina, daunorrubicina e idarrubicina são os componentes dessa classe. A doxorrubicina é utilizada no tratamento de leucemias agudas, linfomas, sarcomas de partes moles e ósseos, neuroblastoma, tumor de Wilms e hepatoblastoma. A daunorrubicina e a idarrubicina têm seu uso restrito às leucemias agudas. Os antracíclicos possuem característica vesicante, sendo utilizados primariamente pela via endovenosa. A idarrubicina possui uma formulação oral de uso restrito em oncologia pediátrica. Após injeção endovenosa, esses compostos apresentam uma ligação tecidual com grande volume de distribuição, apresentando concentração tecidual cem vezes superior à concentração plasmática[12].

Os antracíclicos sofrem biotransformação hepática e excreção biliar principalmente. A excreção renal é responsável por somente 5%-15% do *clearance* total. Modificações de doses não são requeridas em pacientes com disfunção renal. Pacientes com disfunção hepática têm maior chance de toxicidades hematológicas e gastrointestinais. As toxicidades dos antracíclicos incluem mielossupressão, mucosite, vômitos, diarreia e alopecia. O extravasamento provoca dano tecidual com ulcerações profundas. A potencialização de reações relacionadas à radiação tem sido relatada. Por essa razão, o uso concomitante de radioterapia e antracíclicos deve ser evitado. Outro fenômeno possível é o *radiation recall*, termo empregado para designar um retorno dos efeitos da radioterapia nos tecidos irradiados quando o antracíclico é utilizado posteriormente à radioterapia[15].

Os antracíclicos podem causar toxicidade cardíaca aguda e tardia. A forma aguda é manifestada com a ocorrência de arritmias cardíacas e disfunção ventricular esquerda, que pode recuperar após 24 horas. A forma tardia é mais comum em crianças, sendo caracterizada por uma diminuição progressiva da fração de encurtamento e da massa ventricular esquerda. O risco do desenvolvimento de toxicidade cardíaca crônica está relacionado com a idade ao diagnóstico e com doses acumuladas maiores de 450 mg/m^2 de doxorrubicina e 700 mg/m^2 de daunorrubicina. A utilização de doses superiores a 350 mg/m^2 de doxorrubicina associada a agentes alquilantes tem sido associada com maior risco de toxicidade cardíaca. A toxicidade cardíaca tem sido relacionada com a formação de radicais livres da droga ou de radicais livres de oxigênio, que podem causar dano ao tecido miocárdico[12].

Derivados de plantas

Esse grupo de drogas quimioterápicas é composto pelos alcaloides da vinca, epipodofilotoxinas, taxanos e campotecinas.

✓ Alcaloides da vinca

As drogas vincristina, vimblastina e vinorelbine compõem essa subclasse. Exercem ação ligando-se à tubulina, que é uma proteína que sofre polimerização para a formação de microtúbulos celulares. O efeito citotóxico é obtido com a inibição do fuso mitótico, no qual os microtúbulos são utilizados.

A vincristina é utilizada no tratamento da leucemia linfoide aguda, linfomas de Hodgkin e não Hodgkin, rabdomiossarcoma, sarcomas de partes moles, tumor de Ewing, tumor de Wilms, tumores cerebrais e neuroblastoma. A vimblastina é empregada no tratamento dos linfomas de histiocitose, câncer de testículo e linfoma de Hodgkin. O vinorelbine tem sido empregado em esquemas de resgate de sarcomas de partes moles.

Essas drogas apresentam meia-vida plasmática de 12 a 40 horas. A extensa ligação tecidual é uma das características dessa subclasse de drogas. O metabolismo hepático e a excreção biliar são o principal meio de eliminação. Anticonvulsivantes, corticoides e fluconazol podem induzir um aumento da metabolização dos alcaloides da vinca[16].

A principal toxicidade observada é a neurotoxicidade. O efeito é cumulativo e mais intenso quando utilizados esquemas semanais de vincristina. A vimblastina e vinorelbine raramente apresentam toxicidade neurológica. O aspecto clínico mais comum é o de neuropatia periférica sensória e motora, desencadeando perda dos reflexos tendíneos profundos, dor neurítica, parestesias e, em casos mais graves, paraplegia, que pode ser reversível ou permanente. Distúrbios autonômicos também são observados, especialmente a constipação, íleo paralítico e retenção urinária. A mielotoxicidade dos alcaloides da vinca é mínima[12].

✓ Epipodofilotoxinas

As drogas etoposide e teniposide compõem essa subclasse. Exercem ação por meio da inibição da enzima topoisomerase II, necessária ao processo de duplicação do DNA. Especialmente o etoposide tem sido empregado no tratamento de leucemias agudas, linfomas de Hodgkin e linfomas não Hodgkin, neuroblastoma, rabdomiossarcoma, tumor de Ewing, tumores de células germinativas e tumores cerebrais. Ambas as drogas são utilizadas em esquemas de condicionamento de transplantes de medula óssea.

O etoposide está disponível na apresentação endovenosa em esquemas de uma única dose e de condicionamento de TMO, em aplicações de três a cinco dias e na apresentação oral com uso de doses menores utilizadas em ciclos de 21 dias.

O etoposide por via oral apresenta bioavaliabilidade variável. Aproximadamente, 50% da dose administrada é absorvida. Após infusão endovenosa, o etoposide liga-se extensivamente à albulmina. Pacientes com baixa dosagem sérica de albumina estão sujeitos à toxicidade hematológica severa. Uma redução de 30%-40% da dose é recomendada. As epipodofilotoxinas são metabolizadas pelas enzimas hepáticas citocromo P450 e excretadas via renal. A administração concomitante com anticonvulsivantes está relacionada com o aumento da metabolização do etoposide com diminuição da exposição sistêmica.

A toxicidade principal das epipodofitoxinas é a mielossupressão. Mucosite, alopecia, náuseas e vômitos são frequentes. Reações de hipersensibilidade com *rash* cutâneo e angioedema são comuns e estão relacionadas com doses acumuladas. Elevação das enzimas hepáticas e neuropatia periférica leve são raras. Leucemia mieloide aguda secundária, com apresentação de translocações no gene MLL na região 11q23, tem sido observada em 5%-12% dos casos. Além das doses acumuladas, polimorfismos nas enzimas citocromo P450 podem estar relacionados com o desenvolvimento de leucemia secundária ao uso de epipodofilotoxinas[15].

✓ Taxanos

O paclitaxel e o docetaxel são as drogas da subclasse dos taxanos. O efeito citotóxico dessas drogas é obtido mediante o aumento da estabilidade dos microtúbulos, não permitindo a despolimerização da tubulina, o que induz à parada do ciclo celular na fase G2 e M (mitose). O paclitaxel tem sido empregado em esquemas de resgate para tratamento de tumores de células germinativas e carcinoma de ovário. O docetaxel tem uso restrito a esquemas de resgate de sarcomas de partes moles, em especial o leiomiossarcoma.

O paclitaxel apresenta extensa ligação tecidual. O metabolismo hepático está ligado às enzimas citocromo P450, tendo como via principal de excreção a via biliar. Drogas como anticonvulsivantes aumentam o *clearance* dos taxanos.

A toxicidade principal dos taxanos é a mielossupressão, além da neurotoxicidade caracterizada por neuropatia periférica, afetando especialmente a sensibilidade de pés e mãos. Convulsões e encefalopatia também têm sido relatadas. Outras toxicidades observadas são: alopecia, mucosites, dermatites, arritmias cardíacas, pneumonites e o fenômeno de *radiation recall*. Reações de hipersensibilidade são observadas frequentemente logo no início da infusão. Recomenda-se profilaxia com anti-histamínicos e corticosteroides antes da infusão dos taxanos, em especial antes do paclitaxel[15].

✓ Campotecinas

Os componentes dessa subclasse são as drogas topotecan e irinotecan. As campotecinas são inibidoras de topoisomerase I, evitando a replicação do DNA. O topotecan é ativo contra neuroblastoma, rabdomiossarcoma, tumor de Wilms e tumor de Ewing. O topotecan está disponível na formulação oral e endovenosa. A maioria dos esquemas terapêuticos pediátricos utiliza a formulação endovenosa. O topotecan tem a capacidade de penetrar em liquor, líquido pleural e ascítico, sem causar acumulação em efusões pleurais ou ascíticas. A metabolização é hepática por meio de reações de demetilação. A principal via de eliminação é renal, devendo ter doses ajustadas em casos de insuficiência renal. A mielossupressão é a principal toxicidade observada. Mucosite, alopecia, náusea, vômitos e elevação de enzimas hepáticas são observados frequentemente.

O irinotecan tem ação principalmente contra rabdomiossarcoma, neuroblastoma, hepatoblastoma e tumores cerebrais. O metabolismo hepático está relacionado com enzimas citocromo P450, podendo ter seu *clearance* reduzido com a administração de anticonvulsivantes. A via de excreção principal é a biliar. A via renal é responsável por 15%-25% da eliminação da droga. As principais toxicidades são mielotoxicidade e intestinal. Náuseas, vômitos, astenia e elevações de enzimas hepáticas são observadas. A diarreia e as cólicas abdominais são preveníveis ou amenizadas com o uso de atropina antes da infusão. A loperamida tem sido indicada para prevenção de diarreia tardia[12].

AGENTES MISTOS

Estão agrupadas nessa classe drogas frequentemente utilizadas no tratamento das neoplasias pediátricas que podem ser classificadas em diferentes classes de fármacos.

Corticoides

As drogas frequentemente utilizadas são prednisona, prednisolona e dexametasona. São utilizadas no tratamento da LLA, histiocitose, linfomas de Hodgkin e não Hodgkin. Os glicocorticoides têm a capacidade de induzir a apoptose por meio da ligação com receptores intracelulares. A ocupação desses receptores por um maior período está ligada à efetividade de induzir a apoptose e por essa razão a administração em três doses diárias tem sido recomendada. A via oral tem sido preferida pela alta taxa de absorção. A via hepática é a via principal de metabolização e eliminação. A dexametasona apresenta menor ligação proteica que a prednisona, característica que parece estar relacionada à melhor penetração liquórica. As drogas fenitoína, carbamazepina e os barbitúricos aumentam o *clearance* da prednisolona.

O perfil de toxicidade das drogas é similar. Imunossupressão, obesidade centrípeta, miopatia, osteoporose, necrose avascular do fêmur, hipertensão, desordens psíquicas e indução de diabetes são alterações esperadas.

Asparaginase

A asparaginase é uma enzima bacteriana derivada da *Escherichia coli* ou *Erwinia cotovora*. Seu papel no tratamento das neoplasias linfoides está relacionado à depleção da asparagina circulante, que é necessária à síntese proteica de linhagens específicas de células leucêmicas. O efeito tem sido observado em LLA e linfomas linfoblásticos. As vias endovenosa e intramuscular são utilizadas. Em especial, a via intramuscular está relacionada com menor risco de reações alérgicas severas.

As formas nativas *E. coli asparaginase* e *Erwinia asparaginase* são utilizadas na dose de 5.000-25.000 UI por m^2 usualmente em esquemas de uma dose semanal, quando utilizada a dose mais alta, e em esquemas de três doses semanais, quando utilizadas doses menores. A forma conjugada de polietileno glicol com asparaginase (PEG-asparaginase) apresenta eliminação mais lenta, sendo utilizada na dose de 2.500 UI por m^2 a cada duas a quatro semanas.

A principal toxicidade está relacionada com as reações alérgicas à droga. O desenvolvimento de reações urticariformes, broncoespasmo, edema laríngeo e anafilaxia pode ser observado em 10% dos pacientes. Reações silentes podem ser observadas, nas quais a indução de anticorpos antiasparaginase pode diminuir o efeito terapêutico da droga. A incidência de reações alérgicas está relacionada com a utilização prolongada da droga. A utilização das diferentes formas pode ser utilizada na ocorrência de reações alérgicas. As reações cruzadas são pouco observadas.

A asparaginase atua na redução da síntese proteica de fatores da coagulação (fibrinogênio, fatores II, V, VII, VIII, IX e X, antitrombina III e proteína C), insulina e lipoproteínas. A ocorrência de eventos trombóticos tem sido observada e está primariamente relacionada à deficiência de antitrombina III. A indução de diabetes melito transitório pode ser observada.

Outras toxicidades observadas são encefalopatia, pancreatite aguda, coma e elevação de enzimas hepáticas[16].

Retinoides

Os retinoides têm sido empregados principalmente no tratamento da leucemia promilocítica aguda (LPA) e nos neuroblastomas de alto risco. O isômero cis-retinoico está relacionado com a indução da diferenciação dos neuroblastos nos pacientes com neuroblastoma que apresentem doença residual mínima.

O isômero trans-retinoico (ATRA) foi responsável pela melhora das taxas de sobrevida da LPA por promover a diferenciação de promieloblastos, reduzindo significantemente a ocorrência de eventos hemorrágicos.

Ambos os retinoides são utilizados por via oral. O ATRA induz a formação de enzimas hepáticas que aumentam sua metabolização de acordo com a administração da droga. Na fase de manutenção da LPA, a utilização intermitente tem o objetivo de superar esse efeito.

Os efeitos tóxicos dos retinoides incluem o potencial de teratogenicidade, conjuntivite, queilite, xerostomia, artralgias e elevação de enzimas hepáticas. O ATRA apresenta um perfil típico de manifestações denominado síndrome do ATRA, que inclui: ganho de peso, serosites, desconforto respiratório e febre. Esses sintomas estão relacionados com a liberação de citocinas por blastos maduros. O uso de corticoide profilático e terapêutico é recomendado. A sintomatologia de pseudotumor cerebral é observada principalmente em crianças com uso de ATRA[12].

REFERÊNCIAS

1. Hvizdala EV, Komp DM, Arnold JB. Low-dose Adriamycin remission maintenance therapy for pediatric solid tumors. Cancer. 1977;39:2411-4.
2. Knoester PD, Underberg WJ, Beijnen JH. Clinical pharmacokinetics and pharmacodynamics of anticancer agents in pediatric patients. Anticancer Res. 1993;13:1795-808.
3. Petros WP, Evans WE. Pharmacokinetics and pharmacodynamics of anticancer agents: contributions to the therapy of childhood cancer. Pharmacotherapy. 1990;10(5):313-25.
4. Connors T. Anticancer drug development: the way forward. Oncologist. 1996;1:180-1.
5. Balis FM. The challenge of developing new therapies for childhood cancers. Oncologist. 1997;2(1):I-II.
6. Wachtel M, Schäfer BW. Targets for cancer therapy in childhood sarcomas. Cancer Treat Rev. 2010;36:318-27.
7. MacArthur CA, Vietti T. The importance of phase I/II trials in pediatric oncology. Invest New Drugs. 1996;14:33-5.
8. Balis FM, Fox E, Widemann BC, et al. Clinical drug development for childhood cancers. Clin Pharmacol Ther. 2009;85:127-9.
9. Panetta JC, Iacono LC, Adamson PC, et al. The importance of pharmacokinetic limited sampling models for childhood cancer drug development. Clin Cancer Res. 2003;9:5068-77.
10. Abrahamsen TG, Lange BJ, Packer RJ, et al. A phase I and II trial of dose-intensified cyclophosphamide and GM-CSF in pediatric malignant brain tumors. J Pediatr Hematol Oncol. 1995;17:134-9.
11. Smith M, Abrams J, Trimble EL, et al. Dose intensity of chemotherapy for childhood cancers. Oncologist. 1996;1:293-304.
12. Pizzo PA, Poplack DG. Principles and practice of pediatric oncology. 5th ed. Philadelphia, USA. Lippincott Williams and Wilkins. 2006.

13. Lucas DR, Kshirsagar MP, Biermann JS, et al. Histologic alterations from neoadjuvant chemotherapy in high-grade extremity soft tissue sarcoma: clinicopathological correlation. Oncologist. 2008;13:451-8.

14. Vujanic GM, Sandstedt B, Harms D, et al.; on behalf of the SIOP Nephroblastoma Scientific Committee. Revised International Society of Paediatric Oncology (SIOP) working classification of renal tumors of childhood. Med Pediatr Oncol. 2002;38:79-82.

15. Chabner BA, Longo BL. Cancer chemotherapy and biotherapy: principles and practise. 3rd ed. Boston, Massachusetts, USA: Lippincott Williams and Wilkins; 2001.

16. Evans WE, Petros WP, Relling MV, et al. Clinical pharmacology of cancer chemotherapy in children. Pediatr Clin North Am. 1989;36:1199-230.

17. Kapoor G, Sinha R, Naithani R, et al. Thiopurine S-methyltransferase gene polymorphism and 6-mercaptopurine dose intensity in Indian children with acute lymphoblastic leukemia. Leuk Res. 2010;34:1023-6.

18. Chan HS, DeBoer G, Haddad G, et al. Multidrug resistance in pediatric malignancies. Hematol Oncol Clin North Am. 1995;9(2):275-318.

19. Kuttesch JF Jr. Multidrug resistance in pediatric oncology. Invest New Drugs. 1996;14:55-67.

20. Grewal S, Merchant T, Reymond R, et al. Auditorylate effects of childhood cancer therapy: a report from the Children's Oncology Group. Pediatrics. 2010;125:938-50.

21. Newell DR, Pearson AD, Balmanno K, et al. Carboplatin pharmacokinetics in children: the development of a pediatric dosing formula. The United Kingdom Children's Cancer Study Group. J Clin Oncol. 1993;11:2314-23.

22. Bin P, Boddy AV, English MW, et al. The comparative pharmacokinetics and pharmacodynamics of cisplatin and carboplatin in paediatric patients: a review. Anticancer Res. 1994;14:2279-83.

23. Zelcer S, Kellick M, Wexler LH, et al. Methotrexate levels and outcome in osteosarcoma. Pediatr Blood Cancer. 2005;44:638-42.

24. Cheok MH, Evans WE, Kager L. High-dose methotrexate: the rationale. J Pediatr Hematol Oncol. 2009;31:224-5.

25. Schmiegelow K. Advances in individual prediction of methotrexate toxicity: a review. Br J Haematol. 2009;146:489-503.

26. Stanulla M, Schaeffeler E, Flohr T, et al. Thiopurine methyltransferase (TPMT) genotype and early treatment response to mercaptopurine in childhood acute lymphoblastic leukemia. JAMA. 2005;293:1485-9.

27. Baker WJ, Royer GL Jr, Weiss RB. Cytarabine and neurologic toxicity. J Clin Oncol. 1991;9:679-93.

28. Adkins JC, Peters DH, Markham A. Fludarabine. An update of its pharmacology and use in the treatment of haematological malignancies. Drugs. 1997;53:1005-37.

29. Ghanem H, Jabbour E, Faderl S, et al. Clofarabine in leukemia. Expert Rev Hematol. 2010;3:15-22.

30. Cohen MH, Johnson JR, Justice R, et al. FDA drug approval summary: nelarabine (Arranon) for the treatment of T-cell lymphoblastic leukemia/lymphoma. Oncologist. 2008;13:709-14.

Princípios de Radioterapia

Rosangela Correa Villar

INTRODUÇÃO

Desde que Willian Conrad Roentgen descobriu a energia que ele denominou raios X em 1895, a radiação tem sido utilizada com finalidade terapêutica. Foram os próprios descobridores da radiação emitida por aparelhos ou por materiais radioativos os primeiros a sentirem o seu efeito biológico. Estima-se que, de forma geral, cerca de 70% dos pacientes oncológicos necessitem de radioterapia em alguma fase do seu tratamento. No entanto, a radiação pode ser usada também em doenças e tumores benignos com finalidade anti-inflamatória como nos pseudotumores e na oftalmopatia de graves, para coibir cicatrizações como no caso de queloides e pterígio, para induzir a oclusão de uma malformação arteriovenosa (MAV) ou para inibir o crescimento de tumores benignos como nos adenomas de hipófise e os craniofaringeomas[1].

PRINCÍPIOS DE RADIOBIOLOGIA

Aspectos físicos – Interação da radiação com o meio

Radiação nada mais é que energia. Essa energia pode vir de elementos radioativos naturais ou artificiais ou emitidos por aparelhos. No caso dos elementos radioativos, são compostos que apresentam núcleos extremamente instáveis e emitem energia na forma de radiação gama, beta e alfa. No caso da produção em aparelhos, pode-se ter o RX na forma de ondas eletromagnéticas de ortovoltagem (até 250 kV) ou megavoltagem (produzida nos aceleradores lineares) maior que 1 MV. Os aceleradores lineares comuns que produzem os fótons podem também acelerar partículas (elétrons) de várias energias de megavoltagem (4 a 21 MeV). Partículas de prótons e nêutrons também podem ser aceleradas e transferir energia para o meio,

mas exigem aceleradores bem mais complexos, chamados ciclotrons[2].

Quando a energia transferida para o meio é alta, ela causa excitação (afastando um elétron do núcleo) e ionização nos átomos do meio. A ionização ocorre quando a energia incidente é suficientemente grande para arrancar elétrons da órbita dos átomos e moléculas do meio. Pares iônicos e radicais livres são elementos formados durante essa ionização. Os pares iônicos são aqueles que possuem carga positiva ou negativa. Os radicais livres são moléculas, átomos ou íons indicados pelo símbolo (•), que apresentam um elétron desemparelhado e muito reativo, podendo ou não apresentar carga. Os radicais livres são substâncias super-reativas, porém não têm especificidade, conseguindo interagir com a maioria das moléculas orgânicas que são naturalmente resistentes à ação de íons. Por essas características, esses radicais livres desencadeiam a fase química, provocando uma série de reações químicas em enzimas, proteínas, RNA e DNA, levando finalmente ao dano biológico[2] (Fig. 5.1).

Radiólise da água

Como o indivíduo é, na maioria dos tecidos, composto de 70% de água, o maior efeito se faz na ionização da água ou radiólise da água e na produção de radicais livres $H^\bullet$ e $OH^\bullet$. Esses radicais livres é que seriam então os grandes causadores do efeito biológico. Esses radicais são extremamente instáveis e reativos, desencadeando uma série de reações químicas que vão levar à lesão do RNA, DNA e proteínas. Esse efeito da radiólise da água levando à lesão do DNA é chamado de efeito indireto. Nas radiações chamadas fracamente ionizantes (RX, raios gama), esse efeito é o principal causador de lesão celular. Nas radiações de alto poder ionizante, como prótons e nêutrons, o efeito principal é a ionização direta da molécula de DNA, chamado efeito direto[3] (Figs. 5.2 e 5.3).

Portanto, após a interação da radiação com a matéria, há uma fase física, uma fase bioquímica e uma fase biológica que ocorrem em poucos segundos durante a irradiação. A fase biológica, no entanto, pode durar por dias, meses e anos, causando os efeitos tardios da radiação (Fig. 5.4). Na célula irradiada, várias alterações podem ocorrer, consequentes a essas três ações, como mudanças bioquímicas, distúrbios da membrana, mutações, atraso reversível e irreversível da divisão celular ou até mesmo morte celular[1].

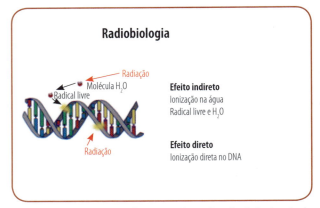

Fig. 5.3. Esquema mostrando o mecanismo de ação da ionização do efeito direto e indireto na molécula de DNA.

Efeito biológico

A radiação atinge toda a célula, organelas e núcleo celular. Além dos ácidos nucleicos, muitas outras biomoléculas podem ser afetadas pela radiação. As citoquinas, por exemplo, envolvidas na divisão celular, podem ser bloqueadas pela radiação. Sinais de transdução podem ser estimulados pela radiação, por meio da ativação da proteína quinase, acarretando a expressão de determinados genes. Enfim, além de o DNA constituir-se num alvo crítico para a lesão radioinduzida, o meio intracelular, e até mesmo o contato intercelular, pode influenciar a resposta da célula à radiação como um todo[4]. No entanto, as lesões irreversíveis e causadoras da morte da célula são observadas geralmente no núcleo. No DNA e nos cromossomos, observam-se lesões que são de fácil reparo e as que são letais. Pode-se obter quebra em uma fita do DNA, quebra da ponte de H_2, troca ou perda de uma base. Essas lesões são consideradas de fácil reparo para o organismo. No entanto, se houver quebra dupla nas duas hélices do DNA, essas lesões são dificilmente reparáveis e, por isso, consideradas letais[2]. Muitas vezes, uma célula pode carregar uma alteração no DNA que não foi corrigida pela célula, mas que também não levou à morte celular. Mais tarde, geralmente após alguns anos, essa alteração genética, se for causada em um oncogene, pode se manifestar e produzir uma segunda neoplasia, chamada induzida pela radiação[2].

O efeito desejado com o uso da radiação é a morte celular. Quando as lesões induzidas no DNA e cromossomos são graves e irreparáveis, ocorre a morte celular, que pode ser por necrose, associada a injúria e processo inflamatório, causada pela radiação no meio ou por apoptose. Se o efeito no DNA e cromossomos for menos grave (subletal), poderá ocorrer reparação

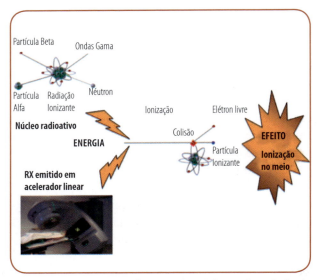

Fig. 5.1. Esquema mostrando ionização resultante da emissão de energia (radiação) emitida por material radioativo natural ou artificial ou pelo acelerador linear (RX de megavoltagem).

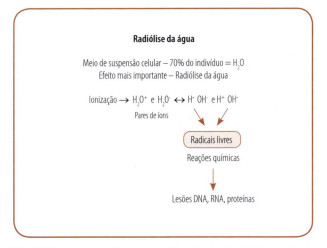

Fig. 5.2. Esquema mostrando a reação química da radiólise da água e a formação de radicais livres.

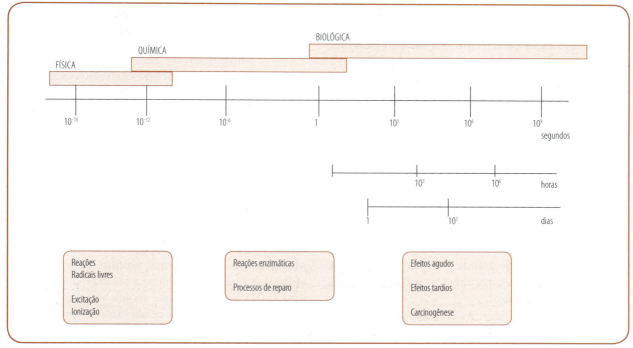

Fig. 5.4. Esquema mostrando a linha do tempo e as fases física, química e biológica da interação da radiação com o meio.

durante os próximos ciclos celulares. Se o reparo não ocorre, as células perdem a capacidade de se dividir indefinidamente (morte reprodutiva) e, finalmente, mais tarde poderão morrer por necrose ou apoptose[2].

Certos tipos de tecidos (linfócito, célula acinar da parótida) são extremamente sensíveis à radiação e morrem por apoptose logo após a radiação. No entanto, essa regra não é válida para todos os tipos celulares sensíveis ou resistentes à radiação[3].

VÁRIOS FATORES INTERFEREM NO EFEITO BIOLÓGICO DA RADIAÇÃO

Os principais são dose, tempo, tipo de energia ou radiação utilizada, fase do ciclo celular, teor de oxigênio e tecido biológico[3].

1. *Dose:* Doses elevadas são altas doses de ionização incidente na matéria. Quanto maior ionização, maior o poder letal. Doses elevadas são mais letais, porém mais intolerantes ao tecido normal circunvizinho.
2. *Tempo:* O tempo propicia que o organismo se recupere das lesões causadas pela ionização. Quanto maior o tempo entre doses de radiação, maior a chance de reparo das células, o que é interessante ao tecido normal, mas não ao tumor. Utilizam-se doses de radioterapia em várias frações de 1,5 a 2 Gy/fração uma vez ao dia como fracionamento convencional para propiciar a reparação do tecido normal. Quando se utiliza mais de uma fração ao dia, sendo geralmente frações menores que 1,6 Gy/dia, tem-se uma variante de fracionamento chamada hiperfracionamento. Já no hipofracionamento, ou fracionamento acelerado, faz-se uma fração/dia, geralmente maior que 2 Gy, e encurta-se o tempo final do tratamento, reduzindo o número de frações e a dose final para permitir maior tolerância ao tecido normal[3].
3. *Tipo de radiação:* O tipo de radiação utilizada interfere na sua profundidade de ionização no meio incidente. Por exemplo: elétrons têm poder de penetração muito pequeno, até cerca de 3 a 4 cm. Isso os torna muito interessantes para tratar lesões mais superficiais. Radiação com fótons de alta energia ou megavoltagem produzidos pelo cobalto ou acelerador linear tem pouca ação na pele e grande capacidade de alcance na profundidade, sendo, portanto, utilizada para tratar tumores internos do abdome, tórax e encéfalo. A irradiação com prótons tem uma característica ímpar de pouca deposição de energia na pele, um pico à certa profundidade

que depende da energia incidente e um desaparecimento do efeito na sua saída chamada *peak Bragg*. Essas características a tornam extremamente interessante para tratar crianças. Como a dose de saída da radiação é baixa, os efeitos tardios em crescimento são muito menos importantes. Além disso, seu principal efeito biológico se dá por ionização ou lesão direta do DNA, o que o torna muito mais eficiente em tumores radiorresistentes como melanoma, condrossarcoma e cordoma[3]. As fontes radioativas como irídio, iodo e rutênio têm a característica de irradiar somente a poucos milímetros de alcance. São utilizadas, portanto, em implantes de braquiterapia diretamente no leito tumoral ou na cavidade. São de grande interesse em pediatria por terem essa característica, produzindo menos efeitos tardios[5].

4. *Fase do ciclo celular:* As células são mais sensíveis à radiação em G2 e mitose. Acredita-se que isso ocorra porque nessa fase os cromossomos estariam mais compactados no centro da célula, sendo de mais fácil alcance às ionizações[2]. Quimioterápicos que bloqueiam a célula em mitose ou G2 (taxol) podem provocar um sinergismo de ação entre os dois tratamentos[3].

5. *Tecido biológico:* Os tecidos são caracterizados em dois tipos principais: resposta rápida e resposta tardia à radiação. Muitas vezes a lesão celular radioinduzida se estabelece somente após algumas divisões celulares. Tecidos que se dividem rapidamente com alto índice de divisão celular são os tecidos que apresentam *resposta rápida à radiação*, por exemplo, pele, mucosa, intestino e medula óssea, e são os principais responsáveis pelos efeitos agudos, ou seja, aqueles que se manifestam durante o tratamento e pouco tempo após. Como apresentam alto índice proliferativo, conseguem também reparar rapidamente as lesões teciduais causadas. Ao contrário, tecidos que se dividem lentamente com baixo índice de replicação, como sistema nervoso, tecido conjuntivo de sustentação, músculo e ossos, apresentam resposta tardia à radiação, têm grande dificuldade de reparar as lesões actínicas e são os principais responsáveis pelos efeitos tardios[3].

6. *Efeito oxigênio:* A presença de O^2 no momento da formação de radicais livres potencializa o efeito oxidativo deles. Pacientes com níveis de pelo menos 10 mg de hemoglobina são, portanto, mais responsivos à radiação. A falta adequada de oxigenação no tecido pode induzir uma necessidade de aumento em até três vezes a dose de radiação para produzir o mesmo efeito biológico. Os tumores necróticos e pouco oxigenados são também importante alvo de resistência à radiação[3].

JANELA TERAPÊUTICA

Enquanto a radioterapia pode levar à imediata morte celular em algumas instâncias, a morte celular é mais comumente atrasada até que ocorram uma ou mais divisões celulares. Essa perda da capacidade reprodutiva leva à morte celular dentro do campo de irradiação, idealmente levando à morte das células tumorais, mas protegendo o tecido normal vizinho. Para achar esse efeito, é útil pensar em aplicar a radioterapia dentro de uma janela terapêutica, que seria a variação em que a terapia causaria morte da célula tumoral sem produzir dano inaceitável ao tecido normal. Essa janela terapêutica varia dendendo dos local do corpo a ser irradiado e dos tecidos sadios envolvidos na área de irradiação *site* para *site* dentro do corpo. Enquanto o SNC suporta significantes doses de radiação, a janela de danos aceitáveis ao tecido normal é muito pequena. Fracionando o processo de entrega da radiação em múltiplas pequenas doses, aumenta-se a janela terapêutica, por permitir reparo da lesão subletal no tecido normal[6].

A dose de radiação aplicada ao indivíduo é acumulativa e tem um máximo permissível baseado em observações clínicas ao longo do uso das radiações com finalidade terapêutica. Essa dose é baseada em um nível máximo permissível de complicação, chamado DL5/5, ou seja, a dose que pode causar no máximo a incidência de 5% de complicações graves e sérias ao indivíduo em cinco anos após a radiação[7].

Ultimamente, com avanço da tecnologia em radioterapia, esses índices têm caído para 2% a 3% e as doses permitidas talvez tenham um pequeno incremento. Um projeto chamado QUANTEC, envolvendo vários radioterapeutas conceituados de todo o mundo, está envolvido em estudar e avaliar as doses permissivas depois da introdução da alta tecnologia em radioterapia. A grande diferença é que antigamente os campos de radiação eram mais amplos e envolviam grandes volumes de tecido normal no campo de radiação. Hoje se sabe que o volume de tecido irradiado tem grande papel no efeito adverso. Com a evolução da informática na radioterapia, os tratamentos são cada vez mais centrados no tumor e áreas de risco com menores margens aos tecidos normais circunvizinhos[8].

Com essas características, é muito difícil aumentar a dose final em um tratamento em que a resposta à radiação não esteja sendo satisfatória e reirradiações são muito arriscadas. Geralmente, corre-se um risco de cerca de 50% de complicações graves se o paciente sobreviver mais cinco anos após o segundo curso de irradiação[9,10]. Com as novas tecnologias, isso talvez caia um pouco, mas possivelmente não abaixo de 30% a 40% de complicações graves.

O quanto será causado de lesão em um tecido depende da dose e de quanto das células-tronco do tecido foram eliminadas. São essas células-mães que têm a capacidade de regenerar o tecido. Caso contrário, o tecido será substituído por cicatrização em forma de fibrose causada pelo tecido conjuntivo de sustentação do órgão[2,3].

MODALIDADES DE RADIOTERAPIA

A radioterapia tem duas modalidades principais.

Teleterapia

A fonte de radiação está a certa distância do indivíduo. Por exemplo, usando aparelhos de cobalto, aceleradores, os tratamentos são realizados de 80 a 100 cm da fonte. O paciente é colocado a uma distância da fonte de irradiação

Braquiterapia

A fonte radioativa (radioisótopos) é colocada em contato com o alvo. Por exemplo, braquiterapia oftálmica com placa de rutênio ou iodo em retinoblastoma, braquiterapia intersticial com irídio em tumores de partes moles. Pode-se também usar irídio e sistema *afterloading* robotizado contendo sementes com alta taxa de dose e que permite o tratamento ambulatorial. Após a colocação dos cateteres no momento cirúrgico, o paciente recebe alta e volta para fazer o tratamento ambulatorial. Após a conclusão, os cateteres são retirados ambulatorialmente (Fig. 5.5).

FINALIDADE DA RADIOTERAPIA

Curativa

Tem a intenção curativa, sendo geralmente utilizada de forma complementar e adjuvante a quimioterapia e/ou cirurgia, como no caso do tumor de Wilms e tumores cerebrais. Como consolidação após quimioterapia nos linfomas de Hodgkin e rabdomiossarcomas. Pode ser utilizada de forma neoadjuvante a quimioterapia ou cirurgia, mas é muito pouco utilizada dessa maneira em oncologia pediátrica.

Paliativa

Tem finalidade apenas de aliviar o sofrimento. Pode ser utilizada com finalidade antiálgica, anti-hemorrágica, descompressão de nervos ou vasos por tumor e, geralmente, em tratamentos hipofracionados, dose dia > 2 Gy e dose final baixa 30 a 40 Gy.

TÉCNICAS DE RADIOTERAPIA

As técnicas derivadas dizem respeito a acessórios utilizados, técnicas e programas de planejamento, tipo de terapia e finalidade da radiação.

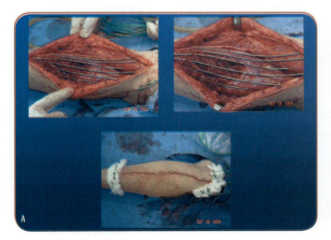
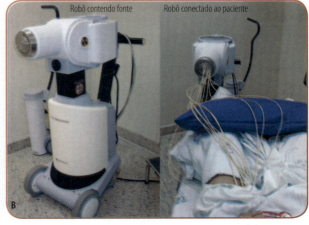

Fig. 5.5. Paciente com sarcoma de partes moles em coxa tratado com braquiterapia de alta taxa de dose. (A) Cateteres implantados no leito tumoral no momento cirúrgico por onde passa a fonte de irradiação. (B) Robô que contém a fonte de alta taxa de dose acoplado aos cateteres.

Radioterapia convencional

Utiliza campos de irradiação grandes e determinados por estruturas anatômicas, incluindo área tumoral, drenagens e grandes margens de tratamento. É baseada em RX convencional ou digital em aparelhos simuladores de tratamento. Os campos de irradiação formados nos aparelhos são sempre quadrados ou retangulares. Os blocos de chumbo ou lâminas dos colimadores são usados para formar a área de irradiação interna e proteger a área normal (Fig. 5.6).

Radioterapia conformacional ou 3D

Utiliza tomografia computadorizada de planejamento realizada na posição exata e utilizando todos os acessórios que estarão envolvidos no momento do tratamento. O programa de planejamento reconstrói volumetricamente o paciente em 3D por meio dos cortes de tomografia, e o médico delimita o tumor, a área de disseminação e os órgãos de risco para proteção.

Os campos de irradiação são menores, mais localizados e precisos. As áreas de proteção são programadas pelo programa por blocos de proteção customizados ou por colimador de múltiplas lâminas do acelerador (Fig. 5.7).

Radiocirurgia

Tratamento realizado com dose única e alta, 12 a 22 Gy, em tumores de até 4 cm de diâmetro na região de encéfalo e com acessórios estereotácticos. Por exemplo, malformações arteriovenosas, meningeomas, neurinoma de acústico, tumores cerebrais de volume reduzido, metástases cerebrais únicas de até 4 cm (Fig. 5.8).

Radioterapia estereotáctica fracionada

Pode ser realizada em lesões do encéfalo ou do corpo (chamadas extracrânio) com acessórios estereotácticos de alta precisão a volumes muito reduzidos, sem margem ou com margem milimétrica de segurança e com dose fracionada de 4 a 30 frações Por exemplo, lesões espinhais, metástase hepática, metástase pulmonar, tumores de hipófise, tumores cerebrais maiores que 4 cm ou próximos a estruturas muito nobres como tronco cerebral, quiasma, nervo óptico, medula espinhal.

Radioterapia intraoperatória

Realizada com elétrons no leito tumoral no momento da cirurgia. Requer adequação de ambiente estéril para que o paciente venha com o campo cirúrgico aberto até a sala da radioterapia. Tem indicação em tumores de pâncreas, sarcomas, tumores abdominais ou torácicos de difícil ressecção com margens oncológicas.

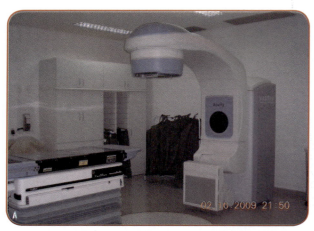

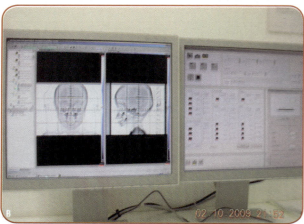

Fig. 5.6. Radioterapia convencional. (A) Simulador digital. (B) Imagem digital de planejamento de tumor de tronco cerebral com campo de tratamento lateral realizado em simulador digital.

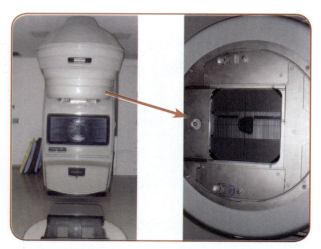

Fig. 5.7. Acelerador linear com múltiplas lâminas que estão dentro do acelerador (seta) e que dão a forma do campo de irradiação.

PRINCÍPIOS DE RADIOTERAPIA

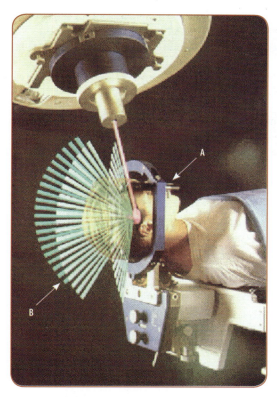
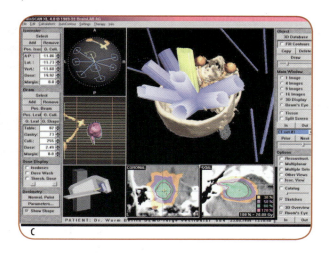

- Dose única e elevada
- Localização estereotáctica
- Alta precisão
- Lesões intracranianas < 4 cm

Fig. 5.8. Radiocirurgia. (A) Imagem de paciente com halo estereotáctico fixado na cabeça e encaixado na mesa do acelerador. (B) Imagem de simulação dos arcos de feixes de radiação direcionados ao tumor. (C) Cálculos dos feixes simulados e direcionados ao pequeno alvo e dose resultante.

Radioterapia conformacional com intensidade modulada do feixe ou IMRT (*intensity modulated radiation therapy*)

Radioterapia conformacional como a descrita anteriormente, mas com modulação do feixe. O surgimento de aceleradores lineares com colimadores de múltiplas lâminas de chumbo permitiu o abandono dos blocos de chumbo e o surgimento de programas que controlam o movimento dessas lâminas, possibilitando a irradiação com modulação da intensidade do feixe ou IMRT. Nessa modalidade, que utiliza também planejamento conformacional como descrito anteriormente, utilizam-se campos abertos que são entradas do feixe, e programa-se a movimentação das lâminas por computador por meio de um planejamento invertido. Nesse planejamento, determina-se ao programa quanto cada região da área envolvida pode receber de dose, e o programa fará o cálculo do movimento das lâminas. Essa técnica é sofisticada e de alto custo, pois demanda muitas horas de trabalho da equipe, bem como rigoroso controle de qualidade da máquina e do método. A modalidade é muito interessante para tratar estruturas com volumes variados, como os da região da cabeça e pescoço, para poupar encéfalo e tumores que estão muito próximos a estruturas limitantes de dose como a medula espinhal e o quiasma óptico. Em crianças teria também um grande papel para poupar áreas onde se deseja restringir muito a dose, por exemplo, um tumor que estivesse próximo a uma área de placa de crescimento ósseo. No entanto, alguns estudiosos em radiobiologia temem que essa técnica possa causar um maior índice de segundas neoplasias. Isso é mais temido em pacientes pediátricos cujos índices de cura são mais elevados e a expectativa de vida é maior[5,6]. Esse raciocínio baseia-se no fato de que, para modular o feixe é necessário maior número de unidades monitoras de radiação, ocorrem maior área e volume do indivíduo recebendo pequenas doses de irradiação e maior irradiação de fuga do equipamento na sala de tratamento. Como essa técnica teve seu nascimento no fim da década de 1990, não há até o momento nenhum estudo com longo período de observação em pacientes pediátricos que apoie essa teoria. Obviamente, essa técnica não é utilizada nem mesmo em adultos nos quais não se justifique o benefício dela. Um claro receio de sua indicação existe em pacientes com neoplasias geneticamente induzidas e conhecidamente predisponentes a segundas neoplasias como no caso dos retinoblastomas. Portanto, apesar das características atrativas da técnica, por tratar-se de tecnologia nova e sem longa experiência de uso nos pacientes pediátricos, tem se recomendado o seu uso com parcimônia[5,6].

EFEITOS ADVERSOS

Os efeitos adversos causados pela radioterapia geralmente dizem respeito ao local irradiado.

Efeitos agudos

São aqueles que ocorrem durante ou até dois meses após a radioterapia. Na radioterapia de áreas abdominais podem ocorrer diarreia, náusea e vômitos, sendo recomendada a dieta pobre em leite e resíduos durante o tratamento. Na radiação de regiões de cabeça e pescoço, ocorrem mucosite, xerostomia e odinofagia. Na região do tórax, podem-se observar tosse, dispneia, disfagia e propensão a infecções secundárias. Nas radiações de campos estendidos como no caso da irradiação cranioespinhal, irradiação supradiafragmática e infradiafragmática do linfoma de Hodgkin, irradiação de abdome e pulmão total no tumor de Wilms, podem-se observar náuseas e vômitos como manifestações sistêmicas e toxicidade medular com pancitopenia. Esses efeitos são, geralmente, causadores de intercorrências e paralisações durante a radioterapia, mas são autolimitados e com boa recuperação pelos tecidos.

Efeitos tardios

Os efeitos adversos mais temidos são sempre os tardios, ou seja, os que ocorrem mais de seis meses após a radiação. A lesão tardia da RT pode não ser imediatamente evidente. Ela pode manifestar-se anos após a radiação. Uma das causas ocorre como resultado da vasculopatia resultante da lesão das células endoteliais. As lesões tardias vasculares são responsáveis, por exemplo, pelo maior índice de doença coronariana observada nos pacientes sobreviventes de linfoma de Hodgkin e que receberam irradiação no mediastino. Está fora do objetivo deste capítulo a descrição de todos os efeitos tardios causados pela radioterapia. É apresentado um resumo deles nas Tabelas 5.1 e 5.2 e são descritos com mais detalhes os mais importantes. Entre os efeitos adversos mais temíveis nos pacientes pediátricos, estão as lesões no sistema nervoso central (SNC) e do tecido musculoesquelético.

Tabela 5.1. Relação entre órgão ou sistema e efeitos tardios da radioterapia que podem ser observados

Órgão ou sistema	Efeitos e sequelas
Ossos	Diminuição do crescimento, escoliose, baixa estatura, dor lombar, deformidade dos membros com tamanhos diferentes entre si, deformidades cosméticas
Músculos, partes moles	Atrofia, fibroses, deformidades cosméticas
Dentes, glândulas salivares	Maior risco de cáries e periodontites, má formação de raízes, agenesias dentárias, xerostomia
Visão	Catarata, retinopatias, queratoconjuntivites

Tabela 5.2. Relação entre órgãos ou sistemas e efeitos tardios da radioterapia que podem ser observados

Órgão ou sistema	Efeitos tardios ou sequelas
Cardiopulmonar	Efusão pericárdica, pericardite constritiva, doença coronariana precoce, fibrose pulmonar
Sistema nervoso central	Déficits neuropsicológicos, mudanças estruturais (atrofias, calcificações, dilatações ventriculares)
Renal	Hipertensão, diminuição do *clearance* de creatinina
Geniturinário	Fibrose da bexiga, contraturas
Endócrino Pituitária Tireoide Gonadal	Déficit do hormônio de crescimento Outros sinais de falência da glândula Hipotireoidismo Aumento de risco de nódulos Homens: risco de esterilidade Mulheres: falência ovariana, menopausa precoce
Gastrintestinal	Má absorção, estreitamento intestinal, disfunção hepática

Sistema nervoso central

Dois processos principais ocorrem: vasculopatia e desmielinização. Dano vascular inicialmente: ocorre aumento da permeabilidade vascular; cicatrização e afinamento das paredes dos vasos se seguem e finalmente isquemia da área afetada. Desmielinização ocorre como consequência do dano da radiação na célula precursora de novos oligodendrócitos, progenitores O-2A. Com o passar do tempo, a perda de progenitores resulta em desmielinização. No entanto, no processo todo de lesão do SNC mais células estão envolvidas[11]. Como resultado funcional da lesão actínica, ocorrem piora da memória recente, déficit de atenção, alteração de coordenação fina, da habilidade visuoespacial e do funcionamento somatossensorial[12,13], com dificuldade escolar e diminuição de QI. As lesões cerebrais são mais evidentes na irradiação de crianças menores de 3 anos por causa da maturação do SNC, embora se estime que menores índices de sequelas ocorreriam somente após os 6 anos de idade[11].

OSSO E PARTES MOLES

Alguns dos efeitos tardios mais conhecidos ocorrem no tecido musculoesquelético. Enquanto o atraso de crescimento produzido pela radiação é bem conhecido, é importante ter em mente que a cirurgia e a quimioterapia também trazem consequências. Quanto mais jovem a criança, piores os efeitos tardios observados. Tratar e curar pacientes pediátricos não é mais o suficiente; entender e lidar com as sequelas é tão importante quanto isso.

As células mais sensíveis à radiação parecem ser os condrócitos da placa de crescimento[14,15]. Doses baixas reduzem a expressão do RNA mensageiro de PTHrP, diminuindo as mitoses[16]. O mecanismo que leva à diminuição parece ser um aumento do cálcio citosólico. A introdução de EGTA, um quelante de cálcio, inibe o aumento do cálcio citosólico e previne a lesão pela radiação[17]. Pentoxifilina também parece ter o mesmo papel[18]. A radiação também promove a diferenciação terminal prematura e a apoptose e rompe a citoarquitetura. Se a dose é menor que 20 Gy, condrócitos sobreviventes podem repopular parcialmente a placa de crescimento.

Os maiores riscos para produção de lesões tardias no tecido musculoesquelético são: idade na época do tratamento, qualidade da radiação (dose total, dose por fração e tipo de radiação, tais como ortovoltagem, megavoltagem e prótons); volume irradiado, potencial de crescimento do sítio tratado; fatores genéticos e familiares e terapia conjunta (cirurgia e quimioterapia).

Os dois principais fatores são:

- Dose: Se a dose é recebida com fracionamento convencional (1-2 Gy/dia/uma fração ao dia), a dose final é o principal fator (Tabela 5.3);
- Idade: Quanto mais jovem, pior a lesão.

Tabela 5.3. Relação entre dose final de radioterapia recebida no segmento musculoesquelético e o efeito observado no sistema esquelético

Dose total (Gy)	Efeito tardio observado
< 10 Gy	Nenhuma sequela
10 a 20 Gy	Atraso parcial no crescimento
> 20 Gy	Completa interrupção do crescimento

Um dos objetivos do hiperfracionamento (uso de pequenas doses duas ou mais vezes ao dia) é exatamente aumentar a tolerância ao tratamento, diminuindo os efeitos tardios. Pacientes com sarcoma de Ewing indi-

cam que hiperfracionamento de 1,2 Gy/duas frações ao dia e dose final 50,4-63,5 Gy produziram menos efeitos tardios do que doses similares com fracionamento convencional de 1,8-2 Gy/uma fração dia[19,20].

Doses semelhantes são também causadoras de efeitos tardios nos músculos. Doses de 10-20 Gy causam alguma hipoplasia, e doses > 20 Gy produzem efeitos tardios mais sérios.

Os efeitos físicos das lesões musculoesqueléticas são secundários aos danos causados nos condroblastos, produzindo defeitos no crescimento e desenvolvimento anormal do osso. Isso pode causar anormalidades na coluna, como diminuição da estatura e escoliose, mas lordose ou cifose pode também ocorrer. Discrepância nos comprimentos de braços e pernas, deformidades em face, deformidades angulares das articulações e exostose osteocartilaginosa são também efeitos tardios observados.

Com relação aos membros, irradiação de toda placa epifisária produz encurtamento de sua extremidade. Se a epífise inteira não é incluída no campo, deformidades angulares justa-articulares podem ocorrer[21].

Embora as lesões observadas nas extremidades sejam importantes, as anomalias na medula espinhal são as mais conhecidas e debilitantes. Escolioses severas e de difícil reabilitação foram muito observadas na era da ortovoltagem pelo fato de a irradiação ter uma grande deposição de dose no tecido ósseo. Nos dias de hoje, exceto pelo encurtamento da estatura, complicações espinhais severas são muito mais raras, principalmente após o conhecimento de que a inclusão de todo o volume do corpo vertebral no campo de irradiação poderia minimizar esses efeitos. Embora curvatura ainda possa ocorrer, é geralmente decorrente do desvio que ocorre devido à hipoplasia de partes moles resultante de irradiar somente um lado do abdome como ocorre no tumor de Wilms (Fig. 5.9 A, B, C). Apesar dessas medidas, a altura final pode ser bem comprometida após a irradiação de toda a área cranioespinhal, que é necessária e ainda praticada para profilaxia ou tratamento de toda a área de possível disseminação meníngea pela neoplasia, como ocorre nos meduloblastomas e leucemias (Fig. 5.10). O fator dose é novamente de suma importância, e esforços existem para diminuir a dose necessária ou mesmo evitar essa área quando possível. Paulino *et al.* descreveram menor incidência de escoliose com dose < 24 Gy[22]. Alterações na estatura sentada também são mais incidentes em irradiação cranioespinal com dose > 35 Gy mais do que com doses < 25 Gy[23,24].

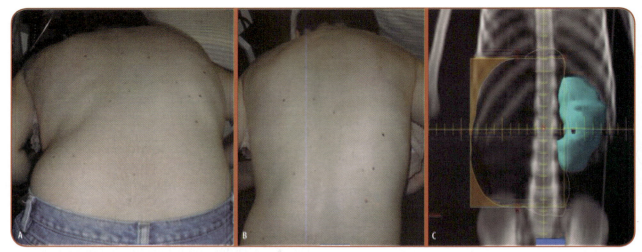

Fig. 5.9. (A, B) Paciente adolescente irradiada em flanco esquerdo por tumor de Wilms com escoliose grave provocada por hipoplasia de musculatura e partes moles. (C) Campo de irradiação de flanco utilizado em tumor de Wilms mostrando a inclusão de todo o corpo da vértebra para evitar escoliose grave.

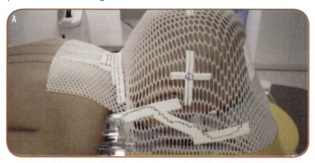

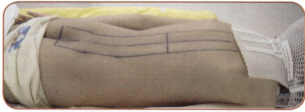

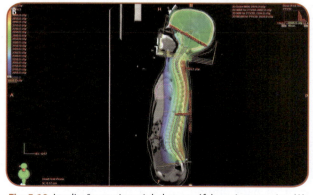

Fig. 5.10. Irradiação cranioespinhal ou encéfalo mais neuroeixo. (A) Paciente em decúbito ventral usando máscara para imobilização é tratado com um campo posterior para a coluna e dois laterolaterais para o encéfalo. (B) Reconstrução tridimensional do paciente, com imagem do campo de irradiação pegando cérebro e todas as vértebras e representação da dose recebida calculada pelo programa de planejamento em área colorida.

Fratura patológica devida a osteopenia e osteoporose pode ocorrer, mas osteonecroses são observadas muito raramente e somente com doses muito elevadas, > 60 Gy, que não são praticadas em pediatria[6]. Assimetria em face também pode ser debilitante e de difícil reabilitação. Certas vezes em radioterapia pediátrica, ao irradiarem-se tumores que incluam somente um lado da face, produzem-se melhores resultados estéticos e funcionais irradiando a outra parte da face com campo de irradiação contralateral com dose baixa, mas que receba pelo menos 20 Gy em média para manter a simetria (Fig. 5.11).

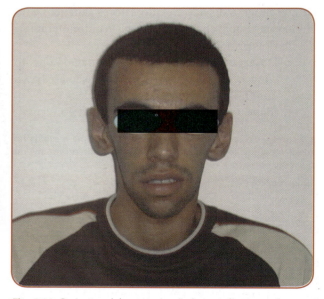

Fig. 5.11. Paciente adolescente irradiado na infância em face por causa de tumor de nasofaringe com hipoplasia de mandíbulas em face, mas com boa função e estética devidas à hipoplasia simétrica.

RADIOTERAPIA E CARCINOGÊNESE

Um segundo câncer em uma população tratada com radioterapia e quimioterapia pode originar-se de[1] continuado estilo de vida[2] ou suscetibilidade genética ou[3] podem estar relacionados ao tratamento. Essas lesões são mais observadas em crianças que têm geralmente um alto índice de cura com grande expectativa de vida após a cura do câncer. O pico de incidência é em torno de 10 anos, mas já foram vistos casos mesmo após 30 anos da irradiação[3]. Existe grande dificuldade em determinar o risco de essas mutações ocorrerem. São medidas empíricas baseadas em observações de pessoas sobreviventes a acidentes nucleares ou tratamentos.

Nos sobreviventes a acidentes, ocorre uma mistura de dados, como fatores familiares, imprecisão na estimativa da dose a que os sobreviventes foram realmente expostos, tipo de radiação que receberam etc. Em pacientes sobreviventes ao tratamento, somam-se dados de quimioterapia, de a genética do paciente ser propícia à formação de tumores, entre outros. Existem muitos estudos de uma única instituição envolvendo radioterapia para uma grande variedade de sítios, concluindo que não há aumento da incidência de segunda neoplasia, mas esses estudos têm um limitado poder estatístico para evidenciar pequenos aumentos induzidos pelo tratamento[5]. Um exemplo é o estudo do Merchant *et al.* sobre segundo câncer em crianças irradiadas por craniofaringeomas[25].

No entanto, existem exceções bem conhecidas, tais como o aumento da incidência de câncer de mama em mulheres jovens tratadas por linfoma de Hodgkin[26,27]. Num estudo de Sankila *et al.*, esse risco chegou a ser 17 vezes maior que o da população normal[28]. Em outro estudo, Travis *et al.* reportaram um risco de 60,5% em mulheres tratadas antes dos 16 anos, com uma redução muito grande nas pacientes tratadas após 30 anos[29].

Na década de 1950, o uso de raios X para epilação em crianças portadoras de *Tinea capitis* provocou aumento de tumores cerebrais e de glândulas salivares nessas crianças. Mais tarde, em uma experiência do St. Jude, foi reportado aumento no índice de meningeomas, gliomas de alto e baixo graus evidenciados em pacientes portadores de leucemia e submetidos à irradiação de encéfalo para profilaxia, fazendo com que se desse preferência ao uso de metrotexate em vez de radioterapia para profilaxia de SNC nesses pacientes[3,6,30].

Em campos de irradiação terapêutica ou exposição acidental que envolvem grandes áreas do indivíduo e grande parte da medula óssea é exposta, observa-se um aumento de leucemias A segunda neoplasia mais comum relacionada a doses baixas de radiação e que pode ocorrer no próprio campo de irradiação ou fora dele é o carcinoma. Os sarcomas radioinduzidos ocorrem geralmente dentro do campo de irradiação e estão relacionados a doses altas de radioterapia[5].

Pacientes portadores de determinadas síndromes genéticas, tais como retinoblastoma genético, neurofibromatose tipos 1 e 2, síndrome de Li-Fraumeni, entre outras, têm como característica comum a altíssima observação de segundas e terceiras neoplasias. Nesses pacientes, a radioterapia deve ser usada com mais parcimônia e a radiação com intensidade modulada do feixe deve ser evitada. Estima-se que a radiação seria o segundo fator de impacto necessário para desencadear a segunda neoplasia em um genoma já previamente predisponente[5].

EVOLUÇÃO TECNOLÓGICA – FUTURO

A evolução tecnológica da informática tem propiciado grande evolução na qualidade das imagens radiodiagnósticas e da radioterapia. Em termos de imagem, a radioterapia moderna utiliza a fusão de várias imagens para delimitar com mais precisão o seu alvo. É possível, nos programas de planejamento, utilizar a fusão de tomografia, ressonância e PET-CT. Em termos de aparelhos e programas, tem-se direcionado cada vez mais a radiação com precisão ao alvo, permitindo campos de irradiação cada vez mais focalizados no alvo tumoral, com mínima margem de tecido normal circunvizinho.

Devido à enorme perseguição em tornar a radioterapia mais precisa e direcionada ao alvo, exames de imagem têm sido acoplados a aceleradores lineares como RX ortogonais, ou aparelhos de RX que reproduzem uma tomografia do paciente na mesa de tratamento no momento da radioterapia. (*cone beam* CT). Esses acessórios permitem que se adapte o feixe à movimentação dos órgãos e tumores com as variações de localização diária e movimentação com a respiração. Permite também acompanhar a redução tumoral que ocorreu após determinado número de sessões e o replanejamento. Essa técnica de radioterapia com auxílio de alguma forma de imagem no momento da irradiação é denominada IGRT (*image guided radiation therapy*) ou radioterapia guiada por imagem. Essa radioterapia adaptativa ou 4D permite que se pratiquem menores áreas de margem ao volume irradiado, ficando mais restrita ao alvo e trazendo menos efeitos adversos (Fig. 5.12). Essas tomografias geradas nos aceleradores têm uma dose muito baixa, mais baixa que um RX normal produzido no acelerador, o que não traz preocupações em termos de dose para os pacientes pediátricos.

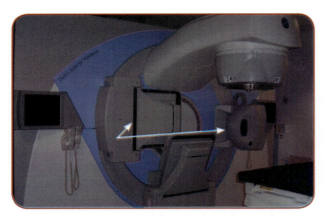

Fig. 5.12. Acelerador linear de última geração com acessórios robóticos de fonte de RX de baixa quilovoltagem e detector (setas) que permitem realização de tomografia imediatamente antes da radioterapia para checar e adaptar o campo de irradiação de acordo com a movimentação do paciente, das estruturas normais e tumor (Centro Infantil Boldrini).

Recentemente, tem sido desenvolvida a radioterapia com intensidade modulada, mas realizada em arcos rápidos e dinâmicos. Essa técnica VMAT (*volumetric modulated arch therapy*) só foi possível após a utilização de imagem e precisão da localização do feixe em relação ao alvo por meio de IGRT, para depois programar o arco. Essa técnica utiliza a intensidade modulada com valores bem menores de unidade monitora e de escape do equipamento na sala, tornando a radiação com modulação do feixe ou IMRT mais atraente. No entanto, o volume de tecido normal irradiado com doses muito baixas ainda é grande, o que pode não ser interessante em pacientes pediátricos, segundo as teorias de Eric Hall[5,31].

Durante muitas décadas, a irradiação com prótons era apenas reservada a universidades americanas em caráter experimental e de desenvolvimento de equipamentos. Há cerca de sete anos, ciclotrons aceleradores de partículas vêm sendo desenvolvidos e vendidos como equipamentos de tratamento. Embora ainda com custos muito elevados de implantação, atualmente existem sete serviços disponíveis nos Estados Unidos, alguns na Europa (França, Bélgica e Alemanha) e na Ásia (China e Japão). O próton tem uma característica física muito peculiar, com dose de saída da irradiação quase zero, e isso possibilita o menor volume de tecido normal envolvido no campo de irradiação, o que pode significar um menor índice de segundas neoplasias radioinduzidas. Além disso, por permitir a irradiação extremamente definida e conformada ao alvo de tratamento, pode produzir menores efeitos adversos a pacientes pediátricos[5,32].

A radioterapia, apesar de poder causar efeitos tardios indesejáveis aos pacientes, ainda tem grande participação na cura de pacientes pediátricos. Os altos índices de cura hoje observados em crianças são o resultado de estudos multi-institucionais e da evolução do aprendizado de como usar a associação entre radioterapia, cirurgia e quimioterapia da melhor maneira nesses pacientes. Com a elevação dos índices de cura, no entanto, é necessário cada vez mais procurar por evolução técnica e de protocolos de tratamento para minimizar os efeitos tardios implicados. Nos dias atuais, somente a cura não é mais suficiente, é necessário, da mesma maneira, preocupar-se com os efeitos adversos e a qualidade de vida do paciente sobrevivente.

REFERÊNCIAS

1. Fritz-Niggli H. 100 years of radiobiology: implications for biomedicine and future prospectives. Experientia. 1995;51:652-64.
2. Travis EL. Primer of medical radiobiology. Chicago: Year book Medical Publishers; 1975. 241p.
3. Hall EJ, Giaccia AJ. Radiobiology for the radiologist. 6th ed. Philadelphia: Lippincott Williams & Wilkins; 2006. 546p.
4. Coleman CN, Stevenson MA. The hall-mark of modern radiation oncology. Int J Radiat Oncol Biol Phys. 1994;30(5):1247-9.
5. Hall EJ, Brenner D. Second malignancies as a consequence of radiation therapy. In: Rubin P, Okunieff P, Marks LB, et al. Late effects of cancer treatment on normal tissues. Berlin Heidelberg: Springer-Verlag; 2008. p. 77-82.
6. Schwartz CL, Hobbel WL, Constine LS, et al. Survivers of childhood and adolescent cancer. A multidisciplinary approach. Berlin Hildelberg: Springer-Verlag; 2005. 346p.
7. Emami B, Lyman J, Brown A, et al. Tolerance of normal tissue to therapeutic irradiation. Int J Radiat Oncol Biol Phys. 1991;21(1):109-22.
8. Bentzen SM, Constine LS, Deasy JO, et al. Quantitative Analyses of Normal Tissue Effects in the Clinic (QUANTEC): an introduction to the scientific issues. Int J Radiat Oncol Biol Phys. 2010;76(3 Suppl):S3-9.
9. Sulman EP, Schwartz DL, Le TT, et al. IMRT reirradiation of head and neck cancer – disease control and morbidity outcomes. Int J Radiat Oncol Biol Phys. 2009;73(2):399-409.
10. Merchant TE, Boop FA, Kun LE, et al. A retrospective study of surgery and reirradiation for recurrent ependymoma. 2008;71(1):87-97.
11. Tofilon PJ, Fake JR. The radioresponse of the central nervous system: a dynamic process. Radiat Res. 2000;153:357-70.
12. Meadows AT, Gordon J, Massari DJ, et al. Declines in IQ scores and cognitive dysfunctions in children with acute lymphocitic leukaemia treated with cranial irradiation. Lancet. 1981;2:1015-8.
13. Ochs J, Mulhern R, Fairclough D, et al. Comparison of neuropsychologic functioning and clinical indicators of neurotoxicity in long-term survivors of childhood leukemia given cranial radiation or parenteral methotrexate: a prospective study. J Clin Oncol. 1991;9:145-51.
14. Fajardo LF. Pathology of radiation injury. New York: Masson; 1982.

15. Zeman W, Solomon M. Effects of radiation on striated muscle. In: Berdjis CC, editor. Pathology of irradiation. Baltimore: Willians and Wilkins; 1971.

16. Probert JC, Parker BR. The effects of radiation therapy on bone growth. Radiology. 1975;114:155-62.

17. Pateder DB, Eliseev RA, O'Keefe RJ, et al. The role of autocrine growth factors in radiation damage to the epiphyseal growth plate. Radiat Res. 2001;155:847-57.

18. Pateder DB, Sheu TJ, O'Keefe RJ, et al. Role of pentoxifiline in preventing radiation damage to epiphyseal growth plate chondrocytes. Radiat Res. 2002;157:62-8.

19. Bolek TW, Marcus RB Jr, Mendenhall NP, et al. Local control and functional results after twice-daily radiotherapy for Ewing's sarcoma of the extremities. Int J Radiat Oncol Biol Phys. 1996;35:687-92.

20. Marcus RB Jr, Cantor A, Heare TC, et al. Local control and function after twice-a-day radiotherapy for Ewing's sarcoma of bone. Int J Radiat Oncol Biol Phys. 1991;21:1509-15.

21. Robertson WW Jr, Butler MS, D'Angio GJ, et al. Leg length discrepancy following irradiation of childhood tumors. J Pediatr Orthop. 1991;11:284-7.

22. Paulino AC, Wen BC, Brown CK, et al. Late effects in children treated with radiation therapy for Wilm's tumor. Int J Radiat Oncol Biol Phys. 2002;46:1239-46.

23. Probert JC, Parker BR. The effects of radiation therapy on bone growth. Radiology. 1975;114:155-62.

24. Probert JC, Parker BR, Kaplan HS. Growth retardation in children after megavoltage irradiation of the spine. Cancer. 1973;32:634-9.

25. Merchant TE, Kiehna EN, Sanford RA, et al. Craniopharyngioma: the St. Jude Children's Research Hospital experience 1984-2001. Int J Radiat Oncol Biol Phys. 2002;53(3):533-42.

26. Bathia S, Robinson LL, Oberlin O. Breast cancer and other second neoplasms after childhood Hodgkin's disease. N Engl J Med. 1996;334:745-51.

27. Travis LV, Curtis RE, Boice JD Jr. Late effects of treatment for childhood Hodgkin's disease. N Engl J Med. 1996;335:352-3.

28. Sankila R, Garwicz S, Olsen JH, et al. Risk of subsequent malignant neoplasms among 1,640 Hodgkin's disease patients diagnosed in childhood and adolescence. A population based cohort study in the five Nordic countries.... J Clin Oncol. 1996;14:1442-6.

29. Travis LB, Hill DA, Dores GM, et al. Breast cancer following radiotherapy and chemotherapy among young women with Hodgkin's disease. JAMA. 2003;290:465-75.

30. Walter AW, Hancock ML, Pui CH, et al. Secondary brain tumors in children treated for acute lymphoblastic leukemia at ST Jude Children's Research Hospital. J Clin Oncol. 1998;16:3761-7.

31. Fogliata A, Yartsev S, Nicolini G, et al. On the performances of Intensity Modulated Protons, RapidArc and Helical Tomotherapy for selected paediatric cases. Radiat Oncol. 2009;14(4):2.

32. Merchan TE, Hua CH, Shukla H, et al. Proton versus photon radiotherapy for common pediatric brain tumors: comparison of models of dose characteristics and their relationship to cognitive function. Pediatr Blood Cancer. 2008;51(1):110-7.

Princípios da Cirurgia em Oncologia Pediátrica

Raquel Pelaes Pinheiro
Fábio de Barros
Maria Lucia Pinho Apezzato

INTRODUÇÃO

A grande melhora obtida nos últimos anos no tratamento das crianças com câncer deve-se principalmente ao entendimento de que elas devem receber tratamento envolvendo equipe multidisciplinar experiente, que, além de permitir o tratamento completo do paciente, torna possível a inclusão em protocolos multi-institucionais e até mesmo internacionais de tratamento. Foi esse tipo de abordagem da doença que permitiu a melhora nos resultados, elevando as taxas de sobrevida, por exemplo, dos pacientes com leucemia de 15% nos anos 1960/1970 para mais de 80% nos anos 1990, de tal forma que, atualmente, muitos dos protocolos de estudo visam à minimização dos efeitos colaterais sem comprometer os resultados finais.

O cirurgião pediatra está diretamente envolvido no tratamento de todos os tumores nessa faixa etária, seja como equipe de suporte, no caso das leucemias e tumores do sistema nervoso central (SNC), com a instalação de cateteres venosos e tratamento de complicações, seja como peça fundamental na cura dos pacientes, como nos casos dos neuroblastomas e dos tumores renais, dois dos tumores sólidos mais comuns. Ele está também envolvido em todas as etapas do tratamento, desde o diagnóstico e o estadiamento, passando pelo suporte com cateteres venosos, sondas de gastrostomias e pelo tratamento das complicações (enterite neutropênica, abscessos, lesões perianais) até o estabelecimento do final da terapêutica com a retirada dos cateteres previamente implantados e, muitas vezes, no auxílio do tratamento do paciente em cuidados paliativos.

Decisões que envolvem a realização de biópsias ou ressecções de massas são mais propriamente tomadas por cirurgiões experientes envolvidos em equipes especializadas no tratamento do câncer pediátrico.

Os pacientes com câncer têm, também, muitas peculiaridades clínicas com implicações no tratamento cirúrgico. Frequentemente, as crianças apresentam perda peso, relacionada não somente à ingestão diminuída, mas também à síndrome da anorexia-caquexia. Essa síndrome foi descrita por Hipócrates (do grego, *kakos* = coisas ruins + *hexus* = estado de ser), em pacientes muito doentes ou morrendo, e é caracterizada por um estado hipercatabólico, com elevado *turnover* proteico, perda de massa muscular, além de aumento da taxa de lipólise[1]. Essas alterações parecem estar relacionadas não somente à diminuição da ingestão, mas também, ao menos parcialmente, a uma resposta inflamatória sistêmica, que leva à produção de interleucina (IL)-6, IL-1 e fator de necrose tumoral alfa (TNF-α). Alguns fatores produzidos pelo tumor, como o fator de indução de proteólise e o fator de mobilização de lípides, também parecem estar envolvidos[2]. A resposta metabólica ao trauma cirúrgico exacerba essas alterações, contribuindo com o catabolismo já pronunciado nesses pacientes.

A cirurgia para a ressecção de metástases também tem lugar em cirurgia oncológica pediátrica e está indicada para tumores específicos, como no caso das metástases pulmonares de osteossarcoma e de hepatoblastoma, melhorando sobrevida e até mesmo, nesse último caso, sendo capaz de promover a cura da doença.

Neste capítulo se fará uma revisão dos principais problemas nos quais o cirurgião é peça fundamental no tratamento, passando, inclusive, pelo tratamento das principais neoplasias da faixa etária pediátrica.

ACESSO VENOSO CENTRAL

Cateteres venosos centrais são importantes instrumentos no cuidado do paciente oncológico pela possibilidade de mantê-los por período prolongado para infusão de quimioterápicos, hemoderivados, nutrição parenteral e antibióticos e por permitir coletas de sangue para exames laboratoriais. A utilização de cateteres venosos centrais aumentou a segurança e a qualidade de vida dos pacientes pediátricos com câncer por reduzir a necessidade de frequentes punções periféricas.

Os cateteres totalmente implantáveis, do tipo *port-a-cath*, são amplamente utilizados por possuírem um reservatório conectado ao cateter, implantado abaixo do subcutâneo e facilmente puncionável. Por outro lado, os cateteres sem reservatório podem ter até três lúmens, facilitando infusões simultâneas, e são mais facilmente retirados em caso de infecção.

Recomenda-se a inserção por punção, utilizando-se a técnica de Seldinger, por permitir a reutilização das veias após a retirada dos cateteres[3]. O procedimento é realizado com o paciente sob anestesia geral ou sedação mais bloqueio local, em decúbito dorsal e Trendelemburg, com a cabeça fletida para o lado contralateral ao da punção e coxim sob os ombros. Procede-se à antissepsia com clorexidine degermante seguida de clorexidine alcoólico e colocação de campos estéreis. Toda a equipe se paramenta com gorro, luvas, máscaras e aventais estéreis após degermação das mãos. Nossa primeira opção de punção é a veia jugular interna direita, pelo menor risco de punção inadvertida da pleura e trajeto retilíneo até a veia cava superior. Realiza-se a punção entre o feixe esternal e o clavicular do músculo esternoclidomastóideo, com a agulha em ângulo de 45 graus, com a pele direcionada para o mamilo do mesmo lado. Outras opções com que o cirurgião deve estar familiarizado são a punção anterior, na qual a agulha deve estar na borda anterior do músculo esternoclidomastóideo em ângulo de 30 graus, e a punção posterior, na qual a agulha é introduzida na borda posterior do músculo em seu terço médio, em direção à fúrcula esternal. Quando se opta pela jugular interna esquerda, deve-se ficar atento à posição do fio-guia, pois o trajeto a percorrer não é retilíneo e com frequência há necessidade de reconduzi-lo à veia cava superior. A punção de veias subclávias também é uma opção e utiliza-se a via infraclavicular com o membro superior paralelo ao tórax, de modo a rebaixar o ombro homolateral. A agulha é introduzida no ponto médio da clavícula, na borda inferior dela, direcionada para a fúrcula esternal. A punção das veias femorais é realizada logo abaixo do ligamento inguinal, medialmente ao local onde se palpa o pulso da artéria femoral. Após puncionar a veia, o fio-guia metálico é introduzido no interior dela e esta é retirada. A fluoroscopia certifica a posição do fio-guia e, se o cateter escolhido for o *port-a-cath*, nesse momento é implantado o reservatório no hemitórax do mesmo lado da punção. O reservatório é fixado à fáscia pré-muscular com três pontos de fio inabsorvível para impedir a rotação dele (Fig. 6.1). É introduzido o dilatador com o introdutor pelo fio-guia e o fio é retirado juntamente com o introdutor para colocação do cateter previamente preenchido com soro fisiológico e já conectado ao reservatório, para reduzir o risco de embolia. O dilatador é facilmente partido ao meio e retirado. Nova fluoroscopia é realizada para certificar se a posição do cateter está adequada e se não há pneumotórax ou hemotórax (Fig. 6.2).

A dissecção venosa é evitada, pois a ligadura da veia impede sua reutilização. Mesmo em pacientes plaquetopênicos, é preferível realizar infusão de concentrado de plaquetas e a punção venosa. Caso a dissecção seja inevitável, é preferível a veia jugular externa, veia basí-

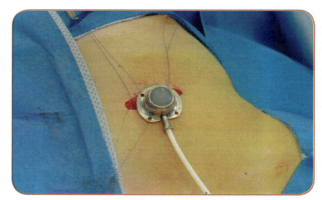

Fig. 6.1. Cateter totalmente implantável (*port-a-cath*). Dissecção da loja no subcutâneo para colocação do reservatório.

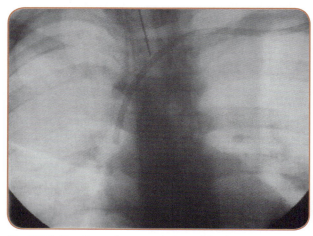

Fig. 6.2. Verificação por fluoroscopia da posição do cateter.

lica ou axilar e, em casos de trombose do sistema cava superior, utiliza-se a croça da safena.

Arritmia por mau posicionamento do cateter, punção inadvertida da artéria, hematoma, hemotórax, pneumotórax, hidrotórax e embolia gasosa são as principais complicações que podem ocorrer durante a implantação do cateter, mas o uso da fluoroscopia e a realização do procedimento por cirurgião experiente minimizam o risco de complicações. A inserção de cateter central por profissional inexperiente (casuística inferior a 50 punções) agrega risco de 50% ao procedimento[4].

As complicações tardias mais frequentes são a infecção, a trombose venosa, a obstrução do cateter e, raramente, a quebra do cateter (1% dos casos)[5]. Os principais fatores de risco para obstrução do cateter e trombose venosa são a lesão da parede do vaso no momento da inserção do cateter, estados trombogênicos, infecção relacionada ao cateter, mau posicionamento da ponta do cateter, infusão de substâncias que se depositam na parede do cateter, por exemplo, difenil-hidantoína, e a não salinização do cateter após seu uso[6,7].

Nos casos de dificuldade de infusão, o primeiro passo é a realização de radiografia contrastada para avaliar a posição do cateter e descartar ruptura dele. O cateter bem posicionado terá a extremidade distal na veia cava superior junto ao átrio D para os cateteres inseridos em veias jugulares internas e externas, veias subclávias e de membros superiores. Para cateteres inseridos pelas veias femorais, a extremidade distal deverá estar na veia cava inferior, distalmente à desembocadura das veias renais. Nos casos de cateteres bem posicionados, quando o lúmen está obstruído, o uso de vitamina C ou de trombolíticos como estreptoquinase resolve 80% a 90% dos casos e o cateter não precisa ser retirado[5]. A oclusão do cateter ocorre em 14% a 36% dos pacientes dentro de um a dois anos de uso do cateter. Em casos de ruptura do cateter, é necessária a retirada dos fragmentos pelo risco de embolia.

A trombose venosa é assintomática na maioria dos casos ou cursa com sintomas inespecíficos como cefaleia, dor no braço ou perna, edema, hiperemia, calor local e congestão de veias do subcutâneo[8]. O diagnóstico é feito por US Doppler ou venografia, e o tratamento consiste na terapia anticoagulante por seis semanas até mais de um ano, dependendo da extensão da trombose, da resposta ao tratamento e da persistência de fatores trombofílicos[5]. Anticoagulação profilática não é recomendada[9,10].

A manipulação do cateter deve ser feita por equipe habilitada, com rigorosa assepsia para evitar infecção.

Idade menor de 10 anos, uso de nutrição parenteral e hemoderivados, neutropenia e dificuldade de inserção do cateter são fatores de risco para infecção. Em pacientes pediátricos, os cateteres inseridos pela veia femoral apresentam taxa semelhante de infecção quando comparados a cateteres inseridos por veias jugulares ou subclávias[11]. Estafilococos são os agentes mais encontrados, embora, nos últimos anos, as taxas de infecção por Gram-negativos e fungos venham aumentando[12,13]. Nos casos de infecção não complicada, tendo como sítio o cateter, a infusão de altas doses de antibiótico com heparina pode ser usada mantendo o cateter ocluído (*lock-in*)[14]. Entretanto, a retirada do cateter reduz o risco de recidiva da infecção e diminui o tempo de antibioticoterapia endovenosa e de hospitalização[15,16]. Não há evidência de que antibioticoprofilaxia possa reduzir a taxa de infecção de cateteres em crianças[17,18]. Substituir cateteres utilizando fio-guia no mesmo local de punção para combater a infecção é inefetivo.

ENTEROPATIA NEUTROPÊNICA

A enteropatia neutropênica ou tiflite (do grego *typhlon*, ou *ceco*) é uma doença que é caracterizada pela lesão da mucosa intestinal, preferencialmente do íleo terminal e ceco.

Inicialmente descrita em crianças neutropênicas com leucemia aguda após o tratamento inicial com quimioterápicos, já foi descrita também associada a inúmeras outras condições, tanto em adultos como em crianças: neoplasias malignas hematológicas e de tumores sólidos, mielodisplasias, granulocitopenias de outras causas, síndrome da imunodeficiência adquirida, imunossupressão para tratamento de transplantados e em receptores de transplante de medula óssea[19,20].

Essa grande variedade de condições explica a dificuldade em quantificar a sua real incidência, que varia entre 1% e 46% dos pacientes neutropênicos (incluindo neoplasia hematológicas, tumores sólidos e aplasia de medula), assim como sua mortalidade, que varia entre 30% e 50%[19,20].

A fisiopatologia exata da enteropatia neutropênica ainda é desconhecida. Atualmente se acredita em uma associação de fatores envolvendo lesão de mucosa intestinal, tanto pela ação direta de drogas citotóxicas como pela própria neutropenia, desencadeando um desequilíbrio do sistema de defesa contra microrganismos do intestino, translocação deles e lesão da mucosa caudada por endotoxinas[19].

O resultado final é um intenso processo inflamatório, levando a edema, ulceração, necrose transmural e perfuração intestinal.

Apesar de poder ocorrer em qualquer parte do intestino, o local preferencial de acometimento é o ceco. Essa preferência decorre de uma associação de fatores: a presença de menor vascularização da parede cecal, a maior distensibilidade dela e a existência de maior quantidade de tecido linfático nessa região[19].

Devido à incapacidade de realizar uma resposta inflamatória exuberante, a manifestação clínica é variada e, não raramente, de rápida evolução. Muitas vezes inicia-se com um quadro de dor abdominal leve e febre baixa, podendo progredir rapidamente para choque séptico refratário.

O quadro clínico clássico consiste na tríade febre, dor abdominal e neutropenia, porém sintomas inespecíficos como náuseas, vômitos, distensão abdominal e diarreia líquida ou sanguinolenta também podem fazer parte do quadro. A dor abdominal pode ser difusa ou localizada e em 40% a 70% dos pacientes localiza-se no quadrante inferior direito do abdome[19-21].

Essa multiplicidade de apresentações amplia o conjunto de possíveis diagnósticos diferenciais (tornando mandatória a realização de exames complementares de imagem para o diagnóstico definitivo, dentre os quais se destacam apendicite, diverticulite, pseudocolite membranosa por *C. difficile* e outras alterações abdominais).

A tomografia de abdome atualmente ocupa papel de destaque no diagnóstico da enteropatia neutropênica. Fornece informações detalhadas sobre o intestino e estruturas adjacentes como espessamento da parede intestinal, edema ou hemorragia intramural, presença de coleção paracólica, pneumoperitônio e pneumatose intestinal, auxiliando no diagnóstico diferencial e direcionando uma conduta cirúrgica mais precisa. Evita, dessa forma, a realização de cirurgias desnecessárias, muitas vezes podendo piorar a condição clínica do paciente[19,22].

A ultrassonografia, apesar de não ter a mesma sensibilidade e especificidade da tomografia, tem como vantagem a praticidade de execução e a facilidade de realizar exames seriados. Alguns estudos[5] sugerem que mudanças terapêuticas direcionadas por controle ultrassonográfico levaram a um tempo menor entre o início dos sintomas e o início do tratamento, diminuindo o número de intervenções cirúrgicas.

A espessura da parede intestinal detectada pela ultrassonografia foi descrita como fator de prognóstico da enteropatia neutropênica[23].

O tratamento divide-se em não cirúrgico e cirúrgico. O tratamento não cirúrgico consiste em reposição hídrica, repouso intestinal, descompressão gástrica com sonda, nutrição parenteral total e antibioticoterapia de amplo espectro. Eventuais coagulopatias devem ser corrigidas; a neutropenia deve ser tratada com fator estimulante de colônias de granulócitos; citopenias, com transfusão de hemoderivados[19-22,24].

O tratamento cirúrgico restringe-se aos casos em que ocorra perfuração intestinal, sangramento refratário ao tratamento clínico e deterioração clínica apesar do tratamento não cirúrgico nas situações em que exista sepse/peritonite refratária. A cirurgia também está reservada numa eventual elucidação diagnóstica de outras condições que necessitem de intervenção cirúrgica (por exemplo, apendicite).

O tratamento-padrão consiste numa cirurgia em dois tempos com ressecção do intestino necrótico e realização de estomia e posterior reconstrução de trânsito intestinal após a resolução do quadro de enteropatia neutropênica[19-22].

A reconstrução primária de trânsito está reservada para casos em que não exista perfuração ou abscesso intraperitoneal[25], mas ainda é um tema controverso e não estabelecido como tratamento-padrão, inclusive com estudos descrevendo complicações associadas à reconstrução no mesmo tempo[26,27]. O papel da laparoscopia ainda precisa ser definido[28].

ABSCESSO PERIANAL

A presença de dor na região perianal, associada ao aumento da sensibilidade e desconforto ao evacuar, pode indicar a presença de um abscesso ou fístula perianal. Essa condição pode ser extremamente perigosa em pacientes neutropênicos, podendo evoluir para um quadro séptico grave e algumas vezes irreversível.

A incidência de complicações perianais fica em torno de 5% a 7% em estudos envolvendo pacientes com leucemia[29,30].

Clinicamente, as lesões podem ser superficiais e bem delimitadas, algumas vezes com área de flutuação passível de drenagem, ou ser mais profundas e mal delimitadas, com presença de dor, edema e densificação dos tecidos da região perianal, necessitando de cuidadoso exame retal.

Deve-se evitar a realização de exames retais de repetição, especialmente em pacientes neutropênicos, por causa do risco de bacteremia e sepse.

A maioria dos abscessos apresenta como etiologia uma flora mista de anaeróbios intestinais e aeróbios (*Staphylococcus, estreptococcus, E. coli, pseudomonas*)[31].

O tratamento clínico deve incluir antibioticoterapia de amplo espectro e banhos de assento, que auxiliam no controle da dor. Quanto mais precoce e agressiva for a abordagem clínica inicial, menor será a necessidade de tratamento cirúrgico.

O tratamento cirúrgico está indicado a situações em que o abscesso se apresenta bem delimitado e com flutuação ou na ausência de resposta ao tratamento clínico e consiste na drenagem do abscesso e seguimento do paciente[31].

NEFROBLASTOMA (TUMOR DE WILMS)

O tratamento cirúrgico do tumor de Wilms é a nefrectomia radical transperitoneal, que consiste na retirada do rim e do ureter até sua inserção na bexiga para evitar disseminação de células tumorais que estejam na parede ureteral. Em tumores localizados no polo superior do rim, muitas vezes a adrenal é retirada por não possuir limites nítidos com a massa tumoral.

A cirurgia pode ser precedida pela quimioterapia, seguindo o protocolo proposto pela *Société Internationale d'Oncologie Pédiatrique* (SIOP), ou pode ser realizada primeiramente, como advogado pelo *National Wilms Study Group* (NWTS). O tratamento pré-operatório visa à redução da massa tumoral, facilitando a cirurgia e reduzindo risco de ruptura tumoral. A ruptura tumoral é o principal fator de risco para recidiva local. Entretanto, ainda não está estabelecido se a quimioterapia prévia realmente torna mais fácil e segura a ressecção tumoral[32]. Sultan *et al.* mostraram redução das doses de radiação, porém maior toxicidade pela dose acumulada de doxirrubicina com uso de quimioterapia pré-operatória[33].

A nefrectomia parcial fica reservada para pacientes com rim único, tumor de Wilms bilateral e portadores da síndrome de Beckwith-Wiedemann. Os tumores bilaterais correspondem a 4% a 7% dos casos[34].

No pré-operatório, o US Doppler é usado para avaliar o fluxo na veia renal e veia cava. O trombo de veia cava aparece em 1% a 4% dos casos e responde mal a quimioterapia e radioterapia, devendo ser ressecado para aumento da taxa de sobrevida. Com auxílio de circulação extracorpórea, é possível realizar a ressecção de trombos mesmo que eles atinjam o átrio direito[35]. A tomografia computadorizada e a ressonância nuclear magnética permitem avaliar a extensão do tumor e o comprometimento de estruturas vizinhas e linfonodos, o envolvimento dos vasos, metástases, resposta ao tratamento e o rim contralateral (Fig. 6.3). Com a melhora da qualidade dos exames de imagem, o rim contralateral não precisa ser explorado cirurgicamente. No entanto, os exames de imagem não podem determinar a ressecabilidade do tumor[36].

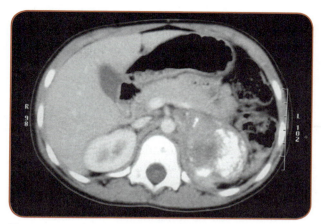

Fig. 6.3. Tumor de Wilms em rim esquerdo.

É muito importante que o cirurgião realize a retirada dos linfonodos para o estadiamento adequado. Pacientes nos quais foi realizada amostragem linfonodal têm maior taxa de sobrevida. Pacientes menores de 2 anos ou com grandes tumores têm maior risco para comprometimento linfonodal[37].

A nefrectomia por videolaparoscopia para tumores unilaterais mostrou-se factível, porém são necessários estudos com maior número de pacientes e seguimento em longo prazo para compará-la à técnica convencional[38,39].

NEUROBLASTOMA

O neuroblastoma é um dos tumores sólidos extracraniais mais comuns nas crianças, correspondendo a aproximadamente 10% de todas as neoplasias malignas da infância, sendo responsável por 15% dos óbitos relacionados a câncer nesse grupo de pacientes[40].

Essa neoplasia surge a partir de linhagens de células da crista neural e pode ocorrer em qualquer localização ao longo dos gânglios da cadeia simpática, o que explica a sua grande variedade de apresentações clínicas.

Em crianças com menos de 1 ano de idade, aproximadamente 55% das lesões são intra-abdominais e 30% são torácicas. Em crianças maiores de 1 ano, as lesões intra-abdominais correspondem a 75% e as torácicas, a 15%. A principal localização desse tumor no abdome são as glândulas adrenais. Em todas as faixas etárias, aproximadamente 5%, das lesões estão localizadas na região da cabeça e pescoço e 5%, na região pélvica[40].

As lesões variam desde massas isoladas até tumores infiltrativos com envolvimento das estruturas adjacentes, incluindo vasos e canal medular. Entre 50% e 60% dos pacientes apresentam doença disseminada ao diagnóstico.

O neuroblastoma é uma neoplasia com um comportamento clínico e biológico peculiar e enigmático, ora evoluindo com regressão espontânea da lesão sem qualquer tipo de tratamento, ora apresentando um comportamento extremamente agressivo e resistente às múltiplas modalidades de tratamento.

Por causa dessa variedade de apresentações e comportamentos, são de fundamental importância adequado estadiamento, estudo biológico e citogenético do tumor, para estratificar o paciente da forma mais precisa possível no seu grupo de risco e direcionar o tratamento mais adequado para cada situação[41,42].

O tratamento cirúrgico tem papel-chave no tratamento do neuroblastoma. O tipo de abordagem inicial varia conforme o estadiamento da criança, baseada na tabela do *International Neuroblastoma Staging System* (INSS – Tabela 6.1)[41].

A avaliação da ressecabilidade é inicialmente feita a partir de exames de imagem (tomografia ou ressonância magnética), com especial atenção das relações entre a lesão e estruturas vasculares adjacentes e a presença de invasão do canal medular (Fig. 6.4). O estadiamento final, no entanto, é cirúrgico (Fig. 6.5).

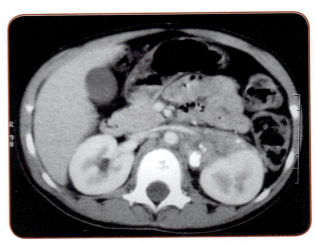

Fig. 6.4. Neuroblastoma de glândula adrenal esquerda. Notar o aspecto da lesão com calcificações.

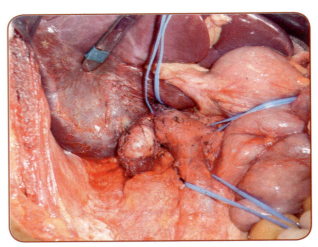

Fig. 6.5. Aspecto intraoperatório de ressecção de neuroblastoma de adrenal direita.

Tabela 6.1. Sistema Internacional de Estadiamento (INSS)

Estadiamento	Descrição
1	Tumor localizado, restrito ao local de origem, ressecção completa, com ou sem resíduos microscópicos; linfonodos ipsi ou contralaterais negativos; fígado normal
2A	Tumor unilateral parcialmente ressecado; pode haver envolvimento de linfonodos aderidos ao tumor; linfonodos distantes negativos; fígado negativo
2B	Tumor unilateral total ou parcialmente ressecado; linfonodos ipsilaterais não aderidos e positivos; linfonodos contralaterais e fígado negativos
3	Tumor unilateral irressecável que infiltra além da linha média; com ou sem acometimento linfonodal regional OU tumor localizado unilateral com acometimento linfonodal contralateral OU tumor de linha média com acometimento bilateral por infiltração local (irressecável) ou envolvimento de linfonodos
4	Qualquer tumor primário com disseminação para linfonodos distantes, osso, medula óssea, fígado, pele ou outros órgãos (exceto a definição para o estádio 4S)
4S	Tumor primário localizado (estádio 1, 2A ou 2B) com disseminação limitada a pele, fígado e medula óssea em crianças menores de 1 ano de idade

Para os pacientes com doença em estádio 1, a ressecção completa da lesão pode ser o único tratamento necessário. Uma adequada amostragem de linfonodos é obrigatória para o adequado estadiamento. O seguimento pode ser feito apenas com observação, sem a necessidade de complementação do tratamento com quimioterapia dependendo do perfil citogenético do tumor[40-42].

Para os pacientes com doença em estádios 2A e 2B, o tratamento cirúrgico também tem como objetivo a ressecção macroscópica completa da lesão. A ressecção de linfonodos é obrigatória para um adequado estadiamento e redução da carga tumoral.

Apesar de a ressecção tumoral ser o principal objetivo para os estádios 1 e 2, deve-se levar em consideração que a cirurgia deve ser feita dentro do maior nível possível de segurança, a fim de evitar grandes sangramentos e lesão de órgãos adjacentes. Logo, em uma abordagem inicial, estruturas vitais não devem ser sacrificadas para se obter uma ressecção completa, visto que esta pode, em geral, ser obtida com maior segurança em uma "cirurgia tardia", após a realização de quimioterapia para redução tumoral. O tecido tumoral nessa situação é, em geral, menos friável e vascularizado[40-42].

Os pacientes com doença em estádio 3 devem ser submetidos inicialmente à quimioterapia. A cirurgia primária praticamente se restringe a confirmar o diagnóstico pré-operatório de irressecabilidade e a coleta de amostras de tecido para diagnóstico, estudo citogenético e marcadores biológicos. Após a quimioterapia, muitos pacientes são submetidos a uma segunda abordagem (*second look*) para tentativa de ressecção tumoral ou citorredução.

Pacientes com doença em estádio 4 se beneficiam de terapia multimodal. A abordagem cirúrgica inicial, assim como no estádio 3, fica restrita à biópsia. A ressecção primária ou tardia ainda tem papel controverso no neuroblastoma metastático. Existem estudos que demonstram benefício com a ressecção do tumor primário e linfonodos[43,44], porém outro estudo mostra que não há impacto favorável no prognóstico final com abordagens cirúrgicas mais agressivas[45].

Para os pacientes com doença em estádio 4 que serão submetidos a transplante autólogo de medula óssea (após quimioterapia e radioterapia), a citorredução cirúrgica parece ter algum benefício[46].

Nos pacientes com doença em estádio 4S, a ressecção primária do tumor, além de ser agressiva, é desnecessária, visto que muitos desses tumores acabarão se diferenciando e regredindo espontaneamente. Assim, o tratamento muitas vezes se resume à terapia de suporte.

Algumas crianças com doença em estádio 4S apresentam hepatomegalia maciça, que pode ser fatal por causa da restrição respiratória e da compressão da veia cava inferior. Nessa situação crítica, caso não ocorra resposta inicial adequada com a utilização de quimioterapia e radioterapia de urgência, pode ser feita uma ampliação da cavidade abdominal por meio de colocação de tela para reduzir a pressão intra-abdominal. Deve-se considerar que esse procedimento acarretará um maior risco de complicações infecciosas para esses pacientes[42].

Atualmente, a cirurgia minimamente invasiva vem ganhando espaço no tratamento do neuroblastoma, tanto como ferramenta para estadiamento e coleta de material[47] como para ressecção de lesões em estádio inicial. A adrenalectomia videolaparoscópica é um procedimento factível e seguro, com resultados equivalentes aos da cirurgia convencional nos casos de tumores localizados[48].

HEPATOBLASTOMA

Os tumores malignos do fígado compreendem aproximadamente 1% de todas as neoplasias malignas da população pediátrica. Cerca de dois terços dos tumores hepáticos em crianças são malignos.

O hepatoblastoma é o tumor hepático maligno mais comum em crianças e corresponde a metade de todas as massas hepáticas em crianças e a dois terços de todos os tumores malignos nessa população. Com uma incidência discretamente maior entre meninos, aproximadamente 90% desses tumores são diagnosticados antes dos 4 anos de idade[49,50].

O hepatoblastoma é um tumor embrionário contendo componentes epiteliais e/ou mesenquimais. Os tumores do tipo epitelial podem ser classificados em quatro subtipos: fetal puro, embrionário, macrotrabecular e indiferenciado de pequenas células. O padrão fetal puro responde por aproximadamente 7% dos hepatoblastomas e está associado a prognóstico favorável e o indiferenciado de pequenas células, por 5% dos casos e está associado com prognóstico mais reservado.

As variantes mistas com componente epitelial e mesenquimal são distinguíveis entre si pela presença ou não de componentes teratoides na sua composição[50].

O diagnóstico pode ou não ser confirmado por meio de biópsia hepática. Para pacientes com idade entre 6 meses e 3 anos, massa hepática sólida (diagnosticada mediante exame de imagem) e níveis elevados de alfafetoproteína, pode-se prescindir da biópsia.

A realização de biópsia hepática para confirmação diagnóstica é fortemente recomendada em três situações:

- Crianças menores de 6 meses de idade, em virtude da maior incidência de outros tipos de tumores hepáticos associados a níveis elevados de alfafetoproteína;
- Crianças maiores de 3 anos de idade, para distinguir hepatoblastoma de hepatocarcinoma;
- Todos os pacientes com níveis normais de alfafetoproteína.

Uma vez definido o diagnóstico, o objetivo final do tratamento do hepatoblastoma é a completa ressecção (cirúrgica) do tumor. No entanto, somente 30% dos pacientes apresentam lesões passíveis de ressecção primária.

Após a implantação dos protocolos de quimioterapia neoadjuvante e cirurgia tardia, muitas das lesões inicialmente irressecáveis tornam-se passíveis de ressecção, resultando em melhora significativa na sobrevida final desses doentes[51]. Seguimos o protocolo europeu da SIOPEL (*SIOP Liver Tumor Study* da Sociedade Internacional de Oncologia Pediátrica), que preconiza a realização de quimioterapia neoadjuvante em todos os casos de hepatoblastoma.

Além da realização de biópsia para casos selecionados, são fundamentais um adequado estadiamento e a classificação pré-operatória do paciente. A classificação PRETEXT (extensão tumoral pré-tratamento) descreve a extensão tumoral antes de qualquer intervenção terapêutica e baseia-se na quantidade de setores hepáticos acometidos (Fig. 6.6):

- PRETEXT I: três setores adjacentes livres e um setor envolvido;
- PRETEXT II: dois setores adjacentes livres e dois setores envolvidos;
- PRETEXT III: dois setores não adjacentes livres ou apenas um setor livre (envolvimento de três setores adjacentes);
- PRETEXT IV: ausência de setores livres, todos os quatro setores envolvidos.

Além da extensão tumoral do fígado por meio das letras:

- V: tumor invadindo veia cava e/ou todas as três veias hepáticas;
- P: tumor invadindo o tronco portal principal e/ou ambos os ramos direito e esquerdo da veia porta;
- E: presença de doença extra-hepática confirmada por biópsia;
- M: metástase a distância.

Esse estadiamento inicial é fundamental para classificar os pacientes nas categorias de risco (risco-padrão ou alto risco), que definirá todo o restante do tratamento. Todo o estadiamento é feito mediante investigação radiológica com tomografia computadorizada e/ou ressonância magnética de abdome, ultrassonografia hepática com estudo Doppler para avaliação dinâmica de acometimento vascular e tomografia de tórax para a pesquisa de metástases pulmonares.

Após os ciclos iniciais de quimioterapia (dois a quatro ciclos), é feita uma reavaliação da resposta tumoral, e a melhor conduta cirúrgica final é definida. É fundamental um cronograma rígido entre o tratamento quimioterápico e a cirurgia, a fim de evitar a administração excessiva de quimioterapia, que poderá induzir resistência tumoral às drogas.

Uma adequada avaliação anestésica pré-operatória desses pacientes é mandatória, inclusive com a realização de ecocardiograma para avaliação da cardiotoxicidade dos quimioterápicos administrados na fase inicial do tratamento[52].

Para as lesões passíveis de ressecção – PRETEXT I, II e III –, recomenda-se a realização de lobectomia hepática regrada conforme a localização do tumor, inclusive com a realização de lobectomias estendidas (trissegmentectomias) para lesões maiores ou de localização mais central (Figs. 6.7, 6.8 e 6.9).

Lesões pedunculadas devem ser classificadas como confinadas apenas ao fígado e ocupam apenas seu segmento de origem e sempre devem ser ressecadas por meio de hepatectomia regrada.

O transplante hepático está indicado a casos em que o tumor permanece irressecável mesmo após quimioterapia.

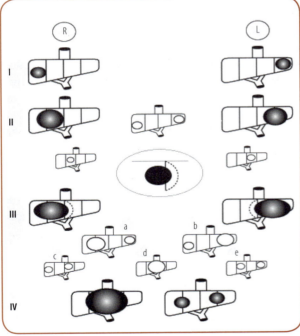

Fig. 6.6. Classificação PRETEXT da Sociedade Internacional de Oncologia Pediátrica (SIOP) de acordo com a anatomia cirúrgica. O fígado é dividido em quatro setores e o estádio está relacionado com o número de setores livres. PRETEXT I, três setores adjacentes livres (tumor em apenas um setor); PRETEXT II, dois setores adjacentes livres (tumor acometendo dois setores); PRETEXT III, um setor livre ou dois setores não adjacentes livres (tumor envolvendo dois ou três setores); PRETEXT IV, ausências de setores livres. R: lado direito; L: lado esquerdo; linha tracejada: deslocamento tecidual (PRETEXT II); linha contínua: invasão tecidual (PRETEXT III).

PRINCÍPIOS DA CIRURGIA EM ONCOLOGIA PEDIÁTRICA

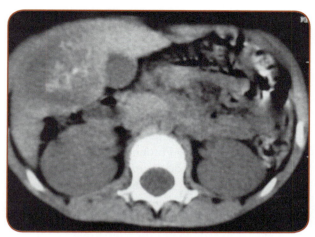

Fig. 6.7. Fotografia de imagem obtida por tomografia computadorizada de hepatoblastoma de lobo direito.

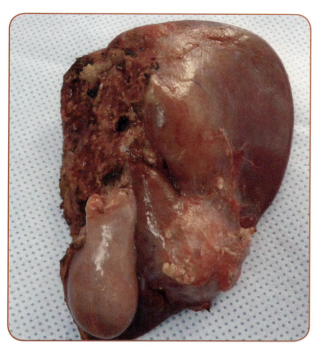

Fig. 6.9. Fotografia da peça cirúrgica, produto de lobectomia direita.

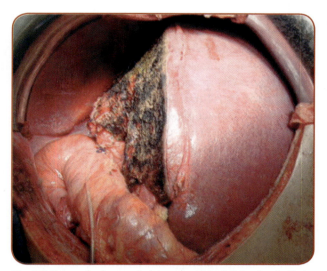

Fig. 6.8. Fotografia de aspecto intraoperatório de lobectomia direita por hepatoblastoma localizado em lobo direito. Notar linha de ressecção à direita do ligamento falciforme.

Nesse grupo, estão os pacientes PRETEXT III com lesões multifocais ou com lesões centrais que acometam veia cava, os três ramos das veias hepáticas, o tronco portal ou ambos os ramos portais e PRETEXT IV (desde que as lesões PRETEXT IV não apresentem resposta com mudança do estadiamento para PRETEXT III) com ausência de metástase a distância[52].

Quando realizado como tratamento primário, o transplante hepático apresenta boa resposta, com sobrevida de final de aproximadamente 80% em cinco anos. O transplante hepático para resgate de recidiva tumoral em lesões previamente ressecadas apresenta pior prognóstico com sobrevida ao redor de 25%[53].

Em relação às metástases pulmonares que persistem após a quimioterapia, a ressecção cirúrgica delas deve ser considerada, inclusive com a realização de toracotomias bilaterais, viabilizando inclusive a realização de transplante hepático, se indicado, após um adequado controle da doença metastática pulmonar[52].

Protocolos eficientes de quimioterapia, que tornam ressecáveis a maior parte das lesões, associados ao transplante hepático como opção terapêutica para pacientes com lesão irressecável, sustentam taxas de sobrevida global de aproximadamente 75% em cinco anos nos pacientes com hepatoblastoma[54].

RABDOMIOSSARCOMA

O rabdomiossarcoma é o tumor de partes moles comum na infância e adolescência. A cada ano aproximadamente 350 novos casos são registrados nos Estados Unidos, com incidência de 11 casos por milhão de crianças e adolescentes com menos de 20 anos[55]. Nas últimas décadas, as taxas de cura apresentaram melhoras significativas. Atualmente, com a instituição de terapia multidisciplinar, as taxas de cura dos casos de rabdomiossarcoma em crianças e adolescentes ficam em torno de 70%.

É uma neoplasia de origem mesenquimal que pode ocorrer em diferentes localizações. Os locais mais comuns de apresentação são: trato geniturinário (29%), parameníngeo (24%), extremidades (15%), retroperitônio (13%), órbita (8%), outras localizações na cabeça e pescoço (7%) e outras localizações (4%)[56].

A localização do tumor primário é um fator prognóstico. Rabdomiossarcomas localizados em região parameníngea, bexiga, próstata e extremidades apresentam pior prognóstico, com sobrevida ao redor de 65% em cinco anos. Lesões primárias de órbita, testículo, vagina, útero e lesões superficiais de cabeça e pescoço possuem prognóstico melhor, com sobrevida de 90% no mesmo período[56].

Do ponto de vista histológico, a forma embrionária é a mais comum e com melhor prognóstico em comparação com a forma alveolar. São tumores de difícil caracterização, já que pertencem ao grupo das neoplasias de pequenas células redondas e azuis, cujo diagnóstico diferencial com neuroblastoma, linfoma e sarcoma de Ewing muitas vezes torna-se um desafio, com necessidade de estudo imunoistoquímico e genético para definição diagnóstica.

O estadiamento adequado é crítico para o planejamento terapêutico e avaliação do prognóstico. O estadiamento pré-operatório pode ser feito pelo sistema modificado de TNM do IRS (*Intergroup Rhabdomyosarcoma Study Group*)[58], e a avaliação do tamanho tumoral e do acometimento de linfonodos é realizada com estudos de imagem (tomografia computadorizada ou ressonância), assim como a avaliação de metástases a distância.

O estadiamento definitivo é sempre cirúrgico e feito a partir da classificação de grupos IRS[57].

A cirurgia tem papel fundamental para o diagnóstico, estadiamento e tratamento do rabdomiossarcoma[59].

A biópsia é fundamental para o diagnóstico e planejamento terapêutico. As amostras devem conter material suficiente para a realização de estudos de imunoistoquímica e citogenética[60].

É fundamental um planejamento crítico do local e direção da incisão da biópsia, considerando que a ressecção futura da lesão deve incluir a cicatriz da biópsia com adequadas margens de segurança. Uma biópsia feita de forma inadequada pode comprometer ou dificultar a ressecção final, levando a ressecções desnecessárias de grandes áreas, podendo resultar em maior comprometimento funcional.

Tal consideração merece especial atenção para as lesões de extremidades. A incisão sempre deve ser feita no sentido longitudinal, o que facilitará a remoção da cicatriz no momento da ressecção tumoral, com menor perda tecidual[59].

A incidência de linfonodos positivos em crianças com rabdomiossarcoma sem evidência de metástase a distância é de 20%. Em determinadas localizações, o acometimento linfonodal é mais frequente, especialmente em próstata (41%), lesão paratesticular (26%), trato geniturinário (24%), lesões de extremidades (12%), cabeça e pescoço (7%), exceto em órbita, onde não ocorre, em geral, acometimento linfonodal[59].

Assim, amostras de linfonodos devem ser obtidas principalmente em lesões de extremidades e geniturinárias, pois a presença de linfonodos positivos indica a necessidade de complementação terapêutica com radioterapia.

A avaliação radiológica do acometimento linfonodal apresenta baixa sensibilidade, levando a um estadiamento inadequado, com maiores chances de recidiva tumoral, e deve ser evitada[59,60].

Todos os pacientes com rabdomiossarcoma são considerados portadores de doença micrometastática e, portanto, serão submetidos à quimioterapia. A quimioterapia neoadjuvante permite não só a realização de ressecções cirúrgicas completas, mas também a preservação de estruturas acometidas com preservação funcional da área acometida em algumas situações.

O objetivo primário da intervenção cirúrgica é a ressecção completa do tumor com margens livres e adequado estadiamento linfonodal. Tal intervenção pode ser primária ou pós-terapêutica inicial com quimioterapia. Pacientes que apresentam ressecção completa com margens e linfonodos livres antes do início da quimioterapia apresentam melhor prognóstico[59,60].

Nos casos em que exista doença residual, a realização de novas intervenções cirúrgicas após terapia adjuvante parece apresentar algum benefício na sobrevida[61]. Ressecções higiênicas não estão indicadas.

ASPECTOS CIRÚRGICOS DOS TUMORES OVARIANOS NA INFÂNCIA

Os diagnósticos diferenciais de massa ovariana na infância são os cistos ovarianos, os tumores benignos e a torção de ovário. Os tumores ginecológicos são raros na infância (menos de 1%) e ocorrem com mais frequência na fase puberal. Os tumores de células germinativas são os tumores ovarianos mais comuns na infância. Os tumores de células germinativas mais comuns são os teratomas (Fig. 6.10).

O paciente se apresenta com dor abdominal em hipogástrio, com massa abdominal palpável ou achado ultrassonográfico de tumoração ovariana assintomática.

PRINCÍPIOS DA CIRURGIA EM ONCOLOGIA PEDIÁTRICA

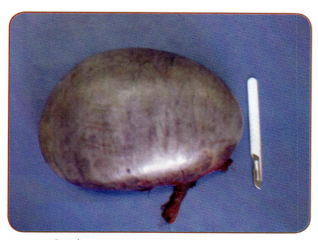

Fig. 6.10. Grande massa ovariana esquerda. O exame anatomopatológico revelou tratar-se de um teratoma maduro de ovário.

O tratamento cirúrgico adequado consiste na ressecção tumoral completa, com preservação de parênquima ovariano nos casos de lesões bem delimitadas com marcadores negativos ou salpingooforectomia para os demais tumores, coleta de líquido peritoneal para estudo quimiocitológico, omentectomia, ressecção de qualquer lesão sugestiva de disseminação da doença e avaliação do ovário contralateral. Se o ovário contralateral for macroscopicamente normal, não é necessário biopsiá-lo.

A ressecção incompleta dos teratomas é o maior fator de risco de recidiva da doença[62,63].

A ooforectomia laparoscópica de tumores ovarianos, bem como a ressecção de cistos simples com preservação do parênquima ovariano adjacente de aspecto normal, vem sendo realizada com sucesso para tumores benignos de ovário[64-66]. Cistos simples menores de 5 cm, com marcadores normais e assintomáticos podem ser acompanhados com ultrassonografia. Para os cistos com diâmetro maior de 5 cm, está indicada intervenção pelo risco de torção ovariana.

ASPECTOS CIRÚRGICOS DOS TUMORES DE TESTÍCULO NA INFÂNCIA

Os tumores testiculares correspondem a 1% dos tumores da infância. Caracterizam-se por crescimento testicular progressivo indolor, mas em alguns casos a necrose pode causar dor. O testículo afetado adota uma posição mais baixa e verticalizada em relação ao testículo normal contralateral[67]. Pode haver hidrocele associada, o que retarda o diagnóstico. Podem ocorrer em todas as idades, mas os picos de incidência estão antes dos 2 anos de idade e na puberdade[68]. O diagnóstico diferencial com hérnia encarcerada, hidrocele, torção e orquite é feito pelo exame físico e, caso a dúvida persista, o ultrassom com Doppler é o exame de escolha. Os tumores de células de Leydig cursam com virilização precoce, e os tumores de células de Sertoli estão associados à ginecomastia em 50% dos casos.

Os tumores de células germinativas representam 60% a 75% dos tumores testiculares na infância, tendo como principal exemplo o tumor de saco vitelínico (ou tumor do seio endodérmico), seguido pelos teratomas. As neoplasias estromais de testículos englobam os tumores de células de Leydig, de células de Sertoli, os tumores da granulosa juvenil e os indiferenciados, que juntos somam um total de 10%[69]. O cisto epidermoide é tido como o quarto tumor em frequência, em torno de 3% do total[69]. Tumores mais raros são o rabdomiossarcoma paratesticular, linfoma e leucemia testicular, gonadoblastoma, fibrossarcoma, leiomioma, fibroma e hemangioma.

Antes da cirurgia devem ser colhidos os marcadores séricos tumorais que auxiliarão no seguimento. A alfafetoproteína se encontra elevada em 80% dos tumores de saco vitelino e, em 60% dos teratomas de testículo, a gonadotrofina coriônica beta eleva-se em tumores germinativos e a elevação dos níveis de DHL reflete a extensão do tumor, mas não seu tipo histológico.

A orquiectomia deve ser realizada por via inguinal com ligadura dos vasos testiculares antes do descolamento do testículo. A violação escrotal aumenta as chances de recidiva em 30%. Quando existe violação escrotal, está indicada a hemiescrotectomia. Na suspeita de cisto epidermoide ou teratoma, a realização da cirurgia conservadora é uma opção a ser considerada, principalmente quando há acometimento de ambos os testículos, devendo-se optar por biópsia de congelação, via exploração inguinal[70]. O tumor deve ser enucleado totalmente para evitar recidiva.

Nos tumores do seio endodérmico, a disseminação se dá por via hematogênica na maior parte dos casos e a disseminação linfática ocorre em 4% a 5% dos casos. Assim, o papel da linfadenectomia retroperitoneal permanece controverso. Pacientes com remissão tumoral completa pós-quimioterapia podem ser observados com tomografia de controle sem linfadenectomia retroperitoneal de rotina[71].

TERATOMAS

Teratomas são neoplasias benignas derivadas dos três folhetos embrionários que surgem a partir da migração aberrante de células germinativas do saco vitelino que deveriam formar as gônadas. Essas células podem dar origem tanto a lesões gonadais como extragonadais[72,73].

Essas lesões podem surgir em qualquer localização da linha média, sendo suas localizações mais comuns, por ordem de frequência, a região sacrococcígea, gônadas, mediastino, retroperitônio e região de cabeça e pescoço (craniofacial e intracraniano)[72]. Os tumores extragonadais são mais comuns em recém-nascidos e crianças jovens; já as lesões gonadais são mais comuns em adolescentes.

Do ponto de vista histopatológico, são classificados como maduros, que praticamente não apresentam nenhum potencial de malignidade, e imaturos, com potencial de recidiva e degeneração para neoplasia maligna.

Os teratomas imaturos possuem elementos embrionários como tecidos neuroepiteliais e da neuroglia e focos de tumor do seio endodérmico derivado do saco vitelino e de coriocarcinoma derivado de tecido trofoblástico extraembrionário. Nessa situação, ocorre elevação dos níveis dos marcadores tumorais alfafetoproteína e de gonadotrofina coriônica, respectivamente[72].

O teratoma sacrococcígeo é a neoplasia de células germinativas mais comum que ocorre em fetos e recém-nascidos e corresponde a 40% de todos os tumores de células germinativas na infância e 60% de todos os tumores de células germinativas extragonadais[72,73]. Apesar disso, são tumores raros, com uma incidência de 1:40.000 nascimentos, sendo mais comuns em meninas, com uma prevalência de 4:1[72].

A grande maioria das lesões é exofítica de fácil diagnóstico ao nascimento (Fig. 6.11). Aproximadamente, 80% dos pacientes são diagnosticados antes do primeiro mês de vida e, devido à realização de rotina de ultrassonografia na gestação, muitas dessas lesões são diagnosticadas ainda no período intrauterino[72,73].

Durante o período gestacional, muitas dessas lesões, apesar de apresentarem grandes dimensões, são assintomáticas, porém, em alguns casos, devido ao rápido crescimento desses tumores, pode ocorrer hidropsia fetal por roubo de fluxo sanguíneo pelo tumor com insuficiência cardíaca (hidropsia não imune). Nessa situação, é mandatório um seguimento rigoroso no período pré-natal, sendo muitas vezes justificadas intervenções nesse período, como cirurgia fetal (restrita a alguns centros no mundo), procedimentos intraútero como aspiração de teratomas císticos, ablação alcoólica e procedimentos intraparto ex-útero (EXIT) para remoção tumoral, visto que o prognóstico na presença de hidropsia grave muitas vezes é reservado[72].

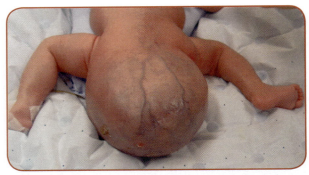

Fig. 6.11. Teratoma sacrococcígeo. Notar a presença de grande lesão exofítica da região.

A avaliação pré-operatória deve incluir dosagem de marcadores tumorais alfafetoproteína e gonadotrofina coriônica, cujos níveis elevados refletem a presença de elementos do seio endodérmico ou coriocarcinoma como descrito anteriormente, assim como dosagem do hematócrito e de plaquetas e avaliação da coagulação por causa do risco de coagulopatia de consumo de tumores de grande volume.

A realização de radiografia simples de abdome e pelve é adequada para a avaliação inicial da extensão intrapélvica, além da avaliação de anomalias sacrais. Ultrassonografia, tomografia e ressonância magnética podem ser utilizadas para uma avaliação mais precisa de lesões intrapélvicas e de estruturas adjacentes e planejamento cirúrgico.

Na presença de sintomas neurológicos, é mandatória a realização de ressonância magnética para avaliação de invasão medular e abordagem multidisciplinar com neurocirurgião.

Aproximadamente 15% dos pacientes apresentam anomalias congênitas associadas[72], principalmente de SNC e musculoesqueléticas. A tríade de Currarino consiste na presença de teratoma sacrococcígeo, malformações do sacro e estenose anal, sendo uma doença de padrão autossômica dominante[74].

Teratomas sacrococcígeos são classificados em quatro grupos, conforme a descrição de Altman (Fig. 6.12), baseado na extensão externa do tumor. O tipo I são lesões totalmente exofíticas, o tipo II são lesões exofíticas com extensão intrapélvica, o tipo III apresenta extensão intra-abdominal e o tipo IV são lesões totalmente pré-sacrais sem componente exofítico. As lesões do tipo I correspondem a 47% dos casos; os tipos II, III e IV apresentam prevalência de 34%, 9% e 10%, respectivamente[75].

A ressecção cirúrgica completa é a terapia definitiva para a grande maioria das lesões e deve ser indicada

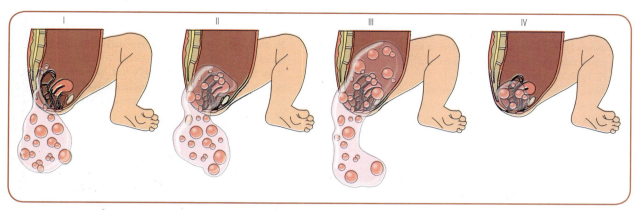

Fig. 6.12. Classificação de Altman dos teratomas sacrococcígeos[4].

precocemente. Atrasos na conduta cirúrgica aumentam o risco de ruptura tumoral, hemorragia e degeneração para neoplasia maligna. Aproximadamente 17% dos teratomas sacrococcígeos apresentam componente de neoplasia maligna, e a presença de tecidos com neoplasia maligna é maior nos tipos III e IV[73], além de também estar relacionada com idade ao diagnóstico e sexo.

A abordagem cirúrgica dos teratomas sacrococcígeos deve respeitar alguns princípios.

- Remoção completa do cóccix junto com a lesão é obrigatória. Pacientes que não tiveram o cóccix removido apresentaram taxas de recidiva de 37%[72,73,75].
- Tumores extensos com componente intra-abdominal (tipo III) necessitam de abordagem cirúrgica combinada com acesso perineal e abdominal. Tumores puramente intra-abdominais pré-sacrais podem ser abordados tanto por laparotomia como por laparoscopia.
- Rigoroso controle vascular da lesão, com identificação e controle dos vasos sacrais a fim de reduzir a perda sanguínea e permitir a ressecção completa, especialmente de lesões com componente intra-abdominal.

O prognóstico é excelente, com taxas de cura de 95%, com bons resultados funcionais. A taxa de recidiva é de aproximadamente 11%, e metade dos casos de recidiva corresponde a neoplasias malignas[72,73,76].

Recomenda-se seguimento pós-operatório, com dosagem de marcadores tumorais e exame retal a cada três meses nos primeiros 3-4 anos de vida. Nos casos de suspeita de recidiva, tomografia computadorizada ou ressonância magnética deve ser realizada e, se confirmada a presença de recidiva, a cirurgia com ressecção completa deve ser programada. Tumores malignos devem ter o estadiamento completado com tomografia de tórax e são extremamente sensíveis a esquemas de quimioterapia baseados em derivados de platina[76].

Outras localizações de teratomas extragonadais incluem o mediastino, retroperitônio e região da cabeça e pescoço. A ressecção cirúrgica completa é o objetivo final do tratamento dessas lesões. Para os tumores que apresentam componentes malignos, terapia adjuvante com derivados de cisplatina está indicada.

Lesões cervicais extensas podem comprometer a via aérea e necessitam de procedimentos no momento do parto que garantam a via aérea antes da ligadura da circulação materno-fetal via placenta (EXIT), entre os quais, intubação orotraqueal assistida ou não por broncoscopia, traqueostomia ou ressecção tumoral parcial[77].

Como a maioria dessas lesões é benigna, devem-se evitar ressecções que comprometam estruturas adjacentes, especialmente tumores sacrais e cervicofaciais[72].

REFERÊNCIAS

1. Kotler DP. Cachexia. Ann Intern Med. 2000;133(8):622-34.
2. Picton SV. Aspects of altered metabolism in children with cancer. Int J Cancer Suppl. 1998;11:62-4.
3. Seldinger SL. Catheter replacement of the needle in percutanous arteriography: a new technique. Acta Radiol. 1953;39:368-72.
4. McGee DC, Geuld MK. Preventing complications of central venous catheterization. N Engl J Med. 2003;328:1123-33.
5. Baskin JL, Pui CH, Reiss V, et al. Management of occlusion and thrombosis associated with long-term indwelling central venous catheters. Lancet. 2009;374(9684):159-69.
6. Kuter DJ. Thrombotic complications of central venous catheters in cancer patients. Oncologist. 2004;9(2):207-16.

7. Debordeau P, Kassab Chahni D, Le Gal G, et al. 2008 SOR Guidelines for the prevention and treatment of thrombosis associated with central venous catheters in patients with cancer: report from the working group. Ann Oncol. 2009;20(9):1459-71. Epub 2009 Jun 12.

8. Verso M, Agnelli G. Venous thromboembolism associated with long-term use of central venous catheter in cancer patients. J Clin Oncol. 2003;21(19):3665-75.

9. Shivakumar SP, Anderson DR, Couban S. Catheter-associated thrombosis in patients with malignancy. J Clin Oncol. 2009;27(29):4858-64.

10. Calderero Aragón V, De Gregorio Ariza MA, Pazo Cid R, et al. Role of low molecular weight heparin in prophylaxis of thromboembolic events on oncological patients with indwelling central venous catheter. Med Clin (Barc). 2009;133(10):365-70.

11. Venkataraman ST, Thompson AE, Orr RA. Femoral vascular catheterization in critically ill infants and children. Clin Pediatr. 1997;36(6):311-9.

12. Castagnola E, Garaventa A, Viscoli C, et al. Changing pattern of pathogens causing broviac catheter-related bacteraemias in children with cancer. J Hosp Infect. 1995;29(2):129-33.

13. Butt T, Afzal RK, Ahmad RN, et al. Central venous catheter-related bloodstream infections in cancer patients. J Coll Physicians Surg Pak. 2004;14(9):549-52.

14. Rackoff WR, Weiman M, Jakobowski D, et al. A randomized, controlled trial of the efficacy of a heparin and vancomycin solution in preventing central venous catheter infections in children. J Pediatr. 1995;127(1):147-51.

15. Raad I, Kassar R, Ghannam D, et al. Management of the catheter in documented catheter-related coagulase-negative staphylococcal bacteremia: remove or retain? Clin Infect Dis. 2009;49(8):1187-94.

16. Kassar R, Hachem R, Jiang Y, et al. Management of Bacillus bacteremia: the need for catheter removal. Medicine (Baltimore). 2009;88(5):279-83.

17. McKee R, Dunsmuir R, Whitby M, et al. Does antibiotic prophylaxis at the time of catheter insertion reduce the incidence of catheter related sepsis in intravenous nutrition? J Hosp Infect. 1985;6(4):419-25.

18. Ranson MR, Oppenheim BA, Jackson A, et al. Double-blind placebo controlled study of vancomycin prophylaxis for central venous catheter insertion in cancer patients. J Hosp Infect. 1990;15(1):95-102.

19. Ullery BW, Pieracci FM, Rodney JR, et al. Neutropenic enterocolitis. Surg Infect (Larchmt). 2009;10(3):307-14. Review.

20. Davila ML. Neutropenic enterocolitis. Curr Treat Options Gastroenterol. 2006;9(3):249-55.

21. Rheingold SR, Lange BJ. Oncologic emergencies. In: Pizzo PA, Poplack DG. Principles and practice of pediatric oncology. 5th ed. Philadelphia Pa: Lippincott Williams & Wilkins; 2006. p. 1202-30.

22. McCarville MB, Adelman CS, Li C, et al. Typhlitis in childhood cancer. Cancer. 2005;104(2):380-7.

23. Cartoni C, Dragoni F, Micozzi A, et al. Neutropenic enterocolitis in patients with acute leukemia: prognostic significance of bowel wall thickening detected by ultrasonography. J Clin Oncol. 2001;19(3):756-61.

24. Baerg J, Murphy JJ, Anderson R, et al. Neutropenic enteropathy: a 10-year review. J Pediatr Surg. 1999;34(7):1068-71.

25. Newbold KM. Neutropenic enterocolitis. Clinical and pathological review. Dig Dis. 1989;7(6):281-7. Review.

26. Villar HV, Warneke JA, Peck MD, et al. Role of surgical treatment in the management of complications of the gastrointestinal tract in patients with leukemia. Surg Gynecol Obstet. 1987;165(3):217-22.

27. Glenn J, Funkhouser WK, Schneider PS. Acute illnesses necessitating urgent abdominal surgery in neutropenic cancer patients: description of 14 cases and review of the literature. Surgery. 1989;105(6):778-89.

28. Ustun C. Laparoscopic appendectomy in a patient with acute myelogenous leukemia with neutropenia. J Laparoendosc Adv Surg Tech A. 2007;17(2):213-5.

29. North JH Jr, Weber TK, Rodriguez-Bigas MA, et al. The management of infectious and noninfectious anorectal complications in patients with leukemia. Am Coll Surg. 1996;183(4):322-8.

30. Grewal H, Guillem JG, Quan SH, et al. Anorectal disease in neutropenic leukemic patients. Operative vs. nonoperative management. Dis Colon Rectum. 1994;37(11):1095-9.

31. Glenn J, Cotton D, Wesley R, et al. Anorectal infections in patients with malignant diseases. Rev Infect Dis. 1988;10(1):42-52.

32. Bogaert GA, Heremans B, Renard M, et al. Does preoperative chemotherapy ease the surgical procedure for Wilms tumor? J Urol. 2009;182(4 Suppl):1869-74.

33. Sultan I, Masarweh M, Ismael T, et al. From upfront nephrectomy to preoperative chemotherapy and back: a single institution experience in the treatment of Wilms tumor. J Pediatr Hematol Oncol. 2009;31(5):333-8.

34. Neville HL, Ritchey ML. Wilms' tumor. Overview of National Wilms' Tumor Study Group results. Urol Clin North Am. 2000;27:435-42.

35. Raval MV, Bilimoria KY, Bentrem DJ, et al. Nodal evaluation in Wilms tumor: analysis of the national cancer data base. Ann Surg. 2010;251(3):559-65.

36. Ko EY, Ritchey ML. Current management of Wilms' tumor in children. J Pediatr Urol. 2009;5(1):56-65.

37. Chiappini B, Savini C, Marinelli G, et al. Cavoatrial tumor thrombus: single-stage surgical approach with profound hypothermia and circulatory arrest, including a review of the literature. J Thorac Cardiovasc Surg. 2002;124(4):684-8.

38. Varlet F, Stephan JL, Guye E, et al. Laparoscopic radical nephrectomy for unilateral renal cancer in children. Surg Laparosc Endosc Percutan Tech. 2009;19(2):148-52.

39. Duarte RJ, Dénes FT, Cristofani LM, et al. Laparoscopic nephrectomy for Wilms' tumor. Expert Rev Anticancer Ther. 2009;9(6):753-61.

40. Haase GM, Perez C, Atkinson JB. Current aspects of biology, risk assessment, and treatment of neuroblastoma. Semin Surg Oncol. 1999;16(2):91-104. Review.

41. Ishola TA, Chung DH. Neuroblastoma. Surg Oncol. 2007;16(3):149-56. Epub 2007 Oct 31. Review.

42. Shamberger RC, Jaksic T, Ziegler MM. General principles of surgery. In: Pizzo PA, Poplack DG. Principles and practice of pediatric oncology. 5th ed. Lippincott Williams & Wilkins; 2006. p. 405-20.

43. Strother D, Van Hoff J, Rao PV, et al. Event-free survival of children with biologically favorable neuroblastoma based on

the degree of initial tumour resection: results from the Pediatric Oncology Group. Eur J Cancer. 1997;33:2121-5.

44. LaQuaglia M, Kushner BH, Heller G, et al. Stage 4 neuroblastoma diagnosed at more than 1 year of age: gross total resection and clinical outcome. J Pediatr Surg. 1994;29:1162-6.

45. Castel V, Tovar J, Costa E, et al. The role of surgery in stage IV neuroblastoma. J Pediatr Surg. 2002;37:1574-8.

46. Kaneko M, Ohakawa H, Iwakawa M. Is extensive surgery required for treatment of advanced neuroblastoma? J Pediatr Surg. 1997;32:1616-9.

47. Iwanaka T. Technical innovation, standardization, and skill qualification for pediatric minimally invasive surgery in Japan. J Pediatr Surg. 2009;44(1):36-42.

48. Iwanaka T, Kawashima H, Uchida H. The laparoscopic approach of neuroblastoma. Semin Pediatr Surg. 2007;16(4):259-65.

49. Meyers RL. Tumors of the liver in children. Surg Oncol. 2007;16(3):195-203. Epub 2007 Aug 21. Review.

50. Litten JB, Tomlinson GE. Liver tumors in children. Oncologist. 2008;13(7):812-20. Epub 2008 Jul 21. Review.

51. Ehrlich PF, Greenberg ML, Filler RM. Improved long-term survival with preoperative chemotherapy for hepatoblastoma. J Pediatr Surg. 1997;32(7):999-1002; discussion 1002-3.

52. Finegold MJ, Egler RA, Goss JA, et al. Liver tumors: pediatric population. Liver Transpl. 2008;14(11):1545-56. Review.

53. Browne M, Sher D, Grant D, et al. Survival after liver transplantation for hepatoblastoma: a 2-center experience. J Pediatr Surg. 2008;43(11):1973-81.

54. Pham TH, Iqbal CW, Grams JM, et al. Outcomes of primary liver cancer in children: an appraisal of experience. J Pediatr Surg. 2007;42(5):834-9.

55. Ries LAG, Snith MA, Gurney JG, et al. Cancer incidence and survival among children and adolescents: United States SEER Program 1975-1995. NHI Pub. No.99-4649. Bethesda, MD: National Cancer Institute, SEER Program; 1999.

56. Crist W, Gehan EA, Ragab AH, et al. The Third Intergroup Rhabdomyosarcoma Study. J Clin Oncol. 1995;13(3):610-30.

57. Maurer HM, Moon T, Donaldson M, et al. The intergroup rhabdomyosarcoma study: a preliminary report. Cancer. 1977;40:2015-26.

58. Lawrence W Jr, Anderson JR, Gehan EA, et al. Pretreatment TNM staging of childhood rhabdomyosarcoma: a report of the Intergroup Rhabdomyosarcoma Study Group. Children's Cancer Study Group. Pediatric Oncology Group. Cancer. 1997;80(6):1165-70.

59. Shamberger RC, Jaksic T, Ziegler MM. General principles of surgery. In: Pizzo PA, Poplack DG. Principles and practice of pediatric oncology. 5th ed. Philadelphia: Lippincott Williams & Wilkins; 2006. p. 405-20.

60. Breitfeld PP, Meyer WH. Rhabdomyosarcoma: new windows of opportunity. Oncologist. 2005;10(7):518-27. Review.

61. Hays DM, Lawrence W Jr, Wharam M, et al. Primary reexcision for patients with "microscopic residual" tumor following initial excision of sarcomas of trunk and extremity sites. J Pediatr Surg. 1989;24(1):5-10.

62. Lo Curto M, D'Angelo P, Cecchetto G, et al. Mature and immature teratomas: results of the first paediatric Italian study. Pediatr Surg Int. 2007 ;23(4):315-22.

63. Göbel U, Calaminus G, Schneider DT, et al. The malignant potential of teratomas in infancy and childhood: the MAKEI experiences in non-testicular teratoma and implications for a new protocol. Klin Padiatr. 2006;218(6):309-14.

64. Karpelowsky JS, Hei ER, Matthews K. Laparoscopic resection of benign ovarian tumours in children with gonadal preservation. Pediatr Surg Int. 2009;25(3):251-4. Epub 2009 Jan 30.

65. Mayer JP, Bettolli M, Kolberg-Schwerdt A, et al. Laparoscopic approach to ovarian mass in children and adolescents: already a standard in therapy. J Laparoendosc Adv Surg Tech A. 2009;19(Suppl 1):S111-5.

66. Barbancho DC, Novillo IC, Vázquez AG, et al. Laparoscopy for ovarian tumors in children. Cir Pediatr. 2007;20(1):15-8.

67. Srougi M. Tumores do testículo na infância. In: Maksoud JG. Cirurgia pediátrica. 2ª ed. Rio de Janeiro: Revinter; 2003. p. 1135-42.

68. Ciftci AO, Bingöl-Kologlu M, Senocak ME, et al. Testicular tumors in children. J Pediatr Surg. 2001;36(12):1796-801.

69. Teixeira RL, Rossini A, Paim NP. Testicular tumors in childhood. Rev Col Bras Cir. 2009;36(1):85-9.

70. Walsh C, Rushton HG. Diagnosis and management of teratomas and epidermoid cysts. Urol Clin North Am. 2000;27(3):509-18.

71. Ehrlich Y, Brames MJ, Beck SD, et al. Long-term follow-up of Cisplatin combination chemotherapy in patients with disseminated nonseminomatous germ cell tumors: is a postchemotherapy retroperitoneal lymph node dissection needed after complete remission? J Clin Oncol. 2010;28(4):531-6. Epub 2009 Dec 21.

72. Barksdale EM Jr, Obokhare I. Teratomas in infants and children. Curr Opin Pediatr. 2009;21(3):344-9. Review.

73. Cushing B, Perlman EJ, Marina NM, et al. Germ cell tumors. In: Pizzo PA, Poplack DG. Principles and practice of pediatric oncology. 5th ed. Philadelphia: Lippincott Williams & Wilkins; 2006. p. 1116-38.

74. Currarino G, Coln D, Votteler T. Triad of anorectal, sacral and presacral anomalies. AJR Am J Roentgenol. 1981;137:395-9.

75. Altman RP, Randolph JG, Lilly JR. Sacrococcygeal teratoma: American Academy of Pediatrics Surgical Section Survey, 1973. J Pediatr Surg. 1974;9:389-98.

76. Billmire DF. Malignant germ cell tumors in childhood. Semin Pediatr Surg. 2006;15(1):30-6. Review.

77. Hirose S, Syndak TM, Tsao K, et al. Spectrum of intrapartum management of giant cervical teratoma. J Pediatr Surg. 2003;38:446-50.

EMERGÊNCIAS EM ONCOLOGIA PEDIÁTRICA

Renato Melaragno

INTRODUÇÃO

O quadro de emergência em crianças ou adolescentes portadores de neoplasias pode ocorrer como a primeira manifestação da neoplasia, ou durante o tratamento oncológico, decorrente tanto da neoplasia como do próprio tratamento, assim como a primeira manifestação de uma recidiva. As complicações mais frequentes do tratamento quimioterápico são os quadros infecciosos abordados no capítulo 8. As emergências podem ser devidas a compressão tumoral, alteração da crase sanguínea ou alterações metabólicas.

Podem-se dividir as complicações em dois grupos:

Emergências que necessitam de intervenções imediatas:

1. síndrome de veia cava superior
- compressão medular aguda;
- hiperleucocitose;
- síndrome do ATRA.

2. Emergências com potenciais consequências graves
- síndrome de lise tumoral (SLT);
- hipercalcemia.

SÍNDROME DA VEIA CAVA SUPERIOR

A síndrome da veia cava superior (SVCS) ocorre quando há compressão e/ou obstrução da veia cava superior. Das SVCS em crianças, 75% são de etiologia benigna e, dessas, 90% são relacionadas com doença cardíaca, principalmente após cirurgia cardiovascular, presença de cateteres venosos em veia cava superior e raros casos de histoplasmose ou fibrose mediastinal. O diagnóstico para diferenciar a SVCS de etiologia benigna da de etiologia maligna pode ser feito por uma adequada história e exame clínico; afastando as causas descritas acima, o câncer é a hipótese mais provável[1,2]. Em crianças e adolescentes com câncer, essa síndrome

ocorre, em geral, como primeira manifestação de uma neoplasia que acomete o mediastino médio ou anterior, comprimindo a veia cava superior, impedindo o retorno venoso do segmento cefálico, membros superiores e tórax, causando ortopneia, edema facial, cefaleia, palidez súbita, cianose labial, tontura e desmaios. Em crianças os anéis cartilaginosos da traqueia são compressíveis e, além das manifestações decorrentes da compressão da veia cava superior, ocorrem sintomas respiratórios, tosse seca contínua, chiado, estridor, dispneia intensa tipo "fome de ar", inquietude e ansiedade extrema. Nessa situação clínica, a denominação correta seria síndrome do mediastino superior. O exame físico revela pletora e edema facial, petéquias conjuntivais, distensão das jugulares, circulação colateral em parede torácica, pulso paradoxal, alteração da pressão sanguínea, papiledema e cianose labial; ausculta pulmonar pode mostrar sibilos ou ser pobre, apenas com diminuição do murmúrio vesicular[3].

Todos os sinais se agravam com a manobra de Vasalva ou com o decúbito dorsal, posição que deve ser evitada, pois o aumento da pressão da massa tumoral anterior sobre as estruturas mediastinais se agrava, podendo levar à parada cardiorrespiratória. Por outro lado, a posição genupeitoral (prece maometana) diminui a compressão das estruturas mediastinais, aliviando os sintomas, e curiosamente é muito frequente os pacientes assumirem essa posição espontaneamente. Das neoplasias que acometem o mediastino, o linfoma não Hodgkin (LNH) é responsável por aproximadamente 70% dos casos de SVCS, seguido do linfoma de Hodgkin, com cerca de 30%. Mais raramente, neuroblastoma, tumor germinativo, tumor de Ewing e rabdomiossarcoma podem levar à SVCS[3,4]. O índice de proliferação do LNH é muito maior que o das outras neoplasias, e a manifestação clínica da SVCS nos pacientes portadores dessa neoplasia é mais aguda e grave quando comparada aos outros tumores de crescimento mais lento, o que permite a acomodação das estruturas mediastinais e melhor tolerância à compressão extrínseca[5].

Em pacientes após correção cirúrgica de cardiopatia ou portadores de cateter venoso central e trombose da veia cava superior, com SVCS, em geral a manifestação é clínica mais insidiosa e menos grave e, ao Rx de tórax, não apresenta alargamento mediastinal ou desvio da traqueia. Feita a suspeita de neoplasia, a obtenção de material para exame anatomopatológico é sempre indicada, no entanto a biópsia com anestesia geral e mesmo sedação pode não ser possível em pacientes com SVCS. A anestesia geral diminui o tônus da musculatura respiratória, inclusive o diafragma, ocorrendo uma significativa piora da compressão tumoral sobre as estruturas mediastinais, sendo frequentemente impossível a extubação, com grande piora da compressão dos vasos da base e até parada cardíaca[6].

A sedação, por outro lado, diminui o *drive* respiratório e causa vasodilatação periférica e piora do retorno venoso[6]. O diagnóstico deve ser realizado pela maneira menos invasiva possível. O Rx simples frente e perfil é útil para localização da massa que, nos casos dos linfomas, acometem o mediastino anterossuperior e médio; a presença de derrame pleural é muito mais frequente no LNH do que no linfoma de Hodgkin; já os tumores germinativos podem ter calcificações grosseiras; o neuroblastoma origina-se no mediastino posterior e os sarcomas, na parede toráxica, e não no mediastino, frequentemente alterando a arquitetura dos arcos costais. Os LNH mediastinais com derrame pleural podem ser facilmente drenados com cateter fino sob anestesia local, que, além de fornecer material citológico para o diagnóstico, inclusive para imunofenotipagem e citogenética, pode aliviar a compressão mediastinal. Outra possibilidade é o mielograma, pela alta incidência de comprometimento medular pelo linfoma ou mesmo por causa de a massa mediastinal ser secundária a uma leucemia linfática aguda (LLA). Na ausência de derrame pleural, ou comprometimento medular, deve-se biopsiar com anestesia local; algum linfonodo periférico aumentado de volume pode existir em geral na fossa supraclavicular ou cervical baixa. Exames indiretos como DHL extremamente elevada podem sugerir tratar-se de LNH/LLA. Em casos não tão severos sem comprometimento medular, ganglionar e de derrame, deve-se avaliar a possibilidade de biópsia do mediastino com anestesia local a céu aberto ou guiada por ultrassonografia ou tomografia computadorizada[7]. Também em casos mais leves, em que é possível realização de tomografia computadorizada, a diminuição da luz traqueal, inferior a 50%, se possível associada a prova de função ventilatória, mostrando fluxo expiratório maior que 50%, significa baixo risco anestésico[6].

Em um número significativo de pacientes em que o quadro de SVCS é gravíssimo e não existe possibilidade de obtenção de material para o diagnóstico, é necessário o início imediato de terapia empírica. Classicamente o tratamento empírico da SVCS era feito com radioterapia. Visto que os linfomas não Hodgkin e as leucemias linfáticas agudas (LNH/LLA) são tão sensíveis à irradiação que 200 cGy divididos em 100 cGy a cada 12 horas já podem aliviar o quadro compressivo, alguns radioterapeutas optam por realizar 200 cGy a cada 12 horas. A radioterapia permite planejar um campo de irradiação restrita à área de compressão, poupando áreas periféricas da lesão para posterior biópsia[8]. No entanto, irradiação pode desencadear edema da mucosa traqueal, que, em crianças, diminui significativamente o lúmen traqueal, agravando o quadro de insuficiência respiratória. Para evitar essa complicação, pode-se utilizar dexametasona ou metilprednisolona, ou utilizar campos que preservem a traqueia, no entanto em uma criança agitada essa técnica pode ser inviável. Atualmente, a utilização de corticoterapia sistêmica deve ser o tratamento de urgência para a

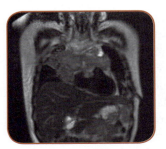

Fig. 7.1. LNH mediastinal.

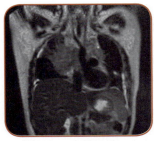

Fig. 7.2. Compressão da veia cava superior.

SVCS severa, quando a suspeita clínica for um LNH/LLA. Há anos é conhecida a alta sensibilidade dessas neoplasias linfoides ao corticoide, e assim que houver melhora do quadro, em geral em até 48 h, a biópsia da massa deve ser realizada. Em mais de 75% dos casos é possível obter material viável para o diagnóstico[9]. Nos casos em que ocorrer desaparecimento completo da lesão ou o material não mostrar células viáveis, os pacientes deverão ser tratados como LNH linfoblástico. Em associação ao tratamento para o LNH, esses pacientes com SVCS apresentam-se com grande quantidade de doença e necessitam de medidas para prevenção da síndrome de lise tumoral, que se baseia na hiper-hidratação, e, portanto, de um acesso venoso calibroso que, por causa da compressão da cava superior, deverá sempre ser obtido nos membros inferiores. Punção de jugular, subclávia e mesmo veias periféricas nos membros superiores é contraindicada, na só pela estase venosa, mas também pelo risco de hemorragia devida ao aumento da pressão venosa do sistema cava superior. Nos raros casos em que não há resposta ao corticoide, deve-se avaliar a possibilidade da radioterapia ou quimioterapia com outras drogas (ciclofosfamida, vincristina e, eventualmente, doxorrubicina) e, como citado anteriormente, indicar biópsia assim que possível. Tumores que respondem mais lentamente a quimioterapia ou radioterapia, teratoma, sarcomas, neuroblastoma, podem necessitar de ressecção tumoral para descompressão das estruturas mediastinais.

COMPRESSÃO MEDULAR AGUDA

É uma complicação rara, ocorrendo entre 3% e 5% das crianças com câncer, tanto ao diagnóstico como durante a recaída da doença[10]. Na maioria dos casos a compressão medular é epidural, resultante da extensão do tumor pelo forâmen intervertebral, ocorrendo não só compressão direta da medula, mas também compressão do plexo venoso vertebral, causando edema vasogênico da medula, isquemia e, eventualmente, sangramento[11]. Nos casos em que a compressão medular é a primeira manifestação da neoplasia, a etiologia mais provável são os tumores paravertebrais: neuroblastoma, tumor de Ewing, linfomas não Hodgkin são os mais frequentes. Já a compressão medular, como manifestação de recidiva, é mais frequente no rabdomiossarcoma, osteossarcoma e tumores primários do sistema nervoso central (SNC) com disseminação para a coluna[12]. A manifestação clínica inicial em 80% dos casos de compressão medular é a dor nas costas

ou radicular, dependendo do nível da compressão. Caracteriza-se por piorar à noite na cama, ou quando o paciente estica a perna ou, ainda, quando ele flexiona o pescoço. A fraqueza e a alteração de sensibilidade e esfincteriana ocorrem mais tardiamente[10]. O intervalo de tempo entre as primeiras manifestações e o quadro de paralisia pode ocorrer em dias ou horas e ser irreversível. Pacientes com diagnóstico de câncer e dor nas costas severa, além de um acurado exame neurológico, que deve incluir avaliação de força muscular, reflexos, nível de sensibilidade e tônus esfincteriano, que podem estar normais nas fases iniciais do quadro compressivo, devem realizar ressonância nuclear magnética de coluna completa[13]. Nas crianças em que a compressão tumoral ocorre através do forâmen intervertebral, o Rx de coluna é normal em até 70% dos casos, não sendo, portanto, útil no diagnóstico da compressão medular em crianças[14]. O exame do liquor cefalorraquidiano revela alterações inespecíficas, como aumento da proteinorraquia. A punção lombar pode levar à deterioração do quadro neurológico[15].

Tratamento

Feito o diagnóstico de compressão medular, deve-se iniciar de imediato o tratamento com a dexametasona na dose de 1 a 2 mg/kg, seguido de 0,25 a 0,5 mg/kg a cada seis horas[16]. Apesar da melhora clínica após o início da corticoterapia, consequente à diminuição do edema vasogênico, a descompressão medular deve ser realizada imediata e cirurgicamente por meio de laminectomia, principalmente em pacientes sem diagnóstico prévio de câncer, pois, além da descompressão, obtém-se material para o exame anatomopatológico, ou, caso já exista diagnóstico prévio de um tumor quimiossensível como linfoma, leucemia ou neuroblastoma, a quimioterapia iniciada imediatamente, associada à dexametasona, pode substituir a laminectomia[17]. A radioterapia na dose de 180 a 400 cGy diárias é uma alternativa que pode ser utilizada nesses casos[18]. No entanto, se houver piora do quadro neurológico durante a quimio ou radioterapia, a laminectomia deve ser realizada de urgência.

HIPERLEUCOCITOSE

A hiperleucocitose é definida como total de leucócitos no sangue periférico superior a 100.000/mm^3, porém as manifestações clínicas dessa situação ocorrem em geral quando a leucocitose é superior a 200.000/mm^3 nos pacientes portadores de leucemia mieloide aguda (LMA) e acima de 300.000/mm³ nos portadores de LLA. Entre 5% e 25% dos pacientes portadores de LMA, 8% a 13% dos portadores de LLA e quase a totalidade dos pacientes portadores de leucemia mieloide crônica apresentam hiperleucocitose ao diagnóstico[19]. A manifestação clínica grave é decorrente do aumento da viscosidade sanguínea devida ao excesso de células blásticas e consequente obstrução da microvasculatura por trombos de células leucêmicas e por lesão endotelial causada por citoquinas das células leucêmicas, o que predispõe à agregação das células leucêmicas, agravando ou desencadeando o quadro de obstrução da microvasculatura[20]. Embora esse fenômeno ocorra em toda a microvasculatura, as complicações mais severas ocorrem no SNC, onde, além da trombose, é muito frequente a hemorragia, e nos alvéolos pulmonares, onde a obstrução da microvasculatura e o sangramento levam a um quadro gravíssimo de hipoxemia.

A frequência de complicações severas da hiperleucocitose é maior nos pacientes portadores de LMA, devido a características da célula blástica mieloide, que pode ter o dobro do tamanho da célula linfoide, sendo a membrana celular mais rígida, predispondo à formação de microtrombos, além de grande quantidade de citoquinas e fatores de coagulação[20]. Por esses motivos, a mortalidade dos pacientes portadores de LMA com hiperleucocitose chega a 23%, a maioria decorrente de leucostase, enquanto nos pacientes portadores de leucemia linfática aguda (LLA) a mortalidade fica ao redor de 5%, sendo a maioria por distúrbio metabólico de corrente do tratamento, não da leucostase[19]. Nos pacientes portadores de LMC, apesar de quase a totalidade apresentar hiperleucocitose ao diagnóstico, a mortalidade é baixíssima devido à ausência de células blásticas em número significativo, não ocorrendo leucostase ou distúrbio metabólico. A hiperleucocitose isoladamente não apresenta nenhum quadro clínico específico, e as manifestações que podem estar presentes são decorrentes da leucostase: cefaleia, sonolência, confusão mental, visão borrada por lesão da microvasculatura da retina, convulsões e sintomas respiratórios, inicialmente taquipneia, que rapidamente evolui para dispneia, cianose e falência respiratória, decorrente da obstrução dos vasos alveolares, lesão endotelial e intersticial decorrente da liberação do conteúdo intracelular. Outras manifestações menos frequentes são: priapismo ou ingurgitamento clitoriano e, mais raramente, dor e inflamação das falanges distais. Ao exame físico, além das alterações descritas, é importante a realização do fundo de olho, que pode mostrar papiledema, ingurgitamento dos vasos retinianos e sinais de hemorragia.

Tratamento

O tratamento da hiperleucocitose e leucostase é basicamente o tratamento da leucemia. Algumas medidas mais simples são fundamentais no tratamento e prevenção das complicações da hiperleucocitose:

- realizar hiper-hidratação e medidas de prevenção da síndrome de lise tumoral;
- não realizar transfusão de hemácias, pelo aumento da viscosidade sanguínea causada por esse hemocomponente;
- nos casos em que exista instabilidade hemodinâmica severa, considerar a possibilidade de exsanguineotransfusão ou realizar transfusão de hemácias em pequenas alíquotas, não permitindo que a hemoglobina se eleve acima de 7 g%;
- manter nível de plaquetas acima de 20.000/mm³, pelo risco de hemorragia em SNC; a transfusão de plaquetas não aumenta significativamente a viscosidade sanguínea;
- corrigir anormalidades da coagulação preventivamente. Medidas para redução do número de leucócitos, principalmente nos pacientes portadores de LMA e sintomáticos, por meio de leucoaferese ou exsanguineotransfusão, podem reduzir a leucocitose em mais de 50%, no entanto o número de leucócitos aumenta em horas se a terapia antineoplásica não for instituída[21].

Em pacientes portadores de leucemia promielocítica aguda, esses procedimentos não devem ser realizados, pelo risco de desencadear síndrome hemorrágica severa[22]. A prática da irradiação craniana profilática já foi abandonada[21].

SÍNDROME DO ATRA

É uma complicação grave, potencialmente fatal, que ocorre na fase de indução dos pacientes portadores de leucemia promielocítica aguda, quando é utilizado o ácido transretinoico (ATRA). A fisiopatologia ainda não é bem esclarecida, no entanto é relacionada à liberação de citoquinas celulares que alteram a permeabilidade do endotélio vascular e a adesão celular e à proliferação e à diferenciação dos promielócitos induzidos pelo ATRA. Esse mesmo fenômeno pode ocorrer com a utilização do trióxido de arsênico, que também tem essa capacidade de diferenciação celular; por esse motivo, a síndrome do ATRA seria mais bem definida como síndrome da diferenciação da leucemia promielocítica aguda. Surge entre os primeiros dias até algumas semanas do início da droga e manifesta-se por insuficiência respiratória, febre, ganho de peso, derrame pleural e, frequentemente, pericárdico, alteração da função renal e infiltrada intersticial ao Rx de tórax, ocorrendo entre 2% e 27% dos casos com mortalidade de 13%. Quando diagnosticada e tratada precocemente, nos primeiros sinais de insuficiência respiratória, a mortalidade é inferior a 1% com a instituição imediata do tratamento com dexametasona 1 mg/kg a cada 12 horas, máximo de 10 mg por dose. Pacientes com níveis de leucócitos superiores a 5.000/mm³, principalmente associados à alteração da função renal, têm maior risco de desenvolver essa síndrome e podem se beneficiar do uso profilático da corticoterapia[23,24]. A associação do ATRA com a quimioterapia convencional parece atenuar a gravidade do quadro[25] de qualquer sintoma de insuficiência respiratória em pacientes recebendo ATRA. A menos que o quadro seja extremamente grave, o ATRA e os outros quimioterápicos devem ser mantidos, ou nos casos graves o ATRA pode ser suspenso e reiniciado assim que houver melhora dos sintomas, e, posteriormente, a corticoterapia deve ser descontinuada[25].

SÍNDROME DA LISE TUMORAL

A síndrome de lise tumoral é caracterizada por um grupo de distúrbios metabólicos causados pela liberação maciça e abrupta de componentes intracelulares, para o sangue, após rápida destruição de células malignas, culminando com insuficiência renal, arritmia cardíaca e óbito. São frequentes em pacientes com doenças hematológicas, em especial LLA, mais frequentemente de linhagem T com hiperleucocitose, linfomas linfoblásticos avançados e, principalmente, o linfoma de Burkitt ou LLA B madura, com grande volume tumoral. A SLT pode estar presente ao diagnóstico, consequente ao grande volume de células neoplásicas e à alta taxa de proliferação celular com consequente lise espontânea das células neoplásicas, ou, mais frequentemente, nas primeiras horas ou dias após o início do tratamento. Decorrente da liberação do conteúdo intracelular, potássio (150 mEq/l), fósforo (100 mEq/l) e ácidos nucleicos, em especial a purina, que é metabolizada pela enzima xantino-oxidase em hipoxantina, xantinas e, finalmente, em ácido úrico[26,27]. Por causa do intenso metabolismo intracelular, o pH é bastante baixo, ao redor de 7 ou menos. A lise das células neoplásicas libera grande quantidade de ácidos intracelulares, levando à acidose metabólica, agravada pela acidose láctica decorrente do regime de hipóxia das grandes massas tumorais; mais recentemente foi demonstrado que a acidose lática pode ser agravada pela perda do potencial da membrana mitocondrial durante a apoptose[28]. O rim é o único órgão responsável pela excreção do excesso de radicais ácidos, ocorrendo, portanto, uma sobrecarga ácida e a produção de urina extremamente ácida durante a SLT. A causa da falência renal da SLT é multifatorial; o ácido úrico, que é solúvel em pH fisiológico, torna-se insolúvel na urina ácida, ocorrendo precipitação nos túbulos coletores renais, obstrução do fluxo urinário e alteração da função renal[29,30]. Esse quadro é gravado pela hiperfosfatemia. O fosfato é solúvel quando a relação cálcio × fósforo é 58 ou menos, e, havendo valores superiores a esse, existe precipitação de fosfato de cálcio na microvasculatura e túbulos renais, agravando a insuficiência renal, além do consumo de cálcio e consequentes sinais de excitabilidade neuromuscular, que inicialmente se manifesta por formigamento, adormecimento perioral e de extremidades e contrações tônicas dolorosas de músculos e, posteriormente, por crises de tetania. O eletrocardiograma pode apresentar aumento do espaço QT. Em pacientes com risco potencial de SLT, deve fazer parte do exame físico a pesquisa dos sinais de Trousseau e Chvostek (espasmo carpo-podal), que permite demonstrar a presença de tetania latente.

A hiperpotassemia é a consequência mais grave da SLT. Além da liberação de grandes quantidades de potássio intracelular já citada anteriormente, a insuficiência renal e a acidose agravam o quadro, podendo atingir níveis séricos superiores a 7 mEq/l, arritmia ventricular e morte. O quadro de SLT pode ser agravado por infiltração renal neoplásica, frequente em neoplasias linfoides, assim como pela compressão das vias urinárias pelos linfomas abdominais[27].

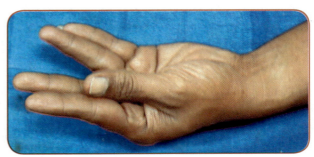

Fig. 7.3. Sinal de Chvostek.

Tratamento

No tratamento da SLT, devem ser diferenciadas três etapas:

1. Prevenção da SLT;
2. Prevenção das manifestações clínicas após a SLT instalada;
3. Prevenção ou correção das disfunções orgânicas após SLT sintomática.

A base do tratamento é a hidratação vigorosa – muitos pacientes se apresentam com depleção de volume ao diagnóstico – para que se estabeleça um bom fluxo urinário, permitindo a eliminação do ácido úrico, fosfatos e potássio, garantindo a função renal e reduzindo a chance ou gravidade das alterações metabólicas. Até recentemente o tratamento da SLT pouco havia mudado, baseando-se na hiper-hidratação, com 3 a 6 l/m² ao dia, utilização de diuréticos após normalização da volemia, inibição da produção de ácido úrico com uso de alopurinol, questionável alcalinização urinária com o uso de bicarbonato endovenoso e acetazolamida. No entanto, a alcalinização, embora seja efetiva na redução dos níveis séricos de ácido úrico, predispõe à precipitação do fosfato de cálcio, agravando a insuficiência renal, consumindo o cálcio ionizado plasmático e desencadeando a hipocalcemia sintomática. O alopurinol não diminui os níveis de ácido úrico preexistente, por ser inibidor da enzima xantino-oxidase, diminui a produção deste, iniciando seu efeito depois de 8 a 12 horas após a primeira dose. Ocorre, no entanto, acúmulo dos precursores hipoxantina e xantina, cuja eliminação urinária pouco se altera com a alcalinização, podendo ocorrer superação do limite de solubilidade das xantinas e precipitação nos túbulos renais, agravando a insuficiência renal[31].

Há vários anos, foi desenvolvida na Europa uma enzima uricolítica, a urato-oxidase, porém, por haver altas taxas de reações alérgicas graves, não foi aprovada na maioria dos países. Mais recentemente, foi desenvolvida a urato-oxidase recombinante (rasburicase), muito mais segura e, comprovadamente, possui uma excelente ação uricolítica, sendo, portanto, uma droga hipouricemiante extremamente efetiva e rápida, reduzindo os níveis de ácido úrico em mais de 80%, num período de 4 horas após sua administração. A urato-oxidase transforma o ácido úrico já existente em alantoína, substância altamente solúvel independente do pH sanguíneo e urinário. Por ser uma droga uricolítica, tem a capacidade de dissolver os cristais de ácido úrico, melhorando a função renal, comprovada pela melhora dos níveis de creatinina, durante a lise do tumor. Em um estudo do grupo francês utilizando rasburicase em pacientes portadores de LNH avançados e LLA B maduras, a diálise foi necessária em 2,3% dos casos, enquanto, em outros grupos (inglês/norte-americano) com a mesma população de pacientes e sem o uso de rasburicase, a incidência de diálise foi de 16% e 23%, respectivamente.

A rasburicase é contraindicada a pacientes portadores de deficiência de G6PD, que podem desenvolver hemólise grave e meta-hemoglobinemia. Apesar do custo relativamente alto, vários estudos já demonstraram que o tratamento do paciente que desenvolve as complicações graves da SLT que necessitam de diálise custa mais de cinco vezes quando comparado com o daqueles sem complicações ($ 51.990 × $ 9.978). Outro trabalho mostra que o custo adicional no tratamento da SLT foi de EURO 672, no entanto o custo do tratamento dos pacientes que desenvolveram hiperuricemia foi de EURO 7.342[32,33]. Em novembro de 2008, em uma reunião de especialistas em Paris, houve um consenso que criou uma recomendação de avaliação de risco e profilaxia da SLT em adultos e crianças[34]. Foram criados três grupos de risco para o desenvolvimento da SLT – baixo risco, quando a possibilidade de SLT for inferior a 1%; risco intermediário, com possibilidade entre 1% e 5%; e alto risco, quando o risco for superior a 5% –, baseado em fatores biológicos da neoplasia, estádio e quantidade de doença, evidências laboratoriais de SLT e alteração da função renal. Na faixa etária das crianças e adolescentes, foram classificados como pode ser visto na Tabela 7.1.

A recomendação terapêutica para os pacientes classificados como de baixo risco são a hidratação e a monitorização laboratorial. A utilização de alopurinol não é obrigatória. Para os pacientes classificados de risco intermediário, indicam-se hidratação, alopurinol e monitorização laboratorial. Nos pacientes de alto risco, além da hidratação e da monitorização laboratorial, está indicada a rasburicase.

A dose da rasburicase recomendada pelo laboratório é de 0,15 a 0,2 mg/kg/dose 1× ao dia por cinco a sete dias. No entanto, a literatura já comprovou que a utilização de uma única dose promove uma rápida e sustentada queda dos níveis de ácido úrico, ficando reservadas outras doses de rasburicase apenas se não houver normalização nos níveis de ácido úrico ou nova elevação dele, o que ocorre em menos de 30% dos casos[35,36].

Tabela 7.1. Avaliação de risco para SLT

Baixo risco	Risco intermediário	Alto risco
Tumores sólidos*		
LMA com < 25.000 glóbulos brancos e DHL < 2x nl	LMA com > 25.000 glóbulos brancos ou quaisquer glóbulos brancos e DHL > 2x nl	LMA com glóbulos brancos > 100.000
	LLA < 100.000 e DHL < 2x nl	LLA com > 100.000 ou quaisquer glóbulos brancos e DHL >2x nl
	LNH grandes céls. EC III e IV	
	LNH Burkitt EC I e II com DHL < 2x nl	LNH Burkitt EC III/IV e/ou DHL < 2x nl
	LNH linfoblástico EC I e II e DHL < 2x nl	LNH linfoblástico EC III/IV e/ou DHL < 2x nl
	LNH de grau intermediário EC III/IV e DHL < 2x nl	
		Comprometimento renal ou alteração de função renal
		Alteração de ácido úrico, fósforo e/ou potássio

* Neuroblastoma ou tumor. Células germinativas com grande volume devem ser consideradas de risco intermediário.

Também é questionada a dose ideal a ser utilizada. Em crianças, a dose de 0,049 mg/kg foi demonstrada como efetiva, diminuindo o custo do tratamento em até 96%, sendo repetida se necessária[37,38]. Apesar da inquestionável eficácia da rasburicase na profilaxia e no tratamento da SLT, pacientes que ao diagnóstico apresentam falência renal, principalmente quando associada a hiperfosfatemia refratária à hiper-hidratação, podem não responder ao tratamento clínico e necessitar de terapia de substituição renal de urgência[39].

HIPERCALCEMIA

A hipercalcemia definida como níveis séricos de cálcio maior ou igual a 12 mg/% é uma complicação rara em crianças e adolescentes com câncer, com incidência variando entre 0,4% e 1,3% desses pacientes[40].

Associada a vários tipos de neoplasias da infância, é mais frequente em neoplasias hematológicas, rabdomiossarcoma, em especial o subtipo alveolar, neuroblastoma e tumor rabdoide renal, ou ainda a apenas imobilização prolongada[40]. O mecanismo pelo qual a hipercalcemia se desenvolve em crianças e adolescentes com câncer é variável, desde a reabsorção óssea por comprometimento neoplásico dos ossos ou medula óssea, ou por produção de um peptídeo anômalo com atividade de parato-hormônio, levando ao aumento da atividade dos osteoclastos e, portanto, reabsorção óssea e liberação do cálcio no plasma, além de reabsorção renal de cálcio. Outras citoquinas podem estar envolvidas na gênese da hipercalcemia, entre as quais o fator de necrose tumoral, a interleucina-6 e o fator ativador do osteoclasto. Independentemente dos mecanismos envolvidos, todos levam à liberação do cálcio ósseo para o sangue, resultando em poliúria e desidratação, levando à queda na filtração glomerular, diminuindo a excreção renal de cálcio e agravando a hipercalcemia.

O cálcio sérico total reflete tanto a fração ionizada, livre, quanto a ligada à albumina. O cálcio sérico total diminui 0,8 mg/% por grama de decréscimo da albumina. No plasma, o cálcio é encontrado 50% na forma ionizável e 50% ligado à proteína, no entanto a forma ionizável é que tem grande importância fisiológica[42]. Pacientes com hipercalcemia têm inicialmente manifestações clínicas inespecíficas, tais como astenia, náuseas, vômitos, anorexia, constipação, dor abdominal, poliúria e polidipsia. Níveis elevados de cálcio levam a importante fraqueza muscular, alteração do ritmo cardíaco, cefaleia, letargia, estupor, convulsões e coma.

Tratamento

A hipercalcemia moderada, definida como nível sérico entre 12 e 14 mg/%, deve ser tratada com hidratação vigorosa com 3 l/m²/dia, com solução salina, pois, além de restabelecer a volemia e o débito urinário, o cloreto de sódio diminui a reabsorção tubular do cálcio, associada à furosemida 1 a 2 mg/kg/dose três a quatro vezes ao dia, que, além de forçar a diurese, tem a capacidade de bloquear a reabsorção de cálcio na alça de Henle, chegando a diminuir a calcemia em

3 mg/% após 48 h[41]. Níveis superiores a 14 mg/% devem ser considerados críticos, e, além das medidas já citadas, a hidratação deve ser aumentada até 6 l/m²/ dia. Várias drogas foram utilizadas no passado – mitramicina, calcitonina e nitrato de gálio –, porém foram substituídas pelos bifosfonados, potentes inibidores da reabsorção óssea. Em pediatria, o pamidronato é o mais estudado e deve ser utilizado na dose de 0,5 a 1 mg/kg/dose em infusão de 4 a 6 horas, com a resposta clínica ocorrendo em 24 a 48 horas, e se necessário uma segunda dose de 1 mk/kg pode ser utilizada após sete dias[43]. Após utilização de pamidronato é necessária a monitorização de cálcio, fósforo e magnésio. A utilização de glicocorticoide pode ser útil quando a hipercalcemia é consequente a uma neoplasia linfoide.

REFERÊNCIAS

1. Issa PY, Brinhi ER, Janin Y, et al. Superior vena cava syndrome in childhood. Pediatrics. 1983;71:337.

2. Escalante CP. Causes and management of superior vena cava syndrome. Oncology. 1993;7:61-8.

3. Ingram I, River G, Shapiro DDN. Superior vena cava syndrome associated with childhood malignancy. Med Pediatr Oncol. 1990;18:476.

4. King RM, Telander RL, Smithson WA, et al. Primary mediastinal Tumor in children. J Pediatr Surg. 1982;17:512.

5. Weiss LM, Stricker JG, Medeiros LJ, et al. Proliferative rates of non-Hodgkin's lymphomas as assessed by Ki-67 antibody. Hum Pathol. 1987;18:1155-9.

6. Perger L, Lee EY, Shamberger RC. Management of children and adolescents with a critical airway due to compression by an anterior mediastinal mass. J Pediatr Surg. 2008;43:1990-7.

7. Rendina EA, Venuta F, De Giacomo T, et al. Biopsy of anterior mediastinal masses under local anestesia. Ann Thorac Surg. 2002;74:1720-2.

8. Bertsch H, Rudoler S, Needle MN, et al. Emergent/urgent therapeutic irradiation in pediatric oncology: patterns of presentation, treatment and outcome. Med Pediatr Oncol. 1998;30:101-5.

9. Borenstein SH, Gerstle T, Malkin D, et al. The effects of prebiopsy corticosteroid treatment on the diagnosis of mediastinal lymphoma. J Pediatr Surg. 2000;35:973-6.

10. Lewis DW, Packer RJ, Raney B, et al. Incidence, presentation and outcome of spinal cord disease in children with systemic cancer. Pediatrics. 1986;78:438.

11. Kato A, Yshio Y, Hayakawa T, et al. Circulatory disturbance of the spinal cord with neoplasm in rats. J Neurosurg. 1885;65:260.

12. Klein SL, Stanford RA, Muhlbauer MS. Pediatric spinal epidural metastases. J Neurosurg. 1991;74:70.

13. Packer RJ, Zimmerman RA, Sutton LN, et al. Magnetic resonance imaging (RMI) of spinal cord disease of childhood. Pediatrics. 1986;78:251.

14. Portenoy RK, Galer BS, Salamon O, et al. Identification of epidural neoplasm: radiography and bone scintilography in symptomatic and asymptomatic spine. Cancer. 1989;64:2207.

15. Hollis PH, Mails LI, Zapulla RA. Neurological deterioration after lumbar punctura below complete spinal subarachnoid block. J Neurosurg. 1986;64:253.

16. Bryne TN. Spinal cord compression from epidural metastasis. N Engl J Med. 1992;327:614.

17. Sanderson IR, Pritchard J, Marsh HT. Chemotherapy as initial treatment of spinal cord compression due to disseminated neuroblastoma. J Neurosurg. 1989;70:685.

18. Young RF, Post EM, King GA. Treatment of spinal epidural metastasis. Randomized prospective comparison of laminectomy and radiotherapy. J Neurosurg. 1980;53:741-8.

19. Bunin NJ, Pui CH. Differing complications of hyperleucocytosis in children with acute lymphoblastic or acute non lymphoblastic leukemia. J Clin Oncol. 1985;3:1590.

20. Lichtman MA, Rowe JM. Hyperleukocytic leukemias rheological, clinical, and therapeutic considerations. Blood. 1982;60:279.

21. Bunin NJ, Kunkel K, Callihan TR. Cytoreductive procedures on the early management in cases of leukemia and hyperleucocytosis in children. Med Pediatr Oncol. 1987;15:232-5.

22. Porku P, Farag S, Marcucci G, et al. Leucocytoreduction for acute leukemia. Therap Apheres. 2002;6:15-23.

23. Montesinos P, Bergua JM, Vellenga E, et al. Differentiation syndrome in patients with acute promyelocitic leukemia treated with transretinoic acid or anthracycline chemotherapy, outcome, and prognostic factors. Blood. 2009;113:775-83.

24. Rogers JE, Yang D. Differentiation syndrome in patients with acute promyelocytic leukemia. J Oncol Pharm Pract. 2011;17:22-3.

25. DeBotton S, Chevret S, Cointeux V, et al. Early onset of chemotherapy can reduce the incidence of ATRA syndrome in newly diagnosed acute promyelocytic leukemia (APL) with low white blood cell counts, results from APL 93 trial. Leukemia. 2003;18:339-42.

26. Jones DP, Mahmoud H, Chesney RW. Tumor syndrome lysis: phatogenesis and management. Pediatr Nephrol. 1995;9:206-12.

27. Cohen LF, Balow JE, Magrath IT, et al. Acute tumor lysis syndrome: a review of 37 patients with Burkitt's lymphoma. AM J Med. 1980;68:486.

28. Tiefenthaler M, Amberger A, Bacher N, et al. Increased lactate production follows loss of mitochondrial membrane potential during apoptosis of human leukaemia cells. Br J Haematol. 2001;114(3):574-80.

29. Stapleton FB, Linshow MA, Hassanein K, et al. Uric acid excretion in normal children. J Pediatr. 1978;92:911.

30. Klinenberg JR, Kippen I, Bluestone R. Hyperuricemic nephropathy: pathologic features and factors influencing urate deposition. Nephron. 1975;14:88.

31. Andreoli SP, Clark JH, Mc GuirreWA, et al. Purine excretion during tumor lysis in childhood with acute lymphocytic leukemia receiving allopurinol. Relationship to acute renal failure. J Pediatr. 1986;109:292.

32. Eaddy M, Seal B, Tangirala M, et al. Economic comparison of rasburicase and allopurinol for treatment of tumor lysis syndrome in pediatric patients. Am J Health Syst Pharm. 2010;67(24):2110-4.

33. Annemans L, Moeremans K, Lamotte M, et al. Pan-European multicentre economic evaluation of recombinant urate oxi-

dase (rasburicase) in prevention and treatment of hyperuricaemia and tumour lysis syndrome in haematological cancer patients. Support Care Cancer. 2003;11:249-57.

34. Cairo M, Coiffier B, Reiter A, et al. Recommendations for the evaluation of risk and prophylaxis of tumour lysis syndrome in adults and children with malignant diseases: an expert TLS panel consensus. Br J Haematol. 2010;149:578-86.

35. Lee AC, Li CH, So KT, et al. Treatment of impending tumor lysis with single-dose rasburicase. Ann Pharmacother. 2003;37:1614-7.

36. Liu CY, Sims-McCallum RP, Schiffer CA. A single dose of rasburicase is sufficient for the treatment of hyperuricemia in patients receiving chemotherapy. Leuk Res. 2005;29:463-5.

37. Hummel M, Reiter S, Adam K, et al. Effective treatment and prophylaxis of hyperuricemia and impaired renal function in tumor lysis syndrome with low doses of rasburicase. Eur J Haematol. 2008;80:331-6.

38. Darmon M, Guichard I, Vincent F. Rasburicase and tumor lysis syndrome: lower dosage, consideration of indications, and hyperhydration. J Clin Oncol. 2011;29:e67-8.

39. Darmon M, Guichard I, Vincent F, et al. Prognostic significance of acute renal injury in acute tumor lysis syndrome. Leuk Lymphoma. 2010;51(2):221-7.

40. Kerkudo C, AertsI, Fatter S, et al. Hypercalcemia and childhood cancer: a 7 years of experience. J Pediatr Hematol Oncol. 2005;27:23-7.

41. Ablin AR, Albano A. Oncologyc emergencies. In: Ablin AR, eds. Supportive care of children with cancer. 2nd ed. Baltimore: The Johns Hopkins University Press; 1997. p. 178-80.

42. Paula FJA, Foss MC. Tratamento da hipercalcemia e hipocalcemia. Medicina (Ribeirão Preto). 2003;36:370-4.

43. Young G, Shende A. Use of pamidronate in the management of acute cancer-related hypercalcemia in children. Med Pediatr Oncol. 1998;30:117-21.

CAPÍTULO 8

INFECÇÃO NO PACIENTE IMUNODEPRIMIDO

Massami Hayashi

INTRODUÇÃO

O tratamento das neoplasias pediátricas é baseado em terapia sistêmica, agressiva, multimodal, incluindo quimioterapia sistêmica (QT), radioterapia (RT) e às vezes transplante de medula óssea (TMO). Embora essa abordagem tenha sido responsável pela melhora significativa nas taxas de cura, ela apresenta efeitos colaterais severos em células não neoplásicas, principalmente as que apresentam crescimento rápido, como cabelo, pele, mucosas e medula óssea. A mielossupressão leva a períodos intermitentes de leucopenia (especialmente neutropenia), anemia e trombocitopenia de duração e gravidade variáveis. Durante os períodos de neutropenia, os riscos de morbidade e mortalidade são maiores. Uma das principais causas de mortalidade durante o tratamento é aquela relacionada à sepse em pacientes neutropênicos. Embora a terapia antineoplásica com frequência desenvolva episódios febris durante os períodos de neutropenia, somente um terço desses tem o sítio de infecção comprovado clinicamente ou microbiologicamente[1].

Antes de iniciar o tema das infecções propriamente ditas, é importante apresentar as definições padronizadas:

- *Febre:* A febre é definida como uma temperatura oral ≥ 38,3 ºC ou > 38 ºC mantida por 1 hora[2]. Embora a temperatura retal reflita com mais precisão a temperatura corporal, o risco teórico dessa abordagem como a translocação bacteriana, particularmente em crianças apresentando mucosite, é uma contraindicação.
- *Neutropenia*: A neutropenia é definida como contagem absoluta de neutrófilos < 500/mm^3 ou com previsão de queda (devido à quimioterapia) para 500/mm^3 nas próximas 48 horas[2].

O risco infeccioso aumenta diretamente com a gravidade da neutropenia (< 100/mm^3 maior risco que < 500/mm^3), com a velocidade de instalação da neutropenia (queda rápida apresenta maior risco que neutropenia crônica ou anemia aplásica) e com a duração da neutropenia[3]. Para compreender o impacto do tratamento, do risco e do processo infeccioso, deve-se primeiramente entender o impacto do tratamento antineoplásico nas defesas do organismo, incluindo a imunidade inata, a imunidade adaptativa e a resposta fisiológica à infecção.

Serão abordados a imunidade inata e adaptativa do paciente imunodeprimido, a importância da história, o exame físico e o complementar, as etiologias do foco infeccioso, as características dos sítios mais importantes e o tratamento.

Imunidade inata

A imunidade inata do hospedeiro é responsável pelo reconhecimento de um patógeno invasor inespecífico, incluindo a barreira mucocutânea, células fagocitárias, células *natural killer*, células T e B e uma rede de respostas que regulam essas células. As defesas contra as doenças invasivas se iniciam com a barreira mucocutânea, que inclui células especializadas da pele, do trato respiratório, gastrointestinal (TGI) e geniturinário (TGU). No trato respiratório incluem as células ciliadas, as células produtoras de muco, que interceptam e eliminam patógenos, e as células produtoras de surfactante, que ajudam na opsonização de bactérias e fungos. O TGI contribui para a imunidade inata por meio da produção de ácidos pelas células parietais, moléculas antimicrobianas e ácidos graxos bactericidas secretados no intestino, assim como IgA secretora, que protege a superfície mucosa. As neoplasias pediátricas e seu tratamento comprometem o sistema imune inato de diversas maneiras. A quebra da barreira mucocutânea por invasão tumoral, remoção cirúrgica de lesão primária ou metastática, RT, doença do enxerto *versus* hospedeiro (GVHD) e mucosite causada por agentes quimioterápicos citotóxicos (metotrexate, citarabina e etoposide) permite a invasão de patógenos. Além disso, a maioria dos pacientes apresenta dispositivos invasivos como cateter venoso central (CVC), derivação ventricular (DV), cânula orotraqueal (COT), sonda nasogástrica (SNG) e cateter vesical, que podem alterar a barreira mucocutânea. As frequentes coletas de sangue também comprometem a barreira epidérmica, facilitando a introdução de patógenos diretamente na corrente sanguínea. O comprometimento funcional por RT local em campos pulmonares pode resultar em paralisia das células ciliadas. Medidas utilizadas para proteger o paciente podem inadvertidamente alterar a fisiologia do sistema imune inato – por exemplo, o uso de antiácidos para prevenir gastrite (associada com altas doses de corticoides) pode comprometer a barreira fisiológica, diminuindo ou inativando a secreção gástrica ácida. A próxima linha de defesa inclui células fagocíticas tal como neutrófilos, monócitos e macrófagos tissulares. Essas células fagocitam e destroem os patógenos por meio de mecanismos oxidativos e não oxidativos e ajudam a regular a resposta imune mediante a liberação de citocinas. Ocorrem também alterações funcionais nas células fagocitárias associadas à terapia. Os neutrófilos de pacientes com leucemia ou linfoma podem apresentar prejuízo na resposta quimiotáxica, bactericida e produção de superóxido. A utilização concomitante de corticoide reduz os mecanismos oxidativos e não oxidativos das células hospedeiras. A QT tem efeitos quantitativos e qualitativos nessas células, diminuindo o número de neutrófilos e monócitos circulantes. Os agentes quimioterápicos como melfalano, bussulfano, metotrexate, carboplatina, cisplatina, doxorrubicina, ciclofosfamida e etoposide levam à neutropenia pela ação direta na medula óssea[4]. A radioterapia e os glicocorticoides podem prejudicar a função e a recuperação dos neutrófilos. O resultado dessas alterações quantitativas e funcionais das células fagocitárias é a inabilidade do sistema imune para responder adequadamente à invasão bacteriana e fúngica.

Imunidade adaptativa

A imunidade adaptativa (ou adquirida) inclui os aspectos da resposta imune que fornece resposta a patógeno específico, incluindo a produção de anticorpos específicos e imunidade celular mediada por linfócitos T.

É composta por resposta humoral (linfócitos B, imunoglobulinas e sistema complemento) e celular (linfócitos T e antígenos celulares)[5]. Os linfócitos B produzem imunoglobulinas que se ligam a antígenos extracelulares estranhos, incluindo bactérias, vírus e certos fungos patogênicos. As imunoglobulinas atingem os patógenos para fagocitose por opsonização, ativam o complemento e bloqueiam o patógeno, ligando-se a mucosa ou células-alvo. A diminuição ou defeitos nos linfócitos B resultam em aumento da suscetibilidade a infecções por bactérias encapsuladas, como *Streptococcus pneumoniae, Haemophilus influenzae B* e *Neisseria meningitidis*[6]. O anticorpo monoclonal rituximab, utilizado para o tratamento de neoplasias de células B, pode predispor a infecções por bactérias encapsuladas e pelo herpes-vírus, por vários meses após o tratamento[7]. Os receptores de células T estão dispostos na superfície dos linfócitos T e são aptos à destruição de patógenos intracelulares, incluindo vírus, bactérias, fungos e micobactérias, pelo reconhecimento dos complexos de histocompatibilidade. As células T ativam fagócitos e regulam a produção de imunoglobulinas pelas células B e a citotoxicidade mediada pelas células T. As neoplasias como as leucemias e os linfomas de células T, doença de Hodgkin, timoma e pacientes submetidos a TMO estão associados com disfunção das células T. Agentes quimioterápicos como fludarabino, cladribina, ciclofosfamida, metotrexate e corticosteroides podem levar à linfopenia e à disfunção de linfócitos. A função das células T também é prejudicada pelo uso dos corticoides, da irradiação e das células-tronco depletadas de células T utilizadas para o transplante de medula óssea. Outros órgãos afetados pela neoplasia ou pelo seu tratamento podem contribuir para o prejuízo das defesas do hospedeiro. Por exemplo, a esplenectomia pode fazer parte do tratamento para algumas neoplasias. Pacientes com esplenectomia funcional ou anatômica apresentam maior risco de sepse fulminante por bactérias encapsuladas. Um prejuízo neurológico pode aumentar o risco de pneumonia aspirativa. Obstrução mecânica de órgãos pelo tumor, como vesical, brônquio, ou ureteres, pode levar a colonização e infecção posterior. A deficiência nutricional é comum em crianças submetidas à quimioterapia e pode afetar negativamente a função imune.

Resposta fisiológica à infecção

A resposta fisiológica à infecção envolve o sistema cardiovascular, pulmonar e endócrino. Além de afetar o sistema imune direta e indiretamente, a neoplasia e seu tratamento podem prejudicar a resposta fisiológica para uma infecção grave. A QT e a RT podem lesar o pulmão, levando a uma patologia restritiva e alteração da troca gasosa, que pode piorar a hipóxia e a insuficiência respiratória nos casos de pneumonia. A disfunção cardíaca causada por agentes como a doxorrubicina pode prejudicar a capacidade de aumentar o débito cardíaco, contribuindo para a descompensação e o choque. A RT craniana pode induzir à disfunção pituitária permanente, resultando em resposta hormonal inadequada ao estresse e agravando ainda mais a descompensação fisiológica.

Anamnese

A história clínica deve incluir uma revisão dos sintomas e recentes exposições para tentar identificar uma possível fonte de infecção. É importante lembrar que o paciente neutropênico tem uma resposta diminuída à inflamação, assim sendo sinais inflamatórios como possíveis focos de infecção podem estar ausentes. Alguns sintomas particularmente importantes incluem sintomas de mucosite (extensão e localização, grau de dor), dor para evacuar que poderia indicar celulite ou abscesso perirretal. Uma análise criteriosa de medicamentos recentes como QT e ABT profilática e uso de fator estimulador de colônias (CSF) deve ser realizada. Revisão dos últimos episódios febris, resultados de culturas recentes e *status* de imunização incluindo vacinação contra a gripe devem sempre ser levados em conta.

Exame físico

O paciente neutropênico febril requer um exame físico detalhado com a finalidade de identificar um foco de infecção. Inicia-se com o exame completo da pele. Os sinais vitais devem ser valorizados. Temperatura, frequência respiratória, frequência cardíaca, pressão arterial, saturação (pela oximetria de pulso) e peso são essenciais para a avaliação do paciente neutropênico febril. Alterações dos sinais vitais podem ser o único sinal de infecção grave mesmo com a criança aparentemente em bom estado geral. A taquipneia ou a hipóxia leve pode representar pneumonite ou um foco de consolidação em evolução; a taquicardia desproporcional à febre, ao choro, à ansiedade ou à dor deve ser considerada sinal precoce de um choque compensado. Perda de peso pode ajudar a determinar o grau de desidratação, de baixa ingesta oral ou de perdas por vômito ou diarreia. Boca, nariz, seios paranasais e palato também devem ser cuidadosamente examinados; placas brancas podem indicar infecção por fungos como Candida, e placas escuras podem indicar infecção fúngica, como Aspergillus ou Mucor. Os pulmões devem ser cuidadosamente auscultados para sinais de consolidação, embora taquipneia possa ser o único sinal de infecção respiratória na criança gravemente neutropênica. A inserção do cateter venoso central deve ser observada quanto a sinais flogísticos. O abdome deve ser examinado com cuidado em relação à dor, que pode indicar pancreatite (especialmente após asparaginase), e a dor difusa de quadrante inferior direito pode indicar tiflite. Qualquer sítio cirúrgico, incluindo cateteres, válvulas ventrículo-peritoneal e locais de biópsia, deve ser examinado para sinais de infecção superficial ou profunda. Além disso, a área perirretal deve ser sempre inspecionada visualmente (eritema) e o espaço perianal deve ser palpado (abscesso). O toque retal é contraindicado, visto que pode comprometer ainda mais a translocação de bactérias. Infecções por varicela e zóster merecem atenção especial; a erupção associada a essas doenças nem sempre é característica e inicialmente pode aparecer somente com febre e pequenas pápulas, em vez de lesões vesiculares múltiplas. Ocasionalmente, reativação zóster pode ocorrer e apresenta somente dor e hipoestesia, sem erupção cutânea.

Exames laboratoriais

A avaliação de laboratório inicial deve incluir um hemograma completo com diferencial para determinar se o paciente está neutropênico, plaquetopênico e/ou anêmico. A dosagem sérica da proteína C reativa (PCR) auxilia muitas vezes. Exames laboratoriais adicionais não são necessários rotineiramente e devem ser dirigidos pelo quadro clínico. Nas meningites, a pleocitose no liquor (LCR) pode ser modesta ou ausente, e uma infecção do trato urinário (ITU) pode demonstrar pouca ou nenhuma piúria. Muitas vezes, a febre é o único sinal de uma infecção grave. A hemocultura é essencial. O volume total de sangue coletado para hemocultura é um determinante fundamental para detectar uma infecção de corrente sanguínea. Assim sendo, devem ser coletadas pelo menos duas hemoculturas; em adultos, uma punção venosa ou de cateter com 20 ml, divididos em um meio aeróbio e um meio anaeróbio. Em pacientes pediátricos com menos de 40 kg, sugere-se um volume proporcionalmente menor. Alguns centros limitam a coleta de sangue < 1% do volume sanguíneo total. Como o volume de sangue total é de aproximadamente 70 ml/kg, o limite de amostra total seria de 7 ml para um paciente de 10 kg e 28 ml para um paciente de 40 kg[8]. Dois estudos retrospectivos encontraram que duas hemoculturas detectam 80%-90% dos agentes de corrente sanguínea em pacientes gravemente doentes, ao passo que ≥ 3 são necessários para alcançar > 96% de positividade[9,10]. No paciente oncológico neutropênico, a coleta de hemocultura de todos os lúmens do CVC (se houver), bem como uma de veia periférica, é defendida durante a avaliação inicial da febre, pois uma infecção relacionada ao cateter não pode ser descartada sem a cultura periférica simultânea[11]. Se a febre persistir após ABT empírica, duas hemoculturas (via cateter ou periférica) podem ser obtidas nos próximos dois dias. Em febre persistente com alteração clínica do paciente, aconselha-se nova coleta de culturas e, após a melhora da febre inicial com antibióticos empíricos, qualquer febre deve ser avaliada com culturas como um novo episódio de possível infecção. A cultura dos sítios listada abaixo deve ser orientada por sinais clínicos e sintomas e não deve ser realizada rotineiramente.

- Fezes: pesquisa de toxina do *Clostridium difficile* em pacientes com diarreia;
- Urina: se existem sinais ou sintomas de infecção do trato urinário, presença de sonda vesical ou urina I alterada;
- LCR: na suspeita de meningite;
- Pele: aspiração ou biópsia de lesões de pele suspeita de infecção (Gram e cultura);
- Secreção traqueal: na presença de tosse produtiva, coleta de amostras de escarro para cultura bacteriana. Lavado broncoalveolar (LBA) em pacientes com um infiltrado de etiologia incerta ao RX. Lavagem nasal ou LBA são recomendadas para avaliar para sintomas de infecção por vírus respiratório [adenovírus, influenza A e B vírus, vírus sincicial respiratório (VSR) e vírus parainfluenza], especialmente durante uma epidemia ou durante o inverno.

Exames de imagem

Alguns autores recomendam as radiografias de tórax na avaliação inicial independentemente da sintomatologia, porém evidências sugerem que pode não ser tão útil como um teste de rastreio. Verificou-se a incidência de pneumonia de 3% a 6% nessa população de pacientes, com quase todos os casos sintomáticos[12]. Nos pacientes com sintomas e sinais respiratórios, deve ser realizada uma radiografia de tórax para afastar a pneu-

monia. Pacientes com pneumonia durante neutropenia podem progredir rapidamente ao comprometimento respiratório e, portanto, devem ser hospitalizados.

ETIOLOGIA

Somente 10%~30% dos neutropênicos febris apresentam diagnósticos microbiológicos documentados[13]. Desses, 85%~90% dos patógenos encontrados são Gram-positivos ou Gram-negativos. É importante ressaltar que as causas não infecciosas de febre em neutropênicos são diagnósticas de exclusão. Alguns agentes quimioterápicos como a citarabina podem estar associados à febre. Os agentes Gram-negativos e anaeróbios se originam frequentemente do TGI e os Gram-positivos, da pele e trato respiratório, além de cateter venoso e da mucosite pós-QT agressiva. Infecções virais agudas incluem vírus respiratórios e do trato gastrointestinal, adquiridos em creches, escolas, de irmãos, e infecções nosocomiais. Varicela, influenza, VSR e adenovírus apresentam alta morbidade e mortalidade em pacientes neutropênicos. Receptores de TMO são de risco para infecção aguda ou reativação de infecção latente por vírus da família herpes (citomegalovírus [CMV], vírus Epstein Barr [EBV], herpes vírus [HSV]) e poliomavírus[14,15]. A maioria dos pacientes que recebem terapia imunossupressora deve receber profilaxia para *Pneumocystis*. As infecções fúngicas são incomuns, porém o risco aumenta com a neutropenia prolongada (> 10 dias), pacientes com recaída tumoral, altas doses de corticoides por períodos prolongados e imunossupressão crônica pós-TMO. Infecção por protozoários também deve ser considerada em qualquer paciente imunocomprometido.

TRATAMENTO

Antibioticoterapia empírica em pacientes com neutropenia e febris

As escolhas específicas de antibióticos devem ser guiadas pela microbiologia local, suscetibilidades e fatores de risco individual e, portanto, variam de acordo com a instituição. O princípio geral que orienta o tratamento empírico, no entanto, permanece sendo a seleção de agentes antimicrobianos de amplo espectro para Gram-negativos e Gram-positivos para os quais essas populações específicas são suscetíveis de causar infecção. Bactérias multirresistentes também devem ser consideradas em terapia empírica. O objetivo da terapia empírica inicial é evitar morbidade grave e mortalidade devidas aos patógenos bacterianos, até que os resultados das culturas de sangue estejam disponíveis para orientar escolhas mais precisas. No entanto, um recente estudo observacional prospectivo envolvendo mais de 2 mil pacientes revelou que apenas 23% dos episódios de neutropenia febril eram associados à bacteremia[16]. As frequências de Gram-positivos, Gram-negativos e polimicrobiana foram de cerca de 60%, 34% e 9%, respectivamente. Apesar da frequência maior de Gram-positivos, os Gram-negativos foram associados com maior mortalidade (5% *vs.* 18%). No passado, a cobertura de *P. aeruginosa* tem direcionado as escolhas de antibióticos recomendadas, por causa das altas taxas de mortalidade associadas com essa infecção, e continua a ser um componente essencial[17]. Além disso, mesmo com as hemoculturas negativas, antibióticos empíricos são considerados vitais para cobrir possíveis infecções ocultas. O objetivo da escolha do tratamento é atingir os agentes mais prováveis e mais virulentos, que rapidamente podem causar infecções graves ou fatais em pacientes neutropênicos febris. Isso pode ser feito com uma variedade de esquemas de antibióticos, incluindo esquemas combinados e de monoterapia, mas a seleção final deve se basear no *status* de risco do paciente (baixa *vs.* alta); nos sinais ou sintomas localizatórios de infecção, como infiltrado pulmonar ou celulite; e especialmente nas tendências da epidemiologia dos agentes patogênicos causando infecções em pacientes neutropênicos, com especial atenção ao local e mesmo ao padrão individual de colonização bacteriana e resistência. Cobertura adicional deve ser considerada para condições e fatores de risco específicos. Por exemplo, pacientes que recebem altas doses de citarabina são de alto risco para infecção por Streptococcus alfa-hemolítico, que é associado com significativa resistência antimicrobiana. A vancomicina deveria ser adicionada à terapia desses pacientes e também ser considerada para pacientes com sinais de infecção de cateter venoso central, incluindo celulite ou edema em pacientes com história de exposição ao *Staphylococcus aureus* resistente à meticilina (MRSA). Quando existe suspeita clínica de tiflite ou catástrofe intra-abdominal, a cobertura antimicrobiana deve ser ampliada para incluir cobertura melhor para anaeróbios. A terapia tripla com metronidazol, cefalosporina de terceira ou quarta geração e vancomicina é indicada.

✓ Fatores de risco

O paciente neutropênico febril apresenta uma variedade de desfechos clínicos. A maioria dos pacientes recebe antibióticos de amplo espectro empiricamente e sobrevive ao episódio sem maiores complicações. Existem inúmeros fatores que sugerem um alto risco para infecção grave e complicações em pacientes neutropênicos febris[18-22]. A vigilância e a terapia empírica agressiva com ABT de amplo espectro endovenoso diminuem a mortalidade relacionada à sepse por Gram-negativo de 80% para níveis de 1%~3%[23,24]. A avaliação do risco de complicações da infecção grave deve ser realizada na apresentação da febre, determinando a administração da terapia empírica com antibióticos (orais *vs.* intravenosa) e local de tratamento (ambulatorial *vs.* internado) e a duração[2]. Vários estudos têm procurado estratificar os pacientes em alto e baixo risco para complicações infecciosas graves. Pacientes de alto risco apresentam neutropenia severa, prevista para durar mais de uma semana, e/ou os pacientes se encontram clinicamente instáveis (dor incontrolável, distúrbio do sensório ou hipotensão) e/ou apresentam comorbidade importante. Podem também ser identificados de acordo com a neoplasia de base (leucemias agudas) e/ou intensidade da QT (indução da leucemia ou condicionamento para TMO)[2]. Pacientes com menos de 1 ano de idade também têm sido considerados como um fator de risco independente, provavelmente por causa da imaturidade do sistema imune inato, do uso de fraldas, o qual aumenta a exposição da pele a urina e fezes, e a inabilidade para se expressar (sintomas)[25]. Marcadores laboratoriais associados com alto risco de infecção incluem a proteína C reativa sérica menor de 90 mg/l, plaquetopenia menor que 50.000 e contagem absoluta de monócitos menor que 100[26]. A atual conduta desses pacientes de alto risco é administrar antibióticos de amplo espectro, porém sempre internados. Essa conduta tem diminuído a mortalidade global dos pacientes oncológicos pediátricos. No entanto, isso leva a alteração da dinâmica familiar, admissão hospitalar prolongada, alto custo médico, complicações nosocomiais e aumento da resistência antimicrobiana. A conduta atual tem sido identificar pacientes de baixo risco que permitam uma abordagem menos agressiva em caráter ambulatorial. Os pacientes classificados de baixo risco são definidos como com neutropenia prevista para durar menos de sete dias, clinicamente estáveis e sem comorbidades[2]. Existem estudos com marcadores laboratoriais de risco [PCR, interleucinas, fator de necrose tumoral-alfa (TNF-α), e outros] e características genéticas associadas com risco de infecção. Séries documentadas na Europa e na América do Sul têm demonstrado eficácia e segurança no tratamento com ABT oral em populações selecionadas de baixo risco[25,27]. Existem diversas tentativas de elaborar um escore de risco para definir os pacientes de baixo e alto risco. Porém, esses escores devem ser validados na população de interesse.

✓ ABT inicial para pacientes de baixo risco

Em geral, o uso de antibióticos orais pode ser considerado apenas para pacientes que cumprirem critérios evidentes de baixo risco de complicações durante a neutropenia. Ciprofloxacina não deve ser utilizada como monoterapia por causa de sua má cobertura para Gram-positivos. Levofloxacina tem melhor atividade contra organismos Gram-positivos, mas atividade antipseudomonas menos potente do que a ciprofloxacina, que a torna um agente potencialmente atrativo para terapêutica empírica oral em pacientes de baixo risco[28]. Apesar das vantagens óbvias da terapia oral, incluindo a redução do custo, a falta de necessidade de acesso venoso, menor toxicidade e maior aceitação dos pacientes, poucos estudos avaliaram a viabilidade do manejo exclusivamente ambulatorial. A maioria dos estudos observou somente os pacientes no hospital durante as primeiras 24 horas, embora em alguns estudos pacientes tenham recebido alta seis horas após a administração da dose inicial[29]. A terapia ambulatorial oral ou endovenosa pode ser considerada após uma internação breve, durante a qual a terapia endovenosa é iniciada, a infecção fulminante é excluída, o paciente é considerado clinicamente estável de baixo risco de complicações, a avaliação quanto ao apoio familiar é concluída e o resultado parcial das culturas pode ser avaliado[30,31]. A reinternação ou permanência no hospital é necessária para febre persistente ou sinais e sintomas de piora infecciosa[2]. Os pacientes que estão na fase de recuperação dos neutrófilos são melhores candidatos para tratamento ambulatorial do que pacientes com neutropenia ou nenhuma indicação de recuperação da medula. A terapia combinada de ciprofloxacina com amoxacilina e clavulanato é recomendada para terapia empírica oral. Outros esquemas, como monoterapia com ciprofloxacina ou levofloxacina ou ciprofloxacina associada à clindamicina, são menos estudados, mas comumente utilizados. Pacientes que recebem fluoroquinolona profilática não deveriam receber terapia empírica com a mesma fluoroquinolona[2].

✓ ABT inicial para pacientes de alto risco

Pacientes de alto risco exigem internação com ABT de amplo espectro endovenoso com cobertura para *P. aeruginosa* e outros patógenos Gram-negativos graves. Monoterapia com um agente de betalactâmicos antipseudomonas, tais como cefepima, carbapenêmicos (imipenem-cilastatina ou meropenem) ou piperacilina + tazobactam, é tão eficaz quanto terapia combinada e é recomendada como terapia de primeira linha[32,33]. Monoterapia com aminoglicosídeo não deve ser usada para qualquer cobertura empírica ou bacteremia durante neutropenia por causa do rápido aparecimento de resistência para essa classe de agentes. Cefepima continua a ser uma monoterapia aceitável para cobertura empírica de neutropenia febril. Bactérias Gram-negativas cada vez mais resistentes são responsáveis por infecções em pacientes neutropênicos febris. Genes ESBL conferem uma ampla gama de resistência a antibióticos betalactâmicos entre essas espécies, principalmente entre espécies *Klebsiela* e *E. coli*. Organismos carbapenêmicos, incluindo *Klebsiella* sp. e *P. aeruginosa*, também podem causar infecções refratárias a imipenem ou meropenem. Organismos que produzem KPC são resistentes a todos os betalactâmicos e podem exigir tratamento com colistina ou tigeciclina[34,35]. A utilização da vancomicina não é padrão de terapia antibiótica empírica para neutropenia febril. Estafilococos coagulase-negativas, que são a causa mais comumente identificada de bacteremia em pacientes neutropênicos, são patógenos fracos que raramente causam rápida deterioração clínica, por isso geralmente não é necessária urgência para tratar tais infecções com vancomicina. Uma hemocultura positiva para estafilococos coagulase-negativa geralmente é atribuída como contaminante, supondo que um segundo conjunto de amostras de sangue tem resultados negativos de cultura. A principal razão para o uso criterioso de vancomicina tem sido a relação epidemiológica entre seu uso excessivo e o desenvolvimento de *Enterococcus* sp. e *S. aureus* resistentes[36]. No entanto, existem circunstâncias específicas que exigem a adição de vancomicina (ou outro com cobertura Gram-positiva ampla):

- Instabilidade hemodinâmica ou outras evidências de sepse grave;
- Pneumonia documentada radiograficamente;
- Hemocultura positiva para Gram-positivo, antes da identificação final e antibiograma;
- Infecção grave de cateter relacionado clinicamente suspeita (bacteremia na infusão por meio do cateter e celulite ao redor da inserção do cateter);
- Infecção de pele ou partes moles;

- Colonização por MRSA, Enterococcus resistentes à vancomicina (VRE) ou *Streptococcus pneumoniae* resistente à penicilina;
- Mucosite grave, associada à profilaxia prévia com fluoroquinolona e terapia empírica com ceftazidima.

A monoterapia, incluindo o uso de cefepima, carbapenêmicos e piperacilina-tazobactam, fornece excelente cobertura para *Estreptococos viridans* e é considerada agente adequado para o tratamento da neutropenia febril em pacientes com mucosite oral, excluindo a necessidade para a adição de vancomicina ao regime.

✓ Mudança da terapia empírica inicial

Uma vez iniciada a ABT empírica para neutropenia febril, os pacientes devem ser acompanhados quanto à resposta, aos efeitos adversos, ao surgimento de infecções secundárias e ao desenvolvimento de organismos resistentes aos medicamentos. Isso envolve o exame físico diário, a avaliação de novos sintomas, as culturas de sítios suspeitos e/ou os estudos dirigidos de imagem. O tempo médio para resolução da febre em pacientes com neoplasias hematológicas, incluindo TMO, é de aproximadamente cinco dias[32,37], ao passo que para os pacientes de menor risco, como tumores sólidos, é em média dois dias. A febre persistente isolada em um paciente cuja condição é estável raramente indica alteração do esquema de antibióticos. Adição ou alterações dos antimicrobianos iniciais devem ser guiadas por alteração clínica ou resultados de cultura em vez do padrão de febre isolado. As decisões mais amplas sobre quando e como modificar a cobertura antimicrobiana durante a neutropenia deve se basear na categoria de risco (alta ou baixa), na origem da febre em infecções documentadas e em um julgamento clínico sobre se o paciente está respondendo ao regime inicial.

✓ Febre inexplicada

Os pacientes com febre inexplicada com boa resposta à terapêutica empírica inicial podem ser mantidos no mesmo regime inicial até a recuperação da neutropenia (> 500 células/mm³). Questões importantes antes de direcionar a administração de antibióticos, de modo ambulatorial, incluem determinar quanto tempo o paciente deve ser observado em um ambiente clínico controlado antes da alta hospitalar, a adequação e a segurança do ambiente doméstico, o tipo e a frequência de acompanhamento clínico e indicações de readmissão. Febre persistente em pacientes assintomáticos e hemodinamicamente estáveis não é razão suficiente para adições ou alterações de antibióticos. Especificamente, não há nenhuma vantagem comprovada para adicionar vancomicina empiricamente em febre persistente ou reemergente e neutropenia. Da mesma forma, monoterapias eficazes, tais como cefepima e carbapenêmicos, também não se beneficiam da adição empírica de vancomicina para febre persistente, e essa prática não é recomendada. Se o tratamento com vancomicina foi adicionado empiricamente desde o início da terapia como parte do esquema inicial, ele deve ser suspenso se as hemoculturas em 48 horas não demonstrarem positividade para Gram-positivos. Uma mudança de monoterapia empírica para outra ou a adição de um aminoglicosídeo geralmente também não é útil, a menos que haja necessidade de ampliar cobertura por dados clínicos ou microbiológicos. Uma exceção importante é para pacientes ambulatoriais de baixo risco que estão sendo tratados com terapia empírica oral ou terapia IV. Se eles não apresentarem resposta como melhora da febre e sintomas clínicos em 48 horas, devem ser readmitidos e reavaliados e um esquema antibacteriano de amplo espectro IV deve ser iniciado. No caso de febre recorrente ou persistente por mais de três dias, apesar de terapia empírica, deve ser pesquisada exaustivamente uma fonte de infecção, incluindo hemoculturas e outros testes de diagnóstico clinicamente direcionados. Infecções como diarreia associada ao *C. difficile* e de cateter ou bacteremias não são incomuns. Tratamento empírico do *C. difficile* com vancomicina oral ou metronidazol pode ser empregado para pacientes com sintomas de cólicas abdominais e diarreia até que os resultados de exames estejam disponíveis se a suspeita clínica é importante[38]. A TC de abdome pode ser útil em pacientes neutropênicos com febre reemergente que têm dor abdominal e/ou diarreia, para avaliar a possibilidade de enterocolite neutropênica. A TC de tórax e/ou seios da face é recomendada para avaliar pacientes de alto risco, principalmente para infecção fúngica invasiva oculta. Devem-se também considerar fontes não infecciosas, tais como relacionadas a administração de drogas, tromboflebite, a própria neoplasia ou reabsorção de sangue de um grande hematoma. Em muitos casos, nenhuma fonte de febre persistente é identificada, mas o paciente melhora da febre quando a neutropenia se resolve. Os pacientes hemodinamicamente instáveis com neutropenia e febre persistente sem um foco evidente devem ter seu esquema antimicrobiano ampliado para garantir uma cobertura adequada para organismos Gram-positivos e Gram-negativos resistentes e anaeróbios. É adequada uma mudança da cefalosporina inicial para um carbapenêmico antipseudomonas (imipenem ou meropenem), assim como a adição de um aminoglicosídeo, ciprofloxacina ou aztreonam com vancomicina. A cobertura para Candida com fluconazol ou um agente antifúngico mais recente (se em uso de fluconazol) também é prudente em pacientes que sofrem de síndrome da resposta inflamatória sistêmica durante neutropenia. Os pacientes de alto risco que têm febre persistente ou recorrente depois de quatro a sete dias de tratamento com ABT de amplo espectro e que apresentam previsão de neutropenia prolongada (> 10 dias) são candidatos para a adição de terapia para fungo filamentoso empírica.

✓ Infecção documentada

A identificação de uma infecção clínica ou microbiologicamente documentada deve orientar todas as alterações do esquema inicial empírico. Modificações antimicrobianas deverão se basear em agentes patogênicos identificados ou suspeitos (se culturas negativas) e dados de sensibilidade disponíveis, incluindo tendências locais de sensibilidade e resistência. Modificações para infecções documentadas específicas são discutidas abaixo, com a ressalva de que os padrões locais de suscetibilidade são o fator mais importante na tomada de decisão final. Infecções de corrente sanguínea por Gram-negativos em pacientes com neutropenia inicialmente podem ser tratadas com combinações de agentes betalactâmicos ou carbapenêmicos e aminoglicosídeos ou fluoroquinolonas para fornecer ampla cobertura inicial dos agentes patogênicos multirresistentes desde o início do tratamento[39,40]. Uma vez que o paciente se estabilize e a sensibilidade *in vitro* seja conhecida, o tratamento antibiótico pode ser reduzido à monoterapia. Pneumonia em paciente neutropênico geralmente deve ser tratada como uma infecção adquirida em ambiente hospitalar, de acordo com recentes diretrizes da *American Thoracic Society*. Pacientes imunodeprimidos com internação ou ABT nos últimos 90 dias são considerados de alto risco para o desenvolvimento de pneumonia com agentes multirresistentes. Um tratamento inicial de amplo espectro com combinações de um betalactâmico ou carbapenêmico mais um aminoglicosídeo ou fluoroquinolona antipseudomonas é recomendado para esses pacientes. Em casos graves de pneumonia, documentados por hipóxia ou infiltrados extensos, ou

se houver suspeita de MRSA, está justificada a adição de vancomicina ou linezolida. Embora essa combinação tripla apresente ampla cobertura para *Legionella* sp., Gram-negativos multirresistentes e MRSA, deve se salientar que grau de comprometimento imune, história de infecção e ABT prévia e padrões locais de resistência a antibióticos devem ser considerados antes de decidir sobre o esquema terapêutico. Início de esquemas inadequados ou limitados é um importante fator de risco de mortalidade e períodos de internação prolongada. Sempre que possível, a pneumonia deve ser avaliada com lavado broncoalveolar e biópsia. Ajustamento do regime empírico pode ser guiado pela identidade e suscetibilidade de agentes patogênicos e pelo progresso clínico. Para pacientes com agentes Gram-positivos isolados em corrente sanguínea ou infecções de pele e partes moles, a adição precoce de vancomicina (ou linezolida ou daptomicina) é recomendada até o resultado do antibiograma. Linezolida pode causar supressão da medula e, assim, prejudicar a recuperação de neutrófilos e plaquetas, especialmente quando administrada por mais de 14 dias[41]. Ulcerações orais ou sintomas de esofagite podem representar infecções por HSV ou Candida em pacientes de alto risco, portanto aciclovir e/ou fluconazol empírico ou outro antifúngico adequado. Endoscopia diagnóstica raramente causa bacteremia[42], mas deve ser evitada em pacientes trombocitopênicos por causa do risco de sangramento e perfuração.

O aparecimento de dor abdominal, geralmente no quadrante inferior direito, sugere enterocolite neutropênica (também conhecida como tiflite). A tomográfica computadorizada (TC) deve ser obtida para avaliação adicional. Pacientes que desenvolvem enterocolite neutropênica devem ser tratados com um regime de amplo espectro. Em virtude da predominância de anaeróbios e Gram-negativos como agente etiológico, monoterapia com piperacilina-tazobactam ou um carbapenêmico ou uma combinação de cefalosporina antipseudomonas e metronidazol são esquemas adequados. Há menos evidências para apoiar a rotina de adições de vancomicina ou um agente antifúngico. Esses pacientes devem ser avaliados por um cirurgião no caso de necessidade de ressecção intestinal para sepse descontrolada, sangramento ou intestino isquêmico.

✓ Duração da antibioticoterapia empírica

Tradicionalmente, a duração da ABT para uma febre de etiologia não identificada deve ser mantida até que o paciente se torne afebril por pelo menos dois dias e apresente > 500 células/mm³, pelo menos uma vez, mas com tendência de aumento consistente. Anos de experiência têm demonstrado ser essa abordagem segura e eficaz. Ele é baseado no princípio de que, apesar da necessidade de antibióticos para conter uma infecção oculta durante a neutropenia, a recuperação dela é necessária para proteger o paciente. Variáveis que podem afetar essa abordagem básica incluem a duração prevista do neutropenia e a rapidez e a confiabilidade da recuperação da neutropenia. O uso profilático de fatores estimuladores de colônias e o estado geral da função medular do paciente também são importantes determinantes da recuperação hematológica que auxiliará na decisão sobre quando antibióticos podem ser interrompidos com segurança. Para infecções documentadas, a duração da ABT deve ser adequada para erradicação eficaz da infecção identificada. A maioria das infecções bacterianas de corrente sanguínea, infecções de partes moles e pneumonias exige 10-14 dias de ABT. Portanto, a duração pode ir além de resolução de febre e neutropenia. O espectro de antibiótico pode ser reduzido adequadamente para tratar especificamente a infecção definida depois da resolução da febre. Na ausência de deterioração da função gastrointestinal (por exemplo, náuseas, vômitos, diarreia, má absorção e baixa ingestão oral), pode se passar para a terapia oral para o término do tratamento. Vários estudos têm indicado que, se ao término da ABT o paciente se encontra neutropênico e afebril, a profilaxia com fluoroquinolona é segura[43].

Em pacientes de baixo risco com febre inexplicada, a abordagem-padrão é manter a ABT até a resolução da neutropenia e da febre. A mudança do ABT endovenoso para ciprofloxacina e amoxacilina-clavulanato é recomendada para pacientes de baixo risco que se tornaram afebril em três dias, clinicamente estáveis e sem foco identificado ou culturas positivas[44]. No entanto, uma série de estudos, principalmente pediátricos, apoia a alternativa de suspender ABT antes da recuperação de neutrófilos (> 500 células/mm³) se culturas são negativas em 48 horas e os pacientes permanecem afebris pelo menos 24 horas[43,44]. Certos critérios hematológicos preditivos podem ser indicativos de resolução de neutropenia, incluindo aumento diário da contagem absoluta de fagócitos (neutrófilos maduros e imaturos) e da contagem absoluta de monócito ou reticulócito imaturo[45,46]. A lógica é que esses marcadores fornecem evidências substanciais de recuperação da medula, porque eles geralmente antecedem em vários dias a recuperação da neutropenia. Em pacientes de baixo risco

com resolução da febre após três dias de terapia antibiótica empírica, a evidência de recuperação iminente da medula pode direcionar a suspensão do antibiótico de amplo espectro antes da recuperação da neutropenia.

Nos pacientes considerados de alto risco com febre inexplicada, a suspensão do ABT com persistência do quadro febril deve ser desencorajada. Em tais casos, deve-se procurar exaustivamente uma fonte de infecção e alterar cobertura antibiótica com base em evidências clínicas ou microbiológicas e/ou realizar TC de tórax com a finalidade de identificar doença invasiva fúngica e associar empiricamente terapia antifúngica. Um número limitado de estudos tem demonstrado que pacientes neutropênicos com mielossupressão persistente são de alto risco para febre recorrente e sepse[47,48]. Portanto, pacientes com mielossupressão profunda, persistente e fonte de infecção não identificada devem continuar a ABT até que haja provas de recuperação da medula. Alguns especialistas defendem que os pacientes com febre inexplicável que permanecem afebris por quatro a cinco dias podem terminar a ABT empírica com fluoroquinolona na profilaxia durante o período restante da neutropenia.

✓ Antibioticoterapia profilática

As diretrizes do *National Comprehensive Cancer Network* e da *American Society for Blood and Marrow Transplantation* atualizadas[49] fazem a recomendação de considerar profilaxia antibiótica para certos pacientes de alto risco em que é esperada neutropenia prolongada e profunda (< 100 células/mm³, por mais de sete dias)[49]. Uma metanálise demonstrou uma redução de risco relativo em todas as causas de mortalidade e mortalidade relacionada com a infecção, nos pacientes que receberam fluoroquinolonas[50], particularmente ciprofloxacina. Bucaneve *et al.*[51], em um estudo prospectivo, randomizado, duplo-cego, placebo-controlado, realizado exclusivamente entre pacientes com neutrófilos < 1.000 células/mm³, por mais de sete dias, encontraram que a profilaxia com levofloxacina reduziu significativamente os episódios de febre e o número de infecções documentadas, mais contundente para infecções por bacilos Gram-negativos. Esse estudo, combinado com os dados de metanálise demonstrando benefícios na sobrevida[50], indicam um papel potencialmente importante para a profilaxia com levofloxacina em pacientes oncológicos de alto risco com previsão de desenvolver neutropenia profunda e prolongada (> sete dias). Embora receptores de TMO autólogo também evoluam com neutropenia profunda por mais de sete dias após o condicionamento, parecem apresentar menor risco de infecções bacterianas graves. Nesse sentido, muitos especialistas não recomendam profilaxia com fluoroquinolona para esse grupo de pacientes. Alguns médicos são relutantes em usar rotineiramente fluoroquinolonas em crianças em virtude de estudos pré-clínicos em animais que têm sugerido toxicidade musculoesquelética. Grandes pesquisas de utilização de fluoroquinolona em crianças que não têm câncer não identificaram problemas graves, embora possa ser associado a um número maior de efeitos adversos musculoesqueléticos, em comparação com outras classes de antibióticos[52-54]. Ensaios clínicos de alta qualidade não avaliaram a relação risco-benefício da profilaxia com fluoroquinolona em crianças, mas pode ser razoável o uso da droga em situações de muito alto risco, tais como TMO alogênico ou indução de leucemia aguda. Um segundo grande ensaio randomizado de profilaxia com levofloxacina, avaliando apenas pacientes de baixo risco com tumores sólidos ou linfoma, mostrou redução de 33% em episódios febris por ciclo de quimioterapia, mas nenhum efeito sobre as infecções documentadas[55]. Portanto, não é recomendado o uso de fluoroquinolona profilática de rotina em populações com pacientes de baixo risco. Uma preocupação importante é o potencial desenvolvimento de resistência bacteriana com profilaxia baseada em fluoroquinolona[56-61]. O uso frequente de fluoroquinolonas em pacientes oncológicos tem sido associado a aumento de infecções devidas à fluoroquinolona-resistente por *E. coli*[58] e enterocolite por *C. difficile*[62]. A questão de iniciar e interromper a profilaxia não tem sido estudada sistematicamente. Muitos clínicos começam a profilaxia no primeiro dia de terapia citotóxica ou no dia seguinte à administração da última dose de quimioterapia e suspendem no término do período de neutropenia ou, para os pacientes que desenvolvem febre, no momento do início da terapia antibiótica empírica.

✓ Fator estimulador de colônias (CSF)

O uso profilático de CSF mieloides tem demonstrado reduzir a incidência de neutropenia febril em uma variedade de estudos e, em metanálise, também foi associado com reduções na mortalidade relacionada com a infecção e todas as causas de mortalidade[63,64]. Diretrizes baseadas em evidências indicaram que benefícios clínicos dos CSF profiláticos se acumulam quando o risco de neutropenia febril associado com esquema de quimioterapia é ≥ 20%, a menos que o tratamento seja sintomático ou paliativo, no qual a redução da dose normalmente é mais apropriada[65,66]. A profilaxia primária com o uso do CSF preventivo no primeiro ciclo de tratamento para muitos tumores sólidos parece reduzir a incidência de febre e neutropenia e é provavelmente mais econômica. CSF profilático deve ser considerado especialmente para pacientes mais velhos ou se a presença de fatores de risco adicionais (febre prévia e neutropenia, desnutrição ou *status* funcional deficiente, não utilização de ABT profilática, comorbidade) sugira que há riscos substanciais de febre e/ou infecção grave durante a neutropenia[67,68]. Se o risco for < 10%, o benefício é baixo e CSF geralmente não são recomendados. O uso de CSF deve ser iniciado imediatamente após a conclusão da quimioterapia. CSF mieloides não são recomendados como adjuntos aos antibióticos no tratamento da febre e da neutropenia estabelecida. Apesar de diminuir minimamente (mas ser estatisticamente significativa) os dias de neutropenia, a duração de febre e o tempo de internação em alguns estudos randomizados, o real benefício clínico dessas reduções não é convincente[69,70]. Em nenhum dos estudos foi demonstrado um benefício na sobrevida associado ao CSF terapêutico. Tendo em conta o custo dos efeitos adversos associados com os CSF (esplenomegalia e aumento potencial do risco de ruptura esplênica), bem como a falta de dados clínicos consistentes, a adição de G-CSF ou GM-CSF no início da neutropenia febril geralmente não é defendida pelos especialistas.

Terapia antifúngica empírica e terapia antifúngica presumida

A terapia antifúngica empírica refere-se ao início de um agente antifúngico na primeira possível evidência clínica de infecção fúngica, que normalmente é definida quando a febre é persistente ou reemergente após quatro dias de ABT empírica. A terapia antifúngica presumida refere-se ao tratamento mais direcionado, menos amplo, em paciente com resultados adicionais sugestivos de infecção fúngica invasiva, tais como resultados sorológicos ou imagem na tomografia computadorizada de tórax.

✓ Terapia empírica

Pacientes de alto risco que receberam QT citotóxica intensiva são de risco para infecção fúngica invasiva. Fungos (principalmente *Candida* sp.) e leveduras normalmente causam infecções, que se manifestam por febre persistente ou recorrente em pacientes com neutropenia prolongada, e raramente são causa da febre inicial em neutropênicos. Como *Candida* sp. são colonizadores onipresentes das superfícies da mucosa humana, podem causar infecção de corrente sanguínea com a quebra da barreira mucosa. A profilaxia com azólicos, principalmente fluconazol, reduziu significativamente a incidência de infecções invasivas por Candida em pacientes de alto risco, mas podem ocorrer infecções avançadas devidas a cepas resistentes[71]. Fluconazol não tem qualquer atividade contra infecções fúngicas filamentosas invasivas. Infecção filamentosa invasiva, incluindo aspergilose (a mais comum), zigomicose e fusariose, ocorre quase exclusivamente em pacientes de alto risco com profunda neutropenia (< 100/mm^3) com duração de 10 a 15 dias[72]. Os pacientes de maior risco são aqueles tratados para leucemia mieloide aguda. Como as manifestações clínicas são inespecíficas nas fases iniciais, o diagnóstico de infecção fúngica invasiva é especialmente difícil. A febre pode ser um sinal solitário de infecção fúngica invasiva, portanto, para evitar o início tardio do tratamento, terapia antifúngica empírica para síndrome de febre persistente ou reemergentes neutropênicos tem sido a abordagem-padrão por muitas décadas[73]. Infecções por Candida fluconazol-resistente (*Candida krusei* ou *Candida glabrata*) ou infecção filamentosa invasiva, em pacientes que receberam a profilaxia com fluconazol, é provável, pois a droga não tem atividade para fungo filamentoso. Anfotericina B desoxicolato tem sido a escolha-padrão empírica por mais de três décadas, no entanto inúmeros ensaios identificaram outros agentes antifúngicos, incluindo anfotericina B liposomal, anfotericina B em dispersão coloidal, anfotericina B complexo lipídico (formulações alternativas de anfotericina B), itraconazol ou voriconazol (azóis com atividade filamentosa) e caspofunginas. Apesar de não apresentarem melhor eficácia, foram menos tóxicos do que a droga original (anfotericina B desoxicolato).

✓ *Terapia presumida*

Avanços na detecção precoce de infecções fúngicas têm levado a uma reavaliação crítica se a terapia antifúngica empírica é obrigatória para todos os pacientes neutropênicos com febre persistente. Tais abordagens incluem testes séricos para antígenos fúngicos ou DNA e TC de tórax de alta resolução[74,75]. Com o tratamento preemptivo, a terapia antifúngica é administrada somente quando a evidência de infecção fúngica invasiva é sugerida por um desses testes. Embora seja atraente, a terapia antifúngica preemptiva atualmente permanece em grande parte experimental e não é padrão na prática. A TC pode revelar anormalidades nos pulmões ou seios da face. Macronódulos com ou sem o sinal do halo são os achados mais típicos associados com aspergilose invasiva na TC de tórax ao diagnóstico inicial e são evidentes durante a neutropenia[76,77]. O sinal de halo representa edema ou sangue ao redor do nódulo[77]. Outras manifestações posteriores incluem lesões nodulares, em forma de cunha, periféricas, múltiplas ou cavitárias. O sinal de ar crescente é insensível e geralmente tardio. Iniciação da terapia antifúngica presumida dirigida contra Aspergillus com o sinal de halo tem sido associada com significativa melhora da sobrevida[74]. Dois testes diagnósticos, o teste de β-(1-3)-D glucana e o de galactomannan, podem ajudar na detecção de infecções fúngicas invasivas comuns. Eles não são recomendados para os pacientes de baixo risco. A sensibilidade de um único teste é extremamente baixa, e um único resultado negativo não deve ser usado para excluir o diagnóstico de uma infecção fúngica invasiva. O monitoramento seriado para qualquer um desses elementos da parede dos fungos pode ser usado para guiar o início da terapia antifúngica presumida em pacientes de alto risco. O teste β-(1-3)-D glucana detecta a maioria dos fungos patogênicos relevantes, incluindo *Candida* sp., *Aspergillus* sp., *Pneumocystis* sp. e *Fusarium* sp. (mas não zygomycetos ou *Cryptococcus* sp.), com altos níveis de sensibilidade e especificidade relatados em pequenos estudos[75,76]. Nos pacientes portadores de LMA ou síndrome mielodisplásica (SMD) submetidos à quimioterapia, o teste de β-(1-3)-D glucana mostrou sensibilidade de 63%-90% e especificidade > 95% na detecção precoce de infecções fúngicas comprovadas ou prováveis, incluindo candidíase, fusariose, trichosporonosis e aspergilose[75,76]. O teste positivo precedeu sintomas clínicos de infecção fúngica invasiva em muitos pacientes. Hemodiálise, hemólise, soro turvo, hiperlipidemia, bilirrubina visível, uso de hemoderivados, incluindo imunoglobulinas, albumina, bacteremia, e exposição da amostra a gaze podem confundir a interpretação do teste. O teste de galactomannan detecta apenas *Aspergillus species* (e *Penicillium species*, que é um patógeno raro nos Estados Unidos) e não detecta outros fungos patogênicos. O teste deve ser usado apenas para pacientes com risco de infecção por Aspergillus. O desempenho do teste de galactomannan pode ser confundido por utilização concomitante de betalactâmicos/betalactamase, como piperacilina e tazobactam (falso-positivos) ou agentes antifúngicos (falso-negativos). A reação de polimerase de cadeia (*polymerase chain reaction* – PCR) para detecção de fungos no sangue e o LBA estão igualmente sendo desenvolvidos e testados, mas nenhum ainda está comercialmente disponível. A evidência atual sugere que a evolução dos métodos de diagnósticos pode levar ao melhor direcionamento daqueles pacientes febris que precisam de terapia antifúngica presumida como uma alternativa para uso amplo de antifúngicos empíricos[74]. Vários estudos apoiam o conceito de que em certos pacientes neutropênicos com febre e de alto risco a profilaxia antifúngica pode ser evitada em caso de um programa de monitoramento estruturado e se critérios específicos são cumpridos[74]. No entanto, se o marcador de fungos [galactomannan ou β-(1-3)-D glucana], TC de tórax ou seios da face, ou sinais ou sintomas clínicos específicos implicam uma possível infecção fúngica invasiva, a terapia antifúngica que abrange uma gama mais ampla de fungos patogênicos, incluindo filamentosos, deve ser aplicada rapidamente, usando um dos antifúngicos de amplo espectro.

✓ Infecção por Candida

A profilaxia com a administração do fluconazol tem sido eficaz em reduzir o risco de infecções por Candida em pacientes neutropênicos, bem tolerada e disponível via oral e endovenosa. A epidemiologia da candidemia mudou com o amplo uso de fluconazol profilático, que levou a um aumento nas espécies de Candida (por exemplo, *C. glabrata* e *C. krusei*) que são menos suscetíveis ao fluconazol.

As taxas de infecção por Candida são geralmente vistas em pacientes de alto risco que não estão recebendo profilaxia. Estes incluem receptores de TMO alogênicos, alguns de TMO autólogos não suportados por fatores de crescimento hematopoiéticos e pacientes em indução para a LMA com mucosite oral e gastrointestinal grave. Em pacientes de baixo risco, a candidíase invasiva é rara e geralmente não se merece profilaxia como rotina. O voriconazol também provou ser tão eficaz como o fluconazol ou itraconazol em pacientes submetidos ao TMO alogênico, e sua capacidade de evitar possíveis infecções fúngicas em pacientes leucêmicos de alto risco é promissora. A profilaxia commicafungina ou caspofungina é eficaz e bem tolerada para a prevenção da candidíase e aspergilose invasiva em pacientes de alto risco. O alto custo e a necessidade de administração parenteral são limitações desses agentes. Deve ser enfatizado que o fluconazol não fornece cobertura preventiva contra aspergilose invasiva ou ou-

tros filamentosos. A toxicidade da anfotericina B torna-se menos desejável para uso profilático, apesar de sua ampla atividade antifúngica. Em ensaios de profilaxia com posaconazol para pacientes de alto risco, em que o objetivo principal foi a prevenção de filamentosos, observaram-se baixas taxas de candidíase invasiva; por inferência, o posaconazol é uma recomendação razoável para a profilaxia de Candida no grupo de alto risco[71].

✓ Infecção por Aspergillus

A necessidade de profilaxia para Aspergillus entre os pacientes neutropênicos de alto risco varia de acordo com a doença e a QT (por exemplo, indução de leucemia aguda, SMD e TMO alogênico); a eficácia varia com o antifúngico (por exemplo, itraconazol, voriconazol e posaconazol).

✓ Situações especiais

Pacientes com LMA

A profilaxia para Aspergilose invasiva em pacientes com LMA em neutropenia prolongada relacionada à fase de indução da QT é benéfica[71]. O benefício dessa profilaxia antifúngica não foi estabelecido para leucemia aguda em remissão pós-consolidação e não é recomendado como rotina. Nos pacientes adolescentes (> 13 anos de idade) em fase de indução para LMA ou tratamento intensivo para SMD avançado, a profilaxia com posaconazol, em comparação com itraconazol ou fluconazol, foi associada com significativo menor número de infecções por Aspergillus e melhora da sobrevida, porém com mais reações adversas, em comparação com fluconazol.

O posaconazol está atualmente disponível somente em uma formulação oral, e sua absorção oral é altamente dependente da ingestão concomitante de uma refeição de gordura elevada com cada dose. Sua biodisponibilidade é variável e incerta se não tomado em conjunto com os alimentos. Devem ser evitadas coadministração com vincristina e altas doses de ciclofosfamida e antraciclinas até que as interações sejam mais bem estudadas. O itraconazol oral tem atividade contra Aspergillus, mas sua utilidade profilática é dificultada por uma escassez de dados de testes clínicos mostrando um efeito antiAspergillus.

Pós-TMO alogênico

Após TMO alogênico, existem dois períodos distintos de risco para infecções filamentosas invasivas: o primeiro durante a fase neutropênica e o segundo durante o período de "pega da medula", quando o paciente desenvolve doença do enxerto *versus* hospedeiro, que requer tratamento com imunossupressores. O foco dessa orientação é o período inicial de risco durante a neutropenia. Fluconazol é eficaz no TMO alogênico quando usado desde o início do condicionamento e estendido até no mínimo no D+75 após a infusão da medula. No entanto, o fluconazol não tem cobertura para fungo filamentoso e sua eficácia profilática pode ser atribuída à prevenção de candidíase invasiva[78]. As considerações que podem influenciar a escolha da terapia antifúngica incluem infecção prévia de Aspergillus, risco para GVHD (que é um preditor importante de aspergilose invasiva) e custo. Além disso, como a duração prolongada de neutropenia é associada com o desenvolvimento de aspergilose invasiva, muitos especialistas recomendam um agente de filamentoso ativo para a profilaxia em TMO com períodos de neutropenia previstos em pelo menos 14 dias ou aqueles com neutropenia de longa duração imediatamente anterior ao TMO. Finalmente, em pacientes leucêmicos com antecedentes recentes de infecção por fungo filamentoso invasivo, a administração de agentes antifungo filamentoso parece reduzir o risco de reativação durante o condicionamento do TMO. A duração apropriada da profilaxia antifungo filamentoso em pacientes de alto risco é incerta. A suspensão da profilaxia para pacientes com leucemia aguda geralmente coincide com a recuperação da medula. Em TMO alogênico, a profilaxia deve se prolongar além do período de neutropenia, porque se demonstrou uma melhora na sobrevida em pacientes que continuam a profilaxia antifúngica até no mínimo 75 dias após o transplante, ou até a suspensão dos imunossupressores.

Tratamento e profilaxia de infecções antivirais

✓ Herpes-vírus

A profilaxia com o aciclovir deve ser oferecida a todos os HSV soropositivos de TMO autólogos ou alogênicos e pacientes com leucemia aguda submetidos à terapia de indução ou reindução. Profilaxia deve ser mantida até a recuperação dos neutrófilos ou resolução da mucosite, o que ocorrer mais tarde. A duração da profilaxia pode ser estendida para pessoas com infecções frequentes de HSV recorrentes ou aquelas com GVHD ou pode ser contínua como profilaxia para vírus varicela-zóster (VZV) por até um ano[79]. O uso empírico de medicamentos antivirais geralmente não é indicado no manejo de outros pacientes neutropênicos febris com câncer. Tratamento de infecção de HSV ou VZV ativa deve ser dado a todos os doentes. Outras infecções pelo herpes-vírus ocorrem no período pós-TMO, incluindo infecções devidas a citomegalovírus e herpes-vírus humano 6. No entanto, neutropenia não é uma predisposição para reativação de ambos.

✓ Vírus respiratórios

Todos os pacientes com câncer e seus contatos domésticos devem ser imunizados contra a gripe com uma vacina inativada de gripe anualmente. Apesar da falta de dados conclusivos sobre a eficácia da vacina, vacinas contra a gripe inativadas podem produzir resposta sorológica adequada em alguns pacientes tratados para tumores sólidos[80]. Vacinas de vírus vivo atenuado contra a gripe devem ser evitadas em pacientes que estão recebendo QT ou estão dentro de seis meses após o fim da terapia. No entanto, familiares de pacientes com câncer podem receber a vacinação da gripe com vírus vivos atenuados. O período ideal de vacinação contra a gripe em pacientes que estão sendo tratados ativamente para tumor sólido e linfoma não foi estabelecido. É possível que a resposta da vacinação contra a gripe possa ser melhor entre os ciclos de quimioterapia (> 7 dias após o último tratamento ou > 2 semanas antes do início de quimioterapia)[80]. Pacientes pós-TMO geralmente respondem melhor à vacinação contra a gripe se vacinados há mais de seis meses após o transplante. Se ocorrer uma exposição à gripe, são recomendados para o paciente neutropênico, independentemente do *status* de vacinação, cinco dias de tratamento pós-exposição com medicamentos antivirais anti-influenza (por exemplo, oseltamivir ou zanamivir)[81]. Os pacientes neutropênicos infectados com vírus respiratórios podem ser afebris e com sintomas sistêmicos, tais como mialgia e fadiga. Se existem epidemiologicamente suspeitas de gripe, terapêutica empírica com um agente inativo (por exemplo, oseltamivir e zanamivir) deve ser iniciada enquanto resultados de teste estão pendentes. Alguns especialistas acreditam que ela deve ser tratada mesmo que o diagnóstico seja feito com mais de 48 horas após o início dos sintomas.

Diagnóstico e tratamento de infecções específicas

✓ Bacteremia e infecção de partes moles relacionadas ao cateter

Infecções relacionadas com cateter intravascular consistem em uma das principais causas de morbidade e mortalidade em pacientes oncológicos e estão associadas com alto custo hospitalar[82]. Vários estudos avaliando o uso de cateter venoso central em pacientes com câncer têm confirmado que esses dispositivos aumentam a incidência de bacteremia independentemente do nível de mielossupressão. Uma diferença do tempo de positividade de hemoculturas colhidas simultaneamente do cateter e da veia periférica maior que 2 horas sugere infecção relacionada ao cateter[83]. Um número de colônias cinco vezes maior no cateter quando comparado com o cateter central também sugere infecção relacionada ao cateter. Portanto, deve-se colher sempre hemoculturas de todas as vias do cateter e da veia periférica simultaneamente. Ainda, a administração de antibióticos deve ser alternada por meio de todos os lúmens, pois o patógeno é algumas vezes presente em somente uma das vias do cateter. Embora os agentes Gram-positivos, particularmente estafilococos coagulase-negativos, sejam os patógenos predominantes, inclusive nos quais se pode preservar o cateter[2], qualquer bactéria pode ser responsável por bacteremia relacionada ao cateter. Fungos, muitas vezes *Candida* sp., também podem causar septicemia relacionada ao cateter e dificilmente são erradicados sem a remoção do dispositivo. Para uma infecção de cateter causada por *S. aureus*, *Pseudomonas aeruginosa*, fungos ou micobactérias, recomenda-se a retirada do dispositivo e ABT sistêmica no mínimo por 14 dias. A remoção do dispositivo é recomendada também para infecção do túnel ou sítio de inserção, embolia séptica, endocardite, sepse e infecção de corrente sanguínea persistente apesar de mais de 72 horas de ABT adequada[2,84]. ABT prolongado (4-6 semanas) é recomendado para infecções complicadas, definidas com a presença de infecção de tecidos profundos, endocardite, trombose séptica ou bacteremia persistente ou fungemia 72 horas após a remoção do cateter em um paciente recebendo ABT adequada[2,84]. Bacteremia decorrente de múltiplos agentes simultaneamente é muito menos comum e geralmente indica quebra significante de barreira na inserção do cateter e nos cuidados com ele ou infecção grave intestinal. Flora bacteriana mista exige uma investigação para identificar um evento causal (nadar com cateter desprotegido, queda do cateter na água do banho, mastigação do cateter por crianças pequenas, desconexão do cateter) para que se tenha um treinamento adequado da equipe. Por causa do alto risco de bacteremia relacionada ao cateter, os antibióticos são justificados em pacientes não neutropênicos com cateter venoso central que têm febre sem sinais localizatórios. A escolha do agente para ABT empírica em crianças com câncer deveria levar em consideração os organismos mais suscetíveis de causar infecção relacionada ao cateter e deveria fornecer atividade de amplo espectro até a identificação do organismo. A vancomicina pode não ser necessária empiricamente, a menos que exista evidência significativa de infecção de partes moles e/ou de cateter relacionada ou evidências de organismos resistentes. Bacteremia relacionada ao cateter pode ocorrer com infecção de tecidos moles relacionada ao cateter ou sem sinais localizatórios. Essas infecções podem ser confinadas na pele imediatamente circunjacente ao ponto de inserção do cateter ou podem envolver tecidos moles profundos ao redor da porção tunelada subcutânea do cateter. A infecção na inserção do cateter sem secreção purulenta ou envolvimento da porção tunelada subcutânea do cateter pode, por vezes, ser tratada com antibióticos orais em crianças que não apresentam neutropenia.

✓ Infecção de pele

Infecções bacterianas de pele geralmente são causadas por estafilococo ou estreptococo e muitas vezes se iniciam em sítios de lesão de pele, tais como sítios cirúrgicos ou de biópsia ou áreas de radioterapia. As infecções da pele podem ser causadas por vírus, fungos ou bactérias e podem ser influenciadas não somente pelo nível de imunossupressão, mas também pela quebra da integridade da pele. Em pacientes imunocomprometidos, Gram-positivos e Gram-negativos, incluindo organismos entéricos e Pseudomonas, podem ser isolados na hemocultura e do material obtido da aspiração por agulha fina da área de celulite. Infecções por *Pseudomonas aeruginosa* têm sido associadas com lesões necróticas de pele grave do pioderma gangrenoso. Portanto, o tratamento de celulite bacteriana empírica deve ter ampla cobertura antimicrobiana. Novas lesões de pele devem ser sempre submetidas a biópsia e cultura. A fasceíte necrotizante é uma infecção rara, mas potencialmente fatal, de partes moles caracterizada por necrose da gordura subcutânea e fáscia. Existem dois tipos clínicos: o primeiro tipo é uma infecção mista causada por bactérias aeróbicas e anaeróbicas e ocorre em diabéticos e após procedimentos cirúrgicos; o segundo tipo é geralmente causado por Streptococcus do grupo A ou MRSA. Reconhecimento imediato é importante, pois a demora no diagnóstico é associada com alta morbidade e mortalidade. Eritema, dor associada com descoloração da pele e bolhas podem ser alguns dos sinais. O diagnóstico é clínico e alto índice de suspeita é necessário em pacientes em situação de risco. Infecções por Gram-negativos, incluindo Pseudomonas, *Aeromonas veroni* e *E. coli*, têm sido relatadas em pacientes, particularmente crianças com leucemia aguda durante neutropenia[85]. Citotóxicos e esteroides utilizados em regimes quimioterápicos aumentam mais o risco de infecções graves. Além disso, alterações de pele não são confiáveis em pacientes neutropênicos, pois a resposta inflamatória pode ser sutil e os sinais clínicos de infecção sistêmica estão ausentes no início da doença, podendo a dor local ser o único sinal. O tratamento consiste em suporte hemodinâmico, antibióticos por via intravenosa e desbridamento cirúrgico precoce e agressivo. Tratamento com imunoglobulina intravenosa (IVIG) pode ser um complemento eficaz para a síndrome de choque tóxico estreptocócica, possivelmente devido à sua capacidade de neutralizar exotoxina bacteriana. Gangrena de Fournier é uma fasceíte necrotizante fulminante do períneo, perirretal ou de áreas genitais que leva à trombose dos vasos subcutâneos pequenos e à gangrena. Desbridamento cirúrgico é a base do tratamento associada a ABT. Têm sido descritas infecções por bacilos Gram-negativos, incluindo Pseudomonas, durante a fase de neutropenia profunda em pacientes leucêmicos.

Candida sp., *Aspergillus, Fusário* e *Mucor* podem causar lesões cutâneas isoladas ou como manifestação de infecção disseminada. Escaras necróticas rapidamente progressivas são sugestivas de infecção fúngica. Nódulos eritematosos dolorosos ou pústulas podem se desenvolver durante a candidemia. Culturas superficiais de pele geralmente não fornecem o diagnóstico de infecção fúngica, e a biópsia é geralmente mais útil. Infecções cutâneas fúngicas resultantes de Aspergillus ou outros filamentosos necessitam de debridamento cirúrgico e tratamento com anfotericina B por tempo prolongado, uma vez que muitas vezes são manifestação de disseminação hematogênica ou infecção local angioinvasiva. Infecções cutâneas secundárias a vírus são comuns em pacientes imunocomprometidos. Herpes simples e VZV podem causar lesões vesiculares pruriginosas que podem se infectar secundariamente. O diagnóstico é feito pela avaliação das lesões típicas e pode ser confirmado pela raspagem da base de uma vesicular, onde se nota a presença de células gigantes multinucleadas. Essas não diferenciam de HSV e VZV.

Ambos podem ser isolados do conteúdo das vesículas recentes. A diferenciação é importante, pois, apesar de a terapia ser com o acyclovir, VZV necessita de doses de 500 mg/m^2, de 8/8h, por via endovenosa, ao passo que o HSV pode ser tratado eficazmente com doses menores e por via oral.

Os pacientes oncológicos que desenvolvem varicela primária são de alto risco para doença disseminada grave, incluindo pneumonia de células gigantes, encefalites, hepatites e púrpura fulminante. Disseminação e mortalidade consequente (7%~20% em pacientes não tratados) têm sido reduzidas pelo rápido início da terapia com aciclovir. Embora a recorrência da doença na forma de zooster seja raramente associada com complicações graves quando permanece localizada na pele, a disseminação ocorre acima de 25% dos pacientes imunossuprimidos. Como a concentração inibitória do aciclovir para o VZV está no limite superior que pode ser alcançado com doses orais, a política do *National Cancer Institute* (NCI) tem sido hospitalizar e tratar EV todos os pacientes com câncer que estão em tratamento e que desenvolvem a forma primária ou recorrente do VZV.

✓ Infecção pulmonar

Os pulmões são o sítio de infecção localizada mais comum em pacientes com neutropenia e apresentam uma ampla variedade de sintomas, sinais e imagem radiológica. Infiltrados pulmonares são vistos em 15% a 25% dos pacientes que têm neutropenia profunda e estão associados com um risco particularmente elevado de mortalidade[86]. De 25%~50% dos infiltrados não são causados por infecção e podem ser decorrentes de edema pulmonar, toxicidade a drogas, progressão da neoplasia ou radioterapia[86]. As infecções podem ser bacterianas, virais ou provocadas por protozoários. Os agentes bacterianos mais frequentes de infecções respiratórias incluem *S. aureus, Streptococcus pyogenes, S. pneumoniae, Enterococcus faecalis, E. coli, P. aeruginosa* e *Klebsiella* sp. A neoplasia de base e a deficiência imune associada aumentam o risco para tipos específicos de infecções. A pneumonia por *S. aureus* é comum em pacientes que recebem antibióticos profiláticos contra bactérias Gram-negativas e durante epidemias de gripe. A pneumonia por *S. viridans* é comum em pacientes com leucemia e com mucosite após altas doses de citarabina[87]. *P. aeruginosa* e *K. pneumoniae* são vistas em pacientes neutropênicos ou leucêmicos. O diagnóstico de pneumonia bacteriana é confirmado por culturas quantitativas de secreções respiratórias inferiores (aspirado endotraqueal, LBA).

Legionella sp. é um patógeno oportunista que causa pneumonia grave em imunodeprimidos. *Stenotrophomonas maltophilia* é comumente observada em pacientes que têm câncer de pulmão, pacientes em ventilação mecânica prolongada, neutropênicos, pacientes que receberam antibióticos de amplo espectro ou leucêmicos[88]. A infecção não é acompanhada por um processo inflamatório e geralmente se segue a colonização do trato respiratório. Consolidação lobar sem derrame pleural é comum. Fatores associados com elevada taxa de mortalidade são bacteremia, neutropenia refratária e atraso no tratamento. Apesar do tratamento adequado, mais de 50% dos pacientes morrem de infecção progressiva ou hemorragia. Sulfametoxazol-trimetropin (TMP-SMX) é o tratamento de escolha. Tuberculose disseminada é vista em pacientes que são imunocomprometidos, especialmente com leucemia, e está associada com uma elevada taxa de mortalidade[89]. Infecções pelo *Mycobacterium avium* são comuns nas crianças com leucemia durante os períodos de linfocitopenia[90].

As infecções respiratórias virais mais frequentes são as causadas por influenza, vírus sincicial respiratório (VSR), parainfluenza, CMV e HSV. VSR respondem por 30%~49% de todos os vírus respiratórios em pacientes imunocomprometidos e com neoplasia hematológica[91]. Geralmente se apresentam como uma doença do trato respiratório superior que pode progredir para pneumonia fatal em aproximadamente 60% dos pacientes que têm neutropenia profunda persistente, em uso de corticoides[92]. Ribavirina aerossolizada é o tratamento de escolha e deve ser administrada a pacientes de alto risco que têm leucemia. Terapia com o anticorpo monoclonal, palivizumab, tem sido usada como complemento à ribavirina aerossol e tem sido bem tolerada[93]. A pneumonia e a infecção por CMV são mais comuns em pacientes com linfoma ou leucemia. O risco de infecção é aumentado pelo uso de citarabina e fludarabine, com o tratamento com supressores de células T (esteroides e metotrexate) e com o uso de drogas depletoras de células T (rituximab e alemtuzumab). O diagnóstico envolve a detecção de vírus no tecido pulmonar por uso de coloração imunoistoquímica, avaliação histopatológica ou cultura. O diagnóstico por citologia ou imunoistoquímica de coloração de amostras de lavado broncoalveolar é baixo, no entanto a cultura convencional de amostras de lavado broncoalveolar é alta. A cultura convencional é o padrão-ouro para o diagnóstico, mas leva seis semanas para obter o resultado final. O tratamento de escolha é ganciclovir ou foscarnet. A reativação de HSV latente é comum em pacientes que têm neutropenia que ocorre durante a quimioterapia de indução e em pacientes com linfoma, leucemia aguda e durante a fase de condicionamento do TMO. Embora raro, ele deve ser considerado em pacientes que não estão respondendo ao tratamento antibacteriano ou antifúngico. Os achados radiográficos mostram infiltrados bilaterais, inespecíficos. Diagnóstico definitivo de pneumonia HSV é difícil e é estabelecido por cultura de lavado broncoalveolar fluidos ou sangue ou detecção de vírus no tecido pulmonar. O tratamento é com aciclovir (IV). Pode ocorrer infecção causada por outros vírus, tais como influenza e parainfluenza; e o preditor mais importante de mortalidade é a linfocitopenia absoluta[91]. Os fungos mais comumente vistos são a aspergilose pulmonar invasiva, a qual geralmente é fatal, com mortalidade em torno de 60%[94]. A TC de tórax mostra geralmente lesões pequenas, redondas, densas e periféricas que aumentam de tamanho ao longo do tempo[95]. O sinal do halo é o primeiro sinal confiável da infecção durante a neutropenia e tem alta especificidade e baixa sensibilidade. Por outro lado, lesões nodulares cavitadas são mais frequentes em pacientes não neutropênicos[95]. Aspergillus podem colonizar o escarro e não necessariamente indicar infecção. Culturas de LBA são positivas em menos de um terço dos pacientes[96]. O padrão-ouro é a detecção de hifas no tecido pulmonar no exame histopatológico ou citopatológico. As diretrizes do consenso não recomendam PCR em amostras de lavado broncoalveolar ou amostras de sangue, e sim a detecção de antígenos[97]. A droga de escolha é a anfotericina B lipossomal (3 mg/kg/d), e não existe diferença de resposta comparada com a anfotericina desoxicolato[98,99]. O voriconazol foi mais eficaz e com menos efeitos colaterais comparado com a anfotericina B desoxicolato[96,100]. Posaconazol pode ser usado em casos refratários e está associado com uma resposta parcial[101]. Apesar das vantagens teóricas do CSF em aumentar os neutrófilos, pode ocorrer deterioração clínica durante a recuperação de neutrófilos[102].

Fusarium sp., um fungo encontrado no solo e plantas, comumente afeta pulmões e pele. Manifestações pulmonares são similares às do Aspergillus. O tratamento é com voriconazol, itraconazol ou anfotericina B. A taxa de mortalidade é de 50%~80%.

Mucormicose pode ser difícil de diagnosticar, pois hemoculturas são negativas e raramente são isoladas hifas no lavado broncoalveolar. Os tratamentos de escolha são altas doses de anfotericina B lipossomal e desbridamento radical[103].

Pneumonia por *P. jiroveci* (PCP) apresentou incidência maior nos pacientes com neoplasias hematológicas (leucemia ou linfoma)[104]. Entre os fatores predisponentes, estão o uso de corticosteroides, a intensidade de quimioterapia e a baixa contagem de CD4. O diagnóstico por meio da citologia de LBA é elevado. O tratamento-padrão é com TMP-SMX, mas pode apresentar resultados inferiores em neoplasias hematológicas[105]. A terapia combinada mais comum é TMP-SMX associada à pentamidina, sendo mais comumente utilizada em pacientes que necessitam de ventilação mecânica[104]. A profilaxia com o TMP-SMX deve ser considerada em pacientes que têm leucemia linfoblástica, em uso de prednisona maior ou igual a 20 mg por mais de um mês e com baixa contagem de CD4[106].

✓ Infecção de ouvido e seios da face

Em crianças neutropênicas, otite média e otite externa podem ser acompanhadas de dor com eritema mínimo da membrana timpânica e canal auditivo. Pacientes com hospitalização recente ou que recebem QT podem ter alteração da flora microbiana. Portanto, além das bactérias normalmente responsáveis pela OM (*S. pneumoniae*, *H. influenzae* e *Moraxella catarrhalis*), devem-se considerar patógenos nosocomiais (como Gram-negativos). Otite externa maligna decorrente de infecção invasiva do canal auditivo pela *P. aeruginosa* (e ocasionalmente fungos invasivos) ocorre com mais frequência em pacientes com *diabetes mellitus* ou submetidos à corticoterapia, mas pode ocorrer em pacientes recebendo QT e necessitam de ABT agressiva EV e debridamento. Existe um subgrupo de pacientes de maior risco, que inclui aqueles com anormalidades anatômicas do ouvido médio e com neutropenia prolongada. Não somente com bactérias típicas, mas também com fungos, particularmente *Aspergillus*, que geralmente necessita de debridamento cirúrgico para a cura, podem causar a mastoidite. Os seios paranasais também podem ser infectados com patógenos típicos ou flora bacteriana alterada presente em pacientes hospitalizados. Crianças com tumores envolvendo os seios paranasais são particularmente de risco para sinusite crônica ou recorrente, e o diagnóstico diferencial entre tumor necrotizante, progressivo e infecção é um desafio. São necessários ABT de amplo espectro, incluindo agentes com atividade contra anaeróbios em pacientes neutropênicos. A não resposta à terapia empírica em 48~72 horas deve ser avaliada com aspiração ou biópsia. A presença de neutropenia por mais de sete dias é de risco maior para infecção fúngica, incluindo sinusite. Outros fungos conhecidos por causar sinusite são *Mucor*, *Fusarium*, *Pseudallescheria boydii* e *Rhizopus*. A infecção pode começar como uma pequena área de escara enegrecida nasal ou no seio, mas tornar-se rapidamente progressiva, com invasão tecidual significativa e necrose secundária à trombose vascular, podendo invadir a órbita e o cérebro. A biópsia e a cultura são necessárias para estabelecer o diagnóstico definitivo. O tratamento para síndrome rinocerebral da infecção fúngica necessita de anfotericina (1~1,5 mg/kg/dia) por períodos prolongados, além de desbridamento cirúrgico.

✓ Infecção de trato gastrointestinal (TGI)

Complicações do TGI são ocorrências comuns em crianças oncológicas. Tanto a doença de base como a QT e a RT predispõem a alterações da superfície mucosa, levando à infecção local e favorecendo a translocação bacteriana. Mucosite é um efeito colateral da QT e pode variar na gravidade de pequena úlcera local isolada até descamação extensa da mucosa da cavidade oral e TGI. Uma complicação reconhecível desse processo é a gengivite marginal ou necrotizante, caracterizada por uma linha periapical de eritema e edema. Resultante de infecção anaeróbica, indica a necessidade de ABT para bactérias anaeróbias (clindamicina, metronidazol, imipenem ou meropenem). Além disso, crianças hospitalizadas por períodos prolongados ou que tenham recebido ABT de amplo espectro podem ter colonização oral com Gram-negativos ou fungos. A mucosite QT induzida pode ser superinfectada com Candida, Aspergillus ou HSV. A coloração por Gram das lesões pode identificar fungos ou hifas, e a infecção por Candida normalmente responde ao tratamento tópico, ou em casos mais graves fluconazol, voriconazol ou anfotericina B. Infecção por HSV normalmente responde a aciclovir oral ou EV. Como pacientes com história pregressa de infecção por HSV têm incidência de 70%~80% de reativação durante terapia de indução para leucemia ou pós-TMO, tem sido recomendado que recebam aciclovir profilático durante o período de alto risco de leucopenia. Os processos que predispõem à mucosite na cavidade oral, infecciosos ou não, também podem produzir esofagite. Além disso,

RT mediastinal pode levar à síndrome da esofagite, que é clinicamente semelhante à esofagite infecciosa. Embora o diagnóstico diferencial de queimação subesternal, dor torácica e odinofagia incluam, ambas, causas infecciosas, e não de esofagite, a determinação da causa pode ser difícil. Tanto contraste baritado quanto endoscopia diferenciam infecção causada por Candida, HSV e por causas não infecciosas. O diagnóstico definitivo de candidíase esofágica necessita de biópsia e cultura. Quando a biópsia é considerada de risco (plaquetas < 50.000/mm³), uma abordagem alternativa é iniciar terapia empírica para esofagite por Candida com antifúngicos azólicos; se os sintomas persistirem após 48 horas, inicia-se anfotericina B; se permanecer sem resposta terapêutica após 48 horas de anfotericina B, é pouco provável o agente ser Candida, devendo-se, então, reavaliar a possibilidade de biópsia ou iniciar terapia empírica com aciclovir para infecção por HSV presumida. Se o paciente não estiver neutropênico, é incomum ser de origem infecciosa e pode ser apropriado tratamento sintomático com antiácidos ou bloqueador H2.

✓ Infecção intra-abdominal

O paciente oncológico imunossuprimido tem um risco maior de infecção intra-abdominal devido a invasão ou obstrução intestinal por tumor, ulcerações extensas da mucosa ou descamação secundária à QT. Tiflite ou cecite neutropênica é um processo necrotizante envolvendo o ceco e o íleo terminal, visto quase exclusivamente em pacientes com neutropenia profunda (muitas vezes associada à terapia para leucemias). Manifesta-se por dor abdominal aguda em quadrante inferior direito (simulando apendicite), que pode se tornar generalizada e normalmente acompanhada de febre e sintomas sistêmicos. Com a presença da neutropenia, pode não apresentar sinais clássicos de peritonite. O anatomopatológico revela infiltração da parede intestinal com bactérias, normalmente Gram-negativas (particularmente Pseudomonas), com pequena de inflamação ao redor, ou ausência dela, e progressão em algumas áreas para necrose. A ressecção cirúrgica do intestino necrótico pode ser necessária quando ocorrem perfuração, formação de abscesso, sangramento incontrolável ou choque séptico, no entanto a maioria dos casos responde ao tratamento clínico, incluindo ABT de amplo espectro, e recuperação dos efeitos da QT. Embora rara, uma variação devastadora e específica da tiflite é a que culmina em peritonite espontânea e septicemia devida ao *Clostridium septicum*. A

peritonite envolvida se manifesta classicamente como uma infecção fulminante e progressiva, com mionecrose de parede abdominal, com crepitação, hemólise e choque e algumas vezes sem a presença de febre. Na patogênese estão envolvidas quebra da integridade da mucosa secundária a neoplasia ou QT, invasão bacteriana da parede intestinal e rápida proliferação devida a imunossupressão ou granulocitopenia. Colite pseudomembranosa ou associada a antibiótico tem sido relatada após o uso de muitos antibióticos, que são parte da terapia empírica de pacientes neutropênicos febris. Esse processo é associado com a produção de toxinas pelo *Clostridiium difficile*; o isolamento do organismo nas fezes não é diagnóstico. Crianças com diarreia associada ao *C. difficile* podem ter sintomas que variam de leve a grave, com a presença de sangue. As fezes deveriam ser testadas para toxina de *C. difficile* em neutropênicos com diarreia e/ou dor abdominal. Esses casos normalmente respondem ao tratamento com metronidazol ou vancomicina oral, porém a recaída da diarreia pode ocorrer em 10%~20% dos pacientes e ser novamente tratada com um segundo curso do mesmo antibiótico. Candidíase hepática afeta pacientes oncológicos, especialmente com neutropenia prolongada. Normalmente se apresentam com febre persistente não responsiva a ABT de amplo espectro durante a neutropenia, algumas vezes acompanhada de dor abdominal de quadrante superior direito e elevação da fosfatase alcalina. Muitas vezes as diferentes culturas são negativas. Lesão típica hepática "olho de touro" na USG ou lesão hipodensa na TC pode ser vista quando os neutrófilos começam a se recuperar. RNM pode ser mais sensível. A detecção sanguínea do antígeno Candida enolase e d-arabinitol tem sido utilizada como ferramenta adicional para o diagnóstico de candidíase invasiva. A confirmação do diagnóstico pode necessitar de biópsia hepática (especialmente em criança com risco de metástase hepática). O tratamento é difícil, normalmente necessitando de longos períodos de anfotericina B. A combinação com flucitosina pode ter vantagens, particularmente se o rim ou sistema nervoso central (SNC) está envolvido. Anfotericina B complexo lipídico tem demonstrado ser eficaz no tratamento de candidíase hepatoesplênica. Fluconazol tem demonstrado ser eficaz no tratamento de pacientes em que houve falha da anfotericina B ou que apresentaram toxicidade grave com ela. O maior dilema terapêutico permanece em relação à duração apropriada da terapia, pois muitas vezes depende da resolução ou calcificação das lesões observadas.

✓ Infecção de SNC

Infecção de SNC raramente ocorre em crianças submetidas à QT. Essas infecções devem ser consideradas em crianças submetidas a procedimentos neurocirúrgicos. Derivação ventricular, ou reservatório de Ommaya, apresenta um risco adicional de 25%, mas o óbito é raro. Infecções indolentes são mais comuns em organismos de baixa patogenicidade, tal como *S. epidermidis* e *Propionibacterium acnes*, e a maioria pode ser resolvida sem a remoção do dispositivo. Por causa da natureza inespecífica dos sintomas, qualquer criança com dispositivos em SNC apresentando febre e sem outros sinais localizatórios deve ser investigada, incluindo a coleta de LCR e culturas. Embora a meningite em pacientes com câncer seja incomum, é associada com significativa morbimortalidade. Pacientes com febre e alteração do estado mental deveriam ser investigados prontamente, e a ausência de sinais meníngeos não exclui o diagnóstico de meningite. A febre e a alteração do estado mental são sinais mais consistentes com meningite em pacientes neutropênicos. *S. aureus* e *S. pneumoniae* são os agentes mais frequentes.

✓ Cistite

Cistite hemorrágica se manifesta como dor vesical e hematúria macroscópica significativa. Tem sido relatada em pacientes pós-TMO, sendo o adenovírus (tipo 11) e poliomavírus (vírus BK) os agentes mais comuns. É possível a detecção do adenovírus por PCR. O tratamento inclui ribavirina, vidarabina e ganciclovir.

✓ Infecção osteoarticular

Infecções ósseas e articulares em pacientes com câncer são relativamente raras. Crianças com tumores ósseos ou de partes moles são de risco para complicações nas áreas cirúrgicas ou de destruição pelo tumor de base. Pode ser difícil diferenciá-las da osteomielite pelo tumor ou dos efeitos locais da radiação. Quaisquer organismos que possam levar à bacteremia, incluindo Gram-negativos, Gram-positivos e fungos, podem causar osteomielite ou artrite. O diagnóstico e o tratamento podem ser particularmente complexos em crianças com próteses ósseas e/ou articulares com a finalidade de mantê-la. Estudos de imagem podem sugerir infecção, mas a biópsia do tecido envolvido é necessária para o diagnóstico definitivo. É necessário longo período de ABT quando a infecção ocorre, e muitas vezes a revisão da prótese é necessária.

REFERÊNCIAS

1. Koh AY, Pizzo PA. Infections in children with cancer. In: Long SS, Pickering LK, Prober CG. Principles and practice of pediatric infectious diseases. 3rd ed. Philadelphia: Churchill Livingstone; 2009.
2. Freifeld G, Bow EJ, Sepkowitz KA, et al. Clinical Practice Guideline for the Use of Antimicrobial Agents in Neutropenic Patients with Cancer: 2010 Update by the Infectious Diseases Society of America Alison. CID. 2011;52(4):e56-93.
3. Lalami Y, Paesmans M, Muanza F, et al. Can we predict the duration of chemotherapy- induced neutropenia in febrile neutropenic patients, focusing on regimen-specific risk factors? A retrospective analysis. Ann Oncol. 2006;17:507-14.
4. Bhatt V, Saleem A. Review: drug-induced neutropenia-pathophysiology, clinical features, and management. Ann Clin Lab Sci. 2004;34:131-7.
5. Marshall JC, Charbonney E, Gonzalez PD. The immune system in critical illness. Clin Chest Med. 2008;29:605-16, vii.
6. Tabbara IA, Zimmerman K, Morgan C, et al. Allogeneic hematopoietic stem cell transplantation: complications and results. Arch Intern Med. 2002;162:1558-66.
7. Plosker GL, Figgitt DP. Rituximab: a review of its use in non--Hodgkin's lymphoma and chronic lymphocytic leukaemia. Drugs. 2003;63:803-43.
8. Gaur AH, Flynn PM, Heine DJ, et al. Diagnosis of catheter--related bloodstream infections among pediatric oncology patients lacking a peripheral culture, using differential time to detection. Pediatr Infect Dis J. 2005;24:445-9.
9. Lee A, Mirrett S, Reller LB, et al. Detection of bloodstream infections in adults: how many blood cultures are needed? J Clin Microbiol. 2007;45:3546-8.
10. Cockerill FR 3rd, Wilson JW, Vetter EA, et al. Optimal testing parameters for blood cultures. Clin Infect Dis. 2004;38:1724-30.
11. Adamkiewicz TV, Lorenzana A, Doyle J, et al. Peripheral vs. central blood cultures in patients admitted to a pediatric oncology ward. Pediatr Infect Dis J. 1999;18:556-8.
12. Renoult E, Buteau C, Turgeon N, et al. Is routine chest radiography necessary for the initial evaluation of fever in neutropenic children with cancer? Pediatr Blood Cancer. 2004;43:224-8.
13. Mendes AV, Sapolnik R, Mendonça N. New guidelines for the clinical management of febrile neutropenia and sepsis in pediatric oncology patients. J Pediatr (Rio J). 2007;83(2 Suppl):S54-63.
14. Ramphal R, Grant RM, Dzolganovski B, et al. Herpes simplex virus in febrile neutropenic children undergoing chemotherapy for cancer: a prospective cohort study. Pediatr Infect Dis J. 2007;26(8):700-4.
15. Uys R, Cotton MF, Wessels G, et al. Viral isolates during febrile neutropaenia in children with cancer. J Trop Pediatr. 2000;46(1):21-4.
16. Klastersky J, Ameye L, Maertens J, et al. Bacteraemia in febrile neutropenic cancer patients. Int J Antimicrob Agents. 2007;30(Suppl 1):S51-9.
17. Pizzo PA, Robichaud KJ, Gill FA, et al. Empiric antibiotic and antifungal therapy for cancer patients with prolonged fever and granulocytopenia. Am J Med. 1982;72:101-11.

18. Santolaya ME, Alvarez AM, Becker A, et al. Prospective, multicenter evaluation of risk factors associated with invasive bacterial infection in children with cancer, neutropenia, and fever. J Clin Oncol. 2001;19(14):3415-21.

19. Santolaya ME, Alvarez AM, Aviles CL, et al. Prospective evaluation of a model of prediction of invasive bacterial infection risk among children with cancer, fever and neutropenia. Clin Infect Dis. 2002;35:678-83.

20. Santolaya ME, Alvarez AM, Aviles CL, et al. Early hospital discharge followed by outpatient management versus continued hospitalization of children with cancer, fever and neutropenia at low risk for invasive bacterial infection. J Clin Oncol. 2002;22(18):3784-9.

21. Baorto EP, Aquino VM, Mullen CA, et al. Clinical parameters associated with low bacteremia risk in 1100 pediatric oncology patients with fever and neutropenia. Cancer. 2001;92(4):909-13.

22. Hartel C, Deuster M, Lehrnbecher T, et al. Current approaches for risk stratification of infectious complications in pediatric oncology [see comment]. Pediatr Blood Cancer. 2007;49(6):767-73.

23. Viscoli C, Castagnola E. Treatment of febrile neutropenia: what is new? Curr Opin Infect Dis. 2002;15(4):377-82.

24. Orudjev E, Lange BJ. Evolving concepts of management of febrile neutropenia in children with cancer. Med Pediatr Oncol. 2002;39(2):77-85.

25. Pagnanini H, Gomez S, Ruvinsky S, et al. Outpatient, sequential, parenteral-oral antibiotic therapy for lower risk febrile neutropenia in children with malignant disease: a single-center, randomized, controlled trial in Argentina. Cancer. 2003;97(7):1775-80.

26. Meckler G, Lindemulder S. Fever and neutropenia in pediatric patients with cancer. Emerg Med Clin N Am. 2009;27:525-44.

27. Petrilli AS, Dantas LS, Campos MC, et al. Oral ciprofloxacin versus intravenous ceftriaxone administered in an outpatient setting for fever and neutropenia in low-risk pediatric oncology patients: randomized prospective trial. Med Pediatr Oncol. 2000;34:87-91.

28. Freifeld A, Sankaranarayanan J, Ullrich F, et al. Clinical practice patterns of managing low-risk adult febrile neutropenia during cancer chemotherapy in the USA. Support Care Cancer. 2008;16:181-91.

29. Rolston KV, Manzullo EF, Elting LS, et al. Once daily, oral, outpatient quinolone monotherapy for low-risk cancer patients with fever and neutropenia: a pilot study of 40 patients based on validated risk-prediction rules. Cancer. 2006;106:2489-94.

30. Klastersky J, Paesmans M, Georgala A, et al. Outpatient oral antibiotics for febrile neutropenic cancer patients using a score predictive for complications. J Clin Oncol. 2006;24:4129-34.

31. Kern WV. Risk assessment and treatment of low-risk patients with febrile neutropenia. Clin Infect Dis. 2006;42:533-40.

32. Bow EJ, Rotstein C, Noskin GA, et al. A randomized, open-label, multicenter comparative study of the efficacy and safety of piperacillin- tazobactam and cefepime for the empirical treatment of febrile neutropenic episodes in patients with hematologic malignancies. Clin Infect Dis. 2006;43:447-59.

33. Corapcioglu F, Sarper N, Zengin E. Monotherapy with piperacillin/tazobactam versus cefepime as empirical therapy for febrile neutropenia in pediatric cancer patients: a randomized comparison. Pediatr Hematol Oncol. 2006;23:177-86.

34. Toye B, Krajden S, Fuksa M, et al. Carbapenem resistance in Canada. CMAJ. 2009;180:1225-6.

35. Chemaly RF, Hanmod SS, Jiang Y, et al. Tigecycline use in cancer patients with serious infections: a report on 110 cases from a single institution. Medicine (Baltimore). 2009;88:211-20.

36. Morris PG, Hassan T, McNamara M, et al. Emergence of MRSA in positive blood cultures from patients with febrile neutropenia-a cause for concern. Support Care Cancer. 2008;16:1085-8.

37. Gil L, Styczynski J, Komarnicki M. Infectious complication in 314 patients after high-dose therapy and autologous hematopoietic stem cell transplantation: risk factors analysis and outcome. Infection. 2007;35:421-7.

38. Cloutier RL. Neutropenic enterocolitis. Emerg Med Clin North Am. 2009;27:415-22.

39. Kang CI, Kim SH, Park WB, et al. Bloodstream infections caused by antibiotic-resistant gram-negative bacilli: risk factors for mortality and impact of inappropriate initial antimicrobial therapy on outcome. Antimicrob Agents Chemother. 2005;49:760-6.

40. Ibrahim EH, Sherman G, Ward S, et al. The influence of inadequate antimicrobial treatment of bloodstream infections on patient outcomes in the ICU setting. Chest. 2000;118:146-55.

41. Kollef MH. Inadequate antimicrobial treatment: an important determinant of outcome for hospitalized patients. Clin Infect Dis. 2000;31(Suppl 4):S131-8.

42. Levy MJ, Norton ID, Clain JE, et al. Prospective study of bacteremia and complications with EUS FNA of rectal and perirectal lesions. Clin Gastroenterol Hepatol. 2007;5:684-9.

43. Raad II, Escalante C, Hachem RY, et al. Treatment of febrile neutropenic patients with cancer who require hospitalization: a prospective randomized study comparing imipenem and cefepime. Cancer. 2003;98:1039-47.

44. Marra CA, Frighetto L, Quaia CB, et al. A new ciprofloxacin stepdown program in the treatment of high-risk febrile neutropenia: a clinical and economic analysis. Pharmacotherapy. 2000;20:931-40.

45. Hodgson-Viden H, Grundy PE, Robinson JL. Early discontinuation of intravenous antimicrobial therapy in pediatric oncology patients with febrile neutropenia. BMC Pediatr. 2005;5:10.

46. Lehrnbecher T, Stanescu A, Kuhl J. Short courses of intravenous empirical antibiotic treatment in selected febrile neutropenic children with cancer. Infection. 2002;30:17-21.

47. Grazziutti ML, Dong L, Miceli MH, et al. Recovery from neutropenia can be predicted by the immature reticulocyte fraction several days before neutrophil recovery in autologous stem cell transplant recipients. Bone Marrow Transplant. 2006;37:403-9.

48. Molina JR, Sanchez-Garcia J, Torres A, et al. Reticulocyte maturation parameters are reliable early predictors of hematopoietic engraftment after allogeneic stem cell transplantation. Biol Blood Marrow Transplant. 2007;13:172-82.

49. National Comprehensive Cancer Network (NCCN). (2009). "Prevention and Treatment of Cancer-Related Infections v.2." Retrieved August, 2009, from (http://www.nccn.org/professionals/physician_ gls/f_guidelines.asp#supportive).

50. Gafter-Gvili A, Fraser A, Paul M, et al. Meta-analysis: antibiotic prophylaxis reduces mortality in neutropenic patients. Ann Intern Med. 2005;142:979-95.

51. Bucaneve G, Micozzi A, Menichetti F, et al. Levofloxacin to prevent bacterial infection in patients with cancer and neutropenia. N Engl J Med. 2005;353:977-87.

52. Noel GJ, Bradley JS, Kauffman RE, et al. Comparative safety profile of levofloxacin in 2523 children with a focus on four specific musculoskeletal disorders. Pediatr Infect Dis J. 2007;26:879-91.

53. Richard DA, Nousia-Arvanitakis S, Sollich V, et al. Oral ciprofloxacin vs. intravenous ceftazidime plus tobramycin in pediatric cystic fibrosis patients: comparison of antipseudomonas efficacy and assessment of safety with ultrasonography and magnetic resonance imaging. Cystic Fibrosis Study Group. Pediatr Infect Dis J. 1997;16:572-8.

54. Hampel B, Hullmann R, Schmidt H. Ciprofloxacin in pediatrics: worldwide clinical experience based on compassionate use-safety report. Pediatr Infect Dis J. 1997;16:127-9; discussion, 60-2.

55. Cullen M, Steven N, Billingham L, et al. Antibacterial prophylaxis after chemotherapy for solid tumors and lymphomas. N Engl J Med. 2005;353:988-98.

56. Reuter S, Kern WV, Sigge A, et al. Impact of fluoroquinolone prophylaxis on reduced infection-related mortality among patients with neutropenia and hematologic malignancies. Clin Infect Dis. 2005;40:1087-93.

57. Ito JI, Tegtmeier BR, O'Donnell MR. Antibacterial prophylaxis in patients with cancer and neutropenia. N Engl J Med. 2006;354:90-4; author reply, 90-4.

58. Kern WV, Klose K, Jellen-Ritter AS, et al. Fluoroquinolone resistance of Escherichia coli at a cancer center: epidemiologic evolution effects of discontinuing prophylactic fluoroquinolone use in neutropenic patients with leukemia. Eur J Clin Microbiol Infect Dis. 2005;24:111-8.

59. Gomez L, Garau J, Estrada C, et al. Ciprofloxacin prophylaxis in patients with acute leukemia and granulocytopenia in an area with a high prevalence of ciprofloxacin and resistant Escherichia coli. Cancer. 2003;97:419-24.

60. Gasink LB, Fishman NO, Weiner MG, et al. Fluoroquinolone-resistant Pseudomonas aeruginosa: assessment of risk factors and clinical impact. Am J Med. 2006;119(526):e19-25.

61. Kaye KS, Kanafani ZA, Dodds AE, et al. Differential effects of levofloxacin and ciprofloxacin on the risk for isolation of quinolone-resistant Pseudomonas aeruginosa. Antimicrob Agents Chemother. 2006;50:2192-6.

62. Pepin J, Saheb N, Coulombe MA, et al. Emergence of fluoroquinolones as the predominant risk factor for Clostridium difficile associated diarrhea: a cohort study during an epidemic in Quebec. Clin Infect Dis. 2005;41:1254-60.

63. Kuderer NM, Dale DC, Crawford J, et al. Impact of primary prophylaxis with granulocyte colony-stimulating factor on febrile neutropenia and mortality in adult cancer patients receiving chemotherapy: a systematic review. J Clin Oncol. 2007;25:3158-67.

64. Pinto L, Liu Z, Doan Q, et al. Comparison of pegfilgrastim with filgrastim on febrile neutropenia, grade IV neutropenia and bone pain: a meta-analysis of randomized controlled trials. Curr Med Res Opin. 2007;23:2283-95.

65. Smith TJ, Khatcheressian J, Lyman GH, et al. 2006 update of recommendations for the use of white blood cell growth factors: an evidence-based clinical practice guideline. J Clin Oncol. 2006;24:3187-205.

66. National Cancer Center Network (NCCN). Myeloid growth factors: NCCN practice guidelines. 2009: v.1.2009.

67. Wingard JR, Elmongy M. Strategies for minimizing complications of neutropenia: prophylactic myeloid growth factors or antibiotics. Crit Rev Oncol Hematol. 2009;72:144-54.

68. Lyman GH, Shayne M. Granulocyte colony-stimulating factors: finding the right indication. Curr Opin Oncol. 2007;19:299-307.

69. Garcia-Carbonero R, Mayordomo JI, Tornamira MV, et al. Granulocyte colony-stimulating factor in the treatment of high-risk febrile neutropenia: a multicenter randomized trial. J Natl Cancer Inst. 2001;93:31-8.

70. Clark OA, Lyman GH, Castro AA, et al. Colony-stimulating factors for chemotherapy-induced febrile neutropenia: a meta-analysis of randomized controlled trials. J Clin Oncol. 2005;23:4198-214.

71. Ilmann AJ, Lipton JH, Vesole DH, et al. Posaconazole or fluconazole for prophylaxis in severe graft-versus-host disease. N Engl J Med. 2007;356:335-47.

72. Portugal RD, Garnica M, Nucci M. Index to predict invasive mold infection in high-risk neutropenic patients based on the area over the neutrophil curve. J Clin Oncol. 2009;27:3849-54.

73. De Pauw BE, Rubin RH. Empiric versus preemptive therapy in the management of febrile neutropenia in the patient being treated for hematologic malignancy. Transpl Infect Dis. 2006;8:1-2.

74. Maertens J, Theunissen K, Verhoef G, et al. Galactomannan and computed tomography-based preemptive antifungal therapy in neutropenic patients at high risk for invasive fungal infection: a prospective feasibility study. Clin Infect Dis. 2005;41:1242-50.

75. Odabasi Z, Mattiuzzi G, Estey E, et al. Beta-D-glucan as a diagnostic adjunct for invasive fungal infections: validation, cutoff development, and performance in patients with acute myelogenous leukemia and myelodysplastic syndrome. Clin Infect Dis. 2004;39:199-205.

76. Ostrosky-Zeichner L, Alexander BD, Kett DH, et al. Multicenter clinical evaluation of the (1–.3) beta-D-glucan assay as an aid to diagnosis of fungal infections in humans. Clin Infect Dis. 2005;41:654-9.

77. Senn L, Robinson JO, Schmidt S, et al. 1,3-Beta-D-glucan antigenemia for early diagnosis of invasive fungal infections in neutropenic patients with acute leukemia. Clin Infect Dis. 2008;46:878-85.

78. Robenshtok E, Gafter-Gvili A, Goldberg E, et al. Antifungal prophylaxis in cancer patients after chemotherapy or hematopoietic stem-cell transplantation: systematic review and meta-analysis. J Clin Oncol. 2007;25:5471-89.

79. Boeckh M, Kim HW, Flowers ME, et al. Long-term acyclovir for prevention of varicella zoster virus disease after allogeneic hematopoietic cell transplantation – a randomized double-blind placebo-controlled study. Blood. 2006;107:1800-5.

80. Kunisaki KM, Janoff EN. Influenza in immunosuppressed populations: a review of infection frequency, morbidity, mortality, and vaccine responses. Lancet Infect Dis. 2009;9:493-504.

81. Vu D, Peck AJ, Nichols WG, et al. Safety and tolerability of oseltamivir prophylaxis in hematopoietic stem cell transplant recipients: a retrospective case-control study. Clin Infect Dis. 2007;45:187-93.

82. Raad I, Hanna HA. Long-term central venous catheters. In: Seifert H, Jansen B, Farr BM, editors. Catheter-related infections (infectious disease and therapy). 2nd ed. New York: Marcel Dekker; 2005. p. 425-44.

83. Blot F, Nitenberg G, Chachaty E, et al. Diagnosis of catheter--related bacteraemia: a prospective comparison of the time to positivity of hub-blood versus peripheral-blood cultures. Lancet. 1999;354:1071-7.

84. Raad I. Management of intravascular catheter-related infections. J Antimicrob Chemother. 2000;45:267-70.

85. Lo WT, Cheng SN, Wang CC, et al. Extensive necrotising fasciitis caused by Pseudomonas aeruginosa in a child with acute myeloid leukemia: case report and literature review. Eur J Pediatr. 2005;164:113-4.

86. Maschmeyer G, Link H, Hiddemann W, et al. Pulmonary infiltrations in febrile patients with neutropenia. Risk factors and outcome under empirical antimicrobial therapy in a randomized multicenter study. Cancer. 1994;73:2296-304.

87. Bochud PY, Calandra T, Francioli P. Bacteremia due to viridans streptococci in neutropenic patients: a review. Am J Med. 1994;97:256-64.

88. Fujita J, Yamadori I, Xu G, et al. Clinical features of Stenotrophomonas maltophilia pneumonia in immunocompromised patients. Respir Med. 1996;90:35-8.

89. Shima T, Yoshimoto G, Miyamoto T, et al. Disseminated tuberculosis following second unrelated cord blood transplantation for acute myelogenous leukemia. Transpl Infect Dis. 2009;11:75-7.

90. Reilly AF, McGowan KL. Atypical mycobacterial infections in children with cancer. Pediatr Blood Cancer. 2004;43:698-702.

91. Chemaly RF, Ghosh S, Bodey GP, et al. Respiratory viral infections in adults with hematologic malignancies and human stem cell transplantation recipients: a retrospective study at a major cancer center. Medicine (Baltimore). 2006;85:278-87.

92. Torres HA, Aguilera EA, Mattiuzzi GN, et al. Characteristics and outcome of respiratory syncytial virus infection in patients with leukemia. Haematologica. 2007;92:1216-23.

93. Boeckh M, Berrey MM, Bowden RA, et al. Phase 1 evaluation of the respiratory syncytial virus-specific monoclonal antibody palivizumab in recipients of hematopoietic stem cell transplants. J Infect Dis. 2001;184:350-4.

94. Lin SJ, Schranz J, Teutsch SM. Aspergillosis case-fatality rate: systematic review of the literature. Clin Infect Dis. 2001;32:358-66.

95. Subira M, Martino R, Franquet T, et al. Invasive pulmonary aspergillosis in patients with hematologic malignancies: survival and prognostic factors. Haematologica. 2002;87:528-34.

96. Reichenberger F, Habicht JM, Gratwohl A, et al. Diagnosis and treatment of invasive pulmonary aspergillosis in neutropenic patients. Eur Respir J. 2002;19:743-55.

97. Ascioglu S, Rex JH, de Pauw B, et al. Defining opportunistic invasive fungal infections in immunocompromised patients with cancer and hematopoietic stem cell transplants: an international consensus. Clin Infect Dis. 2002;34:7-14.

98. Walsh TJ, Pappas P, Winston DJ, et al. Voriconazole compared with liposomal amphotericin B for empirical antifungal therapy in patients with neutropenia and persistent fever. N Engl J Med. 2002;346:225-34.

99. Prentice HG, Hann IM, Herbrecht R, et al. A randomized comparison of liposomal versus conventional amphotericin B for the treatment of pyrexia of unknown origin in neutropenic patients. Br J Haematol. 1997;98:711-8.

100. Herbrecht R, Denning DW, Patterson TF, et al. Voriconazole versus amphotericin B for primary therapy of invasive aspergillosis. N Engl J Med. 2002;347:408-15.

101. Walsh TJ, Raad I, Patterson TF, et al. Treatment of invasive aspergillosis with posaconazole in patients who are refractory to or intolerant of conventional therapy: an externally controlled trial. Clin Infect Dis. 2007;44:2-12.

102. Todeschini G, Murari C, Bonesi R, et al. Invasive aspergillosis in neutropenic patients: rapid neutrophil recovery is a risk factor for severe pulmonary complications. Eur J Clin Invest. 1999;29:453-7.

103. Vento S, Cainelli F, Temesgen Z. Lung infections after cancer chemotherapy. Lancet Oncol. 2008;9:982-92.

104. Torres HA, Chemaly RF, Storey R, et al. Influence of type of cancer and hematopoietic stem cell transplantation on clinical presentation of Pneumocystis jiroveci pneumonia in cancer patients. Eur J Clin Microbiol Infect Dis. 2006;25:382-8.

105. Pagano L, Fianchi L, Mele L, et al. Pneumocystis carinii pneumonia in patients with malignant haematological diseases: 10 years' experience of infection in GIMEMA centres. Br J Haematol. 2002;117:379-86.

106. Green H, Paul M, Vidal L, et al. Prophylaxis for Pneumocystis pneumonia (PCP) in non-HIV immunocompromised patients. Cochrane Database Syst ver. 2007;(3):CD005590.

ONCOLOGIA PEDIÁTRICA – ASPECTOS PSICOSSOCIAIS

Claudia L. Epelman

INTRODUÇÃO

O diagnóstico de câncer na infância e na adolescência é uma das realidades mais difíceis que uma criança ou um adolescente e seus familiares podem enfrentar. Tal diagnóstico apresenta inúmeras situações de estresse não menos importantes que a possibilidade de o paciente morrer. Muito embora as taxas de cura tenham melhorado significativamente nas últimas décadas, os tratamentos ainda são longos, intensivos e acarretam mudanças fundamentais na vida de todos os envolvidos. Apesar dos progressos alcançados, o câncer, qualquer que seja o tratamento e o prognóstico, constitui uma experiência que subverte todas as referências do paciente: a relação com seu corpo, com sua família, com a sociedade e com o lugar que nela ocupa e o sentimento de sua identidade, de seu valor e da confiança em si mesmo. O câncer, inevitavelmente, confronta o paciente à consciência da sua própria morte possível, à reflexão sobre o sentido e o valor da sua vida, sobre o lugar que a doença nela ocupa ("Por que eu? Quem é o responsável?")[1]. Os pais e o paciente, na procura de hipóteses explicativas, se culpam ou acusam os outros. Hoje, por meio de uma abordagem multidisciplinar, os tratamentos buscam curar o paciente com as melhores condições possíveis, ajudar o paciente a atravessar esse período da vida de forma a preservar a sua dinâmica existencial e a sua essência pessoal, sem causar prejuízos na escolaridade e no relacionamento com seus pares, bem como a manter a confiança em si mesmo e em seus próximos.

Os oncologistas pediátricos são particularmente atentos às possíveis sequelas psíquicas e intelectuais da doença e/ou do tratamento, à qualidade de vida dos pacientes curados, à imagem, ao lugar dos pacientes na sociedade e, certamente, à dignidade daqueles que morrerão. É por essa razão que a equipe de profissionais assiste o paciente e a sua família no presente – percebe, previne e trata os sinais precoces de desestabilização, as dificuldades de adaptação, a angústia, a depressão[2], a revolta e a recusa ao tratamento[3] –, mas se preocupa também com o futuro deles.

Não existe um perfil psicológico característico da criança ou do adolescente com câncer: as reações emocionais diante da doença e do tratamento são singulares e dependem da estrutura anterior da personalidade do paciente, da família e da história familiar[4]. A doença pode, entretanto, modificar, de forma importante, às vezes durável, essas estruturas e produzir múltiplos efeitos[5] (os quais não correspondem necessariamente à história médica). Potencialmente, as capacidades intelectuais do paciente permanecem normais (exceto naqueles acometidos por tumores do sistema nervoso central em função de possíveis sequelas neuropsicológicas)[6-8], mas a doença e o tratamento podem provocar fenômenos de inibição intelectual e, consequentemente, dificuldades escolares e sociais[9]. Em geral, uma criança ou um adolescente em tratamento de câncer podem prosseguir a sua rotina escolar. O paciente deve continuar submetido ao dever e à obrigação pedagógico-educacional. Para ele, a escola constitui a rede de relação social maior, esteja ele presente fisicamente ou não. A partir do diagnóstico, contudo, o paciente tem a sua relação e o seu rendimento escolar comprometidos (visitas constantes ao hospital, infecções secundárias ao tratamento etc.)[10,11]. É importante conhecer e considerar as circunstâncias para evitar o desânimo, o investimento forçado, a incompreensão dos professores e dos outros alunos, para ajudar o paciente a encontrar uma reorientação positiva dos seus projetos escolares e sociais[12]. A gravidade da situação gera nos pais sentimentos de culpabilidade que levam à negação da doença e a atitudes superprotetoras e, muitas vezes, desencadeiam o processo de luto antecipado pelo paciente. Ao se sentirem fragilizados, eles podem alterar as regras da vida cotidiana, perder o equilíbrio familiar e negligenciar os cuidados com os irmãos (o ciúme comum entre os irmãos encontra em elementos da realidade a sua justificação). Os irmãos apresentam efeitos, às vezes, difíceis de ser superados: culpabilidade, ressentimento, raiva, ansiedade, problemas escolares e sociais, preocupações hipocondríacas e sintomas somáticos[13]. O grupo familiar tende a se isolar e a se fechar em torno de si mesmo, e os irmãos não conseguem compartilhar seus sentimentos com os pais ou com os amigos e sofrem sozinhos. Em todos os casos, a família inteira deve ser assistida e os irmãos devem fazer parte das preocupações permanentes da equipe médica.

A intervenção psicológica relativamente ao paciente (e familiares) tem por objetivo cuidar das dificuldades emocionais decorrentes da experiência do câncer, que são geralmente severas e persistentes[14]. Tais sequelas podem aparecer precoce ou tardiamente, em outros momentos significativos (adolescência, fim da vida escolar, início da vida profissional, primeiras relações afetivas etc.) ou mesmo em gerações seguintes. Esse trabalho tem, portanto, uma dimensão terapêutica e preventiva maior durante a ocasião do tratamento, mas guarda a sua importância, igualmente, depois do tratamento, muitas vezes quando o paciente já está na idade adulta. É essencial que o paciente elabore a experiência limite que viveu – experiência essa que atinge o limite do que o ser humano pode enfrentar e integrar ao seu mundo mental. Por meio do acompanhamento psicoterapêutico, às vezes, muito tempo depois pode se observar claramente que o bom desempenho escolar ou profissional e o êxito afetivo não são critérios suficientes para afirmar que o sofrimento foi superado; ao contrário, o paciente pode coexistir com uma angústia profunda, um sentimento de solidão terrível, e a violência vivida durante a época do tratamento pode continuar sempre presente. Para libertar-se da condição insuperável do câncer, o paciente deve ser ajudado a transmitir os elementos fundamentais da sua experiência. Para tanto, contudo, é preciso que ele tenha a confiança que seu esforço será reconhecido e acompanhado. Nesse contexto, o paciente espera que todos ao seu redor, sobretudo os seus pais, participem física e psiquicamente e acompanhem-no nesse tempo no qual as questões mais significativas da sua existência se concentram.

O câncer na adolescência é sempre uma experiência psíquica perturbadora, pela complexidade da doença e da fase do desenvolvimento humano. O paciente tem a árdua tarefa de viver esses dois eventos ao mesmo tempo: perda da infância e perda das capacidades (físicas e/ou psicológicas) causada pela doença. As transformações corporais e as sensações inabituais, intensas, difíceis de formular, comprometem a autoimagem do adolescente[15]; a toxicidade atinge a pele, as mucosas e a força muscular, provoca náusea, vômito e anorexia. Os tratamentos podem deixar traços visíveis (a perda do cabelo), às vezes duráveis (uma cicatriz, uma amputação), os quais o adolescente tem que assumir e integrar na sua imagem do corpo. Tais deformações podem levar o adolescente a perder, aos seus olhos e aos dos outros, os sinais de sua identidade sexual[16]. Todos esses elementos geram um sentimento de solidão, de diferença, de perda de pertinência coletiva, de inquietude (quanto à sua capacidade de sedução etc.), de incompreensão, de vergonha, de raiva, de injustiça. A revolta lhe é necessária para ultrapassar o câncer tanto quanto a adolescência. Mas para que ela não seja nem estéril nem prejudicial, é indispensável que o adolescente encontre interlocutores capazes de reconhecer os seus diversos aspectos, às vezes discretos ou paradoxais, a sua legitimidade e seu valor, capazes de definir (com ele e não somente com seus pais) os compromissos possíveis em relação às demandas da doença e do tratamento[17]. O suporte psicológico deve ajudá-lo a enfrentar as dificuldades do câncer e, paralelamente, a preservar a sua identidade e a sua própria imagem, os seus desejos, as relações familiares, a continuidade escolar, o ambiente social, as relações com outros jovens da sua idade.

A HISTÓRIA DO CÂNCER
Confirmação do diagnóstico

A história do câncer se desenvolve de maneira pouco linear durante todo o processo de tratamento, mas é composta de etapas bem definidas. A primeira consulta, momento da comunicação do diagnóstico, é particularmente importante e deve ser suficientemente valorizada. Nessa ocasião, a aliança terapêutica entre o médico, o paciente e os seus familiares começa a ser construída[18]. O médico se dirige aos pais e ao paciente juntos e separados: a capacidade de entendimento deles pode ser diferente, mas uma base comum de informações é necessária. Eles devem conhecer a doença e entender o tratamento, as sequelas e o prognóstico[19]. Tais informações, entretanto, não são jamais assimiladas de uma vez por todas – o contexto é difícil e complexo, novas intercorrências surgem constantemente e, sobretudo, as defesas não cessam de cumprir seu papel. Os pais em choque são, geralmente, incapazes de ouvir ou de lembrar o que está sendo dito nessa ocasião e tendem a perceber a situação segundo outras histórias de câncer conhecidas. O paciente, mesmo o mais jovem, pode compreender a realidade e as reações dos seus pais e dos profissionais e intuir a possibilidade de uma evolução negativa do seu problema[20]. As colocações dos pais e do paciente mostram a compreensão, a inquietude, a fragilidade e o sentido que eles tentam dar à doença. Eles, frequentemente, têm teorias bem diferentes a respeito do câncer – é preciso conhecer, apreender a lógica e a função delas, corrigir os erros que possam entrar em conflito com as decisões terapêuticas, de modo a estabelecer uma confiança recíproca e impedir a passividade, a falta de aderência ou a recusa do tratamento; é preciso evitar o excesso de otimismo ou de pessimismo e as promessas de cura. Os mal-entendidos nascem de explicações muito rápidas, muito técnicas, focadas em detalhes em detrimento do todo que podem, mais tarde, gerar conflitos, particularmente quando os resultados forem desfavoráveis. A estrutura e a dinâmica familiar, a condição material, financeira e social e o sentido de responsabilidade dos pais influenciam na capacidade que eles terão de ajudar o paciente (e os irmãos) durante e depois da vivência do câncer.

Início do tratamento

O início do tratamento é o período de descobrir o universo da oncologia pediátrica: o serviço, os profissionais (a forma por meio da qual cada um coloca em prática seu trabalho), os outros pacientes e familiares. É o período de entrar em contato com o ambiente terapêutico e, progressivamente, de tomar consciência das implicações da doença, que não se resumem apenas na questão de vida ou de morte, mas também na duração e na intensidade do tratamento, nas possíveis sequelas, nas dificuldades familiar, conjugal, profissional, escolar e social. A rotina do câncer demanda mudanças profundas na vida do paciente e dos familiares. Além disso, aprender sobre a complexidade dos protocolos de tratamento e os potenciais efeitos adversos e sobre os procedimentos invasivos e os resultados dos exames laboratoriais pode parecer assustador para eles. Apesar dos avanços tecnológicos e farmacológicos, algumas crianças e adolescentes, ainda hoje, apresentam ansiedade relativa aos procedimentos, bem como náusea e dor crônica[21]. As respostas de intolerância física ou psíquica às intervenções médicas acontecem, muitas vezes, por causa das próprias teorias anatomofisiopatológicas do paciente colocadas a serviço da doença e do tratamento[1]. As sequelas têm diferentes significados conforme as famílias, as culturas e os meios sociais. É importante que a equipe possibilite ao paciente e aos familiares expressarem seus sentimentos e suas fantasias e respeite o ritmo de adaptação de cada um. O paciente deve ser ajudado a se reconhecer perante a nova realidade e os pais, a renunciarem a imagem do filho antes de adoecer e aceitarem que ele, agora diferente, é ainda o mesmo. Conforme o tratamento prossegue, todos adquirem maior controle sobre a situação, ainda que, às vezes, lamentem a perda da vida "normal" e sofram com outros desafios. Os momentos de insegurança não são forçosamente dramáticos, ao contrário, são legítimos e esperados – os profissionais devem entender a razão (cansaço do paciente, esgotamento dos familiares, dúvida sobre o resultado do tratamento, ansiedade relativa à decisão cirúrgica etc.), reafirmar a aliança terapêutica e resgatar a relação de confiança entre eles.

Fim do tratamento

O fim do tratamento é um momento delicado, aguardado com impaciência, mas vivido com inquietação em virtude da perda da "proteção médica" e da incerteza sobre o futuro[22]. É o período de retomar progressivamente a vida "normal", contudo essa transição pode ser longa e complexa. O paciente e seus pais têm que se readaptar à vida cotidiana e, concomitantemente, lidar com o sentimento de desamparo e de insegurança e com o medo da recaída (síndrome de Dámocles)[23]. Surgem inúmeras dificuldades durante o tratamento, os problemas negligenciados nesse tempo reaparecem e a defasagem entre a criança ou o adolescente e os outros é revelada. Rever com o paciente e os pais o desenvolvimento do processo desde o início contribui para que eles consigam se desligar dessa etapa e se engajar na chamada fase pós-tratamento. Os profissionais devem fechar o ciclo aberto no diagnóstico. Vale ressaltar aqui a importância do parecer médico e da sua dupla natureza[24]: parecer objetivo – realidade da situação médica do paciente – e parecer subjetivo – "compromisso de cura" com o paciente. Essa abordagem possibilita que o paciente e os seus pais entendam a autenticidade do profissional e acreditem que não se trata de uma promessa ou do fim da relação entre eles.

Depois do tratamento

Depois do tratamento a criança ou o adolescente são acompanhados por muitos anos pelos oncologistas pediátricos, atentos a uma recidiva e aos possíveis efeitos tardios da doença. A preocupação com a vida do ex-paciente continua, certamente, sempre presente, mas quem ele virá a ser (sob os aspectos físico, intelectual, afetivo, social...) depois do câncer tornou-se uma questão maior. O término da terapia, portanto, não constitui o fim da experiência do câncer[25]. Existe uma vasta literatura demonstrando que pacientes tratados de câncer apresentam um risco substancial de sequelas físicas adversas, incluindo disfunções neurocognitivas, toxicidade cardíaca e pulmonar, alterações endocrinológicas e segunda neoplasia[26]. Em contraste com os efeitos físicos tardios muito bem documentados, as consequências psicológicas são menos conclusivas. Muitos estudos mostram que a maioria dos pacientes parece apresentar uma adaptação adequada em comparação aos grupos-controle e às normas-padrão, mas um subgrupo confirma a presença de sequelas psicológicas que persistem durante anos depois do término do tratamento. Hoje se pode observar que os efeitos psíquicos decorrentes da doença e do tratamento não desaparecem facilmente, sejam eles positivos ou negativos. Tais efeitos não estão necessariamente relacionados à intensidade ou à duração do tratamento, à gravidade do prognóstico ou ao risco futuro, à presença ou à importância das sequelas físicas. É essencial, obviamente, que os profissionais entendam a situação, sem, entretanto, se submeterem mecanicamente a ela. O câncer na infância e na adolescência envolve uma série de eventos traumáticos que podem evocar o chamado estresse pós-traumático, síndrome resultante da exposição a ameaças vividas ou percebidas que remetem ao sentimento de medo, abandono e horror. A literatura sugere que um subgrupo de pacientes apresenta, depois do tratamento, sintomas clinicamente significativos de estresse pós-traumático (pensamentos intrusivos, aversão ou bloqueio de lembranças e ansiedade aumentada), com taxas mais elevadas entre os adultos jovens do que entre as crianças e os adolescentes[27,28]. Outros estudos reportam que, em geral, os pacientes tratados de câncer demonstram resiliência, isto é, o fenômeno que resulta na capacidade de adaptação apesar das circunstâncias adversas[29]. Entretanto, ainda que haja evidências de que a maior parte dessa população apresente poucos comprometimentos emocionais, a interação entre os fatores biológicos, psicológicos e sociais pode ter significados diferentes dependendo do momento de vida do paciente – por exemplo, complicações da cardiotoxicidade podem interferir na atividade esportiva de uma criança, mas representar um obstáculo na carreira profissional de um adulto jovem. Depois do câncer, o funcionamento da criança e do adolescente é complexo e o acompanhamento psicoterapêutico permite observar uma diversidade de comportamentos que coexistem ou se alternam[30,31]. Alguns pacientes têm o sentimento de que a doença deixou uma fragilidade física e psíquica durável que os coloca em defasagem em relação aos outros, incitando uma vida solitária; outros, que talvez, não dispõem mais da capacidade física anterior, ao contrário, têm o sentimento de que a experiência trouxe enriquecimento, maturidade e capacidade de se adaptar às situações difíceis e não cansam de exibir essas qualidades. Certos pacientes negam a realidade vivida e tentam afastar as lembranças e apagar de forma artificial e forçada os sinais residuais da doença e do tratamento; outros, inversamente, com uma postura de revolta e raiva contra a injustiça de terem sido acometidos por um câncer, mostram incessantemente as sequelas, sob a forma de provocação; alguns assumem a posição de vítimas e esperam dos outros ajuda, pena e recompensa pela sua infelicidade; outros, ainda, têm a convicção obstinada de que existe um responsável por seu câncer e seus efeitos (a poluição, as bombas nucleares...). A maior parte dos adolescentes se sente muito diferente dos outros (física e psicologicamente): eles amadureceram e não compartilham mais dos mesmos interesses e dos mesmos gostos e, às vezes, a dificuldade de confrontação com os outros leva os pacientes a fazerem escolhas afetivas e profissionais equivocadas ou, ao contrário, a buscarem exclusivamente relações com seus semelhantes (indivíduos que também tiveram câncer ou viveram uma experiência difícil); muitos convivem com um forte sentimento de perda – do tempo, da própria imagem, da identidade, do corpo, da sexualidade, da memória, dos relacionamentos[32]; outros renunciam aos seus desejos de autonomia e às suas exigências de evolução e regridem à fase anterior da infância, e os pais aceitam sem reagir tais comportamentos inadequados; eles vivem a experiência do câncer artificialmente e correm o risco de se tornar um adulto que guarda traços de imaturidade infantil.

As consequências da vivência de um câncer não são, contudo, forçosamente negativas, e alguns pacientes conseguem superá-la melhor do que outros. Não existem sinais preditivos, e a evolução do paciente (e familiares) é, geralmente, uma incógnita. Os motivos podem ser diversos e muitos dependem da ajuda que o paciente recebeu dos seus pais e dos profissionais, da sua personalidade, dos seus familiares, da sua história, do contexto social e cultural, da forma que elaborou essa experiência com o psicoterapeuta. Na realidade, não existe um "câncer fácil": a experiência é sempre perturbadora, mesmo quando o prognóstico é bastante favorável e o tratamento, relativamente simples. As sequelas podem aparecer ao longo do tratamento ou, ao contrário, surgir em outros momentos significativos da vida do paciente. Por isso, a importância de um trabalho preventivo, que deve ser realizado durante o tempo do tratamento e incluir os pais e os irmãos do paciente. Esse trabalho, conforme evidenciado anteriormente, trará maior benefício àqueles pacientes que, depois do tratamento, já adolescentes ou adultos jovens, se confrontam com as sequelas físicas, sociais e psicológicas ou com os problemas existenciais: escolhas afetivas, familiares, profissionais, éticas.

A ligação entre o médico, o paciente e seus familiares é forte e durável e o acompanhamento depois do tratamento pode prosseguir por 5, 10 ou 20 anos... As razões para um acompanhamento prolongado são diversas: razões médicas racionais (efeitos tardios, recidivas e segunda neoplasia), razões de pesquisa (novas estratégias terapêuticas), razões afetivas (ligação intensa), razões menos racionais (outras eventuais intercorrências)[24]. Elas não se contradizem, ao contrário, muitas vezes coexistem e os profissionais podem compartilhá-las com o ex-paciente e seus familiares. Mas tal acompanhamento tem o seu preço: a história do câncer não termina, continua presente em todos os aspectos da vida do ex-paciente; a experiência vivida constitui, depois, a referência maior da sua identidade. Ele convive com um sentimento de dívida impagável, interminável, sem saber claramente se pesa mais sobre a doença ou sobre o médico. Assim, é importante que os profissionais definam os critérios de acompanhamento e cura (realidade médica, período, sentido e consequência); as razões da perpetuação da ligação com o paciente (e familiares); a responsabilidade do médico (médica, legal, moral, afetiva) e os critérios e as razões do fim do acompanhamento e da alta.

Recidiva

Em alguns casos, às vezes, muito tempo depois do término do tratamento pode acontecer uma recidiva da doença. O paciente intui rapidamente que algo de incomum está acontecendo novamente no seu corpo e, certamente, percebe a reação dos seus pais e dos profissionais. O momento da recaída requer uma reavaliação do tratamento e da possibilidade de o paciente sobreviver. A recidiva pode representar a ocasião de uma nova batalha ou a confirmação do destino trágico da família e do pessimismo do paciente e dos seus pais. Eles questionam o sentido e a gravidade da doença e o novo tratamento proposto carrega, inevitavelmente, o *status* de "última chance". A volta da doença pode ser mais devastadora que o diagnóstico inicial, e os profissionais devem estar atentos às reações do paciente e dos seus familiares (em particular dos irmãos e dos avôs)[33]. Os estudos de fases I e II colocam, aos pais e aos profissionais, questões éticas delicadas. Os pais raramente recusam uma nova chance, mesmo que seja uma em 1 milhão, para depois não se culpabilizarem.

Fim da vida

Esse período, o mais doloroso de todos, não é sempre bem enfrentado pela equipe por falta de uma formação específica[34]. O médico não dispõe mais de tratamentos curativos que possibilitem uma vida suficientemente longa e satisfatória. O paciente no fim da vida sabe que pode morrer e que esse momento pode estar próximo, mas preserva uma margem de dúvida e de esperança de cura[35]. Ele tenta manter o contato com o mundo e ao mesmo tempo se fecha em si mesmo, se afasta progressivamente dos outros, sem, no entanto, rejeitar a presença de ninguém; ele pode manifestar a sua vontade, confirmar a sua ligação com os outros, em especial, com os seus pais até o último momento. Mas a maioria das crianças e dos adolescentes logo percebe que os adultos não são capazes de lhes falar sobre a morte, sobre o fim da vida, o que faz com que eles se sintam isolados e alienados[36,37]. Apesar do seu medo, a hesitação do paciente em falar abertamente sobre essas questões está mais baseada na ansiedade dos outros à sua volta do que na sua própria. Nesse contexto, nunca é fácil distinguir tristeza, depressão ou necessidade de interiorização. Todas as questões colocadas no início da doença podem ressurgir com mais intensidade: "Por que o câncer, por que eu/nós, por que o fracasso do tratamento, quem é o responsável?". Os pais podem se sentir incompetentes, culpados, impotentes, paralisados pelo medo do que virá pela frente, e, na tentativa de proteger o paciente de uma crescente aproximação da morte iminente, eles pressionam a equipe médica na busca de condutas heroicas, invasivas e incertas. O fim da chance real de cura e da esperança de vida para o paciente pode gerar conflito e frustração entre os profissionais e os familiares. Eles devem ser tranquilizados, devendo ser demonstrado que fizeram todo o possível para curar o filho, e devem ser ajudados a manter o papel de pais em relação ao paciente e aos irmãos. Os pais, geralmente, não sabem o que falar para os irmãos. É preciso encorajá-los a transmitir informações suficientes a eles para que possam participar da fase final se assim desejarem, possam expressar seus sentimentos, suas questões, seus pensamentos, às vezes agressivos e ambivalentes e que devem ser entendidos como sinais de sofrimento[24,38]. Dessa forma, será possível evitar a culpabilidade dos irmãos, que pode aparecer e se manifestar, depois da morte do paciente, por meio de comportamentos depressivos ou alienantes. Nesse momento é útil colocar aos pais, paulatinamente, o que está por vir, assegurar-lhes de que a equipe estará sempre presente e continuará a realizar o seu trabalho; é útil também responder às suas questões e retomar as decisões terapêuticas e o desenrolar do tratamento. O paciente pode morrer no próprio serviço, em casa com o suporte da assistência domiciliar ou eventualmente em outro hospital mais conveniente para a família, dependendo do desejo do paciente e dos pais e das condições psicológicas e materiais da família. Uma palavra ou um gesto de acolhimento vindo da parte dos profissionais depois da morte do paciente terá um valor importante e durável para os pais e os outros familiares.

A morte de uma criança ou um adolescente é uma experiência terrível para os pais. O luto, processo normal e inevitável, pode durar meses, anos, a vida toda[39]. No início, os pais ficam tomados pelo sofrimento, perdem a razão de viver e jogam a responsabilidade da morte do paciente sobre os médicos; eles não conseguem cuidar e perceber o sofrimento dos irmãos, que pode se manifestar por meio do isolamento, da agressividade, da passividade, da violência e do desinvestimento escolar, e, muitas vezes, logo têm outro filho "de reposição"[40]. Os profissionais devem incentivar a volta dos pais ao serviço para rediscutir todo o processo (a história médica, a participação e a eficiência deles até o fim) e, assim, ajudá-los a reencontrar a confiança, o valor e a legitimidade de continuarem a exercer o papel de pais. Isso acontece mais facilmente quando já existe uma relação anterior de cumplicidade entre os profissionais e a família.

OS PROFISSIONAIS

Um serviço de oncologia pediátrica constitui um universo complexo e, por isso, deve ter os seus objetivos e as suas referências claras. Os profissionais são submetidos a um trabalho desafiador que não cessa de confrontá-los, apesar dos sucessos cada vez mais frequentes, aos fracassos, às perdas, às questões éticas[41]. Toda a equipe é, inevitavelmente, implicada em relações estreitas com o paciente e os seus familiares. Os profissionais, às vezes, não conseguem encontrar a justa distância entre eles, o paciente e os familiares. A intensidade do trabalho, dos conflitos e das emoções, conscientes ou inconscientes, pode produzir efeitos indesejáveis e levar ao *burnout*. O impacto do *burnout* pode ser profundo no indivíduo, na equipe e, consequentemente, nos pacientes e seus familiares. O *burnout*, que se traduz pela falta de energia, idealismo e entusiasmo, somado ao sentimento de futilidade e insatisfação com a atividade profissional, pode ser destrutivo e provocar problemas graves no ambiente de trabalho[42]. Mas o paciente e os familiares, às vezes incapazes de pensar pelo excesso de sofrimento, de dor e de cansaço, têm a necessidade de se apoiarem, permanentemente, em testemunhas sólidas aptas a acompanhar a história da sua doença e do seu tratamento. As reuniões e as discussões de equipe permitem aos profissionais melhor compreender de que forma eles estão implicados em tal tratamento e envolvidos com tal família e melhor reconhecer os seus desejos e os seus limites. É desejável que o serviço conte com um psicoterapeuta e um assistente social, mas também com outros profissionais – nutricionista, fonoaudiólogo, terapeuta ocupacional, professores, recreacionistas – e uma Casa de Apoio para aqueles que moram longe. O lugar e o papel do psicoterapeuta no serviço de oncologia pediátrica são importantes. Ele deve ser integrado à equipe, ter uma presença suficiente e durável para desenvolver e transmitir a sua experiência aos diversos profissionais, construir com eles vínculos de colaboração eficaz e propor trabalhos preventivos aos pacientes e seus familiares. Também faz parte das suas funções organizar reuniões com os profissionais, participar das reuniões de equipe e compartilhar as decisões, as dificuldades e as grandes orientações do serviço[43]. A formação e a prática em psicanálise são particularmente úteis para o psicoterapeuta[24]: no universo da oncologia pediátrica, as questões não são sempre conscientes ou racionais e os comportamentos, voluntários ou inteligíveis. Ele deve conseguir trabalhar com todos os pacientes, seja qual for a idade deles, de forma flexível e variável e contribuir para que eles e os seus familiares não se desestabilizem ou apresentem efeitos psicopatológicos graves. Por outro lado, o seu conhecimento do inconsciente possibilita que os profissionais compreendam as suas próprias reações e a dinâmica, às vezes conflituosa, da equipe.

CONCLUSÃO

A história do câncer na infância e na adolescência é sempre difícil. Tal experiência transforma o paciente e sua família de forma complexa – o paciente cresce, amadurece (o tempo do tratamento e do acompanhamento pós-tratamento é longo) –, e seria uma fantasia acreditar que ele voltará a ser como antes: acreditar que o câncer aconteceu fora do tempo, fora do lugar e que, uma vez o tratamento terminado, a experiência vivida se apagará como se jamais tivesse existido[1]. É ilusório esperar que o paciente (e os familiares) esqueça a doença e o tratamento com o passar do tempo e supere as questões alienantes e problemáticas que persistem desde aquela época. Muitas vezes, se observa que as questões não resolvidas continuam presentes em todos os aspectos da vida do paciente, produzindo efeitos negativos visíveis ou latentes. Assim, os profissionais devem estar atentos aos sinais de sofrimento psíquico durante todo o processo e propor intervenções de prevenção e de tratamento para as sequelas psicológicas, mas também devem pensar no futuro do paciente e da sua família. Dependerá, em parte, deles o fato de o câncer não deixar traços negativos duráveis a ponto de comprometer a dinâmica existencial dos envolvidos. É importante enfatizar que o paciente, bem como os outros familiares (pais e irmãos), dificilmente, consegue superar os efeitos psicopatológicos do câncer e a psicoterapia (mesmo breve) pode ser útil e necessária[44]. O psicoterapeuta deve ajudar o paciente a se desprender dos elementos alienantes que constituíram para ele a experiência do câncer (elementos da realidade médica, da realidade psíquica, subjetiva, da relação com seus pais, com sua família, com seus amigos, com seu mundo) e a reencontrar a sua identidade autêntica e a continuidade da sua história que integra e assume a realidade de ter tido um câncer[14]. Quando a morte for inevitável, a equipe deve prosseguir assistindo o paciente (e seus familiares) por meio da prática dos cuidados paliativos[45,46], priorizando, em particular, o controle da dor e garantindo que o processo terminal aconteça com conforto e dignidade[47]. Depois da morte do paciente, a intervenção psicoterapêutica, individual ou em grupo[48], ajuda a limitar a intensidade e a duração do sofrimento dos pais, dos irmãos e dos outros familiares.

DESAFIOS FUTUROS

Nos próximos anos, os avanços médicos esperados (novas tecnologias, agentes biológicos, terapias de suporte, toxicidade diminuída etc.) aumentarão as taxas de cura e tornarão os tratamentos mais suportáveis ou menos agressivos. O objetivo médico sempre será curar a criança ou o adolescente com câncer por meio de protocolos mais eficazes, menos dolorosos e que, tanto quanto possível, não deixem sequelas físicas, e, associado a isso, prevenir e tratar os efeitos psicopatológicos, sociais e existenciais que podem surgir durante e depois do tratamento. Mas tais avanços também trarão questões e dificuldades novas[30] – por exemplo, o aumento da esperança de cura poderá ser equivalente à intensidade da decepção diante do fracasso ou da sequela, a partir de então, considerada inaceitável. É essencial compreender a evolução da oncologia pediátrica e das suas responsabilidades médicas e econômicas, conhecer a complexidade e a realidade precisa dessa evolução e definir os diversos interesses/necessidades de pesquisa, assim como as expectativas da sociedade, dos pacientes e dos seus familiares[24]. Isso tudo permitirá melhor diversificar o trabalho a ser desenvolvido e melhor determinar a abordagem mais adequada ao ritmo, à modalidade, à temática, ao ponto de vista e à lógica de uns e de outros. Apesar dos progressos passados e futuros, o câncer na infância e na adolescência, contudo, será ainda uma doença excepcional e uma experiência terrível para o paciente e a sua família.

REFERÊNCIAS

1. Oppenheim D. L'enfant et le cancer. La traversée d'um exil. Paris: Bayard; 1996.
2. Noll RB, Garstein MA, Vanatta K, et al. Social, emotional and behavioral functioning of children with cancer. Pediatrics. 1999;103:71-8.
3. Spinetta JJ, Masera G, Eden T, et al. Refusal, non-compliance, and abandonment of treatment in children and adolescents with cancer. Med Pediatr Oncol. 2002;38:114-7.
4. Raimbault G, Zygouris R. L'enfant et sa maladie. Psychanalyse et consultation hospitalière. Toulouse: Privat; 1991.
5. Holland JC, Rowland JH. Handbook of psycho-oncology. New York: Oxford University Press; 1989.
6. Copeland DR, Dowell RE Jr, Fletcher JM, et al. Neuropsychological effects of childhood cancer treatment. J Child Neurol. 1988;3:53-62.
7. Mulhern RK, Kepner JL, Thomas PR, et al. Neuropsychological status of children treated for brain tumors: a critical review and integrative analysis. Med Pediatr Oncol. 1992;20:181-91.
8. Gajjar A, Kuhl J, Epelman S, et al. Chemotherapy of medulloblastoma. Child Nerv Syst. 1999;10:554-62.
9. Epelman CL, Epelman S. Câncer na infância e adolescência. In: Waksman RD, Schvartsman C, Troster EJ. A saúde de nossos filhos. São Paulo: Publifolha; 2002.
10. Keene N. Educating the child with cancer. A guide for parents and teachers. Bethesda, MD: Candlelighters Childhood Cancer Foundation; 2003.

11. Armstrong FD, Briety BG. Childhood cancer and the school. In: Brown RT. Handbook of pediatric psychology in school settings. New York: Erlbaum; 2004. p. 263-81.

12. Oppenheim D. L' enfant cancéreux et l'école. In: Lecomte JM. Éthique et èducation. Bourgogne: CNDP Bourgogne; 1996.

13. Barrera M, Fleming CF, Khan FS. The role of emotional social support in the psychological adjustment of siblings of children with cancer. Child Care Health Dev. 2004;30:103-11.

14. Epelman CL. A criança com câncer. In: Moreira CC. Pediatria com psicologia. São Paulo: Ed. Santos; 1994.

15. Dolto F. L'image inconsciente du corps. Paris: Seuil; 1984.

16. Winnicott DW. L'adolescence. In: De la pédiatrie à la psychanalyse. Paris: Payot; 1989.

17. Oppenheim D. Sortie du cancer à l'adolescence. Adolescence. 1996;27:77-88.

18. Masera G, Spinetta JJ, Jankovic M, et al. Guidelines for a therapeutic alliance between families and staff. Med Pediatr Oncol. 1998;30:183-6.

19. Masera G, Chesler MA, Jankovic M, et al. Guidelines for communication of the diagnosis. Med Pediatr Oncol. 1997;28:382-5.

20. Eiser C, Havermans T. Children's understanding of cancer. Psycho-Oncology. 1992;1:169-81.

21. Kupst MJ, Bingen K. Stress and coping in the pediatric cancer experience. In: Brown RT. Comprehensive handbook of childhood cancer and sickle cell disease. New York: Oxford University Press; 2006. p. 35-52.

22. Brun D. L'enfant donné pour mort. Enjeux psychiques de la quérison. Paris: Dunod; 1989.

23. Koocher GP, O'Malley JE. The Damocles syndrome: psychological consequences of surviving childhood cancer. New York: MacGraw-Hill; 1981.

24. Oppenheim D. Grandir avec un cancer. Belgique: De Boeck; 2003.

25. Masera G, Chesler M, Jankovic M, et al. Guidelines for care of long-term survivors. Med Pediatr Oncol. 1996;27:1-2.

26. Dreyer ZE, Blatt J, Bleyer A. Late effects of childhood cancer and its treatment. In: Pizzo PA, Poplack DG. Principles and practice of pediatric oncology. Philadelphia: Lippincott, Williams and Wilkins; 2002.

27. Stuber ML, Kasak AE, Meeske K, et al. Predictors of posttraumatic stress symptoms in childhood cancer survivors. Pediatrics. 1997;100:958-64.

28. Kasak A, Alderfer M, Streisand R, et al. Treatment of post-traumatic stress symptoms in adolescent survivors of childhood cancer and their families: a randomized clinical trial. J Fam Psychol. 2004;18:493-504.

29. Masten AS. Ordinary magic: resilience processes in development. Am Psychologist. 2001;56:227-38.

30. Vannatta K, Gerhardt CA. Pediatric oncology: psychosocial outcomes for children and families. In: Roberts MC. Handbook of pediatric psychology. New York: Guildford Press; 2003. p. 342-57.

31. Mulhern RK, Wasserman AL, Friedman AG, et al. Social competence and behavioral adjustment of children who are long-term survivors of cancer. Pediatrics. 1989;83:18-25.

32. Oppenheim D. Croire, douter en la guerison de son cancer à l'adolescence. J Psychanalyse de L'Enfant. 1997;20:291-318.

33. Noll RB, Kazak AE. Psychosocial care. In: Altman AJ. Supportive care of children with cancer. Baltimore: The Johns Hopkins University Press; 2004. p. 337-53.

34. Wolfe J, Grier HG, Klar N, et al. Symptoms and suffering at the end of life in children with cancer. N Engl J Med. 2000;342:326-33.

35. Masera G, Spinetta JJ, Jankovic M, et al. Guidelines for assistance to terminally ill children with cancer. Med Pediatr Oncol. 1999;30:44-8.

36. Kreicbergs U, Vadimarsdottir U, Onelov E, et al. Talking about death with children who have severe malignant disease. N Engl J Med. 2004;351:1175-86.

37. Jankovic M, Spinetta JJ, Masera G, et al. Communicating with the dying child: an invitation to listening. Pediatr Blood Cancer. 2008;50:1087-8.

38. Spinetta JJ, Jankovic M, Eden T, et al. Guidelines for assistance to siblings of children with cancer. Med Pediatr Oncol. 1999;33:395-8.

39. Oppenhein D. Parents en deuil: le temps reprend son cours. Ramonville Saint Agne: Eres; 2002.

40. Alby N. L'enfant de remplacement. L'Évolution Psychiatrique. 1974;39:557-66.

41. Kash KM, Holland JC, Breitbart W, et al. Stress and burnout in oncology. Oncology. 2000;14:1621-33.

42. Spinetta JJ, Jankovic M, Ben Arush MW, et al. Guidelines for the recognition, prevention and remediation of burnout in health care professionals participating in the care of children with cancer. Med Pediatr Oncol. 2000;35:122-5.

43. Brown RT, Freeman WS, Brown RA, et al. The role of psychology in health care delivery. Prof Psychol Res Pract. 2002;33:536-45.

44. Rowland JH. Forward: looking beyond cure: pediatric cancer as a model. J Pediatric Psychology. 2005;30:1-3.

45. Bearison DJ. When treatment fails: how medicine cares for dying children. New York: Oxford University Press; 2003.

46. Camargo B, Kurashima AY. Cuidados paliativos em oncologia pediátrica: o cuidar além do curar. São Paulo: Lemar; 2007.

47. American Academy of Pediatrics. Committee on Bioethics and Committee on Hospital Care. Palliative care for children. Pediatrics. 2000;106:351-7.

48. Oppenheim D, Hartmann O. Groupes psychothérapiques de parents en deuil. Neuropsychiatr Enfance Adolesc. 2002;50:62-70.

CUIDADOS PALIATIVOS EM ONCOLOGIA PEDIÁTRICA

Andréa Y. Kurashima
Beatriz de Camargo

INTRODUÇÃO

Nos últimos 30 anos, observam-se grandes avanços científicos e tecnológicos, que incluem a criação de centros especializados em oncologia pediátrica, bem como os estudos dos grupos cooperativos, elevando a sobrevida global da criança e do adolescente portadores de câncer de 10% a taxas maiores que 70%[1].

Além de curar, as terapias atuais visam à preservação da qualidade de vida e à integração total à sociedade. Mesmo assim, ainda há um grupo de pacientes que não poderá obter a cura, mas que merece que seja mantida sua qualidade de vida, valorizado o tempo que lhe resta.

A atuação médica, classicamente, se baseia em dois princípios: a preservação da vida e o alívio do sofrimento. Compreende um exercício profissional e pessoal aprender a tênue separação entre preservação da vida e alívio do sofrimento. Um dos aspectos mais dolorosos na oncologia é aprender a aceitar e a lidar com a morte do paciente terminal. Ao mesmo tempo, pode se tornar uma experiência de satisfação pessoal pelo conforto que se pode proporcionar e pela recompensa profissional por meio da sensação de ter sido feito o máximo para amenizar o sofrimento do paciente e da família, proporcionando uma morte com dignidade. Não se pode mudar o inevitável, mas se pode ajudar o paciente a manter-se confortável e em paz, fazendo diferença na vida da família que perdeu um ente querido.

Não se deve nunca esquecer que se pode encontrar um sentido para a vida e para o sofrimento, mesmo quando nos confrontamos com uma situação difícil ou imutável. O que realmente importa é estimular o potencial humano a transformar a tragédia em triunfo[2].

Considerar o paciente em cuidados paliativos sem possibilidade de cura não é uma tarefa fácil. Aprendemos que nosso dever é curar. Apreciamos as curvas de sobrevida aumentando progressivamente, mas a falta de aprendizagem em aceitar a morte é uma das maiores dificuldades que o oncologista pediátrico enfrenta. Em um estudo realizado entre oncologistas pediátricos, 92% referiam-se à falta de cursos formais em cuidados paliativos, baseando seu aprendizado sobre cuidados terminais somente na prática diária, havendo necessidade, portanto, de profissionais experientes nessa área[3]. Quando médicos e pais reconhecem que não há chance de cura para a criança, elementos de cuidados paliativos são integrados mais facilmente, levando os próprios pais a ficarem mais satisfeitos com a qualidade dos cuidados no final da vida e identificando como principal objetivo a diminuição do sofrimento.

Bruera (1993)[4] descreveu tópicos comuns à América Latina que dificultam a integração dos cuidados paliativos e, apesar da evolução da especialidade ao longo dos anos, ainda há muito a investir nessa área:

- o nível socioeconômico de uma grande parcela da população dificulta a permanência do paciente em casa com o suporte necessário, levando os pais e a equipe multidisciplinar a aumentarem a ansiedade, porque não podem oferecer melhor qualidade de vida ao paciente;
- a maioria das faculdades de medicina e de enfermagem não oferece treinamento adequado nas áreas de dor e cuidados paliativos;
- os pacientes e suas famílias não recebem informação adequada sobre o diagnóstico e o prognóstico;
- a utilização de morfina é insuficiente, por isso o controle da dor baseia-se em outras técnicas ou medicações mais fracas;
- há falta de modelos de cuidados paliativos de acordo com a cultura.

A vivência dos cuidados paliativos se caracteriza por uma nova ciência, muito embora o cuidar de alguém seja um dos atos mais primordiais do ser humano, encontrado também no instinto dos animais. Sua importância vem ganhando espaço apesar de as taxas de cura estarem melhorando consideravelmente e com isso diminuindo o contingente de pacientes que necessitam desse cuidado.

Os alicerces dos cuidados paliativos abrangem três grandes áreas[5]:

- honestidade e sinceridade em lidar com a realidade da morte e o morrer;
- comprometimento em avaliar todos os fatores necessários ao conforto do paciente e familiares;
- desejo de contemplar essas necessidades por meio do envolvimento ativo de outros profissionais capacitados.

ENSINO

A introdução dos conceitos relacionados aos cuidados paliativos é uma tarefa árdua que requer tempo e conscientização. Consiste numa mudança lenta e gradual de conceitos enraizados com o profissional de saúde, que desde a sua graduação somente é treinado para curar.

Para atingir os objetivos dos cuidados paliativos, é necessário obter as seguintes habilidades:

- Respeitar a identidade e a integridade de outro ser humano;
- Ser sensível e não julgar;
- Saber quando falar e quando ouvir;
- Ter conhecimento e habilidades para intervir de modo a promover a melhor qualidade de vida possível, sempre respeitando a vontade do paciente.

A grade curricular, tanto médica quanto de enfermagem, não prepara para enfrentar a difícil situação da perda do paciente e a desestruturação familiar[3,6]. A Academia Americana de Pediatria[7] recomenda a introdução precoce dos princípios de cuidados paliativos, além de uma linguagem adequada e, ainda, que todos os membros façam um curso especializado. As famílias geralmente preferem que a mesma equipe de pediatras oncologistas cuide de suas crianças durante essa fase, porém muitas vezes eles não têm treinamento[8,9]. Nos Estados Unidos da América do Norte existem três programas educacionais de extrema importância e cujas missões são de educar todos os profissionais de saúde na essência clínica dos cuidados paliativos com o objetivo de melhorar os cuidados no final da vida.

São cursos periódicos que se utilizam das mais diversas estratégias de ensino:

- EPEC (Education in Palliative and End-of-life Care). Consiste em 12 módulos: 1) planejamento dos cuidados; 2) comunicando más notícias; 3) avaliação global do paciente; 4) avaliação e controle da dor; 5) suicídio assistido pelo médico; 6) depressão, ansiedade e *delirium*; 7) objetivos do cuidado; 8) doença aguda; 9) tratamento médico desnecessário; 10) sintomas físicos comuns; 11) retirada ou abandono de terapias; 12) últimas horas de vida;
- ELNEC (*End-of-Life Nursing Education Consortium*). O currículo do curso do ELNEC se divide em nove módulos: 1) cuidados de enfermagem no final da vida; 2) controle da dor; 3) controle dos sintomas; 4) aspectos éticos e legais; 5) considerações culturais nos cuidados do final da vida; 6) comunicação; 7) perda e luto; 8) alcançando qualidade de vida no final da vida; 9) preparação e cuidados no momento do óbito;
- PCEP (*Harvard Medical School Program in Palliative Care Education and Practice*). Oferece experiências de aprendizagem intensivas para médicos e enfermeiros educadores que desejem se tornar especialistas na prática clínica e de ensino em cuidados paliativos. Inclui o ensino dos fundamentos dos cuidados paliativos, avaliação das causas de sofrimento físico, avaliação psicossocial e espiritual, questões éticas e culturais, os cuidados paliativos nas populações geriátrica e pediátrica, depressão, luto[10].

DEFINIÇÃO

Os cuidados paliativos consistem em cuidado interdisciplinar cujo objetivo é oferecer suporte, informação e conforto por meio do alívio dos sintomas, dignidade e melhora da qualidade de vida dos pacientes e suas famílias com uma doença incurável. Os cuidados paliativos necessitam de um tratamento extremamente ativo, abrangente e complexo, não necessitando de sofisticações tecnológicas, mas sim de integração multidisciplinar com muito humanismo[11].

A Organização Mundial da Saúde (OMS) apresentou uma definição específica dos cuidados paliativos para a criança, cujos princípios são[12]:

- Cuidados paliativos para crianças são um cuidado ativo global do corpo, mente e espírito da criança, envolvendo suporte à sua família;

- Os cuidados paliativos iniciam-se ao diagnóstico da doença e continuam independentemente de a criança receber tratamento com finalidade curativa;
- Profissionais da saúde devem avaliar e aliviar o sofrimento físico, psicológico e espiritual da criança;
- O controle da dor e de outros sintomas, entre outros problemas sociais e espirituais, é a prioridade.

Os cuidados paliativos aliviam a dor e outros sintomas; valorizam a vida e a morte como um processo natural; não aceleram nem adiam a morte; integram os aspectos psicológicos e espirituais nos cuidados do paciente; oferecem suporte para os pacientes levarem a vida o mais normalmente possível até a morte; oferecem suporte à família para lidar com a doença do paciente e com a morte; utilizam uma abordagem da equipe para auxiliar o paciente e sua família; melhoram a qualidade de vida, podendo influenciar o curso da doença; iniciam-se o mais precocemente possível durante o curso da doença, em conjunto com outras terapias, com o objetivo de prolongar a vida, como a quimioterapia ou a radioterapia; e incluem investigações necessárias para o controle das complicações clínicas[12].

Os autores de um dos livros mais completos sobre cuidados paliativos – "*The Oxford Textbook of Palliative Medicine*" – definem cuidados paliativos como sendo: o estudo e a abordagem dos pacientes com doença avançada, ativa e progressiva, em que o prognóstico é limitado e o foco do cuidado deve ser a qualidade de vida[13].

Rowe[14] ainda complementa que "a real qualidade do cuidado para os pacientes no final da vida não é mais ou menos cuidado, mas o cuidado certo ... esse conceito ... não provém de recentes dados moleculares ... não é considerado por muitos investigadores ... mas é, para mim, a essência de tudo que nós, médicos, juramos durante o juramento de Hipócrates".

ESPECIFICIDADES DO CUIDADO PALIATIVO EM PEDIATRIA

A morte de uma criança nunca é vista como um processo natural e apresenta sérias repercussões para a família, os amigos, os cuidadores e a sociedade. Qualquer que seja a circunstância, a morte de uma criança corresponde a uma experiência que altera significativamente a vida dos familiares, cuidadores e profissionais envolvidos. A duração da fase em cuidados paliativos de uma criança e de um adolescente é muito maior do que a de adultos, podendo durar anos. A criança está em um processo de amadurecimento físico, emocional, cognitivo, social e espiritual, influenciando os sintomas físicos, psicológicos e espirituais.

Existem seis categorias de crianças que necessitam de cuidados paliativos. As quatro primeiras são bem conhecidas e as duas últimas, recentemente incluídas[15,16]:

- Grupo 1: crianças que apresentam condições nas quais o tratamento curativo é possível. O tratamento paliativo pode ser necessário durante períodos de incerteza ou quando o tratamento falha na obtenção da cura. Exemplos: câncer e algumas doenças cardíacas, renais e hepáticas com grande envolvimento.
- Grupo 2: crianças portadoras de condições que requerem longos períodos de tratamento intensivo para o prolongamento da vida, permitindo a participação nas atividades normais das crianças de acordo com a idade. Exemplos: HIV/AIDS, fibrose cística, doenças hematológicas (anemia falciforme).
- Grupo 3: crianças portadoras de condições que não apresentam esperança de melhora, cujo objetivo do tratamento é totalmente paliativo, porém podendo persistir por anos. Exemplos: desordens metabólicas, mucopolissacaridose, doenças neurodegenerativas, distrofia muscular, doença de Tay-Sachs.
- Grupo 4: crianças portadoras de condições envolvendo problemas sérios neurológicos, os quais levam a vulnerabilidade e aumento de complicações que aceleram a não esperada deterioração, porém não progressiva. Exemplos: acidentes com dano neurológico, encefalopatias, paralisia cerebral severa, malformações.
- Grupo 5: recém-nascidos que apresentam esperança de vida limitada. Um protocolo foi recentemente publicado[17].
- Grupo 6: esse grupo é dedicado aos familiares de crianças que sofreram um trauma (espontâneo ou intencional), morte súbita do lactente ou recém-nascido que evoluiu para morte precoce.

A Sociedade Internacional de Oncologia Pediátrica (SIOP, 1999) preconiza como recomendações essenciais, para a assistência à criança terminal e sua família, os seguintes itens[18]:

1. Desenvolver política e abordagem uniformes no centro de tratamento;

2. Obter uma decisão em grupo com toda a equipe sobre o planejamento específico do melhor cuidado paliativo para cada criança;

3. Evitar abordagem obstinada; saber quando mudar da terapia curativa para os cuidados paliativos;

4. Ouvir a criança, manter contato com a família, e tentar desenvolver e manter um bom relacionamento com os envolvidos. Durante a fase paliativa, se o paciente estiver em casa, devem ser oferecidas ao paciente e à família visitas para acompanhamento e ligações telefônicas, para que eles não se sintam abandonados;

5. No processo de decisão final, incluir os pais, os irmãos e a criança (dependendo da idade e do nível de desenvolvimento intelectual e emocional) e o médico de família;

6. Controlar a dor física e psicológica, assim como outros sintomas que causem incômodo, tais como vômitos, constipação, dificuldades urinárias etc.;

7. Permitir à criança morrer em casa quando for possível e se for a vontade do paciente e da família. Nos casos em que a família não queira que a morte da criança aconteça em casa, o médico deve oferecer suporte direto ou indireto dependendo dos recursos, por exemplo, *home care*, *hospices* etc.;

8. Após a morte do paciente, deve-se realizar acompanhamento da família e da equipe, trabalhando assuntos relacionados ao luto ou mesmo em encontros do tipo cultos e cerimônias. É sugerido pelo comitê da SIOP manter contato com a família por no mínimo dois anos. A história clínica desse paciente deverá ser profundamente avaliada pela equipe como grupo. É importante refletir sobre todos os eventos que ocorreram durante o tratamento para avaliar escolhas feitas e aprender lições dessa experiência que auxiliem futuras famílias;

9. Encorajar visitas de pais e irmãos após a morte, refletindo sobre a história médica da criança, aprendendo sobre as necessidades dos pais, irmãos e outros membros da família.

TRANSIÇÃO

A maior dificuldade está na transição do tratamento curativo para o paliativo, não existindo um ponto fixo. Acredita-se que a necessidade desse ponto não deva existir – não se deve colocar aos pacientes e seus familiares que existe a necessidade de escolher entre os dois tratamentos. A integração do tratamento curativo com o paliativo evita a fragmentação, melhora a coordenação dos cuidados e reduz atrasos importantes no cuidado da criança e de seus familiares. A transição deve fluir mais continuamente e estar diretamente relacionada com as necessidades da criança, o desejo da família, a compreensão do médico com a família, a natureza e o comportamento da doença. A transição deve ser gradual e baseada numa comunicação aberta, de confiança, nos aspectos emocionais, sempre respeitando a família e a criança. O atraso do encaminhamento do paciente para cuidados paliativos pode prejudicar intensamente o cuidado, perdendo-se a oportunidade de promover um cuidado abrangente tanto ao paciente como à família. O termo "cuidado paliativo" deve ser introduzido o mais precocemente possível, em conjunto com o termo "cura", explicando que o objetivo do tratamento é curar e simultaneamente cuidar de sinais e sintomas paliativamente. A combinação de ambos os tratamentos focados sempre na melhora da qualidade de vida evita problemas futuros. Desse modo, os médicos introduzem o termo "cuidados paliativos" como parte integral dos serviços de oncologia pediátrica. Cuidados paliativos ou dar conforto ao paciente devem ser vistos como parte integral e fundamental do bom atendimento à criança com câncer.

Conforme o comitê da SIOP, o que leva um médico a mudar de tratamento de curativo para paliativo é a criança não poder ser tratada com sucesso pelas terapias disponíveis atualmente e requerer terapias específicas, identificadas como paliativas, e não curativas, para distúrbios físicos e mentais[18].

Ocorre uma inversão de expectativas quando o paciente passa para a fase paliativa. O alívio dos sintomas torna-se prioridade e a terapia curativa dada ao diagnóstico perde o seu valor[18]. A assistência não deve conter apenas técnicas perfeitas e cálculos precisos, mas, sim, um reflexo da melhor qualidade de vida na visão do paciente e sua família, motivo pelo qual essa arte vem ganhando força, espaço e importância[19].

Infelizmente até hoje, crianças que morrem de câncer recebem tratamento agressivo no final da vida. Muitas têm sofrimento significativo no último mês de vida, e as tentativas de controlar seus sintomas quase sempre são falhas. Wolfe *et al.* (2000)[20] descreveram que houve aumento de sofrimento, segundo seus familiares, por causa principalmente de fatores que dependem unicamente da nossa atuação: sensação de abandono por falta de envolvimento ativo do oncologista no final da vida; sensação de não ser ouvido, porque a equipe não valorizava as queixas que descreviam; as anotações em prontuários eram contraditórias às referidas pelos pais; houve falta de controle efetivo dos sintomas, os quais levavam os pacientes a sentirem um sofrimento maior. Esses resultados demonstram a importância do cuidado multidisciplinar direcionado às reais necessidades do paciente e de sua família, de acordo com o seu ponto de vista, sobre qualidade de vida. Sempre há o que fazer. Deve-se dar atenção a todas as sintomatologias, ouvindo a família e a criança, entendendo o sentido da sintomatologia e que nem toda dor se trata de dor física.

A SIOP afirma que deveria ser sempre possível para a criança morrer sem desnecessária dor física, medo ou ansiedade. É essencial que ela receba adequado suporte médico, espiritual e psicólogo e que em nenhum momento ela se sinta abandonada[18].

EQUIPE INTERDISCIPLINAR

O cuidar é muito mais abrangente do que o curar e, mesmo não necessitando de sofisticações tecnológicas, necessita de uma equipe interdisciplinar complexa, humanizada e bem treinada. Os cuidados paliativos devem aliviar o isolamento da criança e de seus familiares, e isso somente é possível por meio de uma abordagem interdisciplinar visando a todos os aspectos do sofrimento humano. O controle dos sintomas físicos e psicológicos é o ponto fundamental para melhorar a qualidade de vida e só é obtido mediante a integração de vários especialistas.

Princípios importantes do cuidado paliativo levam em conta a participação ativa de todos os membros da equipe multidisciplinar, do paciente, de seus familiares e amigos. Deve-se trabalhar ativamente, com a colaboração de todos, para encontrar a melhor maneira de enfrentar os problemas e melhorar a qualidade de vida. Cuidar é sempre possível, e reduzir o sofrimento deve ser prioridade. A reabilitação é parte fundamental dos cuidados paliativos na criança. As crianças muitas vezes são restringidas desnecessariamente pelos próprios familiares, quando ainda são capazes de realizar atividades e ser independentes. Os irmãos são os que mais sofrem, portanto não podem ser esquecidos. A família faz parte fundamental da equipe dos cuidados paliativos. A aliança entre a equipe e o cuidador domiciliar proporcionará os recursos necessários para diminuir o sofrimento no estágio final da vida.

Auxiliar a morrer bem é tão fundamental quanto auxiliar a viver bem, pois esse é o momento em que mais se precisa de assistência. Cuidadores domiciliares são membros da família que têm grande importância nos cuidados paliativos. Seu envolvimento nas decisões e no cuidado ao paciente possibilita que seja oferecida assistência de qualidade pela pessoa que lhe é mais significativa. Ao mesmo tempo, eles podem se tornar uma fonte importante de informação para corroborar relatos dos pacientes ou até mesmo auxiliar quando estes estão inaptos a se comunicar, havendo, em geral, boa concordância entre suas perspectivas.

O cuidar dos cuidadores também deve ser importante para a equipe de cuidados paliativos, em termos de[5]:

- seu próprio cuidado de saúde preventivo;
- maximização das opções de cuidado ao paciente;
- maior facilidade do cuidado centralizado na comunidade;
- estímulo à qualidade do cuidado ao paciente por meio do foco na dinâmica familiar e no contexto do cuidado em casa.

A casa é geralmente o local em que as pessoas querem estar quando estão doentes e, em se tratando de cuidados paliativos, a maioria das pessoas deseja passar os últimos momentos de suas vidas com conforto, em seus lares, rodeados por sua família e amigos. Tal opção pode ser justificada pela possibilidade de maior privacidade, liberdade de ações, horários e tarefas, ou seja, uma sensação de controle da situação. Oferecer cuidados paliativos com qualidade tem importância fundamental para se alcançar esse objetivo.

Não existe uma conduta única – cada caso deve ser avaliado individualmente e as condutas do mesmo caso podem se modificar de acordo com diversos fatores momentâneos. Recomendam-se discussões entre todos os membros da equipe referentes aos próprios sentimentos, pois, sem dúvida, sentimentos individuais interferem nas discussões com a família. Entender os limites da medicina reconhecendo os efeitos de uma doença crônica no corpo e na mente facilita as discussões com a família. Recomenda-se ser honesto e aberto e estar sempre disponível para escutar. A abordagem deve ser realizada com empatia e respeito, auxiliando, desse modo, um relacionamento forte e verdadeiro. Porém, é recomendado estar consciente da possibilidade de conflitos entre os profissionais da saúde e a família/criança e, ainda, estimular discussões prévias aos possíveis conflitos. Quanto às crianças menores, geralmente os pais acreditam que elas não estão compreendendo a situação e desejam que elas não participem da decisão, porém há relatos de crianças com 6-7 anos que participam ativamente da decisão[21]. Recomenda-se que consideremos cada caso individualmente dependendo da maturidade da criança. Nem sempre é necessário ser emancipado dentro da lei para poder ter o direito de opinar sobre as decisões no final da vida.

Hinds *et al.* (2005)[22] recentemente demonstraram que crianças e adolescentes entre 10 e 20 anos apresentam, sem dúvida, capacidade para decisão no final da vida. Os fatores que influenciaram a decisão foram:

- para os pacientes, a importância de ser útil para o próximo;
- para os pais, a preferência da criança; e
- para os médicos, o prognóstico do paciente e as condições das comorbidades associadas.

Na fase de cuidados paliativos, pacientes e familiares dão grande importância aos assuntos relacionados a religiosidade, crenças e esperança.

Devem ser discutidas diferentes opções com a criança e com a família e deve-se encorajá-los a participarem. Deve-se, também, estabelecer objetivos claros em relação aos cuidados e reconhecer que os objetivos não são estáveis, podendo ser modificados durante o curso da doença, priorizando um relacionamento verdadeiro.

SINAIS E SINTOMAS

A avaliação, o diagnóstico e a mensuração dos sintomas são parte fundamental para o cuidado à criança ou adolescente que está morrendo. A terapia paliativa deve ser implementada a partir da investigação do mecanismo causal, pois na maior parte das vezes o tratamento direcionado pode oferecer controle de sintomas mais efetivo. A mensuração de sintomas refere-se à aplicação de medidas a um elemento específico do sintoma. Atualmente, a ciência presencia um interesse crescente no assunto, passando a avaliar a experiência como um todo, e não só a intensidade, a frequência e o sofrimento[23].

Muitos são os sinais e sintomas apresentados pelos pacientes em cuidados paliativos, dependendo do órgão acometido pela doença. Os sinais e sintomas que, em se tratando de cuidados paliativos, mais comumente necessitam de intervenção são:

- Dor;
- Alterações de nutrição e hidratação: desnutrição, desidratação, caquexia; anorexia, perda de peso, anemia, astenia, perda tecidual, disfunção orgânica;

- Fraqueza: fraqueza generalizada, fadiga física e fadiga mental;
- Problemas dermatológicos: tumores exteriorizados, lesões infectadas, úlceras de pressão, presença de estomas e fístulas, edema em membros, linfoedema, prurido;
- Problemas gastrointestinais e abdominais: boca seca, feridas/infecção/dor na mucosa oral, mucosite, alterações do paladar, halitose, anorexia, disfagia, dispepsia, sangramentos intestinais, náusea, vômito, obstipação, obstrução intestinal, diarreia, ascite;
- Problemas respiratórios: dispneia, tosse, hemoptise, derrame pleural, síndrome da veia cava;
- Problemas urinários: incontinência urinária, retenção urinária, hematúria, disúria;
- Problemas neurológicos e neuropsiquiátricos: metástases cerebrais, convulsões, compressão medular, confusão mental, *delirium*, depressão, ansiedade, alterações no sono e repouso;
- Problemas ortopédicos: metástases ósseas, dor óssea, fratura patológica;
- Problemas metabólicos: hipercalcemia, distúrbios hidroeletrolíticos;
- Febre e infecção;
- Necessidades emocionais e psicossociais.

PERDA E LUTO

O propósito dos cuidados paliativos em oferecer apoio à família não deve se encerrar com a morte do paciente, mas estender-se até o período do luto.

Quando a doença está fora de possibilidade de cura, os pais ficam mais fragilizados e vulneráveis. Essa fragilidade pode estar diretamente relacionada à qualidade do cuidado prestado no fim de vida da criança, afetando-os consideravelmente e, inclusive, elevando o risco de sofrimento psicológico em longo prazo[24].

Kreicbergs *et al.* (2004)[25] desenvolveram um estudo populacional avaliando a comunicação entre pais e filhos, especialmente próximo à morte da criança. Dos 449 pais que tinham perdido um filho por causa de câncer participantes do estudo, grande parte (429 pais) respondeu se haviam ou não conversado com a criança sobre sua morte. Os resultados mostraram que nenhum dos 147 pais que disseram ter conversado com a criança sobre a morte se arrependeram, pois achavam que a criança estava ciente da proximidade da morte. Dentre os 258 pais que não conversaram com a criança sobre a morte, 189 estavam satisfeitos com a sua decisão, porém uma parcela (69 pais) se arrependeu por não ter falado com a criança.

Nessa fase é possível estabelecer o impacto do cuidado prestado ao paciente e à família pela equipe, bem como a efetividade das intervenções. Segundo Lugton e Kindlen (1999)[26], é importante que se tenha em mente os seguintes itens relacionados ao período de luto:

- O luto afeta a todos nós em algum momento de nossas vidas;
- Geralmente é um processo normal, pelo qual todos devem passar;
- É possível identificar fatores que possam tornar a pessoa mais vulnerável nesse período;
- Existem algumas habilidades identificáveis no profissional de saúde que podem ser utilizadas na assistência aos familiares antes, durante e após a morte do ente querido;
- Todo profissional tem um papel a desempenhar durante o período de luto;
- Em certas ocasiões o luto pode se tornar complicado, necessitando de encaminhamento ao profissional mais capacitado.

Viver após a morte de um filho é, talvez, uma das experiências mais dolorosas conhecidas para a espécie humana[27]. Portanto, é imperativo que a atenção do profissional que lida com cuidados paliativos deva se estender também a essa fase.

REFERÊNCIAS

1. Smith MA, Ries Gloeckler LA. Childhood cancer: incidence, survival and mortality. In: Pizzo PA, Poplack DG, editors. Principles and practice of pediatric oncology. 4th ed. Philadelphia: W. B. Saunders; 2002. p. 1-12.
2. Frankl VE. Man's search for meaning. New York: Washington Square Press; 1984.
3. Hilden JM, Emanuel EJ, Fairclough DL, et al. Attitudes and practices among pediatric oncologists regarding end-of-life care: results of the 1998 American Society of Clinical Oncology survey. J Clin Oncol. 2001;19:205-12.
4. Bruera E, Lawlor P. Defining palliative care interventions. J Palliative Care. 1998;14:23-4.
5. Robbins M. Evaluation: what is it and why do it? In: Robbins M, editors. Evaluating palliative care: establishing the evidence base. New York: Oxford Publication; 1998. p. 1-28.
6. Billings JA, Block S. Palliative care in undergraduate medical education. Status report and future directions. JAMA. 1997;278:733-8.
7. American Academy of Pediatrics, Committee on Bioethics and Committee on Hospital Care, Palliative care for children. Pediatrics. 2000;106:351-7.
8. James L, Johnson B. The needs of parents of pediatric oncology patients during the palliative care phase. J Pediatr Oncol Nurs. 1997;14:83-95.

9. Sahler OJZ, Frager G, Levetown M, et al. Medical education about end-of-life care in the pediatric setting: principles, challenges, and opportunities. Pediatrics. 2000;105:575-84.
10. Harvard Medical School for Palliative Care. Disponível em: <http://www.hms.harvard.edu/pallcare/pcep.htm#Program Goals>.
11. Billings A. Definitions and models of palliative care. In: Berger AM, Portenoy RK, Weissman DE, editors. Principles and practice of palliative care and supportive oncology. 2nd ed. Philadelphia, PA: Lippincott Williams and Williams; 2002. p. 635-46.
12. [OMS]. Organización Mundial de la Salud. Alivio del dolor y tratamiento paliativo en el cáncer infantil. Ginebra: Organización Mundial de la Salud; 1999. Asistencia completa al niño con cáncer. p. 5-12.
13. Doyle D, Hanks GWC, MacDonald M. Introduction. In: Doyle D, Hanks GWC, MacDonald M, editors. Oxford textbook of palliative medicine. Oxford: Oxford University Press; 1993. p. 3.
14. Rowe JW. Health care myths at the end of life. Bull Am Coll Surg. 1996;81:11-8.
15. Royal College of Paediatrics and Child Health. Withholding or withdrawing life saving treatment in children. A Framework for Practice. London: RCPCH; 1997.
16. Kane JR, Himelstein BP. Palliative care in pediatrics. In: Berger AM, Portenoy RK, Weissman DE, editors. Principles and practice of palliative care and supportive oncology. 2nd ed. Philadelphia, PA: Lippincott Williams and Williams; 2002. p. 1044-61.
17. Catlin A. State of art, creation of a neonatal end-of-life palliative care protocol. J Perinatol. 2002;22:184-95.
18. Masera G, Spinetta JJ, Jankovic M, et al. Guidelines for assistance to terminally ill children with cancer: a report of the SIOP Working Committee on psychosocial issues in pediatric oncology. Med Pediatr Oncol. 1999;13:1-9.
19. Jankovic M, Reciputo A, Biagi E, et al. Quality of life for a dying child from cancer: is it really impossible? [abstract]. Med Pediatr Oncol. 1999;33:SL-11. [Presented at International Society of Paediatric Oncology; The American Society of Pediatric Hematology/Oncology; 1999 Sept. 13-18; Montreal (CA)].
20. Wolfe J, Grier HE, Klar N, et al. Symptoms and suffering at the end of life in children with cancer. N Engl J Med. 2000:342:326-33.
21. Hinds P, Oakes L, Furman W, et al. End-of-life decision making by adolescent, parents, and Healthcare providers in pediatric oncology: research to evidence-based practice guidelines. Cancer Nurs. 2001,24:122-4.
22. Hinds PS, Drew D, Oakes LL, et al. End-of-life preferences of pediatric patients with cancer. J Clin Oncol. 2005;23:9146-54.
23. Frager G, Collins JJ. Symptoms in life-threatening illness: overview and assessment. In: Goldman A, Hain R, Liben S, editors. Oxford textbook of palliative care for children. Oxford: Oxford University Press; 2006. p. 231-47.
24. Kreicbergs U, Valdimarsdottir U, Onelov E, et al. Care-related distress: a nationwide study of parents who lost their child to cancer. J Clin Oncol. 2005;23:9162-71.
25. Kreicbergs U, Valdimarsdottir U, Onelov E, et al. Talking about death with children who have severe malignant disease. N Engl J Med. 2004;351:1175-86.

26. Lugton J, Kindlen M. Palliative care: the nursing role. 1st ed. Edinburgh: Churchill Livingston; 1999. 306 p.

27. Dominica SF. After the child's death: family care. In: Goldman A, Hain R, Liben S, editors. Oxford textbook of palliative care for children. Oxford: Oxford University Press; 2006. p. 179-92.

A Enfermagem em Oncologia Pediátrica

Ana Lygia Pires Melaragno
Adriana Maria Duarte

Nas últimas décadas, a enfermagem vem se destacando no cuidado à criança e ao adolescente com câncer, porém o início dessa especialidade data do final dos anos 1940. Nessa época, o diagnóstico do câncer na infância remetia à ideia de morte com sofrimento. Os cuidados de enfermagem consistiam basicamente em prover medidas de conforto e analgesia aos pacientes, principalmente quando a morte se aproximava. Manter uma criança limpa, alimentada, confortável e livre de dor era o principal objetivo da assistência de enfermagem. Foi um momento de silêncio intenso e comunicação escassa entre familiares e equipe de saúde[1].

Em 1940, o atendimento a crianças com câncer era tido como "especial" e privativo do enfermeiro. Na maioria das vezes, as enfermeiras ganhavam habilidades e competências por meio do autoaprendizado e o treinamento era realizado à beira do leito. As oportunidades de ensino e desenvolvimento eram limitadas para não dizer inexistentes. Havia pouca literatura para subsidiar o cuidado desse enfermeiro especialista[1].

No final da década de 1940, as crianças começaram a receber quimioterapia antineoplásica. As funções clínicas da enfermeira passaram a ser administração de quimioterapia, ensino sobre a doença e seu tratamento para as famílias, visitas domiciliares e escolares e algumas pesquisas.

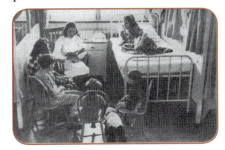

Fig. 11.1. Hora da história na Ala das Crianças, Memorial Hospital, New York City, 1939[1].

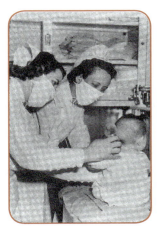

Fig. 11.2. Cuidando de um paciente pediátrico, New York City, 1939[1].

A maioria das habilidades dos enfermeiros nessa área foi desenvolvida por meio da prática clínica e do estreito relacionamento com o oncologista que tratava as crianças com câncer. Jean Fergusson, umas das pioneiras em Enfermagem em Oncologia, trabalhou com Dr. Sidney Farber e seus associados no *Children's Hospital* em Boston e ajudou a desenvolver uma das primeiras práticas clínicas de terapia em oncologia pediátrica nos Estados Unidos[1].

Muito da história da Enfermagem em Oncologia Pediátrica se perdeu durante a década de 1950. Uma geração de enfermeiros atuou, relativamente a esses pacientes, efetuando um cuidado complexo durante a que foi uma das épocas mais difíceis da Oncologia Pediátrica. Nessa época, a administração de quimioterapia nas crianças era considerada cruel, as remissões eram breves, os efeitos colaterais eram devastadores e as intervenções de suporte eram limitadas. O cuidado centrado na família era completamente desconhecido. As políticas do hospital eram rigorosas, permitindo que os pais visitassem seus filhos apenas algumas horas por semana[1]. Na década de 1960, os resultados para as crianças começaram a melhorar substancialmente. Estratégias mais eficazes de tratamento foram desenvolvidas, além de avanços em hemoterapia, controle de infecção e cuidados intensivos pediátricos essenciais, prestados como terapia de suporte. Esse também foi um período importante para o desenvolvimento de funções avançadas da prática da Enfermagem. O papel da enfermeira pediátrica desenvolvido nessa época exerceu uma influência significativa na enfermagem em oncologia pediátrica[1].

No Brasil, essa especialidade começou a mudar a partir da década de 1980, quando as instituições de referência, como o Instituto Nacional do Câncer (Inca) e o Hospital A. C. Camargo da Fundação Antonio Prudente, começaram a capacitar enfermeiras. Um pré-requisito importante para que o profissional ingressasse nessa área era ter experiência prévia em pediatria e, também, referir interesse em oncologia pediátrica. O profissional era capacitado pela equipe médica e/ou enfermeiros mais experientes, mediante participação em reuniões e visitas clínicas, nas quais eram discutidos os casos clínicos de todos os pacientes, bem como a terapêutica a ser instituída e suas possíveis complicações.

Algumas iniciativas, com o objetivo de proporcionar conhecimento técnico científico para esses profissionais, começaram a surgir, e os enfermeiros, cientes da sua responsabilidade e necessidade de aprendizado, participavam ativamente.

Durante muito tempo, os hospitais assumiram a responsabilidade dessa capacitação sem contar com a parceria de instituições de ensino, o que dificultava o processo de ensino e aprendizagem. Outro problema era a retenção desses enfermeiros nas áreas assistenciais, e isso se atribuía ao fato de que tinham contato primeiramente com o paciente e depois com o conhecimento específico sobre a temática. Como a terapêutica nem sempre era um sucesso, acabavam sendo desmotivados e mudavam a sua área de atuação. Percebe-se, então, a necessidade de uma parceria entre as instituições de ensino e as de assistência no sentido de preparar adequadamente esse profissional para a prática.

A fundação da Sociedade Brasileira de Oncologia Pediátrica (Sobope), em maio de 1981, foi um passo fundamental para que os enfermeiros passassem a ter regularmente um momento para a atualização e o contato com as modalidades terapêuticas que viriam a mudar a curva de sobrevida dessas crianças, como já visto anteriormente. A Sobope[2] tem como objetivo reunir os profissionais envolvidos no tratamento, ensino e pesquisa do câncer infantil e no ano de 1987 recebeu como sócia a enfermeira Carla Gonçalves Dias, considerada, desde então, uma das precursoras mais importantes do Brasil nessa área.

Em 1990, no III Congresso Brasileiro de Oncologia Pediátrica realizado em Curitiba/PR, duas enfermeiras, Ana Lygia Pires Melaragno e Elizete Aparecida Rubira, conquistaram o primeiro prêmio de melhor trabalho científico, com apresentação oral, cujo título é "O papel da enfermagem na utilização do metotrexato em altas doses". O resumo desse trabalho foi publicado, posteriormente, no *American Journal Pediatric Hematology Oncology*[3], relatando a experiência do Hospital A. C. Camargo na utilização do metotrexato em altas doses em nível ambulatorial.

Outro marco importante é a dissertação de mestrado da enfermeira Cristiana Tanaka, da Universidade Federal de São Paulo (Unifesp), sobre "Orientação de Enfermagem para o autocuidado de crianças e adolescentes com osteossarcoma em tratamento ambulatorial com altas doses de metotrexate endovenoso"[4], pois consolidou a atuação do enfermeiro na realização dessa terapêutica em nível ambulatorial, prática que é desenvolvida até hoje nos grandes centros brasileiros.

Todos os novos serviços envolvidos na assistência de crianças e adolescentes com câncer preocuparam-se com a formação dos profissionais enfermeiros que atuariam na assistência desses pacientes e muitos foram encaminhados aos centros de referência para acompanhar e aprender sobre essa prática, e, dessa forma, realizar a assistência de enfermagem de maneira diferenciada e baseada em conhecimento técnico-científico.

Na década de 1990, começaram a surgir pesquisas realizadas no Brasil envolvendo temas referentes ao manejo das drogas antineoplásicas, aos cuidados com a criança e seus familiares e aos efeitos tóxicos do tratamento. Essas publicações alavancaram a busca de conhecimento e incentivaram a realização de novos estudos. As Escolas de Enfermagem da Universidade de São Paulo e Ribeirão Preto, representadas pelas docentes Margareth Ângelo e Regina Aparecida Garcia de Lima, contribuíram muito para as pesquisas nessa área e também na divulgação dessa especialidade entre os alunos de graduação, despertando interesse e incentivando a sua entrada no mercado de trabalho.

No início deste século, a Unifesp propõe a primeira residência em oncologia pediátrica em parceria com o Grupo de Apoio ao Adolescente e à Criança com Câncer (GRAACC). Esse programa, com duração de dois anos, formou quatro especialistas nessa área. Em 2005 essas instituições se unem mais uma vez para a realização de um curso de especialização, sob a coordenação da Profa. Dra. Maria Gaby Rivero Gutierrez, e forma mais cinco enfermeiros especialistas em oncologia pediátrica.

Nos dias atuais, não há cursos de especialização para enfermeiros em oncologia pediátrica, porém as instituições se preocupam em capacitar os profissionais das mais diversas maneiras, por exemplo: organizando eventos científicos internos, que algumas vezes contam com a participação de enfermeiros atuantes em instituições de referência no Brasil e/ou exterior; facilitando a participação de enfermeiros em eventos científicos na área, entre outros incentivos.

Dessa forma, os enfermeiros estão conquistando espaço para atuação nessa especialidade por sua dedicação e busca de conhecimento.

Principais responsabilidades do enfermeiro em oncologia[5]:

- Propor e desenvolver programas de capacitação da equipe sob sua responsabilidade;
- Elaborar e implementar protocolos de Enfermagem na prevenção, tratamento e ou minimização dos efeitos colaterais em clientes submetidos ao tratamento quimioterápico antineoplásico, considerando as particularidades do binômio criança e família;
- Ministrar quimioterápico antineoplásico, conforme farmacocinética da droga e protocolo terapêutico;
- Promover e difundir medidas de prevenção de riscos e agravos por meio da educação dos clientes e familiares, objetivando melhorar a qualidade de vida do cliente;
- Participar da elaboração de programas de estágio, treinamento e desenvolvimento de profissionais de Enfermagem nos diferentes níveis de formação, relativos à área de atuação;
- Registrar informações e dados estatísticos pertinentes à assistência de Enfermagem, ressaltando os indicadores de desempenho e de qualidade, interpretando e otimizando a utilização deles;
- Formular e implementar manuais técnicos operacionais para equipe de Enfermagem nos diversos setores de atuação;
- Manter a atualização técnica e científica da biossegurança individual, coletiva e ambiental, que permita a atuação profissional com eficácia em situações de rotinas e emergenciais, visando interromper e/ou evitar acidentes ou ocorrências que possam causar algum dano físico ou ambiental.

QUIMIOTERAPIA

As últimas duas décadas foram marcadas por avanços nas áreas de tecnologia, imunologia, genética e biologia molecular, contribuindo consideravelmente para o aumento da sobrevida de crianças e adolescentes com câncer. Assim, há preocupação constante em fazer com que os indivíduos curados de câncer na infância e ou adolescência e suas famílias possam melhorar a qualidade de vida.

As estratégias de tratamento devem priorizar a minimização dos efeitos tardios nas crianças e adolescentes e ser desenvolvidas por uma equipe interdisciplinar, de preferência em centros especializados, utilizando protocolos multicêntricos, planejados de acordo com o tipo histológico e estadiamento clínico do tumor.

Dentre as modalidades de tratamento, destacam-se: a cirurgia, a quimioterapia, a radioterapia, o transplante de células-tronco hematopoiéticas e a terapia biológica[1]. Neste capítulo, serão destacadas a modalidade terapêutica da quimioterapia e as principais intervenções de enfermagem.

Na atualidade, a principal definição de quimioterapia antineoplásica refere-se ao emprego de substâncias químicas, isoladas ou em combinação, que atuam interferindo diretamente no processo de crescimento e divisão do ciclo celular, com o objetivo de tratar as neoplasias malignas. O tratamento sistêmico com o uso de drogas antineoplásicas faz parte da maioria dos protocolos terapêuticos, devido à característica invasiva e agressiva dos tumores da infância, correspondendo à principal modalidade de tratamento para essa faixa etária[6-8].

Os tumores na infância, na maioria das vezes, apresentam menor período de latência e crescimento rápido, sendo mais sensíveis à ação desses fármacos. Isso se deve ao fato de as drogas antineoplásicas agirem especialmente em células que estão em processo de divisão ativa, sendo, dessa maneira, mais eficazes em tumores pequenos na fase de crescimento exponencial[6-8].

Em virtude da particularidade dessa terapêutica, a administração de drogas antineoplásicas requer que o enfermeiro tenha não apenas habilidades técnicas, como a exigida para a punção venosa, mas também vasto conhecimento sobre essas drogas, suas possíveis reações adversas e toxicidades, bem como habilidade clínica para intervir de forma adequada nas mais diversas situações decorrentes da administração desses tipos de drogas[6-9]. Os quimioterápicos antineoplásicos deverão ser preparados pelo farmacêutico em capela com fluxo laminar, conforme determinação da Agência Nacional de Vigilância Sanitária (Anvisa), RDC nº 220, de 21 de setembro de 2004[29].

Cabe destacar que, segundo a Resolução nº 210/1998, o Conselho Federal de Enfermagem (Cofen) determina que a administração de drogas antineoplásicas é atividade privativa do enfermeiro e que o preparo pode ser executado por esse profissional, desde que siga as determinações da Anvisa[5]. Esse mesmo parecer reforça que deve haver programas de capacitação específicos para esse profissional, mas não há nenhum direcionamento sobre as temáticas a serem abordadas e ou carga horária mínima necessária.

Vias de administração de quimioterapia em pediatria

As vias de administração das drogas antineoplásicas são: oral, intramuscular, subcutânea, endovenosa, intra-arterial, intratecal, intrapleural, intraperitoneal, intravesical, intracavitária e tópica[7,8]. Em oncologia pediátrica, utilizam-se com maior frequência as vias oral, intramuscular, subcutânea, endovenosa, intra-arterial e intratecal.

Independentemente da via de administração, alguns cuidados são essenciais, como:

- Fazer identificação completa do paciente;
- Ter atenção rigorosa à prescrição médica. Recomenda-se que o enfermeiro realize a conferência da dose prescrita recalculando a superfície corpórea do paciente e as dosagens das diferentes drogas de acordo com o protocolo em uso;
- Ter rigor nos aspectos referentes à segurança da administração, seja para o paciente, seja para o profissional;
- Possuir conhecimento sobre os fármacos, quanto à diluição, à conservação, à estabilidade, às incompatibilidades e à fotossensibilidade, bem como à velocidade e ao tempo de infusão;
- Ter conhecimento das toxicidades relacionadas a cada quimioterápico;
- Conferir quimioterápicos prescritos, doses, vias, sequência de administração, e ciclo a ser realizado;
- Garantir a capacitação da equipe para realizar os cuidados antes, durante e após a administração, de acordo com as características do quimioterápico administrado.

✓ Via oral

A via oral é simples, econômica, não invasiva e menos tóxica. Na administração de quimioterápicos por essa via, o manuseio desses fármacos requer conhecimento e habilidades para que as precauções de segurança sejam atendidas. A manipulação deve ser feita com luvas de procedimento, não se colocando os quimioterápicos diretamente sobre as mãos ou em contato com a pele. Uma boa maneira de administrar esses comprimidos ou cápsulas à criança é utilizando um copo descartável. Após liberação do quimioterápico pela farmácia, a enfermeira, devidamente paramentada, abre a embalagem em um copo plástico e oferece à criança. Dessa forma, evita-se o contato com a droga[7,8].

Quando a diluição se faz necessária, esta deve ser realizada em capela de fluxo laminar vertical, com água, e recomenda-se a administração logo em seguida[7,8].

Caso o paciente vomite logo após a administração da droga, em período inferior a 30 minutos, deve-se repetir a administração. Vale ressaltar que pode ser necessária a adição de um antiemético, devendo ocorrer, nesse caso, cerca de 30 minutos antes da administração do quimioterápico[7,8].

O enfermeiro deve conhecer, também, as características de interação e absorção dos fármacos administrados por essa via, pois, em alguns quimioterápicos, essas características interferem no efeito terapêutico da droga, quando administrados após ingesta alimentar ou em jejum[7,8].

Os quimioterápicos por via oral devem ser administrados, preferencialmente, no mesmo horário, pois, dessa maneira, consegue-se manter o nível sérico máximo da droga, atingindo o efeito terapêutico desejado[7,8].

É necessária a adesão do paciente e de sua família ao longo do tratamento em que é utilizada a via oral, pois a ingestão precisa ser correta e o discernimento das possíveis toxicidades que possam acontecer, por parte de todos, é essencial para os benefícios decorrentes da terapia.

Portanto, o enfermeiro deve desenvolver instrumentos para orientação e registros, ou outros mecanismos que permitam conferir se a droga foi administrada de forma correta, principalmente quando isso for ocorrer no domicílio[7,8].

✓ Via subcutânea e via intramuscular

Uma das grandes limitações da utilização da via subcutânea e da via intramuscular em oncologia pediátrica, além do estado de imunossupressão do paciente, é a toxicidade dermatológica de alguns quimioterápicos. Drogas irritantes e/ou vesicantes nunca devem ser administradas por via subcutânea ou via intramuscular. Portanto, é necessário que o enfermeiro saiba identificá-las de imediato[7,8].

Independentemente da via escolhida, o enfermeiro deve analisar os exames laboratoriais da criança/adolescente que receberá o quimioterápico. Se o número de plaquetas for menor que 50.000/mm³, o risco para hematomas é iminente. Nesse caso, compressão imediata após a aplicação por 5 minutos é essencial. Também é recomendado que se avalie junto à equipe médica a possibilidade de ser realizada a correção desse valor de plaquetas mediante a administração desse hemocomponente previamente à administração da droga[7,8].

Para evitar os aspectos álgicos da aplicação, a criança/adolescente deve receber previamente o anestésico tópico no local. Essa simples intervenção atenua a sensação dolorosa do procedimento[7,8].

Na via subcutânea, a escolha do local de punção deve favorecer uma região com adequada quantidade de tecido subcutâneo, evitando-se áreas doloridas, com presença de equimoses e que já tenham recebido administrações anteriores recentes. Um cuidado importante é a realização do rodízio das áreas de aplicação[7,8].

A agulha utilizada na via subcutânea deve ser a de menor calibre possível, como a agulha 13 × 4,5 cm. Outro aspecto a ser destacado é o volume máximo a ser administrado: em crianças maiores e adolescentes, o volume máximo é de 1,5 a 2 ml; e em crianças pequenas e bebês, o volume máximo é de 0,5 a 1 ml. Após a aplicação, deve-se evitar fricção excessiva e calor no local, realizando-se apenas uma compressão efetiva[7,8].

Na via intramuscular, administra-se preferencialmente em grandes músculos (glúteo, coxa, deltoide), profundamente (ângulo de 45º), para uma ótima absorção. Áreas onde já existam dor, equimoses e administrações anteriores recentes, nesse caso, também devem ser evitadas[7,8].

A agulha utilizada para a via intramuscular deve ser apropriada, de acordo com o tamanho da criança e a massa muscular, sendo as mais utilizadas: 25 × 6 cm, 25 × 7 cm, 30 × 7 cm. O volume máximo a ser administrado é: crianças maiores e adolescentes, volume máximo de 2,5 a 3 ml; crianças pequenas e bebês, volume máximo de 0,5 a 1 ml. Se o volume a ser administrado for maior que as orientações preconizadas, o enfermeiro deve dividir esse fármaco em duas aplicações, lembrando-se sempre de realizar o rodízio das regiões de aplicação[7,8].

✓ Via intratecal

Grande parte dos agentes antineoplásicos não ultrapassa a barreira hematoliquórica, o que torna difícil o tratamento e a profilaxia de alguns tumores que acometem o sistema nervoso central (SNC)[7,8].

Para esse tratamento, então, muitos pacientes precisam realizar a chamada quimioterapia intratecal, que consiste na administração do quimioterápico, por via intratecal, diretamente no líquido cefalorraquidiano (LCR ou liquor), com o objetivo de expor o liquor, as meninges e todo o SNC a uma concentração efetiva da droga[7,8]. Também pode ser chamada de MADIT, sigla que corresponde à aplicação de metotrexato, aracetin e dexametasona via intratecal[7,8].

A via intratecal é conseguida pela punção lombar entre as vértebras L3 e L4. Alguns cuidados são essenciais antes, durante e após esse procedimento, tais como[7,8]:

- Realizar todo o procedimento com técnica asséptica;
- Verificar os exames laboratoriais da criança/adolescente antes da realização do procedimento – esse cuidado evita os riscos de sangramentos e hematomas;
- Administrar anestésico tópico, no local da punção, previamente (60 minutos) ao procedimento;
- Quando necessário, realizar sedação consciente – a cooperação e a imobilização do paciente ao longo do tratamento são fundamentais para o sucesso da coleta de liquor e para a administração do quimioterápico;
- Selecionar a agulha apropriada – o calibre (20-25 mm) e o comprimento da agulha "spinal" devem ser apropriados ao tamanho da criança;
- Coletar amostra de liquor para análise laboratorial (citologia e bioquímica) antes de administrar o fármaco quimioterápico. O volume de quimioterápico infundido deverá ser, preferencialmente, igual ao volume de liquor coletado;
- NUNCA administrar quimioterapia intratecal ao mesmo tempo que a quimioterapia parenteral;
- Após o procedimento, a criança/adolescente deverá permanecer em repouso por 30 minu-

tos, em posição de Trendelemburg. Essa posição favorece a circulação da droga e diminui os possíveis efeitos colaterais;

- Estimular ingesta hídrica após o procedimento;
- Efeitos colaterais esperados: cefaleia, náusea e febre. Outros efeitos podem surgir advindos do efeito tóxico da droga (neurotoxicidade), como: rigidez da nuca, vômito, dor lombar, paresia, sonolência, meningite química e convulsão.

É muito importante que o enfermeiro acompanhe a realização desse procedimento e saiba que a realização do primeiro liquor é decisiva para o estadiamento da doença. Portanto, é importante que seja feito um preparo adequado da criança, organização do material, inclusive o de emergência, proporcionando maior segurança à equipe.

O ideal é que esse primeiro procedimento seja realizado por médicos mais experientes, pois, dessa forma, minimizariam o risco de contaminação do liquor por células sanguíneas, e, se isso ocorrer, tanto o médico como o enfermeiro deverão documentar o ocorrido no prontuário do paciente, pois isso compromete o estadiamento da doença.

Aspectos relativos à segurança para o paciente nesse procedimento são fundamentais. No momento do preparo, o profissional envolvido deve estar muito atento e dedicado exclusivamente ao preparo das drogas para essa via. O enfermeiro deve estabelecer o fluxo de recebimento da seringa contendo as drogas com identificação visível de que é para via intatecal – muitas instituições utilizam etiquetas coloridas para chamar a atenção. Deve ser feita uma última conferência das etiquetas imediatamente antes da administração, inclusive com a participação do médico. No local onde será feita a administração por essa via, não deverá conter outras drogas, para que não haja troca. É importante lembrar que essa via leva a medicação diretamente ao SNC, e há relatos de que acidentalmente trocas de seringas ocasionaram a morte do paciente[30].

✓ Via intravenosa

No que se refere à realização do procedimento, cuidados referentes à punção venosa ou manipulação de cateter venoso central devem ser considerados[7,8].

No caso da punção venosa, a seleção de um excelente local de punção é essencial. Áreas como fossa antecubital, dorso da mão, punho e pé, embora apresentem veias de fácil punção, devem ser evitadas pelo fato de serem áreas em que a restrição de movimento é difícil, tendo em vista as características da criança.

Também, são áreas de difícil avaliação de sinais de complicações[10,11].

As veias calibrosas, saudáveis, com grande fluxo sanguíneo e no membro não dominante são os locais de punção preferenciais. Para a administração de drogas vesicantes, o melhor sítio para inserção do cateter venoso periférico é o antebraço, pois os vasos são mais superficiais, com quantidade suficiente de tecido para proteger tendões e nervos de um possível extravasamento, seguidos de dorso da mão[10,17,23].

A escolha do dispositivo venoso deve ser realizada antes da punção venosa e depende da duração da terapêutica a ser infundida, bem como das características individuais do paciente[9-12]. Deve-se levar em consideração, também, o material dos cateteres periféricos disponíveis. Os materiais flexíveis e biocompatíveis permitem maior mobilidade do paciente e reduzem riscos de complicações locais. Já os cateteres agulhados apresentam maior risco de ocasionar complicações, pois são de aço inoxidável e rígidos, sendo contraindicado seu uso em regiões de flexão[11,18-21].

Outra característica a ser considerada é o calibre do dispositivo venoso a ser utilizado. A incidência de complicações vasculares tende a aumentar quanto maior for o calibre do dispositivo e menor for o vaso[16,18-20,22]. O uso de cateteres de menor calibre para a administração de drogas vesicantes causa menor trauma à parede do vaso e permite maior fluxo sanguíneo ao redor da agulha, facilitando a diluição e a dispersão da droga, reduzindo o risco de extravasamento[22].

A técnica de punção venosa periférica em pediatria deve ser suave e o menos traumática possível. Um diferencial importante do enfermeiro pediátrico é a capacitação sobre a utilização do brinquedo terapêutico como estratégia do preparo da criança para a punção venosa, pois vários trabalhos já comprovaram muitos benefícios para as crianças[14]. A punção venosa é uma das habilidades técnicas mais desafiadoras da prática de enfermagem na área da Pediatria. O profissional de saúde deve possuir conhecimentos de anatomia e fisiologia, habilidade técnica, além de estar familiarizado com os equipamentos e dispositivos endovenosos[11,12,15,17,19,21].

Caso a punção falhe na primeira tentativa, deve ser seguida por uma próxima tentativa em região proximal à anterior e, preferencialmente, em outro membro. As perfurações causadas pelas tentativas anteriores de punção aumentam o risco de extravasamento[11,18,21].

Para a fixação desse dispositivo, o ideal é que se utilizem curativos transparentes que permitem a observação contínua do sítio de inserção. Entretanto, nem todos os serviços têm disponível esse tipo de material. Assim sendo, mesmo com o uso de fitas adesivas, a fixação a ser realizada deve permitir a visualização do sítio de inserção, bem como garantir que o dispositivo venoso permaneça imóvel dentro do vaso[19,21-24].

A técnica de administração dos quimioterápicos também deve ser levada em consideração. A ordem de administração das drogas é bastante discutida na literatura. Apesar disso, administrar a droga vesicante primeiro, antes das demais, parece ser mais benéfico e garantido, uma vez que a veia está mais estável e menos irritada. A integridade vascular diminui com o tempo devido à infusão de diferentes drogas com diferentes características físico-químicas[18].

Cateteres venosos centrais

Os cateteres venosos centrais estão disponíveis no mercado há várias décadas e muito contribuem para o tratamento do doente com câncer.

A partir de 1983, começaram-se a utilizar os cateteres totalmente implantáveis, e esse foi um importante marco na história da terapia intravenosa específica para essa clientela[8,25]. Esse dispositivo contém um reservatório, um cateter siliconizado e uma membrana de silicone autosselante, que pode receber até 2 mil punções.

Atualmente, conta-se com várias marcas de cateter, porém todos são implantados por meio de procedimentos cirúrgicos. Muitos estudos enfatizam as suas vantagens e desvantagens, bem como as principais indicações, como as relatadas a seguir.

✓ *Indicações*

Pacientes que necessitarão, por tempo prolongado, de punções venosas frequentes, infusão de medicamentos variados, administração de hemocomponentes, infusão de nutrição parenteral total (NPT) e administração de quimioterápicos. Inicialmente esse dispositivo foi utilizado em pacientes oncológicos, mas hoje já está indicado para outros indivíduos com as mesmas necessidades[8,25].

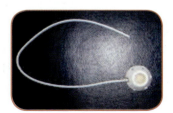

Fig. 11.3. Cateter totalmente implantável. Disponível em: <http://www.mfischer.com/.../s1600-h/Porta_cath.jpg>.

✓ *Vantagens*[8,25]

- Dispensa curativo frequente, quando utilizado filme tipo transparente;
- Menor risco de infecção, quando comparados aos cateteres semi-implantáveis;
- Maior conforto ao paciente;
- Manutenção com tempo mais prolongado;
- Menor distúrbio da autoimagem;
- Fácil acesso no momento da sua punção;
- Após a cicatrização, dispensa cuidados com a pele.

✓ *Desvantagens*[8,25]

- Custo elevado;
- Necessário implante cirúrgico;
- Cuidado pré e pós-operatório (7 a 10 dias);
- Exige punção percutânea;
- Necessita de agulha especial (Fig. 11.4).

✓ *Principais cuidados ao se administrar nutrição parenteral total prolongada*[8,25]

- Uso exclusivo do cateter para essa finalidade;
- Utilizar válvulas de sistema fechado na extensão da agulha;
- Fazer um *flush* no cateter com 10 a 20 ml de SF 0,9% a cada troca de bolsa;
- Avaliar a permeabilidade do cateter antes de iniciar a infusão e a cada troca de bolsa;
- Trocar o equipo a cada troca de bolsa;
- Conectar diretamente o equipo à válvula de sistema fechado conectada na extensão da agulha;
- Proceder à anotação de enfermagem.

✓ *Principais cuidados ao administrar hemocomponentes*[8,25]

- Avaliar a permeabilidade do cateter antes de iniciar a infusão e a cada troca de bolsa;

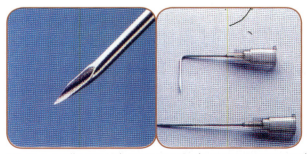

Fig. 11.4. Agulha tipo Huber para punção de cateter venoso central totalmente implantável.

- Lavar o cateter com 10 ml de SF 0,9% a cada troca de bolsa do hemocomponente;
- Conectar diretamente o equipo à válvula de sistema fechado conectada na extensão da agulha;
- Utilizar válvulas de sistema fechado na extensão da agulha;
- Estar atento à velocidade de infusão e à estabilidade do hemocomponente administrado;
- Proceder à anotação de enfermagem;
- A infusão de hemocomponentes pode ser feita pelo cateter somente por uma equipe habilitada para realizar os cuidados necessários, dessa forma não haverá riscos de obstrução e outras possíveis complicações. Essa observação se aplica para a coleta.

✓ Principais cuidados ao coletar exames laboratoriais[8,25]

- Testar fluxo e refluxo antes do procedimento;
- Desprezar 3 ml antes do início da coleta;
- A hemocultura, quando solicitada, deve ser o primeiro exame a ser coletado e não deve ser feito *flush* no cateter antes da coleta. O que for aspirado do interior do portal do cateter e de sua extensão deverá ser encaminhado ao laboratório, mesmo que haja sangue e solução fisiológica misturados;
- Proceder à anotação de enfermagem.

✓ Principais cuidados ao administrar quimioterapia[8,25]

- Avaliar a permeabilidade do cateter antes de iniciar a infusão e a cada troca de bolsa;
- Lavar o cateter com 10 ml de SF 0,9% a cada troca de quimioterápico;
- Utilizar válvulas de sistema fechado;
- Paramentação adequada: avental de manga longa, luvas, óculos de proteção e máscara;
- Proceder à anotação de enfermagem.

✓ O que fazer na infiltração[8,25]

- Estar atento para diagnosticar precocemente se houve infiltração ou extravasamento;
- Suspender a infusão;
- Retirar o curativo;
- Examinar e avaliar o local do cateter;
- Testar refluxo e fluxo do cateter;
- Identificar a droga infiltrada;
- Mensurar e descrever a área acometida;

- Repuncionar e heparinizar, somente se não houver edema importante. Em caso de edema, será necessário o uso de compressas mornas para diminuí-lo mais rapidamente e depois realizar a punção;
- Lembrar que infiltração de grandes volumes pode ser relacionada à falta de atenção da enfermagem;
- Proceder à anotação de enfermagem.

✓ O que fazer quando o fluxo de infusão do cateter diminui[8,25]

- Retirar curativo;
- Examinar e avaliar o local, buscando sinais de infiltração ou alterações anatômicas no cateter;
- Revisar a punção realizada para certificar-se de posicionamento adequado da agulha;
- Conectar seringa com 10 ml SF 0,9% e avaliar fluxo e refluxo. Repetir até obter fluxo livre e sem impedimentos;
- Realizar curativo;
- Proceder à anotação de enfermagem.

Observação: Nunca utilizar seringas de calibre inferior a 5 ml para não danificar o cateter, pois, quanto menor o volume da seringa, maior é sua pressão interna.

✓ O que fazer quando o alarme da bomba de infusão é acionado[8,25]

- Certificar-se do bom funcionamento do equipamento;
- Avaliar fluxo e refluxo do cateter;
- Remover e trocar curativo, se necessário;
- Avaliar conexões;
- Atentar para a droga em infusão;
- Manter a bomba somente se o cateter estiver com bom fluxo, pois a pressão exercida no seu interior pode danificar suas estruturas e conexões.

✓ Quando trocar o curativo[8,25]

- Diariamente se o curativo de escolha for o convencional: gaze e fita adesiva;
- Sempre que necessário (sujidade);
- Imediatamente após o banho;
- Quando for necessária a avaliação do cateter;
- A cada sete dias se usar filme transparente.

✓ Heparinização

Recomenda-se a heparinização quando o cateter não estiver a cada 28 ou 30 dias. Na literatura, há variação sobre a concentração da heparina, variando de 10 a 100 U/ml. Em nossa experiência, a recomendação é 100 U/ml, em *flush* com seringa de 10 ml, num total de 3 a 5 ml.

Punção de cateter totalmente implantável[8,25]

Responsável: Enfermeiro.

Objetivo: Estabelecer linha de acesso venoso.

Material	
2 pacotes de gaze 2 seringas de 10 ml 1 par de luvas estéreis 1 ampola de SF 0,9% 10 ml 1 agulha de Hubber (calibre indicado) 1 agulha 40 x 12	Clorexidina alcoólica 0,5% Saco plástico Máscara cirúrgica Dispositivo de sistema fechado Fita adesiva Cuba rim Pinças de curativo

Procedimento	Justificativa
Reunir todo o material em uma bandeja	Planejamento do trabalho
Higienizar as mãos	Precaução-padrão
Orientar e posicionar o paciente	Diminuição do estresse do paciente e acompanhante
Colocar a máscara	Precaução-padrão
Abrir o material	Início do procedimento
Expor a região do cateter	Visualização do local
Remover a EMLA com gaze	Início do preparo da pele
Passar álcool gel nas mãos	Prevenção de infecção
Colocar o antisséptico nas gazes	Preparo para antissepsia
Preferencialmente utilizar pinças de curativo para a antissepsia da pele, ou utilizar luva estéril e realizar o procedimento com a mão não dominante	Manter técnica asséptica
Pegar a seringa e a agulha 40 x 12 e aspirar 10 ml de SF 0,9%	Preparo do material
Testar a agulha de punção e preenchê-la com SF 0,9%, deixando a seringa conectada	Identificação de obstruções do dispositivo
Realizar a antissepsia da pele com movimentos circulares por 5 vezes, partindo do centro em área ampliada, com pinças ou a mão não dominante e luvas estéreis	Prevenção de infecção
Fixar o portal entre os dedos indicador e médio da mão não dominante	Facilitação e segurança para a punção
Introduzir a agulha no centro do portal até tocar o fundo, em movimento único e gentil	Certificação de que se ultrapassou o silicone e atingiu a base do portal
Aspirar o conteúdo do cateter	Verificação do refluxo e funcionamento do cateter

Procedimento	Justificativa
Injetar 5 a 10 ml de SF 0,9%, sob pressão, causando um turbilhão no interior do portal, de acordo com a idade e o tamanho da criança	Evitar obstrução e manter a permeabilidade do cateter
Conectar soro	Prosseguimento do tratamento
Fazer curativo oclusivo	Manter a fixação das correções e ou intermediárias
Retirar as luvas e lavar as mãos	Precaução-padrão
Orientar os familiares e pacientes sobre as condições do cateter	Oferecer segurança ao paciente e familiar
Fazer as anotações de enfermagem	Registrar as ações de enfermagem e condições do cateter

Observação: A troca da agulha do cateter tipo totalmente implantável deve ser realizada a cada sete dias.

EXTRAVASAMENTO

Alguns quimioterápicos podem ser classificados como drogas *irritantes* ou *vesicantes*. A primeira possui a capacidade de lesar tecidos circunvizinhos ao local da punção, quando extravasada, provocando dor e queimação sem necrose tecidual ou formação de vesículas. Já as drogas vesicantes, além de danificar as estruturas vizinhas, possuem a capacidade de irritação severa com formação de vesículas e destruição tecidual quando infiltradas fora do vaso. Cabe ressaltar que as drogas irritantes, mesmo quando infundidas adequadamente, sem extravasamento, podem ocasionar dor e reação inflamatória no local da punção e ao longo da veia utilizada para aplicação[8].

A Tabela 11.1 relaciona os quimioterápicos vesicantes e irritantes mais utilizados na prática clínica.

Tabela 11.1. Classificação das principais drogas antineoplásicas administradas em crianças quanto à característica não irritante, irritante ou vesicante

Não irritante	Irritante	Vesicante
Bleomicina	Carmustina	Dacarbazina
Carboplatina	Cisplatina	Dactinomicina
Citarabina	Etoposido	Daunorrubicina
Cladribina	Gemcitabina	Doxorrubicina
Fludarabina	Ifosfamida	Epirrubicina
Fluorouracil	Irinotecano	Idarrubicina
Metotrexato	Melfalano	Mecloretamina
Mitoxantrona	Paclitaxel	Mitomicina
Oxaliplatina	Teniposide	Vimblastina
Topotecano		Vincristina
		Vinorelbine

Fonte: Bonassa EMA, Santana TR[8].

Cuidados no extravasamento

A literatura ainda é escassa sobre esse assunto, pois o uso de cateteres centrais é cada vez mais frequente e diminui substancialmente esse risco. Porém, no Brasil, ainda é bastante comum a administração de antineoplásicos, mesmo que irritantes e ou vesicantes, por acesso periférico. Esse fato aumenta a responsabilidade do enfermeiro em estabelecer protocolos que tenham como objetivo a prevenção e o diagnóstico imediato nos casos de extravasamento e, também, uma atenção maior com relação aos locais de punção, como já descrito. Embora a administração dos quimioterápicos seja uma atribuição do enfermeiro, é importante que toda a equipe tenha conhecimento sobre a particularidade das drogas, pois os primeiros sintomas podem surgir após o término da sua administração.

cer, preferencialmente, a cada 1 ml de droga vesicante administrada em *push*/bólus e a cada 5 a 10 minutos para infusões de curta duração. Já para infusões longas, a verificação deve ser realizada a cada 10 a 20 minutos[13,26,27].

A presença do enfermeiro durante a administração do fármaco vesicante é importante, a fim de se detectarem precocemente sinais e sintomas de extravasamento como dor (sensação de queimação intensa), eritema, edema local (imediato), diminuição ou ausência de retorno venoso, além de redução da velocidade de infusão ou mesmo sua interrupção[12-13,18,24,26] (Figs. 11.6 e 11.7).

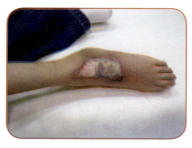

Fig. 11.6. Extravasamento de alcaloides da vinca acompanhado pelo Grupo de Feridas do GRAACC.

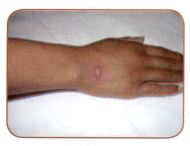

Fig. 11.5. Extravasamento de alcaloides da vinca após 72 horas. Foto cedida pelo Grupo de Feridas/GRAACC.

A prevenção é a melhor maneira de lidar com o extravasamento. Para isso são necessários os seguintes procedimentos:

✓ *Cuidados na administração de drogas vesicantes e irritantes*

A infusão de drogas antineoplásicas vesicantes em acesso venoso periférico não deve exceder o período de 30 minutos. Infusões contínuas das mesmas drogas devem ser realizadas somente por meio de dispositivo venoso central. Esse cuidado reduz o risco de extravasamento e promove maior segurança ao paciente durante a administração desse tipo de droga[26].

É importante que o cateter intravenoso periférico seja testado antecipadamente por meio da infusão de solução fisiológica (5 ml a 10 ml). Esse cuidado permite que o enfermeiro avalie o local puncionado, verificando possíveis sinais de infiltração[9,12,17-18,21-22].

Durante a administração dos quimioterápicos, a verificação do acesso do retorno venoso deve aconte-

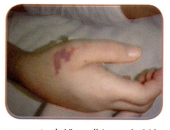

Fig. 11.7. Extravasamento de Vinorelbine após 96 horas. Foto cedida pelo Grupo de Feridas/GRAACC.

✓ *Educação da equipe de enfermagem*

Deve ser realizada em parceria com os responsáveis pela área de educação continuada e/ou, quando isso não for possível, pelos próprios enfermeiros envolvidos na administração das drogas. Esses programas devem contemplar aspectos como a definição de extravasamento, seus principais sinais e sintomas e condutas imediatas a serem tomadas e devem ser repetidos duas vezes ao ano no mínimo.

✓ Protocolos de identificação e/ou suspeita de extravasamento

Esses protocolos têm por finalidade identificar o extravasamento no início, pois, dessa forma, a quantidade de droga extravasada seria menor, o que diminuiria a lesão.

Ao contrário do que se pode pensar, o extravasamento não ocorre por falta de cuidados de enfermagem adequados, mas são acidentes. A falta de cuidados ocorre quando esse acidente envolve grandes volumes da droga, pois pode significar que a enfermagem não seguiu os passos necessários para garantir a segurança do paciente.

Portanto, é fundamental considerar a queixa do paciente e realizar o teste de permeabilidade do vaso a casa 1 ml injetado. Nos casos em que houver dúvida, o acesso venoso e seu dispositivo deverão ser removidos e instalados em outro membro, e o paciente deverá receber os cuidados como se o extravasamento tivesse ocorrido.

✓ Indicador da qualidade da assistência de enfermagem

Administrar drogas vesicantes, por via periférica, exige da enfermagem muita competência e é uma decisão baseada em custo e benefício para o paciente, pois nem todos possuem acesso aos cateteres venosos centrais de longa permanência, devido ao seu alto custo.

O índice de extravasamento é um importante indicador de qualidade da assistência de enfermagem pelos serviços de saúde, documentando os casos ocorridos e calculando a porcentagem do evento em relação ao número de pacientes que receberam a quimioterapia em um determinado período, ao mês.

São necessários muitos estudos envolvendo essa temática e, embora não haja muitas publicações a respeito desses dados, a prática mostra que o número de casos de extravasamento de drogas antineoplásicas administrados por via periférica, no Brasil, tem incidência menor do que a prevista na literatura, que varia de 0,5% a 6,0%.

✓ Protocolos de acompanhamento e tratamento das lesões

Os protocolos de acompanhamento e tratamento de lesões podem ser estabelecidos em parceria com enfermeiros especialistas em tratamento de feridas, que poderão estabelecer as condutas, padronizar os produtos necessários e realizar os curativos.

O uso dos ácidos graxos essenciais, como hidrantes de tecidos, já tem eficácia amplamente comprovada e, nos casos de extravasamento, proporciona conforto ao paciente, pois há a diminuição da sensação de ressecamento no local.

O que fazer quando o extravasamento ocorre

O uso de antídotos em pediatria não está totalmente comprovado na literatura, o que dificulta a sua padronização nessas condutas.

Recomendam-se:

- Identificação dos sinais e sintomas;
- Interrupção da administração da droga, sem a remoção do dispositivo;
- Aspiração do conteúdo através do dispositivo intravenoso com uma seringa de 3 ml vazia, com o objetivo de retirar a maior quantidade possível da droga;
- Remoção do dispositivo intravenoso;
- Não comprimir o local;
- Usar compressas da temperatura adequada para a droga extravasada, conforme Tabela 11.2.

Tabela 11.2. Relação dos antineoplásicos e temperatura das compressas indicadas nos casos de extravasamento

Compressas mornas	Compressas frias
Vincristina	Dacarbazina
Vimblastina	Dactinomicina
Vinorelbine	Daunorrubicina
Etoposido	Doxorrubicina
Teniposido	Idarrubicina
	Mitomicina
	Mecloretamina

As compressas devem ser realizadas imediatamente após a identificação do extravasamento, por 15 minutos, e repetidas com intervalos de 6 horas, por um período de três dias ou até amenizarem os sintomas[8]. É necessário que o enfermeiro realize o acompanhamento desse paciente até a cicatrização da lesão, estando inclusive muito atento para sinais de infecção local. A cicatrização dessas áreas pode demorar um período superior a quatro semanas, sendo assim, muitas vezes é necessária a continuação da terapia antineoplásica para que não haja prejuízo para o paciente.

ASSISTÊNCIA DE ENFERMAGEM NA QUIMIOTERAPIA ANTINEOPLÁSICA

A administração de drogas antineoplásicas e o cuidado com a criança e o adolescente com câncer requerem uma preparação educacional específica e continuada sobre todos os aspectos que envolvem os protocolos de tratamento[8,25].

O enfermeiro deve conhecer e ter atenção rigorosa quanto ao ciclo ou fase do protocolo a que o paciente se submeterá, além de conferir:

- as drogas a serem administradas;
- sequência de administração das drogas;
- doses, prescritas e previstas nos protocolos de tratamento;
- vias de administração;
- esquemas de administração; e
- toxicidades das combinações dos protocolos.

Dessa forma garantirá a segurança e a qualidade do cuidado à criança e ao adolescente com câncer. Ainda com relação às drogas antineoplásicas, o conhecimento a respeito de diluição, conservação, estabilidade, incompatibilidades e fotossensibilidades da droga se faz necessário[8], mesmo quando são preparadas pelo farmacêutico, pois, além do enfermeiro, ele é o único profissional habilitado para a manipulação.

Independentemente da droga antineoplásica a ser utilizada, é importante a verificação dos sinais vitais antes, durante e após a infusão das drogas, bem como a checagem dos exames laboratoriais antes do início dos ciclos de quimioterapia.

Para uma abordagem individualizada da criança e/ou adolescente, além do conhecimento sobre o protocolo de quimioterapia, o enfermeiro precisa saber realizar o manejo das complicações da administração dos quimioterápicos.

É importante que haja um registro da assistência de enfermagem no prontuário do paciente relatando principalmente o local de administração de quimioterapia, as possíveis intercorrências durante sua administração e as orientações fornecidas ao paciente e sua família.

EDUCAÇÃO DO PACIENTE E FAMILIAR

Outro importante papel do enfermeiro é a educação permanente do paciente e sua família. O processo de educação usualmente se inicia durante a fase de avaliação e continua ao longo de todo o tratamento.

Muitos centros desenvolvem manuais de orientações para o paciente e sua família com o objetivo de assisti-lo ao longo de todo o processo. Materiais escritos e serviços de suporte para o paciente e sua família devem ser oferecidos, facilitando a vivência desses indivíduos durante o processo terapêutico. Porém, não excluem a orientação individual realizada pelo enfermeiro no momento da consulta de enfermagem.

Em nosso país, a realização de tratamento ambulatorial é cada vez mais frequente, porém é fundamental que esses pacientes tenham acompanhamento do enfermeiro nos dias subsequentes para agilizar as intervenções nos casos de efeitos colaterais e ou tóxicos das drogas.

As orientações também podem ser realizadas em pequenos grupos de pais e pacientes sob a coordenação do enfermeiro e/ou com a participação da equipe interdisciplinar. Essa prática está cada vez mais frequente nos serviços de grande volume de pacientes.

CONSIDERAÇÕES FINAIS

O enfermeiro deve estar adequadamente preparado para cuidar de pacientes com câncer e suas particularidades. Uma série de estudos enfatiza a importância da educação desses profissionais, a fim de melhorar a qualidade da sua assistência por meio do desenvolvimento contínuo de seus conhecimentos e habilidades por programas específicos de educação continuada.

Com o auxílio dessa estratégia, espera-se que esse profissional, além de aumentar seus conhecimentos, se torne mais confiante e capaz de realizar análises críticas apuradas, influenciando positivamente em sua tomada de decisão nas mais variadas situações da prática de enfermagem.

A Sociedade Americana de Oncologia Clínica (Asco) recomenda uma série de estratégias a fim de prevenir a ocorrência de erros na administração de drogas antineoplásicas. Destacam-se, dentre as medidas, a elaboração de protocolos, o desenvolvimento de políticas com essa finalidade e a revisão dos erros com uma abordagem sistêmica e interdisciplinar. A padronização da assistência de enfermagem ao paciente submetido à quimioterapia tem sido relatada como uma das ferramentas mais importantes[28].

A utilização de protocolos clínicos desenvolvidos com base na relação existente entre cuidados, evidência científica e qualidade dos cuidados é essencial. Essa qualidade pode ser caracterizada pela presença de profissionais com alto grau de competência para o exercício profissional; uso eficiente dos recursos; redução, a um nível mínimo, de lesões produzidas ou decorrentes da assistência; satisfação dos clientes/pacientes quanto às suas demandas, expectativas e acesso aos serviços de saúde; e um efeito favorável na saúde da população.

REFERÊNCIAS

1. Fole GV, Fergusson JH. History, issues, and trends. In: Foley GV, Fochtman D, Mooney KH. Nursing care of the child with cancer. 2nd ed. Philadelphia: W.B. Saunders Company; 1993. p. 1-24.

2. Brasil. Lei nº 10.406/02. Sociedade Brasileira de Oncologia Pediátrica. Estatuto da Sociedade Brasileira de Oncologia Pediátrica. Disponível em: http://www.sobope.org.br/index.php?page=estatuto. Acessado em: 2/8/2010.

3. Melaragno ALP, Rubira E. The role of nursing in the use of methotrexate in high dosages. Am J Pediatr Hematol Oncol. 1991;13.

4. Tanaka C. Orientação de enfermagem para o autocuidado de crianças e adolescentes com osteossarcoma em tratamento ambulatorial com altas doses de metotrexate endovenoso [dissertação]. São Paulo: Universidade Federal de São Paulo, Departamento de Enfermagem; 1998.

5. Conselho Federal de Enfermagem – COFEN [site na internet]. São Paulo. Disponível em: http://www.portalcofen.gov.br/2007/materias.asp?ArticleID=7045&sectionID=34. Acesso em: 2/8/2010.

6. Instituto Nacional do Câncer – INCA [site na internet]. Rio de Janeiro. Disponível em: http://www.inca.gov.br/estimativa/2010/index.asp?link=conteudo_view.asp&ID=5. Acesso: 2/8/2010.

7. Pizzo PA, Poplack DG. Principles and practice of pediatric oncology. 5th ed. Philadelphia: Lippincott Williams & Wilkins; 2005.

8. Bonassa EMA, Santana TR. Enfermagem em terapêutica oncológica. São Paulo: Atheneu; 2005.

9. Wood LS, Gullo M. IV Vesicants: how to avoid extravasation. Am J Nurs. 1993;93(4):42-50.

10. Mullin S, Beckwith MC, Tyler LS. Prevention and management of antineoplastic extravasation injury. Hosp Pharm. 2000;35(1):57-59, 63-76.

11. Millam D, Hadaway LC. On the road to successful I.V. starts. Nursing. 2000;30(4):34-8.

12. Kassner E. Evaluation and treatment of chemotherapy extravasation injuries. J Pediatr Oncol Nurs. 2000;17(3):135-48.

13. Camp-Sorrell D. Developing extravasation protocols and monitoring outcomes. J Intraven Nurs. 1998;21(4):232-9.

14. Martins MR, Ribeiro CA, Borba RIH, et al. Protocolo de preparo da criança pré-escolar para punção venosa, com utilização do brinquedo terapêutico. Rev Lat-Am Enferm. 2001;9(2):76-85.

15. Ingram P, Lavery I. Peripheral intravenous therapy: key risks and implications for practice. Nurs Stand. 2005;19(46):55-64.

16. Kagel EM, Rayan GM. Intravenous catheter complications in the hand and forearm. J Trauma. 2004;56:123-7.

17. Wood LS, Gullo M. IV vesicants: how to avoid extravasation. Am J Nurs. 1993;93(4):42-50.

18. How C, Brown J. Extravasation of cytotoxic chemotherapy from peripheral veins. Eur J Oncol Nurs. 1998;2(1):51-8.

19. Thomas J. Standards practice and evolving trends in pediatric intravenous access. Air Med J. 2007;26(1):8-11.

20. Phillips DP. Manual de terapia intravenosa. Porto Alegre: Artmed; 2001. p. 167-202.

21. Trim JC. Peripheral intravenous catheters: considerations in theory and practice. Br J Nurs. 2005;14(12):654-8.

22. Alexander M. Site selection and device placement. In: Infusion Nursing Standards of Practice. J Intraven Nurs. 2000;23(6S):37-44.

23. Harada MJCS, Rêgo RC. Manual de terapia intravenosa em pediatria. São Paulo: Ellu Saúde; 2005.

24. Hadaway LC. Infiltration and extravasation – preventing a complication of I.V. catheterization. AJN. 2007;107(8):64-72.

25. Phillips DP. Manual de terapia intravenosa. Porto Alegre: Artmed; 2001.

26. Polovich M, White JM, Kelleher LO. Chemotherapy and biotherapy guidelines and recommendations for practice. Oncol Nurs Soc. 2005.

27. Sauerland C, Engelking C, Wickham R, et al. Vesicant extravasation part I: mechanisms, pathogenesis, and nursing care to reduce risk. Oncol Nurs Forum. 2006;33(6):1134-41.

28. Jacobson JO, Polovich M, McNiff KK, et al. American Society of Clinical Oncology/Oncology Nursing Society Chemotherapy Administration Standards. Oncol Nurs Forum. 2009;36(6):651-8.

29. Brasil. Resolução – RDC/ANVISA nº 220, de 21 de setembro de 2004. Regulamento técnico de funcionamento para os serviços de terapia antineoplásica.

30. Müller T. Typical medication errors in oncology: analysis and prevention strategies. Onkologie. 2003;26:539-44.

Diagnóstico das Leucemias Agudas Pediátricas

Marcela Braga Mansur
Mariana Emerenciano

NOÇÕES BÁSICAS DE HEMATOPOIESE E LEUCEMOGÊNESE

Hematopoiese embrionária

Para que se possa entender a leucemogênese da infância, é necessário compreender os princípios que regem e mantêm o desenvolvimento do embrião nos organismos superiores, visto que as leucemias agudas, na sua grande maioria, se iniciam na vida intrauterina.

O sistema hematopoiético primitivo se origina da terceira camada germinativa do embrião (ou mesoderma), e as ilhotas sanguíneas aparecem nessa região a partir da sétima semana, e na oitava semana do embrião começa a circulação sanguínea. Nesse estágio, os genes *c-kit* (que codifica para um receptor tirosinoquinase do tipo III) e *SCF* (*stem cell factor*), presentes na região da aorta dorsal, funcionam como moléculas sinalizadoras, capazes de gerar e manter as características de células pluripotentes[1].

Durante a vida intrauterina, a hematopoiese se inicia nas ilhotas sanguíneas do saco vitelínico, e nas primeiras semanas de gestação é praticamente restrita a eritropoiese. Entre a sexta e a oitava semana de gestação, o fígado fetal passa a ser o principal sítio de hematopoiese, e assim permanece até a 20ª semana da gestação. A partir da 20ª semana, essa função é progressivamente assumida pela medula óssea (MO) de praticamente todos os ossos da criança e compreende a diferenciação de todas as linhagens hematopoiéticas. Nesse ponto, a hematopoiese definitiva se inicia nos espaços medulares no interior dos precursores cartilaginosos dos ossos longos. Da 32ª semana até o nascimento, todo espaço medular é ocupado por tecido hematopoiético. Nessa ocasião, a MO é bastante representativa nos ossos chatos e nas epífises dos ossos longos, onde estão presentes todas as células hematopoié-ticas, inclusive as pluripotentes. No final da gestação, todo o espaço intramedular passa a ser ocupado por células hematopoiéticas, com a presença de raros adipócitos. Após o nascimento, sob condições fisiológicas ideais, a MO é o único sítio hematopoiético ativo[1].

Com o tempo, o espaço medular vai sendo preenchido por células gordurosas e a celularidade decresce progressivamente. Em crianças, a celularidade da MO é alta, variando de 60%-100%, diminuindo na segunda década de vida para 64%-80%, aos 60 anos para 40% e aos 80 anos para 20%-30%. Do ponto de vista prático, o limite mínimo de celularidade considerado normal é de 30%, com possíveis exceções para as crianças e idosos.

Hematopoiese definitiva

O desenvolvimento da hematopoiese definitiva depende da emergência da célula pluripotente hematopoiética e de sua migração para a MO através do fígado. Essa etapa depende da seleção de um programa genético apropriado para o futuro desenvolvimento da célula pluripotente hematopoiética definitiva. A expansão de células progenitoras ocorre apenas em determinadas situações de estresse ou durante a repopulação do compartimento medular no transplante ou pós-aplasia de MO. As células pluripotentes hematopoiéticas podem se expandir clonalmente e renovar o sistema hematopoiético. Porém, quanto mais diferenciadas as células, menor a capacidade de diferenciação das células hematopoiéticas. Todas as células medulares, inclusive eritrócitos, granulócitos, linfócitos, monócitos e megacariócitos, se originam de uma população de células referidas como células pluripotentes hematopoiéticas[2].

O estroma medular consiste predominantemente de uma parte de células fibroblásticas, endoteliais, monócitos, macrófagos e adipócitos e uma parte não celular onde se incluem moléculas proteicas que fazem parte da matriz extracelular (MEC). Essa MEC é constituída por vários tipos de moléculas do tipo colágeno e várias glicoproteínas não colágenas. Essas proteínas ficam imersas em carboidratos, os glicosaminoglicanos, que se ligam covalentemente formando as proteoglicanas. Além da sustentação, a MEC regula funções celulares como a migração, a proliferação e a diferenciação celular. Suas proteínas possuem múltiplos domínios de adesão, que interligam as células com outros componentes da matriz. A proliferação e a diferenciação celular são influenciadas por esses fatores que se mantêm em equilíbrio funcional. Para ocorrer uma determinada proliferação celular, citocinas induzem a produção da proteína BCL-2 (*B-cell leukemia/lymphoma 2*), que impede a apoptose celular (morte programada) e, por meio da proteína p53, bloqueia os inibidores da proliferação celular. Não havendo necessidade da proliferação e diferenciação, os fatores de crescimento se ligam às proteoglicanas da MEC e ativam integrinas nas células progenitoras, facilitando a adesão celular, ou esses fatores de crescimento podem também se ligar aos seus receptores (c-kit e SCF), sendo, dessa maneira, impedidos de atuar sobre as células hematopoiéticas. O destino das células progenitoras hematopoiéticas depende, portanto, da interação entre as moléculas produzidas por células do estroma, pela MEC e pelo microambiente medular. Essa regulação hematopoiética é feita por competição entre os fatores reguladores (citocinas) com os receptores da célula pluripotente. Uma revisão mais extensa do assunto pode ser encontrada em livros e textos específicos sobre hematologia[1].

Controle gênico na hematopoiese

Pesquisas *in vitro* demonstram que fatores de transcrição regulam as expressões de genes específicos durante o desenvolvimento hematopoiético por ações combinatórias. Esses fatores desempenham um papel importante no desenvolvimento embrionário, variando nas diferentes linhagens. Como exemplo, podem-se mencionar os genes da família *homeobox*, ou genes HOX, que são reguladores transcricionais essenciais que atuam nas células pluripotentes, estimulando a proliferação e a diferenciação hematopoiética. Tudo indica que os genes HOX desempenham as funções mais importantes do desenvolvimento embrionário do sistema hematopoiético, além de atuarem como reguladores do processo de desenvolvimento. Com isso, esses genes tornam-se alvos potenciais de aberrações e com potencial leucemogênico. Como exem-

plo de um gene que pode alterar a regulação dos genes HOX, pode-se citar o *MLL* (Trithorax-HRX), que está localizado no cromossomo 11, região q23. Esse gene está constantemente presente nas fusões gênicas associadas às leucemias agudas mais agressivas, com aberrações de fenótipo (linfoide-mieloide), em lactentes e nas leucemias secundárias a agentes inibidores de topoisomerase II[2,3].

Outro gene denominado *SCL* (*stem-cell leukemia*) ou *TAL-1* (*T-cell acute leukemia 1*) atua na regulação da diferenciação das células hematopoiéticas pluripotentes. Seu produto, uma proteína da classe com domínios *helix-loop-helix*, se liga ao DNA como um heterodímero e possui habilidade para ativar genes silenciosos e impor um fenótipo específico para uma variedade de subtipos celulares. Além disso, essa proteína atua em complexos transcricionais, podendo ter atividade tanto na hematopoese normal como na célula tumoral, na qual ativa indiretamente ou reprime genes-alvo[4].

Outros fatores reguladores da hematopoese são os genes da família GATA (*GATA-1*, *GATA-2* e *GATA-3*), que são expressos concomitantemente ao *TAL1*, atuando dentro dos mesmos complexos transcricionais. Nas células dos compartimentos medulares, as concentrações desses complexos variam conforme os estágios de maturação celular. Os fatores de transcrição descritos que atuam na hematopoese, numa fase em que as células já têm diferenciação, são o *c-MYC*, o *PU.1* e o *Ikaros*, seguidos dos genes *E2A* e *Pax-5*. O mais conhecido fator de transcrição, o *c-MYC*, está presente em altas concentrações nas células em estágio proliferativo e está ausente ou em baixa concentração nas células maduras. O fator de transcrição *PU.1* é amplamente expresso no sistema hematopoiético e tem como função regular o desenvolvimento de células progenitoras linfoides/mieloides e diferenciar as distintas linhagens de linfócitos B, monócitos e granulócitos. O *Ikaros* é essencial para o desenvolvimento de células linfoides. Quando esse gene é expresso, parece produzir sinais positivos para diferenciação linfoide e negativo para as outras linhagens. Após a diferenciação das células linfoides, o processo de diferenciação de linfócitos B e T envolve a ação de outros genes, tais como *E2A*, o fator de células B precoce (EBF), que são regulados pela expressão do gene *mb1*, *Pax-5*, *GATA-3*, *Ikaros*, *PU.1* e *NOTCH1* (Fig. 12.1). A regulação local da proliferação e diferenciação por fatores de crescimento, localizados na matriz, tem profundo efeito no modelo de expressão gênica e nos fenótipos celulares[3,4].

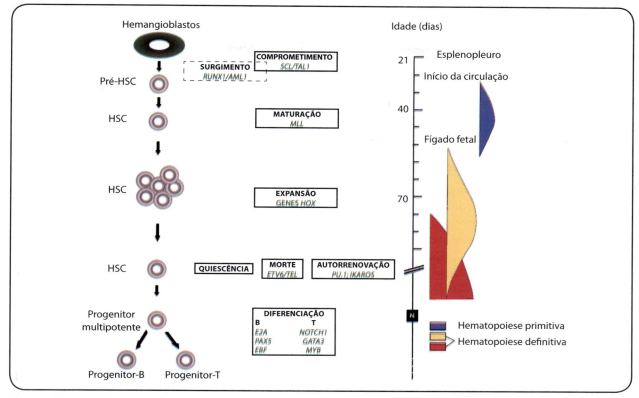

Fig. 12.1. Hierarquia gênica nas diferentes fases do processo hematopoiético. HSC: célula-tronco hematopoiética; N: nascimento.

Ontogenia de células linfoides B

Os linfócitos B são precursores de células secretoras de imunoglobulinas (Ig). A célula mais precoce da linhagem linfoide B em humanos aparece no fígado fetal no segundo trimestre do desenvolvimento intrauterino. No terceiro trimestre e na primeira semana de vida, as células B também são produzidas no baço e, após o nascimento, a MO é o principal local de geração das células de linhagem B. O ciclo do linfócito B pode ser convencionalmente dividido em desenvolvimento da célula B na MO e diferenciação e maturação nos órgãos linfoides periféricos. Esses estágios podem ser diferenciados pela expressão de marcadores celulares, assim como pela fase de rearranjo das cadeias de Ig. Os precursores linfoides B e T são diferenciados por marcadores de linhagem específicos, e não pela morfologia. No caso do precursor B, essa célula expressa CD34 e é reconhecida no camundongo pela expressão do antígeno B220 (o equivalente ao CD45 no homem). O primeiro rearranjo que ocorre na célula B precursora envolve a sequência do gene que codificará a cadeia pesada da imunoglobulina (IgH) e ocorre em células pró-B expressando CD43. Nesse estágio, dois genes têm ação antes do processo de recombinação das sequências VDJ. São eles: o gene *E2A* e *EBF*, que regulam a expressão do gene *mb1*. A perda do gene *E2A* leva a um bloqueio da diferenciação linfoide antes do rearranjo da IgH. Ainda nessa fase, a enzima TdT (*terminal deoxynucleotidyl transferase*), envolvida no processo de recombinação somática de toda a linhagem linfoide, é expressa junto com duas proteínas chamadas recombinases (RAG 1 e RAG 2), que são essenciais para a recombinação das sequências VJ e VDJ das cadeias de Ig. Um dos marcadores mais precoces da linhagem B é o CD19, que é uma molécula presente em todo o desenvolvimento dessa linhagem, exceto nos plasmócitos. Outros antígenos que definem o estágio de diferenciação das células B e seus progenitores são o CD22, CD10 e CD79a e IgM. As células pró-B são definidas pela expressão do HLA-DR, CD19 e rearranjo do gene IgH. Após o aparecimento do CD19, essas células podem expressar o CD10 (antígeno CALLA). O CD10 é uma glicoproteína conhecida previamente como a enzima endopeptidase neutra relacionada à proliferação e à diferenciação de diversos tecidos. A sua expressão está restrita aos precursores linfoides na MO. O estágio pré-B é caracterizado pela expressão de IgM intracitoplasmática (cIgM) sem cadeia leve, além dos antígenos CD19 e CD22. A expressão de IgM na superfície da célula B caracteriza o estágio de linfócito B imaturo. A partir desse estágio essas células sofrem dois caminhos: apoptose na MO ou migração para os órgãos linfoides periféricos, onde amadurecem e se diferenciam em células produtoras de Ig. Essas células podem perder o CD19 e expressar os antígenos CD38 e CD138[5].

Ontogenia de células linfoides T

Ao contrário dos linfócitos B, as células precursoras T, que expressam CD34/CD7, deixam a MO e entram no timo, onde continuam com o seu programa de diferenciação, que inclui o rearranjo dos genes responsáveis pelos receptores de células T (TCR) e a expressão das demais moléculas de superfície. Esses rearranjos se processam por ação das enzimas RAG (RAG 1 e RAG 2) e, posteriormente, ocorre a ação da enzima TdT (a mesma das células B), que insere um número variável de novas bases no DNA nas regiões que sofrem rearranjo, assim elas promovem um aumento de repertório de células T. No timo, as células precursoras CD7 positivas sofrem um processo de maturação que é extremamente complexo e resulta na formação de uma variedade de células T funcionais. Os linfócitos T adquirem, mantêm e/ou perdem marcadores como o CD2, CD3, CD1a, CD5, CD4 e CD8, permitindo a caracterização de diferentes estágios maturativos. O precursor CD34/CD7, proveniente da MO, migra para a camada subcapsular do córtex tímico e rapidamente expressa os marcadores CD3 intracitoplasmático (cCD3), CD2 e CD5, sendo esse precursor chamado de pré-T. Ele se diferencia em células T corticais que expressam CD1a, CD4, CD8 e cCD3. Na camada medular do timo, esses timócitos formam três subpopulações: a maioria de células (95%) CD4+/CD8- ou CD4-/CD8+, ambas já expressando CD3/TCRαβ, e uma minoria de células (5%) CD4-/CD8- que expressam inicialmente TCRγδ. A seguir, esses três tipos de timócitos maduros (TCRαβ CD4+, TCRαβ CD8+ e TCRγδ) migram para a periferia (linfonodos periféricos e circulações linfática e sanguínea), onde irão adquirir sua funcionalidade imunológica. A passagem dos precursores T pelo timo tem duas funções: a produção de células T maduras e a seleção de clones não autorreativos. Ambas dependem da participação de células não linfoides do timo que podem ser células epiteliais tímicas, células dendríticas e macrófagos, essas em conjunto constituem o microambiente necessário para a diferenciação dos timócitos[6].

Ontogenia de células mieloides

As células pluripotentes hematopoiéticas dão origem às unidades formadoras de colônias: granulócitos, eritrócitos, monócitos e megacariócitos (GFU-GEMM) e células pluripotentes linfoides (LSC). Por sua vez, a CFU-GEMM origina as células unipotentes direcionadas à eritropoiese, por meio da unidade formadora de colônia eritroide. A granulopoiese e a monopoiese surgem por meio da unidade formadora de colônia de granulócitos e monócitos. Os megacariócitos surgem por meio das unidades formadoras de colônias dos megacariócitos (UFCMeg). Uma UFC-Meg é a precursora na MO dos megacariócitos, cujas células progenitoras mais precoces não são facilmente diferenciadas dos mieloblastos. O megacariócito amadurece por um processo de replicações nucleares sincrônicas endomitóticas, aumentando o volume citoplasmático à medida que aumenta o número de núcleos em múltiplos de dois. Em um estágio variável do desenvolvimento cessam a replicação nuclear e o crescimento celular, subsequentemente o citoplasma torna-se granular e fragmenta-se, originando as plaquetas. Os marcadores imunológicos que identificam os diferentes subtipos de células mieloides incluem os *clusters* de moléculas como CD34, CD117, CD13, CD33, CD65 e CD11b, CD15 e CD68 e a reatividade com anticorpos que reconhecem a mieloperoxidase (antiMPO), incluindo a sua forma pró-enzimática. Os anticorpos CD13, CD33, CD65 e antiMPO exibem pequena diferença entre os subtipos de LMA, ao passo que outras moléculas mostram alguma seletividade para células imaturas (CD34, CD117), para células mais maduras para diferenciação granulocítica (CD11b, CD15) ou para a diferenciação monocítica (CD14) e megacariocítica (CD41, CD42 e CD61)[7].

Leucemogênese

As leucemias agudas são desordens malignas decorrentes da expansão clonal de um precursor hematopoiético com um fenótipo definido pela etapa da diferenciação celular, seja da linhagem linfoide ou mieloide. Acredita-se que as leucemias se originem a partir de lesões genéticas importantes em células progenitoras sanguíneas que são comprometidas a se especializar. Essas alterações incluem mutações que levam a um descontrole do processo de autorrenovação dessas células e outras que levam à parada em estágios específicos do desenvolvimento.

Por se tratar de uma doença multifatorial, além dos fatores intrínsecos, fatores extrínsecos também participam do desenvolvimento da doença. Embora ainda não estejam totalmente comprovados quais os fatores exógenos ou ambientais responsáveis pela leucemogênese, existem evidências epidemiológicas demonstrando que algumas leucemias da infância estão associadas à exposição a determinadas substâncias químicas ou a exposição à radiação ionizante, bem como a anormalidades genéticas constitucionais como síndrome de Down (SD). Existe uma alta frequência de leucemia mieloide aguda (LMA) associada à SD, principalmente nos primeiros meses de vida. Os fatores etiológicos responsáveis pelas LA ainda são parcialmente desconhecidos, porém a exposição a altas doses de irradiação ionizante, a exposição química, a predisposição genética e a imunodeficiência são fortes candidatas na associação com leucemogênese[8,9].

Desde o início de 1990, com o aprimoramento de técnicas imunomoleculares que refinaram a identificação de leucemias, o Prof. Mel Greaves e colaboradores defendem uma hipótese de que mutações espontâneas são responsáveis pelo desenvolvimento das leucemias na infância. O ambiente fetal é rico em células em diversos estágios maturativos sob estímulos constantes para proliferação e diferenciação celular. As mutações sucessivas nesse período embrionário ou danos de estruturas transcricionais podem desempenhar um papel importante nas codificações gênicas e predispor a um desequilíbrio celular que resulte em alterações malignas. De acordo com essa hipótese, uma ou mais mutações sequenciais que ocorra durante o desenvolvimento de uma célula progenitora poderá desviar o mecanismo normal de proliferação em um determinado momento da infância[8,9].

CLASSIFICAÇÃO DAS LEUCEMIAS AGUDAS

O diagnóstico da leucemia aguda infantil geralmente se inicia a partir de uma suspeita clínica. As características clínicas que levam a uma suspeita de leucemia aguda incluem palidez, hepatomegalia, esplenomegalia, linfadenopatia, febre em consequência de infecções, faringite, petéquias e outras manifestações hemorrágicas, dor óssea, hipertrofia gengival e infiltrações cutâneas. A suspeita leva à realização de hemograma e, se houver alterações importantes, à aspiração da MO. Desse modo, o diagnóstico se baseia na avaliação do sangue periférico (SP) e do aspirado da MO corados por May-Grunwald-Giemsa ou Wright-Giemsa ou

Leishman. A primeira avaliação deve levar em conta o aspecto da amostra, pois aspirados hemodiluídos ou secos podem ocultar a verdadeira situação da MO. Em situações especiais, amostras de líquido pleural, líquido ascítico e liquor fornecem informações importantes para decisão diagnóstica, pois as células desses materiais podem ser analisadas para a caracterização imunomolecular das leucemias/linfomas.

O diagnóstico pode ser simples quando as amostras a serem examinadas e os testes realizados são adequados para o diagnóstico diferencial. A coleta de SP ou MO para análises imunofenotípicas, citogenéticas e moleculares é de fundamental importância para a viabilidade dos exames e a qualidade dos resultados finais. Portanto, neste capítulo, se fará um breve resumo dos critérios e abordagens necessários para a realização do diagnóstico imunomolecular de leucemias agudas pediátricas.

Análises sequenciais para a caracterização das leucemias agudas

- Hemograma e morfologia;
- Mielograma, citologia e citoquímicas;
- Imunofenotipagem: marcação de antígenos intracitoplasmáticos e antígenos de superfície celular com painel de anticorpos monoclonais (AcMo) e análise por citometria de fluxo;
- Quantificação de DNA: incorporação de iodeto de propídio (índice de DNA);
- Cariotipagem: análise numérica, presença de translocações, deleções ou outras anormalidades;
- Estudos moleculares: rearranjos estruturais (*TCR, IgH*), quimerismos genômicos, translocações cromossômicas, mutações gênicas e polimorfismos;
- Quantificação de transcritos por meio de PCR em tempo real.

Morfologia e citoquímica das leucemias agudas

✓ Leucemias linfoblásticas agudas

Em 1976, o grupo Francês-Americano-Britânico (FAB) propôs a classificação das leucemias de acordo com os aspectos morfológicos das células blásticas na MO[10]. As leucemias linfoblásticas foram classificadas em três categorias – L1, L2 e L3 – (Tabela 12.1), por meio de critérios que consideram os parâmetros: relação núcleo-citoplasma, presença e número de nucléolos, formato do núcleo, tamanho da célula (Fig. 12.2). (Todas as fotos de morfologia foram gentilmente cedidas pela Dra. Marie-Thérèse Daniel do Hospital Sant-Louis, *Institut Universitaire d'Hématologie*, Paris, França.)

Na LLA-L1, as células blásticas são pequenas, de aparência homogênea, com núcleo regular, podendo apresentar pequenas fendas ou dobras na cromatina nuclear. A relação núcleo-citoplasma é alta e a cromatina nuclear é delicada na maioria dos blastos. Os nucléolos nem sempre são proeminentes e, quando visíveis, são únicos e de pequeno tamanho. O subtipo L2 aparece como uma proliferação de células de tamanho variável com baixa relação núcleo-citoplasma. O citoplasma, mais abundante que nos blastos do tipo L1, apresenta basofilia variável. Normalmente, o contorno nuclear é regular, mas pode apresentar um percentual de blastos com membrana dobrada e em formas de fendas, com nucléolos múltiplos facilmente visualizados. O subtipo L3 é representado por proliferação blástica homogênea de células de médio a grande tamanho com forma nuclear redonda ou levemente oval, com contornos regulares e citoplasma intensamente basofílico. Um ou mais nucléolos proeminentes estão presentes na maioria das células. A cromatina nuclear é finamente pontilhada e homogênea. Grandes e múltiplos vacúolos citoplasmáticos caracterizam a morfologia dessas células. Outra característica é o grande número de células em mitose, o que diferencia das outras leucemias[10]. Os critérios para distinção entre blastos L1, L2 e L3 são vistos na Tabela 12.1.

Tabela 12.1. Critérios morfológicos FAB para distinção das leucemias linfoblásticas agudas

Classificação FAB	LLA-L1	LLA-L2	LLA-L3
Tamanho celular	Predominam pequenas células*	Variável	Predominam grandes células
Padrão da cromatina	Homogêneo	Variável	Variável
Forma do núcleo	Regular	Irregular, frequentemente clivado	Variável, geralmente ovalado
Nucléolo	Ausente ou de difícil delimitação	Proeminente, geralmente múltiplo	Proeminente, geralmente múltiplo
Relação núcleo-citoplasma	Elevada**	Variável	Baixa
Basofilia citoplasmática	Fraca	Variável	Intensa
Vacuolização	Variável	Variável	Proeminente

* Pequenas células são aquelas de tamanho duas vezes menor quando comparadas a um linfócito maduro.
** A denominação elevada significa um citoplasma que ocupa menos de 20% da superfície celular.

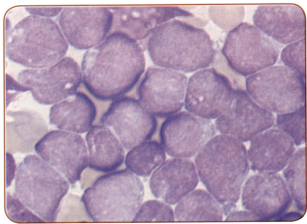
LLA-L1 - Medula óssea

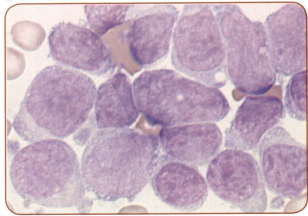
LLA-L2 - Medula óssea

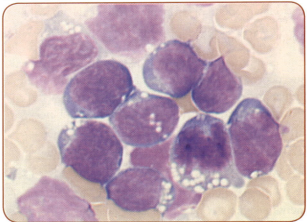
LLA-L3 - Medula óssea

Fig. 12.2. Aspectos morfológicos dos três subtipos de LLA.

✓ *Leucemias mieloides agudas*

A distinção entre os diversos subgrupos morfológicos depende da proporção de células com evidência de maturação granulocítica, monocítica, eritrocítica e/ou megacariocítica na MO (Tabela 12.2). São descritos oito subtipos diferentes de LMA de acordo com os aspectos morfológicos, citoquímicos (M1-M6) e perfil imunofenotípico (M0-M7) (Tabela 12.2). O diagnóstico de LMA é feito quando > 30% das células nucleadas da MO são blastos. A classificação define a linhagem e o grau de maturação. Assim, o subtipo M0 (LMA minimamente diferenciada) corresponde à forma blástica mais imatura (~ 3% das LMA), e morfologicamente é difícil de diferenciar da LLA-L2, pois os blastos são heterogêneos, com citoplasma agranular e sem bastonetes de Auer. Menos de 3% dos blastos são positivos para reação da mieloperoxidase (MPO) e Negro de Sudam B (NSB). Para o diagnóstico de LMA-M0, é necessária a análise imunofenotípica, que mostra os antígenos linfoides cCD79, cCD22 ou cCD3 negativos. O perfil da LMA-M0 está associado à presença de marcadores de células imaturas, como CD34, TdT, CD117 e HLA-DR, além de CD13 e CD33. O CD7 pode ser positivo em 30%-40% dos casos. O diagnóstico diferencial faz-se necessário com os subtipos M5a e M7, além da LLA pró-T[10,11].

A LMA-M1 (sem maturação) tem blastos pouco diferenciados, com alguns grânulos azurofílicos no citoplasma e raros bastonetes de Auer, e as células são imaturas, com sinais mínimos de diferenciação granulocítica, e com uma percentagem de blastos MPO/NSB+ ≤ 3%.

O diagnóstico de M2 (com maturação) pode ser estabelecido quando as células blásticas apresentam sinais de maturação granulocítica, podendo haver maturação para eosinófilos e basófilos e sem excesso de componentes da linhagem monocítica no SP e na MO (menos de 20% de monócitos entre as células não eritroides). Corresponde a 25%-30% dos casos de LMA. Os blastos apresentam relação núcleo-citoplasma maior que no subtipo M1, e a cromatina nuclear é condensada com nucléolo pouco distinto. Apresenta grânulos azurófilos no citoplasma e bastonetes de Auer. As reações de MPO e NSB são fortemente positivas, a esterase específica é positiva, demonstrando maturação além de mieloblastos, e a esterase inespecífica é negativa. Esse subgrupo apresenta mieloblastos bilobulados, citoplasma basofílico, presença de bastonetes de Auer estreitos e alongados e aumento do número de eosinófilos[10].

A leucemia aguda promielocítica ou M3 é caracterizada pela presença de promielócitos atípicos em mais de 50% da celularidade total da MO e corresponde a 5%-10% dos casos de LMA. Há duas formas morfologicamente distintas: a forma hipergranular (M3), que ocorre em 75% dos casos de LMA-M3, sendo caracterizada pela presença de grânulos grosseiros, róseos ou púrpuros com bastonetes de Auer em abundância formando feixes ou *fagots*. Esses promielócitos são maiores e têm nucléolo pleomórfico. As colorações por MPO e NSB são fortemente positivas. A forma microgranular (M3v – variante) tem poucos grânulos no citoplasma e poucos bastonetes de Auer, o núcleo é irregular, lobulado, lembrando o núcleo de um precursor monocítico, em forma de ampulheta e núcleo central aberrante. Ocasionalmente, o citoplasma pode ser basofílico e com projeções citoplasmáticas, lembrando megacarioblastos[10].

Dois subgrupos de LMA caracterizam-se pela presença de um componente de células monocíticas importante. São eles: LMA-M4 (leucemia mielomonocítica aguda), e sua variante M4Eo (variante eosinofílica), LMA-M5a (leucemia monocítica aguda) e LMA-M5b. O subtipo M4, ou leucemia mielomonocítica, caracteriza-se pela presença de componentes granulocíticos e monocíticos em proporções variáveis na MO. O diagnóstico de M4 baseia-se na presença de pelo menos 20% de precursores de monócitos entre as células não eritroides da MO. No SP a contagem das células monocíticas deve ser maior que $5x20^9/l$. O subtipo M4 é morfologicamente semelhante ao M2 e representa 20%-30% das LMA. Os blastos coram positivamente para MPO e NSB, esterase específica e inespecífica. A variante desse subtipo chama-se leucemia mielomonocítica com eosinofilia (M4Eo) e, além dos mesmos critérios adotados para a forma M4, apresenta proliferação medular de células eosinofílicas dismórficas e com granulações anormais, com 5%-30% das células da MO sendo eosinófilos anormais. Os eosinófilos apresentam núcleo monocítico com grânulos basofílicos anormais no citoplasma e ausência dos cristais eosinofílicos normais[10].

As leucemias monocíticas agudas têm duas variantes – a leucemia monoblástica pouco diferenciada (M5a) e a leucemia monocítica diferenciada (M5b) – e são caracterizadas pela presença de mais de 80% de monoblastos, pró-monócitos e monócitos entre as células nucleadas da MO. Na M5a os blastos têm citoplasma abundante, geralmente basofílico e com vacúolos, lembrando o subtipo L2 das LLA. A M5b tem monócitos mais diferenciados, com núcleo lobulado e presença de nucléolo ocasional, o citoplasma é cinzento e não há bastonetes de Auer. As colorações para peroxidase, NSB e esterase são negativas. A reação para esterase alfanaftil acetato é positiva. O subgrupo M5 corresponde a 2%-9% dos casos de LMA[10].

Tabela 12.2. Critérios morfológicos FAB para distinção das leucemias mieloides agudas

LMA	Nomenclatura	Características
M0	Mieloide "indiferenciada"	≥ 30% de blastos em relação ao número total de células nucleadas (TCN); MPO+/NSB+ em menos de 3% dos blastos; CD13/CD33+, CD11b+, CD117+
M1	Mieloide sem maturação	Mieloblastos ≥ 90% do TCN; MPO+ > 3% dos blastos
M2	Mieloide com maturação	MPO+ > 3% dos blastos; mieloblastos entre 30%-90% do TCN e componente monocítico < 20%
M3 M3v	Promielocítica	Predomínio de promielócitos anormais; M3 – forma hipergranular e M3v – forma microgranular
M4 M4Eo	Mielomonocítica (Critério I ou II)	Similar à M2; componente monocítico (monoblastos, pró-monócitos e monócitos) na MO entre 20%-80%; > 5.000 monócitos/µl no SP; M4 – componentes monocíticos e granulocíticos e M4Eo – variante eosinofílica
M5	Monocítica	Componente monocítico > 80% das células não eritroides
M6	Eritrocítica	Eritroblastos > 50% do TCN; blastos > 30% das células não eritroides
M7	Megacariocítica	Megacarioblastos > 20% do TCN; blastos identificados por marcadores antigênicos específicos: CD41, CD42, CD61

O diagnóstico do subgrupo M6 (eritroleucemia aguda ou síndrome de Di Guglielmo) baseia-se na proliferação de células eritroides atípicas na MO igual ou superior a 50% do total das células mononucleares. Os eritroblastos são anormais, com núcleos polilobulados, nucléolos múltiplos, fragmentos nucleares e pró-eritroblastos gigantes. A proporção de promielócitos e mieloblastos pode ser superior a 30%, com sinais de diseritropoiese. O PAS (ácido periódico de Schiff) pode ser positivo com coloração difusa do citoplasma ou de granulações finas. Nesse grupo é necessário o diagnóstico diferencial com anemia refratária com excesso de blastos ou síndromes mielodisplásicas. Corresponde a 3%-5% das LMA *de novo* e 10%-20% das secundárias[10].

A LMA-M7 (leucemia megacarioblástica aguda) representa 3%-5% das LMA, porém é mais frequente em leucemias secundárias, chegando a 51% dos casos de leucemia por transformação de síndromes mieloproliferativas crônicas. Os megacarioblastos são heterogêneos, variando de pequenas células arredondadas a grandes megacariócitos atípicos com ou sem grânulos no citoplasma. Blastos com vários núcleos e citoplasma basofílico com projeções citoplasmáticas e vacúolos são comuns. No SP é comum encontrar fragmentos de megacariócitos. O aspirado de MO com frequência é seco e a biópsia de MO mostra aumento de reticulina e fibrose. O megacarioblasto tem reações negativas para MPO, NSB e esterase específica. O PAS é geralmente positivo. O diagnóstico é feito quando pelo menos 30% dos blastos são megacarioblastos[10].

A Fig. 12.3 mostra a morfologia dos subtipos de leucemias agudas de acordo com a classificação FAB para as LMA.

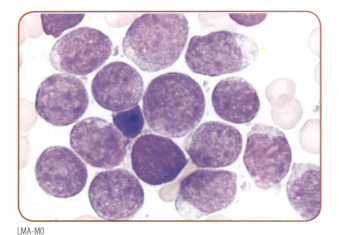

LMA-M0

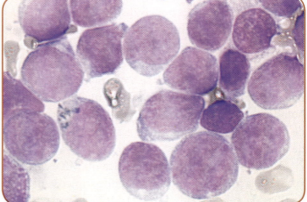

LMA-M0: MPO negativo

Fig. 12.3. Aspectos morfológicos dos diferentes subtipos das leucemias mieloides agudas.

DIAGNÓSTICO DAS LEUCEMIAS AGUDAS PEDIÁTRICAS

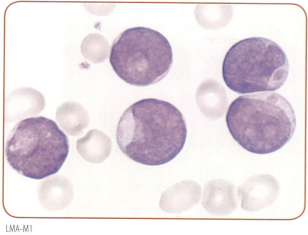
LMA-M1

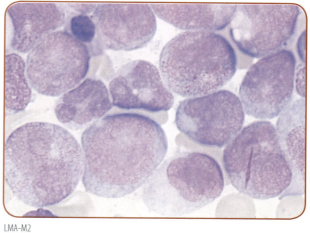
LMA-M2

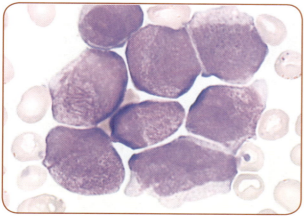
LMA-M3

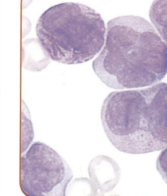
LMA-M3 variante

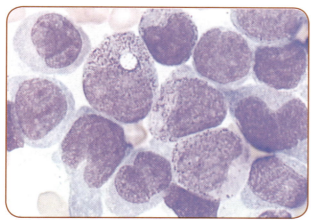
LMA-M4

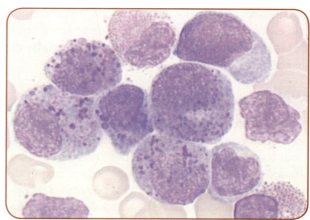
LMA-M4Eo

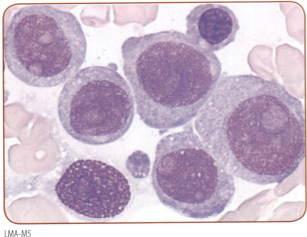
LMA-M5

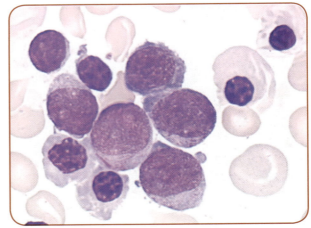
LMA-M6

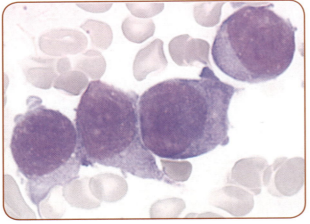
LMA-M7

Eritremia aguda de Di Guglielmo

✓ Leucemias agudas de diagnóstico controverso

Alguns tipos de leucemias agudas não podem ser classificados dentro dos grupos acima descritos, por isso eles serão incluídos no texto a seguir sobre casos de aspecto morfológico difícil e leucemias agudas de diagnósticos controversos.

Leucemias agudas indiferenciadas

As leucemias agudas indiferenciadas (LAI) podem ser definidas como leucemias de células progenitoras. Essas leucemias não se incluem nos critérios das classificações FAB e são reconhecidas com o auxílio de marcadores imunofenotípicos. Elas podem ser identificadas clinicamente por lesões medulares que simulam mielofibrose, mielodisplasias ou leucemias com linhagens mistas. Na verdade, apesar de todo impacto da biotecnologia moderna, os conceitos e diferenças dessas doenças ainda são bastante controversos. Muitos casos de LAI são reclassificados à medida que um novo marcador é creditado no grande grupo dos marcadores biológicos. Por exemplo, alguns casos foram reclassificados devido a: resultados de testes positivos com aMPO, presença de deleções no braço longo do cromossomo 5, del(5q) ou 5q- (LMA secundária à mielodisplasia), presença de c-Kit, um proto-oncogene específico de LMA, ou CD117+.

LLA aplásica/hipoplásica

A pancitopenia transitória associada à hipoplasia medular ocorre em uma proporção de crianças (5%-8%) como período prodrômico da LLA. Essa fase hipocelular é seguida de aparente recuperação medular que, em poucas semanas ou meses, se expressa em leucemia aguda. Muitas vezes esse padrão está associado a infecções virais prévias, e a biópsia de MO pode ser sugestiva de necrose medular. Algumas características são descritas nesses casos, como: predomínio do sexo feminino, faixa etária de 3-5 anos, prevalência de febre persistente e frequentemente associada a dores ósseas.

LLA granular

É uma variante rara da LLA e sua morfologia se caracteriza pela presença de > 5% de blastos medulares com grânulos azurófilos bem definidos. Esses casos estão associados ao subtipo FAB L2 com fenótipo pré-B CD10+. Os grânulos azurófilos podem estar coalescentes ou agrupados na região do complexo de Golgi. Eles contêm pequenas vesículas constituídas de glicogênio e uma membrana lamelar (visualizados por microscopia eletrônica). Esses grânulos se assemelham aos grânulos encontrados nos mastócitos imaturos. Não existe nenhuma relação desse tipo morfológico com prognóstico ou marcador específico. A imunofenotipagem é característica de célula precursora B com TdT+/CD19+/CD10+ na grande maioria dos casos. No entanto, em virtude da semelhança com células granulocíticas, é importante estabelecer o correto diagnóstico de LLA *versus* LMA.

LLA com hipereosinofilia

Alguns casos de LLA podem ser acompanhados de hipereosinofilia (Fig. 12.4), na sua grande maioria com imunofenótipo do tipo T (imaturo). Há evidências de associação com t(8;13)(p11;q11) e t(10;11)(p11;q14) com ocorrência de LMA subsequente.

Leucemia basofílica aguda

Ocorre em menos de 1% dos casos de LMA. No SP, são encontrados blastos e basófilos maduros, que podem ser hipogranulares (Fig. 12.5). Na MO, encontram-se basófilos maduros e mais de 20% de blastos. Muitas vezes esse tipo de leucemia é incluído nos subtipos M2 ou M4 do grupo FAB.

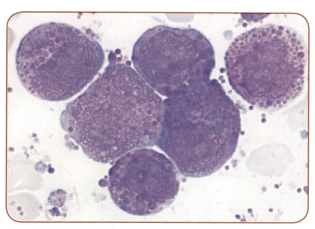
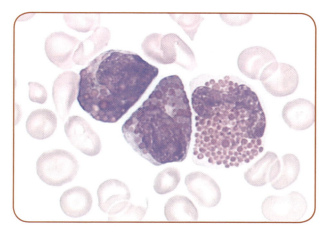

Fig. 12.4. Aspectos morfológicos da LLA com hipereosinofilia.

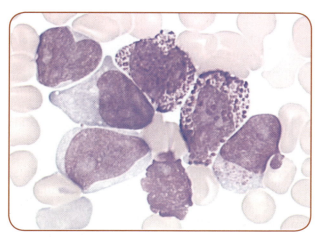
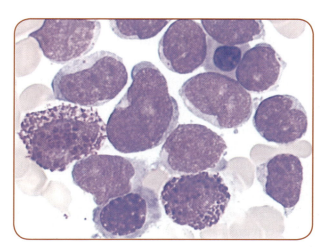

Fig. 12.5. Aspectos morfológicos da leucemia basofílica aguda.

Leucemias bifenotípica e bilineal

Um dos aspectos controversos desse subgrupo é a terminologia. O nome bifenotípico foi inicialmente utilizado nos casos de leucemias que expressavam antígenos celulares linfoides e mieloides, com características e denominações variáveis, tais como bilineal, híbrida e mista. Portanto, o diagnóstico desses casos não é baseado na morfologia, e sim na expressão imunofenotípica das células malignas. Outro ponto é o desconhecimento quanto aos critérios adotados para identificação e classificação dessas leucemias, bem como qual o valor preditivo desses marcadores aberrantes. A leucemia bifenotípica é aquela na qual a coexpressão de marcadores linfoides e mieloides ocorre na mesma célula, enquanto a leucemia bilineal representa aqueles casos em que existem duas populações blásticas, uma proporção de células apresenta característica de células mieloides e outra, de células linfoides com marcadores imunofenotípicos que não se superpõem. Essas leucemias podem ser sincrônicas, ou seja, as duas populações de blastos podem ocorrer na mesma época (em leucemias *de novo*) ou podem ser metacrônicas, quando há recorrência de um clone leucêmico com mudanças na expressão celular com novos antígenos ou rearranjo gênico associado com outra linhagem distinta do clone original. Esses casos são frequentes nas leucemias secundárias a tratamentos quimioterápicos e nas leucemias que recaem com outra linhagem celular. É importante demonstrar a persistência de um marcador citogenético ou molecular igual ao da doença original. Entre as leucemias bilineais, encontram-se aqueles casos de leucemias que apresentam um marcador, por exemplo, LLA-T com um marcador mieloide como CD13 ou CD33 e que recaem como LMA, mantendo alguns dos marcadores originais de células T.

Imunofenotipagem celular e citometria de fluxo

As análises imunomoleculares por meio do perfil de expressão dos marcadores imunofenotípicos e das alterações genéticas somáticas mais comuns em células leucêmicas têm contribuído imensamente para o entendimento da patogênese e do prognóstico das leucemias agudas em geral. Sendo assim, o diagnóstico imunofenotípico realizado de modo criterioso é de fundamental importância não só como passo primordial para um diagnóstico preciso, mas também para a compreensão e a caracterização das leucemias agudas.

✓ Fundamentos teóricos e princípios da citometria de fluxo

As células leucocitárias enumeradas na rotina de imunofenotipagem são de vários subtipos: células T, células B, células *natural-killer* (NK), células granulocíticas, macrófagos etc. Diversos estudos realizados em indivíduos normais demonstraram que valores de referência para diferentes subgrupos de populações leucocitárias no SP são relacionados com a idade do indivíduo. Esses valores são importantes ferramentas para os diagnósticos das alterações hematológicas e imunológicas[12].

O uso da citometria de fluxo requer, para testes, simples suspensões celulares facilmente obtidas de SP e MO. Essas suspensões celulares também podem ser preparadas de biópsia de linfonodos e de aspirado tumoral, com a utilização de agulha de calibre fino. Para maior entendimento do papel da citometria de fluxo na prática clínica e na pesquisa, faz-se necessária uma descrição resumida da constituição de um citômetro de fluxo (CF) e dos fundamentos operacionais.

O sistema operacional do CF é constituído de fontes luminosas do tipo *laser*, jogos de lentes, um amplificador e um processador de sinais luminosos e um sistema integrado de *software*, que capacitam a avaliação de múltiplos parâmetros num fluxo celular contínuo, com contagens feitas separadamente de cada partícula. A citometria de fluxo é um método rápido e dinâmico que correlaciona múltiplos parâmetros, permitindo avaliações quantitativas e qualitativas das expressões antigênicas celulares.

A câmera de fluxo conforme representação esquemática da Fig. 12.6 tem um canal ou filete de sucção por onde passa o fluxo de células para análises (compartimento de fluidos), e cada célula que passa nesse filete emitirá luz em todas as direções, sendo essa luz emitida proporcional ao tamanho celular. Os sinais resultantes são digitalizados e enviados para o processamento no computador. A conformação mais simples de um CF é a combinação de dois parâmetros de dispersão luminosa: *forward low angle scatter* (FSC) e 90° *side scatter* (SSC) juntamente com os sinais de fluorescência, ou seja, a luz refratada é medida em dois ângulos diferentes, chamados de características de dispersão (*scatter*). Os sinais fluorescentes são decorrentes da positividade dos antígenos nas células examinadas, ou seja, os AcMo marcados com fluorocromos, ao reconhecerem esses antígenos celulares, emitem sinais fluorescentes. Os novos aparelhos têm de 4 a 18 detectores, e um é sempre destinado a medir

FLC perpendicular à fonte de *laser* principal. O sinal FSC é primariamente dependente do volume de partículas ou células, enquanto o sinal SSC provê uma medida da organização interna, granulação citoplasmática, densidade nuclear e estruturas celulares externas. Muito usados atualmente, os CF com *laser* único permitem a detecção simultânea de pelo menos três fluorocromos. Os mais comuns são isocianeto de fluoresceína (FITC), ficoeritrina (PE) e proteína peridina clorofilada (PerCP). Outros fluorocromos são também utilizados como cores adicionais, dependendo da quantidade de detectores de fluorescência de cada aparelho: ALEXA FLUOR, PI, PE-Cy5, PE-Cy5.5, PE-Cy7PerCPCy5.5, APC, APC-CY7, INDO-1, DAP ou HOESCHST, TEXAS RED e CASCADE BLUE[13-15].

Na rotina de imunofenotipagem, a coloração múltipla, ou seja, a utilização, em um mesmo tubo de ensaio, de vários fluorocromos conjugados a diferentes AcMo, tem vantagens como: a quantidade de sangue requisitada é muito menor, fato importante quando se trata do grupo pediátrico ou de casos de reconstituição medular pós-transplante de MO; o manuseio dos tubos de ensaio se torna mais fácil por haver uma menor quantidade de tubos; e, principalmente, a análise biológica quantifica e classifica o tipo celular. Citômetros equipados com segundo ou terceiro *laser* estão sendo cada vez mais incorporados aos laboratórios de diagnóstico hematológico, permitindo análises adicionais de fluorocromos como APC, APC-7, Azul Pacífico e Cascata Amarela, o que implica que pelo menos seis fluorocromos podem ser analisados simultaneamente. No entanto, é importante lembrar que o uso desses fluorocromos múltiplos requer um aparelho apropriado com sistema de compensação para os espectros das cores. No momento, esses citômetros mais modernos são mais utilizados em pesquisas, visto que o custo para rotina ainda é considerado muito alto.

Na aplicabilidade da citometria de fluxo, se incluem a identificação e a caracterização de subpopulações linfocitárias (Fig. 12.7), a determinação de perfil imunofenotípico de populações tumorais, a avaliação do conteúdo do DNA e o índice mitótico de células malignas, a avaliação enzimática, as alterações de PH intracelular, a osmolaridade ou concentração iônica. Outra aplicação para essa metodologia é a complementação do *flow sorting*, que consiste na seleção e individualização de determinadas frações de células dentro de uma amostra conhecida. Essa técnica é particularmente útil em circunstâncias nas quais as células selecionadas servirão para ensaios *in vitro*, como cultura medular ou na produção de hibridomas, e em transplantes autólogos de células progenitoras para o tratamento de certas malignidades[14,15].

✓ Antígenos leucocitários e nomenclatura de CD *(cluster of differentiation)*

Os AcMo produzidos contra antígenos celulares são agrupados de acordo com a origem e a diferenciação celular e sob a denominação de CD (*cluster of*

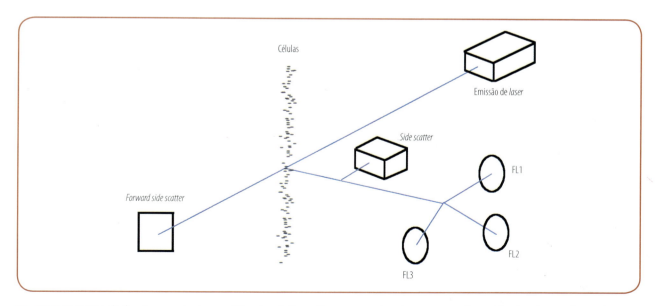

Fig. 12.6. Esquema do funcionamento de um citômetro de fluxo. Os componentes do esquema acima estão descritos ao longo do texto. FL: fluorescência.

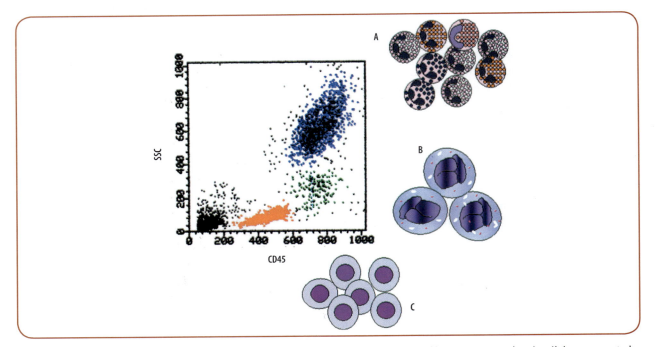

Fig. 12.7. Distribuição de células hematopoiéticas de uma amostra de MO normal. A. Granulócitos: correspondem às células representadas pela marcação em azul; B. Monócitos: correspondem às células representadas pela marcação em verde; C. Linfócitos, correspondem às células representadas pela marcação em vermelho.

differentiation). Essa nomenclatura se aplica aos epítopos das moléculas reconhecidos pelo anticorpo. A seguir estão resumidas as moléculas mais importantes que caracterizam os diversos compartimentos de células do sistema hematopoiético, como os marcadores de células progenitoras, células B, células T, células NK e de células da linhagem mieloide.

✓ Marcadores de células precursoras

As células-tronco hematopoiéticas geralmente expressam CD34 e algumas expressam CD117 (c-kit, que é um receptor de fator de células-tronco). A expressão de CD117 é característica de precursores mieloides, um número bem pequeno de células NK e precursores de célula T também expressam essa molécula. A TdT é uma enzima nuclear que é expressa em todas as células linfoides imaturas e em uma pequena fração de precursores mieloides (~20%). O CD90 é expresso em alguns linfócitos B e T imaturos e em um pequeno subgrupo de células CD34+ da MO. O CD133 pode ser encontrado em células não comprometidas CD34+, bem como na maioria das células CD34+ comprometidas com a via granulocítica/monocítica. CD38 e HLA-Dr também estão presentes em células progenitoras[11,12].

✓ Marcadores de célula B

CD19, CD22 e CD79 são marcadores pan de célula B, expressos na membrana em estágios imaturos e maduros de diferenciação. As moléculas CD79a e CD79b são elementos de transdução de sinal associados à Ig. Sua expressão é encontrada somente em células de linhagem B: durante a diferenciação do precursor de célula B (expresso no citoplasma) e de precursores mais maduros (expresso na membrana). O CD79a intracitoplasmático (cCD79a) é um dos primeiros marcadores de linhagem B que aparecem, precedendo a expressão de membrana do CD19. A caracterização dos vários estágios de diferenciação da célula B está baseada na expressão de diferentes antígenos como CD10, CD20, CD21, CD23 e CD37, bem como nos vários padrões de expressão das diferentes cadeias de Ig[11,12,16].

✓ Marcadores de célula T

De modo geral, todas as células de linhagem T expressam o antígeno CD2 e o CD7. Além disso, o fator de transcrição específico de célula T, o TCF1, pode ser detectado no núcleo de todos os estágios de diferenciação, com exceção dos linfócitos T maduros em parada maturativa. Comparável com a expressão do antígeno CD79 durante a diferenciação da célula B, as moléculas CD3 são expressas no citoplasma de células T imaturas (cCD3), enquanto as células T maduras expressam essas moléculas na superfície da membrana (mCD3) em associação com o receptor da célula T (TCR), resultando no conhecido complexo TCR-CD3. Os outros marcadores de célula T (CD1a, CD4, CD5, CD6 e CD8) permitem uma caracterização das etapas maturativas dessa célula[11,12,17].

✓ Marcadores de células NK

As células NK são positivas para o marcador CD7 e frequentemente para o CD2, mas são negativas para o complexo TCR-CD3. A maioria das células NK é positiva para o CD16 e CD56, e algumas expressam o antígeno CD57. A expressão de CD8 pode ser encontrada em 5%-15% das células. Além disso, elas expressam receptores de citotoxicidade (NCR), que incluem, entre outros, o NKp46 (CD335), NKp44 (CD336) e NKp30 (CD337). As células NK expressam diferencialmente receptores inibitórios (KIR), como CD94, CD158 e CD161. Os NCR estão expressos exclusivamente em células NK, enquanto os outros marcadores não são específicos[11,12].

✓ Imunofenotipagem das leucemias agudas

O perfil imunofenotípico dos leucócitos periféricos e das células da MO pode refletir o desempenho do sistema imune de um indivíduo, ou a linhagem celular de um processo neoplásico. Uma variedade de células pode ser identificada com AcMo que reagem com antígenos de superfície ou estruturas intracitoplasmáticas. Embora uma centena desses antígenos já tenha sido descrita, a atividade funcional dessas moléculas só é parcialmente conhecida em um terço dos casos. Muitos desses antígenos não são linhagem-específicos, podendo ser expressos em mais de um tipo celular, no entanto determinados conjuntos desses elementos podem caracterizar tipos celulares específicos. Esses aspectos serão discutidos a seguir.

Considerando que as leucemias representam a expansão clonal de uma célula em determinado estágio de sua diferenciação, os AcMo permitem classificar essas neoplasias conforme as expressões antigênicas das células envolvidas. Inicialmente, as leucemias são divididas em dois grupos, usando como critérios a natureza aguda ou crônica das doenças. As leucemias agudas ou centrais têm origem nas células primitivas do sistema hematopoiético, e as leucemias crônicas ou periféricas se originam nas células em estágios maturativos tardios.

As células da linhagem B imaturas dão origem às leucemias linfoblásticas que são subdivididas em quatro estágios conforme as expressões fenotípicas equivalentes à diferenciação linfocitária precursora B (Fig. 12.16), ou seja: LLA pró-B com HLA-DR/TdT/CD19+, CD79a+/-; LLA- pré-pré-B (comum ou CALLA+) com HLA-DR/TdT/CD19/CD10+; LLA pré-B com CD20/cIg+; e, finalmente, LLA-B com CD10+/-, CD21+, CD79a+, SmIg[11,12,16].

As características das leucemias linfoblásticas T são a presença de TdT e cCD3+, bem como a expressão do antígeno CD7. Clinicamente, não parece haver diferenças entre LLA pré-T e os outros subtipos de LLA-T. Em pelo menos 20% dos casos de LLA-T há positividade para o CD10, marcador característico de linhagem B. Outros antígenos presentes na linhagem T são: CD1a, CD2, cCD3 ou mCD3, CD4, CD5 e CD8. O linfoma linfoblástico T (LLB-T) é representado por timócitos maduros com mCD3+. Esses casos estão associados, na sua grande maioria, à apresentação clínica tumoral com alargamento de mediastino anterior e leucocitose elevada e são sempre TdT+, o que os distinguem das neoplasias periféricas, pois o aspecto às vezes maduro das células linfoides pode ser confundido com a leucemia pró-linfocítica. As proliferações de origem T maduras são sempre TdT e CD1a negativas e podem apresentar expressões heterogêneas de antígenos T e, da mesma forma que as proliferações B, têm perfis imunofenotípicos característicos para cada subtipo[11,12,17].

Em relação às leucemias mieloides, os marcadores imunológicos desempenham papel secundário na classificação, visto que uma boa preparação morfológica e reações citoquímicas como NSB, MPO e esterases inespecíficas podem definir com precisão os subtipos celulares desse grupo. No entanto, os AcMo são relevantes para o diagnóstico de LMA-M7. Apesar de células mieloides apresentarem marcadores enzimáticos importantes para sua identificação, a reatividade individual dos AcMo antimieloides em LMA tem sido utilizada, em alguns casos, com valor prognóstico.

Os AcMo dos grupos CD33, CD13, CD117, CD14, CD15 e CD11b mostram-se os mais específicos, com positividade superior a 40% nos casos de LMA, sendo suas expressões pouco comuns em LLA (5%). O interesse da utilização de AcMo reativos com antígenos de expressão granulocítica e/ou monocítica permite, principalmente, estabelecer níveis maturativos das células leucêmicas e correlacionar suas expressões com os subtipos morfológicos da classificação FAB.

De acordo com esses conceitos, já existem expressões antigênicas definidas para cada subtipo FAB. Por exemplo, a expressão de HLA-DR é reconhecida na maioria dos LMA, com exceção de M3, M6 e M7. Por outro lado, não se conhece AcMo cuja reatividade individual seja restrita a qualquer subtipo FAB, M1 a M5. Alguns estudos tentaram definir fenótipos imunológicos compostos que apresentam percentuais diferentes de cada grupo de AcMo relacionado ao subtipo morfológico. Por exemplo, LMA com componente monocítico apresenta um fenótipo composto pela expressão de HLA-DR+, CD33+, CD13+/-, CD14+, CD11b+ e CD15+/-. Os subtipos M1 a M3 caracterizam-se por maior heterogeneidade, sendo os subtipos M1/M2 mais frequentemente HLA-DR+, CD33+/CD13+, enquanto M3 é HLA-DR-, exibindo expressão variável de CD33/CD13/CD14 e sempre CD15+/CD11b+[11].

A identificação imunológica de casos de LMA com blastos muitos imaturos é de grande valor para o diagnóstico diferencial entre LLA, principalmente L2 da classificação FAB, e LMA-M1/M0. Nesse grupo de leucemias, os anticorpos como CD12, CD33 e antilinfoides são os elementos que definem o subtipo leucêmico. Em alguns desses casos, coexistem duas expressões fenotípicas, e essas leucemias são denominadas de bifenotípicas, mistas ou mesmo "leucemia com infidelidade de linhagem imunológica"[11].

Além dos exemplos citados, os AcMo reativos com as glicoproteínas plaquetárias (Ib, IIB/IIIa, IIIa, IV) tornaram possível o diagnóstico de leucemias megacarioblásticas (LMA-M7), sem necessidade de recorrer a análises por microscopia eletrônica. Dos vários AcMo reativos com glicoproteínas plaquetárias, os do grupo CD42 e CD41 parecem reagir com células mais maduras, enquanto CD61 identifica os megacarioblastos mais imaturos. Finalmente, é importante ressaltar o valor de anticorpos específicos como LICR-LON-R10, EP-1 e alfaglicoforina no diagnóstico das leucemias eritroblásticas com morfologia de células indefinidas[11].

✓ Detecção de doença residual mínima, por citometria de fluxo

Embora a LLA tenha uma probabilidade de sobrevida livre de eventos em cinco anos de 75%-80% nos melhores protocolos do mundo, aproximadamente 20% das crianças apresentam recidiva da doença. Um dos desafios, gerados pela possibilidade de haver recidivas, consiste na caracterização biológica precisa da LLA de forma que determinados marcadores biológicos sejam capazes de indicar com precisão quais casos necessitarão de tratamentos mais intensos. A avaliação do risco de recidiva é a etapa mais importante na estratégia do tratamento, após a realização do diagnóstico da leucemia aguda. Além dos critérios clássicos, como resposta à prednisona e remissão morfológica no 14º dia e/ou 33º dia de indução, a quantificação de doença residual mínima (DRM) pode ser de fundamental importância para avaliação da resposta terapêutica[18,19].

Alguns pesquisadores determinaram a grande importância da utilização da citometriã de fluxo para avaliação de DRM, visto que essa técnica oferece sensibilidade de detecção de $1:10^4$ células, utilizando a intercessão de dois ou três marcadores previamente identificados na doença ao diagnóstico. As avaliações das amostras de MO são feitas ao final da indução de remissão, nas 14ª, 32ª e 56ª semanas e ao final do tratamento, na 120ª semana. Independentemente da metodologia para a detecção de DRM, é importante que a abordagem esteja inserida em um determinado protocolo terapêutico.

A identificação de fenótipos expressos na célula leucêmica permite a detecção de DRM por meio do uso da citometria. Uma das estratégias para detectar DRM por essa metodologia é usar marcadores encontrados em células malignas que podem apresentar combinações diferentes das normalmente observadas em precursores normais da MO.

O grupo BIOMED descreveu fenótipos de leucemia de precursores B distintos dos fenótipos normais, utilizando as mesmas combinações de anticorpos. Em 98% dos casos foi possível detectar diferenças entre o fenótipo leucêmico e o fenótipo das células normais. Essas diferenças se devem, entre outros motivos, a intensidades de fluorescência diferentes de determinados marcadores nas células leucêmicas quando comparados à MO normal. Por exemplo, CD19 e CD10 podem ser mais brilhantes nas células leucêmicas que nas normais. CD45 pode apresentar-se negativo, enquanto nos precursores B normais esse marcador é positivo fraco. A expressão aberrante de marcadores de outras linhagens na célula leucêmica também pode ser utilizada para a detecção de DRM. Muitos fenótipos patológicos refletem assincronismos maturativos, por exemplo, uma célula B CD19+ que ainda não perdeu CD10, característico de imaturidade, porém já apresentando CD20 intensamente, como uma célula madura. Todos os estudos sobre DRM por citometria utilizam combinações de três ou quatro AcMo conjugados com diferentes fluorocromos[16,19].

✓ *Citometria de fluxo na determinação do índice de DNA*

Além de determinar o perfil imunofenotípico das células malignas, a citometria de fluxo também pode ser aplicada para a avaliação do índice de DNA, ou seja, do conteúdo de DNA dessas células. Para a investigação das leucemias, a determinação desse conteúdo é usada principalmente para determinar a presença de aneuploidias nas células malignas. Essa técnica utiliza como princípio básico a marcação de DNA por meio da incorporação do fluorocromo iodeto de propídeo (PI) pelo DNA e a sua quantificação por meio da mensuração da intensidade da fluorescência pelo CF. Esse método é aplicado para amostras de tumores a fresco, materiais parafinados e líquidos corpóreos[20].

A quantificação de DNA por citometria de fluxo fornece sempre um valor relativo a uma população de células, e não um valor absoluto da quantificação de DNA, sendo assim dá uma medida indireta da ploidia celular, uma vez que o conceito de ploidia está diretamente relacionado à análise do cariótipo. Por essa razão, deve-se utilizar o termo "DNA ploidia" para a determinação do conteúdo celular. Da mesma forma, o método permite detectar a presença de populações de células com maior (hiperdiploidia) ou menor (hipodiploidia) quantidade de DNA ou cromossomos[20].

Para controle de qualidade interno do método, devem-se utilizar linfócitos de doadores normais, para ajustar o pico diploide (2n) e verificar o coeficiente de variação (CV) da amostra. A avaliação é feita mediante comparação entre os picos no gráfico da amostra do paciente e da mistura da amostra do paciente e doador normal (*mix* de linfócitos). O resultado de diploidia demonstra que não há anormalidade no conteúdo cromossômico e seu Índice de DNA (ID) é igual a 1,0. A aneuploidia ocorre quando se comparam as amostras do paciente e do *mix* e percebe-se que ocorre modificação no posicionamento e conteúdo celular dos picos, ou seja, o pico de normalidade começa a decair enquanto o de blastos começa a aumentar. Se esse pico que estiver se formando estiver posicionado à direita do pico-padrão de normalidade, será uma amostra hiperdiploide, e se estiver posicionado à esquerda do pico-padrão, será hipodiploide. Deve-se calcular o ID das amostras por meio do *Mean*: ID > 1,0 = hiperdiploide M2/M1 (Fig. 12.8); ID < 1,0 = hipodiploide M1/M2[20].

Citogenética convencional e moleculares das leucemias agudas

Nas leucemias agudas pediátricas, as células hematopoiéticas policlonais normais são amplamente substituídas por células anormais, que representam a progênie de uma única célula e, por isso, são chamadas de clone. Em muitos casos, o clone anormal possui uma anomalia cromossômica adquirida que pode ser detectada pelo exame dos cromossomos das células paralisadas durante a metáfase. Os avanços nesses estudos citogenéticos contribuíram para a detecção de anomalias cromossômicas específicas associadas aos aspectos morfológicos e perfis imunofenotípicos das LLA e LMA. Além disso, essas alterações cromossômi-

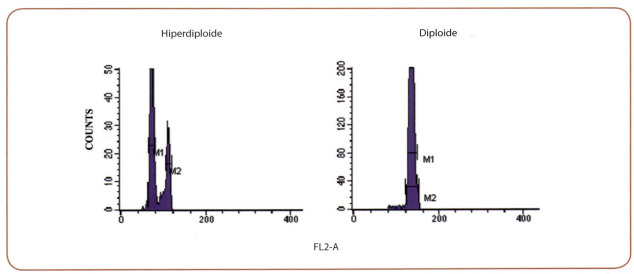

Fig. 12.8. Histograma mostrando a distinção entre casos diploides e hiperdiploides por meio da análise de índice de DNA por citometria de fluxo.

cas adquiridas constituíram a maior evidência de que mudanças genéticas na célula normal poderiam ser o primeiro passo nos mecanismos leucemogênicos.

As LLA podem ser agrupadas de acordo com o número cromossômico modal:

- Grupo com cariótipo normal (46 cromossomos sem anomalias estruturais evidentes);
- Grupo com cariótipo pseudodiploide (46 cromossomos com alterações cromossômicas estruturais e/ou numéricas);
- Grupo hiperdiploide I (número cromossômico entre 47 e 50 cromossomos);
- Grupo hiperdiploide II (número cromossômico maior que 50 cromossomos);
- Grupo hipodiploide (número cromossômico menor do que 46 cromossomos).

Os cariótipos com hiperdiploidia maior do que 50 cromossomos estão associados com um prognóstico favorável, enquanto pacientes apresentando as translocações cromossômicas t(9;22) e t(4;11) são associados com mau prognóstico.

✓ Padrão citogenético das leucemias linfoblásticas agudas

Na hiperdiploidia (~ 25% de todos os casos da LLA) ocasionalmente todos os cromossomos do cariótipo estão envolvidos nas trissomias, no entanto cromossomos X, 4, 6, 8, 10, 14, 17, 18, 20 e 21 são os mais comprometidos. Esse padrão cariotípico é associado a fatores de risco favoráveis, incluindo a idade entre 2-10 anos, contagem leucocitária $< 10 \times 10^9$/l e o imunofenótipo CD10+. O cromossomo 21, na maioria das vezes, apresenta-se tetrassômico. Anomalias cromossômicas estruturais podem ser observadas em 62% desse tipo de hiperdiploidia, e translocações cromossômicas são detectadas em cerca de 20%. A duplicação do braço longo do cromossomo 1 e o isocromossomo do braço longo do 17 são alterações estruturais frequentemente observadas. A hiperdiploidia com números variando entre 81 e 103 cromossomos (quase tetraploide) é pouco frequente e parece estar associada com o imunofenótipo LLA-T (47%) e com idades entre 8-10 anos[21].

Os cariótipos representados por uma constituição cromossômica pseudodiploide constituem cerca de 40% do padrão cromossômico da LLA. Essa pseudodiploidia é constituída principalmente por translocações cromossômicas. Aproximadamente 30 tipos diferentes de anomalias cromossômicas estruturais foram identificados em LLA. Algumas dessas translocações cromossômicas são associadas a imunofenótipos. Além de contribuir com informações prognósticas, as translocações cromossômicas têm implicações no processo neoplásico, devido à formação de genes anômalos[21].

A hipodiploidia é encontrada em 8% dos casos da LLA da infância. A maioria desses cariótipos é representada por 45 cromossomos e origina-se da perda de um cromossomo inteiro, de translocações não balanceadas e da formação de cromossomos dicêntricos. Dentro do grupo da hipodiploidia observa-se a ocorrência de cariótipos mostrando muita perda cromossômica, denominados de quase haploides (~1%). Gibbons *et al.*, em uma revisão da literatura, reconheceram três subtipos para a categoria hipodiploide: 41-45 cromossomos, 30-40 cromossomos e < 30 cromossomos. A frequência de cariótipos normais nas leucemias varia amplamente na literatura mesmo quando o estudo é prospectivo e são incluídas grandes séries de pacientes[21,22].

As análises citogenéticas da LLA constituem um dos maiores desafios com relação às neoplasias hematopoiéticas, por causa do baixo índice mitótico, da aparência difusa dos cromossomos (dificultando o emprego de técnicas de bandeamento) e também da complexidade de alguns cariótipos. Muitos pesquisadores acreditam que essa variação pode ser decorrente dos métodos de cultivo celular e do número de metáfases analisadas em cada paciente. Alguns pesquisadores sugerem que os cariótipos normais possam ser decorrentes de mudanças citogenéticas submicroscópicas ou de clones leucêmicos inativos em cultura.

Alguns genes foram mapeados nos pontos de quebra de translocações cromossômicas e estão envolvidos na regulação da proliferação ou diferenciação celular. Esses genes podem ser agrupados em cinco famílias:

1. Genes cujos produtos transportam sinais estimulantes de crescimento da membrana nuclear para o núcleo;
2. Genes transcricionais cuja proteína produzida liga-se a sequências específicas do DNA próximos a genes-alvo, aumentando a síntese do RNA mensageiro;
3. Genes envolvidos na diferenciação tecidual que contêm estruturas denominadas domínios homeobox e lembram genes que regulam desenvolvimento em organismos primitivos, e outros são membros da superfamília hormônio receptor;
4. Genes envolvidos na morte celular programada;

5. Família que compreende os antioncogenes que podem normalmente funcionar como genes supressores de tumor.

Principais alterações cromossômicas da LLA de linhagem B

Translocação t(4;11)(q21;23)

A translocação envolvendo os braços longos dos cromossomos 4 e 11, t(4;11)(q21;23) foi consistentemente associada com LLA. Essa translocação pode ser encontrada em todas as idades, mas ocorre com maior frequência entre os casos de LLA em lactentes. Está presente em 5% do total de LLA, estando associada à idade < 12 meses, à alta contagem leucocitária e ao imunofenótipo pró-B (CD10-). Foi comprovada a positividade do AcMo 7.1, que reconhece o proteoglicano de sulfato de condroitina (NG2), demonstrando elevada especificidade e sensibilidade na ocorrência da translocação. As análises dos genes envolvidos revelaram que as fusões ocorrem de modo que não alteram o sentido de leitura dos dois genes envolvidos. Assim, no cromossomo 11 derivado será transcrito um RNA mensageiro (RNAm) que contém na extremidade 5' da região codificada pela porção centromérica do gene *MLL* (*mixed lineage leukemia*), associada à porção telomérica do *MLLT1* (anteriormente denominado *AF4*)[21,23,24].

Translocação críptica t(12;21)(p12;q22)

Anomalias cromossômicas afetando o braço curto do cromossomo 12 ocorrem em aproximadamente 18% dos casos de LLA. A banda cromossômica 12p12 é frequentemente rearranjada e inclui deleções, translocações balanceadas e cromossomos dicêntricos. Romana *et al.* descreveram crianças com LLA originalmente classificadas como portadores da deficiência del 12(p12-p13)[25]. Por se tratar de uma translocação críptica, uma vez que as porções envolvidas dos dois cromossomos são pequenas e possuem padrões de bandeamento semelhantes, essa alteração passou despercebida por muitos anos. Utilizando a técnica de hibridação *in situ*, foi possível demonstrar que essa deficiência era resultante de uma translocação t(12;21) (p12-13;q22). Posteriormente, os estudos moleculares mostraram que a t(12;21) resulta na fusão dos genes *ETV6* (anteriormente denominado *TEL* – mapeado na região 12p12-13) e *RUNX1* (anteriormente denominado *AML1* – mapeado na região 21q22), produzindo uma proteína quimérica com domínios de ligação ao DNA do gene *TEL* e domínios de transativação do gene *AML1*. A fusão gênica *ETV6-RUNX1* está presente em 20%-25% das crianças com LLA comum (CD10+)[21,23,25].

Translocação t(1;19)

A translocação recíproca envolvendo o braço longo do cromossomo 1 e o braço curto do cromossomo 19, t(1;19)(q23;p13), é uma translocação específica da LLA da infância e foi descrita por grupos independentes de investigadores. Essa translocação tem sido observada em 5%-6% dos pacientes. Apesar de não existir nenhum aspecto clínico no diagnóstico que possa ser usado para distinguir o grupo de pacientes com a t(1;19), esse rearranjo é encontrado em quase sua totalidade de casos em leucemias pré-B com cIgM+ e muito raramente em células imaturas. Duas formas citogenéticas da t(1;19) podem ocorrer: a mais comum (~74%) é a forma não balanceada, em que se encontram dois cromossomos 1 normais e um cromossomo 19 contendo o material cromossômico do braço longo do cromossomo 1, resultando isso em trissomia parcial do braço longo do cromossomo 1; a outra forma (~25%) é caracterizada por uma troca cromossômica balanceada entre os cromossomos 1 e 19. Os estudos moleculares nesse tipo de translocação mostraram o envolvimento de um gene homeobox denominado *PBX1*, mapeado no cromossomo 1, e do gene *E2A*, mapeado no cromossomo 19, que codifica os fatores E12 e E47 (proteínas ativadoras de Ig). Com isso, no cromossomo translocado (der19), o gene híbrido *E2A-PBX1* possui uma sequência 5', que codifica um domínio ativador transcricional de *E2A* ligado à sequência 3', que codifica uma região de homeodomínio do *PBX1*[21,23].

Translocação (9;22) (q34;q11)

O cromossomo Philadelphia (Ph) é resultante da translocação recíproca entre os braços longos dos cromossomos 9 e 22, t(9;22)(q34;q11). Essa anomalia cromossômica é detectada em 95% dos pacientes com leucemia mieloide crônica (LMC) e em 2% a 5% de crianças com LLA. Clinicamente, a LLA Ph+ pode caracterizar-se por idades mais avançadas, contagens leucocitárias mais elevadas, tipo L2 da classificação FAB, imunofenótipo precoce e alta incidência de infiltração leucêmica no sistema nervoso central. A presença do cromossomo Ph é um fator independente de mau prognóstico. Apesar de o cromossomo Ph mostrar-se citogeneticamente idêntico tanto na LLA como na LMC, em nível molecular essa translocação se apresenta diferente. No caso da LMC t(9;22), o proto-oncogene c-ABL (que normalmente codifica uma proteína de sinalização com atividade de tirosinoquinase), mapeado na banda cromossômica q32 do cromossomo 9, se une a uma região de 5,8Kb sobre o cromossomo 22(q21.1), onde se situa o gene conhecido como BCR (breakpoint cluster region). A formação desse gene híbrido produz um RNAm que codifica uma proteína de 210Kd. Na LLA, o proto-oncogene c-ABL se funde a uma região diferente no gene BCR (dentro do primeiro íntron), resultando em um RNAm que codifica uma proteína de 190Kd. Tanto a proteína de 210Kd como a de 190Kd apresentam uma atividade tirosinoquinase aumentada, sendo implicadas no aumento da proliferação celular nessas duas neoplasias[21,23,24].

Translocação t(8;14)(q24;q32)

Em 1976, Zech et al. demonstraram que a translocação recíproca envolvendo os braços longos dos cromossomos 8 e 14, t(8;14)(q24;q32), estava associada ao linfoma de Burkitt tanto nos casos endêmicos (africanos) como nos casos não endêmicos (América do Norte, Europa e Japão) e nas LLA de células B com sIgM+ com morfologia L3 pela classificação FAB. Aproximadamente 10%-15% dos pacientes com LLA de células B podem apresentar duas translocações variantes: t(2;8)(p12;q24) e t(8;22)(q24;q11). Essas translocações são consideradas variantes pelo fato de a banda cromossômica q24 do cromossomo 8 encontrar-se rearranjada na translocação-padrão t(8;14)(q24;q11). Aberrações cromossômicas adicionais podem estar associadas com a t(8;14). Entre essas anomalias, podem-se citar: rearranjo do braço longo do cromossomo 1 (em particular trissomias) e alterações envolvendo o cromossomo 13 (banda cromossômica 13q34) como as mais frequentes. Os estudos moleculares mostram que a banda cromossômica 8q24 é o sítio do proto-oncogene c-MYC e que nessas translocações ele se encontra rearranjado com os sítios dos genes para cadeia pesada da Ig e os genes das cadeias leves kappa e lambda encontrados nos cromossomos 14, 2 e 22, respectivamente. Essas trocas cromossômicas são traduzidas por um aumento na expressão de c-MYC, que é considerada um fator importante no controle da proliferação celular[26].

Principais alterações cromossômicas da LLA de linhagem T

A LLA de linhagem T (LLA-T) representa 15% da LLA da infância. Esse tipo leucêmico é associado com um mau prognóstico, destacando-se aspectos clínicos adversos como contagens leucocitárias elevadas e envolvimento do sistema nervoso central. Embora se caracterize pela ausência de hiperdiploidia (> 50 cromossomos), pelo menos 70% dos pacientes com LLA-T apresentam um padrão cariotípico anormal. Nesse padrão são vistos 30% de cariótipos apresentando pontos de quebra cromossômica dentro das regiões 14q11, 7q34-q36 e 7p15, onde estão localizados os genes para as cadeias alfa, delta, beta e gama do receptor de célula T (TCR), respectivamente, sugerindo que essas alterações sejam resultantes de rearranjos ocorridos durante a diferenciação da célula T.

As principais anomalias cromossômicas da LLA-T incluem: t(1;14)(p32-34;q11), t(8;14)(q24;q11), t(10;14)(q24;q11) e t(11;14)(p13;q11). Dentre essas alterações, a t(11;14)(p13;q11) é a mais comum (7% dos casos). Alguns investigadores verificaram que não há diferença entre os aspectos clínicos dos pacientes com ou sem a t(11;14), embora as células leucêmicas dessa translocação sejam mais prováveis de coexpressar os antígenos CD4 e CD8, sugerindo a ocorrência nos estágios intermediários e tardios da diferenciação do timócito. Aproximadamente 2% dos pacientes podem apresentar uma variante dessa translocação, em que o ponto de quebra no cromossomo 11 se apresenta diferente da translocação-padrão, t(11;14)(p15;q11)[21,23].

Estudos moleculares nessas duas translocações mostraram que os genes que codificam as cadeias alfa-beta do TCR, localizados na região 14q11, são rearranjados com dois genes denominados LMO1 e LMO2 nos pontos de quebra 11p15 e 11p13, respectivamente. O LMO1 codifica uma proteína nuclear com estrutura do tipo dedos de zinco, que tem sido altamente conservada entre diferentes espécies, sugerindo um papel importante na ontogenia. O LMO2 codifica uma proteína rica em cisteína com um domínio LIM e que é superexpressa na LLA-T com a t(11;14)(p13;q11). Com relação a t(1;14)(p32-34;q11), t(8,14)(q24;q11) e t(10;14)(q24;q11), a região q11 do cromossomo 14 contém os loci para as cadeias α e δ do TCR e é considerada uma região-alvo para rearranjo cromossômico em doenças linfáticas com diferenciação de célula T. Assim, na t(1;14), o gene TAL1, também conhecido como SCL ou TCL5, é rearranjado com um locus de TCR. O TAL1 codifica um fator de transcrição importante na maturação das linhagens hematopoiéticas e, com a translocação, passa a ser expresso somente em células da linhagem linfoide, levando a um aumento da proliferação da linhagem T. Na t(8;14), o oncogene *c-MYC*, mapeado na região cromossômica 8q24, é recombinado com o *locus* alfa do *TCR*, passando a ter uma expressão aumentada nessa célula, contribuindo, assim, para uma maior proliferação celular. A translocação t(10;14) coloca o gene homeobox *HOX11* (mapeado na região cromossômica 10q24) nas proximidades do *locus* delta do *TCR*. A consequência molecular desse rearranjo torna o *HOX11* transcricionalmente ativado[21,23].

✓ Padrão citogenético das leucemias mieloides agudas

A ocorrência de anomalias cromossômicas nas LMA é muito frequente, atingindo mais de 80% dos casos. As principais anomalias estão descritas a seguir.

Translocação t(1;22)(p13;q13)

Geralmente é relacionada à leucemia megacariocítica de lactentes. Não ocorre em pacientes com síndrome de Down e tem mau prognóstico. A caracterização dessa anomalia é importante por causa da apresentação atípica da doença, que pode morfologicamente sugerir metástases de tumores sólidos da infância[21,24,27].

Translocação t(9;22)

É de ocorrência muito rara na leucemia mieloide aguda. Nesses casos, recomenda-se afastar a possibilidade de agudização de leucemia mieloide crônica ou de LLA[21,24,27].

Translocação t(8;21)

A t(8;21)(q22;q22) resulta na fusão do gene *AML1* ao gene *ETO*, situados nos cromossomos 21 e 8, respectivamente. Como alteração cromossômica única ou associada a outras, representa uma das anomalias estruturais mais comuns e específicas para a LMA, não havendo relatos da sua ocorrência em outras neoplasias. Associa-se frequentemente à morfologia FAB-M2, M1, à presença de bastonetes de Auer e eosinofilia medular, com vacúolos citoplasmáticos e expressão do antígeno CD19. Às vezes está acompanhada da perda do cromossomo sexual X no sexo feminino e Y no masculino. O sarcoma granulocítico é ocasionalmente observado. O prognóstico dos pacientes com essa translocação é considerado controverso, sendo inclusive considerada uma anomalia cromossômica heterogênea quanto à evolução clínica. A persistência de transcritos AML1-ETO pode ser observada durante a remissão, não tendo, portanto, um significado preciso para avaliação de DRM[21,24,27].

Inversão do cromossomo 16 e t(16;16)

Ambas as anomalias resultam em alterações moleculares e expressão fenotípica idêntica. Nessas anomalias, inv(16)(p13;q22) e t(16;16)(p13;q22), a subunidade CBF beta do complexo CBF funde-se ao gene da cadeia pesada da miosina de músculo liso. Com a formação desse gene quimérico, é codificada uma proteína que inativa funcionalmente o fator de transcrição CBF. Embora possam ocorrer tipos morfológicos FAB-M2, M4 e M5, a apresentação com a morfologia M4Eo é a mais comum e consiste na presença de um número aumentado de eosinófilos que podem ser displásicos e exibir uma mistura de grânulos eosinofílicos e basofílicos irregulares e grandes. O prognóstico desses pacientes é considerado relativamente favorável, apesar de haver associação com envolvimento do sistema nervoso central[21,24,27].

Translocação envolvendo a banda 11q23

O gene *MLL*, por meio de translocações, está fusionado a uma grande variedade de genes nas leucemias agudas (já foram descritos mais de 64 parceiros de fusão). Ocorrem em cerca de 50% dos casos de LMA dos lactentes e em 40% das variantes monoblásticas da LMA em pacientes pediátricos. São associados a um mau prognóstico, o que justifica a importância da sua detecção para o correto direcionamento da terapêutica. Como em muitos casos as alterações não são detectadas pela citogenética convencional, há necessidade de análise molecular. Mais de 87 tipos de rearranjos desse gene já foram identificados, entre eles as translocações t(1;11), t(4;11), t(11;19), t(6;11), t(9;11), t(10;11) e del(11q23). A contribuição dos genes rearranjados com o *MLL* ainda não foi completamente determinada. Mais de 80% das leucemias secundárias induzidas por drogas que atuam na toposisomerase II, representadas principalmente por derivados da epipodofilotoxina e antraciclínicos, apresentam rearranjo 11q23[21,23,28].

Translocação t(15;17)

A t(15;17) é específica e está relacionada a 98% dos casos de leucemia promielocítica aguda (LPMA), um distinto subtipo de LMA com a citomorfologia FAB-M3 ou M3v. No total, a M3 ou M3v com t(15;17) corresponde a cerca de 9% dos casos de LMA. Essa aberração envolve a fusão dos genes do receptor de ácido transretinoico (*RARA*) no braço longo do cromossomo 17 com o gene *PML* (leucemia promielocítica) no cromossomo 15. As regiões de quebra foram mapeadas em 15q22-q24 e 17q11-q21. A existência de diferentes pontos de quebra no *locus* do *PML* e a presença de *splicing* alternativo nos transcritos do *PML* são responsáveis pela grande heterogeneidade de fusões *PML-RARA* observada nos pacientes com LPMA. A análise dessa translocação por RT-PCR facilita o diagnóstico e a avaliação de DRM[21,24,27].

Anomalias numéricas

A monossomia 7/del(7q), embora mais comum em mielodisplasias e leucemias secundárias de adultos, pode também ocorrer em leucemias agudas primárias da infância. Não apresenta correlação com nenhum tipo morfológico específico. Organomegalia maciça, leucocitose moderadamente elevada e alterações medulares com características de mielodisplasia são observadas em alguns pacientes. A del(5q) ou perda total do cromossomo 5 é encontrada com certa frequência em adultos com síndromes mielodisplásicas e leucemias agudas secundárias. Nas leucemias da infância essa anomalia não é frequente. A trissomia de cromossomo 8 pode ocorrer de forma isolada ou simultaneamente a outras anomalias. Não é comprovado, no entanto, que uma cópia extra desse cromossomo participe do processo de leucemogênese. Enquanto as alterações numéricas e deleções cromossômicas ocorrem em frequência maior com a elevação da idade, as translocações são ligeiramente mais comuns em jovens[21,23].

✓ *Hibridização* in situ *por fluorescência (FISH)*

A FISH é uma técnica que utiliza uma sonda (sequência de DNA) complementar à sequência-alvo que se pretende pesquisar. Existem sondas para diversos *loci* gênicos e bastante úteis na prática diária. A vantagem dessa técnica reside fundamentalmente em três aspectos: rapidez, sensibilidade e especificidade. Obtém-se o resultado em poucas horas, pois não há a necessidade de cultura de células para obtenção de metáfases e a análise pode ser feita nas interfases. Quanto à sensibilidade, podem ser analisadas 500, 1.000 ou mais células em um único experimento, enquanto pelo estudo citogenético convencional são avaliadas cerca de 20 a 50 células que entraram em divisão. E, por fim, relativamente à especificidade, o sinal apenas será detectado se houver complementaridade com a sonda. Por esses motivos, a utilização de sondas de FISH tem sido bastante útil no diagnóstico das leucemias agudas, pela detecção de clones menores eventualmente invisíveis pela citogenética convencional, pela confirmação de alterações complexas ou pela determinação de quimerismo pós-transplante.

Classificação das neoplasias hematológicas seguindo critérios da Organização Mundial de Saúde (OMS)

A OMS realizou um projeto colaborativo com a *European Association for Haematopathology* e a *Society for Hematopathology*, que resultou na publicação do livro *WHO Classification of Tumours of the Haematopoietic and Lymphoid Tissues* (4ª edição)[29]. Esse manuscrito é a primeira classificação de consenso mundial das malignidades hematológicas. A determinação de um consenso em relação às definições e terminologia é essencial tanto para fins de investigação como para a prática clínica.

A classificação das neoplasias hematológicas definidas pela OMS compreende aspectos morfológicos, imunofenotípicos e genéticos. Os direcionamentos por ela definidos incorporam informações recentes que surgiram a partir dos estudos básicos e clínicos desde o ano da última publicação (2001). Foram incluídos novos critérios para algumas doenças e identificadas novas entidades, sendo algumas definidas por aspectos genéticos.

✓ *Morfologia e citoquímica*

Na LMA, a medula é hipercelular em virtude da predominância de blastos, cuja morfologia deve ser analisada para distinguir os diferentes tipos celulares, como os mieloblastos (tipo I: com cromatina frouxa, nucléolos proeminentes, citoplasma sem grânulos; tipo II: semelhantes ao tipo I, exceto por conterem de 1 a 15 grânulos azurófilos; tipo III, contendo uma área correspondente ao complexo de Golgi e numerosos grânulos azurófilos), promielócitos displásicos na leucemia promielocítica aguda, monoblastos e promonócitos na leucemia monocítica e megacarioblastos na leucemia megacariocítica. Os mieloblastos podem apresentar bastão de Auer e positividade para as reações enzimático-citoquímicas como peroxidase, Negro de Sudam ou naftil cloro acetato esterase.

A respeito das leucemias linfoides, sua classificação é baseada na utilização de todas as informações disponíveis para definir os subtipos das doenças, sendo os critérios morfológicos menos aplicáveis do que no caso das LMA. A morfologia e a imunofenotipagem são suficientes para o diagnóstico da maioria das neoplasias linfoides. Contudo, a morfologia isoladamente é insuficiente para definir o subtipo, e a combinação de aspectos morfológicos com um painel adequado de marcadores antigênicos é necessária para um diagnóstico preciso e correto.

Os estudos citoquímicos têm como objetivo determinar a linhagem dos blastos envolvidos na leucemia, porém, em alguns laboratórios, essa metodologia vem sendo suplantada pelos métodos imunofenotípicos utilizando citometria de fluxo. A citoquímica, raramente, contribui para o diagnóstico das LLA. Os linfoblastos são negativos para mieloperoxidase (MPO), quando há grânulos, esses se coram fracamente com Negro de Sudam, sendo essa marcação muito menos intensa do que nos mieloblastos. Esses mesmos linfoblastos podem apresentar positividade para PAS (ácido periódico de Schiff), geralmente na forma de grânulos grosseiros, podendo também reagir com esterase inespecífica (alfanaftil acetato esterase e alfanaftil butirato esterase), porém de modo difuso e variável. Para as LMA, esse tipo de abordagem metodológica pode ser bastante relevante, e há três fatores importantes a serem analisados, sendo eles: a MPO, o Negro de Sudam e a esterase inespecífica. A MPO é específica para diferenciação mieloide, sendo positiva nos grânulos dos mieloblastos. Os monoblastos são negativos ou positivos em finos grânulos. No Negro de Sudam, os mieloblastos são positivos, enquanto os linfoblastos são negativos. A esterase inespecífica possui positividade difusa em monoblastos, e em megacarioblastos e linfoblastos pode haver positividade citoplasmática mutifocal, que é parcialmente resistente a fluoreto de sódio, ao passo que nos monoblastos a atividade da esterase é totalmente inibida. A alfanaftil butirato esterase apresenta positividade difusa no citoplasma dos monoblastos, e os neutrófilos são positivos fracos ou negativos.

✓ Imunofenotipagem

A análise imunofenotípica é uma ferramenta indispensável para caracterização das neoplasias hematológicas e está contemplada na classificação da OMS. As técnicas e os antígenos utilizados podem variar de acordo com a suspeita diagnóstica e com o material disponível para análise.

A imunofenotipagem das neoplasias mieloides é comumente necessária para subclassificar as LMA, assim como para determinar o fenótipo dos blastos no momento da transformação das síndromes mielodisplásicas e dos neoplasmas mieloproliferativos. A análise imunofenotípica é crucial na distinção entre LMA minimamente diferenciada e LLA e, nas LMC, entre as fases blásticas mieloides e linfoides. Imunofenótipos aberrantes foram encontrados em pelo menos 75% dos casos de LMA, permitindo que sejam realizadas análises de DRM por meio da imunofenotipagem.

A imunofenotipagem é suficiente para o diagnóstico da maioria das neoplasias linfoides. Entretanto, é necessário que se avalie em combinação com aspectos morfológicos e que seja utilizado um painel de marcadores antigênicos para definir precisamente os subtipos. Nas LLA, o imunofenótipo pode estar associado com anormalidades genéticas recorrentes. Por exemplo, os blastos das LLA com *ETV6-RUNX1* possuem CD19+, CD10+ e CD34+; a ausência de CD9, CD20 e CD66c é frequente, mas não completamente específica; além disso, antígenos associados à linhagem mieloide, principalmente CD13, estão frequentemente expressos.

Dessa forma, a análise imunofenotípica constitui ferramenta indispensável na caracterização das neoplasias segundo os critérios da OMS e deve ser utilizada tanto no diagnóstico como no seguimento da doença.

✓ Alterações genéticas e citogenéticas

A classificação da OMS inclui algumas entidades que são definidas em parte pela presença de uma anormalidade genética específica, incluindo rearranjos gênicos e mutações. Sendo assim, a caracterização genética das células blásticas deve ser realizada sempre que possível. Uma análise citogenética da MO deve ser feita ao diagnóstico para a determinação do perfil citogenético e, posteriormente, em intervalos regulares para avaliar a regressão/evolução das anormalidades genéticas. Outros testes genéticos devem ser guiados pela suspeita diagnóstica, a partir dos estudos clínicos, morfológicos e imunofenotípicos. Em alguns casos, os ensaios de RT-PCR e/ou FISH podem detectar rearranjos gênicos que são menos frequentes e não observados na análise cromossômica inicial. Os casos que apresentam variações de alterações típicas ou os casos com anormalidades crípticas, como a fusão *FIP1L1-PDGFRA*, são alguns exemplos.

Dependendo da alteração, a realização de um PCR quantitativo ao diagnóstico pode ser uma referência para posterior monitoramento da resposta terapêutica. As mutações gênicas detectadas por sequenciamento, PCR alelo-específico e outras técnicas tornaram-se marcadores importantes de diagnóstico e prognóstico em diversas categorias de neoplasias hematológicas. Além disso, a alta ou baixa expressão de alguns genes, assim como a perda de heterozigose e variações no número de cópias gênicas detectados por abordagens de microarranjos, estão sendo aos poucos reconhecidas como anormalidades que podem influenciar o diagnóstico e o prognóstico.

As Tabelas 12.3 e 12.4 resumem os critérios da OMS para classificação das LMA e neoplasias de precursores linfoides, com as possíveis subdivisões para cada doença.

Tabela 12.3. Classificação da leucemia mieloide aguda (OMS)

LMA contendo alterações genéticas recorrentes
LMA com t(8;21)(q22;q22); *RUNX1-RUNX1T1 (AML1-ETO)*
LMA com inv(16)(p13.1q22) ou t(16;16)(p13.1;q22); *CBFB-MYH11*
LMA com t(15;17)(q22;q12); *PML-RARA*
LMA com t(9;11)(p22;q23); *MLLT3-MLL*
LMA com t(6;9)(p23;q34); *DEK-NUP214*
LMA com inv(3)(q21q26.2) ou t(3;3)(q21;q26.2); *RPN1-EVI1*
LMA (megacarioblástica) com t(1;22)(p13;q13); *RBM15-MKL1*
Entidade provisória: LMA com *NPM1* mutado
Entidade provisória: LMA com *CEBPA* mutado
LMA com alterações mielodisplásicas
Pós-SMD ou doença mieloproliferativa
Sem antecedentes
LMA associada a tratamento
LMA associada com agentes alquilantes
LMA associada com inibidores da topoisomerase II
LMA não categorizada nos itens anteriores
LMA com mínima diferenciação
LMA sem maturação
LMA com maturação
Leucemia mielomonocítica aguda
Leucemia monoblástica/monocítica aguda
Leucemia eritroide aguda
Leucemia eritroide pura
Eritroleucemia, eritroide/mieloide
Leucemia megarioblástica aguda
Leucemia basofílica aguda
Pan-mielose com mielofibrose aguda
Sarcoma mieloide

Tabela 12.4. Classificação das neoplasias de precursores linfoides (OMS)

Leucemia/linfoma linfoblástico B não subcategorizado
Leucemia/linfoma linfoblástico B com alterações genéticas recorrentes
Leucemia/linfoma linfoblástico B com t(9;22)(q34;q11.2); *BCR-ABL1*
Leucemia/linfoma linfoblástico B com t(v;11q23); *MLL* rearranjado
Leucemia/linfoma linfoblástico B com t(12;21)(p13;q22); *ETV6-RUNX1* (*TEL-AML1*)
Leucemia/linfoma linfoblástico B com hiperdiploidia
Leucemia/linfoma linfoblástico B com hipodiploidia (LLA hipodiploide)
Leucemia/linfoma linfoblástico B com t(5;14)(q31;q32); *IL3-IGH*
Leucemia/linfoma linfoblástico B com t(1;19)(q23;p13.3); *E2A-PBX1* (*TCF3-PBX1*)
Leucemia/linfoma linfoblástico T

ESTUDOS MOLECULARES APLICADOS ÀS LEUCEMIAS AGUDAS

Principais fusões gênicas encontradas nas leucemias agudas

O padrão imunomolecular, informações epidemiológicas e dados etiopatológicos consistentes sugerem que as leucemias podem ser causadas por mecanismos multifatoriais e que requerem um certo tempo para expansão do clone leucêmico. Durante a evolução de uma célula progenitora, é possível que ocorram uma anormalidade genômica e outros fatores celulares ou moleculares que favoreçam a expansão desse clone de células defeituosas. Essas células são caracterizadas por um genótipo que pode ser definido mediante o uso de técnicas moleculares. Essas técnicas estão auxiliando cada vez mais no diagnóstico e na classificação das leucemias agudas. À medida que os marcadores moleculares são identificados, as associações com idade, prognóstico, subtipo leucêmico e expressão antigênica se solidificam na literatura. Os dados provenientes desses estudos já permitem estabelecer associações entre as categorias genotípicas das leucemias e suas características imunofenotípicas. A Tabela 12.5 mostra essas associações para as leucemias linfoblásticas agudas (LLA)[30,31].

O conhecimento dessas categorias reflete-se em aplicações práticas que já são realidade em muitos laboratórios. É possível, por exemplo, monitorar os pacientes com leucemia aguda durante e depois do tratamento, para detecção de DRM, tanto pela identificação de marcadores aberrantes por citometria de fluxo como por técnicas de PCR e reação em cadeia da polimerase por transcriptase reversa (RT-PCR). A presença de determinadas fusões gênicas pode apontar para a necessidade de um tratamento específico, bem como ajudar a explicar os mecanismos etiopatogênicos de determinados subtipos das leucemias.

✓ *Rearranjos do gene MLL*

O gene *MLL* (*mixed-lineage leukemia*) ocupa uma extensão de aproximadamente 90 kb no cromossomo 11q23. A proteína codificada pelo *MLL* é um homólogo humano do Trithorax da Drosophila, que é um regulador crucial do desenvolvimento, incluindo a regulação da expressão dos genes *Hox*. Uma das principais funções da proteína MLL parece ser a manutenção da expressão dos genes *Hox*, que são essenciais na regulação do desenvolvimento. A proteína MLL pode se ligar diretamente aos promotores dos genes *Hox* e manter (mas não promover) seus níveis de expressão por meio da modificação de histonas[30-32].

Tabela 12.5. Alterações gênicas características das LLA e subtipos celulares envolvidos

Alterações gênicas	Subtipo leucêmico	Alteração cromossômica/molecular	Frequência
Rearranjos do *MLL*	LLA de células B precursoras	Translocações na região 11q23	~85% (lactentes)
Hiperploidia	LLA de células B precursoras	Aumento da dosagem gênica	~35%
TEL-AML1	LLA de células B precursoras	t(12;21)(p13;q22)	~20%
E2A-PBX1	LLA de células B precursoras	t(1;19)(q23;p13)	~5%
BCR-ABL	LLA de células B precursoras	t(9;22)(q34;q11)	~5%
NOTCH1	LLA de células T	Mutações diversas	~60%
SIL-TAL1	LLA de células T	Microdeleção 1p32	~20%
HOX11L2	LLA de células T	t(5;14)(q35;q32)	~20%

Geralmente encontradas em LLA pró-B, as fusões envolvendo o gene *MLL* também podem ser vistas nas LMA. Nas LLA, o gene *AF4* é o parceiro mais comum entre muitos possíveis parceiros do *MLL*, sendo observado em 60%-80% dos casos de leucemia aguda do lactente (LL). Atualmente o gene *MLL* tem aproximadamente 80 parceiros de fusão descritos, com diversas funções e domínios variáveis. Nas células leucêmicas com rearranjos do *MLL*, as regiões de quebra genômicas estão em um fragmento chamado *breakpoint cluster region* (BCR), e esse fragmento tem vários motivos que estão relacionados com a recombinação do DNA[32,33].

Os blastos de LLA com rearranjos do *MLL* são tipicamente CD19+, CD34+, TdT+ e CD10- e, muitas vezes, expressam antígenos associados à linhagem mieloide como o CD15 e/ou CD65. Outros antígenos mieloides (CD13, CD33 e CD66c) podem aparecer positivos, já o CD20 é tipicamente negativo, correspondendo aos estágios iniciais da diferenciação da célula B. Um marcador importante das células leucêmicas que carregam rearranjos do *MLL* é o homólogo de NG2, uma molécula de sulfato de condroitina que reage com o AcMo 7.1, frequentemente detectado nos casos de LLA, assim como nos de LMA. A expressão de NG2 é altamente sensível e específica para rearranjos no MLL, chegando a alcançar quase 100% de especificidade nos casos de LLA. Por esse motivo, é muito importante que o AcMo 7.1 seja colocado no painel da imunofenotipagem dos casos de LL[30].

✓ *TEL-AML1*

A fusão gênica *TEL-AML1*, não detectável por citogenética convencional, pode ser detectada por RT-PCR e/ou FISH em aproximadamente 25% dos casos de LLA da infância, despontando como o rearranjo mais frequente na infância. A fusão gênica inclui a porção 5' do *TEL*, um membro da família ETS de genes de fatores de transcrição, e quase toda a região codificante de um outro fator de transcrição, o gene *AML1*, que codifica a subunidade alfa do fator de ligação ao núcleo, um regulador independente na formação das células-tronco hematopoiéticas definitivas. O fator de transcrição quimérico TEL-AML1 conserva um domínio de interação essencial proteína-proteína do *TEL* e as sequências de ligação ao DNA e de regulação transcricional do *AML1*. O fator de transcrição TEL é necessário para o retorno das células hematopoiéticas progenitoras para o seu local de origem na MO, enquanto o AML1 é o componente de ligação ao DNA do fator de transcrição heterodimérico chamado de fator de ligação ao núcleo, que exerce um papel central na hematopoiese. Os genes Hox (os mesmos que são regulados pelo gene *MLL*) provavelmente agem à jusante na cascata de transcrição iniciada pelo fator de ligação ao núcleo AML1. A grande maioria (70%-80%) dos casos com a fusão gênica *TEL-AML1* apresenta deleção do alelo *TEL* normal. Essa deleção do alelo não rearranjado teria importante papel na patogênese da LLA da infância, pois as evidências sugerem que a fusão gênica *TEL-AML1* normalmente acontece no período pré-natal, como um evento precoce ou iniciador, e que um evento genético adicional ou secundário seria necessário para a transformação leucêmica (Fig. 12.9). A maioria dos pacientes positivos tem idade entre 1 e 12 anos ao diagnóstico, com um pico entre 2 e 5 anos. Os casos de LLA que carregam o transcrito gênico *TEL-AML1* apresentam exclusivamente fenótipo de célula precursora B, sendo a maioria casos de LLA comum. Assim, os casos são tipicamente CD19+, CD34+, TdT+ e CD10+, ocorrendo em muitos casos a expressão aberrante do CD33 e/ou CD13[30-32,34].

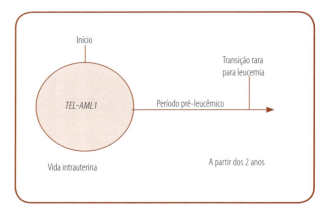

Fig. 12.9. História natural das LLA com *ETV6-RUNX1* (*TEL-AML1*) segundo modelo proposto por Mel Greaves.

✓ E2A-PBX1

A fusão gênica *E2A-PBX1* ocorre em aproximadamente 5%-6% das crianças e em menos do que 5% dos adultos com LLA. Existe uma forte correlação entre essa fusão e os casos de LLA pré-B expressando IgM citoplasmática. O imunofenótipo típico desses casos mostra uma expressão homogênea de CD19, CD10, CD79 e cIgM, ausência completa de CD34 e ausência parcial de CD20. A presença dessa fusão está correlacionada à presença de riscos clínicos, como elevada contagem celular, altos níveis séricos de desidrogenase láctea e envolvimento do sistema nervoso central, porém, com o uso de protocolos de tratamento adequados, bons resultados podem ser alcançados. Após buscas pela fusão gênica *E2A-PBX1* em amostras obtidas ao nascimento e estudos moleculares, até o momento, as evidências sugerem que ela deriva de uma origem pós-natal, ao contrário do que é encontrado para outras fusões (*TEL-AML1*, *AML1-ETO* e *MLL-AF4*), que correm predominantemente no período pré-natal[30-32].

✓ SIL-TAL1

O rearranjo *SIL-TAL1* é formado a partir da fusão de porções dos genes *SIL* e *TAL1*, que codificam fatores transcricionais. Esses fatores transcricionais, de modo geral, são caracterizados por se ligarem ao DNA e regularem genes envolvidos na diferenciação de células-tronco embrionárias e hematopoiéticas; eles também são importantes para a autorrenovação e a proliferação de células-tronco hematopoiéticas. Essa fusão gênica envolve o cromossomo 1, onde estão ambos os genes *SIL* e *TAL1*. Esse rearranjo não modifica a leitura do *TAL1*, mas induz sua expressão aberrante. A fusão *SIL-TAL1* se processa por meio de um rearranjo V(D)J ilegítimo, possivelmente realizado por um sistema de enzimas imaturas com atividade de recombinases (RAG), as quais atuam no rearranjo dos genes de TCR e Ig. Três diferentes transcritos *SIL-TAL1* podem ser formados por *splicing* alternativos. Como resultado dessa deleção, a porção 5' não codificante do gene *SIL*, também localizado no cromossomo 1, se justapõe aos primeiros éxons codificantes do gene *TAL1*, resultando na superexpressão da proteína TAL1. Deleções envolvendo o *locus SIL-TAL1* estão presentes em 16%-26% das LLA-T e são mais frequentes em crianças e adolescentes do que em adultos. O transcrito *SIL-TAL1* é exclusivamente encontrado em LLA-T, sendo assim o imunofenótipo relacionado a essa translocação é de LLA-T, e os marcadores característicos são CD3 intracitoplasmático, CD3 de membrana, CD1a, CD4, CD8, CD2, CD5, CD7 e TdT[30-32,35].

✓ HOX11L2

Esse é um membro da classe de genes homeobox e é chamado de gene órfão, pois se localiza fora dos quatro grupamentos HOX em mamíferos, podendo também ser chamado de *TLX3*. Diferentemente dos genes da família homeobox, o *HOX11L2* não está relacionado ao processo hematopoiético, seu papel se dá na formação embriogênica do sistema nervoso (SN), tanto periférico (SNP) quanto central (SNC), atuando na diferenciação de células da crista neural. Com isso, sabe-se que o gene *HOX11L2* não atua em nenhuma etapa da formação ou diferenciação da célula T, sendo sua expressão restrita a condições anormais, como é o caso da leucemogênese.

A t(5;14)(q35;q32), que está presente em 15%-20% das LLA-T, acomete o *locus* 5q35, onde se localiza o gene *HOX11L2*, e o *locus* 14q32, onde se encontra o gene *BCL11B*. Como resultado dessa translocação, ocorre a superexpressão ectópica do gene *HOX11L2* na linhagem T. O *BCL11B* é normal e altamente expresso durante a diferenciação de células T, codificando um fator transcricional essencial para o processo de diferenciação dessas células. Já o *HOX11L2*, gene órfão da família dos genes *homeobox*, não é expresso em condições normais nas células T. Logo, é a sua expressão ectópica que pode se relacionar ao processo leucemogênico[30,35].

✓ AML1-ETO

A fusão gênica *AML1-ETO* foi primeiramente encontrada no subtipo FAB-M2, em 20%-40% dos casos, e foi identificada na linhagem celular Kasumi-1, derivada de um paciente portador de LMA-M2 em recaída. Essa fusão une o gene *AML1* (*acute myeloid leukemia 1 gene*) com o gene *ETO* (*eight twenty-one gene*). O *AML1* é composto por nove éxons com um tamanho de 150 kb, e o *ETO* possui 13 éxons com tamanho de 87 kb.

O *AML1* não está envolvido somente na t(8;21), mas também em várias outras translocações, incluindo t(3;21)(q26.2;q22), na qual se funde ao *EVI1*, *EAP* ou *MDS1*, fusionando-se com *ETV6* na t(12;21) (p13;q22) e com *MTG16* na t(16;21). Esse gene codifica uma unidade de ligação do DNA ao fator de transcrição CBFα, que tem um papel central na hematopoiese. A consequência da translocação t(8;21) é que a fusão *AML1-ETO* possui uma atividade inibitória dominante da atividade transcricional do gene normal *AML1*, impedindo esse último gene de coordenar a maturação e a diferenciação normal das células hematopoiéticas[31,32].

Essa aberração cromossômica é uma das duas translocações específicas mais comuns nas LMA. Ela também foi descrita em raros casos em LMA-M1 e M4. Assim como para outras translocações (*MLL-AF4* e *TEL-AML1*), estudos sugerem que a fusão *AML1--ETO* se origina *in utero*[31].

O imunofenótipo característico das LMA com t(8;21) é de blastos imaturos mostrando expressão alta de CD34 e coexpressão de CD19. A expressão de TdT na população de blastos imaturos é comum e aparecem características de assincronia de maturação com coexpressão de CD34 em alta intensidade, concomitantemente com CD15 e MPO em alta intensidade. A expressão do CD13 é usualmente elevada e a expressão do CD33 é relativamente baixa. O CD56 é frequentemente expresso e em alguns estudos foi considerado um marcador de pior prognóstico. A fusão gênica *AML1-ETO* está associada a um bom prognóstico devido à boa resposta a certos agentes terapêuticos, como citosina arabinosida[30,32].

✓ *PML-RARA*

A fusão dos genes do receptor de ácido transretinoico (*RARA*) e *PML* está relacionada à quase totalidade dos casos de LPMA. A constante expressão do produto quimérico PML-RARA nas células de LPMA sugere fortemente a participação dessa proteína na patogênese da doença. A criação de um modelo por intermédio de um camundongo transgênico em que é induzida a expressão do *PML-RARA*-alfa nas células mieloides confirma essa hipótese. Nesses camundongos há o desenvolvimento de uma síndrome mieloproliferativa, e cerca de 10% dos animais evoluem com doença semelhante à LPMA. Devido ao longo período de latência para o desenvolvimento da doença, é sugerida a possibilidade de eventos moleculares adicionais.

Estudos recentes demonstram que a proteína PML--RARA-alfa interfere negativamente na transcrição de genes-alvo, sequestrando um complexo histona desacetilase, que inclui a proteína N-COR (nuclear correpressor) e HDAC (histona desacetilase), facilitando a desacetilação da histona relacionada ao DNA e resultando numa alteração conformacional da cromatina. Doses farmacológicas de ácido transretinoico (ATRA) podem desfazer essa alteração da cromatina, liberando o complexo repressor e recrutando coativadores transcricionais, facilitando, dessa maneira, a acetilação e a reativação da transcrição. Por mecanismo diverso, foi demonstrado que o trióxido de arsênico (As2O3) pode induzir remissões, interferindo na diferenciação celular, degradando a proteína quimérica e elevando a expressão das caspases, ativando, dessa forma, a apoptose[30,32,36].

✓ *CBFβ-MYH11*

A fusão *CBFβ-MYH11* está associada ao subtipo FAB-M4 e M4Eo. Embora possa ocorrer nos subtipos FAB-M2 e M5, a associação com M4Eo é a mais comum e representa cerca de 3%-6% dos casos de LMA. Nessas anomalias, parte do gene *CBFβ* (fator beta de ligação ao núcleo), também chamado de *PEBP2b* (*polyoma enhancer binding protein 2 subunit beta*), em 16q22 funde-se com parte do gene *MYH11* (cadeia pesada da miosina), também chamado de *SMMHC* (cadeia pesada da miosina de músculo liso), em 16p13. O *MYH11* é composto por 21 éxons. Dessa forma, vários tipos de transcritos gênicos foram encontrados.

O gene quimérico *CBFβ-MYH11* codifica uma proteína que interfere no controle normal da transcrição, impedindo a diferenciação celular. Além disso, essa fusão é capaz de ativar mutações pontuais no receptor de tirosinoquinase, como FLT3 e c-Kit, facilitando a proliferação das células leucêmicas. O gene quimérico recíproco *MYH11-CBFβ* é expresso em apenas uma pequena porcentagem de casos. A inv(16) (p13;q22) é geralmente associada a um bom prognóstico, embora isso não seja universal[30,32].

Polimorfismos genéticos na epidemiologia das leucemias

Um polimorfismo genético é a existência de múltiplos alelos de um gene presentes numa população, ou seja, é o resultado de diferenças na sequência de DNA entre indivíduos de uma população. Para ser considerado um polimorfismo, o alelo deve aparecer numa frequência de pelo menos 1% da população. Uma simples substituição de uma base nitrogenada, como a de uma timina (T) por uma guanina (G), pode ser um polimorfismo, mas também existem repetições de uma determinada sequência de DNA que apresentam número de cópias diferentes entre indivíduos, que são consideradas polimorfismos. As mudanças na sequência de DNA que ocorrem numa frequência menor que 1% são consideradas variantes raras. Ao comparar pessoas de grupos étnicos distintos, podem ser identificados vários polimorfismos. Portanto, na espécie humana existe um grau marcante de individualidade bioquímica em sua constituição de enzimas e outros produtos gênicos. É estimado que qualquer segmento humano de 1.000 pb contenha, em média, um par de bases que varia entre dois indivíduos na população.

Considerável variabilidade interindividual vem sendo observada nos genes responsáveis pelas enzimas de metabolismos de substâncias consideradas carcinogênicas, bem como nas vias de biossíntese e metabolismo de medicamentos[37]. A enzima de detoxificação NAD(P)H quinona redutase 1 (*NQO1*) que está presente em vários órgãos, endotélio vascular e tecido nervoso, protege as células da mutagenicidade de radicais livres e metabólitos tóxicos de oxigênio gerados pela redução de um elétron catalisado pelos citocromos P450 e outras enzimas. Os substratos dessas enzimas incluem as quinonas e corantes, fenóis e quercitinas. Estudos epidemiológicos demonstraram associações de riscos elevados às exposições excessivas a flavonoides e outros produtos químicos durante a gestação e na ocorrência de leucemias infantis. Muitos dos inibidores de topo-II contêm anéis quinonas cujos metabolismos são regulados pela enzima NQO1, que converte benzoquinonas tóxicas em hidroquinonas. Esses dados indicam que as substâncias contendo quinonas são relevantes na etiologia das leucemias, via exposição transplacentária, podendo haver alguma associação significativa entre os alelos NQO1 e o risco da doença. Duas variações polimórficas do *NQO1* foram descritas: uma troca C>T na posição 609 e substituição C>T no nucleotídeo 465. O alelo C609T está associado à perda da função enzimática por causa da instabilidade da proteína e o alelo C465T está associado a uma diminuição da atividade principalmente pelo aumento do *splice* alternativo produzindo um RNA mensageiro truncado, sem o éxon 4. Em um trabalho, publicado em 2005, demonstrou-se uma associação

entre a baixa atividade da NQO1 com as translocações do *MLL* em crianças com LLA. Essa coorte foi constituída por crianças com leucemia *de novo* (*MLL+* e *MLL-*) e crianças com leucemia secundária a tratamento quimioterápico prévio (*todas MLL+*). Nessa investigação foi observado um risco oito vezes maior de crianças com *NQO1 C609T* desenvolverem LL-*MLL+* quando comparadas ao grupo controle populacional. No entanto, nessa investigação não foi realizada uma análise de interação entre gene-gene[38].

A N-acetil transferase 2 (NAT2) é uma enzima envolvida no metabolismo de fase II de uma variedade de agentes xenobióticos. Foram descritos polimorfismos genéticos em *NAT2* e sua correlação com acetilação rápida ou lenta: acetiladores rápidos (duas cópias do alelo selvagem) e lentos (um ou mais alelos mutantes). Os polimorfismos em *NAT2* foram descritos nos anos 1940, devido a diferenças observadas na toxicidade de pacientes com tuberculose tratados com isoniazida. Essas diferenças na toxicidade foram atribuídas à variabilidade genética da NAT2, a qual é responsável pela inativação da isoniazida. Outra droga que sofre metabolismo pela NAT2 é a dipirona. O metabólito 4-aminoantipireno é transformado em 4-acetilamino-antipireno pela NAT2 e excretado por meio do sistema renal. Os resultados preliminares dos estudos, cujo objetivo foi correlacionar as alterações moleculares com os hábitos e exposições ambientais das mães durante a gestação, mostram que, nas crianças brasileiras, o fator de risco mais significativo foi a exposição materna a dipirona e metronidazol. Interessante é que um estudo realizado no Canadá mostrou que crianças que eram acetiladoras lentas para NAT2 apresentavam risco aumentado de desenvolver LLA[39].

No Brasil foi realizado um trabalho visando à associação dos polimorfismos de *NAT2* em crianças cujas mães relataram o uso de dipirona durante a gestação. Observou-se que os alelos que conferem fenótipo de acetilação lenta estão associados com alto risco de LL. A interação do fenótipo lento com o uso materno de dipirona foi associada a um risco ainda maior[40].

Entre os mecanismos biológicos que levam ao desenvolvimento de câncer, pode-se citar a deficiência de folato associado a mutações nos genes das vias do metabolismo dos folatos, *MTHFR, DHFR, TS, SHMT1*. Defeitos no ciclo do ácido fólico, incluindo a síntese inadequada de DNA, causam diminuição dos níveis de timidina, e/ou menor disponibilidade de grupamentos metil para a metilação do DNA. Muitos estudos demonstram a importância dos polimorfismos do gene *MTHFR* no risco da leucemogênese e sua associação com o nível de utilização do folato em diferentes populações. Recentemente foi descrita a associação entre a suscetibilidade de desenvolver leucemia e os alelos polimórficos do gene *MTHFR* 1298CC em crianças brasileiras com leucemias agudas[41].

NOVAS ABORDAGENS APLICADAS AO DIAGNÓSTICO DAS LEUCEMIAS AGUDAS

PCR em tempo real

✓ Definições e aspectos metodológicos

A metodologia de PCR em tempo real (RQ-PCR) utiliza um sistema fluorescente em plataforma capaz de detectar a luz proveniente da reação de amplificação. Uma das abordagens fluorescentes, a da tecnologia TaqMan, utiliza a atividade 5' exonuclease da Taq DNA polimerase em sondas marcadas com corantes fluorescentes. Essas sondas, específicas para o segmento gênico cuja expressão se deseja estudar, apresentam uma substância (fluoróforo na posição 5' da sonda) capaz de absorver a energia luminosa emitida pelo equipamento e dissipá-la na forma de luz e calor, em comprimento de onda diferente do original. Entretanto, na sua posição nativa, toda a luz emitida por esse fluoróforo é absorvida por uma substância (quencher) presente na extremidade 3' da sonda. Dessa forma, o sistema óptico do equipamento não é capaz de detectar fluorescência no tubo de reação. Por outro lado, se a reação for capaz de gerar produtos (*amplicons*), a sonda se hibridizará com esse alvo gerado e ficará exposta à atividade de exonuclease da polimerase. Como consequência, essa sonda será degradada e o fluoróforo ficará distante do quencher, que agora não mais será capaz de absorver a luz emitida[42].

O equipamento utiliza uma fonte de luz capaz de excitar o fluorocromo envolvido na reação. A fluorescência eventualmente produzida pela amostra é detectada pelo sistema, e o momento da reação de PCR em que a fluorescência de determinada amostra é detectada inequivocamente acima do ruído de fundo (*background*) é comumente denominado de CT (*threshold cycle*) ou CP (*crossing point*). Nessa nova situação, a cada estímulo luminoso gerado pelo equipamento corresponderá uma segunda emissão de luz pelo fluoróforo. Portanto, a emissão de luz será proporcional à quantidade de produto gerado no tubo de reação. Esse é, por sua vez, proporcional à quantidade inicial de alvos da reação de amplificação[42].

Uma maneira comum de revelação fluorescente do produto amplificado consiste na utilização do agente SybrGreen I, que se liga de maneira inespecífica ao DNA em fita dupla. O princípio do método está baseado na detecção de fluorescência no tubo de reação à medida que DNA dupla fita é gerado, em virtude da concentração do corante SybrGreen I entre as cadeias de DNA geradas. A presença de DNA em fita dupla na solução é capaz de aumentar essa emissão de luz em cerca de 100 vezes para uma mesma concentração de SybrGreen I. Ambos os sistemas de emissão de luz (tecnologia TaqMan ou SybrGreen) podem ser utilizados para detecção e quantificação em PCR em tempo real. TaqMan aumenta a especificidade da reação, mas apresenta maior custo, pela utilização de um oligonucleotídeo modificado, além dos *primers* habituais para PCR. SybrGreen é agente inespecífico e revela qualquer dupla fita gerada na reação de amplificação. Em decorrência desse fato, os ensaios que utilizam esse agente devem ter desenho cauteloso para evitar possíveis resultados inespecíficos[42].

✓ Aplicações em leucemias

A reação de amplificação em tempo real, uma variante da reação de PCR convencional, representa grande avanço nos métodos moleculares de auxílio diagnóstico, particularmente por facilitar sobremaneira as tarefas de quantificação da expressão gênica em determinado tecido ou amostra biológica.

Exemplos comuns da utilização dessa metodologia em onco-hematologia são as detecções e quantificações de expressão das fusões gênicas características das leucemias agudas. Essas fusões estão caracteristicamente presentes em condições neoplásicas e apresentam expressão constitutivamente elevada. Os genes quiméricos, resultantes das fusões, podem não apenas ser detectados, firmando o diagnóstico da doença, mas terem seus níveis de expressão aferidos ao longo de determinadas intervenções terapêuticas.

Outra grande aplicabilidade para o RQ-PCR é na detecção de doença residual mínima (DRM) em malignidades hematológicas, visto que existem vários alvos de PCR para esse tipo de detecção. As três categorias principais desses alvos são: rearranjos dos genes de Ig e/ou genes TCR; pontos de quebra referentes a fusões gênicas ou os próprios transcritos resultantes dessas fusões; e genes anômalos ou com expressão aberrante. A maioria desses alvos para DRM é altamente específica e não possui precedentes em células normais. A aplicabilidade dessas categorias de alvos varia de acordo com a doença a ser avaliada. Por exemplo, em LLA esses alvos podem ser encontrados em praticamente todos os pacientes, enquanto nas LMA-alvo doença-específicos podem ser encontrados em apenas 30%-50% dos pacientes[42,43].

Microarranjos

✓ Definições e aspectos metodológicos

O termo "microarranjo" é uma tradução do termo em inglês "*microarray*", pelo qual essa técnica é mais conhecida. Uma coleção (*array*) de DNA consiste em um grande número de sequências, geralmente representando genes únicos ou fragmentos de um gene, colocadas sobre uma superfície sólida por meio de ligações químicas covalentes, de modo que formem uma matriz de sequências em duas dimensões. A superfície sólida, tradicionalmente, consiste em um *chip*, que pode ser de vidro, plástico ou silicone. Esses segmentos de DNA, após imobilizados sobre o *chip*, são chamados de "sondas". Com essa ferramenta é possível estudar, em larga escala, como os genes interagem entre si e como os mecanismos regulatórios das células controlam uma vasta quantidade de genes simultaneamente.

A utilização de um microarranjo se fundamenta no dogma central da biologia molecular, já que depende da hibridização complementar das bases, sendo essa fundamental para o sucesso dos processos de replicação, transcrição e tradução. Sendo assim, os fragmentos de material genético a serem analisados podem ser DNA genômico, cDNA (DNA complementar, sintetizado a partir de RNAm), oligonucleotídeos, produtos de PCR, clones, polipetídeos, anticorpos ou até mesmo fragmentos de tecidos. Durante a hibridização, as amostras marcadas (por métodos enzimáticos, fluorescentes, radioativos etc.) de material genético se ligarão às suas sequências homólogas imobilizadas no *chip*, permitindo, assim, a identificação e a quantificação do ácido nucleico presente na amostra. A leitura final dos dados é realizada com o auxílio de ferramentas da bioinformática, de modo que o microarranjo é analisado num digitalizador (*scanner*) controlado por computador e por um programa que analisa os dados, permitindo interpretar os resultados obtidos[44].

✓ Aplicabilidade da metodologia

A tecnologia dos microarranjos é muito eficaz na geração simultânea de um grande número de informações a respeito de uma amostra e, com isso, esses dispositivos tornaram-se ferramentas analíticas de grande importância em muitas áreas das ciências biológicas.

Atualmente, a utilização dos microarranjos permite a realização de sequenciamento por hibridização, análise de expressão gênica, identificação de polimorfismos e mutações, detecção de cópia numérica gênica, hibridização genômica comparativa (CGH), descoberta de fármacos e imunoensaios. Além desses, os microarranjos também são usados para as técnicas de hibridização *in situ* (ISH) e FISH.

✓ Aplicações em câncer

O câncer é causado pelo acúmulo de alterações genéticas e epigenéticas provenientes de sequências alteradas ou da expressão modificada de genes relacionados ao câncer, como os oncogenes e os genes de supressão tumoral, assim como de genes envolvidos no controle do ciclo celular, apoptose, reparo do DNA e na angiogênese.

Entre outros, um dos objetivos mais importantes das pesquisas em câncer é identificar essas alterações genômicas responsáveis pelo surgimento e pela progressão da doença.

As análises que utilizam microarranjos permitem a consulta simultânea do *status* de milhares de genes do genoma humano, e por meio do seu uso tem sido possível identificar novas vias de sinalização envolvidas na transformação maligna. Essas análises podem, portanto, fornecer informações sobre a patologia, a progressão, a resistência ao tratamento e a resposta aos microambientes celulares da doença. Na prática clínica, essa tecnologia é importante, por exemplo, para classificar pacientes em subgrupos prognosticamente relevantes[44].

Desse modo, as aplicações em câncer incluem a identificação de biomarcadores e alvos terapêuticos, a elucidação das vias oncogênicas, a classificação clínica dos pacientes e a estratificação desses baseada na resposta terapêutica. Na área da pesquisa de descobertas, são úteis as análises de mutação e as análises que englobam todo o genoma[44]:

- Número de cópias e perda de heterozigose;
- Expressão e *splicing* alternativo;
- Metilação;
- Fatores de transcrição.

✓ Microarranjos nas leucemias agudas

Perfil de expressão genômica

Ao longo dos últimos 15 anos, o perfil de expressão genômica global tornou-se uma ferramenta fundamental na descoberta de mecanismos e de biomarcadores nas áreas da oncologia e da hematologia. No estudo reportado por Fine *et al.* (2004), essa ferramenta foi utilizada para obter uma visão global da expressão gênica em amostras de linhagens celulares e de LLA que continham uma entre várias alterações cromossômicas selecionadas. Ao analisarem as linhagens e as amostras clínicas em conjunto, os pesquisadores descobriram que cada alteração cromossômica (*TEL-AML1*, *BCR-ABL* ou rearranjos do *MLL*) estava associada a uma assinatura de expressão gênica característica e que ela era compartilhada tanto pelas linhagens celulares quanto pelas amostras dos pacientes. Portanto, foi demonstrado que por meio do perfil de expressão era possível distinguir a ocorrência de uma dada translocação. Além disso, esse estudo identificou genes cuja expressão, estava diretamente associada à presença da translocação. Entre eles, o receptor da eritropoietina (EPOR), que, está altamente expresso nas leucemias com *TEL-AML1* em comparação com as demais[45].

Outros trabalhos de Mullighan *et al.* demonstraram a importância do uso dessa nova metodologia não só para tentar explicar a etiopatogênese das leucemias agudas, mas também para auxiliar no diagnóstico, bem como classificar os pacientes dentro de grupos de risco[46,47].

Número de cópias e perda de heterozigose (LOH)

A amplificação e/ou deleção de determinados genes são cruciais para o início e a progressão do câncer. As análises usando a CGH e a LOH são estratégias muito usadas na caracterização de alterações no número de cópias de um gene candidato ou no genoma completo.

O microarranjo de polimorfismo de nucleotídeo simples (SNP *array*) é capaz de identificar vários polimorfismos presentes em cada indivíduo por meio de um único ensaio com DNA genômico. Esse dado pode ser utilizado, por exemplo, para determinar a suscetibilidade de um indivíduo desenvolver leucemia aguda. O SNP *array* também pode ser usado para o estudo da LOH. A LOH é uma forma de desequilíbrio alélico que pode ser resultante da perda completa de um alelo ou de um aumento no número de cópias de um alelo em relação a outro. O uso do SNP *array* para detectar a LOH permite a identificação do padrão de desequilíbrio alélico com aplicação potencial no diagnóstico e prognóstico da doença. O uso dessa metodologia é de grande importância para o diagnóstico das leucemias agudas, uma vez que a LOH é uma característica frequente na maioria dos tipos de câncer.

O estudo de Mullighan *et al.* (2007) é um excelente exemplo de aplicação nas leucemias agudas dessas análises que fazem uso dos microarranjos. Os autores realizaram a análise genômica global de células leucêmicas de 242 pacientes pediátricos de LLA, por meio de SNP *arrays* e sequenciamento de DNA de alta resolução. A análise permitiu a identificação de deleções, amplificações, mutações pontuais e rearranjos estruturais em genes que codificam os principais reguladores do desenvolvimento e da diferenciação do linfócito B, em 40% dos casos de LLA de células progenitoras B. Foi demonstrado que o gene *PAX5* foi o alvo mais frequente de mutações somáticas, estando alterado em 31,7% dos casos. Também foram encontradas deleções nos genes *TCFR* (*E2A*), *EBF1*, *LEF1*, *IKZF1* (*IKAROS*) e *IKZF3* (*AIOLOS*). Os dados apresentados sugerem que a interrupção das vias de controle do desenvolvimento e diferenciação da célula B contribui para a patogênese da LLA. Os dados ainda permitiram mostrar o poder das técnicas de análise genômica de alta resolução na identificação de novas lesões moleculares no câncer[48].

REFERÊNCIAS

1. Rego EM, Zago MA, Falcão RP, Pasquini R. Hematologia: fundamentos e prática. São Paulo: Atheneu; 2001. p. 16-21.
2. Arken SH. Diversification of hematopoietic stem cells to specific lineage. Nat Rev Genet. 2000;1:57-64.
3. Enver T, Greaves M. Loops, lineage and leukemia. Cell. 1998;94(1):9-12.
4. Lécuyer E, Hoang T. SCL: from the origin of hematopoiesis to stem cells and leukemia. Exp Hematol. 2004;32:11-24.
5. Dworzak MN, Fritsch G, Fheisher C, et al. Comparative phenotype mapping of normal vs. malignant pediatric B-lymphopoieses unveils leukemia-associated aberrations. Exp Hematol. 1998;26:305-13.
6. Asnafi V, Beldjord K, Boulanger E, et al. Analysis of TCR, pT alpha and RAG-1 in T-acute lymphoblastic leukemia improves understanding of early human T-lymphoid lineage commitment. Blood. 2003;101:2693-703.
7. Geissmann F, Manz MG, Jung S, et al. Development of monocytes, macrophages, and dendritic cells. Science. 2010;327(5966):656-61.
8. Greaves MF. Aetiology of acute leukemia. Lancet. 1997;349:344-9.
9. Kinlen LJ. Epidemiological evidence for an infective basis in childhood leukemia. Br J Cancer. 1995;71:1-5.
10. Jude CD, Gaudet JJ, Speck NA, Ernst P. Leukemia and hematopoietic stem cells: balancing proliferation and quiescence. Cell Cycle. 2008;7(5):586-91.
11. Bennett JM, Catovsky D, Daniel MT, et al. Proposals for the classification of the acute leukaemias. French-American-British (FAB) co-operative group. Br J Haematol. 1976;33(4):451-8.

12. Bene MC. Immunophenotyping of acute leukaemias. Immunol Lett. 2005;98:9-21.

13. Szczepanski T, Van der Valden VHJ, Van Dongen JJM. Flow-cytometric immunophenotyping of normal and malignant lymphocytes. Clin Chen Lab Med. 2006;44(7):775-96.

14. Del Vecchio L, Brando B, Lanza F, et al. Recommended reporting format for flow cytometry diagnosis of acute leukemia. Haematologica. 2004;89:594-8.

15. Traganos F. Cytometry: principles and applications. Cancer Invest. 1994;2:239-58.

16. Jennings CD, Foon KA. Recent advances in flow cytometry: applications to the diagnosis of hematologic malignancy. Blood. 1997;90:2863-92.

17. Basso G, Buldini B, De Zen L, et al. Haematologica. 2001;86:675-692.

18. Weir EG, Cowan K, LeBeau P, et al. A limited antibody panel can distinguish B-precursor acute lymphoblastic leukemia from normal B precursors with four-color flow cytometry: implications for residual disease detection. Leukemia. 1999;13:558-67.

19. Porwit-MacDonald A, Bjorklund E, Lucio P, et al. BIOMED-1 concerted action report: flow cytometric characterization of CD7+ cell subsets in normal bone marrow as a basis for the diagnosis and follow-up of T cell acute lymphoblastic leukemia (T-ALL). Leukemia. 2000;14(5):816-25.

20. Campana D, Neale GA, Coustan-Smith E, et al. Detection of minimal residual disease in acute lymphoblastic leukemia: the St Jude experience. Leukemia. 2001;15(2):278-9.

21. Lucio P, Gaipa G, Van Lochem EG, et al. BIOMED-I concerted action report: flow cytometric immunophenotyping of precursor B-ALL with standardized triple-stainings from the BIOMED-1 Concerted Action. Investigation of Minimal Residual Disease in Acute Leukemia: International Standardization and Clinical Evaluation. Leukemia. 2001;15:1185-92.

22. Darzynkiewicz Z. Critical aspects in analysis of cellular DNA content. Curr Protoc Cytom. 2010; Chapter 7, Unit 7.2.

23. Mrozek K, Heerema NA, Bloomfiel CD. Cytogenetics in acute leukemia. Blood Rev. 2004;18(2):115-36.

24. Gibbons B, MacCallum P, Watts E, et al. Near haploid acute lymphoblastic leukemia: seven new cases and a review of the literature. Leukemia. 1991;5(9):738-43.

25. Dastugue N. The interest of standard and molecular cytogenetics for diagnosis of acute leukemia. Pathol Biol (Paris). 2003;51(6):337-45.

26. Raimondi SC, Chang MN, Ravindranath Y, et al. Chromosomal abnormalities in 478 children with acute myeloid leukemia: clinical characteristics and treatment outcome in a cooperative pediatric oncology group study-POG 8821. Blood. 1999;94(11):3707-16.

27. Romana SP, Le Coniat M, Berger R. t(12;21): a new recurrent translocation in acute lymphoblastic leukemia. Genes Chromosomes. Cancer. 1994;9(3):186-91.

28. Zech L, Haglund U, Nilsson K, et al. Characteristic chromosomal abnormalities in biopsies and lymphoid-cell lines from patients with Burkitt and non-Burkitt lymphomas. Int J Cancer. 1976;17(1):47-56.

29. Manola KN. Cytogenetics of pediatric acute myeloid leukemia. Eur J Haematol. 2009;83(5):391-405.

30. De Braekeleer E, Meyer C, Douet-Guilbert N, et al. Complex and cryptic chromosomal rearrangements involving the MLL gene in acute leukemia: a study of 7 patients and review of the literature. Blood Cells Mol Dis. 2010;44(4):268-74.

31. Swerdlow SH, Campo E, Harris NL, et al. WHO classification of tumours of haematopoietic and lymphoid tissues. Lion-France, International Agency for Research on Cancer (IARC) 2008.

32. Hrusak O, MacDonald AP. Antigen expression patterns reflecting genotype of acute leukemias. Leukemia. 2002;16:1233-58.

33. Greaves MF, Wiemels J. Origins of chromosome translocations in childhood leukaemia. Nat Rev Cancer. 2003;3:639-49.

34. Van Dongen JJM, Macintyre EA, Gabert JA, et al. Standardized RT-PCR analysis of fusion gene transcripts from chromosome aberrations in acute leukemia for detection of minimal residual disease. Leukemia. 1999;13:1901-28.

35. Meyer C, Kowarz E, Hofmann J, et al. New insights to the MLL recombinome of acute leukemias. Leukemia. 2009;23(8):1490-9.

36. Zelent A, Greaves M, Enver T. Role of the TEL-AML1 fusion gene in the molecular pathogenesis of childhood acute lymphoblastic leukaemia. Oncogene. 2004;23:4275-83.

37. Mansur MB, Emerenciano M, Brewer L, et al. SIL-TAL1 fusion gene negative impact in T-cell acute lymphoblastic leukemia outcome. Leuk Lymphoma. 2009;50(8):1318-25.

38. Zhou GB, Zhao WL, Wang ZY, et al. Retinoic acid and arsenic for treating acute promyelocytic leukemia. PLoS Med. 2005;2(1):e12.

39. Krajinovic M, Labuda D, Mathonnet G, et al. Polymorphisms in genes encoding drugs and xenobiotic metabolizing enzymes, DNA repair enzymes, and response to treatment of childhood acute lymphoblastic leukemia. Clin Cancer Res. 2002;8:802-10.

40. Eguchi-Ishimae M, Eguchi M, Ishii E, et al. The association of a distinctive allele of NAD(P)H: quinone oxidoreductase with pediatric acute lymphoblastic leukemias with MLL fusion genes in Japan. Haematologica. 2005;90:1511-5.

41. Krajinovic M, Richer C, Sinnett H, et al. Genetic polymorphisms of N-acetyltransferases 1 and 2 and gene-gene interaction in the susceptibility to childhood acute lymphoblastic leukemia. Cancer Epidemiol Biomarkers Prev. 2000;9:557-62.

42. Zanrosso CW, Emerenciano M, Gonçalves BAA, et al. N-acetyltransferase 2 polymorphisms and susceptibility to infant leukemia with maternal exposure to dipyrone during pregnancy. Cancer Epidemiol Biomarkers Prev. 2010;19(12):3037-43.

43. Zanrosso CW, Hatagima A, Emerenciano M, et al. The role of methylenetetrahydrofolate reductase in acute lymphoblastic leukemia in a Brazilian mixed population. Leuk Res. 2006;30(4):477-81.

44. Van der Velden VH, Hochhaus A, Cazzaniga G, et al. Detection of minimal residual disease in hematologic malignancies by real-time quantitative PCR: principles, approaches, and laboratory aspects. Leukemia. 2003;17(7):1398-403.

45. Van der Velden VH, Van Dongen JJ. MRD detection in acute lymphoblastic leukemia patients using Ig/TCR gene rearrangements as targets for real-time quantitative PCR. Methods Mol Biol. 2009;538:115-50.

46. Kricka LJ, Fortina P. Microarray technology and applications: an all-language literature survey including books and patents. Clin Chem. 2001;47(8):1479-82.

47. Fine BM, Stanulla M, Schrappe M, et al. Gene expression patterns associated with recurrent chromosomal translocations in acute lymphoblastic leukemia. Blood. 2004;103(3):1043-9.

48. Mullighan CG. Genomic analysis of acute leukemia. Int J Lab Hematol. 2009;31(4):384-97.

49. Mullighan CG, Downing JR. Genome-wide profiling of genetic alterations in acute lymphoblastic leukemia: recent insights and future directions. Leukemia. 2009;23(7):1209-18.

50. Mullighan CG, Goorha S, Radtke I, et al. Genome-wide analysis of genetic alterations in acute lymphoblastic leukaemia. Nature. 2007;446(7137):758-64.

TRATAMENTO DA LEUCEMIA LINFOIDE AGUDA PEDIÁTRICA

Maria Lucia de Martino Lee

INTRODUÇÃO

A leucemia linfoide aguda (LLA) exemplifica um dos grandes sucessos terapêuticos da moderna oncologia pediátrica e constitui um importante modelo na consideração de estratégias terapêuticas para doenças malignas disseminadas. Graças aos avanços da terapia contemporânea, passou de doença incurável, no início da década de 1950, a uma patologia com chances de cura em torno de 70% no final da década de 1980 e de 80% no final dos anos 1990[1-3].

Esse extraordinário sucesso tem sido resultado da implementação progressiva de modificações terapêuticas iniciadas no final dos anos 1940 e início dos anos 1950, com a identificação de drogas (hormônio adrenocorticotrófico – ACTH – e os glicocorticoides) efetivas no controle inicial da doença. Seguindo-se rapidamente, nos anos 1960, 1970 e 1980 a combinação de outros quimioterápicos (por exemplo: L-asparaginase, vincristina, antracíclicos, epipodofilinas, metotrexate etc.), a introdução da terapia de manutenção, o uso da terapia preventiva do sistema nervoso central (SNC)[4,5]. A partir da década de 1990, a busca do refinamento dos fatores de risco resultou em uma nova e mais individualizada estratificação de fatores prognósticos e, consequentemente, em mudanças estratégicas no tratamento, principalmente para os pacientes com maior risco de recaída.

FATORES PROGNÓSTICOS

A caracterização do risco individual de cada paciente ao sucesso ou à falha na terapia norteia o princípio da definição dos fatores prognósticos.

Dentro das premissas da moderna terapia da LLA infantil, não só os pacientes de maior risco de insucesso devem ser tratados com maior agressividade, como

os de menor risco de recidiva devem ser poupados de esquemas quimioterápicos intensivos e de considerável toxicidade. O tratamento ideal é aquele que leva à cura sem quimioterapia excessiva e desnecessária e com menor risco cumulativo de efeitos tardios indesejáveis.

Os pacientes são, dessa forma, estratificados em diferentes grupos de risco de acordo com critérios que podem variar de protocolo para protocolo. Tendo em vista essas diferenças, na década de 1990, o *National Cancer Institute* (NCI), na tentativa de uniformizar os resultados dos diferentes grupos de tratamento dos Estados Unidos, desenvolveu um consenso de fatores prognósticos para as LLA de precursores B, baseando-se apenas na idade e leucometria inicial dos pacientes, definindo dois grupos de risco. Pacientes com idade entre 1 e 9 anos e leucometria inicial inferior a $50 \times 10/l$ foram considerados como de baixo risco de recidiva, os demais foram considerados como de alto risco. Dois terços dos casos preencheram os critérios de LLA de baixo risco, com SLE de 80%, enquanto um terço restante foi considerado de alto risco, com SLE de 64%[1,2].

Apesar da evolução ocorrida no reconhecimento das diferentes características biológicas entre as LLA de precursores B, idade e leucometria ainda são consideradas importantes estratificadores de risco iniciais.

A importância isolada da caracterização imunofenotípica da LLA como fator prognóstico perdeu importância no decorrer dos últimos anos[6]. Indiscutivelmente, definir o imunofenótipo permite identificar os pacientes portadores de LLA-T derivadas que podem se beneficiar com estratégias terapêuticas mais diferenciadas a esse fenótipo. Nas LLA de precursores B, a caracterização da fase maturativa do clone leucêmico permite realizar certas correlações com alterações genéticas específicas. Por exemplo, o imunofenótipo pró-

-B costuma estar associado com a presença da t(4:11), que costuma ocorrer em lactentes menores de 1 ano de idade e cursa com mau prognóstico. Da mesma forma, a negatividade do antígeno CALLA (CD10) mantém aspecto desfavorável em relação ao prognóstico, a despeito da linhagem observada (T ou B).

Inúmeras alterações citogenéticas/moleculares podem ser observadas nas LLA infantis. De forma geral, o impacto prognóstico de algumas dessas alterações ainda se mantém. Nas LLA de precursores B, a presença do rearranjo TEL-AML1 ou de hiperdiploidia (> 50 cromossomos) mantém correlação com prognóstico favorável. Por outro lado, o achado de hipodiploidia (< 45 cromossomos), a presença da t(4:11) em lactentes menores de 1 ano ou a presença da t(9;22) ainda conservam seu caráter de indicadores de mau prognóstico. Nas leucemias de linhagem T, os aspectos genéticos/moleculares dos blastos ainda não foram incorporados aos fatores prognósticos dos protocolos atuais de LLA infantil[6].

A determinação da importância prognóstica da resposta precoce ao tratamento (velocidade de redução dos blastos) começou a ser definida na década de 1980. A avaliação dessa redução foi realizada pelo estudo citomorfológico do SP e/ou MO. Inicialmente foi avaliada pelo grupo Berlin-Frankfurt-Münster (BFM)[7], por meio da contagem de blastos periféricos no D8 da indução e, posteriormente, pelo Children Cancer Group (CCG), mediante a avaliação da medula nos dias 7, 14 e 28 da indução[8]. Embora a análise morfológica possa ser reproduzida em qualquer centro, ela demonstrou não ser categórica na determinação do prognóstico, uma vez que cerca de 20% dos pacientes inicialmente considerados bons respondedores podem, eventualmente, apresentar recidivas. Soma-se a isso a subjetividade individual do método, totalmente associado à experiência do observador.

Neste contexto, na década de 1990 a mensuração da doença residual mínima (DRM) por citometria de fluxo e/ou por técnicas de PCR quantitativas (RQ-PCR) permitiu maior sensibilidade e especificidade na identificação de níveis submicroscópicos da doença. Foi demonstrado nos vários estudos prospectivos realizados que pacientes em remissão imunológica e/ou molecular, definidas como níveis de doença em valores menores de 10^{-4} (0,01%) ao término da indução, apresentaram excelente prognóstico, independentemente dos demais fatores prognósticos iniciais. Por outro lado, pacientes em remissão morfológica (MO-M1), com níveis de DRM, após a indução, maio-

res ou iguais a 1%, apresentaram prognóstico tão desfavorável quanto aqueles que não atingiram remissão clínica completa pelos conceitos convencionais[9,10].

No Brasil, a busca da adequação a essa importante estratégia de risco teve na técnica de PCR simplificada, desenvolvida por Scrideli et al., uma grande contribuição. Por meio da elaboração de primers de consenso para a detecção de rearranjos de imunoglobulinas e genes receptores de células T (TCR), foi possível a detecção de 10^{-2} a 10^{-3} células anômalas na avaliação dos D14 e 28 da indução do protocolo brasileiro GBTLI LLA-99[11]. De maneira geral, o estudo demonstrou diferenças significativas entre os grupos, sendo a presença de DRM no D28 diretamente associada a recidiva e/ou óbito em todos os diferentes grupos de risco, sendo considerada um fator prognóstico adverso independente em relação aos demais critérios de risco adotados no estudo GBTLI-99.

Resumindo, apesar de a positividade da DRM estar fortemente associada aos fatores de risco iniciais, ela possui importância prognóstica de forma independente. Dessa forma, sua avaliação nas primeiras semanas de tratamento permitiu a determinação de novos grupos de risco, que se beneficiarão de novas estratégias terapêuticas precoces diferenciadas.

Outros fatores prognósticos considerados clássicos, como sexo, raça, envolvimento do SNC, grau de hepatoesplenomegalia, perderam nos últimos anos seu impacto, quando considerados de forma isolada [1,2].

No futuro, alguns novos fatores poderão ser agregados aos determinantes de risco, entre eles o perfil farmacogenômico do paciente. Sabe-se que esse perfil pode influenciar diretamente as diferenças que ocorrem em relação à resposta ao tratamento entre os diferentes indivíduos, o que pode afetar o resultado final[8].

ASPECTOS HISTÓRICOS DO TRATAMENTO DA LLA INFANTIL

De maneira a permitir um melhor entendimento do desenvolvimento da terapêutica da LLA na infância, é importante reconhecer as diferentes etapas desse processo.

A primeira descrição de um agente quimioterápico efetivo contra a doença foi feita por Farber et al.[4]. A aminopterina levou à remissão temporária em uma criança com leucemia aguda, demonstrando, pela primeira vez, que agentes capazes de antagonizar importantes metabólitos (por exemplo: ácido fólico) poderiam ser úteis no tratamento da doença.

No início da década de 1950, um grupo totalmente diferente de drogas (ACTH e glicocorticoides) tornou-se disponível e mostrou ser útil no tratamento da leucemia infantil. Esses estudos iniciais com antagonistas do ácido fólico e glicocorticoides demonstraram estarem as LLA infantis entre os mais responsivos tipos de câncer estudados até o momento, observando-se, a partir de 1956, um aumento na proporção de pacientes que atingiam a remissão completa inicial[12,13].

O importante conceito de que a combinação de drogas aumentava o índice de remissão foi desenvolvido nesse período.

A principal questão no início dos anos 1960 era como aumentar a duração das remissões, já que 85% das crianças alcançavam remissão completa com a introdução do conceito de poliquimioterapia.

Iniciou-se a ênfase nos estudos terapêuticos clínicos comparativos de diferentes grupos, entre eles os trabalhos desenvolvidos por *St. Jude Children's Research Hospital* (SJCRH), *Children's Cancer Study Group "A"* (CCSG), outros investigadores em Boston e, posteriormente, pelo *Pediatric Oncology Group* (POG).

Os componentes da estratégia de tratamento foram desenvolvidos; a quimioterapia indutória com vincristina, prednisona e L-asparaginase, seguida de terapia pós-remissão com mercaptopurina e metotrexate, rapidamente tornou-se a terapia-padrão para o tratamento da LLA infantil.

Contribuições independentes em relação a essas fases indutória e de manutenção foram demonstradas. Provavelmente, a descoberta isolada mais importante desse período foi o reconhecimento de que o SNC agiria como um santuário quimioterápico para os linfoblastos.

Foi, então, introduzido o terceiro componente terapêutico da LLA, por meio do uso da irradiação em SNC e da administração de metotrexate (MTX) intratecal (IT). Sem essa complementação terapêutica, foi demonstrado que a doença recorria no SNC em aproximadamente 50% dos pacientes. A fase de profilaxia do SNC tornou-se parte integrante fundamental na estratégia terapêutica de abordagem da doença, e a proporção de pacientes vivos e sem evidência de doença durante cinco anos após o diagnóstico aproximou-se da marca de 50%.

Tornou-se possível interromper o tratamento para algumas crianças que se mantinham em remissão clínica completa por 2,5 a 3 anos. Dessa forma, a década de 1960 foi marcada por um rápido e dramático aumento nos resultados do tratamento da LLA infantil.

Entretanto, pouco se conhecia a respeito da biologia da LLA[1,2].

Apenas na década seguinte, anos 1970, observou-se uma aceleração na aquisição de informações em relação às características biológicas da doença. Iniciou-se o reconhecimento de que certas características clínicas presentes ao diagnóstico, como leucometria inicial, idade, envolvimento do SNC, achado de massa mediastinal, tinham correlação com o curso clínico e o resultado final do tratamento. A descoberta laboratorial feita por Sen e Borella, nos anos 1970[14], de que os linfoblastos de alguns pacientes com características clínicas de alto risco formavam rosetas com eritrócitos de carneiro, assim como dos linfócitos timo-dependentes normais, deu início ao sistema de classificação biológica da LLA.

Posteriormente, Greaves *et al.*[15] definiram um marcador característico dos linfoblastos de pacientes com características clínicas de risco-padrão, confirmando a importância da classificação biológica. Subsequentemente, inúmeros marcadores foram identificados, e isso foi especialmente auxiliado pela técnica de imunofenotipagem.

Na década de 1970, foi dada ênfase ao refinamento da estratégia terapêutica baseada nos três componentes básicos do tratamento, com especial atenção à avaliação dos efeitos da doença e do seu tratamento naquelas crianças com longa sobrevida livre de eventos, principalmente em relação aos efeitos da profilaxia do SNC.

Um maior conhecimento dos fatores clínicos e biológicos permitiu estratificar os pacientes em diferentes padrões de risco de acordo com a chance de recaída da doença (risco-padrão e alto risco), adotando-se, dessa forma, estratégias terapêuticas diferenciadas.

Os avanços obtidos nesse período serviram basicamente de trampolim para a década de 1980, na qual as considerações biológicas referentes à doença serviram de base para o desenvolvimento das novas abordagens terapêuticas, enfocando a pesquisa de tratamentos efetivos para os subtipos resistentes da doença.

Nesse aspecto, o grupo cooperativo alemão BFM foi considerado um dos grandes inovadores da década. A introdução do conceito de indução prolongada e intensiva terapia indutória/consolidatória, composta de oito diferentes drogas administradas no limite máximo da tolerância, teve grande impacto[7].

O metotrexate na dose de 5 g/m^2 em infusão de 24 horas foi introduzido no estudo ALL-BFM-86, como terapia de consolidação em todos os pacientes para melhorar o controle da leucemia extramedular e favorecer a redução da radioterapia em SNC. Da mesma forma, os estudos clínicos desenvolvidos pelo *St. Jude Children's Research Hospital* a partir de 1979 até 1988 (estudos X e XI) exploraram: a relação entre a exposição sistêmica ao metotrexate e o resultado do tratamento; a introdução de uma nova classe de drogas, as epipodofilotoxinas, visando eliminar a leucemia resistente às drogas-padrão; a intensificação da quimioterapia sistêmica convencional nas fases iniciais do tratamento; o uso alternado de pares de drogas sem resistência cruzada entre si, durante o período pós-remissão[7,16,17].

Os resultados dos estudos do POG, CCG-101, confirmaram que os planos terapêuticos deveriam evoluir para quimioterapia sistêmica intensiva adaptada ao grupo de risco, assim como a irradiação preventiva do SNC poderia ser omitida ou reduzida na maior parte dos pacientes portadores de LLA de linhagem B. Atenção redobrada foi dada aos sérios efeitos colaterais tardios que se associaram à intensificação de terapia e/ou ao uso de novas drogas.

O protocolo desenvolvido entre 1981 até 1985 no grupo *Dana-Faber Cancer Institute* (estudo 81-01) resultou em excelente sobrevida livre de eventos (SLE – 72% em 7 anos), entretanto, devido à alta dose cumulativa de doxorrubicina, resultou em cardiomiopatia em mais da metade dos pacientes do grupo de alto risco submetidos ao tratamento[18,19].

O risco de uma segunda neoplasia foi o efeito tardio mais devastador e temido. A incidência de leucemia mieloide aguda secundária aumentou durante os períodos dos estudos X e XI do SJCRH, em parte devido ao uso de epipodofilotoxinas[20].

Na estratificação de fatores de risco, somou-se aos achados clínicos e imunofenotípicos a avaliação das alterações citogenéticas encontradas nas crianças portadoras de LLA.

A citogenética passou a representar um dos mais importantes fatores prognósticos de LLA ao diagnóstico. As anormalidades citogenéticas encontradas foram subdivididas em numéricas ou estruturais. No grupo pediátrico, a determinação da ploidia teve correlação com a SLE. Pacientes com hiperdiploidia, particularmente aqueles com mais de 50 cromossomos, foram identificados como de melhor prognóstico e correspondem a 25%-30% das crianças com LLA.

Entre as alterações estruturais, as translocações são as mais frequentemente observadas. Nas LLA de linhagem B, ressaltam-se a t(1;19), t(4;11), t(9;22), t(8;14), t(8;22) e t(2;8). Na LLA-T, observam-se, mais frequentemente, translocações envolvendo o cromossomo 14, incluindo-se entre elas a inversão 14: t(14;14) e t(10;14).

A resposta precoce à terapia emergiu como um promissor indicador prognóstico na década de 1980. Nesse aspecto, o grupo cooperativo alemão BFM foi novamente o principal responsável por essa importante contribuição.

No estudo LLA-BFM-83, a resposta *in vivo* à prednisona foi prospectivamente avaliada em relação à sua significância prognóstica. A persistência de blastos circulantes (maior ou igual a 1.000/mm³) após uma semana de uso de prednisona e da administração de uma dose de metotrexato intratecal demonstrou ser um fator associado com uma menor SLE em cinco anos, comparativamente aos que não possuíam blastos nesse momento. Da mesma forma, os pacientes que, após 7-14 dias de terapia indutória ainda mantinham na medula óssea linfoblastos em percentual igual ou maior que 5%, apresentaram uma significante maior incidência de recaídas em relação aos que apresentavam blastos em número inferior a 5%.

A evolução desses conceitos terapêuticos intimamente relacionada com a melhor caracterização dos fatores de risco, além dos avanços adquiridos na terapia de suporte, permitiu que as crianças portadoras de LLA atingissem na década de 1980 uma SLE de cerca de 70%.

Em 1996, a probabilidade de SLE para uma criança com LLA recentemente diagnosticada era de 75%, com uma variação nos índices de 65% a 90%. A definição do genótipo molecular da LLA ganhou importância progressiva nesta década. A análise molecular dos pontos de quebras de específicos rearranjos cromossômicos tem identificado muitos genes cujos produtos são considerados importantes na transformação e proliferação maligna. Entre eles podemos citar os rearranjos MLL, BCR-ABL, TEL-AML1, que caracterizam leucemias de diferentes prognósticos e respostas terapêuticas.

Além disso, ocorreu o reconhecimento de que as medicações antileucêmicas interagem com receptores e enzimas específicos, interação essa que difere entre os pacientes, havendo, portanto, uma variabilidade no grau de exposição às drogas, iniciando-se os primeiros conceitos associados à farmacogenômica[21].

Pode-se salientar, ainda, a importância da tríade constituída pelos fatores sociais, econômicos e nutricionais, influenciando os resultados de cura da LLA infantil, principalmente nos países em desenvolvimento. Dessa forma, os fatores prognósticos podem ser encarados atualmente como índices úteis na detecção das diferenças entre as LLA, mas não como indicadores isolados de letalidade.

PLANEJAMENTO TERAPÊUTICO ATUAL DO TRATAMENTO DA LLA INFANTIL

Apesar de ocorrerem diferenças de abordagens com relação à estratificação dos pacientes, os regimes terapêuticos contemporâneos da LLA dividem a terapia em quatro elementos principais: indução da remissão, terapia preventiva do SNC, consolidação/intensificação e manutenção[22].

FASE DE INDUÇÃO

O objetivo inicial no tratamento da LLA é a indução da remissão completa, com restauração da hematopoiese normal e desaparecimento de todos os sinais e sintomas associados à doença. Com a moderna quimioterapia e as atuais medidas de suporte, 97% a 98% das crianças atingem remissão clínica completa (RCC)[1,2,22].

Tem duração aproximada de quatro a seis semanas e é baseada na poliquimioterapia. A cura ocorre na medida em que o tratamento inicial é suficientemente eficaz na erradicação das células malignas antes que elas adquiram mecanismo de resistência às drogas. Assim, o conceito de que o tratamento quimioterápico venha a ser curativo reforça os estudos que testam a terapia precoce intensa com um maior número de agentes.

O esquema indutório atual tipicamente inclui a administração de um glicocorticoide (dexametasoma ou prednisona), o uso da vincristina e da L-asparaginase e um antracíclico. Quando tratados com esquema indutório de duas drogas (vincristina e corticoide), aproximadamente 90% das crianças obterão remissão no final de quatro semanas de indução. Com o acréscimo da terceira droga indutória, em geral, a L--asparaginase, esse índice aumenta para aproximadamente 95%. A necessidade de uma indução utilizando quatro drogas (associação de antracíclico) em determinados grupos de LLA ainda é motivo de debate. O real benefício em pacientes de baixo risco do uso de antracíclicos e os riscos de efeitos tardios em pacientes potencialmente curáveis têm sido avaliados nos protocolos contemporâneos, havendo uma tendência à redução à exposição a antracíclicos em pacientes de baixo risco considerados respondedores rápidos pelas modernas técnicas de avaliação. Seu uso parece mais justificável nos pacientes classificados como de alto risco[2,3,6].

A adição da ciclofosfamida associada ao uso de asparaginase em esquema intensivo parece ser benéfica na indução da LLA-T.

A escolha do corticoide (prednisona/prednisolona x dexametasona) também é permeada por discussões. Em que pese a melhor penetração da dexametasoma em SNC, além de seu melhor efeito antileucêmico, seu uso costuma estar associado a maior descrição de efeitos colaterais agudos (hiperglicemia, trombose, hipertensão arterial etc.) e tardios (osteopenia, osteoporose etc.)[6,18,22].

A asparaginase é indispensável no tratamento da LLA, sendo, em geral, introduzida no início da segunda semana do tratamento. Possui diferentes formas de apresentação, cada qual com diferentes perfis farmacocinéticos e consequentemente potências distintas. Entretanto, em termos de ação antileucêmica, a intensidade de dose e a duração da exposição à droga são fatores mais importantes que o tipo de asparaginase utilizada. Apesar de ser considerada uma droga clássica na indução da LLA, seus importantes efeitos colaterais podem acarretar significativa morbimortalidade indutória (hiperglicemia, trombose, infecções etc.). Isso tem levado alguns grupos a discutirem a possibilidade de utilizar a droga na pós-indução.

FASE DE CONSOLIDAÇÃO/ INTENSIFICAÇÃO E REINDUÇÃO

É iniciada imediatamente após a obtenção da RCC e visa maximizar a precoce destruição das células neoplásicas. Inclui o uso de drogas utilizadas anteriormente em doses aumentadas (por exemplo: metotrexate, aracytin) ou a introdução de novos agentes com mínima resistência cruzada entre si, geralmente administradas em repetidos cursos durante vários meses. Apesar de sua indiscutível importância, não há consenso em relação ao melhor regime ser utilizado na consolidação/intensificação nem em relação à sua duração. Provavelmente, o melhor regime é aquele administrado continuamente, pois será capaz de atuar nas células de divisão lenta.

Os diferentes protocolos de tratamento utilizam diferentes regimes de intensificação, o que pode beneficiar subtipos distintos de LLA. Por exemplo, os melhores resultados obtidos para LLA de linhagem T observados nos estudos do Dana – *Farber Institute Consortium* e CCG têm sido creditados ao uso intensivo de asparaginase nessa fase. Da mesma forma, o uso de altas doses de metotrexate (5 g/m²) demonstrou melhores resultados nos pacientes com LLA-T, provavelmente em virtude das maiores concentrações de metotrexate necessárias para que os blastos de linhagem T acumulem quantidades adequadas de poliglutamatos de metotrexate (metabólitos ativos).

O conceito de intensificação tardia (reindução) foi provavelmente uma das mais importantes contribuições no tratamento da LLA, sendo o grupo BFM o pioneiro na introdução desse conceito. Posteriormente, o CCG confirmou a eficácia dessa abordagem e estendeu-a de forma mais intensiva aos grupos de maior risco. A reintensificação é considerada um elemento essencial no tratamento da LLA, em relação à prevenção tanto da recidiva medular quanto da extramedular[23,24].

FASE DE MANUTENÇÃO

As crianças com LLA requerem uma prolongada terapia de manutenção por razões até o momento pobremente compreendidas[1,2,25,26].

Alguns investigadores postulam ser a exposição prolongada às drogas necessária para eliminar os blastos residuais de divisão lenta. Outros acreditam que ela simplesmente permite a ação do próprio sistema imune do paciente ou que ocorra supressão da multiplicação celular, permitindo, assim, a ação do mecanismo de morte celular programada, a apoptose.

Na realidade, a dose de quimioterapia administrada e sua frequência de administração são fatores importantes no sucesso da terapia de manutenção.

Estudos já demonstraram uma correlação direta, na duração da remissão, entre alguns pacientes que receberam quimioterapias com 6-mercaptopurina, metotrexate e ciclofosfamida na dose total, comparativamente àqueles que receberam as medicações na metade da dose. Da mesma forma, foi demonstrado em um estudo holandês que os pacientes que se mantêm mais intensamente leucopênicos enquanto recebem 6-MP e MTX apresentaram melhores curvas de SLE.

A frequência na administração das drogas durante a terapia de manutenção também influencia o tempo de duração da remissão. Pacientes que mantêm seu tratamento quimioterápico sem interrupções apresentam melhores resultados do que aqueles que sofrem frequentes pausas durante a terapia de manutenção.

A terapia de manutenção básica é baseada na administração semanal de metotrexate e diária de 6-mercaptopurina. O metotrexato possui efeito sinérgico com a 6-mercaptopurina, aumentando sua conversão à tioguanina, seu metabólito ativo. Alguns estudos demonstraram melhor resposta quando a mercaptopurina foi administrada à noite, em jejum. Ela não deve ser administrada juntamente com leite ou derivados, que possuem a enzima xantina oxidase, que leva à degradação da droga. Os resultados parecem ser mais favoráveis com a combinação das drogas sendo administradas no limite da tolerância[1,2].

Reconhece-se atualmente que a atividade citotóxica da mercaptopurina é influenciada pela enzima tiopurina metiltransferase (TPMPT – enzima que inativa a droga), que é geneticamente regulada e variável. Estudos populacionais demonstraram que raros pacientes (1:300) são geneticamente deficientes para a enzima, apresentando extrema sensibilidade à mercaptopurina[27,28]. A identificação dessa deficiência permite a redução da dose da droga sem modificação da dose do metotrexato. Esses pacientes também possuem maior risco de segunda neoplasia. Cerca de 10% são heterozigotos para essa deficiência, apresentando níveis intermediários de atividade da enzima, necessitando de reduções moderadas das doses de mercaptopurina para evitar efeitos colaterais. Entretanto, os pacientes homozigotos para enzima necessitam de aumento das doses do quimioterápico para obter o efeito citotóxico desejado. O St. Jude, no estudo 13B, demonstrou claramente a importância da farmacogenética afetando tanto o tratamento quanto a toxicidade dele. Foi o primeiro estudo de leucemia que aplicou a farmacogenética na estratégia terapêutica, ajustando as doses da 6-mercaptopurina durante a manutenção com base nos estudos de polimorfismos do gene que codifica a TPMT.

Apesar de a tioguanina ser superior à mercaptopurina em relação ao seu efeito antileucêmico, está associada a maior grau de plaquetopenia, aumento do risco de óbito em remissão e um inaceitável risco de doença veno-oclusiva hepática (10%-20%). Embora possa ser utilizada por curtos períodos de tempo durante a fase de intensificação, a mercaptopurina permanece sendo a droga de escolha na manutenção.

O uso do metotrexato durante a manutenção, classicamente, é semanal, administrado oralmente ou via parenteral. Apesar de não existirem dados evidentes que favoreçam seu uso parenteral, essa via pode reduzir questões de biodisponibilidade e aderência. Recentemente, estudos envolvendo o uso do metotrexate de forma intermitente parecem promissores. O estudo CCG-1991 mostrou um aparente benefício terapêutico para os pacientes de baixo risco segundo NCI, que foram tratados com doses escalonadas de metotrexato endovenoso, a partir de 100 mg/m², com aumento de 50 mg/m² a cada 10 dias, conforme a tolerabilidade.

Nesse grupo de pacientes não foi preconizado o uso da mercaptopurina, nem do leucovorin. A sobrevida livre de eventos foi de 92,1% para esse grupo de pacientes, comparada a 88,7% para aqueles que receberam o metotrexate oral. Baseado na experiência anterior do *Japanese Children´s Cancer and Leukemia Study Group 5811 protocol*, o estudo GBTLI LLA-99 introduziu, pela primeira vez, na manutenção do grupo de baixo risco, um braço para avaliar o uso do metotrexato endovenoso (200 mg/m²) e da mercaptopurina (100 mg/m²/d, por 10 dias) via oral na forma intermitente (a cada 21 dias). A dose cumulativa de metotrexate no grupo intermitente foi de 5.200 mg/m², comparada a 1.950 mg/m² do regime convencional. A dose de mercaptopurina foi a mesma para ambos os grupos. Foram observados baixo grau de toxicidade associado ao esquema e uma sobrevida livre de eventos significativamente melhor nos meninos[29].

Os pulsos intermitentes com vincristina e prednisona ainda são utilizados em vários estudos durante a manutenção, embora não existam dados convincentes do benefício dessa abordagem no grupo considerado de baixo risco[30].

Alguns grupos utilizam, durante a manutenção, a administração rotativa de pares de drogas sem resistência cruzada entre si, o que parece aumentar os resultados tanto nos pacientes de risco-padrão como nos de alto risco[31].

Como regra geral, a terapia de 24 meses (18 meses de manutenção) se mostrou mais efetiva que a de 18 meses. O grupo BFM demonstrou que meninos, em particular os de baixo risco, poderiam ter algum benefício com o aumento da manutenção, mas a preocupação com o risco de segunda neoplasia é uma importante questão a ser considerada[30].

TRATAMENTO DO SISTEMA NERVOSO CENTRAL

No final dos anos 1960 e início dos 1970, seguindo-se ao advento do sucesso da terapia sistêmica para LLA, o SNC, mais primariamente as meninges, tornou-se o sítio mais comum de recidiva leucêmica. A doença meníngea ocorria em mais de 80% dos pacientes que alcançavam remissão medular. Além disso, a esse evento frequentemente se seguia a recaída medular, dando a ideia de uma disseminação da doença desse sítio extramedular para medula óssea.

Nesse momento, o sistema nervoso emergiu como o mais importante fator isolado responsável pela remissão completa prolongada, uma vez que o controle da doença sistêmica já havia ocorrido. Foi introduzido o conceito de ser o SNC "um santuário" para as células leucêmicas.

A recaída em SNC ocorria uma vez que as drogas administradas sistemicamente não atingiam os sítios de leucemia residual dentro do SNC em concentração suficiente para destruir essas células. Consequentemente, a proliferação celular permanecia e eventualmente produzia sintomas de neuroleucemia.

Para combater esse dilema, Pinkel *et al.*, em 1967[5,32], sugeriram que a radioterapia (RXT) do SNC precocemente realizada na remissão poderia erradicar as células leucêmicas residuais e prevenir a recaída do SNC. Isso levou a uma série de estudos desenvolvidos no SJCRH, que claramente demonstraram que a neuroleucemia sintomática poderia ser prevenida na grande maioria dos pacientes.

Com esse evento foram lançadas novas diretrizes na terapia da LLA na infância. O efeito da profilaxia do SNC no controle das leucemias foi dramático, reduzindo o risco de recaída em SNC de 50% a 70% para 5% a 12%[33].

Em um período curto foi possível prever que uma criança com LLA poderia ter mais que 50% de chance de permanecer viva e bem, sem evidência de doença e fora de terapia cinco anos após o diagnóstico. Lentamente, voltou-se a falar de "cura" em LLA, tornando-se inaceitável o termo "paliativo" no tratamento inicial de uma criança com LLA.

O tratamento ideal dirigido ao SNC deve prevenir a neuroleucemia sem efeitos colaterais agudos ou tardios. Realisticamente, deverá ocorrer um equilíbrio entre a eficácia do tratamento e sua morbidade.

A complicação mais temida associada ao tratamento da leucemia em SNC é o desenvolvimento de tumores cerebrais. As outras complicações estão associadas à qualidade de vida desses pacientes e incluem interferências no seu desenvolvimento neuropsicológico, função intelectual e crescimento.

MÉTODOS DE PREVENÇÃO E TRATAMENTO DA LEUCEMIA MENÍNGEA

Três métodos utilizados isolados ou em combinação tornaram-se úteis na prevenção da neuroleucemia: a radioterapia, a injeção intratecal de antimetabólitos com ou sem corticosteroides e a administração intravenosa de altas dosagens de antimetabólitos suficientemente adequadas para alcançar níveis terapêuticos em líquido cefalorraquidiano (LCR).

Mesmo após três décadas de estudos clínicos, os valores relativos, as indicações e os índices de risco e benefício desses métodos ainda são objeto de controvérsia. Logo, parece claro que, apesar dos grandes avanços na terapia profilática do SNC, é ainda difícil recomendar um regime que seja comum a todos os pacientes. Provavelmente, os métodos de prevenção devem ser adaptados aos diferentes grupos prognósticos e a outras características gerais do tratamento.

Radioterapia do SNC

A escolha da modalidade, volume e doses da irradiação variou de um estudo para outro no decorrer das diferentes décadas do tratamento da LLA infantil.

No estudo VI do SJCRH, 45 pacientes foram randomizados de forma a receber radioterapia cranioespinhal, na dose de 2.400 cGy, precocemente na remissão ou apenas no momento da recidiva em SNC. Dos pacientes que receberam a terapia precoce, 58% permaneciam em remissão hematológica contínua 8 a 11 anos após o diagnóstico. No grupo controle, somente 35% dos pacientes permaneciam em remissão hematológica.

No estudo VII do SJCRH, a Rxt cranioespinhal isolada (2.400 Cgy) mostrou-se tão efetiva quanto a Rxt craniana (2.400 cGy) associada a cinco doses de MTX IT[34]. A toxicidade local e sistêmica da radioterapia cranioespinhal acarretou no seu abandono como forma terapêutica profilática, tornando a RXT com 2.400 cGy associada ao MTX IT o principal suporte na profilaxia da leucemia meníngea.

Já se tem conhecimento de que a irradiação craniana profilática provavelmente pode ser evitada nos pacientes de baixo risco, mantendo os baixos índices de recaídas em SNC e excelente sobrevida livre de eventos.

Além disso, estudos recentes de Tubergen et al.[35] demonstraram que a radioterapia craniana poderia ser omitida dos pacientes de risco intermediário que receberam quimioterapia sistêmica intensificada, com MTX IT administrado durante toda terapia de indução, consolidação, reindução e manutenção. Por outro lado, a efetividade da terapia pré-sintomática do SNC que omite a RxT craniana nos pacientes de alto risco ainda é pouco clara. Embora alguns investigadores relatem curvas de recaídas em SNC e SLE similares nos pacientes de alto risco tratados com ou sem RxT craniana, outros observaram índices maiores de recidiva e resultados piores para aqueles tratados com quimioterapia IT isolada.

Estudos mais recentes, entre eles o CCG-1882, demonstraram que o MTX IT intensificado sem radioterapia craniana no contexto da terapia sistêmica BFM modificada proporciona adequado tratamento pré-sintomático ao SNC para um grande subgrupo de crianças com LLA e características prognósticas desfavoráveis ao diagnóstico, demonstrando uma rápida resposta à terapia indutória.

No contexto da terapia sistêmica atual, a dose de 12 Gy aplicada apenas em crânio em vez da convencional dose de 18 Gy craniana parece proporcionar adequada proteção contra a leucemia do SNC mesmo nos pacientes de alto risco.

A neurotoxicidade associada à RxT pode ser classificada em aguda, subaguda ou tardia. Em geral, as formas agudas e subagudas são relativamente benignas ou reversíveis, e as tardias são mais sérias e usualmente irreversíveis. As manifestações agudas incluem náuseas, cefaleia, anorexia, mucosite oral e pancitopenia, mas comumente as reações neurotóxicas são subagudas. Em geral, o paciente desenvolve uma síndrome de sonolência cinco a sete semanas após a irradiação craniana, que se caracteriza por sonolência, letargia, febre, anorexia, irritabilidade, cefaleia, ataxia e disartria, podendo ser acompanhada por anormalidades eletroencefalográficas e/ou pleocitose liquórica. É reversível, desaparecendo em uma a três semanas.

Os efeitos tardios associados à RxT craniana têm grande magnitude na qualidade de vida das crianças submetidas a essa modalidade terapêutica. Dentre eles, o mais devastador é o risco de uma segunda neoplasia. Comparado com o risco global da população, há uma elevação dele na ordem de 22 vezes para o desenvolvimento de tumores cerebrais, principalmente nas crianças que receberam RxT em idade inferior a 5 anos. Não inesperadamente, as neoplasias secundárias do SNC apresentam pobre prognóstico.

Observa-se ainda, como efeito tardio, um aumento na incidência de carcinomas, entre eles de tireoide e paratireoides.

Os efeitos neuropsicológicos têm sido referidos como alterações estruturais causadas pela RxT no SNC. Déficits na atenção, organização, memória, nas habilidades visuoespaciais e de planejamento têm sido descritos e se refletem no mau rendimento acadêmico.

Anormalidades neuroendócrinas primariamente envolvendo o eixo hipotálamo-hipófise também têm sido documentadas. O principal achado é a diminuição na secreção do hormônio do crescimento. A obesidade parece ser comum em crianças que receberam RxT craniana, entretanto a validade dessa correlação requer confirmação.

Terapia intratecal

A terapia intratecal é bem conhecida por produzir efeitos sistêmicos e proteção ao SNC. A questão que permanece é quando utilizar o MTX isolado, em combinação com o Ara-c ou associado ao Ara-c e um corticoide solúvel. Os outros aspectos relevantes seriam em relação à frequência e ao tempo de duração da terapia intratecal.

A administração de quimioterapia intratecal é um importante componente na terapia preventiva da leucemia. Tem a vantagem de distribuir altas concentrações no SNC e meninges com baixas doses de drogas, proporcionando, dessa forma, mínima toxicidade sistêmica.

Historicamente, o protótipo do regime destinado ao SNC foi desenvolvido pelo SJCRH, que determinou a combinação de 24 Gy cranianos a cinco doses de MTX IT (12 mg/m² a cada três a quatro dias)[36].

No estudo desenvolvido pelo CCSG em 1978, a dose do MTX IT foi padronizada em 12 mg para todas crianças com 3 ou mais anos de idade, independentemente da superfície corpórea. Em crianças menores de 3 anos, doses menores foram administradas (6, 8 e 10 mg para pacientes menores de 1 ano, com 1 ano e 2 anos de idade, respectivamente). Esse regime de dosagens baseadas nas considerações referentes ao volume do SNC em vez das baseadas na superfície corpórea reduziu o índice de recidivas de 8% a 12% do total para 5% a 7% e em pacientes considerados de alto risco para recaída em SNC de aproximadamente 25% para 6%.

A modificação adicional, de substituir a administração de duas vezes por semana para aplicações semanais, permitiu diminuir a toxicidade e o desconforto associado ao regime protótipo, sem comprometer a sua eficácia.

É bastante claro que não existe um único esquema que possa ser utilizado uniformemente em todas as crianças com LLA. Aqueles pacientes considerados de baixo risco podem ser tratados apenas com MTX IT periodicamente durante toda terapia de manutenção (CCG-161), não sendo necessárias múltiplas drogas intratecais.

Nos pacientes classificados de risco intermediário para recaída em SNC, a RxT pode ser substituída com sucesso pela tripla quimioterapia intratecal intensificada ou pela combinação de MTX IT e doses intermediárias de MTX ou por altas doses isoladas de MTX. Comparações definitivas entre a eficácia do MTX IT isolado e a tripla quimioterapia intratecal ainda necessitam de estudos randomizados[37].

O melhor regime intratecal será aquele que, individualizado, resulte em índices menores de toxicidade sistêmicas e hematológicas, agudas e/ou tardias.

O MTX intratecal está associado com aracnoidite aguda, caracterizada por cefaleia, náusea, vômitos, meningismo e outros sinais de aumento da pressão intracraniana que ocorrem 12 a 24 horas após a administração da medicação. Uma forma de neurotoxicidade subaguda caracterizada por mielopatia ou encefalopatia é observada mais raramente. Convulsões, particularmente com doses repetidas de MTX IT durante a fase de manutenção, também representam uma forma subaguda de toxicidade.

Quando a terapia preventiva é limitada ao uso isolado do MTX IT, efeitos adversos residuais ou tardios são incomuns.

Com a tripla quimioterapia intratecal, as reações agudas, subagudas ou tardias são qualitativamente similares àquelas atribuídas ao MTX IT isolado. As frequências podem diferir, sendo a forma aguda menos frequente e severa e as tardias, relativamente mais comuns.

Terapia com altas doses sistêmicas

Na década de 1970, Freeman *et al.*[38] iniciaram estudo piloto no qual o MTX era utilizado na dose de 500 mg/m² e comparado com esquemas que não o utilizavam em altas doses. O protocolo tinha como objetivos principais prevenir o desenvolvimento da neuroleucemia sem a utilização de RxT craniana em determinados grupos de risco e intensificar a terapia sistêmica erradicando, dessa forma, as células leucêmicas de outros santuários. Esse trabalho baseou-se em achados farmacológicos que demonstraram que o MTX, dado em doses intermediárias de 500 mg/m² em 24 horas de infusão, era capaz de se difundir através da barreira hematoencefálica em quantidades suficientes para erradicar as células leucêmicas do SNC e presumivelmente penetrar em outras regiões simultaneamente. Os encorajadores resultados preliminares desse estudo piloto levaram ao desenvolvimento do protocolo CALGB 7611. Nesse estudo, que se estendeu de 1976 a 1979, os pacientes foram randomizados a receber doses intermediárias de MTX associadas a MTX IT ou RxT craniana associada a terapia IT. A avaliação realizada em 1983 demonstrava que o MTX em doses intermediárias oferecia melhor proteção contra as recaídas sistêmicas nos pacientes de risco-padrão e melhor proteção contra as recaídas testiculares para todos os pacientes; entretanto, a RxT craniana oferecia proteção superior ao SNC. Em 1971, o estudo CALGB 7611 foi reavaliado, e os resultados anteriormente descritos se confirmaram, com a ressalva de que o grupo de pacientes que realizou RxT craniana apresentou pior adaptação à sociedade, consequente ao mau rendimento escolar, baixa autoestima e maiores dificuldades psicológicas.

Abramowitch et al.[39,40] deram início em 1979 ao St. Jude Total Therapy Study X, direcionado aos pacientes de baixo risco de recaída, no qual foi realizada a comparação da eficácia entre o uso de cursos repetidos de MTX em altas doses (1 g/m^2) associado ao MTX IT, com a RxT craniana também associada ao MTX IT na profilaxia do SNC. Os resultados demonstraram que o uso de altas doses de MTX aumentou de modo significativo a duração das remissões clínicas, prolongando as remissões hematológicas, e também foram menos frequentes as recaídas testiculares. Não houve diferenças significantes estatisticamente em relação às recaídas em SNC, excetuando-se o grupo de prognóstico desfavorável em que a RxT ofereceu melhor proteção contra a recaída em SNC.

Poplack utilizou o MTX em doses de 33,6 g/m^2 para tratar crianças com LLA, na tentativa de melhorar o controle da recaída meníngea, obtendo resultados semelhantes aos dos estudos anteriores com relação às recaídas medulares e aos resultados encorajadores na prevenção da leucemia em SNC, com toxicidade mínima[41].

Green et al.[42] compararam a eficácia de três com seis cursos de MTX, na dose de 500 mg/m^2 na consolidação, e demonstraram uma relação entre dose e efeito (SLE 30% x 57%) em relação a recaídas medulares, mas não em relação ao SNC. Entretanto, os estudos CCG-139 e CCG-144, que utilizaram um número maior de cursos de MTX em doses intermediárias (500 mg/m^2) e altas (33 g/m^2), falharam em demonstrar um efeito na SLE. No protocolo CCG-107, altas doses de MTX utilizadas na consolidação pareceram contribuir na profilaxia do SNC de lactentes e provavelmente na SLE (62,44%). Entretanto, nos pacientes de risco intermediário, seu papel pareceu ser limitado.

Pinkel e Woo[32] relataram que, além do grupo de baixo risco, o grupo de pacientes com LLA de linhagem B, considerado de risco intermediário, também se beneficia com o uso de MTX IT associado ao uso de quimioterapia intensiva sistêmica na prevenção de neuroleucemia.

O uso de 1 g/m^2 de MTX associado a doses intermediárias ou altas de Ara-C e 6MP parece ser igualmente efetivo na prevenção da doença em SNC dos pacientes classificados como LLA-B derivada de AR.

No protocolo Dutch Childhood Leukemia Study Group (DCLSG) IV, iniciado em 1984, as crianças não classificadas como LLA-AR foram tratadas com uma combinação de três diferentes abordagens, visando ao tratamento profilático do SNC: uso intravenoso de MTX na dose de 2 g/m^2 em infusão de 24 horas associado à medicação IT prolongada durante o primeiro ano da manutenção, à administração de dexametasona na indução e à quimioterapia em pulsos durante a manutenção. Ele se mostrou altamente efetivo, especialmente em relação à prevenção das recaídas meníngeas e com SLE de 81%.

O grupo POG, no estudo 8399, visando avaliar no grupo de pacientes com LLA de baixo risco a administração de MTX e 6MP em doses intermediárias, questionou vários aspectos interessantes em relação ao uso do MTX. O uso parenteral das duas drogas, em infusão prolongada e doses intermediárias, objetivava maximizar as concentrações dessas drogas intracelularmente. Entretanto, esse esquema requeria vários dias de hospitalização, sendo discutida a viabilidade do uso ambulatorial do MTX na forma oral ou em esquema de curta duração. Ao contrário dos achados de Evans et al.[43] que referiam que pacientes que se apresentassem com concentrações plasmáticas estáveis de MTX inferiores a 16 × 10^{-6} mol/l possuíam maior probabilidade de recidiva, o protocolo 8399 demonstrou que, apesar de 80% dos pacientes desse estudo apresentarem níveis séricos de MTX inferiores a 16 × 10^{-6}mol/l, as recaídas foram raras. A SLE em quatro anos foi de 94%, com índice de toxicidade inferior a 10%.

Cap et al.[41] demonstraram que o uso de altas doses de MTX com aplicação IT associada, sem RxT craniana, mostrou-se efetivo na profilaxia do SNC em pacientes de risco-padrão, mas não foi satisfatório em prevenir recaídas no SNC no grupo de alto risco.

Em resumo, os dados disponíveis levam, no momento, à conclusão de que o uso de medicação IT prolongada e a quimioterapia sistêmica em altas doses são tão efetivos quanto a RxT na prevenção de neuroleucemia nos pacientes portadores de LLA de linhagem B de baixo risco ou risco intermediário e nos portadores de LLA-T com contagens leucocitárias iniciais inferiores a 50.000/mm^3 [44]. Ainda permanece em questão se essa forma de abordagem terapêutica também será capaz de eliminar a necessidade de RxT craniana profilática nos pacientes com LLA-B derivada de AR ou nos pacientes com LLA-T que apresentaram contagens leucocitárias superiores a 100.000/mm³.

Transplante de células-tronco hematopoiéticas

O papel do transplante de medula alogênico em primeira remissão nos pacientes portadores de LLA está limitado a pacientes de extremo alto risco. Por causa das toxicidades associadas ao procedimento, as indicações devem ser claramente definidas e os regimes de condicionamento e imunossupressão devem ser realizados dentro de estudos clínicos.

Maiores detalhes em relação a essa distinta abordagem terapêutica constam do capítulo pertinente.

O TRATAMENTO DA LLA NO BRASIL

Em 1980, Brandalise *et al.* deram início ao primeiro protocolo brasileiro multicêntrico de tratamento de LLA infantil, formando-se, assim, o Grupo Cooperativo Brasileiro de Tratamento da Leucemia Linfoide Aguda na Infância (GBTLI)[45].

Em termos gerais, ocorreu significante e crescente probabilidade de cura para a criança portadora de LLA no Brasil por meio dos três estudos pioneiros (GBTLI'80, '82 e '85). No total, 994 crianças foram inscritas, provenientes de 80 instituições brasileiras. A sobrevida livre de eventos para todos os grupos de risco foi de 50% para GBTLI LLA-80; 58% para GBTLI LLA-82 e de 70% para o GBTLI LLA-85.

O GBTLI LLA-93 incluiu 853 pacientes e baseou-se em novos aspectos na categorização dos grupos de risco, sendo introduzidos os conceitos de imunofenotipagem e citogenética. Além disso, pela primeira vez em nosso meio, foi utilizado o metotrexato em altas doses, e a radioterapia profilática do SNC passou a ser restrita ao grupo de alto risco[46]. O estudo trouxe os benefícios esperados (melhora nas taxas de SLE, diminuição da morbimortalidade global e redução no risco de sequelas tardias) associado ao fato de estar inserido dentro da realidade brasileira, permitindo a adesão de diferentes centros de tratamento do câncer infantil no Brasil. Em 15 anos, a sobrevida global (SG) para todos os grupos foi de 70%[47].

No GBTLI LLA-99, 1.155 pacientes foram analisados e significativas melhorias referentes aos recursos diagnósticos foram alcançadas no decorrer do estudo. A imunofenotipagem já era realizada em 93,2% dos pacientes inscritos e a citogenética, em 43,5%. Também no decurso do estudo, foi desenvolvido, por Scri-

delli *et al.*[11,48], a técnica simplificada de estudo da doença residual mínima por sondas de consenso, o que impulsionou posteriormente a introdução da DRM no estudo 2009. Nesse estudo, além das características clínicas e laboratoriais ao diagnóstico, foi introduzida a avaliação da resposta precoce à terapia para delinear a intensidade de quimioterapia nos diferentes grupos de risco. As taxas de SG e SLE para todos os pacientes foi de 74% e 68%, respectivamente[47].

O protocolo GBTLI LLA-2009 tem, em seus fundamentos, grandes e novos desafios, seja na busca da redução da taxa de mortalidade indutória, que foi de 7,3% no estudo anterior (GBTLI LLA-99), seja na introdução, pela primeira vez, em protocolo de leucemia nacional do uso da doença residual mínima (DRM) como estratificador de risco. Sabe-se que a determinação da DRM é atualmente fundamental no aprimoramento da definição dos diferentes grupos de risco e para a definição de estratégias terapêuticas ajustadas a esses respectivos grupos. Além do foco na avaliação da resposta biológica, nova estruturação em relação aos diferentes subtipos de doença foi incorporada nesse novo protocolo. Dessa forma, os planos de terapia são subdivididos em: LLA B derivada alto e baixo risco, LLA T derivada, LLA Ph+, LLA do lactente[47].

CONSIDERAÇÕES FINAIS

Até o momento, a determinação precisa da resposta ao tratamento por meio da quantificação da doença residual mínima foi o mais importante avanço obtido para a adaptação da intensidade do tratamento, pois permitiu identificar variações genéticas individuais e mecanismos primários de resistência a drogas. Apesar disso, ainda são necessários esforços na busca de outros determinantes de falha terapêutica.

O melhor reconhecimento da caracterização molecular da LLA e a identificação de novas drogas-alvo dirigidas a subtipos específicos são um novo caminho. Sem dúvida, a introdução dos inibidores de tirosinoquinase no tratamento da LLA-Ph+ mudou a abordagem dessa doença como um todo e representa um excelente exemplo.

Além disso, recentes avanços na imunologia podem levar a um maior uso da imunoterapia no manejo da LLA.

O maior desafio, entretanto, ainda reside na dificuldade de estender todo o conhecimento adquirido no entendimento biológico da doença com suas repercussões terapêuticas e prognósticas a todas as crianças que necessitam dele.

REFERÊNCIAS

1. Margolin JF, Steuber CP, Poplack DG. Acute lymphoblastic leukemia. In: Pizzo PA, Poplack DG. Principles and practice of pediactric oncology. 5th ed. Philadelphia: Lippincott Willians & Wilkins; 2006.

2. Pui CH. Acute lymphoblastic leukemia. In: Pui CH. Childhood Leukemias. 2th ed. Cambridge University Press; 2006.

3. Pui CH, Robison L, Look AT. Acute lymphoblastic leukaemia. Lancet. 2008;371:1030-43.

4. Farber S, Diamond LK, Mercer RD, Sylvester RF, Wolff JA. Temporary remissions in acute leukemia in children produced by folic acid antagonist, 4-aminopteroyl-glutamic acid (Aminopterin). N Engl J Med 1948;238:788-93.

5. Pinkel D, Simone J, Hustu HO, Aur RJA. Nine years experience with "total therapy" of childhood acute lymphocytic leukemia. Pediatrics. 1972;50:246-51.

6. Pui CH, Robison L, Look AT. Acute lymphoblastic leukaemia. Lancet. 2008;371:1030-43.

7. Schrappe M, Reiter A, Zimmermann M, Harbott J, Ludwig W-D, Henze H, et al. Long-term results of four consecutive trials in childhood ALL performed by the ALL – BFM study group from 1981 to 1995. Leukemia. 2000;14:2205-22.

8. Nachman JB, Sather HN, Sensel MG, Trigg ME, Cherlow JM, Lukens JN, et al. Augmented post-induction therapy for children with high-risk acute lymphoblastic leukemia and a low response to initial therapy. New Engl J Med. 1998;338:1663-71.

9. Borowitz MJ, Devidas M, Hunger SP, Bowman P, Carroll AJ, Carroll WL, et al. Clinical significance of minimal residual disease in childhood acute lymphoblastic leukemia and its relationship to other prognostic factors: a Children´s Oncology Group study. Blood. 2008;111:5477-85.

10. Flohr T, Schrauder A, Cazzniga G, Panzer-Grümayer R, Velden V, Fischer S, et al. Minimal residual disease-direct risk stratification using real-time quantitative PCR analysis of immunoglobulin and T-cell receptor gene rearrangements in the international multicenter trial AEIOP-BFM ALL 200 for childhoos acute lumphoblastic leukemia. Leukemia. 2008;31:1-12.

11. Scrideli CA, Assumpção JG, Ganazza MA, Araújo M, Toledo SR, Lee MLM, et al. A simplified minimal residual disease polymerase chain reaction method at early treatment points can stratify children with acute lymphoblastic leukemia into good and poor outcome groups. Haematologica. 2009;94:781-9.

12. Kersey JH. Fifty years of studies of the biology and therapy of childhood leukemia. Blood. 1997;90:4243-51.

13. Pinkel D. Selecting treatment for children with acute lymphoblastic leukemia. J Clin Oncol. 1996;14:4-6.

14. Sen L, Borella L. Clinical importance of lymphoblasts with T markers in childhood acute leukemia. N Engl J Med. 1975;292:828.

15. Greaves MF, Brown G, Rapson NT. Antiserc to acute lymphoblastic leukemia cells. Clin Immunol Immunopathol. 1975;4;67.

16. Pui CH, Evans WE. Acute lymphoblastic leukemia. N Engl J Med. 1998;339:605-15.

17. Pui CH, Mahmoud HH, Rivera GK, Hancock ML, Sandlund JT, Behm FG, et al. Early intensification of intratecal chemotherapy virtually eliminates central nervous system re-lapse in children with acute lymphoblastic leukemia. Blood. 1998;92:441-15.

18. Silverman LB, Sallan SE. Treatment of Childhood Acute Lymphoblastic Leukemia: The Dana-Farber Cancer Institute ALL Consortium Perspective. In: Pui CH. Treatment of Acute Leukemias: New Directions for Clinical Research. New Jersey: Humana Press; 2003.

19. Silverman LB, Declerck L, Gelber RD, Dalton VK, Asselin BL, Barr RD, et al. Results of Dana-Farber Cancer Institute Consortium protocols for children with newly diagnosed acute lymphoblastic leukemia (1981-1995). Leukemia. 2000;14:2247-56.

20. Pui CH, Ribeiro RC, Hancock ML, Rivera GK, Evans WE, Raimondi SC, et al. Acute myeloid leukemia in children treated with epipodophyllotoxins for acute lymphoblastic leukemia. N Engl J Med. 1991;325:1682-7.

21. Evans WE, Relling MU, Rodman JH, Crom WR, Boyett JM, Pui CH. Conventional compared with individualized chemotherapy for childhood acute lymphoblastic leukemia. N Engl J Med. 1998;338:499-505.

22. Schrappe M, Stanulla M. Treatment of childhood acute lymphoblastic leukemia. In: Pui CH. Treatment of acute leukemias – new directions for clinical research. New Jersey: Humana Press; 2003.

23. Nachman J, Sather NH, Gaynon PS, Lukens JN, Wolff L, Trigg ME. Augmented Berlin-Frankfurt – Musten Therapy abrogates the adverse prognostic significance of slow early response to induction chemotherapy for children and adolescents with acute lymphoblastic leukemia and unfavorable presenting features: a report from the Children´s Cancer Group. J Clin Oncol. 1997;15:2222-30.

24. Nachman J, Sather NH, Sensel MG, Trigg ME, Cherlow JM, Lukens JK, et al. Augmented post-induction therapy for children with high-risk acute lymphoblastic leukemia and a slow response to initial therapy. N Engl J Med. 1998;338:1663-71.

25. Childhood ALL Collaborative Group. Duration and intensity of maintenance chemotherapy in acute lymphoblastic leukemia: overwiew of 42 trials involving 12000 randomised children. Lancet. 1996;347:1783-8.

26. Pui CH, Crist WM. Biology and treatment of acute lymphoblastic leukemia. N Engl J Med. 1998;339:605-15.

27. McLeod HL, Krynetski EY, Relling MV. Genetic polymorphism of thiopurine methyltransferase and it´s clinical relevance for childhood acute lymphoblastic leukemia. Leukemia. 2000;14:567-72.

28. Lennard L, Lilleyman JS, Van Loon J, Weinshilboum RM. Genetic variation in response to 6-mercaptopurine for childhood acute lymphoblastic leukemia. Lancet. 1990;336:225-9.

29. Brandalise SR, Pinheiro VR, Aguiar SS, Matsuda EI, Otubo R, Yunes JA, et al. Benefits of the intermittent use of 6-mercaptopurine and methotrexate in maintenance treatment for low-risk acute lymphoblastic leukemia in children: randomized trial from the Brazilian Childhood Cooperative Group – Protocol ALL 99. J Clin Oncol. 2010;28:1-9.

30. Moricke A, Zimmermann M, Reiter A, et al. Long-term results of five consecutive trials in childhood acute lymphoblastic leukemia performed by the ALL-BFM study group from 1981-2000. Leukemia. 2010;24:265-84.

31. Pui CH, et al. Results of total studies for childhood ALL. Leukemia. 2010;24:371-82.

32. Pinkel D, Woo SHIAO. Prevention and treatment of meningeal leukemic in children. Blood. 1994;84:355-66.

33. Aur RJA, Simone J, Hustu HO, Walters T, Borella L, Pratt C, et al. Central Nervous System therapy and combination chemotherapy of childhood lymphocytic leukemia. Blood. 1971;37:272-81.

34. Ochs JJ. Neurotoxicity due to central nervous system therapy of childhood leukemia. Am Ped Hematol Oncol. 1989;11:93-105.

35. Tubergen DG, Gilchrist GS, O'Brien RT, Coccia PF, Sather HW, Waskerwits MJ, et al. Prevention of CNS disease in intermediate-risk acute lymphoblastic leukemia:comparison of cranial radiation and intrathecal methotrexate and the importance of systemic therapy: a children cancer group report. J Clin Oncol. 1993;11:520-6.

36. Aur RJA, Hustu HO, Verzosa MS, Wood A, Simone J. Comparison of two methods of preventing central nervous system leukemia. Blood. 1973;42:349-57.

37. Lange BJ, Blatt J, Sather HN, Meadows AT. Randomized comparison of moderate-dose methotrexate infusions to oral methotrexate in children with intermediate risk acute lymphoblastic leukemia. A Children´s Cancer Group Study. Med Ped Oncol. 1996;27:15-20.

38. Freeman AI, Weinerg V, Brecher ML, Jones B, Glickmasn AS, Sinks LF, et al. Comparison of intermediate – dose methotrexate with cranial irradiation for the post-induction treatment of acute lymphocytic leukemia in children. N Engl J Med. 1983;308:477-84.

39. Abramowitch M, Ochs J, Pui CH, Kalwinsky D, Rivera GK, Fairclough D, et al. High dose methotrexate improves clinical outcome in children with acute lymphoblastic leukemia: St Jude Total Therapy Study X. Medical Pediatric Oncology. 1988;16:297-303.

40. Abramowitch M, Ochs J, Pui CH, Fairclough D, Murphy SB, Rivera GK. Efficacy of high-dose methotrexate in childhood acute lymphocytic leukemia: Analysis by contemporary risk classification. Blood. 1988;71:866-9.

41. Cap J, Foltinova A, Kaiserova E, Moyzasova A, Sejnova D, Jamaria M. Is high dose methotrexate without irradiation of the brain sufficiently effective in prevention of CNS disease in children with acute Lymphoblastic leukemia? Neoplasma.1998;43:176-9.

42. Green DM, Freeman AI, Sather HN. Comparison of three methods of central nervous system prophylaxis in childhood acute lymphoblastic leukemia. Lancet. 1980;1:1398-403.

43. Evans WE, Crom WR, Abramowitch M, Dodge R, Look AT, Bowman WP, et al. Clinical pharmacodynamics of high-dose methotrexate in acute lymphocytic leukemia. N Engl J Med. 1986;314:417-77.

44. Pui CH, Howard SC. Current management and challenges of malignant disease in the CNS in pediatric leukaemia. Lancet. 2008;371:257-6.

45. Brandalise SR, Odone V, Pereira W, Andrea M, Zanichelli M, Aranega V. Treatment results of three consecutive Brazilian Cooperative Childhood ALL Protocols: GBTLI-80, GBTLI-82 and 85. Leukemia. 1993;7:142-5.

46. Brandalise SR, Azevedo AA, Oliveira DA, Zanichelli A, Gesteira MF, Kato M, et al. Procotolo Cooperativo GBTLI LLA-93 para o tratamento da leucemia linfóide aguda na infância. São Paulo, 1993.

47. Brandalise SR, Pinheiro VR, Lee MLM, Luisi FA, Cristofano L, Pereira W, et al. Protocolo de Tratamento da Leucemia Linfoblástica Aguda da Criança e do Adolescente. GBTLI LLA-2009. SOBOPE, 2009.

48. Assumpção JG, Ganazza MA, de Araújo M, Silva AS, Scrideli CA, Brandalise SR, et al. Detection of clonal immunoglobulin and T-cell receptor gene rearrangements in childhood acute lymphoblastic leukemia using a low-cost PCR strategy. Pediatr Blood Cancer. 2010;55:1278-86.

TRATAMENTO DAS LEUCEMIAS MIELOIDES AGUDAS

Alejandro Maurício Arancibia

INTRODUÇÃO

Acredita-se que as leucemias derivam de células hematopoiéticas que sofreram rearranjos cromossômicos e múltiplas mutações genéticas, levando a uma proliferação descontrolada e autossustentável de células anômalas. O entendimento dessas alterações moleculares e o aparecimento de novas técnicas para a pesquisa das alterações cromossômicas mudaram o rumo do diagnóstico, do tratamento e, sobretudo, da cura dos pacientes com leucemia[1,2].

As leucemias mieloides agudas (LMA) correspondem a 20% das leucemias diagnosticadas em crianças a cada ano. As LMA são um grupo heterogêneo de leucemias que derivam dos precursores da linhagem mieloides, eritroides, megacariocíticos e monócitos.

O prognóstico de crianças com LMA tem aumentado ao longo das últimas três décadas. Taxas de remissão clínica completa (RCC) de até 80%-90% e sobrevida total (ST) de 60% têm sido reportadas[2]. Mesmo com a utilização de altas doses de quimioterapia (QT), ampla terapia de suporte e aumento no número de transplantes realizados para LMA, a sobrevida nesses pacientes continua sendo insatisfatória se comparada à da leucemia linfoide aguda (LLA) – 80%-90%[3]. Por outro lado, o tratamento realizado até o momento, sobretudo o transplante de células-tronco, levará um grande número de crianças a desenvolver complicações tardias relacionadas à terapia.

O tratamento dos pacientes com LMA é hoje determinado por uma série de fatores que visam às características do clone leucêmico, identificando, dessa maneira, possíveis "*targeted therapies*" e ajudando na decisão dos possíveis candidatos a transplante de células-tronco (TCT).

Em adultos jovens e crianças com diagnóstico de LMA, é fundamental determinar o risco de recaída para guiar o tratamento e determinar a agressividade dele. O TCT demonstrou claramente uma redução na taxa de recidivas se comparado com QT convencional, porém os resultados na ST não são tão claros assim[4]. Levando em consideração a mortalidade relacionada ao transplante, que depende de vários fatores como idade e tipo de transplante, pode-se argumentar que somente aqueles pacientes com alto risco de recidiva se beneficiariam de quimioterapia ablativa em primeira remissão clínica (RC)[5].

Atualmente, a massa tumoral, representada pela quantidade de leucócitos e/ou hepatoesplenomegalia, tem sido substituída pelos fatores genéticos na maioria dos protocolos como determinantes de risco[2]. Em uma análise multivariável que levou em consideração idade, tipo de LMA (*de novo* o secundária) e número de leucócitos ao diagnóstico, o cariótipo resulta o fator prognóstico de maior importância para determinar a estratégia de tratamento a ser utilizada[4].

No protocolo MRC AML 10 onde havia 1.600 pacientes cadastrados, aqueles que apresentavam t(8;21) e inv(16) foram associados a bom prognóstico (ST em cinco anos 69% e 61%, respectivamente), entretanto cariótipos complexos como -5, del(5q), -7 e anormalidades do 3q foram relacionados a mau prognóstico.

Outra anormalidade genética que merece destaque são os rearranjos do gene MLL, localizados na banda 11q23 e presentes em quase 20% dos casos de LMA. Geralmente, crianças com esses rearranjos são consideradas de risco intermediário e seu desempenho não varia em relação àqueles pacientes que não apresentam a translocação, porém alguns estudos sugerem que pacientes com t(9;11) apresentam melhor prognóstico que aqueles com outras alterações citogenéticas[2].

Mutações do *c-kit*, *ras* e *FMS-like tyrosine kinase* (FLT3) têm sido amplamente encontradas em crianças com LMA. O *FLT3 internal tandem duplication* (FLT3/ITD) é o mais fortemente relacionado com recidivas de LMA em estudos realizados pelo grupo Holandês e pelo *Cancer Children Group* (CCG)[2].

Outro fator determinante do prognóstico na LMA tem sido, como na maioria dos tumores, a resposta ao tratamento; no caso das leucemias, a resposta à terapia de indução. Essa avaliação é realizada por meio da morfologia, imunofenotipagem, citogenética e biologia molecular. A biologia molecular por reação de cadeia de polimerase do DNA (PCR) é a de maior sensibilidade e determina a doença residual mínima (DRM), sendo um fator determinante quando positivo para recidiva.

A farmacocinética e a farmacodinâmica têm papel fundamental no tratamento do câncer, não sendo diferente para a LMA. Isso fica claramente demonstrado nos pacientes com LMA e síndrome de Down (SD), que alcançam taxas de cura para LMA de 80%-100%. Entre outros motivos, encontra-se a expressão de algumas proteínas por parte desses pacientes relacionadas ao metabolismo da citarabina, aumentando a sensibilidade à droga, como também sua toxicidade.

Sendo na atualidade uma das LMA que mais cura juntamente com LMA do SD, a LMA com t(15;17) merece destaque quando se fala de sobrevida (90%-98%). Essa apresenta características clínicas e biológicas que permitem um tratamento direcionado, diminuindo os efeitos colaterais e aumentando a sobrevida. O ácido transretinoico (ATRA) mudou radicalmente a história da LMA M3 e motivou a procura incessante de terapias-alvo para as leucemias[3].

A maioria dos pacientes é tratada dentro de protocolos de estudo multi-institucionais ou de uma única instituição. Isso facilita o acesso das crianças a um tratamento dentro dos padrões do *state-of-the-art*.

Juntamente com os procedimentos diagnósticos, é recomendável que seja colocado no paciente um cateter de acesso venoso central, cujo tipo será escolhido segundo as condições clínicas do paciente e a experiência da instituição.

Encontram-se vários tipos de tratamento, que diferem amplamente uns dos outros, em número, esquema e intensidade dos blocos de QT, doses cumulativas das drogas mais importantes (antracíclicos, citarabina e etoposide), indicações de transplante de células-tronco, irradiação e/ou QT intratecal (IT) para profilaxia de sistema nervoso central (SNC) e terapia de manutenção. Independentemente do esquema, a maioria dos grupos alcança taxas de RCC e ST similares[6].

Um tratamento otimizado para LMA não pode somente incluir as drogas de primeira linha para a doença. É de igual importância contar com pessoal especializado na assistência desses pacientes, como tratamento de suporte que inclua o acesso a uma unidade de cuidados intensivos. Não se pode deixar de pensar na qualidade de vida e os efeitos tardios das drogas usadas[5].

INDUÇÃO DA REMISSÃO

A indução deve ser iniciada assim que houver o diagnóstico de LMA por morfologia e imunofenotipagem, não sendo necessário aguardar o cariótipo e a biologia molecular. É conveniente que os pacientes sejam tratados dentro de protocolos de tratamento em instituições com pessoal devidamente capacitado e com possibilidade de acesso dos pacientes a uma unidade de cuidados intensivos[1].

A intenção da indução é obter uma remissão completa definida por menos de 5% de células blásticas na medula óssea, recuperação hematológica no sangue periférico (granulócitos maior que $1.000/mm^3$ e plaquetas maiores que $100.000/mm^3$) e ausência de células leucêmicas em outros lugares que não a medula óssea.

Cada protocolo de tratamento define os momentos e critérios de avaliação da remissão. Atualmente se consideram a citogenética e a biologia molecular como avaliadoras de resposta ao tratamento e inclusive como eleição da terapia a ser utilizada na pós-remissão[7].

A indução deve ser agressiva a ponto de produzir aplasia severa da medula óssea, com todos os riscos que isso significa[3]. Alguns protocolos de tratamento realizam uma citorredução dependendo da condição clínica e laboratorial do paciente. Desde a década de 1960, citarabina e daunorrubicina em um esquema de tratamento melhor conhecido como "7-3" têm sido usadas com taxa de remissão de 60%-70%[7].

Na realidade, não importa a combinação quimioterápica ou o esquema a ser utilizado enquanto for produzida uma mielossupressão no paciente. Protocolos contemporâneos de tratamento para crianças, na sua maioria, utilizam, para a indução, citarabina por 7 a 10 dias, daunorrubicina ou idarrubicina por três dias e etoposide ou tioguanina por cinco dias.

Dois ciclos de QT indutora com a agressividade mencionada e com o adequado suporte que esses pacientes requerem são associados com baixa taxa de mortalidade e alta taxa de remissão na maioria dos países da América e Europa e inclusive no Brasil (morte em indução de 5,7%, taxa de remissão de 88%) – SIOP 2009.

Alguns antracíclicos são melhores em produzir um *clearance* maior de blastos que outros, ao mesmo tempo em que alguns antracíclicos produzem menos cardiotoxicidade, mas nenhum se mostrou superior ao outro. O grupo inglês *Medical Research Council* (MRC) demonstrou a mesma eficácia para DNR e mitoxantrona, porém esse último é mais mielossupressor. A idarrubicina tem maior captação celular, aumento da retenção e menor suscetibilidade à glicoproteína responsável pela resistência a múltiplas drogas. O metabólito idarrubicinol tem vida média (VM) mais prolongada e atividade antileucêmica no liquor cefalorraquidiano (LCR).

O grupo alemão Berlin-Frankfurt-Munich (BFM) conseguiu maior *clearance* de células blásticas no dia 15 de indução com a combinação de idarrubicina, aracitabina (ara-C) e etoposide (IDA) que com ara-C, daunorrubicina e etoposide (ADE), mas não modificou a ST em cinco anos[9].

Doses cumulativas de antracíclicos superiores a 375 mg/m^2 não têm se mostrado superiores em relação à sobrevida, mas têm causado maior toxicidade.

A cardiomiopatia secundária ao uso dos antracíclicos em crianças começa a ser evidenciada a partir de doses cumulativas de 300 mg/m^2. Vários protocolos vêm usando outras drogas na tentativa de diminuir esse efeito colateral. O BFM no protocolo AML-BFM 2004 usou daunorrubicina liposomal (L-DNR), diminuindo a cardiotoxicidade aguda dos pacientes[10].

Os melhores resultados foram obtidos quando usadas maiores doses cumulativas tanto de antracíclicos como de citarabina[11].

O êxito da indução da remissão está relacionado ao tipo de QT, ao tempo entre um ciclo e outro e a doses cumulativas (ou dose cumulativa) dos diferentes tipos de quimioterápicos. Os grupos BFM, MRC e *Leucemie Aique Myeloide Enfant* (LAME) investem em maiores doses de quimioterápicos, aumentando o tempo da indução, enquanto o grupo americano CCG investe no menor tempo. Os resultados obtidos pelos diferentes grupos são similares[6].

LEUCEMIA PROMIELOCÍTICA AGUDA (LPA) PML/RAR +

LPA apresenta características clínicas e biológicas únicas[12]. Antigamente os pacientes com diagnóstico de LPA faleciam de complicações hemorrágicas nos primeiros dias de iniciado o tratamento. Uma vez que o paciente sobrevivia às complicações hemorrágicas, a sobrevida era maior do que em qualquer outro subtipo de LMA.

Com a introdução do ácido transretinoico (ATRA) juntamente com antracíclicos na década de 1980 e a utilização do trióxido de arsênio (ATO) nos anos 1990, a cura desses pacientes aumentou tanto naqueles recém-diagnosticados como nas recidivas[13]. Mesmo assim, as complicações hemorrágicas continuam sendo um problema.

O ATRA produz diferenciação e maturação nas células da LPA. Foi usado pela primeira vez no *Shanghai Children's Hospital* em 1985, em uma paciente de 5 anos de idade que não entrou em remissão com QT convencional.

O ATRA por si só apresenta como complicação pelo seu uso a chamada síndrome ATRA, representada por febre, infiltrados pulmonares, efusão pleural e/ou pericárdica, danos aos rins e insuficiência cardíaca.

Essa síndrome pode ocorrer após 2-10 dias de tratamento. É reversível com terapia de dexametasona de ao menos três dias e interrupção temporária de ATRA. Normalmente, a terapia com ATRA pode continuar mais tarde.

O ATO, diferentemente do ATRA, leva as células leucêmicas a apoptoses. Já havia sido usado numerosas vezes desde o tempo de Hipócrates, mas somente em 1996-1997 foi usado em LPA com taxa de RC de 52%-73%.

Grupos como o BFM ou o brasileiro mantêm a mesma plataforma de tratamento tanto para pacientes com PML/RAR α positivo ou negativo, diferenciando-se unicamente pelo acréscimo do ATRA no caso de LPA. Já outros grupos como o *International Consortium for Childhood Acute Promyelocytic Leukemia* (ICC-APL) ou o grupo espanhol *Programa Español em Tratamientos em Hematologia* (PETHEMA) optam por diminuição das doses de QT tanto na indução como nas fases pós-remissão e não usam ara-C em forma rotineira.

Na era pré-ATRA o *Gruppo Italiano Malattie Ematologiche Maligne dell'Adulto* (GIMENA) demonstrou que a adição de ara-C à idarrubicina não foi melhor para os pacientes recém-diagnosticados de LPA[7]. Porém, o grupo europeu APL comparou o uso de ATRA e daunorrubicina com e sem ara-C. A RC foi similar para ambos os braços do estudo (94% e 99%), porém o estudo teve de ser descontinuado por aumento nas recidivas dos pacientes tratados sem ara-C (15,9% e 4,7%)[14].

O ICC-APL utilizará no seu novo protocolo somente ara-C para pacientes de alto risco (leucócitos > 10.000 mm³) e para aqueles de baixo risco (leucócitos > 10.000 mm³) que após indução e consolidação mantiverem DRM positiva.

A maioria dos protocolos de tratamento para LPA tanto para crianças quanto para adultos usa ATRA combinado a idarrubicina para a indução, seguidos de consolidação e, posteriormente, manutenção também com ATRA. Aliás, a manutenção foi unicamente eficaz nas LMA quando utilizada para LPA.

Excelentes resultados têm sido publicados na literatura para o uso do ATO como único agente no tratamento de LPA refratária ao ATRA ou recidiva[15].

Já existem alguns estudos em adultos usando o ATO como único agente ou em combinação com ATRA para pacientes recém-diagnosticados de LPA, com excelentes resultados, sobretudo quando o ATO é usado em conjunto com ATRA (RC 93,3% *vs.* 85,6% e ST 98% 4 anos *vs.* 87,6 3 anos)[16,17].

LMA EM PACIENTES COM SÍNDROME DE DOWN (SD)

A maior suscetibilidade de apresentar leucemias em crianças com SD foi demonstrada na década de 1950[18]. Pacientes portadores da trissomia 21 têm 20 vezes mais chances de desenvolver uma leucemia que pacientes não SD. O risco aumentado de apresentar leucemia é tanto para LMA como LLA.

Aproximadamente, 10% dos pacientes com SD apresentam uma mutação somática na codificação do gene para o fator de transcrição hematopoiético GATA1 localizado no cromossomo X, que produz o desenvolvimento de um clone pré-leucêmico nas células mieloides do fígado do feto, levando à condição conhecida como síndrome mieloproliferativa transitória[9]. Os pacientes com SD geralmente desenvolvem mielodisplasia (MDS) como fase prévia de sua LMA[19].

A LMA em pacientes com SD geralmente se apresenta entre 1 e 4 anos de vida com baixa leucometria e pouco envolvimento em SNC. Dois terços dos pacientes apresentam leucemia aguda megacarioblástica, LMA-M7. As anormalidades genéticas presentes em outros pacientes com LMA são pouco comuns em pacientes com SD. Esses pacientes são altamente responsivos à QT, porém apresentam grandes riscos de morrer durante o tratamento, especialmente na primeira fase dele.

Pacientes maiores de 4 anos de idade apresentam uma sobrevida pior que os menores e as taxas de ST e recidiva se comparam a pacientes não SD.

A ótima resposta ao tratamento de crianças com SD foi primeiramente demonstrada pelo *Pediatric Oncology Group* (POG), que usou QT mais agressiva pela primeira vez. Antes disso, os pacientes com SD não eram tratados ou, se tratados, eram com QT paliativa[20,21].

Essas crianças alcançam taxas de cura que podem chegar a 83%, com chance de recidiva de somente 3%[2].

Para o êxito do tratamento e cura desses pacientes, é fundamental reduzir as doses de QT ministradas a pacientes não SD, diminuindo, dessa maneira, a toxicidade e a morte durante a indução[9].

As células da leucemia mieloide do paciente com SD apresentam comprovada hipersensibilidade ao tratamento se comparadas com as de pacientes não SD, 12 vezes para o ara-C, 2-7 vezes para antracíclicos, 9 vezes para mitoxantrona, 16 vezes para amsacrine e 20 vezes para etoposide[9].

Com base nos excelentes resultados (ST 91%), obtidos pelo BFM com o protocolo AML-BFM 98, no qual se trataram pacientes com SD com a mesma plataforma de tratamento que pacientes não SD, porém com doses reduzidas de ara-C, está se montando um protocolo conjunto, europeu e americano, com o mesmo regime utilizado pelo BFM. Porém, esses pacientes não receberam manutenção, irradiação intracraniana e/ou transplante de células-tronco[22].

É de importância ressaltar que o que acontece com SD e LMA não acontece com SD e LLA. Pacientes com LLA e SD não apresentam diferenças na sensibilidade às drogas comparando com pacientes não SD. Isso reforça a noção de que LMA em pacientes com SD é uma doença única e que a maior suscetibilidade às drogas está relacionada à linhagem celular, e não a trissomia 21.

TERAPIA DE CONSOLIDAÇÃO (PÓS-REMISSÃO)

É um consenso que, após induzida a remissão, o paciente com diagnóstico de LMA deve receber tratamento para consolidação dessa remissão. Enquanto a QT de indução é a mesma para todos os pacientes com LMA, a terapia pós-remissão é específica para cada tipo de LMA, visto que nesse momento já se tem o resultado de cariótipos e biologia molecular, que vão determinar as características específicas da leucemia mieloide em questão.

As terapias oferecidas podem ser das mais variadas, porém sempre enfrentam a dúvida de oferecer ou não TCT para consolidar o paciente em remissão.

A terapia de consolidação vai sempre incluir altas doses de QT, e, uma vez que se decidiu pela estratégia a seguir (TCT ou não TCT), em geral as drogas e o modo de aplicação são os mesmos para todas as LMA, independentemente dos fatores de risco.

O número de ciclos ideal para essa consolidação é incerto, assim como a melhor droga a ser utilizada. Regimes que não utilizam altas doses de ara-C, como o MRC, demonstraram dados parecidos com aqueles do BFM utilizando altas doses de ara-C. Também não se chega a um consenso se dois, três ou quatro ciclos de ara-C são melhores que um.

Por isso, a terapia de não TCT para a pós-remissão é ainda mais confusa que a terapia ideal para a indução.

TRANSPLANTE DE CÉLULAS-TRONCO

O transplante alogênico de células-tronco de doador HLA compatível é, sem dúvida, a melhor terapia pós-remissão para pacientes com diagnóstico de LMA, demonstrado pelas baixas taxas de recaídas pós--transplante. Porém, a alta mortalidade relacionada a esse procedimento limita seu uso somente para aqueles pacientes em primeira RC (RC1), em que o risco de recidiva for maior que as chances de morrer como consequência do TCT[9].

A tendência, na Europa, é a de reduzir progressivamente o uso de TCT em RC1, enquanto a conduta nos Estados Unidos é a contrária.

Qual é o melhor paciente para ser consolidado com TCT? Essa é uma pergunta difícil de responder. Atualmente, o TCT é reservado para aqueles pacientes que apresentem ao diagnóstico citogenética desfavorável ou mutações como *c-Kit*. A resposta à terapia de indução também deve ser levada em consideração, e aqueles pacientes com citogenética favorável que não alcançam RC após um ou dois ciclos indutórios e precisam de terapia de resgate para poder entrar em remissão devem ser elegíveis para TCT.

Os regimes quimioterápicos para TCT incluem drogas como bussulfano, ciclofosfamida e ara-C usadas em altas doses ou a combinação de irradiação do corpo inteiro com altas doses de QT.

Uma vez que em nosso meio é raro encontrar um irmão HLA compatível, a escolha de um doador não aparentado se faz necessária. Entretanto, sabe-se que a taxa de mortalidade é maior com esse tipo de escolha. O TCT de doador não aparentado deve ser realizado em um centro capacitado para esse tipo de procedimento.

No estudo do grupo alemão AML01/99, avaliou-se prospectivamente o uso de TCT de doador não rela-cionado para LMA em RC1. Pacientes com citogenética desfavorável ou com doença residual na MO do dia 15 de indução eram eleitos para TCT, seja de doador relacionado ou não relacionado. A ST em quatro anos foi de 68% para aqueles transplantados com irmão HLA compatível e 56% no caso em que foi usado um doador HLA compatível não relacionado, ambos os resultados bem melhores que os encontrados no caso do uso de quimioterapia ou de transplante autólogo[12].

A opção por TCT em pacientes em CR1 deve ser cuidadosamente analisada. Se é claro que o paciente se beneficiará desse procedimento, o TCT deve ser realizado e não deixado para uma segunda RC (RC2). As publicações de TCT em CR2 são muitas vezes alentadoras (ST 25% a 35%), porém não se deve esquecer que esses TCT são realizados somente naqueles pacientes que sobreviveram à recidiva e conseguiram alcançar condição clínica adequada para um TCT.

MANUTENÇÃO EM LMA

Atualmente, a manutenção foi deixada de lado para pacientes com diagnóstico de LMA. Os únicos grupos a usá-la são aqueles que baseiam a terapia, como no caso do Grupo Brasileiro, no BFM. Ele demonstrou, ao longo de seus estudos, que os pacientes tratados dentro desse protocolo se beneficiam com a manutenção.

O LAME e o CCG publicaram resultados demonstrando não haver nenhum benefício no uso de manutenção, mas sim uma ação deletéria contribuindo com a resistência às drogas e falha do tratamento com posterior recidiva.

O único caso em que a manutenção mostrou-se efetiva para LMA foi a LPA. O resultado com o uso de QT não ablativa com Purinethol (6-MP) diário, metotrexato (MTX) semanal e ATRA trimestral foi superior ao uso de 6-MP com MTX ou somente ATRA ou não manutenção.

PROFILAXIA PARA SNC

Aproximadamente, 17% dos pacientes diagnosticados de LMA são SNC-positivos ao diagnóstico. A taxa de recidiva isolada em SNC é de 2% e, em combinação com medula óssea, entre 2% e 9%. Os pacientes com maior risco de apresentar doença em SNC são aqueles mais novos que apresentam leucocitoses, aqueles com tipo monoplástico de leucemia, ou com rearranjos MLL.

No Protocolo de Tratamento de Leucemia Mieloide Aguda Multi-Institucional baseado nos resultados do LMA-BFM, realizado no Brasil, 6% dos pacientes cadastrados apresentavam infiltração em SNC ao diagnóstico[23].

A maioria dos protocolos de tratamento inclui QT intratecal com ara-C ou com ara-C, corticoide (hidrocortisona ou dexametasona) e MTX. Talvez essa opção de tratamento juntamente com altas doses de ara-C, que tem boa penetração em SNC, seja o motivo pela baixa taxa de recidiva em SNC.

O uso de RDT, acredita-se, não oferece nenhum benefício no controle de doença no SNC.

Atualmente, a radioterapia (RDT) profilática para SNC está sendo usada unicamente pelo grupo alemão BFM, que demonstrou ser de suma importância para evitar recaídas tanto locais como sistêmicas[24].

O St. Jude, nos estudos AML97 e AML02, não utilizou radioterapia tanto para profilaxia quanto para tratamento, tendo taxa de recidiva de 3%[3].

Deve-se levar em consideração que o contexto quimioterápico é importante para definir ou não a utilização da RDT profilática para SNC[5].

OUTRAS OPÇÕES TERAPÊUTICAS

Como consequência do trabalho dos grupos cooperativos de diagnóstico e tratamento de LMA, a ST em pacientes só tem aumentado ao longo dos anos; aproximadamente 50% dos pacientes continuam falecendo em consequência da doença e de suas complicações.

O estudo de novas drogas em crianças se vê dificultado pelo número pequeno de pacientes a serem incluídos nas pesquisas clínicas. Também a grande maioria deles já foi tratada anteriormente com protocolos bem agressivos, dificultando um bom resultado com novos agentes[25].

Entre os agentes mais usados ultimamente em protocolos de tratamento em pediatria, estão 2-cloro-deoxiadenosina ou cladribina (2-CDA), clofarabine, daunorrubicina lipossomal (L-DNR) e gemtuzumab ozogamicina (GO).

Devido ao fato de a falha no tratamento de LMA basear-se principalmente na resistência a ara-C, novos análogos como 2-CdA são investigados. A cladribina pertence ao grupo de drogas quimioterápicas denominadas antimetabólitas, sendo um inibidor de adenosina deaminase, que, incorporada ao DNA, leva à morte celular.

A infusão contínua de 2-CdA em pacientes previamente tratados levou a uma CR2 de 27%. Quando usada como única droga, em pacientes virgens de tratamento, a CR1 foi de 42% após dois ciclos consecutivos[15]. Geralmente, é usada em combinação com ara-C na maioria dos protocolos de tratamentos.

A variante monoblástica (FAB M5) é notavelmente mais sensível a 2-CdA que o resto das LMA, como demonstrado pelo *Saint Jude Children Hospital* (St. Jude). O BFM-AML 2004 inclui um braço com 2-CdA para o tratamento das LMA de alto risco, que na sua maioria são LMA-M5.

Clofarabina é uma nova geração de análogos das purinas que combina as melhores propriedades farmacocinéticas do fludarabina e do cladribina. Isso resulta em um potente inibidor do DNA polimerase e ribonucleotídeo redutase, levando à inibição da síntese de DNA e à apoptose celular[26].

Mesmo com todas essas qualidades, um estudo de fase II com pacientes com LMA refratária ou recidivados levou à remissão somente 25% dos pacientes tratados[27].

Vários estudos combinando clofarabina com ara-C ou ciclofosfamida e etoposide estão sendo realizados mundo afora[28].

A daunorrubicina lipossomal é amplamente conhecida pelo tratamento de pacientes com sarcoma de Kaposi. Essa droga tem mais atividade antitumoral que a DNR convencional, podendo ser usada em doses cumulativas bem maiores, sem a consequente cardiomiopatia aguda ou crônica observada com a DNR comum[15].

Tanto o BFM quanto o *The International Study Relapsed AML 2001/01* estão randomizando o uso de L-DNR *versus* idarrubicina ou FLAG (fludarabina + altas doses de ara-C + G-CSF) com ou sem L-DNR, respectivamente.

Gemtuzumab ozogamicina é um anticorpo monoclonal antiCD33 covalentemente ligado a um derivado semissintético, a caliqueamicina. O antígeno CD33 está presente em aproximadamente 90% dos mieloblastos, tornando-se um importante alvo terapêutico. Acredita-se que a caliqueamicina se intercala no DNA do mieloblasto, desencadeando o processo de apoptose[16,29].

Vários estudos fase II-III estão sendo realizados pela maioria dos grupos de tratamento de leucemias, como o MRC, o COG e o BFM. O MRC, no protocolo MRC AML15, usou GO para o tratamento de crianças com LMA recém-diagnosticadas e recidivas, aumentando a sobrevida livre de doença, porém não aumentando a ST[30].

O COG concluiu, no seu estudo piloto AA-ML031P1, que GO pode ser usado com segurança juntamente com quimioterapia. Esse estudo usou GO com QT baseada no regime do MRC, na indução I e intensificação II, para pacientes recém-diagnosticados de LMA, independentemente de serem CD33 positivos ou negativos. A RC após indução I foi de 83%, com uma taxa de mortalidade durante indução de 9%, comparável ao protocolo de fase III do COG em andamento, AAML0531[31]. Também foi levantada a hipótese de que pacientes com baixa expressão do CD33 nesse estudo teriam uma sobrevida pior que aqueles com alta expressão do CD33, porém aqueles com maior positividade para CD33 tiveram uma sobrevida livre de doença menor que aqueles com baixo nível de CD33, 45% *vs.* 62%, concluindo o contrário do esperado[32].

As terapias-alvo são um grande desafio visto que causam em geral menos toxicidade, porém são somente aplicáveis a um grupo específico de pacientes com alterações moleculares específicas.

A maioria dos pacientes com LMA pode ser individualizada com base nas características cromossômicas secundárias ou nas alterações moleculares.

Os resultados mais do que satisfatórios nas leucemias mieloides crônicas (LMC) com messilato de imatinibe (MI) têm aumentado a procura por inibidores de alterações genéticas tipo 1 nas LMA.

CD117 é uma proteína tirosinoquinase também conhecida como c-Kit. É um receptor para o fator de células-tronco ou ligante c-kit. O c-Kit é expresso nas células hematopoiéticas pluripotentes, mastócitos e células da LMA. Além da atividade antiBCR-ABL, o MI inibe o c-kit[33].

Infelizmente, na maioria dos casos essas drogas utilizadas sozinhas demonstraram efeito biológico importante, mas efeito clínico modesto.

O *FMS-like tyrosine kinase* (FLT3) é um receptor de tirosinoquinase classe III expresso na célula-tronco e progenitoras hematopoiéticas, envolvido na proliferação, diferenciação e sobrevida celular que desempenha um papel fundamental na patogênese das leucemias. A duplicação em tandem do gene FLT3 (FLT3/ITD) ocorre em aproximadamente 25% dos adultos com LMA e em 15% dos pacientes pediátricos com LMA[34] (*vide* capítulo 12).

Essa mutação é associada com mal prognóstico, o que tem incentivado a pesquisa por terapias antiFLT3/ITD.

O PKC412 é um deles, com atividade antiangiogênica e antineoplásica, que também inibe a proteinocinase C (PKCalpha), assim como o receptor do fator de crescimento endotelial vascular 2 (VEGFR2), o c-kit e o receptor plaqueta-derivado do fator de crescimento (PDGFR), o que pode resultar em interrupção do ciclo celular, inibição da proliferação, apoptose e inibição da angiogênese. O SUS5416 é um agente multialvo, de importância relevante na LMA e direcionado para FLT3, kit e VEGF.

CONCLUSÃO

Importantes avanços têm sido feitos no tratamento das LMA nas últimas décadas. As taxas de cura alcançam hoje 60% em pacientes recém-diagnosticados de LMA. Entretanto, ao menos até o presente momento, existe a possibilidade de se ter alcançado o limite possível com quimioterapia e TMO, levando em consideração a mortalidade e os efeitos colaterais secundários ao tratamento.

As pesquisas atuais apontam para a identificação de subgrupos específicos dentro das LMA, o que permitirá um tratamento mais orientado e com melhora nas taxas de cura e diminuição nos efeitos colaterais.

REFERÊNCIAS

1. O'Brien MM, Lacayo NJ. Acute leukemia in children. Conn's Curr Ther. 2008;Section 6:446-53.

2. Rubnitz JE, Gibson B, Smith FO. Acute myeloid leukemia. Pediatr Clin N Am. 2008;55:21-51.

3. Ribeiro R, Radtke I, Rubnitz J. Pediatric acute leukemia-improving survival one patient at a time. SIOP Education Book; 2009. p. 70-9.

4. Rowe JM. Impact of cytogenetics on clinical outcome in AML in first remission. Hematology AM Soc Hematol Educ Program. 2009:396-405.

5. Grimwade D, Hills RK. Independent prognostic factors for AML outcome. Hematology. 2009:385-95.

6. Kasper GJL, Creutzig U. Pediatric acute myeloid leukemia: international progress and future directions. Leukemia. 2005;19:2025-9.

7. Pizzo PA, Poplack DG. Principles and practice of pediatric oncology. Philadelphia: Lippincott Williams & Wilkins; 2006.

8. Cheson BD, Cassileth PA, Head DR, et al. Report of the National Cancer Institute-sponsored workshop on definitions of diagnosis and response in acute myeloid leukemia. J Clin Oncol. 1990;8:813-9.

9. Creutzig U, Ritter J, Zimmermann M, et al. Idarubicin improves blast cell clearance during induction therapy in children with AML> results of study AML-BFM 93. AML-BFM study group. Leukemia. 2001;15(3):348-54.

10. Creutzig U, Zimmermann M, Kasper GJL, et al. Liposomal daunorubicin causes only low cardiotoxicity in pediatric AML patients. Blood (ASH Annual Meeting Abstracts). 2008;112:1940A.

11. Kaspers G, Creutzig U. Pediatric AML: long term results of clinical trials from 13 study groups wordwide. Leukemia: international progress and future directions. Leukemia. 2005;19:2025-146.

12. Mantadakis E, Samonis G, Kalmanti M. A comprehensive review of promyelocytic leukemia in children. Acta Haematol. 2008;119(2):73-82.

13. Haferlach T. Molecular genetic pathways as therapeutic targets in acute myeloid leukemia. Hematology Am Soc Hematol Educ Program. 2008:400-11.

14. Ades L, Chevret S, Raffoux E, et al. Is cytarabine useful in the treatment of acute promyelocitic leukemia? Results of a randomized trial from the European Acute Promyelocytic Leukemia Group. J Clin Oncol. 2006;24:5703-10.

15. Niu C, Yan H, Yu T, et al. Studies on treatment of acute promyelocytic leukemia with arsenic trioxide: remission induction, follow-up, and molecular monitoring in 11 newly diagnosed and 47 relapsed acute promyelocytic leukemia patients. Blood. 1999;94:3315-24.

16. Shen ZX, Shi ZZ, Fang J, et al. All-trans retinoic acid/As2O3 combination yelds a high quality remission and survival in newly diagnose acute promyelocytic leukemia. Proc Natl Acad Sci USA. 2004;1010:5328-35.

17. Liu YF, Shen ZX Hu J, et al. Clinical observation on the efficacy of all-trans retinoic acid (ATRA) combined with arsenic trioxide (As2O3) in newly diagnosed acute promyelocytic leukemia (APL). Blood. 2004;104:235a. Abstract #888.

18. Zwaan CM, Reinhardt D, Hitzler J, et al. Acute leukemias in children with Down syndrome. Pediatr Clin N Am PCL. 2008;55:53-70.

19. Creutzig U, Reinhardt D, Diekamp S, et al. AML patients with Down syndrome have a high cure rate with AML-BFM therapy with reduced dose intensity. Leukemia. 2005;19:1355-60.

20. Ravindranath Y, Abella E, Krischer JP, et al. Acute myeloid leukemia in Down's Syndrome is highly responsive to chemotherapy: experience on Pediatric Oncology Group AML Study 8498. Blood. 1992;80(9):2210-4.

21. Lie SO, Jonmundsson G, Mellander L, et al. A population-based study of 272 children with acute myeloid leukemia treated in two consecutive protocols with different intensity: best outcome in girls, infants and children with Down syndrome. Blood. 2002;99:245-51.

22. Zwaan CM, Kaspers GJL, Peters R, et al. Different drug sensitivity profiles of acute myeloid and lymphoblastic leukemia and normal peripheral blood mononuclear cells, in children with and without Down syndrome. Blood. 2002;99:245-51.

23. Arancibia A, Andrea MLM, Ribeiro GN, et al. Preliminary results on multi-institutional treatment of acute myeloid leukemia in Brazil. Pediatric Blood Cancer. 2009;53(5):782.

24. Creutzig U, Zimmermann M, Reinhardt D, et al. for the AML-BFM Study Group. Treatment strategies and long-term results in paediatric patients treated in four consecutive AML-BFM trials. Leukemia. 2005;19(12):2030-42.

25. Kaspers GJL, Zwaan CM. Pediatric acute myeloid leukemia: towards high-quality cure of all patients. Haematologica. 2007;92(11):1519-32.

26. Harned TM, Gaynon PS. Treating refractory leukemias in childhood, role of clofarabine. Ther Clin Risk Manag. 2008;4(2):327-36.

27. Jeha S, Razzouk B, Rytting M, et al. Phase II trials of clofarabine in relapsed or refractory pediatric leukemia [abstract]. Blood. 2004;104.

28. Kaspers GJL, Zwaan CM. Pediatric acute myeloid leukemia: towards high-quality cure of all patients. Haematologica. 2007;92(11):1519-32.

29. Massumoto CM, Pinheiro RF, Pinheiro Jr ED, et al. Gemtuzumb Ozogamicina: uma opção no tratamento de leucemia mieloide aguda CD33+. Rev Bras Hematol Hemoter. 2004;26(4):235-8.

30. Burnett A, Kell WJ, Goldstone A, et al. The addition of gemtuzumabozogamicin to induction chemotherapy for AML improves disease free survival without extra toxicity preliminary analysis of 1115 patients in the MRC AML15 trial [abstract]. Blood. 2006;108:8a.

31. Franklin J, Alonzo T, Hurwitz CA, et al. COG AAML031P1: efficacy and safety in a pilot study of intensive chemotherapy including gemtuzumab in children newly diagnosed with acute myeloid leukemia (AML). Blood (ASH Annual Meeting Abstracts). 2008;112:136A.

32. Pollard JA, Alonzo T, Gerbing R, et al. Blood (ASH Annual Meeting Abstracts). 2008;112:148A.

33. Kindler T, Breitenbuecher F, Marx A, et al. Efficacy and satefy on imatinib in adult patients with c-kit-positive acute myeloid leukemia. Blood. 2004;103:3644-54.

34. Brown P, Levis M, Shurtleff S, et al. FLT3 inhibition selectively kills childhood acute lymphoblastic leukemia cells with high levels of FLT3 expression. Blood. 2005;105(2):812-820.

LEUCEMIA MIELOIDE CRÔNICA

Israel Bendit

INTRODUÇÃO

A leucemia mieloide crônica (LMC) é uma doença hematopoiética maligna que resulta na proliferação da série mieloide, eritroide e plaquetária no sangue periférico e hiperplasia mieloide na medula óssea. Estima-se que a LMC seja responsável por 20% das leucemias do adulto e por menos de 2% na faixa pediátrica[1].

A doença se desenvolve em três fases: uma fase crônica, que pode durar aproximadamente de três a seis anos, depois a doença progride para uma fase acelerada e para uma fase terminal denominada de crise blástica. A grande maioria dos pacientes é diagnosticada na fase crônica, que tem como característica o elevado número de leucócitos e/ou plaquetas. Na medula óssea, a presença de blastos não ultrapassa 10%. A fase acelerada se caracteriza pela acentuada esplenomegalia, leucocitose, presença de blastos entre 10% e 30%, basofilia periférica maior do que 20%, trombocitopenia e evolução clonal[2]. Na crise blástica já há o aumento no número de blastos, e tanto no sangue periférico como na medula óssea é ao redor de 30% ou mais; a presença desses blastos pode ser de origem linfoide ou mieloide. Nesse último caso, poderá haver o aparecimento de tumores em linfonodos, pele e ossos.

Dentre as três fases, a fase acelerada é aquela que ainda não apresenta critérios universalmente aceitos. Na Tabela 15.1, estão descritas três propostas para classificar a fase acelerada. A classificação proposta pelo *MD Anderson Cancer Center* (MDACC) no Texas é atualmente a mais empregada, principalmente nos pacientes em tratamento com inibidores de tirosinoquinase, enquanto a classificação proposta pelo IBMTR, acrônimo para *International Bone Marrow Transplant Registry*, é utilizada com maior frequência nos estudos com transplante de medula óssea. Recentemente, a Organização Mundial de Saúde (OMS) propôs uma nova classificação, que é intermediária entre a classificação do MDACC e a proposta pelo IBMTR, mas ainda não é de uso comum.

Dentre todos os tipos de doenças oncológicas e onco-hematológicas, a LMC foi a primeira a estar associada a uma anormalidade genética conhecida como cromossomo Filadélfia (Ph), presente na medula óssea em mais de 90% dos pacientes com LMC, entre 15% e 30% dos pacientes adultos com leucemia linfoblástica aguda (LLA) e em 3% a 5% da LLA nas crianças. O cromossomo Ph resulta da troca de material genético de forma recíproca e equilibrada entre os braços longos do cromossomo 9 e o cromossomo 22. Dessa translocação surge a fusão do proto-oncogene *ABL*, localizado no cromossomo 9 com a região do gene *BCR* (*breakpoint cluster region*) no cromossomo 22. A fusão desses dois genes resulta em uma proteína oncogênica com atividade de tirosinoquinase alterada. As proteínas quiméricas que se originam da justaposição dos genes *ABL* e *BCR* são a p185$^{BCR-ABL}$, presente na LLA (60% a 80%), p210$^{BCR-ABL}$, presente na LMC e LLA (20% a 40%) e a p230$^{BCR-ABL}$, presente na LMC subtipo neutrofílica, com curso mais indolente. A diferença anatômica entre essas três proteínas está no ponto de quebra no gene *BCR* no qual se liga ao éxon a2 do gene *ABL*. No caso da LMC, os pontos de quebra ocorrem na região denominada de M-bcr, e as junções características são b2a2 e/ou b3a2, também denominadas de e13a2 e e14a2, respectivamente, que codificam a p210$^{BCR-ABL}$. Dois outros pontos de quebra do gene BCR foram descritos: μ-BCR, em que a junção envolve o éxon 1 (e1/a2), e a quebra m-BCR, em que o éxon 19 (e19/a2) está envolvido dando origem a p185$^{BCR-ABL}$ e p230$^{BCR-ABL}$, respectivamente. O que se sabe é que a p185$^{BCR-ABL}$ apresenta uma atividade tirosinoquinase maior quando comparada à p210$^{BCR-ABL}$, resultando

ONCOLOGIA PEDIÁTRICA
DIAGNÓSTICO E TRATAMENTO

Tabela 15.1. Definição da fase acelerada segundo os critérios de Sokal, Registro Internacional de Transplante de Medula Óssea (IBMTR), Centro de Cancerologia MD Anderson (MDACC) e Organização Mundial de Saúde (OMS)

IBMTR	MDACC	OMS
• Leucocitose de difícil controle com bussulfano ou hidroxiureia • Tempo de duplicação de leucócitos < 5 dias • Blastos em SP ou MO ≥ 10% • Blastos e promielócitos ≥ 20% em SP ou MO • Basófilos ou eosinófilos ≥ 20% em SP • Anemia ou trombocitopenia não responsiva à hidroxiureia ou bussulfano • Trombocitose persistente • Evolução clonal • Esplenomegalia progressiva • Evolução para mielofibrose	• Blastos ≥ 15% em SP • Blastos e promielócitos ≥ 30% em SP • Basófilos ≥ 20% em SP • Plaquetas ≤ 100 x 10⁹/l não relacionadas ao tratamento • Evolução clonal	• 10%-19% de blastos em SP ou total de células nucleadas em MO • Basófilos ≥ 20% em SP • Plaquetas ≤ 100 x 10⁹/l não relacionadas ao tratamento ou plaquetas > 1.000 x 10⁹/l, com tratamento adequado • Progressão da esplenomegalia ou aumento de leucócitos não responsivos ao tratamento • Evolução clonal pela citogenética

num maior potencial de indução do câncer. Assim, isso explicaria o porquê da maior agressividade vista nas LLA Ph positivo.

Três principais mecanismos estão relacionados com a transformação maligna mediada pela proteína BCR-ABL: (1) adesão alterada ao estroma da medula e matriz extracelular; (2) sinalização mitogênica constitutivamente ativa e (3) redução dos mecanismos relacionados à apoptose[3]. A diferenciação do compartimento hematopoiético a partir da célula-tronco hematopoiética é um processo altamente regulado que depende de interações específicas entre o estroma medular e as células hematopoiéticas para que a proliferação, a diferenciação e a maturação ocorram de forma adequada. As células progenitoras na LMC exibem vários defeitos na função de adesão às células do estroma e a fibronectina e, ainda, essas células perdem a inibição por contato com as células do estroma, permitindo, assim, a sua proliferação.

Outro mecanismo envolvido na adesão celular é regulado pela proteína CRKL, que é um dos principais substratos da p210$^{BCR-ABL}$. A proteína CRKL serve como um adaptador da p210$^{BCR-ABL}$ quando esta se liga à paxilina e à vinculina, duas proteínas da adesão focal.

As proteínas STAT (*signal transducers and activators of transcription*) são fatores citoplasmáticos latentes e, quando fosforiladas pela ligação de citocinas ou fatores de crescimento com seu respectivo receptor localizado na superfície celular, regularão vários aspectos da diferenciação celular, proliferação e morte celular. Essas proteínas são ativadas por JAK (Janus kinase) e a desregulação dessa via ocasiona um aumento na sobrevivência celular como também na angiogênese. Recentemente, foi demonstrado que as proteínas STAT têm importância na regulação do crescimento e apoptose celular na LMC. As principais STAT en-

volvidas na LMC são a STAT3 e STAT5, e a ativação constitutiva da primeira inibe a diferenciação celular, já a STAT5 parece ter uma função mais importante na proliferação celular, porém também está envolvida no mecanismo de apoptose de células blásticas.

Outra via importante mediada pela proteína BCR-ABL é a via de sinalização RAS. A expressão de BCR-ABL resulta em um acúmulo da forma ativa, RAS-GTP, que por sua vez ativa Raf kinase, que, então, fosforila ERK 1 e 2, resultando na proliferação e transformação celular. Por outro lado, a proteína BCR-ABL também atua na via de ativação do PI3K (fosfoinositol-3 quinase) e Akt, resultando na inibição dos mecanismos pró-apoptóticos como BAD e ativando NF-kB, que atua como uma proteína antiapoptótica. Em relação à regulação da proliferação celular, Akt é responsável pela inibição de p27^{kip1}, sabidamente uma proteína reguladora do ciclo celular.

BCR-ABL tem, ainda, a capacidade de anular a dependência celular de fatores externos por meio da produção de interleucina, como também atuar nos mecanismos de reparo do DNA. Esse último pode promover alterações cromossômicas adicionais no clone Ph+ ou o aparecimento de mutações que poderão estar envolvidas na progressão da doença e ser responsáveis pelo fenótipo agressivo nos estádios tardios da LMC.

QUADRO CLÍNICO

O quadro clínico da LMC é baseado na população adulta, mas pode ser aplicado à população pediátrica. Em 70% dos pacientes que são sintomáticos ao diagnóstico, as queixas mais frequentes incluem cansaço, perda da sensação de bem-estar, baixa tolerância a exercícios, anorexia, desconforto abdominal, saciedade precoce (devida ao aumento do tamanho do baço), perda de peso e sudorese excessiva. No exame físico, palidez e esplenomegalia são sinais importantes. Essa última está presente em 90% dos pacientes ao diagnóstico.

Sintomas mais incomuns incluem dermatose neutrofílica febril aguda, um infiltrado perivascular de neutrófilos na derme, bem como febre acompanhada de lesões maculonodulares violáceas no tronco, braços, pernas e rosto. Em muitos pacientes, a LMC é diagnosticada coincidentemente quando são realizados exames de rotina.

ACHADOS LABORATORIAIS

Hemograma

O diagnóstico da LMC pode ser feito a partir dos resultados da contagem de células e pela observação do esfregaço do sangue periférico. A série eritrocitária não apresenta nenhuma característica que possa estar ligada ao diagnóstico de LMC. A contagem de leucócitos totais é sempre elevada ao diagnóstico e, geralmente, é maior que 25.000/µl, podendo chegar a mais que 100.000/µl. Esse aumento na contagem leucocitária se eleva progressivamente em pacientes não tratados. Granulócitos em todos os estágios de maturação estão presentes no sangue periférico e geralmente possuem aspecto normal. A presença de blastos pode ser encontrada no esfregaço do sangue periférico ao diagnóstico, e, dependendo do número dessas células, o paciente pode ser classificado em uma das três fases da LMC. O espectro de células circulantes é semelhante à sequência de maturação da linhagem granulocítica da medula óssea. Os neutrófilos apresentam anormalidades funcionais que podem ser mensuradas por meio da atividade da fosfatase alcalina leucocitária, que é baixa ou ausente em mais de 90% dos pacientes, diferenciando-se, assim, das leucocitoses com aumento dos neutrófilos presentes nos processos infecciosos, em que a atividade da fosfatase alcalina leucocitária é alta.

A proporção de eosinófilos não é aumentada, porém a sua contagem absoluta quase sempre é. O mesmo acontece com a contagem de basófilos, e esse achado pode ser muito útil para o diagnóstico da fase acelerada da LMC. A contagem absoluta de linfócitos é aumentada em pacientes com LMC ao diagnóstico e a contagem de plaquetas pode ou não estar aumentada.

Mielograma

A medula óssea é marcadamente hipercelular, e o tecido hematopoiético ocupa cerca de 75% a 90% do volume da medula óssea, com a redução percentual de adipócitos. A granulopoiese é dominante, enquanto a eritropoiese encontra-se reduzida, com uma relação entre 10:1 e 30:1, enquanto a relação normal está entre 2:1 e 4:1. Os megacariócitos são normais ou aumentados em número, e os eosinófilos e basófilos podem também estar aumentados, usualmente na proporção encontrada no sangue periférico. A medula óssea de pacientes com LMC possui vascularização maior que a de pacientes normais e angiogênese maior do que em outros tipos de leucemia. Após tratamento, tanto a vascularização como a angiogênese retornam ao normal.

Citogenética de banda

A LMC apresenta como característica citogenética o cromossomo Ph, que é o marcador dessa doença. Acreditava-se que 100% dos pacientes com diagnóstico de LMC teriam que apresentar essa alteração citogenética, mas se sabe que, por essa técnica, o cromossomo Ph pode ser detectado em 90% a 95% dos casos. Os restantes 5% podem apresentar o cromossomo Ph variante, que envolve outros cromossomos, além de comprometer o cromossomo 9 e 22. Do ponto de vista prognóstico, a presença do cromossomo Ph variante não altera o curso da doença.

Outras anormalidades cromossômicas ocorrem em 10% dos casos de LMC e podem ser detectadas por essa técnica ao diagnóstico, como também durante o acompanhamento da fase crônica da LMC. A esse fenômeno tem a denominação de anormalidades citogenéticas clonais e pode preceder a transformação da fase crônica para a fase acelerada da LMC e, de certa forma, diminuir a sobrevida global desses pacientes quando comparados ao grupo que não apresentou anormalidades citogenéticas clonais. Entre as anormalidades mais encontradas, estão a trissomia do cromossomo 8, a duplicação do cromossomo Ph e o isocromossomo 17q.

A citogenética por bandeamento tem sido utilizada como padrão-ouro na resposta ao tratamento da LMC. Foi estipulado que o material a ser analisado deve ser a medula óssea e que o número mínimo de metáfases a ser analisada deve ser 20. Entre pacientes tratados tanto com interferon como com os inibidores de tirosinoquinase (imatinibe, dasatinibe ou nilotinibe), a resposta citogenética parcial (1% a 34% de metáfases Ph positivo na medula óssea) ou a resposta citogenética completa (0% de metáfases Ph positivas) está associada a menores taxas de sobrevida livre de progressão para fases mais avançadas da doença.

A resposta citogenética, então, serve como marcador de melhora da resposta durante o tratamento e a proporção de metáfases Ph positivas fornece uma estimativa da massa tumoral.

Hibridização *in situ* fluorescente (FISH)

A técnica de FISH não substitui a citogenética convencional, por ser mais específica. A citogenética convencional analisa de forma mais ampla o cariótipo de uma célula, enquanto o FISH necessita que se conheça a região de interesse, no caso da LMC a localização do gene *ABL* no braço longo do cromossomo 9 e a região do gene *BCR* no braço longo do cromossomo 22. Com a utilização de sondas de DNA, que são sequências específicas para a região do gene *ABL* e do gene *BCR*, é possível identificar o cromossomo Ph e a presença dos genes *ABL* e *BCR* localizados no cromossomo 9 e 22 normais (Fig. 15.1). Essa técnica, quando comparada com a citogenética convencional, é mais laboriosa, com custo superior, mas com sensibilidade superior, podendo detectar uma célula anormal em até 10 mil células normais ou detectar rearranjos do cromossomo Ph crípticos.

Técnica da transcriptase reversa e reação em cadeia da polimerase (RT-PCR)

A técnica de RT-PCR para *BCR-ABL*, denominada de técnica qualitativa, é utilizada para confirmar os achados citogenéticos em casos em que ocorre a presença do cromossomo Ph variante e a interpretação se torna difícil. A proteína BCR-ABL p210 está associada com os transcritos b2a2 (e13a2) e b3a2 (e14a2), no qual aproximadamente 30% são do tipo b2a2 e 60% são do tipo b3a2. Os 10% restantes apresentam as duas quebras cromossômicas simultaneamente devido a um sítio polimórfico que resulta na eliminação de 75 nucleotídeos no éxon 14, fazendo com que parte do transcrito b3a2 seja processado como e13a2. Não há diferença no prognóstico entre pacientes que apresentam as diferentes quebras no transcrito do gene *BCR-ABL*.

A forma alternativa mais comum do transcrito *BCR-ABL* é a e1a2, que dá origem à proteína BCR-ABL p190, comum na leucemia linfoblástica aguda (LLA) e rara na fase crônica da LMC, a não ser na crise blástica linfoide da LMC *de novo*. Essa proteína difere da p210 por não apresentar os domínios localizados

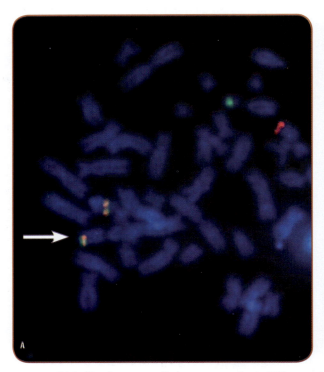
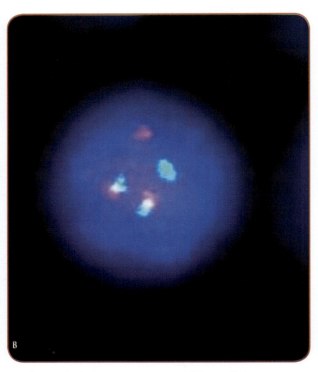

Fig. 15.1. (A) Análise de uma metáfase em que sondas de DNA marcadas com fluorescência demarcam os genes *ABL* (vermelho) no cromossomo 9 e *BCR* (verde) no cromossomo 22. O cromossomo Ph se caracteriza pela fusão *BCR-ABL*, em que parte do gene *ABL* se desloca para a porção terminal do cromossomo 22, no qual se liga ao gene *BCR*. Da mesma forma, uma porção do gene *BCR* vai se deslocar para o braço longo do cromossomo 9 e se funde ao gene *ABL*, caracterizando o cromossomo 9q+ (seta). (B) Análise em núcleo interfásico utilizando a mesma técnica com as mesmas sondas descritas acima.

nos éxons 13/14 do gene *BCR*, mas apresentam o domínio no gene *ABL* encontrado na proteína p210.

Raros casos de cromossomo Ph positivo apresentam o transcrito e19a2 no gene *BCR-ABL*, resultando na proteína p230. Em comparação com a LMC clássica, essa LMC é denominada de neutrofílica, com quadro clínico indolente, e o quadro laboratorial se caracteriza pela presença de neutrofilia, trombocitose, leucocitose não muito marcante e ausência de esplenomegalia. A LMC neutrofílica deve ser distinguida da leucemia neutrofílica crônica, que é uma mieloproliferação cromossomo Ph negativo com características clínicas distintas da LMC neutrofílica como hepatoesplenomegalia e não responsiva ao tratamento com os inibidores de tirosinoquinase.

Transcriptase reversa e reação em cadeia da polimerase em tempo real (RQ-PCR)

A reação de RT-PCR ou qualitativa descrita acima fornece informações limitadas quanto à resposta ao tratamento, enquanto a RQ-PCR, também conhecida como quantitativa, pode identificar pacientes que possam estar perdendo a resposta ao tratamento preconizado. Dessa forma, a mudança terapêutica pode ser implementada antes mesmo que ocorra a recaída clínica.

Os princípios básicos das técnicas qualitativa e quantitativa são semelhantes. A principal diferença é que na segunda se utiliza uma marcação fluorescente que gera um sinal a cada ciclo de amplificação e depois é detectada por aparelho que registra graficamente todo o processo da reação de amplificação. Dessa forma, pode-se determinar o momento exato em que ocorre a amplificação do gene *BCR-ABL* e compará-lo com o momento no qual ocorre o início da amplificação do gene controle interno (por exemplo, *BCR*, *ABL*, *ACTINA* ou *GUS*). O resultado da relação *BCR-ABL* pelo gene interno é expresso em porcentagem da relação do gene *BCR-ABL* pelo gene interno.

O monitoramento dos níveis de *BCR-ABL* é sensível e seguro. O aumento dos níveis de *BCR-ABL* é preditivo de recaída citogenética e posterior perda da resposta hematológica em pacientes que foram submetidos ao transplante de medula óssea alogênico.

Os níveis de *BCR-ABL* determinados pela técnica quantitativa têm excelente correlação com a citogenética. O que se sabe é que níveis ao redor de 10% segundo o do gene *BCR-ABL* equivalem à presença de 1% a 35% do cromossomo Ph na citogenética convencional, enquanto níveis menores de 1% equivalem aproximadamente à ausência do cromossomo Ph. De certa forma, a técnica de RQ-PCR pode substituir a citogenética como indicador de doença residual.

TRATAMENTO

A literatura médica não é vasta quanto ao tratamento da LMC na infância como na clínica médica e isso se deve à baixa frequência dessa doença na clínica pediátrica. Historicamente, o tratamento da LMC era feito com quimioterápicos convencionais como bussulfano ou hidroxiureia. A utilização dessas drogas resultava na citorredução, sem que impedissem a progressão da doença para a fase acelerada e crise blástica, levando inexoravelmente ao óbito. Antes da introdução dos inibidores de tirosinoquinase na prática clínica, o transplante de medula óssea alogênico era a terapia de preferência no manuseio dos pacientes com LMC. Para aquelas crianças que não tinham um doador compatível, o tratamento primário era com interferon-alfa (IFN-α).

Interferon-alfa

O primeiro estudo *in vitro* utilizando o IFN-α demonstrou diminuição de colônias mieloides e o bloqueio da diferenciação dos precursores mieloides. Posteriormente, foi observado que a utilização de IFN-α proveniente de leucócitos e fibroblastos tinha a capacidade de inibir progenitores granulocíticos de indivíduos normais e de pacientes com LMC.

Com o avanço das técnicas moleculares, foi possível caracterizar melhor os mecanismos de ação do IFN-α no tratamento da LMC. Como descrito anteriormente quanto à expressão anormal da proteína BCR-ABL, observou-se em estudo *in vitro* que o IFN-α poderia ocasionar a restauração da função de adesão dependente da fibronectina e da integrina, além de restaurar também o mecanismo de inibição por contato das células progenitoras hematopoiéticas da LMC com as células do estroma. Outro mecanismo no qual o IFN-α poderia atuar é pela ativação de JAK1, que, por sua vez, facilitaria a fosforilação das STAT1 e 2 e, assim, inúmeros genes interferon induzidos seriam transcritos, levando à tradução de proteínas ligadas à apoptose como CD95 (FAS), que, por sua vez, ativaria a caspase 3. Dessa maneira, o mecanismo de inibição da apoptose, ocasionado pela proteína BCR-ABL, seria de certa forma controlado.

A melhor experiência quanto ao uso de IFN-α no tratamento da LMC vem dos resultados do Hospital MD Anderson, Estados Unidos, entre 1982 e 1990, onde mostraram que quando o IFN-α era utilizado na fase inicial da doença na dose de 5 milhões U/m²/dia, as taxas de resposta hematológica completa (RHC) e resposta citogenética completa (RCC) eram de 80% e 25%, respectivamente[4].

Vários estudos comparativos demonstraram que as taxas de resposta citogenética eram significativamente mais altas em pacientes tratados com IFN-α do que com quimioterapia convencional, modificando a história da LMC, pois, pela primeira vez, uma droga poderia prolongar a vida e induzir ao desaparecimento do cromossomo Ph[5]. Apesar dos resultados promissores do tratamento, pouco se sabia a respeito do prognóstico daqueles pacientes que tinham resposta citogenética e se essa resposta tinha real impacto na sobrevida. Kantarjian *et al.* reportaram um estudo no qual foram analisados 512 pacientes com LMC Ph+ e que foram tratados com IFN-α, entre 1981 e 1995. Cento e quarenta pacientes (27%) atingiram a RCC, e a sobrevida desse grupo foi de 78% em 10 anos, sugerindo, assim, que aqueles pacientes que obtêm a RCC na vigência de IFN-α podem apresentar prognóstico favorável a longo tempo[6].

A melhora da expectativa de vida para pacientes que receberam IFN-α, quando comparada com a dos que foram tratados com HY ou BU, aumentou em torno de 20 meses. Quanto maior a resposta citogenética, maior é a expectativa de vida, ou seja, a resposta citogenética é considerada um marcador de sobrevida[7].

Os resultados do tratamento da LMC em crianças e adolescentes vêm de um estudo em que foram descritos os resultados de 30 pacientes diagnosticados com LMC, entre 1980 e 2001. A sobrevida global em oito anos de 17 crianças que foram tratadas com IFN-α foi de 63% quando comparada a 61% de 13 crianças que foram submetidas ao transplante de células-tronco alogênico. O que é importante ressaltar nesse estudo é que todas as crianças tratadas com IFN-α ainda apresentavam doença residual detectada pela técnica de RT-PCR[8]. Em outro estudo se demonstrou que a taxa de resposta ao IFN-α em crianças é semelhante à encontrada em adultos jovens. A dose usual é 3 milhões (M) de unidades (U) diariamente aplicada no subcutâneo e deve ser ajustada após a primeira semana, para que a contagem de leucócitos seja mantida entre 2.000 e 4.000/mm³ e plaquetas, acima de 80.000/mm³. A dose máxima não deve ultrapassar 5 MU.

Recentemente, 14 crianças foram arroladas em um estudo no qual houve a associação de IFN-α e citosina arabinosídeo (Ara-C). Os resultados são semelhantes aos reportados em adultos, mas houve maior taxa de interrupções devido à associação de Ara-C ao tratamento[9].

Atualmente, o tratamento de primeira linha da LMC é com inibidor de tirosinoquinase de primeira geração como o mesilato de imatinibe, que será discutido posteriormente.

Transplante alogênico de células-tronco

Os resultados do transplante alogênico de células-tronco (TACT) em crianças são similares aos resultados alcançados em adultos, com sobrevida global de 60% a 75%[10]. A aplicação dos escores de Gratwohl ou do Grupo Europeu de Sangue e Transplante de Medula Óssea (*European Group for Blood and Marrow Transplantation* – EBMT) na infância tem a mesma importância como nos adultos[11]. Estudo realizado com 315 crianças com LMC demonstrou que 75% das crianças com LMC na fase crônica submetidas ao transplante de células-tronco de um irmão compatível continuaram vivas após três anos de seguimento, enquanto somente 46% daquelas que estavam em fases mais avançadas da LMC e que receberam um transplante de um doador não compatível continuaram vivas após três anos de seguimento. Não houve diferença estatisticamente significante entre as crianças que estavam na fase crônica ou nas fases mais avançadas da LMC no momento do transplante (65% *vs.* 39%, respectivamente)[10]. Por outro lado, a taxa de mortalidade relacionada ao transplante e a taxa de recidiva foi maior e menor, respectivamente, no grupo de crianças que receberam a medula de um doador não relacionado[10]. Em relação à fase da doença, no momento do transplante ou da recaída, as crianças que estavam na fase crônica retornaram à remissão citogenética e molecular quando foram submetidas à infusão de linfócitos do doador (IDL) ou medicados com imatinibe. O mesmo não foi observado para aquelas crianças que se apresentavam na fase acelerada ou na crise blástica.

O estudo CML-Paed-1, conduzido entre 1995 e 2004, tinha como objetivo comparar os resultados entre o TACT de um doador relacionado em crianças cujo diagnóstico de LMC não fosse superior a seis meses com o transplante não relacionado e que fosse realizado em 12 meses após o diagnóstico de LMC. Esse estudo foi interrompido em 2004 por falta de recrutamento de voluntários, mas os dados reportados foram desapontadores para aquelas crianças que receberam a medula de um doador não relacionado quando comparadas com o grupo que foi transplantado dentro dos seis meses do diagnóstico. A sobrevida global foi de 87% nas crianças submetidas ao transplante alogênico relacionado e de 47% naquelas submetidas ao transplante não relacionado. O tempo de acompanhamento foi de cinco anos.

A importância do minitransplante, no qual se utilizam doses reduzidas no condicionamento, na infância é esparsa e não informativa. Os resultados do minitransplante em adultos não mostraram diferença quando comparados ao transplante em que o condicionamento é total.

A escolha do tratamento ideal na recidiva da doença após o transplante ainda é controverso, sendo a ILD ou a utilização de imatinibe capazes de induzir novamente a remissão molecular[12]. Embora a maioria dos estudos onde se utilizou como resgate a ILD fosse com pacientes adultos, o procedimento deve ser o mesmo em crianças.

Inibidores da tirosinoquinase

✓ Imatinibe

O imatinibe, atualmente, é a terapêutica de primeira escolha no tratamento da LMC. Apesar de os estudos, em sua maioria, terem sido na população adulta, os resultados em crianças também se mostraram eficazes. Estudos farmacocinéticos sugerem que a dose diária seja de 260-340 mg/m^2, o que seria equivalente a 400 mg/dia nos adultos. A dose recomendada para o início do tratamento é de 260 mg/m^2 ao dia nos casos de pacientes em fase crônica, mas previamente tratados com IFN-α e/ou TACT. A dose é de 340 mg/m^2 ao dia naqueles casos recém-diagnosticados em fase crônica (dose máxima não ultrapassando 600 mg ao dia) e 400 mg/m^2 (máximo de 500 mg/m^2) na fase acelerada e 500 mg/m^2 (máximo de 800 mg/m^2) na crise blástica[13].

Os efeitos adversos descritos na população pediátrica são semelhantes aos descritos para os adultos, em que náuseas, vômitos, diarreia, edema, toxicidade hepática e hematológica ocorrem na mesma frequência e severidade que nos adultos[14]. Alguns estudos demonstraram que o imatinibe interfere na diferenciação e na atividade dos osteoblastos e osteoclastos, podendo causar hipocalcemia e hipofosfatemia. Esses achados são importantes para que o hemato-oncologista pediátrico tenha conhecimento, pois esses efeitos a longo prazo podem resultar em alterações no crescimento e desenvolvimento normal da criança[15].

Uma das grandes dúvidas quanto ao tratamento da LMC em pacientes pediátricos tratados com imatinibe é o tempo que esses pacientes serão mantidos sob essa terapia. O que se sabe até o momento é que a indi-

cação do transplante de células-tronco de um doador compatível após um ano do diagnóstico afeta os bons resultados dessa terapia, mesmo tendo o conhecimento que a progressão da doença para as fases mais avançadas ocorre com maior frequência nos primeiros três anos do diagnóstico, caindo para quase 0% a partir do quarto ano após o início da terapia com imatinibe. No entanto, é de consenso geral que, independentemente da idade, todos os pacientes diagnosticados com LMC em fase crônica sejam tratados com imatinibe antes do TACT, sem que essa decisão coloque em risco os bons resultados do transplante[16,17].

Retornando ao grupo pediátrico, deve-se ater aos critérios de resposta ao tratamento com imatinibe em pacientes com LMC em fase crônica definidos pela Rede Europeia de Leucemia[18]. O não preenchimento desses critérios deve ser levado em consideração, e o paciente deverá ser encaminhado o mais breve possível para o transplante de células-tronco alogênico. Sendo assim, é recomendável que seja iniciada uma busca por um doador logo após o diagnóstico da doença.

Inibidores de tirosinoquinase de segunda geração

Como mencionado, a experiência pediátrica com o imatinibe é ainda restrita a poucos estudos. No caso dos inibidores de tirosinoquinase de segunda geração, é restrita a alguns estudos apresentados em congressos internacionais. Até o presente momento não há dados com o uso de nilotinibe em pacientes pediátricos, mas, quanto ao dasatinibe, há relato de que a dose diária de 85 mg/m^2 duas vezes ao dia foi bem tolerada, apesar de o uso prolongado ter ocasionado como efeito adverso o derrame pleural, que foi revertido com a suspensão da medicação. Doses de 100 mg/m^2 duas vezes ao dia ocasionaram, com maior frequência, diarreia, cefaleia e sangramento gastrointestinal. Nesse mesmo estudo, a taxa de resposta aceitável foi de 80%, isto é, retorno dos parâmetros hematológicos normais, qualquer resposta citogenética outra que não a ausência total do cromossomo Ph[19]. Em outro estudo fase I/II, 16 crianças e adolescentes que apresentaram recidiva ou foram refratárias ao tratamento com imatinibe foram tratadas com 60-80 mg/m^2 ao dia de dasatinibe. A resposta hematológica completa foi encontrada em 75% dos casos de LMC em fase crônica, e a resposta citogenética maior (presença de 1% a 35% de cromossomo Ph1), em 88% dos casos. Esses dados ainda são preliminares e é necessário maior acompanhamento desses pacientes   .

REFERÊNCIAS

1. Faderl S, Kantarjian HM, Talpaz M. Chronic myelogenous leukemia: update on biology and treatment. Oncology (Williston Park). 1999;13(2):169-80.
2. Kantarjian HM, Talpaz M. Definition of the accelerated phase of chronic myelogenous leukemia. J Clin Oncol. 1988;6(1):180-2.
3. Deininger MW, Goldman JM, Melo JV. The molecular biology of chronic myeloid leukemia. Blood. 2000;96(10):3343-56.
4. Talpaz M. Interferon-alfa-based treatment of chronic myeloid leukemia and implications of signal transduction inhibition. Semin Hematol. 2001;38(3 Suppl 8):22-7.
5. Baccarani M, Russo D, Rosti G, et al. Interferon-alfa for chronic myeloid leukemia. Semin Hematol. 2003;40(1):22-33.
6. Kantarjian H, O'Brien S, Cortes J, et al. Analysis of the impact of imatinib mesylate therapy on the prognosis of patients with Philadelphia chromosome-positive chronic myelogenous leukemia treated with interferon-alpha regimens for early chronic phase. Cancer. 2003;98(7):1430-7.
7. Giona F, Moleti ML, Del Giudice I, et al. Long-term follow-up of Philadelphia chromosome-positive (Ph) chronic myeloid leukaemia (CML) in children and adolescents managed at a single institution over a 20-year period. Br J Haematol. 2005;130(6):970-2.
8. Millot F, Guilhot J, Nelken B, et al. Results of a phase II trial testing interferon-alpha 2b and cytarabine in children and adolescents with chronic myelogenous leukemia. Pediatr Blood Cancer. 2006;47(5):555-9.
9. Cwynarski K, Roberts IA, Iacobelli S, et al. Stem cell transplantation for chronic myeloid leukemia in children. Blood. 2003;102(4):1224-31.
10. Gratwohl A, Hermans J, Goldman JM, et al. Risk assessment for patients with chronic myeloid leukaemia before allogeneic blood or marrow transplantation. Chronic Leukemia Working Party of the European Group for Blood and Marrow Transplantation. Lancet. 1998;352(9134):1087-92.
11. Dazzi F, Szydlo RM, Cross NC, et al. Durability of responses following donor lymphocyte infusions for patients who relapse after allogeneic stem cell transplantation for chronic myeloid leukemia. Blood. 2000;96(8):2712-6.
12. Apperley J. CML in pregnancy and childhood. Best Pract Res Clin Haematol. 2009;22(3):455-74.
13. Champagne MA, Capdeville R, Krailo M, et al. Imatinib mesylate (STI571) for treatment of children with Philadelphia chromosome-positive leukemia: results from a Children's Oncology Group phase 1 study. Blood. 2004;104(9):2655-60.
14. Fitter S, Dewar AL, Kostakis P, et al. Long-term imatinib therapy promotes bone formation in CML patients. Blood. 2008;111(5):2538-47.
15. Perz JB, Khorashad JS, Marin D, et al. Imatinib preceding allogeneic stem cell transplantation in chronic myeloid leukemia. Haematologica. 2006;91:1145-6.
16. Oehler VG, Gooley T, Snyder DS, et al. The effects of imatinib mesylate treatment before allogeneic transplantation for chronic myeloid leukemia. Blood. 2007;109(4):1782-9.
17. Baccarani M, Saglio G, Goldman J, et al. Evolving concepts in the management of chronic myeloid leukemia: recommendations from an expert panel on behalf of the European Leukemia Net. Blood. 2006;108(6):1809-20.
18. Aplenc R, Blaney SM, Strauss LC, et al. Pediatric phase I trial and pharmacokinetic study of dasatinib: a report from the children`s oncology group phase I consortium. J Clin Oncol. 2011;1(29):839-44.
19. Zwaan CM, Rizzari C, Van der Velden VHJ, et al. Dasatinib in children and adolescents with relapsed or refractory leukemia: interim results of the CA180-018 phase I study from the ITCC Consortium. Blood. 2008;1113.

LINFOMA NÃO HODGKIN NA INFÂNCIA E ADOLESCÊNCIA

Maria Lydia Mello de Andréa

Linfomas são neoplasias oriundas de células do sistema imunológico que circulam por todo o organismo. Assim sendo, os linfomas são doenças sistêmicas, cujas manifestações primárias poderão ser localizadas, extremamente variadas e em praticamente qualquer localização do corpo humano. A transformação maligna poderá se dar em qualquer subpopulação de células precursoras linfoides com características imunofenotípicas próprias.

A análise histopatológica associada à imunofenotipagem permanece o principal meio de classificação dos linfomas não Hodgkin (LNH). Diagnóstico mais preciso poderá ser feito com a identificação de anormalidades moleculares, nem sempre exclusivamente associadas a uma determinada neoplasia, embora frequentemente isso ocorra. Exemplo importante é o da translocação 14;18, que poderá ser encontrada nos linfomas foliculares, além dos linfomas de grandes células B.

Esses conhecimentos hoje permitem compreender que os linfomas são neoplasias de linfócitos ou seus precursores, consequência de uma aberração genética que altera sua proliferação, diferenciação e capacidade de sofrer apoptose.

EPIDEMIOLOGIA

A incidência de câncer na infância em crianças e adolescentes no Brasil variou de 92 a 220 por milhão entre os 14 Registros Brasileiros de Câncer em Base Populacional estudados, com uma média de 154,3 por milhão de crianças. Os linfomas ocuparam o segundo lugar em incidência na faixa etária entre 0 e 19 anos, variando entre 34,21 em Goiânia e 13,57 por milhão em Salvador[1].

Dados internacionais mostram que os linfomas Hodgkin e não Hodgkin constituem 10% a 15% de todos os cânceres da infância. São o terceiro em frequência após leucemias e tumores do sistema nervoso central (SNC). Os linfomas não Hodgkin são responsáveis por aproximadamente 6%-7% de todos os linfomas. Em relação ao sexo, em crianças, são duas vezes mais frequentes em meninos do que em meninas. A grande maioria dos linfomas na criança é de tumores de alto grau e com comportamento clínico agressivo. A incidência e a frequência variam consideravelmente em diferentes regiões do mundo. Se for considerada a faixa etária de 0 a 14 anos, a incidência do linfoma de Burkitt (LB) e LNH varia, respectivamente, de 36,1 e 10,7 por milhão em Uganda a 0,5 e 5,7, respectivamente, na Inglaterra (dados do SEER – *Surveillance, Epidemiology, and End Results Program*). No Brasil, a incidência, baseada em dados populacionais de Goiânia, é de 6,2 por milhão de Burkitt e 3,5 por milhão de LNH em geral[2]. Com exceção das áreas de Burkitt endêmico, ao contrário dos adultos, cujos linfomas são predominantemente de imunofenótipo B, os linfomas não Hodgkin na infância são igualmente divididos em B e T, sendo os linfomas foliculares ou de baixo grau extremamente raros[3].

DIAGNÓSTICO

O diagnóstico dos linfomas é feito, na maioria das vezes, pela análise de material cirúrgico, raramente depois de retirada completa do tumor. Mais frequentemente, o material resulta de biópsia do tumor primário e/ou citologia de líquido pleural, ascítico, liquor, ou punção de medula óssea. O diagnóstico morfológico é complementado pelo imunofenótipo e a citogenética.

LNH DE CÉLULAS B – LINFOMA DE BURKITT

Morfologia: é relativamente uniforme, com células de tamanho intermediário, com vários pequenos nucléolos e citoplasma escasso.

Imunofenótipo: CD20+, CD79a, CD10+, CD22+, bcl-2-, cadeias leves monoclonais, MIB-1 > 95%.

Citogenética: amplificação do c-myc por translocações envolvendo o cromossomo 8; t (8;14)(q24;q32).

LNHB DIFUSO DE ALTO GRAU (BURKITT-*LIKE*)

Categoria controversa, diagnóstico de baixa reprodutibilidade.

Morfologia: menos uniforme que a vista no Burkitt, maior variação na forma e tamanho, variedade nuclear e número de nucléolos.

Imunofenótipo: CD20+, CD79a, CD22+, CD10 usualmente +, MIB variável, mas frequentemente elevado.

Citogenética: variável, podendo ter translocações do c-myc semelhantes ao LB[4].

LNH DIFUSO DE GRANDES CÉLULAS B

Morfologia: grandes células neoplásicas com células anaplásicas imunoblásticas ou centroblásticas.

Imunofenótipo: CD20+,CD22+, CD79a+, monoclonal, CD10 mais frequente em população pediátrica.

Citogenética: a baixa ou ausente t(14;18), a menor expressão de bcl-2 e a maior proporção de bcl-6 em crianças sugerem um diferente espectro biológico de LDGCB (padrão primariamente de centro germinativo)[4].

LINFOMA FOLICULAR

Imunofenótipo: a maioria expressa CD10, enquanto uma minoria expressa CD34[5]. A proteína Bcl-6 e a Bcl-2 ocasionalmente estão presentes.

Citogenética: ao contrário dos adultos, nos casos pediátricos a t(14;18) não está presente[6].

LNH DE CÉLULAS T – LINFOMAS LINFOBLÁSTICOS (LL-T)

Morfologia: indistinguível da leucemia linfoblástica aguda.

Imunofenótipo: 80% dos linfomas linfoblásticos são de fenótipo T imaturo e 15%-20% são precursores de linhagem B. Os linfomas linfoblásticos são derivados de células tímicas expressando o antígeno pan-T – CD7. Outros antígenos podem ser expressos dependendo do estádio de diferenciação, como CD2, CD3, CD4RO, assim como outros marcadores de células T imaturas, como CD4 e CD8.

Os linfomas linfoblásticos de células B precursoras expressam o fenótipo das LLA (CD10, CD19, CD22, HLA-DR)[7].

Citogenética: muitas translocações podem ser vistas nos LL-T, usualmente envolvendo o proto-oncogene receptor de células T (TCR). As translocações mais comuns são t(11;14) (p13;q11) em 7%, t(10;14) (q24;q11) em 5% e t(1;14) (p32-p34;q11) em 3% dos casos. Outras alterações genéticas nos linfomas/leucemias T envolvem o gene tal-1 no cromossomo 1, cuja expressão aumentada é vista em 30%. Finalmente, o gene supressor multitumor (MTS-1) no cromossomo 9p21 parece ser o defeito genético mais frequente nas leucemias/linfomas T[8]. Embora os linfomas linfoblásticos sejam considerados biologicamente semelhantes ou mesmo idênticos à leucemia linfoide aguda, recentes estudos genéticos moleculares sugerem heterogeneidade biológica principalmente entre linfomas linfoblásticos T e LLA T.

LNH ANAPLÁSICOS DE GRANDES CÉLULAS (LAGC)

Morfologia: caracterizada por células anaplásicas – grandes, pleomórficas em forma de ferradura, múltiplos núcleos, com nucléolos múltiplos e proeminentes. Algumas dessas células podem lembrar as células de Reed-Sternberg.

Imunofenótipo: 65% de fenótipo T e 35% de células nulas[9]. CD30+ (Ki1), antígeno epitelial de membrana, EMA+, CD25(IL2-R), frequentemente expresso. Outros marcadores variáveis. Os LAGC-T geralmente expressam um fenótipo aberrante de células T – CD4+ sem expressar um ou mais antígenos pan-T, em geral o CD3.

Citogenética: a maioria dos LAGC em crianças tem a translocação característica t(2;5)(p23;q35). Porém, a expressão inapropriada do ALK, a tirosinoquinase desregulada pela translocação 2;5 por meio da formação da fusão gênica NMP-ALK, pode também ser causada por outras anormalidades genéticas, inclusive outras translocações[10,11].

CLASSIFICAÇÃO

Os linfomas podem ser classificados em oriundos de células B e células T de acordo com a linhagem celular que lhes dá origem. Raramente, exclusivamente em pediatria, linfomas anaplásicos de grandes células (LAGC), da linhagem NK, embora se assemelhem aos linfomas de células T, não têm os mesmos antígenos receptores gênicos. Os linfomas, T ou B, poderão ser considerados de origem linfoide madura ou imatura de acordo com seu imunofenótipo.

Várias são as classificações de LNH na infância: Classificação de Rappaport, anterior à imunofenotipagem[12]. Lukes e Collins[13] e Lennert *et al.*, os principais defensores da classificação de Kiel, no início dos anos 1970, advogaram a classificação dos linfomas com base no sistema imunológico (origem em células T ou B)[14]. No início dos anos 1980, o *National Cancer Institute* (NCI) foi responsável pelo desenvolvimento da então chamada "*Working Formulation for Clinical Usage*", baseada exclusivamente na histologia[15]. Essa classificação foi usada até recentemente, porém trazia sérias limitações para clínicos e patologistas por não levar em consideração a imunofenotipagem, a citogenética e a biologia molecular desses tumores, capazes de agrupá-los de forma melhor comparável. Em abril de 1993, hematopatologistas da Europa e dos Estados Unidos reclassificaram os linfomas usando todos os critérios disponíveis, incluindo histologia, imunofenotipagem, características genéticas (citogenética ou molecular) principais características clínicas e evolução. O resultado foi a chamada classificação REAL (*Revised European American Lymphoma Classification*). A mais recente classificação da *World Health Organization* (WHO) chama a atenção para a importância das alte-rações genéticas recorrentes no diagnóstico dos linfomas malignos. No adulto, o padrão de alterações cromossômicas é muito mais bem definido. Em pediatria, o exemplo clássico é a t(8;14)(q24;q32) e suas variantes com justaposição do oncogene MYC próximo a um dos lócus de imunoglobulinas do linfoma de Burkitt. A mais recente classificação divide os LNH pediátricos em dois grandes grupos: linfomas de células B compreendendo os difusos de grandes células (DGCB), linfoma de Burkitt, linfoblásticos B e o linfoma folicular (Tabela 16.1). Os linfomas T compreendem os anaplásicos de grandes células ALK+ e os linfoblásticos T (Tabela 16.2).

Em geral, os rearranjos genéticos e citogenéticos em LNH em pediatria e adultos têm algumas semelhanças, porém em alguns subtipos são bem diferentes. Existem, por exemplo, insuficientes dados científicos que determinam as diferenças entre leucemias T/linfomas linfoblásticos, pediátricos e adultos. Parece que translocações específicas, em LLA-T e linfomas linfoblásticos, são semelhantes em adultos e crianças. Em relação aos linfomas anaplásicos de grandes células, a positividade do ALK é muito maior em pediatria e tem valor prognóstico positivo, enquanto em adultos sua presença está relacionada a um pior prognóstico. Os linfomas difusos de grandes células (LDGC) são relativamente raros em pediatria comparados à população adulta.

Tabela 16.1. Linfomas de células B pediátricos

Difuso de grandes células	Alterações primárias	t(14; 18)
	Alterações secundárias	-2, -3, -6q, -12p, +12q, -15, -16, -17, +X
Linfoma de Burkitt	Alterações primárias	t(8;14),t(2;8),t(8;22)
	Alterações secundárias	+1q, +7, +8q, +13q, -17p
		Rearranjos IGH
Linfoblástico B	Alterações primárias	t(v; 11q23), t(12; 21)
		Hiperdiploidia
	Alterações secundárias	-9p21(P16), -9p13(PAX5)
		ampl 21q22.3(RUNX1)
Linfoma folicular	Alterações primárias	t(14;18)

Tabela 16.2. Linfomas de células T pediátricos

Anaplásicos de grandes células ALK+	Alterações primárias	t(2;5)p23;q35),t(2;v)(p23;v)	
	Alterações secundárias	-4, -11q, -13q, +7, +17, +17q	
Linfoblástico T	Alterações primárias	t(7;10)q34;q24)	7%
		t(10;14)(q24;q11)	
	Alterações secundárias	t(5;14)(q35;q32)	20%
		-9p21*(P16)-Q6	

Third International Symposium on Childhood, Adolescent and Young Adult – Non-Hodgkin Lymphoma, Frankfurt/Germany, June 2009.

Em geral, existem diferenças na citogenética das duas populações – adulta e pediátrica. Os rearranjos BCL2 e BCL6 ocorrem em mais de 70% dos adultos e são bastante raros em crianças. Por outro lado, o C-MYC é frequentemente visto em crianças e raramente em adultos. Nos linfomas de Burkitt e Burkitt-*like* (BL), no grupo pediátrico, o rearranjo C-MYC está quase sempre presente e tem significado de melhor prognóstico, enquanto em adultos está ligado à pior evolução. Nos linfomas de Burkitt aparece como lesão genética única em 30% dos casos, enquanto no grupo BL está sempre associado a lesões cromossômicas adicionais. O rearranjo C-MYC pode ser considerado diagnóstico de Burkitt[16].

ESTADIAMENTO

O correto estadiamento no momento do diagnóstico é fundamental, visto que a maioria das crianças chega com doença avançada. A classificação em estádio ajuda o médico a determinar o plano de tratamento – drogas, dose e intensidade –, avaliar prognóstico, estratificar pacientes de acordo com a decisão terapêutica e avaliar resultados de tratamento para grupos semelhantes. A classificação do *St. Jude Children's Research Hospital*, modificada do sistema de Ann Arbor para doença de Hodgkin, inclui envolvimento extranodal frequente, disseminação metastática para medula óssea e SNC e disseminação da doença não por contiguidade, características do LNH na infância e adolescência.

O sistema de estadiamento do St. Jude tem sido usado desde 1980 e muito tem colaborado para que os oncologistas comparem resultados entre grupos mais semelhantes. Avanços nos conhecimentos médicos e biológicos permitem hoje observar que pacientes com a mesma extensão anatômica diferem em prognóstico e que outros fatores biológicos identificam entidades diferentes com perfis histológicos/imunológicos e comportamento clínico. Técnicas modernas de imagem e ensaios biológicos recentes podem detectar a presença de extensão tumoral anteriormente não identificada, incluindo doença submicroscópica. Esses fatos tornaram a classificação do St. Jude menos efetiva na orientação terapêutica e nos grupos de risco, combinando estadiamento com características clínicas e biológicas que permitem hoje decisões terapêuticas mais adequadas e uniformes.

PRINCIPAIS ASPECTOS QUE MERECEM REVISÃO NO ESTADIAMENTO DO ST. JUDE

São eles:
- Especificação do local extranodal de comprometimento – pele (pior prognóstico), doença óssea localizada (melhor prognóstico), órgãos parenquimatosos outros além da medula óssea e SNC;
- Definição de envolvimento do SNC e medula óssea pode variar intensamente de acordo com a técnica usada: exame microscópico direto (morfologia), técnicas imunoistoquímicas, citogenética/análise por FISH e/ou métodos moleculares (PCR);
- Novas técnicas de imagem como o PET-CT recentemente introduzidas combinam informação morfológica e metabólica. A positividade deve ser interpretada com precaução e, se possível, confirmação com biópsia até que maior experiência seja adquirida em LNH na infância;

Tabela 16.3. Sistema de estadiamento do St. Jude para LNH na infância

Estádio I	Tumor único extranodal ou comprometimento nodal em área anatômica única com exclusão do mediastino ou abdome
Estádio II	Tumor único extranodal com envolvimento nodal regional
	Duas ou mais áreas nodais do mesmo lado do diafragma
	Dois pontos de comprometimento extranodal com ou sem linfonodo regional do mesmo lado do diafragma
	Tumor primário do trato gastrointestinal com ou sem linfonodos mesentéricos, grosseira e completamente ressecados
	Dois locais de comprometimento extranodal em lados opostos do diafragma
Estádio III	Todos os tumores primários do tórax (mediastino, pleura e timo)
	Todos os tumores primários abdominais extensos (não ressecáveis)
	Todos os paraespinais ou epidurais, independentemente de outros locais
Estádio IV	Todos os acima com envolvimento de medula óssea e/ou SNC ao diagnóstico[17]

- Parâmetros adicionais que descrevem principalmente ou exclusivamente prognóstico: níveis de desidrogenase lática (DHL), LNH ressecado, sintomas B. Esses podem ter diferentes significados em diferentes subtipos histológicos do LNH;
- Resposta ao tratamento tem sido o fator prognóstico mais evidente nos LNH e em praticamente todas as patologias neoplásicas.

Um novo sistema de estadiamento foi desenvolvido – Classificação FAB (*French, American and British*) – e define melhor o estadiamento dos linfomas B de grandes células e linfomas de Burkitt na infância[18]. Esse sistema foi aplicado no Estudo Internacional de Linfomas Difusos de Grandes Células B (LDGCB) e linfomas de Burkitt (LMB-FAB) no *Children's Cancer Group* (CCG), *United Kingdom Children's Cancer Study Group* (UKCCSG) e pela *Societé Française d'Oncologie Pediatrique* (SFOP).

Estudo retrospectivo do EICNHL, que reuniu dados de 235 pacientes portadores de LNHAGC tratados entre 1987 e 1997 no UKCCSG, BFM e SFOP, mediante análise multivariada, encontrou os principais fatores de risco para essa população:

	RR	Valor de P
Envolvimento de mediastino	2.1 {1.3 – 3.6}	0,004
Invasão de fígado, baço, pulmão	2.1 {1.2 – 3.4}	0,006
Lesões de pele	1.9 {1.1 – 3.2}	0,02

Tabela 16.4. Sistema FAB (*French, American, British*) de estadiamento para linfomas de grandes células B e de Burkitt

Grupo A	Completamente ressecado – estádio I (St. Jude)
	Completamente ressecado abdominal – estádio II (St. Jude)
Grupo B	Todos os pacientes não elegíveis para os Grupos A ou C
Grupo C	Qualquer envolvimento do SNC (qualquer blasto L3, paralisia ou compressão de nervo craniano, massa intracerebral e/ou compressão parameníngea) e ou envolvimento da medula óssea > 25%

Alguns outros fatores prognósticos não foram ainda bem estudados como: citogenética (positividade ao alk), imunofenótipo, doença residual mínima na medula e no sangue, subtipos histológicos e resposta imunológica ao alk.

O Grupo Cooperativo Brasileiro para Tratamento dos Linfomas não Hodgkin na Infância (GCBTLNHI) classifica os LNHB em quatro grupos de risco, levando em consideração o estadiamento mais os fatores prognósticos conhecidos: DHL, resposta ao tratamento.

Estratificação por grupo de risco para LNHB (GCBTLNHI):
- Baixo risco:
  - Estádios clínicos I-II;
  - Tumores abdominais totalmente ressecados;
  - Tumores de cabeça e pescoço T1 a T3, N0 ou N1;
  - DHL nos limites da normalidade;
  - Resposta completa após COP e ciclo A/AA.

- Risco *standard*:
  - Estádio clínico II extra-abdominal ou III:
  - DHL< 2 vezes o limite superior da normalidade;
  - Ausência de derrame pleural neoplásico;
  - Ausência de ascite neoplásica;
  - Ausência de infiltração renal (US);
  - Ausência de comprometimento do SNC;
  - Ausência de comprometimento da medula óssea;
  - Tumores de cabeça e pescoço – T1-T3 e N0 a N2.

- Risco intermédio – estádio clínico II ou III:
  - DHL maior ou igual a duas vezes o limite superior da normalidade;
  - Resposta completa após COP e ciclo A/AA;
  - Presença de derrame pleural neoplásico;
  - Presença de ascite neoplásica;
  - Presença de paralisia nervosa;
  - Medula óssea até 25%;
  - Infiltração renal (US);
  - Tumores de cabeça e pescoço T4 e ou N3.

- Alto risco:
  - Comprometimento do SNC: liquor infiltrado, e/ou massa paravertebral, e ou parameníngea, e/ou massa encefálica, e/ou paralisia craniana;
  - Infiltração da medula óssea;
  - Qualquer grupo de risco que não atinja resposta completa após COP e ciclo A/AA. Nota: A caracterização de resposta completa deverá ser feita após biópsia sempre que houver tumor residual maior ou igual a 6 cm.

Em relação aos linfomas linfoblásticos, o GCBTLNHI considera apenas dois grupos:
- Baixo risco:
  - Estádios I e II do St. Jude, tumores de cabeça e pescoço T1 a T3, N0 ou N1.

- Alto risco:
  - Todas as outras situações.

Em relação aos linfomas de grandes células, o GCBTLNHI associa ao estadiamento do St. Jude os fatores prognósticos/fatores de risco para esse grupo de tumores: sintomas B (febre, emagrecimento, sudorese), acometimento ósseo múltiplo, acometimento cutâneo, pulmonar e/ou do mediastino. Dessa forma, os LNHGC são classificados em G1, G2 e G3:

- G1: tumores em estádio I ou II ressecados do St. Jude sem nenhum dos fatores de risco;
- G2: tumores estádio I ou II não ressecados, estádio III, sem fator de risco;
- G3: tumores estádio IV do St. Jude ou qualquer dos outros com um ou mais fatores de risco.

Exames necessários para o estadiamento e a classificação em grupos de risco:

Exame físico completo e história dirigida para os fatores de risco.

- Laboratoriais:
  - Hemograma com plaquetas, transaminases, ureia e creatinina, eletrólitos, desidrogenase lática (DHL), fosfatase alcalina, ácido úrico;
  - Parasitológico de fezes;
  - Urina I;
  - Mielograma de três pontos – morfologia, imunofenotipagem, citogenética e biologia molecular;
  - Liquor bioquímico, citológico e pesquisa de células neoplásicas. Enviar material para imunofenotipagem.

Avaliação por imagem:

- Raios x de tórax de frente e perfil;
- Ultrassom de abdome e pélvis;
- Tomografia computadorizada de tórax, abdome e crânio;
- Cintilografia óssea;
- PET-CT se rapidamente acessível;
- Ressonância magnética em situações especiais – suspeita de massa cerebral, comprometimento de coluna, paravertebral e ou paramenígeo.

Em algumas situações:

- Endoscopia – sangramento gastrointestinal.

ACHADOS LABORATORIAIS

Nos LNH na infância o hemograma pode ser normal. Nos pacientes com infiltração da medula óssea, anemia e plaquetopenia podem ser observadas, e células circulantes linfomatosas podem estar presentes, porém a hiperleucocitose é pouco frequente. Em relação à bioquímica, as concentrações séricas de ácido úrico e desidrogenase láticas podem estar elevadas e têm geralmente correlação com o estádio do tumor e, consequentemente, com a quantidade de tumor. A ureia e a creatinina poderão estar elevadas principalmente nos linfomas de Burkitt, que podem cursar com infiltração renal bilateral e ou compressão das vias urinárias por grandes massas abdominais. O liquor pode estar infiltrado, o que se traduz por aumento da celularidade à custa de células tumorais. Esse fato é mais frequente nos linfomas de células T, podendo ser encontrado nos linfomas de Burkitt e raramente nos linfomas de grandes células. Todo paciente portador de LNH deve ter o estudo do liquor antes do início do tratamento. Estudo radiológico deve ser feito para determinação das áreas afetadas. A tomografia computadorizada é a modalidade de escolha para determinação das áreas afetadas e extensão do tumor. O papel da ressonância é restrito a algumas situações e merece realce a avaliação da coluna, quando suspeita de infiltração, e cerebral, quando há sinais de comprometimento encefálico. O PET-CT e a cintilografia com gálio ainda não têm papel definido em crianças. A biópsia de medula óssea e/ou mielograma bilateral fazem parte da investigação e estadiamento.

DIAGNÓSTICO DIFERENCIAL

O linfoma não Hodgkin em crianças se manifesta de formas extremamente variadas. Muitas vezes simula doenças pediátricas frequentes, podendo confundir o pediatra na primeira avaliação. A distinção entre um processo proliferativo reativo e um linfoma não Hodgkin na maioria das vezes é fácil. Poderá haver dificuldade no início principalmente nos quadros muito localizados. É importante que o pediatra tenha sempre em mente as características dos linfonodos neoplásicos: consistências endurecidas, coalescentes, aderidos a planos profundos, sem sinais flogísticos – calor, rubor e dor. As linfadenopatias neoplásicas geralmente têm crescimento progressivo em semanas, ao contrário das linfadenopatias infecciosas, que crescem abruptamente e são dolorosas, associadas a sinais flogísticos locais, geralmente com febre. Algumas vezes essas regras poderão não ser tão claras e linfonodos que persistem aumentados após 10 a 14 dias de antibióticos devem ser submetidos à biópsia diagnóstica, de preferência cirúrgica, para que tecido adequado seja enviado para imunofenotipagem e estudos moleculares convencionais. Alguns sinais e sintomas são considerados de risco para neoplasia, quando associados a linfadenopatias periféricas. Merecem atenção especial associação com anemia e ou plaquetopenia, hepato e ou esplenomegalia, massa de mediastino e febre prolongada por mais de sete dias com sorologias negativas.

A persistência de adenomegalias em pacientes com imunodeficiências adquiridas ou congênitas representa um dilema importante. Essas anomalias têm sido classificadas como transtornos linfoproliferativos e vão desde hiperplasia policlonal reativa até linfomas malignos monoclonais.

A massa isolada de mediastino é outra situação que poderá acarretar dificuldades diagnósticas. Essas podem ser vistas em doenças malignas como LNH e doença de Hodgkin, que geralmente acometem o mediastino médio. Tumor de células germinativas, e o carcinoma tímico no mediastino anterior e o neuroblastoma ocorrem no mediastino posterior. Dentre as patologias não malignas, a histoplasmose, a sarcoidose e a tuberculose fazem parte do diagnóstico diferencial dessas massas. Algumas vezes a sorologia poderá ajudar no diagnóstico, porém, na maioria das vezes, a punção biópsia com agulha orientada por TC é o meio mais rápido e seguro para coleta adequada de material.

Os linfomas primários de osso são muito frequentemente confundidos com osteomielite, o que poderá retardar o diagnóstico e com ele a terapia. É fundamental que as biópsias ósseas sejam estudadas sempre com imunoistoquímica com um painel amplo que complemente os estudos histológicos, inclusive para diagnosticar outros tumores de células redondas e azuis.

LINFOMA DE BURKITT

Os linfomas de Burkitt apresentam diferentes características quando ocorrem na África equatorial, de forma endêmica, onde são conhecidos como Burkitt endêmico ou Burkitt africano, por causa da relativamente alta incidência, e em outras partes do mundo onde são chamados de formas esporádicas. As principais características do Burkitt endêmico na África são: incidência de 10 por 100 mil crianças até 16 anos e ocorrência climaticamente determinada. A associação com o vírus Epstein-Barr (VEB) é de 95%. O ponto de quebra do cromossomo 8 se dá em 75% dos casos na extremidade do c-myc, e algumas manifestações clínicas são muito frequentes, como infiltração da mandíbula e comprometimento paraespinal e do SNC. Já o Burkitt esporádico, ou Burkitt americano, tem uma frequência de 0,2 por 100 mil crianças, não tem relação com o clima, a associação com o VEB é em torno de 15%, a quebra do cromossomo 8 se dá dentro do c-myc e os locais de comprometimento mais frequentes são abdome, medula óssea e membranas serosas. É importante lembrar que em outras partes do mundo padrões intermediários de associação com o VEB e ponto de quebra do c-myc têm sido observados. Parece haver um gradiente de associação com o VEB que se estende da África a América do Sul até os EEUU. Esse gradiente também corresponde ao nível socioeconômico e a outros fatores como frequência de infecções na infância[19].

Merece citação outro fator importante cujo papel não está totalmente determinado na patogênese dos linfomas de Burkitt. Trata-se do efeito da malária, holoendêmica nas regiões da África equatorial, onde se observa alta incidência de linfoma de Burkitt. A hiperplasia de células B induzida pela malária pode ser fator predisponente à translocação cromossômica. Conclusões mais definitivas precisam ser tiradas por meio de conhecimento mais detalhado das vias moleculares do VEB.

QUADRO CLÍNICO

Linfoma de Burkitt – Forma esporádica ou Burkitt americano

Sua principal localização é abdominal e se manifesta por dor abdominal e aumento de volume do abdome, algumas vezes sinais de obstrução ou semiobstrução consequentes à invaginação intestinal, mais frequentemente na válvula ileocecal, com mudança no hábito intestinal, náuseas, vômitos, sangramento intestinal e mais raramente perfuração[20]. Massa na fossa ilíaca direita foi descrita em 25% dos pacientes da série do NCI e pode ser confundida com processo inflamatório do apêndice (apendicite)[21]. Múltiplos linfonodos mesentéricos poderão estar comprometidos, assim como placas peritoneais podem ser observadas. Envolvimento dos rins, pâncreas e ovários é frequente. Fígado e baço são menos frequentemente comprometidos. Derrame pleural, ascite e medula óssea (20%) poderão estar comprometidos com infiltração por células neoplásicas[20,22]. Comprometimento da faringe ou nasofaringe e seios paranasais é ocasionalmente visto. Tireoide e glândula salivar são mais raramente envolvidas. Mais incomum é o comprometimento uni ou bilateral das amígdalas. Envolvimento testicular ao diagnóstico acontece em uma pequena porcentagem de pacientes. Pele e mediastino acometidos é muito raro. O comprometimento da mama pode acontecer em meninas pré-púberes e em grávidas ou mulheres em período de lactação[23,24].

Alguns pacientes ao diagnóstico têm um quadro clínico de doença disseminada, com linfadenopatia, hepatoesplenomegalia, consistente com leucemia, sem nenhuma massa tumoral ou comprometimento sólido do tipo linfomatoso. Esses pacientes com mais de 25% de infiltração medular são denominados de LLA-L3 e atualmente mais bem definidos como leucemia de Burkitt, para evitar que sejam tratados com protocolo de LLA, o que lhes confere um péssimo prognóstico. É importante lembrar que nem toda leucemia com características morfológicas de L3 ou que expressam imunoglobulinas de superfície tem as alterações fenotípicas e genéticas do linfoma de Burkitt[25,26]. Por outro lado, existem leucemias com a translocação 8;14 e morfologia de células B precursoras[27]. Em relação ao SNC, a infiltração é incomum no Burkitt esporádico, sendo um pouco mais frequente nos pacientes em estádios avançados com infiltração de medula óssea[28]. A compressão de nervos cranianos pelo tumor da órbita ou da mandíbula, com manifestação de paresia ou paralisia facial, não se traduz por infiltração do SNC, embora se saiba que esse paciente tem maior probabilidade de evoluir com doença no SNC. A pleiocitose liquórica e o tumor intracraniano são os sinais diagnósticos de doença no SNC. O envolvimento de pares cranianos sem doença sistêmica é extremamente raro[29,30].

Linfoma de Burkitt endêmico

Em pacientes na África a mandíbula é o local mais frequente de envolvimento, principalmente em crianças menores. Burkitt descreveu 70% de infiltração mandibular em crianças menores de 5 anos de idade comparados a 25% em maiores de 14 anos[31]. Em crianças muito pequenas o envolvimento da órbita e da maxila é também muito frequente. O envolvimento abdominal é frequentemente devido ao comprometimento dos linfonodos mesentéricos e omento[32]. Raramente comprometem a válvula ileocecal. O envolvimento ovariano é frequente, enquanto o testicular é raro. Tireoide, glândula salivar e adrenal poderão estar comprometidas. Linfadenopatia isolada, amígdalas, rinofaringe e baço não são habitualmente comprometidos. Pele, testículo e pericárdio poderão estar comprometidos. Linfoma de Burkitt de mediastino é extremamente improvável. O envolvimento da medula óssea é raro no Burkitt endêmico, enquanto o comprometimento do SNC e pares cranianos é muito mais frequente que no Burkitt esporádico, chegando a 30% em uma série de Uganda[33]. Algumas vezes a localização epidural é responsável por um quadro de paresia ou paraplegia, necessitando laminectomia para diagnóstico[34]. Doen-

ça intracerebral é mais frequentemente vista em recidivas da doença[35].

Linfoma folicular

O linfoma folicular é responsável por aproximadamente 3% dos linfomas pediátricos. Ao contrário dos adultos, na criança podem ser localizados com histologia de grau intermediário ou alto grau e são altamente curáveis. Os locais preferenciais de acometimento são os linfonodos de cabeça e pescoço. Quando extranodal, pode acometer o trato gastrointestinal, parótidas, rins, epidídimo e testículos. O linfoma testicular primário é geralmente de histologia folicular[36]. Os meninos são mais acometidos. Dos casos, 70% são estádios iniciais – I ou II.

Linfomas linfoblásticos (LL)

Os linfomas linfoblásticos são responsáveis por 25%-30% dos linfomas na infância e adolescência. A maioria dos pacientes apresenta-se com doença avançada, em estádios III ou IV.

Os linfomas linfoblásticos oriundos de células T são, na maioria das vezes, responsáveis por comprometimento mediastinal (50%-70%), muitas vezes associado a derrame pleural. Os sintomas, numa sequência progressiva, são: tosse de difícil controle inicialmente, seguida de disfagia, dispneia, edema de pescoço e face, preenchimento das fossas supraclaviculares, caracterizando uma síndrome de cava superior. Em associação a esses sintomas, a maioria dos pacientes apresenta linfadenopatia periférica, mais frequentemente acima do diafragma. Tumor pericárdico ou derrame podem ocorrer com tamponamento cardíaco. Envolvimento abdominal é raro, exceto à custa de hepatoesplenomegalia, que é mais frequente na forma leucêmica com infiltração maciça da medula óssea. Os linfomas linfoblásticos com comprometimento de linfonodos generalizados, pele, testículo, osso e/ou nasofaringe não são associados com massa de mediastino, sugerindo subtipos histológicos diferentes[37]. O envolvimento inicial do SNC pode ser diagnosticado em 3%-4% dos pacientes.

Linfomas anaplásicos de grandes células (LAGC)

Os LAGC geralmente têm uma evolução mais lenta e menos agressiva que os LL e os LB. São muitas vezes acompanhados de sintomas sistêmicos como febre, sudorese e perda de peso. Os principais locais de acometimento são os linfonodos, ao contrário dos demais linfomas em pediatria, que são predominantemente extranodais. O envolvimento de pele, principalmente da parede torácica e pele associada a linfonodos da região, é a manifestação clínica mais frequente[37]. Envolvimento mediastinal e hepatoesplenomegalia são frequentes, assim como comprometimento de locais incomuns para outros linfomas como músculo, parênquima pulmonar e outros. Infiltração da medula óssea e do SNC não é frequente. Mais recentemente, com técnicas mais modernas de detecção de doença – biologia molecular –, foi descrito um caso de recidiva no SNC diagnosticado com 10 células no liquor com expressão anormal do ALK por reação em cadeia da polimerase transcriptase reversa (RT-PCR)[38].

TRATAMENTO

O tratamento dos linfomas é basicamente a quimioterapia. O papel da cirurgia se limita, na maioria das vezes, ao diagnóstico e ao tratamento de eventuais complicações. Mais recentemente, as drogas monoclonais, chamadas de terapia-alvo, vêm ocupando seu lugar em situações específicas. A radioterapia poderá ter seu papel em situações particulares, na maioria das vezes como parte de um tratamento de resgate. As diretrizes para o tratamento de cada um dos diferentes tipos de linfoma serão discutidas a seguir.

TRATAMENTO E PROGNÓSTICO DOS LINFOMAS DE BURKITT

Desde 1981 os estudos LMB da Sociedade Francesa de Oncologia Pediátrica mostraram a vantagem do uso de uma pré-fase de quimioterapia, (COP) com objetivo de provocar uma citorredução mais lenta, evitando os efeitos mais intensos da síndrome de lise tumoral. Também nesse período ficou clara a importância da profilaxia do SNC com metotrexate intratecal (Mtx IT), a contraindicação da cirurgia redutora no tratamento dos linfomas, assim como o uso da radioterapia para controle local.

Os estudos LMB 81, 84 e 86 mostraram claramente a importância de altas doses de Mtx (3 g/m em 3h) + Mtx IT para profilaxia do SNC (índices de recidiva isolada para SNC caíram para < 1%). O estudo LMB 84, de forma randomizada, mostrou a possibilidade de diminuição do tempo de tratamento de 12 para quatro meses. Por meio desses mesmos estudos, foram identificados fatores de mau prognóstico:

- Resposta parcial com comprovação histológica, levando à intensificação do tratamento após o terceiro ciclo de quimioterapia;
- Doença no SNC – O uso de doses mais altas de Mtx (8g/m) + altas doses de ARA-C aumentou a sobrevida de 19% no LMB 81 para 75% no LMB 86;
- A ausência de resposta após o COP – primeira semana de tratamento – foi responsável por sobrevida livre de eventos (SLE) de 29%.

No estudo LMB 89 a estratégia terapêutica e a intensidade de tratamento se basearam na estratificação dos pacientes em três grupos de risco, considerando estádio, ressecção, envolvimento do SNC e resposta no D7 após COP e após o terceiro ciclo. Com isso, a SLE passou a 97%. Os fatores prognósticos maiores foram resposta no D7 e SNC+. Não houve nenhum impacto do tipo histológico na evolução (Burkitt ou difuso de grandes células).

Finalmente, com o objetivo de confirmar os resultados obtidos, o estudo internacional FAB LMB 96 (SFOP – França, UKCCSG – Inglaterra, CCG – EUA) confirmou os resultados obtidos no grupo francês, além de mostrar a importância da intensidade de dose precocemente – SLE de 93,8% x 84,5%, quando o intervalo entre o primeiro ciclo de quimioterapia COPAM1 e o segundo COPAM2 foi maior que 21 dias.

Paralelamente a esses estudos, o grupo cooperativo alemão BFM (Berlim-Frankfurt-Munique), nos estudos BFM 81-83, 86 e 90, mostrou:

- A importância da intensidade do tratamento e duração adaptada ao volume inicial do tumor, baseado na ressecção, nível de DHL e envolvimento do SNC, atingindo 89% de SLE no estudo BFM 90;
- Resultados semelhantes em Burkitt e difusos de grandes células quando tratados com o mesmo protocolo;
- Importância de altas doses de Mtx: SLE aumentou de 50% para 80% quando a dose de Mtx aumentou de 0,5 para 5,0 g/m em 24h de infusão para doença avançada;
- Toxicidade aumentou com a elevação da intensidade.

No estudo BFM 95, o Mtx foi randomizado para ser administrado em 24h ou em 4h, tendo sido observada menor toxicidade para a infusão de 4h. Nos grupos de baixo risco, Mtx 1,0 g/m em 24h ou em 4h mostrou sobrevidas iguais de 95%. Nos grupos de alto risco, Mtx

ONCOLOGIA PEDIÁTRICA
DIAGNÓSTICO E TRATAMENTO

5,0 g/m em 4h evidenciou uma SLE menor que com infusão de 24h.

Após esses estudos, algumas estratégias foram definidas para o tratamento dos LNHB:

- Tratamento de curta duração com cursos intensivos e adaptação da intensidade do tratamento aos fatores de risco;
- Foram consideradas três drogas principais:
  - Agente alquilante (ciclofosfamida);
  - Altas doses de MTX (sistêmica e atividade no SNC);
  - Ara-C contínuo ou fracionado (doses maiores em estádios IV e LLAL3).
- Tratamento de suporte adequado (infecção, mucosite), tratamento da síndrome de lise tumoral.

DOENÇA EM ESTÁDIOS INICIAIS

Crianças e adolescentes com doença em estádios iniciais, qualquer que seja o tipo de estadiamento – St. Jude, CCG ou grupo A, FAB –, têm excelente prognóstico, com SLE em cinco anos, de 90%-95%. O tratamento se baseia na quimioterapia. Esquemas mínimos variando de seis semanas a seis meses são responsáveis pelos índices de 90%-95% de SLE já citados. Vários esquemas terapêuticos com múltiplos quimioterápicos têm sido utilizados por diferentes grupos cooperativos com excelentes resultados: FAB com seis semanas de COPAD (ciclofosfamida, vincristina, prednisona, adriamicina), CCG e POG com COMP (ciclofosfamida, vincristina, metotrexate e prednisona), três a seis meses, ou BFM (ciclofosfamida (C) e prednisona (P) seguidos por dexametasona/ifosfamida/Ara-C/VP-16/metotrexate intercalados com dexametasona/ciclofosfamida/metotrexate/doxorrubicina durante 12 semanas[39-43].

O GCBTLNHI (Grupo Cooperativo Brasileiro para Tratamento dos LNH na Infância e Adolescência) preconiza para esse grupo de pacientes (baixo risco) quatro ciclos de COMP:

- Prednisona – 60 mg/m/dia VO divididos em 3 doses do D1 ao D7;
- Ciclofosfamida – 1.200 mg/m/dose EV em 20 minutos no D1;
- Mesna – 400 mg/m/dose antes da ciclofosfamida, 4h e 6h após;
- Vincristina – 1,5 mg/m/dose (máximo 2 mg) EV rápido nos D1 ao D7;

- Metotrexate – dose intermediária – 2.000 mg/m/dose EV em 6h de infusão no D1;
- Ácido folínico (Leucovorin) – 15 mg/m/dose de 6/6h, iniciando na hora 42 a partir do início da infusão do metotrexate, pelo menos quatro doses. Mais doses poderão ser necessárias dependendo do nível sérico de Mtx, que deverá ser colhido 42h após a infusão.
- Medicação intratecal no D1, no primeiro ciclo. Para os tumores de cabeça e pescoço, no D1 de todos os ciclos.

Esse esquema terapêutico poderá ser feito ambulatorialmente desde que o paciente seja bem hidratado no D1 com ciclofosfamida e mesna e metotrexate e leucovorin. Deve-se acrescentar bicarbonato para a alcalinização da urina. A hidratação EV deverá ser mantida nos dois dias subsequentes, e a criança ou adolescente poderá ser hiperidratado durante oito horas diurnas e ser orientado a beber líquidos e receber ácido folínico (leucovorin) e bicarbonato de sódio VO, em casa, depois da alta hospitalar. Os resultados obtidos com esse esquema são os mesmos descritos para os grupos estrangeiros, embora em nosso meio o número de pacientes diagnosticados em estádios I e II seja relativamente pequeno.

Para os LNHB risco *standard*, o GBTLNHI preconiza:

- Pré-fase – COP;
- A – B – A – B;
- COP – ciclofosfamida – 300 mg/m/dose no D1;
  - Vincristina – 1,0 mg/m/dose máximo 2 mg no D1;
  - Prednisona – 60 mg/m/dia D1 ao D7;
- MADIT no D1 (*vide* esquema de baixo risco – Tabela 16.5).

Tabela 16.5. Metotrexate e ARA-C IT (doses variando com a idade) + dexametasona em mg/m (MADIT)

Idade	Metotrexate – doses	ARA-C – doses
< 1 ano	6 mg	15 mg
1-3 anos	10 mg	mg
> 3 anos	12 mg	30 mg

Dexametasona intratecal – 2 mg/m/dose – máximo 2 mg.

O uso do COP permite melhor controle da lise tumoral e dá um período de sete dias para que se tenha o diagnóstico completo do linfoma, inclusive imunoistoquímica, para que se possa colocar o paciente no protocolo de tratamento mais adequado.

CICLO A – prednisona – 60 mg/m/dia, dividido em três doses de D1 a D8.

Dose intermediária de MTX (DIMTX) – 2 g/m/dia EV em 6 horas de infusão.

Ácido folínico – leucovorin – 15 mg/m/dose de 6/6h iniciando na hora 42 a contar do início da infusão, no mínimo quatro doses.

Ciclofosfamida – 600 mg/m/dose de 12/12h D2, D3 e D4.

Vincristina – 1,5 mg/m/dose D1 e D8.

MADIT – D1 (*vide* esquema de baixo risco – Tabela 16.5).

CICLO B – VP16 – etoposide – 150 mg/m/dia D1, D2, D3.

Aracytin – citarabina – 300 mg/m/dia D1, D2, D3.

MADIT – D1 (*vide* esquema de baixo risco – Tabela 16.5).

DOENÇA EM ESTÁDIOS AVANÇADOS

Nos últimos 20 anos, a melhora na SLE nos linfomas de Burkitt avançados foi muito importante. Os estudos do CCG mostraram enormes avanços nos resultados com os protocolos de 1977 a 1995[41]. Patte *et al.* do grupo LMB, com citorredução com COP (ciclofosfamida, vincristina e prednisona), seguido de intensificação com COPADM (vincristina – 2 mg/m/EV D1; metotrexate – 8 g/m/EV D8; adriamicina – 60 mg/m EV D2; ciclofosfamida – 500 mg/m EV de 12/12h D1, D2 e D3; prednisona – 60 mg/m/dia D1 a D5 e MADIT D2, D4 e D6) e consolidação com CYVE (Aracytin – 3.000 mg/m/dia D2 a D5; Aracytin 50 mg/m/dia infusão contínua – IC – de 12h D1 a D5; VP-16 200 mg/m/dia D2 a D5 e MADIT D1), recentemente mostraram 90% de SLE em três anos[45].

Reiter *et al.*, utilizando o protocolo do BFM (BFM95) (R2 e R3), atingiram quatro anos de SLE de 89% para linfomas B avançados e 74% para as LLA-L3[46]. Mais recentemente, o Estudo Internacional FAB/LMB 96 demonstrou que com tratamento FAB, intensivo por curto período de tempo, crianças e adolescentes com infiltração de medula óssea tiveram 90% de SLE em três anos e pacientes com envolvimento do SNC, 71%. A não resposta ao COP e a concomitância de doença na medula óssea e SNC são os fatores de pior prognóstico nesse grupo de pacientes[47]. Embora os níveis de DHL estejam associados ao ·prognóstico nos estádios III, não parecem ser importantes no grupo com medula óssea e ou SNC comprometidos.

Quanto à radioterapia, os trabalhos mostram que pode ser eliminada do tratamento e substituída com vantagem por altas doses de metotrexate e maior número de aplicações de quimioterapia intratecal[48].

Em 2003, Leverger e Patte publicam os resultados conhecidos no tratamento dos linfomas de Burkitt IV e leucemias linfoides agudas L3 com os protocolos LMB 81 a 89[49] (Tabela 16.6).

Tabela 16.6. Sobrevida livre de eventos (SLE)

	Linfomas estádio IV e LLA L3		SNC+		SNC-	
	SLE	N	SLE	N	SLE	N
LMB 81	48%	42	19%	21	76%	21
LMB 84	68%	34	-	-	68%	34
LMB 86	77%	35	75%	24	82%	11
LMB 89	87%	164	79%	67	92%	97

A porcentagem de óbitos por toxicidade com o protocolo LMB 89 foi de 4%.

Atualmente, as orientações terapêuticas LMB 2001 são muito próximas aos protocolos LMB 86 e LMB 89[49]. A irradiação do SNC foi totalmente abandonada e substituída por aplicações intratecais mais frequentes, altas doses de metotrexate com infusão em 24h com resgate com leucovorin iniciado na hora 36. A Tabela 16.7 mostra as mudanças no tratamento com o protocolo LMB 89 e o LMB 2001, a sugestão atual do grupo francês para o tratamento dos linfomas de Burkitt IV e LLA-L3.

A proposta LMB 2001, como se pode observar na tabela 16.8, trata os pacientes sem comprometimento do SNC com o mesmo protocolo LMB 89, fazendo modificações apenas para os pacientes com SNC+ (13 aplicações intratecais em lugar de 10 aplicações no LMB 89, acrescentando uma dose alta de Mtx na consolidação e suprimindo a radioterapia)[49].

O GBTLNHI preconiza para os LB avançados de risco intermediário: (estádios III com DHL > 2 x o limite superior da normalidade):

COP – AA – BB – AA – BB

COP – citorredução:

Ciclofosfamida – 300 mg/m/dose – D1.

Vincristina – 1,0 mg/m/dose – máximo 2 mg – D1.

MADIT – D1 (*vide* esquema de baixo risco).

Prednisona – 60 mg/m/dia dividido em 3 doses do D1 ao D7.

CICLO AA –

Prednisona – 60 mg/m/dia em 3 doses do D1 ao D8.

Vincristina – 1,5 mg/m/dia D1 e D7.

HDMTX – 5 g/m infusão de 6h no D1.

Leucovorin – 15 mg/m/dose de 6/6h a partir da hora 42 do início do MTX.

Ciclofosfamida – 300 mg/m/dose de 12/12h nos dias 2, 3, 4 e 5.

MADIT – D1 (*vide* esquema de baixo risco).

CICLO BB –

Etoposide – 150 mg/m/dia D1, D2 e D3 infusão de 1 hora.

Aracytin – 1.000 mg/m/dia D1, D2 e D3 após o VP16 em 1 hora de infusão.

MADIT – D1 (*vide* esquema de baixo risco).

Para pacientes de alto risco: LLAL3 e ou SNC+ e todos os considerados mal respondedores após COP + ciclo A.

COP – AA – D – AA – E – AA

COP –

Se SNC+ com dois MADIT – D1, D4.

CICLO AA – descrito anteriormente.

Se SNC+ com 8G de metotrexate.

MADIT – D1 e D8.

CICLO D – (CYVE)

Aracytin – 50 mg/m/dia infusão contínua de 12h D1, D2, D3, D4 e D5 (correr das 20h às 8h).

Aracytin – 3.000 mg/m/dia, infusão de 3h, imediatamente após o ARAC de 12h (das 8h às 11h) – D2, D3, D4 e D5.

Etoposide – 200 mg/m/dia, infusão de 2h após altas doses de ARAC.

Sugerido o uso de fator de crescimento a partir do dia seis. O uso da adermina (vitamina B6) diariamente diminui o risco de complicações neurológicas com altas doses de ARAC. O colírio de dexametasona está também indicado para evitar a conjuntivite química do Aracytin.

CICLO E – ifosfamida – 1.800 mg/m/dia EV D1 a D5

Mesna – 600 mg/m/dose antes da ifosfamida, 4h após e 6h após D1 a D5.

Adriblastina – 30 mg/m/dia D1 e D2 (infusão de 1 hora).

Vincristina – 1,5 mg/m/dia D1 e D7.

MADIT – D1 e D5 (*vide* esquema de baixo risco).

A introdução do metotrexate e do Aracytin em doses altas e infusão contínua parece ser a razão da espetacular melhora da sobrevida desses pacientes.

Os resultados obtidos no Brasil com esse protocolo são inferiores aos descritos anteriormente com os protocolos BFM e LMB, apesar de mostrar evidente melhora da sobrevida em nosso meio. O GCBTLNHI mostrou 75% de SLE para o risco intermediário e 40%-50% para os altos riscos (medula óssea e ou SNC). O grupo de pacientes estádio III com DHL acima de 1.000 UI, ou melhor, acima de duas vezes o limite superior de normalidade para o método, tratados como risco intermediário, teve resultados insatisfatórios com SLE de 60%. A nossa impressão, visto que os dados são insuficientes para conclusões definitivas, é que esses pacientes necessitam de um tratamento melhor, que aumente as chances de SLE. Uma das possibilidades seria aumentar a intensidade da quimioterapia como no protocolo LMB 89, com doses maiores de ciclofosfamida e adriamicina, certamente com aumento da morbidade e toxicidade. A segunda opção, para os pacientes estádio III com DHL > 2× o limite superior da normalidade e para os LNH-B com medula óssea e ou SNC positivo, é a associação da terapia-alvo com antiCD20 aos ciclos preconizados de quimioterapia. O rituximab – antiCD20 – seria usado na dose de 375 mg/m/dose 24h antes do início da quimioterapia de cada um dos ciclos COP - AA - B - AA - D - E. Faltam dados na literatura para confirmação do valor dessa associação, principalmente se forem considerados os custos e os benefícios. O rituximab ainda não está ao alcance de todos.

LINFOMAS DE CÉLULAS B PRIMÁRIOS DE MEDIASTINO (LCBPM)

Os LCBPM são hoje considerados um subtipo clínico e anatomopatológico dos LNH derivados de células B tímicas. É o subtipo de LNH em pediatria com as piores sobrevidas, enquanto em adultos tem uma boa evolução. A melhor abordagem terapêutica para esses linfomas e a necessidade ou não de radioterapia ainda não foram totalmente demonstradas. Em relação à imunofenotipagem, geralmente são CD19, CD20, CD45, CD79a, CD11c e CD23 positivos. CD30 é fracamente positivo. Esses marcadores são importantes no diagnóstico diferencial com a doença de Hodgkin, que marca positivamente CD30 e CD15, sendo todos os demais negativos. O perfil de expressão gênica desses tumores se sobrepõe intensamente com o observado em doença de Hodgkin do tipo esclerose nodular. O gene PDL2, que engloba um regulador de ativação de células T, foi o gene que melhor discriminou os LNHPM dos LNHDGCB. A melhor sobrevida

Tabela 16.7. Esquema do tratamento LMB 2001[46]

COP	Vincristina	1 mg/m EV dia 1
	Ciclofosfamida	300 mg/m EV dia 1
	Prednisona	60 mg/m/dia dias 1 a 7
	MADIT	Dia 1, dia 3, dia 5 (Mtx, Arac, Dexa intratecal)
COPADM1	Vincristina	2 mg/m EV D1
	Metotrexate	8 g/m EV D1
	Adriamicina	60 mg/m EV D2
	Ciclofosfamida	250 mg/m de 12/12h EV D1, D2 e D3
	Prednisona	60 mg/m/dia dias 1 a 5
	MADIT	Dias 2, 4 e 6
COPADM2	*Idem* COPADM1 exceto:	
	Ciclofosfamida	500 mg/m de 12/12h EV dias D1, D2 e D3
CYVE 1 e 2	Aracytin	3 g/m/dia EV em 3 horas dias 2 a 5
	Aracytin	50 mg/m/dia EV infusão contínua de 12h dias 1 a 5
	VP16	200 mg/m/dia D2, D3, D4 e D5
	MTXIT dia 1	
MTXHD	Metotrexate	8 g/m EV + Mtx IT
Sequência 1	Vincristina	2 mg/m/dia EV dia 1
	Metotrexate	8 g/m EV dia 1
	Adriamicina	60 mg/m EV dia 1
	Ciclofosfamida	500 mg/m/dia dias 2 e 3
	Prednisona	60 mg/m/dia VO dias 1 a 5
	MtxIT dia 2	
Sequência 2	Aracytin	100 mg/m/dia SC de 12/12h D1 a D5
Sequência 3	IDEM sequência 1 sem MtxIT	
Sequência 4	IDEM sequência 2	

Tabela 16.8. Tratamento dos LB estádio IV com comprometimento neuromeníngeo e LLA-L3 (Leverger e Patte)[49]

	Protocolo LMB 89	LMB 2001
Pré-fase	COP + 3ITT	COP + 3ITT
Indução	COPADM1 + 3ITT	COPADM1 + 3ITT
Consolidação	COPADM2 + 3ITT	COPADM2 + 3ITT
	CYVE 1	CYVE 1 + IT*
	CYVE 2	+ (HDMTX + ITT)*
		CYVE 2 + IT*
Manutenção	Sequência 1 + ITT	Sequência 1 + ITT
	Irradiação SNC 24Gy*	Sequência 2
	Sequência 2	Sequência 3
	Sequência 3	Sequência 4
	Sequência 4	

* Só em casos de comprometimento do SNC.
ITT: metotrexate + ARAC + hidrocortisona.

descrita na literatura para esse grupo de linfomas é do NCI, que tratou 30 pacientes com LCBPM com rituximab + DA-EPOCH[52,53]. De 28, 23 tiveram massa residual após dois cursos de tratamento e 15 tinham doença residual no final do tratamento. A presença de massa residual no final do tratamento não definiu pacientes com risco maior de recidiva e que talvez pudessem se beneficiar de radioterapia. Três dos 15 com massa residual evoluíram com doença progressiva enquanto dois dos cinco em remissão completa também recidivaram. Dos pacientes submetidos à biópsia por causa da presença de massa residual no final do tratamento, um de oito sem tumor viável recidivou[54]. Semelhantemente, no estudo FAB/LMB 96, 28 de 43 pacientes com LCBPM tiveram doença residual no final do tratamento. Cinco foram ressecados e 22, biopsiados. Somente duas amostras mostraram tumor viável, porém cinco daqueles sem tumor viável recidivaram. A SLE foi de 66% e a sobrevida global, 73% em três anos[54]. Patte *et al.* reuniram dados dos estudos FAB/LMB 86-90-95 e do estudo da AIEOPLNH92, que, entre 1984 e 2003, reuniram 116 pacientes com a patologia: < 2% dos LNH. Radioterapia só foi usada no grupo italiano para os pacientes com massa residual. A sobrevida global foi de 79% e a SLE, de 67%. Os fatores prognósticos adversos foram DHL > 500 no grupo BFM e DHL maior que duas vezes o limite da normalidade associado a massa maior que 10 cm nos estudos FAB/LMB. O papel da radioterapia permanece não totalmente definido, principalmente na faixa etária pediátrica, na qual os efeitos colaterais merecem maior atenção. Os estudos sugerem que a quimioterapia mais intensiva é responsável por uma melhor sobrevida nos LCBPM e que a associação com rituximab poderá melhorar ainda mais as chances de cura desses pacientes.

TRATAMENTO E PROGNÓSTICO DOS LNH LINFOBLÁSTICOS

Programas multicêntricos baseados em estratégias terapêuticas para tratamento de leucemias linfoides agudas resultaram em probabilidade de sobrevida livre de eventos de 80%, incluindo pacientes com doença avançada. A maioria dos esquemas com combinação quimioterápica contém corticoide, vincristina, antracíclicos, asparaginase, ciclofosfamida e antimetabólitos administrados por várias semanas e distribuídos em: Fase de Indução, Consolidação, Intensificação (uma ou mais) e Manutenção. O impacto de cada uma das drogas para a cura dos pacientes permanece desconhecido por causa da dificuldade de fazer estudos randomizados que respondam às várias questões. A profilaxia do SNC tem como procedimento-padrão o metotrexate intratecal. As altas doses de metotrexate EV na profilaxia do SNC não são usadas uniformemente em todos os protocolos. Tipos de tratamento local como a radioterapia são raramente aplicados, embora seu papel no tratamento nunca tenha sido prospectivamente avaliado por causa da alta eficiência dos protocolos de quimioterapia, inclusive na profilaxia do SNC. A radioterapia craniana tem, ainda, seu papel no tratamento da doença no SNC. As recidivas nesse grupo de pacientes são na maioria das vezes precoces, dentro de um ano de tratamento, e são locais – mediastino ou combinadas com medula óssea e/ou SNC. A recidiva é sempre de muito mau prognóstico e a chance de sobrevida é muito pobre. Somente pacientes que respondem à quimioterapia de resgate, submetidos a transplante alogênico de medula, terão chance de sobreviver. Ao contrário do que se vê nos demais tipos de linfomas, são poucos os fatores que permitem classificar precocemente esses pacientes em grupos de risco e então fazer um escalonamento de intensidade de quimioterapia. Estudos retrospectivos recentes revelam que a perda de heterozigosidade em 6q14-24 confere um risco significante maior de recidiva nesses pacientes com a quimioterapia atual. Semelhantemente às leucemias, a resposta precoce ao tratamento poderá ter valor preditivo de melhor evolução, porém os trabalhos com monitoração de resposta com doença residual mínima e o valor do FDG PET estão ainda em estágio de avaliação.

Esquema para tratamento dos LNHL estádios I-II GCBTLNHI 2000:

- Indução:
  - Prednisona 60 mg/m D1 a D7.
  - Ciclofosfamida – 1.200 mg/m D1.
  - Mesna – 400 mg/m/dose antes da ciclofosfamida, 4h após e 6h após.
  - Metotrexate – 2 g/m infusão de 6h D1.
  - Leucovorin (ác. folínico) – 15 mg/m EV de 6/6h a partir da hora 42 do início da infusão do Mtx – 4 doses (nível sérico de Mtx deverá ser colhido na hora 42 e o número de doses de leucovorin, além das quatro iniciais, deverá ser estabelecido de acordo com a excreção).
  - Vincristina – 1,5 mg/m/dose EV rápido D1 e D7.
  - MADIT – D1 só para pacientes com doença de cabeça e pescoço.

Tabela 16.9. Resultados de estudos multicêntricos de LNH linfoblásticos

Estudo	Estádio	Tipo de protocolo	n de pts.	SLD	Referência
(CCG502)	I-IV	LSA2L2 modif x COMP	143/138	74/64%	Tubergen *et al.*, 1995
POG8704	III/IV	L-Asp. Não x Sim	83/84	64/78%	Amylon *et al.*, 1999
NHL-BFM90	I-IV	ALL-BFM	105	90%	Reiter *et al.*, 2000
LMT-96	I-IV	ALL-BFM modif	86	78%	Bergeron *et al.*, 2002
NHL-BFM95	III/IV	ALL-BFM	169	78%	Burkhardt *et al.*, 2006
EORTC 58881	I/IV	ALL-BFM	121	77,5%	Uyttebroeck *et al.*, 2008
COG-PILOT	III-IV	LSA2L2 modif	85	78%	Abromovitch *et al.*, 2008
St. Jude NHL13	III/IV	T-ALL	41	83%	Sandlund *et al.*, 2009

Tabela 16.10. Drogas e doses cumulativas nos estudos multicêntricos para estádios III e IV

Estudo	Ciclo-g/m	Doxo – mg/m	Eto – mg/m	HDMTX g/m
LMT 81	5,4	435	0	3 X 10
LSA2L2 X	4,2	270	0	0
ADCOMP	11,2	360	0	0
NHL-BFM 90	3	240	0	5 (24h) X 4
LMT 96	4	240	0	3 (3h) X 8
GCBTLNHI	4,4	120	0	5 (6h) X 4

- Consolidação:
  - Prednisona – D1 a D20 60 mg/m/dia VO dividido em 3 doses – do D20 ao D28 redução progressiva da dose.
  - Vincristina – 1,5 mg/m/dia D1, D8, D15, D22.
  - Dauno – 25 mg/m/dose D1, D8, D15, D22.
  - MADIT – D1 e D28.

- Manutenção:
  - Metotrexate – 25 mg/m VO por semana.
  - – 6-Mercaptopurina – 50 mg/m/dia VO
  - MADIT – a cada 8 semanas.
  - Até completar 18 meses do diagnóstico.

Esquema para tratamento dos LNHL estádios III-IV (GCBTLNHI):

- Citorredução:
  - Ciclofosfamida – 300 mg/m EV no D1.
  - Vincristina – 1 mg/m EV no D1 (máximo 2 mg).
  - Prednisona – 60 mg/m/dia, dividido em 3 doses do D1 ao D7.
  - MADIT – D1(*vide* protocolo de baixo risco de células B).

PROTOCOLO I:

- Prednisona – 60 mg/m/dia divididos em 3 doses D1 ao D32. A seguir redução em sete dias.

- Ciclofosfamida – 1.200 mg/m/dia D1 e D2.
- Vincristina – 1,5 mg/m/dia D1, D8, D15, D22, D29.
- Daunoblastina – 30 mg/m/dia D8, D15, D22, D29.
- L-Asparaginase – 10.000 U/m/dia IM D4, D8, D12, D15, D18, D22, D29, D32.
- MADIT (ver doses no protocolo de baixo risco B); D1, D15 e D32 se SNC negativo.
- Se SNC infiltrado – D1, D3, D8, D15, D18, D22 ou até dois liquors normais.

Consolidação:

Só iniciar essa fase quando:

  - Paciente afebril há três dias.
  - Neutrófilos > 750/mm.
  - Plaquetas > 75.000/mm.

- 6-mercaptopurina – 60 mg/m/dia D1 a D15. Doses únicas, noturnas, longe da ingestão de leite ou derivados, de preferência 2 horas após a última refeição. Ingerir com água.
- Ciclofosfamida – 1.000 mg/m/dia EV D1 e D15.
- Citarabina/Aracytin – 75 mg/m/dia SC D3, D4, D5, D6 e D10, D11, D12 e D13.
- MADIT – D10.

Profilaxia do SNC: essa fase só deverá ser iniciada após o paciente preencher os mesmos pré-requisitos para iniciar a consolidação.

- HDMTX – 5,0 g/m/dose EV infusão de 6h D1, D15, D22, D29.
- 6-mercaptopurina – 25 mg/m/dia VO, obedecendo às mesmas orientações dadas para ingestão durante a fase de consolidação do D1 ao D36.
- MADIT – D1, D15, D22, D29.
- Ácido folínico/Leucovorin – 15 mg/m/dia de 6/6h EV ou VO. Iniciando na hora 42 do início da infusão do MTX. O nível sérico de MTX deverá ser colhido na hora 42 para controle da

excreção. A dose de Leucovorin será adaptada ao nível sérico nos casos de má excreção.

PROTOCOLO II – REINDUÇÃO

Deverá ser iniciado sete dias após o término da fase de profilaxia do SNC:

- Dexametasona – 10 mg/m/dia divididas em 3 doses; D1 a D 23.
- Vincristina – 1,5 mg/m/dia D1, D8, D15, D22.
- Citarabina/Aracytin – 75 mg/m/dose SC; D3, D4, D5, D6 e D17, D18, D19 e D20.
- L-Asparaginase – 10.000 U/m/dose D4, D7, D17, D20.
- MADIT D1 e D15.

Manutenção:

- 6-mercaptopurina – 50 mg/m/dia VO. Essa medicação deve ser dada à noite, em jejum, com água, diariamente.
- Metotrexate – 25 mg/m/semana VO em uma única tomada.
- MADIT a cada oito semanas até completar um ano do diagnóstico.

Os controles da dose dos quimioterápicos deverão ser feitos a cada duas semanas por meio do hemograma. Leucócitos deverão ser mantidos entre 2.500 e 3.500 com granulócitos maior que 750. Resultados acima ou abaixo deverão receber a correção das doses de ambos, metotrexate e mercaptopurina em 25% para mais ou para menos respectivamente.

TRATAMENTO E PROGNÓSTICO DOS LNH DE GRANDES CÉLULAS (LNHGC)

Os LNHGC foram durante muito tempo tratados com os mesmos protocolos dos demais linfomas. Os estudos protocolados para essa patologia são muitas vezes dificultados pelo pequeno número de pacientes nas séries pediátricas associado à diversidade de estratégias nos diferentes grupos:

- Pulsos curtos de quimioterapia semelhantes a protocolos de células B;
- Quimioterapia prolongada derivada de protocolos de LNHT.

Estudos da Sociedade Francesa de Oncologia pediátrica (SFOP), de 1989-1997, HM89 e HM91, reuniram 82 pacientes. A estratégia foi a de células B derivadas com dois COPADM (*vide* protocolo de tratamento para células B) e tratamento de manutenção. Os resultados obtidos foram de índice de remissão de 78/82 (95%) e sobrevida em três anos com seguimento médio de 49 meses com sobrevida global de 83% e sobrevida livre de eventos de 66%[55]. Por outro lado, o grupo BFM, no período de 1990-1995, no estudo BFM90, reuniu 89 pacientes tratados com protocolo para células B derivadas adaptados a grupos de risco:

- K1 – estádios I e II;
- K2 – estádios II não ressecados ou III;
- K3 – estádios IV ou envolvimento ósseo múltiplo.

A sobrevida livre de doença em cinco anos foi de 76%, com um seguimento médio de 5,6 anos[56].

O grupo inglês UKCCSG, no período de 1990 a 1998, nos estudos 9000, 9001 e 9602, reuniu 72 pacientes tratados com protocolo LMB modificado com 82% de respostas completas, sobrevida livre de eventos em cinco anos de 59% e sobrevida global de 65%[57].

O grupo italiano AIEOP LNH-92, no período de 1993 a 1997, usando o protocolo LSA2L2 modificado em 34 pacientes, atingiu resposta completa de 88% com sobrevida livre de eventos em 10 anos de 65% e sobrevida global de 85%[58].

Nos EEUU, o estudo 9315 do POG (*Pediatric Oncology Group*), com 86 pacientes portadores de LNHAGC, no período de 1994 a 2000, reuniu 86 pacientes que foram sorteados para receber associado ao APO oito cursos de doses intermediárias (1 g/m) de metotrexate e altas doses de Ara-C. Não houve diferença significativa entre os dois braços de tratamento[59].

A análise desses resultados permite observar as principais controvérsias no tratamento dos LNHGC:

- Duração ótima do tratamento;
- Necessidade de profilaxia do SNC;
- Principais fatores prognósticos.

Quanto à duração do tratamento, pode-se observar na Tabela 16.11 que os pacientes tratados por períodos muito curtos apresentam um tempo médio de recidiva menor, porém com menor impacto na sobrevida livre de eventos final.

Tabela 16.11. Duração do tratamento

Protocolo	Duração	TMR*	SLE**	SG***
UKCCSG	4,5 m	5 m	59%	65%
BFM	2-5 m	6 m	76%	NE
SFOP	7-8 m	10 m	66%	83%
POG	12 m	NE	72%	88%
AEIOP	24 m	26 m	65%	85%

TMR*: tempo médio de recidiva; SLE**: sobrevida livre de eventos; SG***: sobrevida global.

Tabela 16.12. Análises estatísticas multifatoriais estabeleceram os fatores prognósticos para os diferentes estudos

Grupo de estudo	Fatores prognósticos
BFM	Sintomas B
SFOP	Comprometimento visceral
	Envolvimento de mediastino
	DHL>/8.00 UI/ml
UKCCSG	Envolvimento mediastinal
	Envolvimento visceral
AEIOP	Nenhum

Em 1999, Le Deley *et al.*, em estudo retrospectivo de todos os pacientes arrolados nos estudos UKCCSG, BFM e SFOP para tratamento dos LAGC entre 1987 e 1997, reuniram 235 pacientes com idade média de 10,5 anos: BFM: 93 pacientes, SFOP: 82 e UKCCSG: 60. A sobrevida global encontrada para todo o grupo foi de 82% (76%-86%) e a sobrevida livre de eventos em três anos foi de 71% (64%-76%). Os fatores prognósticos foram estudados para todo o grupo[60]:

	RR	Valor de p
Envolvimento de mediastino	2.1 (1.3-3.6)	0,004
Invasão de fígado, baço, pulmão	2.1 (1.2-3.4)	0,006
Lesões de pele	1.9 (1.1-3.2)	0,02

Protocolo do Grupo Cooperativo Brasileiro para Tratamento de Linfomas Não Hodgkin de Grandes Células – GCBTLNHGC 2000:
LG1: La – Lb – Lc
LG2: COP – La – Lb – La – Lb – La – Lb
LG3: COP – LA – LB – LC – LA – LB – LC
COP – Ciclofosfamida 300 mg/m/D1.
Vincristina – 1,5 mg/m/D1 (máximo 2 mg).
Prednisona – 60 mg/m/dia divididos em três doses D1 a D7.
MADIT no D1 (Tabela 16.5). Se comprometimento do SNC repetir no D3.

La – Dexametasona – 10 mg/m/dia divididos em três doses VO do D1 ao D5.
Ifosfamida – 800 mg/m/dia do D1 ao D5 EV em 30 minutos.
Mesna – 250 mg/m/dose EV antes da Ifo; 4h após e 6h após do D1 ao D5.
Metotrexate – 1.000 mg/m/dose EV infusão de 6h com hidratação e alcalinização (pH urinário entre 6,5 e 7,0).
Leucovorin – 15 mg/m/dose EV ou VO nas horas 36, 42, 48, e 54 após início da infusão do Mtx, se excreção boa da droga. Caso a excreção não seja ideal, adaptar as

doses de Leucovorin aos níveis séricos (*vide* tabela - Dosagem sérica de Metotrexate para infusão em 6 horas).
Aracytin – 150 mg/m/dose EV de 12/12h D4 e D5.
Etoposide – VP16 – 100 mg/m/dia EV em 1 hora nos dias D4 e D5.
MADIT no D1.
Lb – Dexametasona – 10 mg/m/dia VO divididos em três doses D1 a D5.
Ciclofosfamida – 200 mg/m/dia EV em 30 minutos do D1 ao D5.
Mesna – 60 mg/m/dose, EV antes da ciclo, 4h e 6h após D1 a D5.
Metotrexate – 1.000 mg/m/dose EV infusão de 6h com hidratação e alcalinização (pH urinário entre 6,5 e 7,0).
Leucovorin – 15 mg/m/dose EV ou VO nas horas 36, 42, 48, e 54 após início da infusão do Mtx, se excreção boa da droga. Caso a excreção não seja ideal, adaptar as doses de Leucovorin aos níveis séricos (*vide* tabela - Dosagem sérica de Metotrexate para infusão em 6 horas).
Adriblastina – 25 mg/m/dia EV em 1 hora de infusão, D4 e D5.
MADIT-D1 (*vide* Tabela 16.5).
LA – Dexametasona – 10 mg/m/dia divididos em 3 doses VO do D1 ao D5.
Ifosfamida – 800 mg/m/dia do D1 ao D5 EV em 30 minutos.
Mesna – 250 mg/m/dose EV antes da Ifo; 4h após e 6h após do D1 ao D5.
Metotrexate – 5.000 mg/m/dose EV infusão de 6h com hidratação e alcalinização (pH urinário entre 6,5 e 7,0).
Leucovorin – 15 mg/m/dose EV ou VO nas horas 36, 42, 48 e 54 após início da infusão do Mtx, se excreção boa da droga. Caso a excreção não seja ideal, adaptar as doses de Leucovorin aos níveis séricos (*vide* tabela - Dosagem sérica de Metotrexate para infusão em 6 horas).
Vinblastina – 6 mg/m/dia EV infusão rápida (dose máxima 10 mg) D1 e D7.
Aracytin – 150 mg/m/dose EV de 12/12h D4 e D5.
Etoposide – VP16 – 100 mg/m/dia EV em 1 hora nos dias D4 e D5.
MADIT no D1 (D1 e D7 se SNC comprometido).
LB – Dexametasona – 10 mg/m/dia VO divididos em três doses D1 a D5.
Ciclofosfamida – 200 mg/m/dia EV em 30 minutos do D1 ao D5.
Mesna – 60 mg/m/dose, EV antes da ciclo, 4h e 6h após D1 a D5.
Metotrexate – 5.000 mg/m/dose EV infusão de 6h com hidratação e alcalinização (pH urinário entre 6,5 e 7,0).

Leucovorin – 15 mg/m/dose EV ou VO nas horas 36, 42, 48 e 54 após início da infusão do Mtx, se excreção boa da droga. Caso a excreção não seja ideal, adaptar as doses de Leucovorin aos níveis séricos (*vide* tabela - Dosagem sérica de Metotrexate para infusão em 6 horas).

Adriblastina – 25 mg/m/dia EV em 1 hora de infusão, D4 e D5.

Vinblastina – 6 mg/m/dia EV infusão rápida (dose máxima 10 mg) nos D1 e D7.

MADIT-D1 (D1 e D7 se SNC comprometido) (*vide* Tabela 16.5).

LC – Dexametasona – 10 mg/m/dia VO divididos em três doses D1 a D5.

HDAracytin – 3.000 mg/m/dose EV de 12/12h infusão de 3h D3, D4 e D5.

Etoposide – VP16 – 100 mg/m/dia EV em 1 hora nos dias D3, D4 e D5.

Vinblastina – 6 mg/m/dia EV infusão rápida (dose máxima 10 mg) nos D1 e D7.

MADIT no D1 (D1 e D7 se SNC comprometido) (*vide* Tabela 16.5).

Dosagem sérica de metotrexate para infusão em seis horas:

Horas após início da infusão	Nível sérico de Mtx	Leucovorin (mg/m)
24h	</10 mcmol/l	15 mg/m
48h	</2 mcmol/l	15 mg/m
72h	</0,2 mcmol/l	15 mg/m

Algumas conclusões podem ser tiradas dos estudos de tratamento dos LNHGC:

- Altas taxas de cura com a maioria dos regimes terapêuticos.
- Há necessidade de melhor identificação de fatores prognósticos para que se possa adaptar melhor a quimioterapia aos grupos de maior risco de recidiva.
- Qual o melhor tratamento para os grupos menos frequentes (comprometimento cutâneo e/ou SNC)?
- Qual o melhor tratamento para recidivas?
- Falta definição do papel da imunoterapia e terapias-alvo.

TRATAMENTO DAS RECIDIVAS

A combinação de anticorpos monoclonais com quimioterapia convencional para crianças com linfomas tem sido descrita mais frequentemente como tratamento de resgate após recidivas: RICE – ICE (ifosfamida, carboplatina e etoposide) com rituximab, RCHOP (CHOP + rituximab), com resultados superiores aos esquemas sem o monoclonal. A atividade do antiCD20 em crianças com Burkitt recidivado tem sido descrita[50]. Outras experiências com RICE em crianças e adolescentes com LNHB: Griffin *et al.*, em reportagem do COG (*Childrens' Oncology Group*), trataram 20 pacientes, sendo seis LDGCB, 12 linfomas de Burkitt e duas LLA-L3. Dentre os seis LDGC, três atingiram segunda remissão completa, um foi submetido a transplante de células-tronco e dois foram tratados apenas com o RICE. Os três permaneceram vivos sem doença 30, 15 e 13 meses, respectivamente, por ocasião da publicação. Dentre os 12 Burkitt e dois LLA-L3, quatro atingiram segunda remissão completa; três foram transplantados e estavam vivos 30, 26 e 20 meses, respectivamente; dois tinham medula óssea infiltrada, um não foi transplantado e permanecia vivo com doença por 14 meses. Dentre quatro pacientes com resposta parcial ao RICE, um chegou a ser submetido a autotransplante e estava vivo sem doença aos 26 meses pós-tratamento. Todos os demais morreram em atividade de doença. Apesar do pequeno número de casos, os autores puderam mostrar que a boa evolução de pacientes portadores de LDGCB recidivados que responderam ao RICE é possível sem transplante[51].

Se em relação ao primeiro tratamento dos LNHGC permanecem dúvidas, apesar de resultados bastante promissores, em relação às recidivas, poucas coisas são estabelecidas e os resultados ainda são prematuros. Algumas observações têm sido publicadas com transplante alogeneico de medula óssea com número pequeno de casos, mas com resultados promissores. O grupo do BFM tratou 20 recidivas cujos resultados foram: duas recidivas pós-transplante, duas mortes por toxicidade e 15 pacientes recuperados (75%)[61]. Há também a experiência de Padova com quatro pacientes, todos recuperados com 12 a 47 meses de observação[62], e a experiência japonesa com seis pacientes recidivados, todos vivos após transplante alogeneico[63].

Quanto à quimioterapia, vale a pena ressaltar estudos com a vinblastina como droga de resgate em pacientes recidivados e pacientes refratários, alguns após TMO. A taxa de resposta atingida foi de 78%, com SLE de 22% e SG de 62%. A vinblastina foi introduzida como droga de primeira linha associada ao protocolo de células B no protocolo do GCBTLGC.

LINFOMAS RAROS EM PEDIATRIA
Linfomas de células B da zona marginal

Linfomas extremamente raros em pediatria são associados ao tecido linfoide de mucosas, também conhecidos como MALT. O estômago é o local extra-ganglionar mais afetado. Outros locais são as glândulas lacrimais, a órbita e os pulmões. Na etiologia dos linfomas MALT, a infecção pela bactéria *Helicobacter pylori* tem sido implicada. Casos isolados têm sido descritos em crianças infectadas pelo HIV. De 2.703 pacientes admitidos nos estudos BFM entre 1986 e 2004, apenas quatro pacientes tiveram o diagnóstico de linfoma MALT[64]. Os quatro tinham localização extraganglionar: pálpebra inferior, mama, conjuntiva e estômago. Em outra série, 32 de 48 pacientes (67%) eram crianças e adultos jovens e tinham localização ganglionar[65]. A maioria dos pacientes (88%) se apresenta com adenopatias periféricas, indolores, na região da cabeça e pescoço, com evolução de semanas até dois anos. Nenhum era HIV positivo ou portador de outra imunodeficiência. A maioria não apresentou infiltração da medula óssea. Mais de 70% eram estádio I ao diagnóstico[66]. Não existe qualquer padronização de tratamento para esses pacientes. Alguns são tratados com cirurgia, outros com radioterapia e algumas vezes a associação de cirurgia e quimioterapia ou cirurgia e radioterapia. O prognóstico, em geral, é bom.

Linfomas cutâneos

Os linfomas primários da pele são extremamente raros na faixa etária pediátrica. Algumas vezes nos deparamos com manifestações cutâneas dos linfomas sistêmicos. O pouco conhecimento que se tem dessa entidade foi tirado de experiências com adultos. Os tipos histológicos mais frequentes são o linfoma anaplásico T CD30+. A maioria se apresenta com nódulos isolados ou multifocais, pápulas ou tumores frequentemente ulcerados. O linfoma de grandes células primário da pele frequentemente tem um bom prognóstico, ao contrário dos linfomas de grandes células sistêmicos com comprometimento da pele, que se comportam de forma muito mais agressiva[67,68]. Após comprovação histológica e avaliação clínica e laboratorial com comprovação de que se trata de doença exclusivamente cutânea, no caso de nódulo único, o tratamento preconizado é a cirurgia, mas, se há vários nódulos, a opção da radioterapia poderá ser válida. Em alguns casos primariamente cutâneos com doença residual, ciclos curtos de quimioterapia semelhantes aos usados para LNH de baixo risco poderão estar indicados. Outros linfomas cutâneos são ainda menos frequentes em pediatria, como os linfomas subcutâneos tipo paniculite[69], a micose fungoide[70] ou a neoplasia hematodérmica CD4-CD56, recentemente caracterizada como neoplasia de células dendríticas[71].

Linfomas não Hodgkin de células T maduras e células *natural killer*

✓ Linfoma extraganglionar de células NK/T, tipo nasal

O linfoma extraganglionar nasal de células NK/T é também conhecido como granuloma de Stewart, granuloma letal da linha média, linfoma angiocêntrico, enfermidade destrutiva idiopática da linha média, pseudolinfoma, granuloma maligno da linha média, granuloma da linha média não cicatrizante, reticulose polimórfica e granulomatose linfomatoide. É uma entidade clínica patológica que se caracteriza por um processo crônico do terço médio da face. Geralmente se manifesta como uma lesão destrutiva nasal ou um tumor da linha média facial com evolução de aproximadamente um ano. A lesão se desenvolve na cavidade nasal provocando obstrução, rinorreia, epistaxe e edema facial. Algumas vezes a inflamação orbitária pode provocar destruição palatina. Menos frequentemente esses linfomas comprometem os linfonodos cervicais, pele, tecidos moles, testículos, aparelho respiratório e gastrointestinal. A doença é extremamente rara em nosso meio, principalmente em crianças[72]. É mais frequente em asiáticos e em algumas regiões da América Latina. Atinge mais o sexo masculino e tem forte relação com o vírus EB. O diagnóstico histológico nem sempre é fácil de ser feito por causa do alto grau de polimorfismo das células. Mais frequentemente marcam antígenos de células T – CD2, CD3 e CD56 associado ao NK[73]. O tratamento é quimioterápico (antracíclicos e asparaginase), sendo o prognóstico reservado, principalmente da doença avançada[74]. Resultados favoráveis foram descritos por Wang com radioterapia[75,76].

✓ Linfoma hepatoesplênico de células T

Muito raro em crianças, resultante da transformação maligna de células T, intimamente relacionado ao vírus EB. Também conhecido como síndrome linfoproliferativa de células T, EBV+ ou mononucleose fulminante. As manifestações clínicas são: grandes hepatoesplenomegalias, citopenias variadas devidas à alta frequência de infiltração medular. Dificilmente cursa com adenopatias. São CD4 e CD8 negativos, tendo como marcador mais importante o CD56. Podem expressar TIA-1, marcador de células T citotóxicas. O tratamento é quimioterápico, na grande maioria das vezes com prognóstico reservado. O transplante de medula óssea tem sido alternativa para alguns pacientes[77].

LINFOMA NÃO HODGKIN E HIV EM CRIANÇAS

Embora os linfomas não Hodgkin sejam uma frequente complicação em adultos HIV+, em crianças com AIDS são relativamente raros e a maioria dos casos relatados foi primária de SNC[78].

Foram reunidos dados de registro de câncer e de AIDS, de 11 áreas nos EEUU, consideradas áreas de maior incidência de AIDS, durante os períodos em que dados foram considerados completos para ambas as patologias. Dentre 4.954 crianças com 14 anos ou menos, 124 foram identificadas como tendo câncer, sendo 100 casos de LNH (34 Burkitt, 19 imunoblásticos, 23 primários do SNC – sem histologia – e 24 LNH não especificados)[79].

Em abril de 1995, 302 casos de infecção por HIV, com transmissões verticais, foram descritos pelo *British Pediatric Association Surveillance Unit*. Mais de 50% dessas crianças desenvolveram uma doença como indicador da AIDS, sendo nove neoplasias: sete casos de LNH (apenas cinco tiveram histologia disponível, sendo quatro de origem de células B e um de células T) e dois sarcomas de Kaposi, mais duas outras neoplasias nesse grupo que não foram indicadores da doença. No grupo de crianças com menos de 5 anos de idade, a incidência de LNH foi 2.500 vezes maior que a esperada na população infantil de UK. Nessa população, menor de 5 anos de idade, três tiveram LNH como indicador da imunossupressão adquirida e quatro desenvolveram o LNH de 10 a 19 meses após o diagnóstico de infecção pelo HIV. Seis desses pacientes faleceram em média 6,5 meses do diagnóstico. O tratamento foi muito irregular e dois pacientes só receberam cuidados paliativos. Cinco eram primários de cabeça e pescoço, sendo um cerebral, um era disseminado e um abdominal. Apenas um sobreviveu, tendo recebido quimioterapia intensiva (NHL-903)[80].

No período de 1982 a 1997, o *Children´s Cancer Group* e o *National Cancer Institute* (NCI) reuniram e analisaram 64 crianças com 65 tumores. Trinta e sete crianças (58%) tiveram infecção vertical pelo HIV e desenvolveram a neoplasia em média aos 4,3 anos; 22 crianças tiveram infecção pelo HIV transmitida por transfusões de sangue ou produtos do sangue e desenvolveram câncer com a idade média de 13,4 anos; 42 crianças (65%) tiveram LNH; 33% tiveram linfomas de grandes células (imunoblásticos, difusos ou anaplásicos), enquanto na população geral apenas 20% são dessa categoria. Apenas 35 dessas crianças receberam tratamento, sendo 20 de acordo com protocolos do CCG e 12 de 15 do NCI receberam protocolos dessa instituição. Os protocolos consistiram de duas ou mais das seguintes drogas: ciclofosfamida, vincristina, metotrexate, prednisona, doxorrubicina, e citarabine. A sobrevida média foi de seis meses (um dia a 89 meses). Os resultados do NCI foram superiores quanto à sobrevida, porém conclusões definitivas não puderam ser tiradas por causa do viés importante na admissão dos pacientes. Os casos do NCI foram previamente monitorados em protocolos de câncer e HIV e possivelmente tiveram diagnósticos mais precoces e tratamento de suporte para o HIV superior[81].

Estudos de soroprevalência do HIV-1 em neoplasia em crianças portadoras de AIDS, desenvolvido pela Universidade de Zimbábue, mostrou uma significante associação de sarcoma de Kaposi com o *status* sorológico. De 64 crianças portadoras de neoplasias, 27 eram soropositivas. Dentre os 17 pacientes com LNH, nove eram soropositivos, enquanto, dentre os 12 com sarcoma de Kaposi, todos eram soropositivos (p < 0,001). A maior incidência de LNH em população HIV-positiva tem sido descrita frequentemente em países desenvolvidos e em desenvolvimento, porém nessa série, embora tenha sido observado um aumento na incidência de LNH no Zimbábue, não houve associação significante com o HIV, sugerindo que outros fatores poderão ser responsabilizados por esse aumento[82]. Mais recentemente na Cidade do Cabo, Stefan *et al.* mostraram associação positiva entre infecção pelo HIV e sarcoma de Kaposi e sugestiva de LNHB[83].

CARACTERÍSTICAS CLÍNICAS DAS CRIANÇAS PORTADORAS DE LINFOMA DE BURKITT E HIV

A comparação feita em Uganda entre 228 prontuários de portadores de LNH Burkitt, sendo 158 HIV+ e 70 pacientes HIV negativos, mostrou que o LNHB acomete preferencialmente a face em crianças, independentemente do *status* sorológico, entretanto os LB HIV+ mais frequentemente comprometem locais extrafaciais, principalmente linfadenopatia. Não houve diferença na resposta à quimioterapia entre os dois grupos, porém a sobrevida dos HIV+ foi pior[84].

Algumas localizações pouco frequentes tem sido descritas. Chabay *et al.* descrevem uma paciente de 3 anos de idade HIV+ com lesão cutânea vulvar cujo anatomopatológico mostrou tratar-se de um PBL (linfoma plasmablástico) MUM1 (oncogene melanoma múltiplo) CD138, CD45, e EMA+ (antígeno epitelial de membrana) estádio III[85].

Stefan *et al.* descrevem uma criança de 10 anos de idade, infectada pelo HIV, sem história definida pregressa de AIDS, que apresentou uma síndrome de cauda equina que rapidamente evoluiu para paraplegia flácida. A sorologia para VEB foi negativa. Quimioterapia com o protocolo LMB89 modificado foi iniciada assim que o diagnóstico imunoistológico de LNHB foi concluído. A criança apresentou excelente resposta à quimioterapia, porém seu estado neurológico não se recuperou completamente[86].

TRATAMENTO DOS LNH HIV+

Os LNH HIV+, na maioria das vezes oriundos de células B, respondem bem aos protocolos modernos para linfomas B. As experiências são relativamente pequenas por causa do número baixo de pacientes, crianças portadoras das duas patologias. As poucas descrições que existem têm enfatizado a maior incidência de morte por complicações infecciosas e enfatizam a necessidade de tratamento de suporte adequado.

Alina Fedorova, do Centro de Oncologia Pediátrica da Belarusia, descreve um caso de sucesso no tratamento de uma criança com 3 anos de idade. A menor, com HIV de transmissão vertical, apresentava linfadenopatia e hepatoesplenomegalia desde 1 ano de idade, sem nunca ter recebido tratamento antirretroviral, apesar de infecção pelo HIV estádio C3, de acordo com a classificação do CDC. Aos 3 anos de idade desenvolveu um linfoma de Burkitt na mandíbula com linfadenopatia cervical, hepatoesplenomegalia, massa linfonodal retroperitonial e visceral com 10,3 x 7,7 cm, além de múltiplos nódulos renais. As células eram fortemente positivas para ALC, CD20 e CD79 e marcadores para linhagem T negativos. Medula óssea e liquor foram negativos. Com o diagnóstico de LNHB HIV+ estádio III, iniciou-se tratamento com o protocolo BFM90 (blocos AA-BB-AA-BB) com metotrexate reduzido para 500 mg/m e a dose de 50% de doxorrubicina a partir do segundo ciclo BB. Respondeu à quimioterapia muito bem, atingindo res-

posta completa. Os autores descrevem complicações infecciosas como síndrome da resposta inflamatória sistêmica, estomatite, pneumonia e infecção pelo vírus herpes-zóster. Recebeu antibacterianos, antivirais, antifúngicos, transfusões e G-CSF. Simultaneamente à quimioterapia, recebeu tratamento antiviral altamente efetivo (HAART). Apresentou diminuição da carga viral em 10 vezes e 2,5 vezes aumento do CD4 após 10 meses do HAART. A criança foi mantida com terapia retroviral e encontra-se viva há quatro anos em RCC por ocasião da publicação[87]. Croswell descreve o caso de uma menina de 8 anos com LNHB com AIDS, que foi tratada com CHOP-R (ciclofosfamida, daunorrubicina, vincristina, prednisona e rituximab) associado a HAART. O tratamento foi bem tolerado e resposta completa, obtida[88]. O número pequeno de casos ainda não permitiu a definição da melhor abordagem terapêutica para essas crianças. O que parece claro é que o tratamento de suporte para as infecções oportunistas e a manutenção do HAART são fundamentais para o sucesso terapêutico.

DOENÇAS LINFOPROLIFERATIVAS RELACIONADAS A IMUNODEFICIÊNCIAS

O *United Kingdon Children's Cancer Study Group Registry* publicou uma das maiores casuísticas de doenças linfoproliferativas relacionadas à imunodeficiência em crianças – 42 crianças que desenvolveram doenças linfoproliferativas (DLP) secundárias a: imunossupressão relacionada a transplante de órgãos ou medula óssea (30), imunossupressão por drogas induzidas (2), imunodeficiência congênita (8), imunodeficiência pela infecção HIV (2). De acordo com a classificação de Murphy, 10 eram localizadas e 32 disseminadas; 24 de 38 eram EBV positivos. Dos 35 pacientes avaliáveis para clonalidade, 24 eram monoclonais e 11, policlonais. De acordo com a classificação REAL, 22 tiveram linfoma de grandes células B, quatro, linfomas linfoblásticos, dois, LLA B, um, Burkitt, dois, linfomas plasmocitoides, um, linfoma de células plasmáticas, dois, linfomas de células T periféricas, um, anaplásico de grandes células, dois, inclassificáveis, um, doença de Hodgkin, um, infecção mononucleose-*like*, um, pneumonia intersticial linfoide e dois, processos linfoproliferativos atípicos. A redução da imunossupressão em pacientes transplantados de órgãos sólidos foi responsável pela resolução do quadro em 14 de 24 pacientes, enquanto 10 permaneceram com doença. Dezenove pacientes receberam quimioterapia, sendo o COP (ciclofosfamida, vincristina e prednisolona) a associação mais usada. Dezoito pacientes foram avaliáveis, dos quais 14 responderam e oito, não. Sete de 29 pacientes com tumores sólidos e 10 de 13 com outras imunodeficiências faleceram em consequência da doença linfoproliferativa. Nenhuma característica clínica ou biológica previu a evolução. A sobrevida global foi de 52% em cinco anos, sendo 65% para os transplantados e 23% para os demais. Nos pacientes transplantados, parece importante a intensa monitorização da evolução, após redução da imunossupressão e introdução precoce de quimioterapia para aqueles que não evoluírem bem[89].

REFERÊNCIAS

1. De Camargo B, Santos MO, Rebelo MS, et al. Cancer incidence among children and adolescents in Brazil: first report of 14 population-based cancer registries. Int J Cancer. 2010;126(3):715-20.

2. Parkin DM, Kramàrovà E, Draper GJ, et al. International incidence of childhood cancer vol. II. IARC Scientific Publications, n. 144. IARC Mongr Eval Carcinog Man; 1998.

3. Perkins SL, Segal GH, Kjeldsberg CR. Classification of non-Hodgkin's lymphomas in children. Semin Diagn Pathol. 1995;12:303-13.

4. Pizzo PA, Poplack D. Principles and practice of pediatric oncology. 4th ed. 4.ed. Cap. 24 Ian T. Magrath. p. 661-705.

5. Ribeiro RC, PUI CH, Murphy SB, et al. Childhood malignant non-Hodgkin lymphomas of uncommon histology. Leukemia. 1992;6(8):761-5.

6. Oschlies I, Salaverria I, Mahn F, et al. Pediatric follicular lymphoma – a clinico-pathological study of a population-based series of patients treated within the NHL-BFM multicenter trials. Haematologica. 2009.

7. Cairo MS, Gerrard M, Patte C. A new protocol for treatment of mature B-cell lymphoma/leukemia (BCLL): FABLMB96, a SFOP LMB96/CCG-5961/UKCCSG NHL 9600 international cooperative study. Med Pediatr Oncol. 1997(abstract);29:320a.

8. Golsby RE, Carroll WL. The molecular biology of paediatric lymphomas. J Pediatr Hematol Oncol. 1998;20:282-96.

9. Kadin ME, Carpenter C. Sistemic and primary cutaneous anaplastic large cell lymphomas. Semin Hematol. 2003;40:244-56.

10. Pittaluga S, Wiodarska I, Pulford K, et al. The monoclonal antibody ALK1 identifies a distinct morphological subtype of anaplastic large cell lymphoma associated with 2p23/ALK rearrangements. Am J Pathol. 1997;151(2):343-51.

11. Lamant L, Dastugue N, Pulford K, et al. A new fusion gene TPM3-ALK in anaplastic large cell lymphoma created by a (1;2)(q25;p23) translocation. Blood. 1999;93:3088-95.

12. Rappaport H, Braylan RC. Changing concepts in the classification of malignan neoplasms of the hematopoietic system. The reticuloendotelial system. Int Acad Pathol Monogr. 1975;16:1.

13. Lukes RJ, Collins RD. New approaches to the classification of the lymphomata. Br J Cancer Suppl. 1975;2:1-28.

14. Lennert K, Stein H, Kaiserling E. Cytological and functional criteria for the classification of malignan lymphomata. Br J Cancer. 1975;31(Suppl II):29-43.

15. National Cancer Institute sponsored study of classifications of non-Hodgkin's lymphomas. Summary and description of a working formulation for clinical usage. Cancer. 1982;9:2112.

16. Heerema NA, Bernheim A, Lim MS, et al. State of art and future needs in cytogenetic/molecular genetics/arrays in childhood lymphoma: summary report of workshop at the First International Symposium on Childhood and Adolescent Non Hodgkin Lymphoma. April 9, 2003, New York City. NY. Pediatric Blood Cancer. 2005;45(5):616-22.

17. Murphy SB. Childhood non Hodgkins' lymphoma. N Engl J Med. 1978;299(26):1446-8.

18. Cairo MS, Gerrard M. A new protocol for treatment of mature B-cell lymphoma/leukaemia (BCLL): FABLMB96, a SFOP LMB96/CCG-5961/UKCCSG NHL 9600 international cooperative study. Med Pediatr Oncol. 1997(abstract);29:320a.

19. Gutierrez MI, Bhatia K, Barriga F, et al. Molecular epidemiology of Burkitt's lymphoma from South America: differences in breakpoint location and Epstein-Barr virus association from tumors in other world regions. Blood. 1992;79(12):3261-6.

20. Magrath IT, Sariban E. Clinical features of Burkitt's lymphoma in the USA. Proceedings of a conference on: Burkitt's lymphoma: a human cancer model. Lyon: IARC Publications; 1985. p. 119.

21. La Quaglia MP, Stolar CHJ, Krailo M, et al. The role of surgery in abdominal non-Hodgkin's lymphoma: experience from the Children's Cancer Study Group. J Pediat Surg. 1992;27:230-5. [Janus C, Edwards BK, Sariban E, et al. Surgical ressection and limited chemotherapy, for abdominal undifferentiated lymphomas. Cancer Treat Rep. 1984;68:599.]

22. Magrath IT, Ziegler JL. Bone marrow involvement in Burktt's lymphoma and its relationship to acute B-cell leukemia. Leuk Res. 1980;4:33.

23. Armitage JO, Feagler JR, Skoog DP. Burkitt lymphoma during pregnancy with bilateral breast involvement. JAMA. 1977;237:151.

24. Hugh JC, Jackson FI, Hanson J, et al. Primary breast lymphoma. An immunohistologic study of 20 new cases. Cancer. 1990;66:2602-11.

25. Mangan KF, Rauch AE, Bishop M, et al. Acute lymphoblastic leukemia of Burkitt's type (L3 ALL) lacking surface immunoglobulin and the 8;14 translocation. Am J Clin Pathol. 1985;83;121-6.

26. Vasef Ma, Brynes RK, Muratta-Collins JL, et al. Surface immunoglobulin light chai-positive acute lymphoblastic leukemia of FAB l1 or L2 type: a report of 6 cases in adults. Am J Clin Pathol. 1998;110:143-9.

27. Navid F, Mosijczuk AD, Head DR, et al. Acute lymphoblastic leukemia with the 98;14) (q24;q32) translocation and FAB L3 morphology associated with a B precursor imunophetotype: the Pediatric Oncology Group experience. Leukemia. 1999;13:135-41.

28. Sandlund JT, Murphy SB, Santana VM, et al. CNS involvement in children with newly diagnosed non-Hodgkin's lymphoma. J Clin Oncol. 2000;18:3018-24.

29. Donoso LA, Magargal LE, Eiferman RA. Meningeal carcinomatosis secondary to malignan lymphoma (Burkitt's pattern). J Pediatr Ophthalmol Strabismus. 1981;18:48-50.

30. Pal L, Valli ER, Santosh V, et al. Disseminated Burkitt's lymphoma, presenting as multiple cranial nerve palsies. Indian J Cancer. 1995;32:116-20.

31. Burkitt D. A sarcoma involving the jaws in African children. Br J Surg. 1958;46:218.

32. Magrath IT. African Burkitt's lymphoma: history, biology, clinical features, and treatment. Am J Pediatr hematol Oncol. 1991;13:222.

33. Ziegler J, Magrath IT, Olweny CLM. Cure of Burkitt's lymphoma: 10 year follow up of 157 Ugandan patients. Lancet. 1979:936-8.

34. Magrath IT. African Burkitt's lymphoma: history, biology, clinical features, and treatment. Am J Pediatr Hematol Oncol. 1991;13:222.

35. Pizzo PA, Poplack D. Principles and practice of pediatric oncology. 4th ed. Philadelphia: Lippincott Williams & Wilkins. Section IV: Management of Common Cancers of Childhood; Malignant Non-Hodgkin's Lymphomas in Children. p. 661-705.

36. Swerdlow SH. Pediatric follicular lymphomas, marginal zone lymphomas and marginal zone hiperplasia. Am J Clin Pathol. 2004:122(Suppl):S98-109.

37. Kadin ME, Sako D, Berliner N, et al. Childhood KI1 lymphoma presented with skin lesions and peripheral lymphadenopathy. Blood. 1986;68:1042-9.

38. Armstrong G, Szallasi A, Biegel JA, et al. Early molecular detection of central nervous system relapse in a child with systemic anaplastic large cell lymphoma: case report and review of the literature. Pediatr Blood Cancer. 2005;44:400-6.

39. Link MP, Donaldson SS, Berard CW, et al. Results of treatment of childhood localized non-Hodgkin's lymphoma with combination chemotherapy with or without radiotherapy. N Engl J Med. 1990;322:1169-74.

40. Patte C, Auperin A, Michon J, et al. The Societe Française d'Oncologie Pediatrique LMB89 protocol: highly effective multiagente chemotherapy tailored to the tumor burden and initial response in 561 unselected children with B-cell lymphomas and L3 leukemia. Blood. 2001;97:3370-9.

41. Meadows AT, Sposto R, Jenkin RD, et al. Similar efficacy of 6 and 18 months of therapy with four drugs (COMP) for localized non-Hodgkin's lymphoma of children: a report from the Children's Cancer Study Group. J Clin Oncol. 1989;7:92-9.

42. Link MP, Shuster JJ, Donaldson SS, et al. Treatment of children with localized non-Hodgkin's lymphoma (NHL) with nine weeks of chemotherapy without radiotherapy. Med Pediatr Oncol. 1993(abstract);21:532a.

43. Reiter A, Schrappe M, Tiemann M, et al. Improved treatment results in childhood B-cell neoplasms with tailored intensification of therapy: a report of the Berlin-Frankfurt-Munster Group Trial NHL-BFM 90. Blood. 1999;94:3294-306.

44. Cairo MS, Sposto R, Perkins SL, et al. Burkitt's and Burkitt like lymphoma in children and adolescents: a review of the Children's Cancer Group experience. Br J Haematol. 2003;120:660-70.

45. Cairo MS, Gerrard M, Patte C. A new protocol for treatment of mature B-cell lymphoma/leukemia (BCLL): FAB LMB 96, a SFOP LMB96/CCG-5961/UKCCSG NHL 9600 international cooperative study. Med Pediatr Oncol. 1997(abstract);29:320a.

46. Reiter A, Schrappe M, Tiemann M, et al. Improved treatment results in childhood B cell neoplasms with tailored intensification of therapy: a report of the Berlin-Frankfurt-Munster Group Trial NHL BFM 90. Blood. 1999;94:3294-306.

47. Cairo MS, Gerrard M, Sposto R, et al. Poor response to initial reduction therapy (COP) and combined bone marrow and CNS disease are poor prognostic factors in children with advanced (BM+-CNS) B-NHL treated on the international study FAB/LMB96). Blood. 2003(abstract);102:492.

48. Woessmann W, Seiderman K, Mann G, et al. The impact of the methotrexate administration schedule and dose in the treatment of children and adolescents with B-cell neoplasms: a report of the BFM Group Study NHL-BFM 95. Blood. 2005;105:948-58.

49. Leverger G, Patte C. Progrès therapeutiques dans les leucemies aigües lymphoblastiques et les lymphomes stade IV de type Burkitt chez lénfant. Bull Acad.Natle Méd. 2003;187(4):743-57.

50. Leverger G, Patte C. Progrès therapeutiques dans les leucemies aigües lymphoblastiques et les lymphomes stade IV de type Burkitt chez lénfant. Bull Acad Natle Med. 2003;187(4):743-57.

51. Timothy GC, Sheila W, Howard W, et al. A study of rituximab and ifosfamide, carboplatin, and etoposide chemotherapy in children with recurrent/refractory B-Cell CD20+ non-Hodgkin lymphoma and mature b-cell acute lymphoblastic leukemia: a report from the children's Oncology Group. Pediatr Blood Cancer. 2009;52:177-81.

52. Wilson WH, Grossbard ML, Pittaluga S, et al. Dose adjusted EPOCH chemotherapy for untreated large B cell lymphomas: a pharmacodynamic approach with high efficacy. Blood. 2002;99:2685-93.

53. Patte C, Reiter A, Roselen A, et al. Primary mediastinal large B cell lymphoma (PMLBCL) in children/adolescence. Data of European and American Groups. Pediatr Blood Cancer. 2006;46:834. A31.

54. Attias D, Hodgson D, Weitzman S. Primary mediastinal B-cell lymphoma in the pediatric patient: can a rational approach to therapy be based on adult studies? Pediar Blood Cancer. 2009;52:566-70.

55. Brugières L, Deley MC, Pacquement H, et al. CD30+ anaplastic large cell lymphoma in children: analysis of 82 patients enrolled in two consecutive studies of the French Society of Pediatric Oncology. Blood. 1998;10:3591-8.

56. Seidemann K, Tiemann M, Schrappe M, et al Short pulse B-non-Hodgkin lymphoma – type chemotherapy is efficacious treatment for pediatric anaplastic large cell lymphoma: a report of the Berlin-Frankfurt-Munster Group Trial NHL-BFM90. Blood. 2001,97:3699-706.

57. Williams DM, Hobson R, Imeson J, et al. United Kingdon Cancer Study Group. Br J Haematol. 2002;117(4):812-20.

58. Rosolen A, Pillon M, Garaventa A, et al. Anaplastic large cell lymphoma treated with a leukemia – like therapy: report of the Italian A association of Pediatric Hematology and Oncology (AIEOP) LNH-92 protocol. Cancer. 2005;104:2133-40.

59. Laver JH, Kraveka JM, Hutchison RE, et al. Advanced stage large cell lymphoma in children and adolescents: results of a randomized trial incorporating intermediate dose methotrexate and high dose cytarabine in the maintenance phase of the

APO regimen: a Pediatric Oncology Group phase III trial. J Clin Oncol. 2005,23,541-7.

60. Le Deley MC, Reiter A, Williams D, et al. Prognostic factors in childhood anaplastic large cell lymphoma: results of a large European intergroup study. Blood. 2008:111(3):1560-6.

61. Woessman W. Allogeneic haematopoietic stem cell transplantation in relapsed or refractory anaplastic large cell lymphoma of children and adolescents – a Berlin, Frankfurt Munster group report. Br J Haematol. 2006;133(2):176-82.

62. Cesaro S, Pillon M, Visintin G, et al. Unrelated Bone Marrow Transplantation for high risk anaplastic large cell lymphoma in pediatric patients a single center cases serie. Eur J Haematol. 2005;75(1)22-6.

63. Mori T, Takemoto T, Katano N, et al. Recurrent childhood anaplastic large cell lymphoma: a retrospective analyses of registered cases in Japan. Br J Haematol. 2006;132(5):594-7.

64. Swerdlow SH. Pediatric follicular lymphomas, marginal zone lymphomas, and marginal zone hiperplasia. Am J Clin Pathol. 2004:122(Supl):S98-109.

65. Claviez A, Meyer U, Dominick C, et al. MALT lymphoma in children: a report from the NHL-BFM Study Group. Pediaric Blood Cancer. 2006:47(2):210-4.

66. Taddesse-Heath L, Pittaluga S, Sorbara L, et al. Marginal zone B-cell lymphoma in children and young adults. Am J Surg Pathol. 2003:27(4):522-31.

67. Willemze R, Jansen PM, Cerroni L, et al. Subcutaneous panniculitis – like T-cell lymphoma: definition, classification, and prognostic factors: an EORTC Cutaneous lymphoma Group Study of 83 cases, Blood. 2008:111(2):838-45.

68. Muljono A, Graf NS, Arbuckle S. Primary cutaneous lymphoblastic lymphoma in children: series of eight cases with review of the literature. Pathology. 2009:41(3):223-8.

69. Willemze R, Jansen PM, Cerroni L, et al. Subcutaneous panniculitis – like T cell lymphoma: definition, classification, and prognostic factors: an EORTC Cutaneous Lymphoma Group Study of 83 cases. Blood. 2008:111(2):838-45.

70. Peters MS, Thibodeau SN, White JW Jr., et al. Mycosis fungoides in children and adolescents. J Am Acad Dermatol. 1990:22(6Pt 1):1011-8.

71. Weaver J, Hsi ED. CD4+/CD56+ hematodermic neoplasm (blastic NK – cell lymphoma). J Cutan Pathol. 2008:35(10):975-7.

72. Garcia-Cosio M, Santon A, Mendez MC, et al. Nasopharyngeal/nasal type T/NK lymphomas: analysis of 14 cases and review of the literature. Tumori. 2003:89(3):278-84.

73. Weaver J, Hsi ED. CD4+/CD56+ hematodermic neoplasm (blastic NK – cell Lymphoma). J Cutan Pathol. 2008:35(10):975-7.

74. Young W, Zheng W, Zhu J, et al. Midline NK/T-cell lymphoma nasal-type: treatment outcome, the effect of L-Asparaginase based regimen, and prognostic factors. Hematol Oncol. 2006:24(1):28-32.

75. Wang ZY, Li YX, Wang WH, et al. Primary radiotherapy showed favorable outcome in treating extra nodal nasal type NK/Tcell lymphoma in children and adolescents. Blood. 2009;114(23):4771-6.

76. Kwong YL, Anderson BO, Advani R. Management of T-cell and natural-killer-cell neoplasms in Asia: consensus statement from the Asian Oncoly Summit 2009. Lancet Oncol. 2009:10(11):1093-101.

77. Lo Nigro L, Munda S, Poli A, et al. Managing hepatosplenic gammadelta T-cell leukemia lymphoma in children. Pediatr Blood Cancer. 2007;49(5):763.

78. Young SA, Crocker DW. Burkitt's Lymphoma in a child with AIDS. Pediatr Pathol. 1991;11:115-22.

79. Biggar RJ, Frisch M, Goedert JJ. Risk of cancer in children with AIDS. JAMA. 2000;284(2):205-9.

80. Evans JA, Gibb DM, Holland FJ, et al. Malignancies in UK children with HIV infection acquired from mother to child transmission. Arch Dis Child. 1997;76:330-3.

81. Granovsky MO, Mueller BU, Nicholson HS, et al. Cancer in human immunodeficiency virus-infected children: a case series from the Children's Cancer Group and the national Cancer Institute. J Clin Oncol. 1998;16(5):1729-35.

82. Chitsike I, Siziya S. Seroprevalence of human immunodeficiency virus type 1 infection in childhood malignancy in Zimbabwe. Centr Afr J Med. 1998;44(10):242-5.

83. Stefan DC, Wessels G, Poole J, et al. Infection with human immunodeficiency virus-1(HIV) among children with cancer in South Africa. Pediatr Blood Cancer. 2011;56(1):77-9.

84. Orem J, Maganda A, Mbidde EK, et al. Clinical characteristics and outcome of children with Burkitt lymphoma in Uganda according to HIV infection. Pediatr Blood Cancer. 2009;52(4):433-4.

85. Chabay P, De Matteo E, Lorenzetti M, et al. Vulvar plasmablastic lympoma in a HIV positive child: a novel extraoral localization. J Clin Pathol. 2009;62(7):644-6.

86. Stefan DC, Van Toorn R, Andronikou S. Spinal compression due to Burkitt lymphoma in a newly diagnosed HIV-infected child.J Pediatr Hematol Oncol. 2009 Apr;31(4):252-5.

87. Fedorova A, Mlyavaya T, Alexichik Alexei, Busel T, Petrovich I, Aleinikova O. Successful Treatment of the HIV-Associated Burkitt Lymphoma in a Three-Year-Old Child. Pediatr Blood cancer 2006; 47:92-93.

88. Crosswell HE, Bergsagel DJ, Yost R, Lew G. Successful treatment with modified CHOP-rituximab in pediatric AIDS-related advanced stage Burkitt lymphoma.Pediatr Blood Cancer 2008 Apr;50(4):883-5.

89. Pinkerton CR, Hann I, Weston CL, Mapp T, Wotherspoon A, Hobson R, Kelly DA, Vergani D, Hadzic D, Rees L, Burke M, and Alero Thomas J. Immunodeficiency-related lymphoproliferative disorders:prospective data from the United Kingdon Children's Cancer Study Group Registry.British Journal of Hemathology, 2002,118,456-461.

DOENÇA DE HODGKIN

Adalisa Rienke

Algemir Lunardi Brunetto

Cláudio Galvão de Castro Junior

Lauro José Gregianin

EPIDEMIOLOGIA

Os linfomas são originários do sistema linfático, ou sistema imune, sendo divididos em duas grandes categorias, a doença de Hodgkin, caracterizada pela presença de células de Reed-Sternberg (RS), que será o tema deste capítulo, e os linfomas não Hodgkin (LNH), linfomas originados dos linfoblastos B e linfomas originados dos linfoblastos T. Ambos os linfomas ocorrem em adultos ou crianças e seu tratamento e prognóstico dependem do estádio e do tipo de apresentação[1].

Os linfomas são o terceiro grupo de doenças mais frequentes em crianças e adolescentes nos Estados Unidos, com incidência anual de 13-29 por milhão de crianças por ano. No Brasil, na maioria dos registros é o segundo mais comum[2].

Nos Estados Unidos, a doença de Hodgkin responde por cerca de 5% das neoplasias nas pessoas com menos de 15 anos e cerca de 15% nas pessoas entre 15 e 19 anos de idade. Nos países industrializados, a incidência é mais elevada nos adolescentes e nos adultos jovens, ao contrário do encontrado nos países em desenvolvimento, onde a maior taxa ocorre em crianças mais jovens. A proporção entre sexo masculino e feminino varia consideravelmente conforme a idade. Entre as crianças menores de 5 anos, observa-se um forte predomínio masculino (H/M = 5,3) e, entre crianças entre 15 e 19 anos, observa-se um leve predomínio feminino (H/M = 0,8)[3].

A presença de imunodeficiência, seja congênita ou adquirida, aumenta o risco de desenvolver a doença de Hodgkin. A predisposição genética ou a exposição comum ao mesmo agente etiológico poderia responder por um risco aparentemente elevado entre gêmeos e parentes de primeiro grau em três a sete vezes maior[3].

A doença de Hodgkin é uma das poucas neoplasias de fisiopatologia, evolução, tratamento e prognósticos semelhantes em adultos e crianças. Deve ser levado em conta que os efeitos tardios são potencialmente piores em crianças. Por isso, fazem-se necessárias novas estratégias para incorporação de fatores prognósticos, avaliação de resposta e tratamento[4].

PATOGÊNESE

O linfoma de Hodgkin se caracteriza por um número variado de células grandes (15-45 μm de diâmetro), com núcleos múltiplos ou multilobulados, as Reed-Sternberg, apesar de células semelhantes serem encontradas na mononucleose infecciosa, no linfoma não Hodgkin e em outras condições. Existe um consenso de que a célula de Reed-Sternberg, na maioria dos casos, surge a partir de centros germinativos de células B. Um infiltrado de linfócitos aparentemente normais, composto por linfócitos pequenos, histiócitos, neutrófilos, eosinófilos, células plasmáticas e fibroblastos, envolve a célula de Reed-Stenberg e varia segundo o subtipo histológico. Outras características que distinguem os subtipos histológicos são a presença de diferentes graus de fibrose, de faixas de colágeno, necrose ou células reticulares malignas. Os quatro principais subtipos histológicos são predominância linfocitária, esclerose nodular, celularidade mista e depleção linfocitária. Mais recentemente, foram descritos outros subtipos identificáveis por meio de imunoistoquímica, mas seu significado prognóstico ou terapêutico ainda não está claro nos pacientes pediátricos[4].

A doença de Hodgkin parece surgir no tecido linfoide e se espalha para as regiões nodais adjacentes de modo relativamente organizado. A disseminação hematogênica também ocorre, acarretando comprometimento hepático, esplênico, ósseo, da medula óssea ou cerebral, e está normalmente associada à presença de sintomas sistêmicos[4].

Quase todos os casos de linfoma de Hodgkin se originam em células B pré-apoptóticas, que não conseguem sintetizar imunoglobulinas. A célula Reed-Stenberg parece ser resistente a estímulos apoptóticos devido a uma desregulação do fator de transcrição nuclear NFkB[5].

O papel do vírus Epstein-Barr (EBV) é confirmado por estudos sorológicos e pela presença frequente do genoma do EBV no material de biópsia, e um estudo feito na Bahia mostrou a presença do EBV em 85% dos casos, particularmente nos de celularidade mista[6].

O material genético do vírus Epstein-Barr (EBV) pode ser identificado nas células Reed-Stenberg de alguns pacientes com linfoma de Hodgkin. A positividade do vírus se observa mais frequentemente em tumores com histologia de celularidade mista e pouco se evidencia em pacientes com histologia de predomínio linfocítico. A presença do vírus é mais comum entre menores de 10 anos quando comparados a adolescentes e adultos jovens, com uma incidência de positividade das células tumorais do EBV para linfoma de 15% a 25% em adolescentes e adultos jovens em países industrializados. Em países em desenvolvimento, identificam-se taxas altas de linfoma de Hodgkin com histologia de celularidade mista entre crianças, e esses casos são geralmente positivos para EBV (aproximadamente 80%)[6].

MANIFESTAÇÕES CLÍNICAS

A manifestação clínica inicial mais comum (80%) é a presença de linfadenomegalia indolor, firme, cervical ou supraclavicular. A doença em mediastino está presente em cerca de 75% dos adolescentes e adultos jovens, podendo ser assintomática. Dependendo da extensão e da localização da doença nodal e extranodal, os pacientes podem se apresentar com sintomas e sinais de obstrução de vias aéreas, derrame pleural ou pericárdico, disfunção hepática ou infiltração da medula óssea (anemia, neutropenia ou trombocitopenia)[7]. A síndrome nefrótica é uma manifestação rara, mas pode estar presente na doença de Hodgkin. Aproximadamente, 25% dos pacientes podem apresentar sintomas sistêmicos como febre, sudorese noturna e perda de peso, secundários à liberação de citocinas e linfocinas pelas células Reed-Stenberg. Menos comuns e não considerados com significado prognóstico são os sintomas de prurido, letargia, anorexia ou dor, que piora com a ingestão de álcool[7,8].

Por volta de 20% dos pacientes apresentarão massa mediastínica de grande volume (cujo diâmetro máximo é maior que um terço do diâmetro do tórax ou um nódulo ou grupamento de nódulos maior que 10 cm)[7,8].

Cerca de 80% a 85% das crianças e adolescentes com linfoma de Hodgkin serão estádios I-III (comprometimento de gânglios linfáticos ou baço) e 15% a 20% dos pacientes apresentarão comprometimento extranodal, em pulmões, fígado, ossos e medula óssea[7,8].

CLASSIFICAÇÃO

O linfoma de Hodgkin se classifica de duas formas:
- Linfoma de Hodgkin clássico;
- Linfoma de Hodgkin com predomínio linfocítico nodular (LHPLN).

Linfoma de Hodgkin clássico

Subdivide-se em quatro tipos:
- rico em linfócitos (LHCRL);
- de celularidade mista (LHCM);
- com depleção linfocitária (LHDL);
- esclerose nodular (LHEN).

Esses subtipos são definidos de acordo com o número de Reed-Stenberg, as características inflamatórias e a presença ou não de fibrose[9].

As características histológicas e os sintomas clínicos do linfoma de Hodgkin são devidos ao grande número de citoquinas, quimiocinas e produtos de R-FNT secretados pelas Reed-Stenberg. A interleucina-5 pode ser responsável pela eosinofilia do linfoma de Hodgkin de celularidade mista e a transformação do fator de crescimento "beta", pela fibrose no subtipo de esclerose nodular[3].

Linfoma de Hodgkin com predomínio linfocítico nodular (LHPLN)

É caracterizado por células grandes com núcleos polilobulados, conhecidas como as *popcorn cells*.

Essas células expressam antígenos das células B como CD19, CD20, CD22 e CD79A, são negativas para CD15 e podem ou não expressar CD30. Os oncogenes OCT-2 e BOB1 são expressos no LHPLN, mas não em células de pacientes com linfoma de Hodgkin clássico[10]. Podem existir subtipos com células linfocíticas e histiocíticas sobre células T reativas, causando dificuldade de distinção[11]. Um subtipo puramente difuso seria classificado como linfoma de células B grandes difuso ou linfoma de células B rico em células T. Os LHPLN podem ser difíceis de se distinguirem de uma transformação evolutiva dos centros germinativos e o linfoma de células B rico em células T[12].

PROGNÓSTICO

À medida que o tratamento para o linfoma de Hodgkin tem melhorado, diminui a importância dos fatores que influenciam o prognóstico. Mas alguns fatores ainda continuam sendo usados para o planejamento terapêutico e seu sucesso. Os fatores que se relacionam a resultados desfavoráveis são estádio da doença, presença de sintomas B, volume tumoral, comprometimento extraganglionar, sexo masculino e taxa de hemoglobina[13]. A resposta inicial à quimioterapia (QT) também é um fator prognóstico para estratificar tratamento posterior. A tomografia com emissão de pósitrons (PET-CT) pode ser utilizada para avaliar a resposta precoce ao tratamento para o linfoma de Hodgkin em crianças[14], não sendo muito difundida em nosso meio por causa do seu alto custo.

Cerca de 90% a 95% das crianças com doença de Hodgkin podem curar-se, o que justifica ainda mais a necessidade de um tratamento com menores danos possíveis[3]. A recidiva também pode ocorrer de forma tardia e, em alguns casos, mais do que cinco anos após o término do tratamento.

ESTADIAMENTO

O estádio da doença é imprescindível para determinar a escolha do tratamento. A avaliação inicial se faz mediante anamnese, exame físico, exames de imagem (Rx de tórax, TC de tórax, abdome e pelve e PET-CT) e exames laboratoriais.

Nos Estados Unidos, a maioria dos protocolos tem recomendado o uso do PET-CT, mas esse exame não está disponível na maioria das cidades do Brasil e ainda é disseminado o uso da cintilogafia com gálio.

A classificação mundialmente usada é a da conferência de Ann Harbor[15], que subclassifica o linfoma de Hodgkin em duas categorias – A e B: A para pacientes assintomáticos e B para os pacientes que apresentam qualquer dos seguintes sintomas:

- perda de 10% de peso corporal nos últimos seis meses;
- febre, com temperaturas superiores a 38 ºC, sem origem determinada, por um período maior que três dias;
- sudorese noturna.

Para a doença extralinfática, existe a designação de "E"; a doença extralinfática poderá causar confusão no momento do estadiamento[3].

Estádio I: comprometimento de uma cadeia linfática ou, no caso do estádio I (E), comprometimento direto desde um gânglio até outro adjacente.

Estádio II: comprometimento de dois ou mais gânglios do mesmo lado do diafragma, ou extensão de um desses gânglios ate um órgão extralinfático adjacente, II (E).

Estádio III: comprometimento de regiões de gânglios linfáticos de ambos os lados do diafragma, que pode se estender até um órgão extralinfático adjacente III (E), comprometimento do baço [estádio III (S+)] ou ambos [estádio III (E+S)].

Estádio IV: comprometimento de um ou mais órgãos ou tecidos extralinfáticos com ou sem comprometimento ganglionar.

No passado, alguns protocolos chegaram a recomendar esplenectomia como parte do estadiamento, porém essa prática foi abandonada. O exame chamado de linfangiografia também foi abandonado por conta de exames radiológicos de melhor qualidade.

BASES DE TRATAMENTO

Os fatores prognósticos mais utilizados na atualidade para determinar o tratamento incluem o estádio da doença, a presença ou ausência de sintomas B, o volume tumoral e, mais recentemente, a resposta ao tratamento.

Nos últimos anos os protocolos vêm buscando manter os índices de cura, com diminuição da toxicidade do tratamento[3].

O tratamento pode ser feito unicamente com quimioterapia, com associação de quimio e radio, sendo que há estudos descrevendo o uso isolado da radioterapia (RT), não sendo essa uma estratégia muito utilizada em crianças[3].

Os monoagentes clássicos para o tratamento incluem os agentes alquilantes, antracíclicos e alcaloides da vinca, entre outros.

Na Tabela 17.1, são listados os esquemas de tratamento quimioterápico mais comuns.

Radioterapia

Embora a associação com radioterapia modifique a sobrevida livre de eventos, não há modificação da sobrevida global[7]. Todavia, a maioria dos protocolos atuais recomenda quimioterapia associada à radioterapia dos campos envolvidos. A radioterapia é cuidadosamente calculada com critérios de controlar localmente a doença e reduzir ao mínimo os danos ao paciente[7].

Tabela 17.1. Tratamentos quimioterápicos mais comuns

Ciclo de quimioterapia	Fármacos correspondentes
ABVD[16]	Doxorrubicina, bleomicina, vinblastina, dacarbazina
ABVE[17]	Doxorrubicina, bleomicina, vincristina, etopósido
VAMP[18]	Vincristina, doxorrubicina, metotrexato, prednisona
OPPA +/- COPP (meninas)	Vincristina, prednisona, procarbazina, doxorrubicina, ciclofosfamida, vincristina, prednisona, procarbazina
OEPA +/- COPP (meninos)	Vincristina, etopósido, prednisona, doxorrubicina, ciclofosfamida, vincristina, prednisona, procarbazina
COPP/ABV	Ciclofosfamida, vincristina, prednisona, procarbazina, doxorrubicina, bleomicina, vinblastina
BEACOPP[19]	Bleomicina, etopósido, doxorrubicina, ciclofosfamida, vincristina, prednisona, procarbazina
COP(P) (com prednisona ou sem)	Ciclofosfamida, vincristina, ± prednisona, procarbazina
CHOP	Ciclofosfamida, doxorrubicina, vincristina, prednisona
ABVE-PC (DBVE-PC)[20]	Doxorrubicina, bleomicina, vincristina, etopósido, prednisona, ciclofosfamida
MOPP/ABV[21]	Mecloretamina, vincristina, procarbazina, prednisona, doxorrubicina, bleomicina, vinblastina

Mesmo assim, a radioterapia segue sendo objeto de debate, uma vez que, mesmo em doses mais baixas, pode estar associada a efeitos tardios.

Alguns protocolos do *Children's Oncology Group* utilizam a resposta ao tratamento quimioterápico para indicar ou não a radioterapia. No Brasil, por conta da restrita acessibilidade ao PET-CT, isso ainda não é factível.

A maioria dos protocolos de tratamento utiliza doses de 15 a 25 Gy, variando de acordo com a idade do paciente, a presença de massa volumosa residual após término da QT e a resposta a QT combinada inicial. Essa irradiação é feita nos campos previamente envolvidos pela doença.

AVALIAÇÃO À RESPOSTA TERAPÊUTICA

A avaliação à resposta terapêutica se baseia na redução do volume da doença e na redução por imagem da massa tumoral.

Quando termina o tratamento planejado com quimioterapia, reclassifica-se o estádio para determinar o grau de resposta à quimioterapia inicial. A resposta completa define-se como ausência de doença por meio de exame clínico e por exames de imagem (tomografia) ou redução superior a 70% a 80% de doença e negativação da captação de gálio pela cintilografia. Como dito anteriormente, o PET-CT, quando disponível, é usado, pois é mais específico e sensível que o gálio para a detecção de linfoma viável pós-tratamento[22,23].

LINFOMA DE HODGKIN COM PREDOMÍNIO LINFOCÍTICO NODULAR (LHPLN)

Tanto as crianças como os adultos que estão sendo tratados por linfoma de Hodgkin com predomínio linfocítico nodular têm um diagnóstico favorável, principalmente quando a doença é localizada (estádio I)[24,25]. Em um estudo retrospectivo que incluiu 210 pacientes adultos com LHPLN, apenas oito das 32 mortes nesses pacientes puderam ser atribuídas diretamente ao linfoma de Hodgkin, e o restante das mortes foi devido à toxicidade relacionada ao câncer, tanto aguda quanto crônica[26]. Por isso, tanto em adultos quanto em crianças o tratamento para LHPLN se baseia em reduzir a terapia inicial para reduzir a morbidade e a mortalidade relacionadas com o tratamento em longo prazo.

Apesar de o tratamento de escolha para crianças com LHPLN ser QT mais radioterapia, há relatos de pacientes tratados com QT apenas ou ressecção completa sem QT. Em um estudo com 31 pacientes adultos tratados com cirurgia isoladamente, houve sete mortes (em um seguimento de sete anos), mas somente uma morte foi decorrente do linfoma de Hodgkin[27]. Em outro estudo, 15 de 24 pacientes que realizaram somente cirurgia recaíram, mas todos conseguiram remissão após RT ou QT. Desses, dois pacientes faleceram e apenas um de LHPLN[28]. Em experiências com pacientes pediátricos, seis pacientes com LHPLN em estádio I tratados somente com cirurgia permaneceram sem doença[29]. Num estudo com 58 crianças do *European Network Group on Pediatric Hodgkin Lymphoma*, com crianças tratadas com ressecção isoladamente, a sobrevida foi de 100%, com uma média de seguimento de 43 meses. A média geral da taxa de sobrevivência em crianças que alcançaram remissão completa por meio da cirurgia foi de 67% (no entanto, o *follow-up* foi relativamente curto), enquanto os sete pacientes com doença residual após a cirurgia apresentaram recidiva.

TRATAMENTO DO LINFOMA DE HODGKIN PRIMARIAMENTE RESISTENTE OU RECIDIVADO

O fracasso do tratamento dos pacientes com linfoma de Hodgkin pode ser dividido em três grupos:

- resistência primária;
- recidiva local (em pacientes tratados apenas com quimioterapia);
- recidiva da doença, em sítio diferente.

A presença de sintomas B e doença extralinfática no momento da recidiva é fator de mau prognóstico[30].

Em estudo realizado pela Sociedade de Oncologia e Hematologia da Alemanha, os pacientes que tiveram recaída precoce, definida como a que se apresenta entre 3 e 12 meses após o final do tratamento com QT, tiveram sobrevida em 10 anos de 55% e em cinco anos de 78%. Os com recaída tardia tiveram sobrevida em 10 anos de 86% e em cinco anos de 90%[30]. Nos estudos clínicos, demonstrou-se que a maioria das recidivas aconteceu em pacientes que receberam QT isoladamente como tratamento primário e se manifestou no mesmo local da doença primária. Pacientes com doença favorável no diagnóstico (estádio IA ou IIA, pequeno volume, sem sintomas B), com recidiva na mesma região do tumor primário, que receberam somente quimioterapia puderam receber novo esquema de QT e radioterapia em baixas doses. Em alguns pacientes é necessária a radioterapia em doses altas. Nos pacientes tratados que foram classificados como sendo de um estádio baixo, as taxas de sobrevida sem transplante hematopoiético são muito altas[31]. Para os outros pacientes, o tratamento da recidiva inclui quimioterapia de indução e transplante de células progenitoras hematopoiéticas autólogo[32-34]. Pacientes com doença inicialmente refratária também se beneficiam do transplante autólogo. Os transplantes alogênicos aparentados ou não aparentados são indicados para recidiva após transplante autólogo, incapacidade de coletar células-tronco ou na presença de múltiplas recidivas[35,36]. Diferente dos adultos, em pacientes pediátricos parece ser mais vantajoso o uso de condicionamento com quimioterapia em doses convencionais.

A sobrevida global após o transplante autólogo gira em torno de 70% aos cinco anos pós-procedimento[35-38].

No consenso brasileiro de transplante de medula óssea em pediatria, podem ser encontrados maiores detalhes sobre a indicação nessa população de pacientes[38].

Recomenda-se que os sítios de recidiva não previamente irradiados sejam tratados com radioterapia, mas ainda não há consenso se a radioterapia adicional nos sítios que já receberam esse tipo modalidade terapêutica traz algum benefício[36,37,39].

Existe uma variedade de quimioterápicos que geralmente não são utilizados para o tratamento inicial de linfoma de Hodgkin e que possuem atividade documentada contra o Hodgkin recidivado.

Os esquemas mais utilizados são:

- ICE (ifosfamida, carboplatina e etoposide)[40];
- DECAL (dexametasona, etoposide, cisplatina, citarabina e L-asparaginase)[41];
- Ifosfamida e vinorelbina[42];
- Vinorelbina e gemcitabina[43];
- IEP-ABVD-COPP (ifosfamida, etoposide, prednisona-doxorrubicina, bleomicina, vinblastina, dacarbazina-ciclofosfamida, vincristina, procarbazina, prednisona)[31];
- APE (citosina arabinosida, cisplatina, etoposide)[44];
- Pacientes com CD20 podem receber rituximab sozinho ou em combinação com outros quimioterápicos[45];
- Ifosfamida – gencitabina – vinorelbina – prednisolona[46].

EFEITOS TARDIOS

Os sobreviventes da doença de Hodgkin podem apresentar numerosas complicações tardias decorrentes do tratamento. Os agentes alquilantes e o etoposide estão relacionados com leucemia mieloide aguda (LMA) e síndromes mielodisplásicas. A doxorrubicina pode causar cardiopatias e a bleomicina ou RT em campos pulmonares pode causar fibrose pulmonar. O uso de corticoides está relacionado com necrose avascular[47]. O uso da radioterapia pode causar disfunção tireoidiana e alterações de crescimento físico. Esterilidade e infertilidade podem ser observadas em pacientes expostos a agentes alquilantes e ciclofosfamida.

O surgimento de uma segunda neoplasia em pacientes tratados por linfoma de Hodgkin é uma preocupação constante, havendo relatos de aparecimento de um segundo tumor até 20 anos após o final do tratamento para Hodgkin[47]. A incidência nesses pacientes também parece ser maior do que em outras doenças.

A Tabela 17.2 resume de modo sucinto os possíveis efeitos relacionados ao tratamento do linfoma de Hodgkin[48].

Tabela 17.2. Efeitos colaterais do tratamento

Gravidade	Efeitos tardios
Moderada	Disfunção endócrina, imunossupressão tardia, infecções virais (herpes simples, zóster, papilomavírus)
Maior	Fibrose pulmonar pela quimio e radioterapia; infertilidade; dano cardíaco; baixa estatura
Potencialmente fatal	LMA, síndrome mielodisplásica, outros tumores sólidos

Adaptado de Valera[48], 2007.

REFERÊNCIAS

1. Guidelines for the pediatric cancer center and role of such centers in diagnosis and treatment. American Academy of Pediatrics Section Statement Section on Hematology/Oncology. Pediatrics. 1997;99(1):139-41.

2. De Camargo B, Santos MO, Rebelo MS, et al. Cancer incidence among children and adolescents in Brazil: first report of 14 population-based cancer registries. Int J Cancer. 2010;126:715-20.

3. Homepage: <http://www.cancer.gov/cancertopics/pdq/treatment/childhodgkins/healthprofessional>. Acesso em: 26/5/2010.

4. Hudson MM, Onciu M, Donaldson SS, et al. Poplack em principles and practice of pediatric oncology. Philadelphia: Lippincott Williams & Wilkins; 2006. p. 695-721.

5. Bräuninger A, Schmitz R, Bechtel D, et al. Molecular biology of Hodgkin's and Reed/Sternberg cells in Hodgkin's lymphoma. Int J Cancer. 2006;118(8):1853-61.

6. Chabay PA, Barros MH, Hassan R, et al. Pediatric Hodgkin lymphoma in 2 South American series: a distinctive epidemiologic pattern and lack of association of Epstein-Barr virus with clinical outcome. J Pediatr Hematol Oncol. 2008;30(4):285-91.

7. Nachman JB, Sposto R, Herzog P, et al. Randomized comparison of low-dose involved-field radiotherapy and no radiotherapy for children with Hodgkin's disease who achieve a complete response to chemotherapy. J Clin Oncol. 2002;20(18):3765-71.

8. Rühl U, Albrecht M, Dieckmann K, et al. Response-adapted radiotherapy in the treatment of pediatric Hodgkin's disease: an interim report at 5 years of the German GPOH-HD 95 trial. Int J Radiat Oncol Biol Phys. 2001;51(5):1209-18.

9. Pileri AS, Ascani S, Leoncini L, et al. Hodgkins lymphoma: the pathologystis viewpoint. J Clin Pathol. 2002;55(3):162-76.

10. Stein H, Marafioti T, Foss HD, et al. Down-regulation of BOB.1/OBF.1 and Oct2 in classical Hodgkin disease but not in lymphocyte predominant Hodgkin disease correlates with immunoglobulin transcription. Blood. 2001;97(2):496-501.

11. Boudová L, Torlakovic E, Delabie J, et al. Nodular lymphocyte-predominant Hodgkin lymphoma with nodules resembling T-cell/histiocyte-rich B-cell lymphoma: differential diagnosis between nodular lymphocyte-predominant Hodgkin lymphoma and T-cell/histiocyte-rich B-cell lymphoma. Blood. 2003;102(10):3753-8.

12. Kraus MD, Haley J. Lymphocyte predominance Hodgkin's disease: the use of bcl-6 and CD57 in diagnosis and differential diagnosis. Am J Surg Pathol. 2000;24(8):1068-78.

13. Metzger ML, Castellino SM, Hudson MM, et al. Effect of race on the outcome of pediatric patients with Hodgkin's lymphoma. J Clin Oncol. 2008;26(8):1282-8.

14. Hutchings M, Loft A, Hansen M, et al. FDG-PET after two cycles of chemotherapy predicts treatment failure and progression-free survival in Hodgkin lymphoma. Blood. 2006;107(1):52-9.

15. Lister TA, Crowther D, Sutcliffe SB, et al. Report of a committee convened to discuss the evaluation and staging of patients with Hodgkin's disease: Cotswolds meeting. J Clin Oncol. 1989;7(11):1630-6.

16. Behrendt H, Brinkhuis M, Van Leeuwen EF. Treatment of childhood Hodgkin's disease with ABVD without radiotherapy. Med Pediatr Oncol. 1996;26(4):244-8.

17. Tebbi CK, Mendenhall N, London WB, et al. Treatment of stage I, IIA, IIIA1 pediatric Hodgkin disease with doxorubicin, bleomycin, vincristine and etoposide (DBVE) and radiation: a Pediatric Oncology Group (POG) study. Pediatr Blood Cancer. 2006;46(2):198-202.

18. Donaldson SS, Link MP, Weinstein HJ, et al. Final results of a prospective clinical trial with VAMP and low-dose involved-field radiation for children with low-risk Hodgkin's disease. J Clin Oncol. 2007;25(3):332-7.

19. Kelly KM, Hutchinson RJ, Sposto R, et al. Feasibility of upfront dose-intensive chemotherapy in children with advanced-stage Hodgkin's lymphoma: preliminary results from the Children's Cancer Group Study CCG-59704. Ann Oncol. 2002;13(Suppl 1):107-11.

20. Schwartz CL. Special issues in pediatric Hodgkin's disease. Eur J Haematol Suppl. 2005;(66):55-62.

21. Chow LM, Nathan PC, Hodgson DC, et al. Survival and late effects in children with Hodgkin's lymphoma treated with MOPP/ABV and low-dose, extended-field irradiation. J Clin Oncol. 2006;24(36):5735-41.

22. Hueltenschmidt B, Sautter-Bihl ML, Lang O, et al. Whole body positron emission tomography in the treatment of Hodgkin disease. Cancer. 2001;91(2):302-10.

23. Bangerter M, Moog F, Buchmann I, et al. Whole-body 2-[18F]-fluoro-2-deoxy-D-glucose positron emission tomography (FDG-PET) for accurate staging of Hodgkin's disease. Ann Oncol. 1998;9(10):1117-22.

24. Nogová L, Reineke T, Brillant C, et al. Lymphocyte-predominant and classical Hodgkin's lymphoma: a comprehensive analysis from the German Hodgkin Study Group. J Clin Oncol; 2008;26(3):434-9.

25. Mauz-Körholz C, Gorde-Grosjean S, Hasenclever D, et al. Resection alone in 58 children with limited stage, lympho-

cyte-predominant Hodgkin lymphoma-experience from the European network group on pediatric Hodgkin lymphoma. Cancer. 2007;110(1):179-85.

26. Diehl V, Sextro M, Franklin J, et al. Clinical presentation, course, and prognostic factors in lymphocyte-predominant Hodgkin's disease and lymphocyte-rich classical Hodgkin's disease: report from the European Task Force on Lymphoma Project on Lymphocyte-Predominant Hodgkin's Disease. J Clin Oncol. 1999;17(3):776-83.

27. Miettinen M, Franssila KO, Saxén E. Hodgkin's disease, lymphocytic predominance nodular. Increased risk for subsequent non-Hodgkin's lymphomas. Cancer. 1983;51(12):2293-300.

28. Hansmann ML, Zwingers T, Böske A, et al. Clinical features of nodular paragranuloma (Hodgkin's disease, lymphocyte predominance type, nodular). J Cancer Res Clin Oncol. 1984;108(3):321-30.

29. Murphy SB, Morgan ER, Katzenstein HM, et al. Results of little or no treatment for lymphocyte-predominant Hodgkin disease in children and adolescents. J Pediatr Hematol Oncol. 2003;25(9):684-7.

30. Moskowitz CH, Nimer SD, Zelenetz AD, et al. A 2-step comprehensive high-dose chemoradiotherapy second-line program for relapsed and refractory Hodgkin disease: analysis by intent to treat and development of a prognostic model. Blood. 2001;97(3):616-23.

31. Schellong G, Dörffel W, Claviez A, et al. Salvage therapy of progressive and recurrent Hodgkin's disease: results from a multicenter study of the pediatric DAL/GPOH-HD study group. J Clin Oncol. 2005;23(25):6181-9.

32. Santoro A, Bredenfeld H, Devizzi L, et al. Gemcitabine in the treatment of refractory Hodgkin's disease: results of a multicenter phase II study. J Clin Oncol. 2000;18(13):2615-9.

33. Jones RJ, Piantadosi S, Mann RB, et al. High-dose cytotoxic therapy and bone marrow transplantation for relapsed Hodgkin's disease. J Clin Oncol. 1990;8(3):527-37.

34. Baker KS, Gordon BG, Gross TG, et al. Autologous hematopoietic stem-cell transplantation for relapsed or refractory Hodgkin's disease in children and adolescents. J Clin Oncol. 1999;17(3):825-31.

35. Galvão de Castro C Jr, Gregianin LJ, Brunetto AL. Autologous hematopoietic stem cell transplantation in children with relapse or refractory Hodgkin disease. J Pediatr Hematol Oncol. 2006;28(11):772.

36. Sureda A, Robinson S, Canals C, et al. Reduced-intensity conditioning compared with conventional allogeneic stem-cell transplantation in relapsed or refractory Hodgkin's lymphoma: an analysis from the Lymphoma Working Party of the European Group for Blood and Marrow Transplantation. J Clin Oncol. 2008;20;26(3):455-62.

37. Akhtar S, Abdelsalam M, El Weshi A, et al. High-dose chemotherapy and autologous stem cell transplantation for Hodgkin's lymphoma in the kingdom of Saudi Arabia: King Faisal specialist hospital and research center experience. Bone Marrow Transplant. 2008;42(Suppl 1):S37-40.

38. Seber A, Bonfim CMS, Daudt LE, et al. Indicações de transplante de células-tronco hematopoéticas em pediatria: consenso apresentado no I Encontro de Diretrizes Brasileiras em Transplante de Células-Tronco Hematopoéticas – Sociedade Brasileira de Transplante de Medula Óssea, Rio de Janeiro, 2009. Rev Bras Hematol Hemoter. 2010;32(3):225-39.

39. Jabbour E, Hosing C, Ayers G, et al. Pretransplant positive positron emission tomography/gallium scans predict poor outcome in patients with recurrent/refractory Hodgkin lymphoma. Cancer. 2007;109(12):2481-9.

40. Cairo MS, Shen V, Krailo MD, et al. Prospective randomized trial between two doses of granulocyte colony-stimulating factor after ifosfamide, carboplatin, and etoposide in children with recurrent or refractory solid tumors: a children's cancer group report. J Pediatr Hematol Oncol. 2001;23(1):30-8.

41. Kobrinsky NL, Sposto R, Shah NR, et al. Outcomes of treatment of children and adolescents with recurrent non-Hodgkin's lymphoma and Hodgkin's disease with dexamethasone, etoposide, cisplatin, cytarabine, and l-asparaginase, maintenance chemotherapy, and transplantation: Children's Cancer Group Study CCG-5912. J Clin Oncol. 2001;19(9):2390-6.

42. Bonfante V, Viviani S, Santoro A, et al. Ifosfamide and vinorelbine: an active regimen for patients with relapsed or refractory Hodgkin's disease. Br J Haematol. 1998;103(2):533-5.

43. Ozkaynak MF, Jayabose S. Gemcitabine and vinorelbine as a salvage regimen for relapse in Hodgkin lymphoma after autologous hematopoietic stem cell transplantation. Pediatr Hematol Oncol. 2004;21(2):107-13.

44. Wimmer RS, Chauvenet AR, London WB, et al. APE chemotherapy for children with relapsed Hodgkin disease: a Pediatric Oncology Group trial. Pediatr Blood Cancer. 2006;46(3):320-4.

45. Schulz H, Rehwald U, Morschhauser F, et al. Rituximab in relapsed lymphocyte-predominant Hodgkin lymphoma: long-term results of a phase 2 trial by the German Hodgkin Lymphoma Study Group (GHSG). Blood. 2008;111(1):109-11.

46. Santoro A, Magagnoli M, Spina M, et al. Ifosfamide, gemcitabine, and vinorelbine: a new induction regimen for refractory and relapsed Hodgkin's lymphoma. Haematologica. 2007;92(1):35-41.

47. Niinimäki RA, Harila-Saari AH, Jartti AE, et al. Osteonecrosis in children treated for lymphoma or solid tumors. J Pediatr Hematol Oncol. 2008;30(11):798-802.

48. Valera ET. Doença de Hodgkin. In: Braga JAP, Tone LG, Loggetto SR. Hematologia para o pediatra. São Paulo: Atheneu; 2007. p. 339-48.

TUMORES DO SISTEMA NERVOSO CENTRAL

CAPÍTULO 18

Sidnei Epelman

INTRODUÇÃO

Os tumores cerebrais na infância apresentam uma grande variedade histológica, têm maior probabilidade de serem disseminados ao diagnóstico e são mais embrionários que aqueles que acometem os adultos[1]. Os avanços no diagnóstico, no tratamento e na sobrevida de crianças com tumor cerebral foram muito significativos nos últimos 25 anos. Hoje, ao redor de 60% de todas as crianças com diagnóstico de tumor cerebral estarão vivas após cinco anos do diagnóstico[1]. A incidência de tumores primários cerebrais em crianças aumentou de 2,4 para 3,6 por 100.000 crianças por ano e espera-se 1.500 a 2.000 casos novos no Brasil, sendo frequentemente o diagnóstico tardio.

Os tumores primários do sistema nervoso central compreendem 15% a 20% de todos os cânceres que incidem na criança e no adolescente. A etiologia da maioria dos tumores cerebrais na infância é desconhecida. Sabe-se, porém, que algumas síndromes estão associadas com uma maior incidência de tumores – os pacientes com neurofibromatose tipo 1 com gliomas de baixo grau; aqueles com esclerose tuberosa desenvolvem astrocitomas de células gigantes e aqueles com síndrome de Li-Fraumeni têm maior predisposição para vários tipos de gliomas[2]. Outros casos mais raros como síndrome de Gorlin e de Turcot estão associados com meduloblastoma. O único predisponente ambiental confirmado é a exposição à radioterapia.

Na metade das crianças, o tumor cerebral cresce na fossa posterior[1]. Os cinco tipos mais comuns – meduloblastoma, ependimoma, astrocitoma, gliomas de tronco cerebral e tumor teratoide rabdoide atípico – que se apresentam na região subtentorial podem levar a déficits neurológicos focais, e aqueles que preenchem o quarto ventrículo provocam obstrução do liquor com hidrocefalia associada. A tríade clássica relacionada com o aumento da pressão intracraniana que acarreta a cefaleia matutina, as náuseas e os vômitos pode ocorrer, mas as cefaleias não específicas são mais comuns. Na região supratentorial, os tumores crescem, geralmente, na suprasselar e na pineal[1]. Os tumores da região suprasselar, os craniofaringiomas, os gliomas de nervo óptico e os germinomas se apresentam com alterações visuais e hormonais. Já na região da pineal, os germinomas, os tumores de células germinativas e os pinealoblastomas se apresentam com síndrome de Parinaud, que se manifesta com paralisia ou paresia do olhar, nistagmo, pupilas que não respondem bem à luz e retração da pálpebra. Os tumores corticais são os gliomas de baixo grau e em 20% dos casos são anaplásicos. É importante salientar que, diferentemente dos adultos, os gliomas de baixo grau nas crianças e nos adolescentes não se transformam em alto grau.

O diagnóstico dos tumores cerebrais evoluiu muito com os avanços da radiologia[3], e a tomografia computadorizada, hoje facilmente viabilizada, detecta mais de 95% dos casos. Pela superioridade de imagens, entretanto, a ressonância nuclear magnética é necessária para o diagnóstico preciso da localização do tumor. Para o diagnóstico de tumores da coluna espinhal e determinação de doença disseminada, a ressonância supera qualquer outro método. As imagens devem ser feitas, preferencialmente, antes da cirurgia para evitar os artefatos. A tomografia por emissão de pósitrons pode adicionar outras informações, em particular, quando se suspeita de modificação da lesão ou diferenciação de sequelas após radioterapia ou progressão de tumor.

Em virtude da variabilidade histológica dos tumores cerebrais, a sua classificação é sempre complicada e, muitas vezes, subjetiva[4]. Na maioria dos casos, o diagnóstico é feito pela microscopia usual, mas a imu-

237

noistoquímica pode auxiliar em algumas situações. Muito embora os estudos moleculares relativos aos tumores cerebrais na infância tenham evoluído, ainda não foram incorporados na maioria das classificações.

De modo geral, as mesmas formas de tratamento são utilizadas para a maioria dos tumores cerebrais – cirurgia, radioterapia e, em muitos pacientes, quimioterapia –, mas o uso de cada uma dessas modalidades não é dependente apenas do tipo de tumor, mas sim da sua localização e da idade do paciente. Atualmente, as terapias biológicas estão sendo introduzidas no manejo desses pacientes, em especial naqueles que recaem após o tratamento inicial.

MEDULOBLASTOMA

O meduloblastoma representa aproximadamente 20% de todos os tumores primários do sistema nervoso central na infância e compreende 40% daqueles que se desenvolvem na fossa posterior[5]. O pico de incidência acontece ao redor dos 5 anos de idade e a grande maioria ocorre na primeira década de vida. O meduloblastoma cresce, na maioria das vezes, no vermis cerebelar até preencher o quarto ventrículo e invadir as estruturas adjacentes[6]. Em função da sua localização, esses tumores têm a tendência de se disseminar para o espaço subaracnóideo, tanto na época do diagnóstico quanto na recaída. O tipo histológico clássico ou indiferenciado representa mais de 70% dos meduloblastomas; aqueles com variação anaplásica ou os de grandes células são de pior prognóstico e os tumores desmoplásicos, às vezes nodular, têm melhor expectativa de cura[7]. O pinealoblastoma, o neuroblastoma cerebral e o tumor neuroectodémico primitivo supratentorial são, com frequência, histologicamente indistinguíveis do meduloblastoma e exibem uma similar tendência de disseminar para o sistema nervoso central.

O meduloblastoma origina-se da célula primitiva do cerebelo e cresce de uma ou duas zonas germinais cerebelares[8]. Vários genes e vias de sinalização ativos são identificados no meduloblastoma e suportam as teorias da célula progenitora. A síndrome do carcinoma celular basal nevoide, causada pela mutação da linhagem germinal hereditária do gene PTCH no cromossomo 22, codifica o receptor Hedgehog Sonic PATCHED1 (PTC1) que normalmente reprime o sinal Hedgehog Sonic[8]. A mutação somática do PTC1 tem sido associada com a variação desmoplásica, e esse caminho é um potencial alvo terapêutico em 10% a 20% dos meduloblastomas[9]. Outra via de sinalização identificada no meduloblastoma é o WNT, que é

aberrante na síndrome de Turcot[10]. Aqueles que têm essa anormalidade molecular, isto é 15% dos pacientes, apresentam melhor prognóstico.

Algumas anormalidades genéticas moleculares específicas são associadas ao meduloblastoma e, às vezes, relacionadas à sobrevida[9]. A amplificação do oncogene MYCC está associada com a variação de células grandes e um pior prognóstico. Da mesma forma, a expressão do receptor ERBB2 da tirosinoquinase, demonstrado em 40% dos meduloblastomas, também apresenta prognóstico desfavorável[11]. Já a expressão aumentada do receptor da neurotrofina 3, que regula a proliferação, a diferenciação e a morte celular, está associada a um melhor prognóstico[12].

Existem várias alterações biológicas que auxiliam na melhor compreensão da doença e que futuramente serão incorporadas ao esquema de estadiamento do meduloblastoma e também serão alvos terapêuticos[13].

A ressecção cirúrgica deve ser procedimento inicial no manejo do paciente com meduloblastoma. O grau de ressecabilidade do tumor primário está relacionado com uma melhor sobrevida, em particular nos pacientes com doença não metastática[14]. Tal conduta pode evitar a colocação de válvula ventrículo-peritoneal em 60% dos pacientes. Diversas complicações pós-operatórias são descritas: meningite séptica e asséptica e morbidades neurológicas por alteração direta ao cerebelo ou tronco cerebral. Além disso, a síndrome do mutismo cerebelar pode ser identificada em 25% dos casos[15]. Essa síndrome é caracterizada pelo início tardio de mutismo associado com nistagmo, hipotonia do tronco, dismetria, disfagia, paralisias dos nervos cranianos, labilidade emocional, e os sintomas persistem por semanas ou meses – em 50% dos casos, podem persistir até um ano após a cirurgia.

Após a cirurgia, os pacientes são estratificados em riscos, baseados na extensão da ressecção cirúrgica e da doença ao diagnóstico. O estadiamento neurorradiológico, embora crítico, permanece um desafio importante, pois revisões de protocolos internacionais mostram que os resultados são interpretados erroneamente em aproximadamente 25% dos casos[5]. O estadiamento meticuloso deve incluir a ressonância nuclear magnética do neuroeixo e a análise do líquido cefalorraquidiano. Esses grupos de risco têm sido modificados pela inclusão de outros fatores como a histologia e os parâmetros da genética molecular.

O meduloblastoma é sensível à quimioterapia e à radioterapia. Nos primeiros estudos com a quimioterapia, os pacientes com meduloblastoma risco *standard*, tratados com ressecção cirúrgica total e irradiação craniocaudal convencional, apresentaram uma sobrevida livre de doença em três anos de 60%, exceto aqueles da série tratada por Packer *et al.*, que não apresentaram benefício com a utilização de quimioterapia[16]. Tumor residual pós-operatório, invasão de tronco cerebral e disseminação subaracnóidea e/ou extraneural definem os fatores de alto risco para falha de tratamento, e o prognóstico para esses pacientes é de 10% a 40% após cinco anos do diagnóstico. Recentes estudos cooperativos demonstraram que a indicação de quimioterapia para esses indivíduos é de grande benefício[17].

As variáveis mais importantes do meduloblastoma que implicam um pior prognóstico incluem disseminação de doença (M1-3), idade menor de 3 anos e origem fora do cerebelo. Por exemplo, a sobrevida livre de doença em cinco anos no estudo do CCG-942 foi de 59% para M0 e 36% para M1-3. Pacientes com tumor residual pós-operatório > 1,5 cm^3 apresentaram resultado menos favorável.

A radioterapia convencional sem quimioterapia pode curar cerca de 50% dos pacientes com meduloblastoma. Embora pareça existir uma curva de dose-resposta à radioterapia dos PNET, os radioterapeutas são relutantes em exceder as doses hoje usadas diariamente, por causa do potencial dos efeitos tardios. A dose de radioterapia cranioespinhal foi determinada empiricamente nos últimos 50 anos, e as recentes tentativas de reduzir de 36 Gy para 24 Gy apresentaram resultados com uma incidência inaceitável de 33% de recidivas fora do local primário em pacientes de baixo risco para recaída, aproximadamente 18 meses após o tratamento[18].

A quimioterapia neoadjuvante (antes da radioterapia) apresenta várias vantagens e também alguns riscos. Os pacientes recém-diagnosticados toleram melhor a quimioterapia intensiva antes da radioterapia, mas o tratamento com o metotrexate e a cisplatina acarreta maiores efeitos colaterais após a radioterapia. A irradiação pode ser mais efetiva se a quimioterapia produzir uma condição de doença residual mínima.

O risco da quimioterapia pré-radioterapia é o atraso do tratamento mais eficaz para o do meduloblastoma. Tanto a quimioterapia como a radioterapia intensivas são necessárias para o grupo de alto risco, portanto a quimioterapia neoadjuvante permite aumento da intensidade de dose[19].

Hoje, a poliquimioterapia é utilizada no tratamento do meduloblastoma em todos os estadiamentos. Um dos grandes objetivos da quimioterapia é diminuir, atrasar ou evitar o tratamento com a radioterapia. O uso isolado desse recurso terapêutico pode curar pacientes com meduloblastoma totalmente ressecável sem metástases. Por outro lado, os pacientes com meduloblastoma de alto risco tratados com cirurgia e radioterapia apresentam uma sobrevida livre de progressão de 24%-40%. Com a adição de quimioterapia, entretanto, os índices se aproximam de 50%, o que ainda é muito desapontador. Na Europa, o uso de altas doses de metotrexate intratecal e endovenoso mostrou uma toxicidade neurológica importante (leucoencefalopatia e alterações neurocognitivas)[20]. A quimioterapia em doses mieloablativas com resgate de células-tronco reportou, nos primeiros estudos, uma sobrevida livre de evento em 60% dos pacientes, mas 15% dessa população evoluíram a óbito por toxicidade[21]. Um estudo recente que incluiu altas doses de quimioterapia após a radioterapia com suporte hematológico demonstrou excelentes resultados em pacientes com meduloblastoma de risco intermediário e respostas encorajadoras naqueles com doença de alto risco e com baixa toxicidade. Infelizmente, diante dos vários quimioterápicos, é difícil determinar qual é a opção mais eficaz e, além disso, não foram estudadas as comparações diretas sobre os diversos agentes. Os protocolos randômicos mostram que a quimioterapia combinada com a radioterapia melhora a sobrevida de pacientes de alto risco se comparada com a radioterapia exclusiva. O tempo de início da quimioterapia após a cirurgia é importante, e esta apresenta melhores resultados quando administrada durante e após a radioterapia.

A quimioterapia apresentou um papel essencial na redução da dose de radioterapia craniocaudal sem alterar a sobrevida. Os estudos com radioterapia em neuroeixo de 24-25 Gy associada à quimioterapia, em crianças maiores de 3 anos com doença não disseminada, relataram um índice de sobrevida livre de evento em cinco anos maior que 80%, comparados com a sobrevida de 60%-70% nos estudos com irradiação cranioespinhal de 36 Gy[21].

No Brasil, o Grupo Cooperativo para Tratamento dos Tumores Cerebrais na Infância, em 1986, utilizou, pela primeira vez, a quimioterapia chamada "8 drogas em 1 dia" – esquema já aceito na literatura que apresentava também a facilidade de administração das drogas no mesmo dia. Esse estudo foi mais importante por demonstrar a necessidade da abordagem multidisciplinar e da introdução da quimioterapia em tumores de alto risco do que por avaliar a resposta da quimioterapia propriamente dita. O protocolo possibilitou, contudo, conclusões significativas, que levaram às modificações introduzidas no segundo estudo[22]. No referido estudo, diferente dos países desenvolvidos, o diagnóstico foi mais tardio e os tumores, maiores e mais infiltrativos; o índice de ressecção completa do tumor foi menor e muitos serviços não apresentam todas as condições necessárias para uma neurocirurgia infantil adequada.

O protocolo seguinte utilizou dois pares de drogas – ifosfamida/mesna e VP-16 e cisplatina com vincristina por 13 semanas (antes da radioterapia) –, com o objetivo de levar o paciente sem doença macroscópica para a radioterapia[22]. Foram incluídos 120 pacientes nesse estudo cooperativo brasileiro (que depois se expandiu para a América Latina)[23]. Os resultados nos pacientes de baixo risco foram extremamente favoráveis: sobrevida livre de doença de 51,9% em três anos e sobrevida global de 60,7% em cinco anos. O mesmo grupo de pacientes com metástases ao diagnóstico apresentou uma sobrevida livre de doença estatisticamente pior (p < 0,002). O esquema utilizado[18] não possibilitou a remissão da doença para esses pacientes. O terceiro estudo estratificou os pacientes em três grupos de risco para orientação terapêutica. O esquema terapêutico para pacientes de baixo risco e risco intermediário foi: radioterapia: neuroeixo: 24 Gy e fossa posterior: 55 Gy associado a carboplatina 120 mg/m^2 por quatro semanas + vincristina (seis semanas) semanal e após intervalo de três semanas: ifosfamida e etoposide alternando cada três semanas com carboplatina + vincristina, totalizando seis ciclos.

A utilização de quimioterapia associada às doses convencionais de radioterapia e a introdução de altas doses de quimioterapia com resgate com células hematopoiéticas são o caminho seguido atualmente para pacientes metastáticos ao diagnóstico.

Os pacientes com doença localizada ao diagnóstico recidivam na fossa posterior em aproximadamente 60% das vezes. Aqueles com doença avançada apresentam maior probabilidade de múltiplas recaídas, incluindo fossa posterior, espaço subaracnóideo ou supratentorial e medula óssea. Os pacientes tratados exclusivamente com < 36 Gy no neuroeixo também apresentam maiores índices de recidiva fora do local primário.

Os pacientes com meduloblastoma que sobrevivem, seja qual for a idade, têm alto risco de desenvolver sequelas tardias. A irradiação de grande parte do cérebro é o fator mais importante na etiologia dos déficits neurocognitivos, mas a extensão da doença, a idade dos pacientes, a presença de hidrocefalia, as complicações pós-operatórias e os potenciais efeitos deletérios da quimioterapia e da radioterapia também podem influenciar[24]. Mesmo com a diminuição da dose total de radioterapia para 2.340 cGy, muitos pacientes desenvolvem dificuldades intelectuais, especialmente os menores de 7 anos de idade[24]. As dificuldades mais comuns incluem diminuição do coeficiente de inteligência e alterações motoras, de memória, da fala e de aprendizado. As sequelas neuroendócrinas também podem ser encontradas, com menor frequência, em pacientes tratados com doses reduzidas de radioterapia. A mais comum é a insuficiência do hormônio de crescimento em pacientes pré-adolescentes que receberam a dose de 3.600 cGy[5].

Os resultados do tratamento do meduloblastoma com cirurgia, radioterapia e quimioterapia melhoraram significativamente e, hoje, muitos pacientes se curam. Entretanto, o prognóstico é ruim em pacientes que recaem e que têm doença metastática ao diagnóstico. Esses pacientes necessitam de uma abordagem inovadora, mais ousada e agressiva. O uso de altas doses de quimioterapia com resgate de células sanguíneas primordiais no tratamento de pacientes com tumor cerebral é realizado desde 1986. Essa abordagem terapêutica está fundamentada principalmente em duas razões: as células do meduloblastoma são sensíveis aos agentes quimioterápicos e o fator limitante para seu uso é a toxicidade hematopoiética. Muito raramente, os pacientes com recidiva de meduloblastoma apresentam envolvimento de medula óssea, o que diminui as chances de contaminação por células neoplásicas.

TUMOR NEUROECTODÉRMICO PRIMITIVO SUPRATENTORIAL

Tal tumor é caracterizado por células neuroepiteliais pobremente diferenciadas. Embora seja histologicamente semelhante ao meduloblastoma, é diferente do ponto de vista biológico. Esse tumor, que pode também ser chamado de neuroblastoma cerebral, é raro e seu estadiamento deve ser baseado na extensão da doença ao diagnóstico, apesar de 20% das lesões apresentarem evidência de disseminação[25]. O grau de ressecção está relacionado à sobrevida e o manejo pós-operatório é semelhante ao empregado nos pacientes com meduloblastoma de alto risco, e a maioria deles recebe radioterapia em neuroeixo com *boost* local e quimioterapia agressiva. A sobrevida livre de doença varia de 30% a 60%[26].

PINEOBLASTOMA

O pineoblastoma é classificado como um tumor do parênquima da pineal e como uma variação dos tumores embrionários. Deve ser tratado de forma semelhante ao meduloblastoma de alto risco. Representa 25% dos tumores da região da pineal, e a disseminação ao diagnóstico está presente em 20% a 30% dos casos[26]. A localização desse tumor impossibilita a cirurgia total. Os resultados de sobrevida após o uso de radioterapia e de quimioterapia é muito variável e depende especialmente da idade.

TUMOR TERATOIDE RABDOIDE ATÍPICO

Esse tumor foi inicialmente reconhecido como uma entidade somente no final dos anos 1980[27]. A sua maior incidência ocorre em crianças menores de 3 anos de idade, mas também pode ser encontrado em pacientes mais velhos. Essa neoplasia é histologicamente caracterizada por células rabdoides entremeadas por vários componentes de células epiteliais, mesenquimais e neuroectodérmico primitivo. Os estudos genéticos moleculares demonstraram deleções ou mutações do gene supressor de tumor hSNF5/INI1 localizado na região cromossômica 22q11.2[28]. Esse tumor ocorre na fossa posterior e no supratentório e a sua disseminação é reportada em 25% dos pacientes. O manejo terapêutico desse tumor é difícil e o resultado do tratamento com protocolos semelhantes ao do meduloblastoma para pacientes menores de 3 anos são desapontadores, mesmo com o uso de altas doses de quimioterapia com resgate hematológico. Hoje, os novos esquemas incluem altas doses de metotrexate e protocolos híbridos utilizando drogas para meduloblastoma e sarcomas. A sobrevida é melhor em pacientes com mais de 3 anos de idade ao diagnóstico[29].

EPENDIMOMA

Esse tumor representa 10% dos tumores cerebrais e ocorre em qualquer local do neuroeixo, em uma relação íntima com o epêndima[30]. A maioria localiza-se (70% a 80%) na fossa posterior no ângulo pontocerebelar e a porção lateral do tronco cerebral inferior e, portanto, acarreta paralisia dos nervos cranianos, incluindo o sexto e o sétimo pares, perda auditiva e dificuldades na deglutição. São mais insidiosos que os meduloblastomas e apresentam vários subtipos histológicos que não refletem, contudo, no comportamento clínico. A distinção mais importante é entre as lesões anaplásicas, de baixo grau e na maioria dos tumores celulares[31]. Ainda que somente 5% dos tumores sejam disseminados ao diagnóstico, o estadiamento completo deve ser feito. O grau de ressecção cirúrgica é o maior determinante dos resultados dos pacientes com ependimoma[32].

A indicação de radioterapia em pacientes totalmente ressecáveis e com tumor não anaplásico é controversa. A radioterapia conformacional local com doses ao redor de 5.500 cGy é tão eficaz quanto a do neuroeixo e com *boost* local. A indicação de quimioterapia para pacientes com mais de 3 anos, ressecção não total e histologia anaplasica é reservada. A quimioterapia, apesar de usada em pacientes com tumor residual e com resposta completa, permanece em investigação[33]. Os recentes estudos randômicos com quimioterapia como adjuvante com a radioterapia não mostraram benefício significativo na sobrevida. Por outro lado, estudos de fase II em pacientes que usaram quimioterapia antes da radioterapia sugerem existir um papel com regime que inclua cisplatina[34]. A ciclofosfamida, a cisplatina, a vincristina e o etoposide são as drogas com maior potencial de benefício. Novas drogas como topotecan, irinotecan e temozolamida demonstram índices de resposta que indicam um benefício com pouca toxicidade. Os agentes moleculares como o bevacizumab estão sendo avaliados em estudos de fase I e II e os resultados preliminares apresentam um potencial de resposta.

GLIOMA DE TRONCO CEREBRAL

O glioma de tronco cerebral compreende 10% a 15% de todos os tumores cerebrais da infância, o seu pico de incidência é entre 5 e 9 anos de idade e raramente acomete os adultos[1]. Tem origem na ponte de forma intrínseca e difusa e tem péssimo prognóstico. Aquele que se origina no mesencéfalo e medula apresenta lesões de baixo grau, com curso mais indolente e melhor prognóstico. Clinicamente, ocorre com múltiplas deficiências dos nervos dos pares cranianos e cerebelares[35]. O glioma difuso de ponte apresenta na ressonância características semelhantes ao de alto grau com ponte aumentada. O tratamento clássico é a radioterapia com 5.500 cGy; apesar de muitos pacientes responderem inicialmente, sucumbem pela doença em 18 meses. Infelizmente, todas as tentativas de melhorar as taxas de sobrevida e curar esses pacientes, como o hiperfracionamento da radioterapia ou a adição de quimioterapia, não tiveram benefícios até o momento[36]. Vários estudos utilizaram cisplatina ou carboplatina, ciclofosfamida ou ifosfamida associadas a outras drogas como ciclosporina para aumentar a permeabilidade. Outros protocolos administraram agentes durante a radioterapia para atuarem como radiossensibilizadores[4]. Os primeiros estudos de fase II com temozolamida apresentaram resposta completa e parcial em 30% nessa população. Um estudo com temozolamida durante a radioterapia e depois dela da não demonstrou melhora da sobrevida. O nimotuzumab, um agente molecular, está atualmente em estudo para avaliação do impacto da inclusão na terapêutica do pacientes com glioma de tronco cerebral.

GLIOMA DE BAIXO GRAU

O termo glioma de baixo grau inclui uma variedade muito grande de tumores, tais como o astrocitoma pilocítico juvenil, o astrocitoma fribrilar difuso e, menos comum, o xantoastrocitoma, o oligodendroglioma etc., que não são, entretanto, anaplásicos[37]. A cirurgia é curativa e, mesmo com a ressecção incompleta, a sobrevida livre de progressão é longa. Quando ocorre a recidiva, uma nova intervenção cirúrgica é indicada[37]. A radioterapia pode ser indicada no controle local das lesões não ressecáveis. A quimioterapia está indicada em pacientes pequenos e inclui carboplatina e vincristina. A sobrevida desses pacientes é de 95% e os piores resultados são naqueles com astrocitoma não pilocítico[38].

GLIOMA QUIASMÁTICO

O glioma do trato visual pode se estender para hipotálamo e tálamo e compreende um grupo comum de glioma na infância[39]. É na maioria das vezes de baixo grau. Ao redor de 20% dos pacientes com neurofibromatose tipo 1 desenvolverão glioma de quiasma ótico, especialmente astrocitoma pilocítico juvenil. Esse tumor se apresenta com perda visual, estrabismo, proptose e/ou nistagmo e aquele com extensão para o hipotálamo acarreta também alterações endocrinológicas. Em pacientes com diagnóstico de neurofibromatose, a biópsia para confirmação histológica é desnecessária. A radioterapia é reservada para aqueles mais velhos com tumor em progressão ou sintomático. A terapia com carboplatina e vincristina apresenta diminuição ou estabilização do tumor em mais de 90% dos pacientes com menos de 5 anos de idade[40]. Os estudos de pacientes com glioma de trato óptico recidivado ou em progressão demonstraram que drogas como a carboplatina e a vincristina são eficazes para esses tumores[18]. A indicação de quimioterapia em baixas doses para pacientes menores de 3 anos e com tumores irressecáveis está bem estabelecida.

GLIOMA DE ALTO GRAU

Esse tumor incide mais frequentemente entre 5 e 10 anos de idade e se manifesta com cefaleia, dificuldades motoras, mudanças de personalidade e convulsões. Na ressonância, aparece como lesões irregulares com realce de contraste parcial e edema peritumoral com ou sem efeito de massa[41].

A cirurgia radical é mandatória e leva a um melhor resultado quando seguida de radioterapia[42], entretanto são raros os tumores que são passíveis de tal intervenção completa. Os estudos iniciais demonstraram o benefício da introdução de prednisona, CCNU e vincristina quando comparados com a radioterapia sozinha; um estudo posterior não demonstrou a mesma necessidade, provavelmente por não apresentar o diagnóstico histológico de glioma de alto grau na revisão[43]. Mais recentemente, o tratamento com temozolamida durante a radioterapia e depois dela não demonstrou benefício na sobrevida. Altas doses de quimioterapia demonstraram resposta efetiva e, apesar de alta toxicidade, merecem investigação futura[44].

As terapias biológicas que têm como alvo a angiogênese estão em investigação e ainda não são conclusivas. Embora 80% dos gliomas de alto grau pediátricos expressem a proteína EGFR, a amplificação do gene EGFR é raro se comparada com os adultos com glioblastoma[45]. O gene TP53 é mutante em 34% dos gliomas de alto grau em pacientes menores de 3 anos e somente em 12% nos maiores de 3 anos, e a sobrevida livre de progressão é de 44% nos de baixa expressão comparados a 17% nos de alta expressão[46]. Esses e outros dados indicam que o desenvolvimento do glioma de alto grau na infância pode seguir outras vias do glioblastoma no adulto e, portanto, requer diferente terapia biológica.

TUMOR DE CÉLULAS GERMINATIVAS

O tumor de células germinativas compreende aproximadamente 2% a 5% dos tumores cerebrais da infância e cresce predominantemente na região da pineal e suprasselar, mas pode ocorrer em todo cérebro.

Apesar do seu alto índice de crescimento, apresenta-se de forma insidiosa e demora, às vezes, de seis meses a um ano para o início dos sintomas, com dificuldades escolares, poliúria e alterações de comportamento. O germinoma e o tumor de células germinativas acometem 60% dos tumores da pineal. O germinoma pode se apresentar tanto na região pineal como suprasselar. A confirmação histológica nem sempre é necessária para o diagnóstico do germinoma para a distinção de outros tumores como o pineoblastoma, o pineocitoma e o teratoma[47]. A elevação da alfafetoproteína e da gonadotrofina coriônica humana beta (-HCG) no sangue e no liquor pode confirmar um tumor misto. A -HCG elevada isoladamente é diagnóstica de coriocarcinoma. A cirurgia fica, assim, reservada para os pacientes sem marcadores ou com tumores que necessitam de retirada cirúrgica por causa do tamanho.

A radioterapia é o tratamento de escolha para pacientes com germinoma puro e pode resultar em cura de mais de 95% dos pacientes, incluindo aqueles com doença disseminada ao diagnóstico[48]. O germinoma é também quimiossensível, e a quimioterapia antes da radioterapia localizada em todo o ventrículo pode ser mais eficaz e menos deletéria; isso evita a radioterapia cerebral mais agressiva[49]. Por outro lado, os pacientes com tumor de células germinativas misto têm uma probabilidade de controle de doença em longo prazo de somente 40% a 60% com radioterapia isolada e, portanto, nesses pacientes a utilização de poliquimioterapia antes ou depois da radioterapia resulta num melhor índice de sobrevida[50].

TUMOR DE PLEXO COROIDE

Esse tumor é raro, isto é, representa 1% a 5% de todos os tumores pediátricos[51]. Por causa de sua localização intraventricular, está associado com uma produção exagerada de liquor e com um bloqueio das vias de reabsorção, o que resulta em hidrocefalia. O papiloma é mais comum em pacientes menores, apresenta hidrocefalia importante e, muitas vezes, é diagnosticado intraútero pelo ultrassom. O tratamento de escolha é a cirurgia, mas, em função da hidrocefalia e da idade do paciente, a mortalidade cirúrgica deve ser considerada. O carcinoma de plexo coroide invade o parênquima contíguo e, apesar de sua histologia maligna, a ressecção total resulta em longo período de controle da doença. O tratamento de escolha no caso de ressecção subtotal ainda não está estabelecido. Embora a quimioterapia e a radioterapia sejam utilizadas, muitas vezes com resposta tumoral, a eficácia dessa terapêutica é difícil de demonstrar[51].

TUMOR CEREBRAL EM PACIENTES MENORES DE 3 ANOS DE IDADE

O tumor cerebral em pacientes menores de 3 anos apresenta características próprias que diferem daquele que acomete os mais velhos. Aproximadamente, 10% a 12% dos tumores intracranianos na infância são diagnosticados antes dos 2 anos de idade. Nessa população, o número que ocorre em lactentes e neonatos não é pequeno. Um registro americano descreve 534 tumores cerebrais diagnosticados em pacientes de 0 a 18 anos, e 27 (5%) deles eram menores de 6 meses de idade ao diagnóstico[2]. O tumor cerebral nessa população é extenso, por refletir agressividade biológica e por ter diagnóstico tardio. O atraso do diagnóstico acontece uma vez que os pacientes dessa faixa etária são capazes de aumentar a circunferência craniana e acomodar a pressão intracraniana, o que mascara os sinais e sintomas típicos de uma lesão tumoral. Os sinais mais comuns são o aumento da circunferência da cabeça e a fontanela abaulada. A pressão intracraniana é uma consequência da obstrução do sistema ventricular pela massa; já o tumor de região supratentorial apresenta hipertensão sem evidência de hidrocefalia. O vômito é o sintoma mais frequente nessa idade, como consequência da hipertensão ou do resultado do aparecimento de um tumor no assoalho do quarto ventrículo. Em alguns casos, o diagnóstico diferencial pode ser uma alteração gastrointestinal[52]. Os lactentes com tumor de região supratentorial, geralmente, apresentam sinais neurológicos focais, e a hemiparesia é o mais comum. Podem também ocorrer convulsões em pacientes com tumores em região supratentorial. Muito embora a convulsão parcial com ou sem generalização secundária seja o tipo mais esperado, os espasmos também podem ser observados. Os lactentes com tumor da linha média podem apresentar dificuldades de desenvolvimento, alterações endocrinológicas e comprometimentos visuais. A manifestação característica do paciente com tumor hipotalâmico é a síndrome diencefálica; o desenvolvimento encontra-se alterado apesar do bom apetite e da ingestão alimentar. Esses bebês são alertas e alegres apesar da intensa caquexia. Os pacientes com tumor da fossa posterior cursam com sinais e sintomas de pressão intracraniana aumentada e ataxia. O meningismo e o opistótono podem significar irritação das raízes cervicais por causa da herniação da tonsila. O diagnóstico deve ser feito com tomografia de crânio e/ou ressonância nuclear magnética, e o achado mais importante é um tumor extremamente grande. Um estudo mostrou que tais tumores ocupam mais de um terço do volume craniano em 75% dos pacientes e levam a uma hidrocefalia importante. A calcificação pode ocorrer em teratomas, tumores neuroectodérmicos e ependimomas. A avaliação do neuroeixo é mandatória, pois a incidência de tumor disseminado ao diagnóstico não é pequena[52]. Muito embora os tumores cerebrais em pacientes menores de 2 anos ocorram, preferencialmente, mais na fossa posterior que na região supratentorial, essa diferença não é tão marcante como em pacientes maiores. Nos primeiros 6 meses, a maior incidência ocorre na região supratentorial. Os tipos mais frequentes em pacientes menores de 2 anos são o meduloblastoma (23%), o astrocitoma de baixo grau de malignidade (21%) e o ependimoma, seguido do astrocitoma de alto grau. O tumor de tronco cerebral e o astrocitoma de fossa cerebelar são raros nessa idade. O teratoma intracraniano é mais comum no Japão, e algumas publicações apresentam o carcinoma de plexo coroide em 10% dos casos, especialmente nos ventrículos laterais[2]. A sobrevida geral dos pacientes com tumor cerebral menores de 2 anos é pior do que dos mais velhos. O prognóstico varia com o tipo e a localização do tumor. O risco cirúrgico e a resistência em tratar agressivamente os pacientes dessa idade dificultam ainda mais o sucesso do tratamento. As limitações quanto ao uso da radioterapia e o pior prognóstico justificam condutas terapêuticas diferentes das dos pacientes com mais de 3 anos. Os tumores cerebrais malignos em lactentes e crianças pequenas devem ser tratados de forma uniforme, sem considerar a histologia ou o estadiamento. As opções de tratamento estão restritas à quimioterapia associada à cirurgia. Dos lactentes tratados com radioterapia que sobreviveram por alguns anos, 60% desenvolveram alterações neurológicas importantes. Hoje, tenta-se evitar a radioterapia na maioria dos protocolos, pelo menos até a idade de 3 anos; os riscos associados à radioterapia ocupam um papel significativo. A diminuição de 10% a 20% das doses de radioterapia em crianças menores de 3 anos, apesar de recomendada, é inadequada para o controle do tumor e causa também neurotoxicidade. De modo geral, as alterações de crescimento causadas pela radioterapia estão diretamente relacionadas à dose de irradiação e inversamente relacionadas à idade[54]. Esses efeitos levaram a modificações com intuito de tentar atrasar ou eliminar a radioterapia no tratamento dos tumores cerebrais nessa população, substituindo-a pela quimioterapia. Um dos primeiros estudos, desenvolvido por Van Eys, utilizou MOPP (mostarda nitrogenada, vincristina, prednisona e procarbazida), o qual permitiu o atraso da radioterapia na maioria dos lactentes com diagnóstico de tumor cerebral e resultou em remissões duradouras em aproximadamente um terço dos pacientes. Em 1992, o grupo alemão reportou os resultados do estudo piloto em 23 lactentes com tumor cerebral maligno empregando dois protocolos diferentes com procarbazida, ifosfamida, etoposide, altas doses de metotrexate, cisplatina e ara-C. A maior parte dos efeitos colaterais foi relativa à supressão da medula óssea, à mucosite, à neurotoxicidade e à hepatotoxicidade. Entre os 12 pacientes com tumor mensurável, houve quatro respostas completas e duas parciais e estabilização da doença em três. A estimativa de sobrevida livre de doença em quatro anos foi de 56% na população com meduloblastoma. Os grupos cooperativos americanos (POG e o CCG) desenvolveram estudos clínicos usando quimioterapia após a cirurgia e atrasando ou suprimindo a radioterapia. O resultado do POG de 1993 incluiu 206 pacientes utilizando vincristina, ciclofosfamida, cisplatina e etoposide, tratando por dois anos as crianças diagnosticadas antes dos 24 meses de idade e por um ano as diagnosticadas com idade entre 24 e 36 meses. A radioterapia no neuroeixo foi recomendada ao término do tratamento, mas não foi obrigatória. A irradiação foi indicada mais precocemente se ocorressem sinais de progressão de doença. Respostas completas e parciais foram observadas em 48% dos 27 pacientes com meduloblastoma e com tumor residual após a cirurgia. A progressão do tumor ocorreu precocemente em todos os estudos, o que sugere a necessidade de indução mais agressiva. Infelizmente, a maioria dos protocolos não conseguiu obter a sobrevida livre de doença esperada, e os índices de recaída foram semelhantes àqueles vistos com a radioterapia tradicional. A utilização da quimioterapia mostrou-se eficaz no que se refere aos efeitos menos deletérios. Os melhores resultados foram encontrados em pacientes tratados com o protocolo alemão (52% de sobrevida livre de doença em três anos com tempo médio de acompanhamento de 40 meses)[53]. A discussão atual deve considerar uma indução quimioterápica curta com consolidação com esquemas mieloablativos, múltiplas cirurgias e radioterapia em campos envolvidos nos pacientes com tumor residual. A cirurgia mais agressiva, a intensificação da quimioterapia e os *second look* já são estratégias atualmente utilizadas em estudos cooperativos[53].

REFERÊNCIAS

1. CBTRUS 2005. Statistical report: primary brain tumors in the United States, 1995-1999. Published by the Central Brain Tumor Registry of the United States.

2. Leviton A. Principles of epidemiology. In: Cohen ME, Duffner P, editors. Brain tumors in children principles of diagnosis and treatment. New York: Raven Press Books Ltd.; 1994. p. 27-50.

3. Vezina LG. Neuroradiology of childhood brain tumors: new challenges. J Neuro-Oncol. 2005;75:243-52.

4. Heiderman RL, Packer RJ, Albright LA, et al. Tumors of the central nervous sistem. In: Pizzo PA, Poplack DG, editors. Principles and practice of pediatric oncology. Philadelphia: JB Lippincott; 1993. p. 633-82.

5. Packer RJ, Cogen P, Vezina G, et al. Medulloblastoma: clinical and biologic aspects. Neuro Oncol. 1999;1:232-50.

6. Finlay JL, Goins SC. Brain tumors in children: I. Advances in diagnosis. Am J Pediatr Hematol Oncol. 1987;9:246-55.

7. Crawford JR, Mac Donald T, Packer RJ. Medulloblastoma in childhood: new biological advances. Lancet Neurol. 2007;6:1073-85.

8. Read TA, Hegedus B, Wechsler-Reya R, et al. The neurobiology of neurooncology. Ann Neurol. 2006;6:3-11.

9. Eberhart CG, Kratz J, Wang Y, et al. Histopathological and molecular prognostic markers in medulloblastoma: c-myc, N-myc, TrkC, and anaplasia. J Neuropathol Exp Neurol. 2004;63(5):4441-9.

10. Ellison DW, Onilude OE, Lindsey JC, et al. Beta-catenin status predicts a favorable outcome in childhood medulloblastoma: the United Kingdom Children's Cancer Study Group brain tumour committee. J Clin Oncol. 2005;23:7951-7.

11. Gilbertson S, Wickramasinghe C, Hernan R, et al. Clinical and molecular stratification of disease risk in medulloblastoma. Br J Cancer. 2001;85:705-12.

12. Grotzer MA, Janss AJ, Fung K, et al. TrkC expression predicts good clinical outcome in primitive neuroectodermal brain tumors. J Clin Oncol. 2000;18:1027-35.

13. Gajjar A, Hernan R, Kocak M, et al. Clinical, histopathologic, and molecular markers of prognosis: toward a new disease risk stratification system for medulloblastoma. J Clin Oncol. 2004;22(6):984-93.

14. Albright AL, Sposto R, Holmes E, et al. Correlation of neurosurgical subspecialization with outcomes in children with malignant brain tumors. Neurosurgery. 2000;47:879-87.

15. Robertson PL, Muraszko KM, Holmes EJ, et al. Incidence and severity of postoperative cerebellar mutism syndrome in children with medulloblastoma: a prospective study by the Children's Oncology Group. J Neurosurg. 2006;105(6 Suppl):444-51.

16. Packer RJ, Siegel KR, Sutton LN, et al. Efficacy of adjuvant chemotherapy for patients with poor-risk medulloblastoma: a preliminary report. Ann Neurol. 1988;24:503-8.

17. Packer RJ, Gajjar A, Vezina G, et al. Phase III study of craniospinal radiation therapy followed by adjuvant chemotherapy for newly diagnosed average-risk medulloblastoma. J Clin Oncol. 2006;24(25):4202-8.

18. Gajjar A, Kuhl J, Epelman S, et al. Chemotherapy of medulloblastoma. Child's Nerv Syst. 1999;15:554-62.

19. Taylor RE, Bailey CC, Robinson K, et al. Results of a randomized study of preradiation chemotherapy versus radiotherapy alone for nonmetastatic medulloblastoma: The International Society of Paediatric Oncology/United Kingdom Children's Cancer Study Group PNET-3 Study. J Clin Oncol. 2003;21(8):1582-91.

20. Kuhl J, Muller HL, Berthold F, et al. Preradiation chemotherapy of children and young adults with malignant brain tumors: results of the German pilot trial HIT 088/089. Klin Padiatr. 1998;210(4):227-33.

21. Gajjar A, Chintagumpala M, Ashley D, et al. Risk-adapted craniospinal radiotherapy followed by high-dose chemotherapy and stem cell rescue in children with newly diagnosed medulloblastoma (St. Jude Medulloblastoma-96): long-term results from a prospective, multicentre trial. Lancet. 2006;7:813-20.

22. Epelman S, et al. Pre-radiation chemotherapy in children with high risk medulloblastoma. Pediatr Neurosc. 1990;15:31-1.

23. Epelman S, et al (Latin American Medulloblastoma Study Group). Intensive chemotherapy after surgery and pre-radiation in children with high risk medulloblastoma. Results of the Latin American Study Group – SLAOP. Med Pediatr Oncol. 1995;25:240.

24. Ris MD, Packer R, Goldwein J, et al. Intellectual outcome after reduced-dose radiation therapy plus adjuvant chemotherapy for medulloblastoma: a Children's Cancer Group study. J Clin Oncol. 2001;19:3470-6.

25. Pomeroy S, Tamayo P, Gaasenbeek M, et al. Prediction of central nervous system embryonal tumour outcome based on gene expression. Nature. 2002;415(6870):436-42.

26. Massimino M, Gandola L, Spreafico F, et al. Supratentorial primitive neuroectodermal tumors (S-PNEET) in children: a prospective experience with adjuvant intensive chemotherapy and hyperfractionated accelerated radiotherapy. Int J Radiat Oncol Biol Phys. 2006;64:1031-7.

27. Rorke LB, Packer RJ, Biegel JA. Central nervous system atypical teratoid/rhabdoid tumors of infancy and childhood: definition of an entity. J Neurosurg. 1996;85:56-65.

28. Biegel JA, Zhou JY, Rorke LB, et al. Germ-line and acquired mutations of INI1 in atypical teratoid and rhabdoid tumours. Cancer Res. 1999;59:74-9.

29. Packer RJ, Biegel JA, Blaney S, et al. Atypical teratoid/rhabdoid tumor of the central nervous system: report on workshop. J Pediatr Hematol Oncol. 2002;24(5):337-42.

30. Horn B, Heideman R, Geyer R, et al. A multi-institutional retrospective study of intracranial ependymoma in children: identification of risk factors. J Pediatr Hematol Oncol. 1999;21:203-11.

31. Merchant TE, Jenkins JJ, Burger PC, et al. Influence of tumor grade on time to progression after irradiation for localized ependymoma in children. Int J Radiat Oncol Biol Phys. 2002;53:52-7.

32. Bouffet E, Perilongo G, Canete A, et al. Intracranial ependymomas in children: a critical review of prognostic factors and a plea for cooperation. Med Pediatr Oncol. 1998;30:319-29.

33. Merchant TE, Mulhern RK, Krasin MJ, et al. Preliminary results from a phase II trial of conformal radiation thera-

py and evaluation of radiation-related CNS effects for pediatric patients with localized ependymoma. J Clin Oncol. 2004;22:3156-62.

34. Grill J, Le Lelay Mc, Gambarell D, et al. Postoperative chemotherapy without irradiation for ependymoma in children under 5 years of age: a multicenter trial of the French Society of Pediatric Oncology. J Clin Oncol. 2001;19:1288-96.

35. Farmer JP, Montes JL, Freeman CR, et al. Brainstem gliomas: a 10-year institutional review. Pediatr Neurosurg. 2001;34:206-14.

36. Mandell LR, Kadota R, Freeman C, et al. There is no role for hyperfractionated radiotherapy in the management of children with newly diagnosed diffuse intrinsic brainstem tumors: results of a Pediatric Oncology Group phase III trial comparing conventional vs. hyperfractionated radiotherapy. Int J Radiat Oncol Biol Phys. 1999;43:959-64.

37. Pollack IF. The role of surgery in pediatric gliomas. J Neuro-oncol. 1999;42:271-88.

38. Pollack IF, Claassen D, al-Shboul Q, et al. Low-grade gliomas of the cerebralhemispheres in children: an analysis of 71 cases. J Neurosurg. 1995;82:536-47.

39. Burger PC, Cohen KJ, Rosenblum MK, et al. Pathology of diencephalic astrocytomas. Pediatr Neurosurg. 2000;32:214-9.

40. Packer RJ. Chemotherapy: low-grade gliomas of the hypothalamus and thalamus. Pediatr Neurosurg. 2000;32:259-63.

41. Marchese MJ, Chang CH. Malignant astrocytic gliomas in children. Cancer. 1990;65:2771-8.

42. Wolff JE, Gnekow AK, Kortmann RD, et al. Preradiation chemotherapy for pediatric patients with high-grade glioma. Cancer. 2002;94:264-71.

43. Finlay JL, Boyett JM, Yates AJ, et al. Randomized phase III trial in childhood high-grade astrocytoma comparing vincristine, lomustine, and prednisone with the eight drugs- in 1 day regimen. Children's Cancer Group. J Clin Oncol. 1995;13:112-23.

44. MacDonald TJ, Arenson E, Sposto R, et al. Phase II study of high-dose chemotherapy before radiation in children with newly diagnosed high-grade astrocytoma: final analysis of Children's Cancer Group study 9933. Cancer. 2005;104:2868-71.

45. Khatua S, Peterson KM, Brown KM, et al. Overexpression of the EGFR/FKBP12/ HIF-2alpha pathway identified in childhood astrocytomas by angiogenesis gene profiling. Cancer Res. 2003;63:1865-70.

46. Pollack IF, Finkelstein SD, Woods J, et al. Expression of p53 and prognosis in children with malignant gliomas. N Engl J Med. 2002;346:420-7.

47. Balmaceda C, Modak S, Finlay J. Central nervous system germ cell tumors. Semin Oncol. 1998;25(2):243-50.

48. Packer RJ, Cohen BH, Cooney K. Intracranial germ cell tumors. Oncologist. 2000;5:312-20.

49. Bamberg M, Kortmann RD, Calaminus G, et al. Radiation therapy for intracranial germinoma: results of the German cooperative prospective trials MAKEI 83/86/89. J Clin Oncol. 1999;17:2585-92.

50. Yoshida J, Sugita K, Kobayashi T. Treatment of intracranial germ cell tumors: effectiveness of chemotherapy with cisplatin and etoposide (CDDP and VP16). Acta Neurochir (Wien). 1993;120:111-7.

51. McEvoy AW, Harding BN, Phipps KP, et al. Management of choroid plexus tumours in children: 20 years experience at a single neurosurgical center. Pediatr Neurosurg. 2000;32:192-9.

52. Flores LE, Williams DL, Bell BA, et al. Delay in the diagnosis of pediatric brain tumors. Am J Dis Child. 1986;140:684-6.

53. Rutkowski S, Bode U, Deinlein F, et al. Treatment of early childhood medulloblastoma by postoperative chemotherapy alone. N Engl J Med. 2005;352(10):978-86.

54. Geyer JR, Jennings M, Sposto, et al. Multiagent chemotherapy and deferred radiotherapy in infants with malignant brain tumors: a report from the Children's Cancer Group. J Clin Oncol. 2005;23:7621-31.

OSTEOSSARCOMA

Sidnei Epelman

EPIDEMIOLOGIA

O osteossarcoma corresponde a 2,6% de todos os cânceres da infância e adolescência. Sua incidência anual é de 3,9 casos por 1 milhão da população infanto-juvenil branca e 4,5 da negra nos Estados Unidos[1]. Essa patologia representa aproximadamente 44% de todos os tumores ósseos primários na população abaixo dos 20 anos de idade[2]. É mais comum em meninos e tem um pico de incidência aos 16 anos[3]. Várias observações sugerem a associação entre a velocidade de crescimento do esqueleto e o osteossarcoma, primeiro porque os pacientes tendem a ser mais altos quando comparados àqueles sem a doença e segundo porque o osteossarcoma se desenvolve mais precocemente nas meninas do que nos meninos, uma vez que a puberdade ocorre mais cedo no sexo feminino[4]. O osteossarcoma se apresenta mais comumente ao redor do joelho e no úmero proximal.

A maioria desses tumores não tem causa identificada, mas estudos sugerem alguns fatores predisponentes como irradiação e agentes químicos, como o metil-clorantreno e o óxido berílio[3]. Apesar de muitas vezes ser referido na anamnese, não há evidência de trauma como fator predisponente. Em modelos animais, infecções virais foram identificadas como causadoras de osteossarcoma. Algumas alterações genéticas predispõem ao aparecimento do osteossarcoma, por exemplo, o retinoblastoma germinativo com mutações do gene RB e a alteração germinativa da função do gene p53 visto na síndrome de Li-Fraumeni[2]. Os pacientes com retinoblastoma hereditário apresentam risco aumentado de desenvolver um tumor não ocular independentemente do local da irradiação. A incidência estimada aos 50 anos para o aparecimento de uma segunda neoplasia em pacientes com retinoblastoma é de 51% nos casos hereditários e de 5% nos não hereditários.

As alterações dos componentes do sistema de controle do ciclo celular caracterizam a oncogênese do osteossarcoma. Os estudos do gene do retinoblastoma (RB1) mostram que as alterações afetam o gene RB1 em mais de 80% dos casos[5] e que outros eventos como as alterações do CDK4 também resultam na inativação do RB1[6]. Em modelos experimentais, a introdução do gene RB1 em linhagens celulares com o osteossarcoma deletado do RB1 suprime o potencial tumorigênico dessas células[7]. Outras anormalidades genéticas relatadas incluem a perda do alelo no local do cromossomo 17p, e 25%-50% dos osteossarcomas têm alterações estruturais no 17p13 do gene supressor tumoral p53[8]. As alterações genéticas associadas ao osteossarcoma incluem também a amplificação do gene MDM2, e a presença desse gene implica comportamento mais agressivo, com o aparecimento de metástase local ou a distância ao diagnóstico[9]. A perda do alelo em outro loco cromossômico, no 3q, 13q e 18q, é observada em 75% dos osteossarcomas analisados. Esses achados sugerem a presença de pelo menos dois genes supressores de tumor envolvidos no processo de desenvolvimento e progressão do osteossarcoma[10].

O fato de o pico de incidência do osteossarcoma coincidir com o estirão da adolescência sugere que as alterações hormonais típicas da adolescência estejam relacionadas com o desenvolvimento do osteossarcoma. É possível que o fator 1 de crescimento semelhante à insulina (IGF-1) e o receptor do mesmo fator possam estar relacionados à proliferação irregular dos osteoblastos que ocorre no osteossarcoma[11]. O IGF-1 funciona como um indutor de mitose nas células do osteossarcoma de humanos e de camundongos, e linhagens de células desse tumor dependem do IGF-1 para o crescimento *in vitro*. Os níveis de IGF-1 e suas proteínas ligadas não estão elevados em pacientes com osteossarcoma, portanto outros componentes da via de sinalização do IGF-1 podem estar envolvidos no desenvolvimento e na progressão do osteossarcoma[12].

FATORES PROGNÓSTICOS

As características biológicas desse tumor auxiliam na identificação de fatores prognósticos. Um bom exemplo é a recente identificação de um pequeno grupo de pacientes em que a perda da heterozigosidade no lócus do gene RB (retinoblastoma) indicou um pior prognóstico naqueles com osteossarcoma[13]. Mas ainda é necessário um número maior de pacientes para confirmar esses resultados. O fator prognóstico mais importante é a presença de doença metastática[21]. O local primário está associado com a sobrevida – os pacientes com tumor primário em osso distal têm melhor prognóstico que aqueles localizados na região axial. Essas evidências reforçam a importância da ressecção completa do tumor[14]. Outros fatores associados em pacientes com doença localizada incluem o tamanho do tumor, os níveis de fosfatase alcalina e desidrogenase láctica[14], a resposta histológica pobre à quimioterapia pré-operatória, a hiperdiploidia e a expressão aumentada de glicoproteína[15] ou Ki-67[16]. Os pacientes que se apresentam com fratura patológica são considerados de pior prognóstico e com indicação imediata de amputação, entretanto é possível que, com o uso de quimioterapia pré-operatória adequada, alguns pacientes se beneficiem de procedimentos conservadores. Muito embora o tamanho do tumor, o local primário, a desidrogenase láctica e a fosfatase alcalina já tenham sido considerados como fator prognóstico, com a utilização de quimioterapia efetiva, esses fatores não foram mais preditivos[17].

PATOLOGIA

O osteossarcoma é caracterizado por células fusiformes malignas que produzem osteoide ou osso. Algumas variações histológicas são descritas: convencional, teleangectásica, paraostal, periosteal e osteossarcoma de pequenas células. Nas crianças e nos adolescentes, a variação mais comum é a convencional.

Para chegar a um diagnóstico exato, um algoritmo pode ser desenvolvido: inicia-se com a identificação da presença de osteoide, quando presente, trata-se o osteossarcoma; quando ausente, outro diagnóstico deve ser considerado. É importante, contudo, correlacionar tal identificação com os achados radiológicos, pois muitas vezes as biópsias não representam a lesão completa. Um novo procedimento é necessário quando a radiologia sugere se tratar de osteossarcoma, mas a biópsia não confirma o resultado. A matriz predominante é identificada e pode incluir osteoide/osso, cartilagem ou tecido fibroso. Em 50% dos casos, o osteoide/osso está presente e é chamado de osteossarcoma osteoblástico. Quando tem predomínio de tecido cartilaginoso, em 25% dos casos é o osteossarcoma condroblástico, e quando a matriz é escassa ou ausente, é classificado como osteossarcoma fibroblástico em 25% dos casos[18]. O osteossarcoma osteoblástico, o condroblástico e o fibroblástico constituem 70% dos tipos convencionais. Outras variante do osteossarcoma podem ser subdivididas em clínica, morfológica e de superfície. É importante reconhecê-las para poder assegurar a avaliação e o tratamento apropriados.

As variações clínicas incluem o osteossarcoma de mandíbula (6%), o sarcoma de Paget (1%), pós-irradiação (1%), o multicêntrico (< 1%) e outros. As variações morfológicas incluem os intraósseos de baixo grau, o teleangectásico, o de pequenas células e o fibro-histiocitoma maligno. As variações de superfície incluem o paraostal, o paraostal diferenciado, o periosteal e o de superfície de alto grau.

O teleangectásico aparece em menos de 5% dos osteossarcomas e apresenta uma lesão de rápida expansão e agressividade, que pode simular um cisto ósseo aneurismático. O tumor de células pequenas é incomum e lembra histologicamente o sarcoma de Ewing. Os osteossarcomas que acometem a superfície óssea são mais indolentes. O osteossarcoma induzido pela irradiação se desenvolve em ossos previamente irradiados, é altamente maligno e equivalente ao convencional. O tumor multifocal ou multicêntrico também é altamente maligno e afeta múltiplos ossos simultaneamente.

ALTERAÇÕES CLÍNICAS

A queixa mais comum dos pacientes com osteossarcoma é a dor no local da lesão[17]. A dor se inicia de forma intermitente e profunda, mas tende a progredir e se tornar contínua. A dor noturna é muito comum e, às vezes, é de difícil manejo. Outros sinais e sintomas incluem claudicação, edema, massa, que pode ser facilmente palpável na superfície do fêmur, limitação das atividades diárias. O tumor envolve comumente os ossos longos, principalmente o joelho, o fêmur distal e a tíbia proximal. O úmero proximal também deve ser mencionado. A ocorrência do osteossarcoma no esqueleto axial é mais rara, menos que 10% dos casos.

A avaliação do paciente com tumor ósseo primário deve incluir uma história detalhada e cuidadosa e um exame físico minucioso. Os primeiros exames a serem solicitados são as radiografias da região dolorosa. Esses tumores apresentam características radiológicas distintas, blástica, lítica ou ambas. Com frequência, existe uma reação periosteal com a presença do triângulo de Codman, e o periósteo se apresenta rompido. Para melhor abordagem e detalhamento da programação cirúrgica, a ressonância nuclear magnética do local primário deve ser feita ao diagnóstico. A tomografia computadorizada de pulmão afasta a presença de metástase[19,20].

A biópsia diagnóstica pode ser obtida de forma aberta ou fechada. A biópsia aberta é um procedimento cirúrgico sob anestesia geral e pode envolver incisão ou excisão do tumor. Ela provê material suficiente para o diagnóstico e outras investigações e, idealmente, deve ser realizada pelo cirurgião que fará a cirurgia conservadora, de forma que a cicatriz seja removida. A biópsia com agulha provê material aspirado e, muitas vezes, deve ser repetida para a obtenção de conteúdo suficiente para o diagnóstico. Esse procedimento deve ser acompanhado por intervenção radiológica e tem a vantagem de ter mínima contaminação e positividade elevada. Devem-se evitar as incisões transversais para não dificultar a cirurgia futura, a contaminação de vários compartimentos e a formação de hematoma para não comprometer os procedimentos conservadores[18].

FATORES PROGNÓSTICOS

De modo geral, a estratégia de tratamento que utiliza quimioterapia pré-operatória seguida de cirurgia e tratamento adjuvante melhorou os índices de sobrevida de pacientes com osteossarcoma nas últimas décadas. Uma pesquisa do Instituto Nacional de Câncer americano demonstrou que, no período de 1975-1995, o índice de sobrevida em cinco anos foi de 63% e, quando avaliado até o ano 2000, foi maior que 65%[18].

A idade do paciente está relacionada com a sobrevida com piores resultados para pacientes mais velhos. Entretanto, o tipo de cirurgia, ablativa ou conservadora, não está relacionado com o resultado na população não metastática ao diagnóstico. O estádio do tumor, a presença de metástases ou recidiva local, o tratamento quimioterápico, o local primário, o tamanho do tumor e a porcentagem de células destruídas pela quimioterapia neoadjuvante foram considerados, por muitos investigadores, importantes fatores para os índices de cura. A principal variável que influencia o resultado é o diagnóstico precoce, entretanto, mesmo quando é tardio, ocorre a melhoria da sobrevida como consequência da introdução da quimioterapia efetiva[18].

O local primário está relacionado à sobrevida – os tumores localizados na coluna, na pélvis, na escápula, no ombro e no fêmur proximal têm pior resultado. Por outro lado, o osteossarcoma de fêmur distal e de tíbia proximal tem melhor prognóstico. O osteossarcoma pode afetar qualquer osso, mas ocorre mais frequentemente na região metafisária do esqueleto apendicular.

ANÁLISE HISTOLÓGICA

A avaliação do efeito da quimioterapia requer não somente habilidade de detectar necrose, mas também de demonstrar a existência adequada de representação do tumor. O fator prognóstico mais importante após a utilização de quimioterapia pré-operatória é a necrose tumoral acima de 90%. É recomendado por alguns investigadores que a quimioterapia pós-operatória seja modificada com base na resposta histológica após o tratamento pré-operatório do tumor primário[21]. Essa estratégia não é aceita em todos os protocolos.

A resposta à quimioterapia pré-operatória é um indicador prognóstico sensível que permite a identificação precoce de tumores que têm alta probabilidade de cura. Os resultados devem ser claros, concisos e acurados, pois ajudarão no planejamento da administração da melhor quimioterapia após a cirurgia.

CIRURGIA

As estratégias cirúrgicas para a ressecção do tumor primário em pacientes com osteossarcoma de extremidade e pélvis evoluíram da cirurgia ablativa para procedimentos conservadores nas últimas três décadas. Os resultados oncológicos e funcionais favoráveis com as técnicas de conservação de tecido em pacientes adultos propiciaram a aplicação de técnicas similares em pacientes em crescimento[22].

Como consequência dos resultados de observação por longo período, as estratégias atuais focam principalmente no refinamento da ressecção cirúrgica com preservação dos tecidos não envolvidos e na adoção de métodos de reconstrução óssea e de partes moles com material biológico e não biológico para melhorar a função.

A cirurgia do tumor primário é um processo que envolve dois procedimentos: a ressecção do tumor e a reconstrução óssea que ocorre em um único tempo.

Muitos fatores influenciam no tipo de cirurgia indicada como a idade do paciente, o local primário do tumor, os fatores culturais, a habilidade do cirurgião, as expectativas da família e do cirurgião; o risco cirúrgico precoce e tardio e as limitações da reconstrução também devem ser levados em consideração.

Atualmente, os avanços radiológicos contribuem para o refinamento da cirurgia. A imagem digital aparece como um instrumento para uma melhor mensuração das dimensões dos seguimentos ósseos e da articulação a ser ressecada e reconstruída, das margens cirúrgicas e da implantação de agentes biológicos ou próteses.

Em geral, três condições devem ser alcançadas para a indicação precisa do procedimento cirúrgico conservador favorável, tais como: evidência de resposta clínica e radiológica do tumor primário à quimioterapia pré-operatória, margens cirúrgicas livres de doença e reconstrução do membro com alta probabilidade de preservar e restaurar a função, com mínima morbidade que possibilite a continuidade do tratamento quimioterápico precoce[23].

O osteossarcoma é o tumor ósseo maligno mais comum na criança e no adolescente. O comportamento biológico confirma que as micrometástases pulmonares já estão presentes ao diagnóstico na maioria dos pacientes. Essas são silenciosas e não percebidas nos estudos radiológicos. Aparecem 6 a 12 meses após a ressecção do tumor primário e se não tratadas são responsáveis pela evolução ruim do doente. Trata-se, portanto, de uma doença sistêmica. Até 1970, esse tumor era considerado quimiorresistente. Mas, no início desta década, dois agentes se mostraram ativos, doxorrubicina e metotrexate em altas doses seguido de resgate com leucovorin. Apesar dos melhores resultados obtidos com a adição de metotrexate, 40%-65% de índices de cura, o papel da quimioterapia foi questionado pelos resultados semelhantes da *Mayo Clinic* sem o uso desse recurso terapêutico, como também pela veracidade dos resultados históricos. Os excelentes resultados da *Mayo Clinic* foram possíveis em virtude dos avanços das técnicas radiológicas como a tomografia computadorizada e o mapeamento ósseo. Para esclarecer a questão, foi proposto um estudo randômico com um braço cujo tratamento incluía a amputação e a quimioterapia pós-operatória com múltiplos agentes quimioterápicos e outro que incluía apenas tratamento cirúrgico[24]. Os resultados mostraram 66% de sobrevida livre de doença nos pacientes tratados com quimioterapia e menos de 20% de sobrevida nos pacientes sem tratamento após a cirurgia, e este comparado as séries históricas. Baseados na eficácia da quimioterapia, protocolos com múltiplos agentes foram desenvolvidos para o tratamento do osteossarcoma. Até hoje, a maioria dos estudos clínicos segue os princípios e os exemplos de Sutow, usa agentes com diferentes mecanismos de ação e sem ou com mínima toxicidade sobreposta. Um princípio importante na construção desses regimes é a tentativa de utilizar agentes na sua intensidade de dose máxima[18,25].

Com a descoberta dos vários quimioterápicos ativos no tratamento do osteossarcoma, grandes avanços foram alcançados. Além da doxorrubicina[26] e do metotrexate em altas doses[27] já mencionados, a cisplatina, a ifosfamida e a ciclofosfamida também foram responsáveis pelas melhores respostas[28,29]. Esses agentes foram integrados em vários protocolos e administrados num esforço de destruir as micrometástases pulmonares consideradas presentes em pelo menos 80% dos casos ao diagnóstico. A partir desses bons resultados, foi introduzido o tratamento neoadjuvante (quimioterapia pré-operatória) para destruir o tumor primário, colaborar com a segurança cirúrgica e diminuir a recaída local. A sobrevida livre de doença cresceu de menos de 20% antes da era da quimioterapia para 55%-75% e sobrevida geral de 85%[30,31].

Hoje, o índice de sobrevida para os pacientes com metástase pulmonar após tratamento agressivo é ao redor de 25%-30% e não melhorou nos últimos 25 anos. Esses pacientes são dificilmente resgatáveis. O grupo alemão publicou um estudo mostrando uma sobrevida global e livre de evento, respectivamente, de 16% e 9% para a segunda recidiva, de 14% e 5% para a terceira, de 13% e 6% para a quarta e de 18% e 0% para a quinta. As metástases extrapulmonares e o osteossarcoma multifocal também constituem um grande desafio. O arsenal de agentes disponíveis para tratar tais pacientes não modificou os índices de sobrevida. Novos agentes quimioterápicos são necessários para melhorar o tratamento e os resultados dessa população.

Por mais de duas décadas, a terapia para os pacientes com osteossarcoma seguiu as orientações básicas do protocolo T-10[21] e muitas das estratégias atuais foram baseadas nele. Esse protocolo consistiu de quimioterapia com altas doses de metotrexate, doxorrubicina, cisplatina e a combinação de bleomicina, ciclofosfamida e actinomicina e publicou resultados de sobrevida livre de evento em cinco anos de 70%, mas não foram reprodutíveis em estudos multi-institucionais nos Estados Unidos e na Europa[24,32,33]. As razões da dificuldade para a obtenção de resultados semelhantes foi a complexidade do protocolo e do melhor entendimento desses dados. Em função disso, o grupo europeu de osteossarcoma desenvolveu um estudo randômico com o protocolo T-10 num braço e no outro com apenas duas drogas com resultados comparados[34].

A maior contribuição desse protocolo foi a identificação da resposta histológica à quimioterapia neoadjuvante como fator prognóstico, entretanto a intensificação da quimioterapia pré ou pós-operatória não melhorou os resultados[31,33]. Alguns investigadores administraram cisplatina intra-arterial para aumentar o número de bons respondedores, mas, considerando a agressividade da quimioterapia, a infusão arterial não alterou os resultados[18].

Logo em seguida, a ifosfamida foi incorporada ao tratamento do osteossarcoma. Os primeiros resultados como agente único mostraram que a resposta variou de 10% a 60% na doença refratária ou avançada[27], e outros utilizaram a droga como terapia de salvamento nos maus respondedores[32]. Mais recentemente, a ifosfamida foi incorporada em muitos protocolos de primeira linha[27,29]. Alguns investigadores adicionaram etoposide por causa do efeito antitumoral sinérgico e fracionaram em três ou cinco dias. Mesmo nos pacientes refratários e expostos a ifosfamida, os índices de resposta dessa combinação alcançaram de 15% a 48%[28]. Essa combinação parece ainda mais eficaz em pacientes com doença metastática ao diagnóstico e também é muito usada para resgate de pacientes com resposta desfavorável, mas até o momento as evidências não demonstram melhores resultados. O estudo randômico *European and American Osteosarcoma Study Group* (EUROS) americano está avaliando essas questões.

Um estudo cooperativo americano com as drogas mais comuns e randomização dupla, a primeira com ifosfamida e a segunda com MTP, um derivado da parede da célula do BCG que estimula o sistema imune, foi proposto com o objetivo de diminuir a recaída pulmonar. Dessa forma, quatro regimes foram comparados e a adição de ifosfamida ou MTP sozinhos ao regime clássico não pareceu ser benéfica, mas a adição de ambos resultou em melhor resultado que em outros regimes[35].

Os resultados obtidos com a maioria dos protocolos são muito similares. Com exceção de uma única publicação, não existe protocolo com resultado superior àqueles publicados nas diversas revistas científicas. Com a utilização das estratégias atuais, utilizando quimioterapia pré e pós-operatória, os índices de cura ao redor de 60%-75% em pacientes não metastáticos ao diagnóstico são reportados. Nesses pacientes, a cirurgia conservadora foi feita em 80% dos casos[18].

No Brasil, os estudos cooperativos de osteossarcoma apresentaram resultados de sobrevida global e livre de doença abaixo dos encontrados com os protocolos americanos e europeus. É também de interesse notar que a incidência de metástase ao diagnóstico é ao redor de 20% não associado com um maior período de sintomas antes do diagnóstico. Novas estratégias são necessárias para aumentar a chance de cura na população brasileira[36].

Os pacientes com tumores parcialmente tratados, nos quais a sobrevida foi prolongada, desenvolveram também metástases extrapulmonares em locais não esperados como rim, cérebro, coração, mediastino e espaço epidural. As tentativas de prevenir e erradicar essa situação continuam um grande desafio. Novas terapias para pacientes com osteossarcoma multifocal também são mandatórias.

Apesar dos avanços adquiridos nos últimos 35 anos no que se refere ao conhecimento dos agentes quimioterápicos, o índice de sobrevida alcançou um platô. Isso se deve principalmente a não descoberta de nenhum outro agente que pudesse ser incluído no arsenal terapêutico. A utilização de novos caminhos se faz necessária e a aquisição de novos agentes, tais como a bioterapia, a terapia gênica, os agentes antiangiogênicos, a terapia direcionada e as tentativas de fortalecer o sistema imune devem ser considerados.

A identificação de marcadores ou mecanismos com especificidade e sensibilidade para detectar as micrometástases constituem um grande salto no planejamento de novas estratégias de tratamento. Os perfis moleculares com uma rigorosa caracterização, uma forma de expressão gênica e os fenótipos de osteossarcoma podem fornecer uma oportunidade para planejar um protocolo com risco adaptado ou personalizado com redução da toxicidade. A identificação de pacientes sem micrometástases ao diagnóstico permitiria tratá-los com quimioterapia limitada à diminuição do local primário para a cirurgia.

A habilidade de oferecer cirurgia conservadora em 80% desses pacientes é notável. Apesar da tentativa de tratá-los apenas com quimioterapia, não houve o sucesso esperado e somente três pacientes de 31 dessa população foram curados. Com novos e mais efetivos agentes, a possibilidade de curar crianças e adolescentes com osteossarcoma sem cirurgia do local primário pode se tornar viável. O alcance de melhores resultados em pacientes com recidiva pulmonar após tratamento quimioterápico prévio também poderá ser obtido.

O conceito de quimioterapia pré-operatória oferece a possibilidade de desenvolver uma endoprótese para cirurgia conservadora e o tratamento precoce das micrometástases. Também possibilita a avaliação da resposta histológica à quimioterapia, que demonstrou ser um fator prognóstico importante. Por outro lado, alguns investigadores discutiram que a retirada tardia do tumor primário poderia levar à resistência à quimioterapia.

Embora alguns investigadores tenham mostrado melhores resultados preliminares quando a terapêutica pós-operatória foi ajustada segundo a resposta histológica, um acompanhamento mais prolongado desses pacientes não confirmou tais resultados e outros estudos também não conseguiram repetir os resultados iniciais com a mudança de tratamento baseada na resposta do grau de necrose do tumor primário. A intensificação da quimioterapia antes da cirurgia aumenta o número de bons respondedores, entretanto, nessa condição, a associação entre resposta histológica e resultado final enfraquece como fator prognóstico. Embora o grau de necrose seja ainda um fator prognóstico importante, as tentativas de melhorar o resultado aumentando o número de bons respondedores ou ajustando o tratamento após a cirurgia para os maus respondedores não alcançaram o sucesso esperado.

Em todos os centros, a utilização de quimioterapia neoadjuvante seguida de cirurgia demonstrou que o melhor fator prognóstico *in vivo* é a resposta histológica a esse tratamento, determinada pelo exame patológico da peça ressecada[37]. As respostas são geralmente graduadas como favoráveis (graus III e IV), com grau maior que 90% de necrose no tumor ressecado, e desfavoráveis (graus I e II), com menos de 90% de necrose[38]. Um estudo do grupo americano que avaliou a resposta histológica em 206 pacientes mostrou que aqueles com histologia favorável (95%) apresentaram uma sobrevida livre de doença em oito anos de 81% comparados aos 46% para os outros com histologia desfavorável[39]. Esse estudo confirma a força preditiva da resposta histológica demonstrada em outros estudos[40] e permite identificar dois grupos de pacientes – um com aproximadamente 80% de sobrevida livre de evento e outro com aproximadamente 40%[32,34,39,41].

A proporção de pacientes bons respondedores varia de 28% a 80%, dependendo do protocolo usado. Embora a maioria dos regimes inclua cisplatina, doxorrubicina, metotrexate e ifosfamida, não existe um consenso sobre o número ou a combinação de agentes que seria o melhor protocolo para obter o melhor índice de resposta favorável. É importante também salientar que os esforços para melhorar a proporção de bons respondedores não traduziram numa melhor sobrevida global, que permanece ao redor de 60%-70%[31]. Os pacientes que apresentam resposta desfavorável, independentemente do esquema usado, falharam se comparados àqueles bons respondedores no mesmo protocolo. Esses dados sugerem que, embora o uso de agentes efetivos seja importante, aumentar a proporção de bons respondedores não deve ser o objetivo de um novo estudo. Esses resultados também sugerem que, com a atual terapêutica, uma proporção significativa de maus respondedores vai recair e os esforços para melhorar a sobrevida desse grupo devem ser reforçados.

Por outro lado, os pacientes com resposta pobre também devem ser considerados como quimiossensíveis, pois ainda têm uma probabilidade de cura de 40%-50% em comparação com aqueles submetidos somente à cirurgia[29]. O manejo dessa população deve ser diferente, uma vez que esforços anteriores para melhorar a sobrevida dos maus respondedores alterando a quimioterapia pós-operatória não foi de sucesso[31]. As tentativas subsequentes incluíram o uso de um novo agente, a ifosfamida, ou aumento do número de ciclos pré-operatórios, que foi associado a um número maior de bons respondedores. Entretanto, nesses casos, o valor preditivo de sobrevida não foi significativo com o prolongamento da quimioterapia antes da cirurgia, pois a resposta favorável não levou a uma melhor chance de cura[18,31].

O osteossarcoma metacrônico pode aparecer após o tratamento primário em um pequeno grupo de pacientes, 3% a 5% dos casos. É associado com a presença da mutação do gene TP53 e RB1, aparece nos três anos iniciais do diagnóstico e 30% a 40% desses pacientes podem ser curados[42].

A metástase pulmonar se desenvolve em pacientes que apresentam falha terapêutica. A habilidade de controlar as micrometástases pulmonares após o final da terapia resulta em melhor resultado. A administração de L-MTP-PE (*phosphatidylethanolamine tripeptide muramyl* encapsulado – lipossomo), que resulta em ativação dos macrófagos pulmonares e erradicação das lesões pulmonares em modelos animiais[43], merece maior investigação clínica. Outras estratégias em avaliação são: ecteinascidin-743, administração sequencial de gemcitabine e docetaxel de fator de estimulação de colônia de macrófago granulócito em aerossol e o uso de interleucinas modificadas geneticamente[43].

Alguns pesquisadores demonstraram que a expressão aumentada do HER2/erB-2 (avaliada em estudos imunoistoquímicos) em aproximadamente 40% das amostras de osteossarcoma está relacionada com um comportamento mais agressivo e com um pior resultado[44]. Se essa correlação é de fato verdadeira, o uso de anticorpos monoclonais anti-HER2 pode ser uma estratégia interessante para o grupo de alto risco. Estudos usando imunofluorescência ou hibridização de fluorescência *in situ* não demonstraram a amplificação de HER2 em pacientes com osteossarcoma. Para complicar ainda mais, uma publicação recente mostrou que a expressão de erbB2 está associada a um melhor resultado[45].

A administração de altas doses de samarium-153 pode oferecer tratamento paliativo para a dor, com pouca toxicidade hematológica em pacientes com recaídas ósseas[46].

Espera-se que os pacientes com osteossarcoma tenham uma vida normal e produtiva após o diagnóstico e o tratamento. A abordagem multidisciplinar deve ser introduzida ao diagnóstico para avaliar as necessidades do paciente e propor intervenções preventivas. As complicações tardias podem ocorrer em função do tumor e do tratamento. O aparecimento de cardiomiopatias, nefropatias e ototoxicidade deve ser monitorado. Os protocolos que incluem ifosfamida acrescentam um risco de esterilidade ao paciente. A segunda neoplasia pode acontecer em 3% dos casos.

REFERÊNCIAS

1. Gurney JG, Severson RK, Davis S, et al. Incidence of cancer in children in the United States. Cancer. 1995;75:2186-95.
2. Wong FL, Boice JD, Abramson DH, et al. Cancer incidence after retinoblastoma: radiation dose and sarcoma risk. JAMA. 1997;278:1262-7.
3. Dorfman HD, Czerniak B. Osteosarcoma. In: Dorfman HD, Czerniak B, ed. Bone tumors. St. Louis: Mosby; 1998. p. 128-252.
4. Glass AG, Fraumeni JF. Epidemiology of bone cancer in children. J Natl Cancer Inst. 1970;44:187-99.
5. Wadayama B, Toguchida J, Shimizu T, et al. Mutation spectrum of the retinoblastoma gene in osteosarcoma. Cancer Res. 1994;54:3042-8.
6. Wei G, Lonardo F, Ueda T, et al. CDK4 gene amplification in osteosarcoma: reciprocal relationship with INK4 gene alterations and mapping of 12q13 amplicons. Int J Cancer. 1999;80:199-204.
7. Huang HJ, Yee JK, Shew JY, et al. Suppression of the neoplastic phenotype by replacement of the RB gene in human cancer cells. Science. 1988;242:1563-6.

8. Gokgoz N, Wunder JS, Mousses S, et al. Comparison of p53 mutations in patients with localized osteosarcoma and metastatic osteosarcoma. Cancer. 2001;92:2181-9.
9. Ladanyi M, Cha C, Lewis R, et al. MDM2 amplification in metastatic osteosarcoma. Cancer Res. 1993;53:16-8.
10. Kruzelock RP, Murphy EC, Strong LC, et al. Localization of a novel tumor suppressor locus on human chromosome 3q important in osteosarcoma tumorigenesis. Cancer Res. 1997;57:106-9.
11. Chavez Kappel C, Velez-Yanguas C, Hirschfeld S, et al. Human osteosarcoma cell lines are dependent on insulin-like growth factor for in vitro growth. Cancer Res. 1994;54:2803-7.
12. Rodriguez-Galindo C, Poquette CA, Daw NC, et al. Circulating concentrations of IGF-I and IGFBP-3 are not predictive of incidence or clinical behavior of pediatric osteosarcoma. Med Pediatr Oncol. 2001;36:605-11.
13. Feugeas O, Guriec N, Babin-Boilletot A, et al. Loss of heterozygozity of RB gene is a poor prognostic factor in patients with osteosarcoma. J Clin Oncol. 1996;14:467.
14. Bielack SS, Kempf-Bielack B, Delling G, et al. Prognostic factors in high-grade osteosarcoma of the extremities or trunk: an analysis of 1,702 patients treated on neoadjuvant Cooperative Osteosarcoma Study Group protocols. J Clin Oncol. 2002;20:776-90.
15. Baldini N, Scotlandi K, Barbanti-Brodano G, et al. Expression of P-glycoprotein in high-grade osteosarcomas in relation to clinical outcome. N Engl J Med. 1995; 333:1380-5.
16. Scotlandi K, Serra M, Manara MC, et al. Clinical relevance of Ki-67 expression in bone tumors. Cancer. 1995;75:806-14.
17. Hudson M, Jaffe MR, Jaffe N, et al. Pediatric osteosarcoma: therapeutic strategies, results, and prognostic factors derived from a 10-year experience. J Clin Oncol. 1990;8:1988.
18. Jaffe N. Pediatric and adolescent osteosarcoma. 1st ed. New York: Springer; 2010.
19. Fletcher BD. Imaging pediatric bone sarcomas: diagnosis and treatment-related issues. Radiol Clin North Am. 1997;35:1477-94.
20. Reddick WE, Wang S, Xiong X, et al. Dynamic magnetic resonance imaging of regional contrast access as an additional prognostic factor in pediatric osteosarcoma. Cancer. 2001;91:2230-7.
21. Rosen G, Caparros B, Huvos AG, et al. Preoperative chemotherapy for osteogenic sarcoma: selection of postoperative adjuvant chemotherapy based on the response of the primary tumor to preoperative chemotherapy. Cancer. 1982;49:1221-30.
22. Meyer WH, Malawer MM. Osteosarcoma clinical features and evolving surgical and chemotherapeutic strategies. Pediatr Clin North Am. 1991;38:317-48.
23. Weeden S, Grimer RJ, Cannon SR, et al. The effect of local recurrence on survival in resected osteosarcoma. Eur J Cancer. 2001;37:39-46.
24. Link MP, Goorin AM, Miser AW, et al. The effect of adjuvant chemotherapy on relapse-free survival in patients with osteosarcoma of the extremity. N Engl J Med. 1986;314:1600-6.
25. Sutow WW, Gehan EA, Dyment PG, et al. Multidrug adjuvant chemotherapy for osteosarcoma: interim report of the Southwest Oncology Group Studies. Cancer Treat Rep. 1916;62:265.
26. Smith MA, Ungerleider RS, Horowitz ME, et al. Influence of doxorubicin dose intensity on response and outcome for

patients with osteogenic sarcoma and Ewing's sarcoma. J Nat Cancer Inst. 1991;83:1460.

27. Jaffe N, Frei E, Traggis D, et al. Adjuvant methotrexate and citrovorum-factor treatment of osteogenic sarcoma. N Engl J Med. 1974;291:994-7.

28. Meyer WH, Pratt CB, Poquette CA, et al. Carboplatin/ifosfamide window therapy for osteosarcoma: results of the St. Jude Children's Research Hospital OS-91 trial. J Clin Oncol. 2001;19:171-82.

29. Miser JS, Kinsella TJ, Triche TJ, et al. Ifosfamide with mesna uroprotection and etoposide: an effective regimen in the treatment of recurrent sarcomas and other tumors of children and young adults. J Clin Oncol. 1987;5:1191-8.

30. Epelman S, Seibel N, Melaragno R, et al. Treatment of newly diagnosed high grade osteosarcoma (OS) with ifosfamide (IFOS), Adriamycin (ADR) and cisplatin (CDP) without high dose methotrexate [abstract]. Proc Ann Meet Am Soc Clin Oncol. 1995;14:439.

31. Meyers PA, Gorlick R, Heller G, et al. Intensification of preoperative chemotherapy for osteogenic sarcoma: results of the Memorial Sloan-Kettering (T12) protocol. J Clin Oncol. 1998;16:2452-8.

32. Winkler K, Beron G, Delling G, et al. Neoadjuvant chemotherapy of osteosarcoma: results of a randomized cooperative trial (COSS-82) with salvage chemotherapy based on histological tumor response. J Clin Oncol. 1988;6:329-37.

33. Ferrari S, BAcci G, Picci P, et al. Long-term follow up and pos--relapse survival in patients with non-metastatic osteosarcoma of extremity treated with neoadjuvant chemotherapy. Ann Oncol. 1997;8:765-71.

34. Souhami RL, Craft AW, Van der Eijken JW, et al. Randomized trial of two regimens of chemotherapy in operable osteosarcoma: a study of the European Osteosarcoma Intergroup. Lancet. 1997;350:911-7.

35. Meyers PA. A randomized prospective trial of the addition of ifosfamide and/or muramyl tripeptide to cisplatin, doxirubicin, and high-dose methotrexate. J Clin Oncol. 2005;23:2004-11.

36. Petrilli AS, De Camargo B, Filho VO, et al. Results of the Brazilian Osteosarcoma Treatment Group Studies III and IV: prognostic factors and impact of survival. J Clin Oncol. 2006;24:1161-8.

37. O'Reilly R, Link M, Fletcher B, et al. NCCN pediatric osteosarcoma practice guidelines. The National Comprehensive Cancer Network. Oncology. 1812;10:1799.

38. Huvos A, Rosen G, Marcove RC. Primary osteogenic sarcoma: pathologic aspects in 20 patients after treatment with chemotherapy, en bloc resection and prosthetic bone replacement. Arch Pathol Lab Med. 1977;101:14.

39. Provisor AJ, Ettinger LJ, Nachman JB, et al. Treatment of nonmetastatic osteosarcoma of the extremity with preoperative and postoperative chemotherapy: a report from the Children's Cancer Group. J Clin Oncol. 1997;15:76.

40. Jaffe N, Patel SR, Benjamin RS. Chemotherapy in osteosarcoma. Basis for application and antagonism to implementation; early controversies surrounding its implementation. [Review] [79 refs]. Hematol Oncol Clin North Am. 1995;9:825.

41. Winkler K, Beron G, Delling G, et al. Neoadjuvant chemotherapy of osteosarcoma: results of a randomized cooperative trial (COSS-82) with salvage chemotherapy based on histological tumor response. J Clin Oncol. 1988;6:329.

42. Aung L, Gorlick R, Healey JH, et al. Metachronous skeletal osteosarcoma in patients treated with adjuvant and neoadjuvant chemotherapy for nonmetastatic osteosarcoma. J Clin Oncol. 2003;21:342-8.

43. Kleinerman ES. Biologic therapy for osteosarcoma using liposome-encapsulated muramyl tripeptide. Hematol Oncol Clin North Am. 1995;9:927-38.

44. Gorlick R, Huvos AG, Heller G, et al. Expression of HER2/erbB-2 correlates with survival in osteosarcoma. J Clin Oncol. 1999;17:2781-8.

45. Akatsuka T, Wada T, Kokai Y, et al. ErbB2 expression is correlated with increased survival of patients with osteosarcoma. Cancer. 2002;94:1397-404.

46. Anderson PM, Wiseman GA, Dispenzieri A, et al. High-dose samarium-153 ethylene diamine tetramethylene phosphonate: low toxicity of skeletal irradiation in patients with osteosarcoma and bone metastases. J Clin Oncol. 2001;20:189-96.

TUMOR DE WILMS

Beatriz de Camargo

EPIDEMIOLOGIA

O tumor de Wilms, também chamado de nefroblastoma, é o tumor renal maligno mais frequente da infância e representa 5% a 10% dos tumores da infância. Existe uma pequena variação geográfica na incidência desses tumores, parecendo mais baixa no Japão e em Singapura e mais alta na Escandinávia, em alguns países da África e no Brasil[1]. No Brasil, a incidência média foi de 9,5 por milhão, variando de 5,2 por milhão em Natal a 18 por milhão em Goiânia. Observam-se taxas elevadas em oito Registros de Câncer de Base Populacional (RCBP)[2,3]. Não há diferença de incidência entre os sexos. O pico de incidência em relação à idade varia entre o segundo e o terceiro ano de vida, e 75% dos pacientes têm menos de 5 anos de idade e 90% têm menos que 7 anos. É raro em recém-nascidos e adultos[4].

A identificação das alterações determinantes do surgimento da doença auxilia no melhor diagnóstico, classificação e tratamento dos pacientes portadores de tumor de Wilms. Miller *et al.* notaram o excesso de aniridia em crianças com tumores de Wilms. A partir da identificação dessa associação, foi possível descrever um conjunto raro de anormalidades do desenvolvimento, incluindo aniridia, malformações geniturinárias e retardo mental, relacionado a uma alta probabilidade (superior a 30%) de desenvolvimento de tumor de Wilms[5]. Dessa forma, foi caracterizada a síndrome WAGR (**W**ilms, **A**niridia, anomalias **G**eniturinárias, **R**etardo mental). O exame citogenético por análise do cariótipo convencional dessas crianças permitiu identificar deleção do braço curto do cromossomo 11 (del 11p13) e a identificação do gene *WT1*. As síndromes mais frequentes associadas ao tumor de Wilms são: anomalias geniturinárias, aniridia, síndrome WAGR, hemi-hipertrofia, síndrome de Beckwith-Wiedemann, síndrome de Deny-Drash, síndrome de Frasier. Neu-

rofibromatose também tem sido descrita. As anomalias geniturinárias mais frequentemente encontradas são: rim em ferradura, displasia renal, doença cística bilateral, hipospadia, criptorquidia e duplicação do sistema pielocalicial. Tem sido observada hemi-hipertrofia isolada em 2% das crianças com tumor de Wilms, aumento significante se comparado com a população. Outras mais raras são: síndrome de Sotos, síndrome de Simpson-Golabi, síndrome de Bloom e síndrome de Perlman[6]. O risco estimado de uma criança com síndrome de WAGR desenvolver um tumor de Wilms é de no mínimo 50%. O risco estimado para a síndrome de Beckwith-Wiedmann é de 5% a 10%[6,7]. Na síndrome de Denys-Drash, o risco estimado é de 30% a 50% de desenvolver tumor de Wilms (caso não seja considerada na síndrome a ocorrência obrigatória de tumor de Wilms). Merks *et al.* (2005), em 123 crianças portadoras de tumor de Wilms, diagnosticaram 23 síndromes, inclusive uma cuja associação com esse tumor ainda não tinha sido descrita: disostose cleidocranial[8]. A ocorrência de anomalias congênitas no Grupo Cooperativo Brasileiro para o Tratamento do Tumor de Wilms (GCBTTW) foi semelhante à dos grupos cooperativos norte-americano e internacionais (9,1%)[9].

Existem alguns estudos tipo caso-controle relacionando estilo de vida e exposições paternas/maternas com maior risco de tumor de Wilms, porém não confirmados em grande escala. O GCBTTW elaborou um estudo caso-controle e demonstrou que a exposição paterna a inseticidas e o uso de dipirona e metoclopramida durante a gestação foram associados com um maior risco no nosso meio. Pais que trabalhavam na zona rural tendo contato com inseticidas apresentavam um risco maior de OR 3,24 IC 95% [1,2-9,0]. Mães que referiam o uso de dipirona durante a gestação apresentaram um risco maior de OR 10,9 IC 95%

[2,4-50], especialmente as de baixa renda[10-12]. Um estudo recente demonstrou diminuição da incidência de tumor de Wilms após a fortificação com ácido fólico nas farinhas[13]. A associação do peso ao nascimento com tumor de Wilms foi avaliada em vários trabalhos. O baixo peso ao nascimento não foi associado com o risco de tumor de Wilms[14,15], mas o alto peso, quando comparado com o peso normal, foi associado com um aumento de risco para tumor de Wilms[16-18].

GENÉTICA E BIOLOGIA MOLECULAR

Diversos eventos genéticos estão envolvidos na gênese do tumor de Wilms. A análise da região 11p13 em pacientes com síndrome de WAGR levou à identificação do primeiro e principal gene relacionado à patogênese do tumor de Wilms, o gene *WT1*[19]. O gene *WT1*, geralmente considerado um gene supressor de tumor, codifica um fator de transcrição do tipo *zinc finger* e atua como regulador de transcrição durante a diferenciação renal, regulando a transcrição de diversos outros genes. Mutações ou deleções específicas de *WT1* na linhagem germinativa estão associadas com tumor de Wilms cujos pacientes apresentam também defeitos renais e geniturinários nas síndromes de WAGR, de Denys-Drash e de Frasier. Nos tumores de Wilms considerados esporádicos, mutações ou deleções em *WT1* estão presentes em somente 5% a 10% dos casos[20]. Além de o *WT1* ser necessário para a indução do rim, a proteína também tem um papel importante na formação do néfron e na diferenciação dos podócitos[21,22]. Consequentemente, a perda da função do *WT1* durante o desenvolvimento do rim acarreta a provável retenção das células precursoras renais em um estado multipotente e seriam necessárias mutações adicionais em outros genes para transformar essas células. Variantes de *splicing* desse gene resultam em diferentes isoformas que apresentam expressão altamente controlada durante o desenvolvimento do rim, revelando alta complexidade na modulação do nível de expressão de cada isoforma durante a diferenciação renal.

Outra região denominada de *locus WT2* foi identificada a partir da observação da associação com a síndrome de Beckwith-Wiedmann com perda de heterozigose (LOH) da região cromossômica 11p15, sugerindo a existência de um segundo gene associado ao tumor de Wilms localizado no *locus WT2*. Essa região apresenta mecanismo epigenético responsável pelo silenciamento de um dos alelos de um gene, paterno ou materno, resultando na expressão monoalélica paren-

tal preferencial desse gene[22]. Em uma série de genes com expressão parental preferencial localizados nessa região, três puderam ser relacionados com o tumor de Wilms: os genes *IGF2*, *H19* e o *CDKNIC*[23].

Mais recentemente foi identificada mutação em um gene supressor, o *WTX*, sendo o primeiro gene supressor de tumor identificado no cromossomo X, com localização em Xq11.1. Por estar localizado em uma região sujeita à inativação, um único ponto de mutação é suficiente para sua inativação. Observou-se mutação em *WTX* em 10% a 30% dos tumores de Wilms[24-26]. Mutações no gene supressor *TP53*, localizado em 17p13.1, que codifica a proteína P53, estão presentes em menos de 5% dos tumor de Wilms e já foram associados com histologia desfavorável, os quais apresentam presença de anaplasia e pior prognóstico[27].

Mutações em outro gene (*CTNNB1*) também já foram encontradas. A ausência de expressão de *WT1* parece ser um fator predisponente para a ocorrência de mutações em *CTNNB1*, e até 75% dos tumores com mutações em *WT1* também apresentam mutações em *CTNNB1*[28,29]. Outra região cromossômica associada com tumor de Wilms é a região 16q, que apresenta um importante fator prognóstico. Perda de heterozigose do cromossomo 16 tem sido encontrada em 17% dos casos de tumor de Wilms[30,31]. Perda de heterozigose do braço curto do cromossomo 1 tem sido relatada em 10% dos casos. Análises de cariótipos, tanto do tumor como em pacientes com tumor de Wilms, têm identificado deleções e translocações envolvendo o braço curto do cromossomo 7[32,33].

Os aspectos morfológicos e moleculares do tumor de Wilms recapitulam as diferentes fases da nefrogênese[34,35]. A partir das similaridades morfológicas observadas, algumas teorias surgiram no sentido de propor semelhanças entre embriogênese humana e processos de transformação tumoral. No caso do tumor de Wilms, postula-se que o aparecimento da neoplasia seja consequência de interrupção da diferenciação renal, seguida de aquisição de potencial maligno. O mesênquima metanéfrico passa por uma série de processos morfogenéticos que resulta na transição mesênquima-epitélio para as células do blastema metanéfrico e, em seguida, na diferenciação e na formação dos glomérulos e túbulos dos rins[36]. Os tumores de Wilms podem ser considerados uma falha dessa transição, resultando em tumores com histologia trifásica[37]. Estudos de padrão de expressão gênica comparando o tumor de Wilms com estágios da diferenciação renal revelaram que a similaridade do tumor com a nefrogênese não se deve a alguns genes isolados, mas ao padrão de expressão gênica do tumor como um todo, indicando que haja uma grande similaridade com os primeiros estágios da nefrogênese. Essa similaridade com os primeiros estágios é muito mais pelo componente blastematoso do que pelo tumor como um todo, sugerindo que os fatores moleculares determinantes da transformação para tumor se encontram nesse componente. A via de sinalização Wnt compreende uma rede complexa de genes que codificam proteínas que desempenham um papel fundamental na embriogênese e na tumorigênese e é altamente conservada entre as espécies. Alterações na regulação da via Wnt são reconhecidamente envolvidas com desenvolvimento de tumores embrionários. A via de sinalização Wnt tem sido envolvida com o tumor de Wilms, e vários genes pertencentes à via têm se mostrado mutados ou com expressão alterada em porcentagens significativas nesses tumores. Um estudo brasileiro de avaliação de padrão de expressão de amostras do componente blastematoso levou à identificação de uma assinatura gênica associada ao tumor de Wilms e nefrogênese composta por 25 genes, em que uma super-representação de genes pertencentes à via de sinalização Wnt foi observada. O padrão de expressão desses 25 genes discriminou amostras de rim maduro das demais e em um segundo nível amostras de rim fetal das amostras de TW enriquecidas para o componente blastematoso. Proteínas codificadas por dois genes pertencentes à via Wnt da assinatura gênica, *APC* e *PLCG2*, foram investigadas por imunoistoquímica e mostraram recapitulação dos primeiros estágios de desenvolvimento de rim no tumor. A recapitulação foi mostrada pela positividade nuclear de APC no tumor de Wilms de forma similar aos primeiros estágios de desenvolvimento do rim (rim fetal de 11 semanas de idade), e nos estágios mais tardios a expressão do APC passa a ser nuclear e citoplasmática e se mostra totalmente citoplasmática no rim maduro. A recapitulação no tumor de Wilms pelos primeiros estágios da nefrogênese também foi observada pela ausência de expressão proteica de PLCG2 em 80% dos TW analisados em todos os componentes, de forma similar aos rins fetais de até 18 semanas de idade, mostrando um aumento crescente dos estágios intermediários ao rim totalmente diferenciado. Essas evidências em conjunto apontam para o importante papel da via de sinalização Wnt durante a gênese do tumor de Wilms[38].

SINAIS CLÍNICOS E DIAGNÓSTICO

Geralmente se manifesta como uma massa assintomática, detectada pelo pediatra durante o exame físico ou acidentalmente por um familiar. A suspeita diagnóstica se inicia no exame físico, geralmente consiste em uma massa regular no flanco preenchendo a loja renal, podendo ultrapassar a linha média. A criança geralmente se encontra em excelente estado geral e a massa é palpada pelos próprios familiares ou em exame pediátrico de rotina. Exames hematológico, bioquímico e urina tipo I devem ser realizados. É aconselhável verificar a excreção urinária de catecolaminas (HVA, VMA e DOPA) para excluir o diagnóstico diferencial de uma massa de suprarrenal, o neuroblastoma. A ultrassonografia abdominal deve ser o primeiro exame solicitado. Ele permite caracterizar a origem da massa, sua consistência, a extensão local e presença de trombos na veia renal, cava inferior e/ou intracardíaco. Na maioria das vezes, o ultrassom permite o diagnóstico correto. É importante também verificar a função do rim contralateral, e a tomografia computadorizada com o uso de contraste fornece essas informações. Metástases pulmonares devem ser investigadas por meio de Rx de tórax e tomografia computadorizada, porém lesões pequenas, sempre que possível, devem ser biopsiadas para confirmar o diagnóstico. Ainda permanece controverso se metástases visualizadas somente pela tomografia computadorizada apresentam pior prognóstico e devem ser tratadas como estádio IV. É descrito que exista uma grande variabilidade interobservador na identificação de módulos pulmonares. Um grande número de pequenos nódulos representa condições benignas, tais como fibrose, atelectasia ou infecção[39,40].

Biópsia de agulha pode estar indicada, porém existem situações desnecessárias em que a biópsia deve ser evitada, tais como idade < 6 anos e suspeita de hemorragia ou ruptura. Durante o diagnóstico por biópsia de agulha, recomenda-se a presença de um radiologista e de um patologista experiente. A biópsia de agulha parece não ajudar em estrutura puramente cística sem componente sólido. É recomendável cirurgia imediata para diagnóstico nesses casos. A biópsia pode aumentar o risco de ruptura tumoral e de recaída no trajeto da biópsia.

Algumas recomendações de biópsia por agulha são:
1. Apresentação clínica não habitual:
   – Idade > 8-10 anos;
   – Infecção urinária;
   – Septicemia;
   – Inflamação dos psoas;
   – Metástases ósseas presentes.

2. Achados de imagem não habitual:
   – Calcificação abundante;
   – Volumosas adenopatias;
   – Parênquima renal não visualizado;
   – Quase toda a massa extrarrenal.

FATORES PROGNÓSTICOS

Os fatores prognósticos mais importantes no tumor de Wilms são a histologia e o estádio[41]. Cerca de 90% dos pacientes com tumor de Wilms têm histologia favorável, ou seja, formada por componente trifásico, que é composto de células blastematosas, mesenquimais e epiteliais em proporções e arranjos variados. A presença de extrema atipia nuclear (anaplasia) é o fator histológico de pior prognóstico. A anaplasia está associada à resistência ao tratamento, e não à agressividade da doença. Somente a anaplasia localizada na periferia e/ou em múltiplas áreas ou locais extrarrenais é denominada anaplasia difusa e é de pior prognóstico[42-44].

Em relação ao estadiamento clínico, cirúrgico e histológico, crianças com estádio I e II têm sobrevida em torno de 90%, enquanto as com estádios III e IV, em torno de 70%. A idade do paciente já foi um importante fator prognóstico; crianças menores de 2 anos apresentam menor índice de recaída do que crianças maiores. No primeiro NWTS foi fator independente, porém, com a administração padronizada do tratamento multimodal, a idade apresentou menor valor. Sabe-se que os fatores de agressividade tumoral, como anaplasia, invasão de vasos, seio renal ou cápsula, estão menos presentes em crianças menores de 2 anos[45]. O peso do tumor também já foi associado com maior taxa de recaída e óbito, entretanto com o tratamento diminuiu o seu valor, não desaparecendo totalmente[46,47]. Estudo recente em duas instituições brasileiras demonstrou que os pacientes com doença localizada e tumores apresentando peso tumoral maior que 550 g apresentaram um risco maior de seis vezes para recaída[48]. Atualmente, estudos moleculares com a perda da heterozigose dos cromossomos 16q e 1p têm sido relacionados com pior prognóstico. Recentemente, um estudo prospectivo do NWTS-5 demonstrou que somente perdas de heterozigose de ambos os cromossomos apresentam pior prognóstico significantemente[30,31]. A mutação ou expressão da proteína do gene p53 parece estar relacionada a tipo histológico anaplásico de pior prognóstico. Sredni *et al.* demonstraram a imunoexpressão da proteína p53 com os dados clínicos e sobrevida em 97 casos de tumores de Wilms provenientes de duas instituições. Foi possível observar que os tumores considerados positivos com a expressão da proteína p53 apresentaram maior número de recorrência tumoral (p = 0,06) e estavam correlacionados com estádio mais avançado (p = 0,03)[27].

Outro fator prognóstico importante é a resposta à quimioterapia prévia à cirurgia. O componente blastema é quimiossensível, porém, se ele persistir após o tratamento quimioterápico, apresenta um prognóstico pior, indicando resistência ao tratamento. Observou-se nesses casos uma taxa de recaída de 31%[49]. O protocolo da SIOP (*Societé Internacionale d´Oncologie Pediatrique*) de 2001 testou se o restante do componente blastema após quimioterapia prévia apresentava valor prognóstico. Dados preliminares demonstraram que a quantidade do volume do componente blastema que não respondeu à quimioterapia é um fator importante (dados não publicados).

HISTOLOGIA

O tumor de Wilms é caracterizado por uma enorme diversidade histológica. Classicamente, é descrito como um tumor embrionário trifásico, no qual as células blastematosas, mesenquimais e epiteliais estão presentes em proporções variáveis, com diversidade de arranjo arquitetural e graus de diferenciação. Esses três elementos parecem recapitular vários estágios da embriogênese renal normal. Essa heterogeneidade histológica se relaciona, em parte, com comportamento clínico. Os componentes epitelial e estromal parecem não ter comportamento agressivo, não sendo quimiossensíveis. Já o componente blastematoso apresenta sensibilidade à quimioterapia, e, para a maioria absoluta dos casos em que há tratamento quimioterápico prévio, a peça cirúrgica apresenta necrose das células desse componente. Alterações histológicas como a anaplasia foram descritas como o fator prognóstico mais importante. Essa alteração, definida por Beckwith, apresenta três características: figuras mitóticas anormais tri/multipolares, aumento nuclear superior a três vezes com relação às células adjacentes e hipercromasia nuclear[42]. Atualmente, acredita-se que o local da presença da anaplasia é mais importante do que a quantidade de anaplasia. Denomina-se anaplasia difusa, considerada de pior prognóstico, quando não localizada e/ou além da cápsula tumoral, em vasos intra ou extrarrenais, seio renal, locais de transposição capsular ou em gânglios ou outros locais metastáticos. A anaplasia ocorre em 5% dos casos, e a administração de quimioterapia pré-operatória não altera a identificação da anaplasia. A anaplasia corresponde a áreas que apresentam maior resistência tumoral à quimioterapia, e não necessariamente agressividade tumoral[42,43].

Atualmente existem duas classificações histológicas mais utilizadas para classificar os tumores de Wilms em riscos: a primeira deve ser utilizada para os pacientes que receberam tratamento pré-operatório com quimioterapia e a segunda para os que foram submetidos à cirurgia prévia[50-52].

Casos que receberam tratamento quimioterápico pré-ressecção cirúrgica

Essa classificação só será utilizada após tratamento pós-operatório e é baseada em observações retrospectivas nas quais os tumores com células viáveis persistentes ocupando mais de dois terços do tumor e compostos predominante de blastema se apresentam de pior prognóstico.

✓ *Baixo risco*

- Nefroma mesoblástico, nefroblastoma cístico parcialmente diferenciado, nefroblastoma completamente necrótico.

✓ *Risco intermediário*

- Nefroblastoma tipo epitelial, nefroblastoma tipo estromal, nefroblastoma tipo misto, nefroblastoma tipo regressivo, nefroblastoma com anaplasia focal.

✓ *Alto risco*

- Nefroblastoma tipo blastematoso, nefroblastoma com anaplasia difusa, sarcoma de células claras, tumor rabdoide renal.

Casos que foram submetidos à nefrectomia antes do tratamento quimioterápico

✓ *Baixo risco*

Nefroma mesoblástico, nefroblastoma cístico parcialmente diferenciado.

✓ *Risco intermediário*

Nefroblastoma não anaplásico e suas variantes, nefroblastoma com anaplasia focal.

✓ *Alto risco*

Nefroblastoma com anaplasia difusa, sarcoma de células claras, tumor rabdoide renal.

É sempre importante lembrar que essas classificações devem receber modificações de acordo com a identificação de novos fatores prognósticos como os resultados preliminares do último estudo da SIOP e o volume restante do componente blastema (dados não publicados).

Outras duas entidades – o sarcoma de células claras e o tumor rabdoide – apresentam pior prognóstico e são sempre classificadas como de alto risco[52-54].

Outro aspecto importante dessa neoplasia é a presença de restos nefrogênicos encontrados em 40% dos pacientes com tumor de Wilms unilateral e 100% dos pacientes com TW bilaterais, sugerindo que as células do blastema renal não diferenciadas sejam as precursoras do tumor. No entanto, aparentemente são necessários eventos genéticos adicionais para culminar no processo de transformação propriamente dito, uma vez que evidências demonstram que restos nefrogênicos, mesmo aqueles com mutação bialélica em *WT1*, um gene intimamente relacionado com predisposição a TW, não resultam em tumores. Nesse contexto, esforços têm sido dedicados para identificar os mecanismos comuns e entre o tumor e a nefrogênese sob a premissa de caracterizar eventos biológicos determinantes do surgimento do tumor[55]. Existem dois tipos de restos nefrogênicos: intralobar e perilobar. Os restos intralobares estão associados ao *locus* 11p13 WT e mais frequentemente são vistos em crianças com aniridia e síndrome de Denys-Drash. Os perilobares apresentam-se mais tardiamente e estão associados ao *locus* 11p15 WT com maior frequência nas crianças com síndrome de Beckwith-Wiedemann[56,57]. Caso haja restos nefrogênicos no rim comprometido pelo tumor de Wilms, existe maior chance de haver no outro rim, portanto essas crianças devem ser vigiadas para a aparecimento de tumor de Wilms bilateral metacrônico.

ESTADIAMENTO

O estadiamento é sempre clínico, cirúrgico e patológico (Tabela 20.1). Fatores importantes têm sido modificados recentemente em relação ao estadiamento, tanto no grupo internacional liderado pela SIOP como no norte-americano COG (*Childrens Oncology Group*).

São eles:

- Seio renal: infiltração do seio renal deve ser sempre considerada estádio II.
- Ruptura tumoral: qualquer ruptura localizada no flanco ou disseminada no peritônio atualmente deve ser considerada estádio III. Não há

distinção entre ruptura localizada ou disseminada como havia anteriormente (COG-2006)[58].

- Gânglios linfáticos: qualquer localização se positiva deve ser considerada estádio III; para considerar estádio I deve haver linfonodos examinados e negativos. A falta de amostra de linfonodos prejudica o estadiamento e nunca deve ser considerada estádio I (exceção quando recebe tratamento pré-operatório com quimioterapia) – COG-2006[58].

- Após tratamento quimioterápico: linfonodos necróticos e/ou com alterações quimioterápicas deve ser considerados positivos. É importante distinguir linfonodos inflamatórios de linfonodos necróticos e/ou alterações quimioterápicas (SIOP-2001).

- Qualquer biópsia prévia é considerada estádio III (COG-2006).

Tabela 20.1. Estadiamento

Estádio I: Tumor limitado ao rim completamente extirpado, superfície da cápsula renal intacta
Estádio II: Tumor estende-se além do rim, mas é completamente extirpado. Existe extensão regional: penetração através da cápsula renal nos tecidos perirrenais. Vasos extrarrenais podem estar infiltrados ou conter trombos soltos, não aderentes e totalmente retirados. Nenhum gânglio pode estar comprometido
Estádio III: Tumor residual confinado ao abdome, um dos seguintes itens pode ocorrer: • linfonodos comprometidos no hilo, cadeias periaórticas ou outros • ruptura tumoral tanto localizada como disseminada • implantes peritoneais • vasos com êmbolo tumoral aderente à íntima, não totalmente ressecado • tumor não completamente ressecado • biópsia prévia com contaminação peritoneal
Estádio IV: Metástases hematogênicas (pulmão fígado, osso e cérebro)

TRATAMENTO

O objetivo atual do tratamento do TW é curar com a menor morbidade possível em 90% dos casos e utilizar tratamento mais agressivo somente em 10% dos casos de pior prognóstico. A cirurgia é o ponto fundamental no tratamento dos pacientes com tumores de Wilms. O tratamento quimioterápico deve ser sempre realizado, porém o tratamento pré-operatório ainda permanece controverso. A SIOP recomenda-o sempre e o grupo norte-americano (ex-NWTS, atual COG) só o utiliza em alguns casos esporádicos. Os casos em que ambos os grupos recomendam são: tumores de Wilms bilaterais, invasão da veia cava, crianças portadoras de anomalias congênitas que apresentam maior chance de doença bilateral, tumores considerados irressecáveis pelo cirurgião. O último protocolo da SIOP-2001 foi baseado na colaboração internacional (com participação brasileira) e teve como principais objetivos manter uma estratificação de risco de acordo com a resposta pré-operatória, minimizar a toxicidade aguda e tardia e estabelecer um banco de tumores para pesquisas. As três drogas classicamente usadas são actinomicina D, vincristina e adriamicina, e, nos pacientes em estádio I e II com histologia favorável, é necessária somente a administração de duas drogas (actinomicina D e vincristina). A adriamicina é importante no tratamento de pacientes em estádios III e IV. O GCBTTW demonstrou que a actinomicina D pode ser utilizada em dose única em vez da clássica dose fracionada, reduzindo as despesas hospitalares, assim como os custos familiares. As crianças que receberam o tratamento com actinomicina D dose única fizeram 1.921 visitas hospitalares a menos do que aquelas que receberam o regime previsto com doses fracionadas de actinomicina D[59]. Outras drogas que também demonstram resposta são ciclofosfamida, ifosfamida, carboplatina e etoposide[60-63]. Atualmente, os protocolos para pacientes considerados de alto risco (histologia desfavorável e doença disseminada) utilizam essas drogas de modo intensivo.

A cirurgia é fundamental no tratamento do tumor de Wilms. Deve-se realizar nefrectomia do lado acometido, por via abdominal. Todo o cuidado deve estar voltado para a ressecção completa do tumor, sem rotura, uma vez que, caso ela ocorra, o tumor fica classificado como estádio III, sendo, então, indicada a radioterapia abdominal para controle local da doença. Amostragem ganglionar deve ser realizada para o adequado estadiamento do tumor, não estando indicada, no entanto, linfadenectomia propriamente dita. Trombos em veia renal ou em veia cava inferior devem ser ressecados juntamente com o tumor. Nefrectomia parcial nos tumores unilaterais é extremamente controversa e só deve ser efetuada se o tumor for totalmente ressecado, sem chances de ruptura e de sobrar margens cirúrgicas comprometidas.

Nos tumores de estádio III está indicada radioterapia de abdome total nos que apresentarem ruptura maciça, implantes peritoneais, ruptura tumoral e/ou citologia positiva, na dose de 1.050 cGy. Nos estádios III com comprometimento linfonodal, a radioterapia deve ser restrita ao leito operatório. Radioterapia em pulmão e fígado é recomendada nos casos de doença metastática para esses órgãos, em complementação ao tratamento quimioterápico. Nos pacientes que apresentam resposta à quimioterapia pré-operatória com desaparecimento das metástases pulmonares, há controvérsias sobre a necessidade de radioterapia pulmonar. Os atuais protocolos estão testando essa questão, porém de modo não randomizado.

Aproximadamente 15% dos tumores de Wilms com histologia favorável e 50% com histologia desfavorável com a presença de anaplasia apresentam recorrência tumoral. O tratamento das crianças portadoras de tumor de Wilms após a recaída continua um grande desafio e depende do tratamento recebido anteriormente e de possíveis fatores prognósticos inerentes ao tumor primário. Vários esquemas quimioterápicos têm se mostrado eficazes, tais como ifosfamida-carboplatina-etoposide, ciclofosfamida-etoposide e carboplatina-etoposide[60-65]. E mais recentemente, colegas do *St. Jude Children Research Hospital* documentaram a atividade da droga topotecan nos tumores de Wilms de histologia favorável[64]. O principal fator com valor prognóstico conhecido é o período da recorrência (precoce ou tardia). Os pacientes que apresentaram recaída após seis meses da nefrectomia apresentam prognóstico melhor do que os que apresentaram antes. Estádio avançado, histologia desfavorável, esquema quimioterápico com adriamicina e recaída fora do pulmão também são fatores de pior prognóstico[65]. Na experiência mais recente do NWTS-5, o local e quando houve a recaída não foram mais fatores de pior prognóstico, porém o sexo masculino apresentou pior prognóstico[66].

Muitas experiências isoladas têm sido documentadas com a administração de altas doses de quimioterapia com resgate de células-tronco com resultados promissores[67]. Porém, não há um consenso se essa terapia apresenta melhores resultados do que outros esquemas quimioterápicos. Uma recente metanálise realizada demonstrou que a terapia de resgate com transplante autólogo não apresentou melhor sobrevida[68].

Seria necessário um estudo randomizado para atingir resultados cientificamente comprovados.

SITUAÇÕES ESPECIAIS
Tumor de Wilms bilateral

Os tumores de Wilms bilaterais sincrônicos ocorrem em 4%-6% dos pacientes. Alguns pacientes portadores de síndromes associadas com o desenvolvimento do tumor de Wilms parecem ter um risco aumentado de apresentar lesão bilateral. A ocorrência de lesão metacrônica está ao redor de 1% a 2%. A conduta inicial é quimioterapia pré-operatória sempre. Biópsia inicial é controversa. O grupo norte-americano recomenda a biópsia bilateral devido à possibilidade de apresentar lesões com histologia diferentes e a presença da anaplasia é importante de ser reconhecida. A cirurgia conservadora, com nefrectomias parciais ou até mesmo enucleações, está sempre indicada, no intuito de preservar a função renal. O objetivo atual do tratamento do tumor de Wilms bilateral, além de manter uma sobrevida alta, é a preservação de ambos os parênquimas renais. Recomenda-se quimioterapia com administração das três drogas: actinomicina, adriamicina e vincristina. A avaliação cirúrgica não deve exceder 12 semanas de quimioterapia pré-operatória. O tratamento pós-operatório dependerá dos resultados do estadiamento e da histologia individual de cada lado. Dados de instituições isoladas demonstram que, na grande maioria dos tumores de Wilms bilaterais, é possível a preservação de parênquima renal bilateral[69]. Existe uma tendência atual de denominar o tumor de Wilms bilateral de doença bilateral, pois a existência de nefroblastematose ou restos nefrogênicos concomitantes é frequente, podendo apresentar essas lesões em um rim e no outro tumor de Wilms.

Nefroblastematose

O termo "nefroblastematose" é utilizado para definir a presença de múltiplos restos nefrogênicos[70,71]. Acredita-se que ela consiste em uma lesão proliferativa pré-neoplásica associada a um alto risco de desenvolvimento para tumor de Wilms. O tratamento dessas crianças continua um desafio. A administração de quimioterapia com duas ou três drogas deve ser realizada. Recomenda-se que essas crianças sejam acompanhadas durante um longo período, pela chance de apresentarem tumor de Wilms com a presença de anaplasia[71].

Nefroma mesoblástico congênito

Ocorre em lactentes com média de idade de 2 meses. Existem três tipos histológicos: o clássico, o celular e o misto. O tipo clássico é muito semelhante à fibromatose infantil e o tipo celular se assemelha a um fibrossarcoma infantil e apresenta translocação cromossômica t(12;15) (p13;q25), a qual foi inicialmente identificada nesse tumor[72]. Atualmente, considera-se um sarcoma de baixo grau. A conduta é nefrectomia e observação. Porém, sabe-se que recaídas e/ou metástases ocorrem em até 20% dos pacientes[73]. Por apresentarem resistência à quimioterapia e à radioterapia, essas abordagens não estão indicadas no tratamento inicial.

Outros tumores renais

Como já descrito, as entidades sarcoma de células claras e tumor rabdoide não são mais consideradas variantes do tumor de Wilms. Atualmente, devem ser consideradas como outros tumores renais malignos de pior prognóstico[52-54]. O tumor rabdoide é um tumor de origem neuroectodérmica e não ocorre somente no rim; é extremamente agressivo e tem um prognóstico muito pobre. Corresponde somente a 2% dos tumores renais da infância. Em um grupo de crianças documentadas pelo estudo internacional SIOP, portadoras de tumor rabdoide renal, a sobrevida livre de evento foi de somente 22% em cinco anos. Os principais fatores prognósticos foram o estadiamento e a idade da criança[54]. O sarcoma de células claras está relacionado com metástases ósseas e cerebrais e também está incluído nos protocolos de tumor de Wilms, apesar de não ser considerado tumor de Wilms. Corresponde a 5% dos tumores renais primários da infância. É raro antes dos 6 meses de idade, havendo uma predominância no sexo masculino[53]. Carcinoma renal é raro na faixa infantil, porém seu prognóstico é semelhante ao da doença no adulto. Porém, na criança há diferenças clínicas e biológicas e os tipos mais comuns são os tumores associados a translocações e o carcinoma papilífero. O tratamento é cirúrgico[74].

PROGNÓSTICO

O progresso na cura do TW foi um dos maiores exemplos de sucesso na oncologia pediátrica. Os dados populacionais do *European Cancer Registry based study on survival* (EUROCARE) *and care of cancer patients* observaram uma diminuição de óbito entre o período de 1978 e 1992 nos países europeus, porém sendo significativa somente após o ano de 1985[75]. Esse mesmo estudo demonstrou uma sobrevida de 83% em cinco anos. No registro de câncer de Piemonte, na Itália, a sobrevida das crianças portadoras de tumor de Wilms aumentou de 41,7%, durante o período entre 1970 e 1974, para 86,7%, no período entre 1985 e 1989 e, posteriormente, houve uma diminuição não significativa para 65,7%, no período de 1990 a 1994[76]. Informações registradas pelo SEER (*Surveillance, Epidemiology, and End Results*), programa do *National Cancer Institute*, EEUU, demonstraram um acréscimo

da sobrevida durante os períodos de 1975 a 1984, de 81% em cinco anos, e de 1985 a 1994, de 92% em cinco anos[77]. No Brasil, antes de 1970, no Hospital do Câncer em São Paulo, com um tratamento aleatório a sobrevida não ultrapassava 8%. Em 1971, com a formação de uma equipe multidisciplinar, a sobrevida passou para 34% e a partir de 1979, utilizando um protocolo baseado no grupo cooperativo norte-americano NWTS, a sobrevida atingiu 83%[78]. Com essa experiência, foi formado o GCBTTW anteriormente citado. A sobrevida global do GCBTTW foi de 73% em quatro anos[59].

A análise da tendência das taxas de mortalidade em tumores renais no estado de São Paulo apresentou uma diminuição significativa durante o período entre 1980 e 2000 (de 0,36 por 100.000 habitantes em 1984 para 0,09 por 100.000 habitantes em 1992). A média do coeficiente de mortalidade foi de 0,23 para o sexo feminino e 0,21 para o sexo masculino. Entre os períodos de 1980 e 1982 para 1998 e 2000, a mortalidade por câncer renal nas meninas com idade até 14 anos diminuiu 64% no Estado de São Paulo. Essas taxas são comparáveis com dados da Europa e dos Estados Unidos[79].

EFEITOS COLATERAIS

Menos de 20% dos sobreviventes de tumor de Wilms apresentam uma morbidade severa[80]. O aumento do risco de efeitos colaterais está diretamente correlacionado à agressividade da terapia. Os objetivos atuais dos protocolos têm sido reduzir a agressividade do tratamento nos pacientes considerados de baixo risco.

As maiores sequelas nos sobreviventes de tumor de Wilms são cardiotoxicidade, alterações musculoesqueléticas, problemas reprodutivos e desenvolvimento de tumores secundários. Resultados do NWTS-1-4 (*National Wilms Study Group*) demonstraram uma falência cardíaca em 4,4% dos pacientes que receberam doxorrubicina como parte do tratamento. Dose acumulativa é o fator mais importante associado à disfunção cardíaca[80].

Crianças que receberam tratamento radioterápico nos protocolos mais antigos apresentavam uma alteração musculoesquelética, tais como escoliose e/ou diminuição da altura. Com recomendações atuais com doses e fracionamento menores, não se deve aguardar essa sequela. A fertilidade e a gravidez também estão comprometidas com a radioterapia. Os sobreviventes de tumor de Wilms apresentam uma incidência acumulativa de 1% para desenvolver segunda neoplasia após 10 anos do diagnóstico. Os segundos tumores descritos são: câncer de mama, sarcomas ósseos e de tecidos moles, linfoma, tumores do trato gastrointestinal, melanoma e leucemias.

REFERÊNCIAS

1. Parkin DM, Stiller CA, Draper GJ, et al. International incidence of childhood cancer, v. I. Lyon: IARC/WHO; 1988. (IARC Scientific Publications, 87).

2. De Camargo B, Ferreira JMO, De Souza Reis R, et al. Socioeconomic status and the incidence of non-central nervous system childhood embryonal tumours in Brazil. BMC Cancer. 2011;11:160. In press.

3. Ministério da Saúde, Instituto Nacional do Câncer, Coordenação de Prevenção e Vigilância de Câncer. 2008. Câncer na Criança e no adolescente no Brasil. Dados dos Registros de Base Populacional e de Mortalidade.

4. Breslow N, Olshan A, Beckwith JB, et al. Epidemiology of Wilms tumor. Med Pediatr Oncol. 1993;21(3):172-81.

5. Miller RW, Frauemeni JF, Manning MD. Association of Wilms' tumor with aniridia, hemihypertrophy and other congenital malformations. N Engl J Med. 1964;270:922-7.

6. Clericuzio CL, Johnson C. Screening for Wilms tumor in high risk individuals. In: Wilms tumor. Hematol Oncol Clin North Am. 1995:1253-65.

7. Wiedmann HR. Tumors and hemihypertrophy associated with Wiedemann-Beckwith syndrome. Eur J Pediatr. 1983;141-29.

8. Merks JHM, Caron HN, Hennekam RCM. High incidence of malformation syndromes in a series of 1,073 children with cancer. Am J Med Genet. 2005;134A:132-43.

9. Franco EL, De Camargo B, Saba L, et al, for the Brazilian Wilms Tumor Study Group. Epidemiological and clinical correlations with genetic characteristics of Wilms tumor: results of the Brazilian Wilms' tumor Study Group. Int J Cancer. 1991;48:641-6.

10. Sharpe CR, Franco EL, De Camargo B, et al. Parental exposure to pesticides and risk of Wilms tumor in Brazil. Am J Epidemiol. 1995;141:210-7.

11. Sharpe CR, Franco EL, De Camargo B, et al. The influence of parental age on the risk of Wilms' tumour. Paediatr Perinat Epidemiol. 1999;13(2):138-43.

12. Sharpe CR, Franco EL. Use of dipyrone during pregnancy and risk of Wilms' tumor. Brazilian Wilms' Tumor Study Group. Epidemiology. 1996;7(5):533-5.

13. Grupp SG, Greenberg ML, Ray GJ, et al. Pediatric Cancer rates after universal folic acid flour fortification in Ontario. J Clin Pharmacol. 2011;51(1):60-5.

14. Puumala SE, Soler JT, Johnson KJ, et al. Birth characteristics and Wilms tumor in Minnesota. Int J Cancer. 2008;122:1368-73.

15. Daniels JL, Pan IJ, Olshan AF, et al. Obstetric history and birth characteristics and Wilms tumor: a report from the Children's Oncology Group. Cancer Causes Control. 2008;19:1103-10.

16. Mogren I, Damber L, Tavelin B, et al. Characteristics of pregnancy and birth and malignancy in the offspring. Cancer Causes Control. 1999;10:85-94.

17. Schuz J, Kaletsch U, Meinert R, et al. High birth weight and other risk factors for Wilms tumor: results of a population-based case-control study. Eur J Pediatr. 2001;160:333-8.

18. Yeazel MW, Ross JA, Buckley JD, et al. High birth weight and risk of specific childhood cancers: a report from the Children's Cancer Group. J Pediatr. 1997;131:671-7.

19. Call KM, Glaser T, Ito CY, et al. Isolation and characterization of a zinc finger polypeptide gene at the human chromossome 11 Wilms' tumor locus. Cell. 1990;60:509-20.

20. Gessler M, Konig A, Arden K, et al. Infrequent mutation of the WT1 gene in 77 Wilms' tumor. Hum Mutat. 1994;3:212-22.

21. Hastie ND. The genetics of Wilms tumor: a case of disrupted development. Annu Rev Genet. 1994;28:523-58.

22. Lai PS, Tay JSH. Wilms tumor. In: Kurzrock R, Talpaz M, editors. Molecular biology in cancer medicine. 2nd ed. London: Martin Dunutz; 1999. p. 531-47.

23. Dao D, Walsch CP, Yuan L, et al. Multipoint analysis of human chromosome 11p15/mouse distal chromosome 7: inclusion of H19/IGF2 in the minimal WT2 region, gene specificity of H19 silencing in Wilms tumorigenesis and methylation hyper-dependence of H19 imprinting. Hum Mol Gen. 1999;8:1337-52.

24. Rivera MN, Kim WJ, Wells J, et al. An X chromosome gene, WTX, is commonly inactivated in Wilms tumor. Science. 2007;315:642-5.

25. Perotti D, Gamba B, Sardella M, et al. Functional inactivation of the WTX gene is not a frequent event in Wilms' tumors. Oncogene. 2008;27:4625-32.

26. Ruteshouser EC, Robinson SM, Huff V. Wilms tumor genetics: mutations in WT1, WTX, and CTNNB1 account for only one-third of tumors. Genes Chromossomes Cancer. 2008:47:461-70.

27. Sredni ST, De Camargo B, Lopes LF, et al. Immunohistochemical detection of p53 protein expression as a prognostic indicator in Wilms tumor. Med Pediatr Oncol. 2001;37:455-8.

28. Fukuzawa R, Anaka MR, Weeks RJ, et al. Canonical WNT signaling determines lineage specificity in Wilms tumor. Oncogene. 2009;28:1063-75.

29. Fukuzawa R, Anaka MR, Heathcott RW, et al. Wilms tumor histology is determined by distinct types of precursor lesions and not epigenetic changes. J Patholol. 2008;215:377-87.

30. Grundy PE, Telzerow PE, Breslow N, et al. Loss of heterozygosity for chromosomes 1p and 16q predicts an adverse outcome. Cancer Res. 1994;54:2331-3.

31. Grundy PE, Breslow NE, Li S, et al. Loss of heterozygosity for chromosomes 1p and 16q is an adverse prognostic factor in favorable-histology Wilms tumor: a report from the National Wilms Tumor Study Group. J Clin Oncol. 2005;23(29):7312-21.

32. Wilmore HP, White GF, Howell RT, et al. Germline and somatic abnormalities of chromosome 7 in Wilms' tumor. Cancer Genet Cytogenet. 1994;77(2):93-8.

33. Perotti D, Testi MA, Mondini P, et al. Refinement within single yeast artificial chromosome clones of a minimal region commonly deleted on the short arm of chromosome 7 in Wilms tumours. Genes Chromosomes Cancer. 2001;31(1):42-7.

34. Li CM, Guo M, Borczuk A, et al. Gene expression in Wilms tumor mimics the earliest committed stage in the metanephric mesenchymal-epithelial transition. Am J Pathol. 2002;160(6):2181-90.

35. Li W, Kessler P, Williams BR. Transcript profiling of Wilms tumors reveals connections to kidney morphogenesis and expression patterns associated with anaplasia. Oncogene. 2005;24(3):457-68.

36. Rivera MN, Haber DA. Wilms' tumour: connecting tumorigenesis and organ development in the kidney. Nat Rev Cancer. 2005;5:699-712.

37. Schedl A. Renal abnormalities and their developmental origin. Nat Rev Genet. 2007;8:791-802.

38. Maschietto M, De Camargo B, Brentani H, et al. Molecular profiling of isolated histological components of Wilms tumor implicates a common role for the Wnt signaling pathway in kidney and tumor development. Oncology. 2008;75(1-2):81-91.

39. Wilimas JA, Douglass EC, Magill HL, et al. Significance of pulmonary computed tomography at diagnosis in Wilms' tumor. J Clin Oncol. 1988;6:1144-6.

40. Green DM, Thomas PR, Shochat S. The treatment of Wilms tumor. Results of the National Wilms Tumor Studies. Hematol Oncol Clin North Am. 1995;9:1267-74.

41. Bonadio JF, Storer B, Norkool P, et al. Anaplastic Wilms' tumor: clinical and pathologic studies. J Clin Oncol. 1985;3 (4):513-20.

42. Faria P, Beckwith JB, Mishra K, et al. Focal versus diffuse anaplasia in Wilms Tumor – new definitions with prognostic significance – a report from the National Wilms Tumor Study Group. Am J Surg Pathol. 1996;20:909-20.

43. Vujanié GM, Harms D, Sandstedt B, et al. New definitions of focal and diffuse anaplasia in Wilms tumor: the International Society of Paediatric Oncology (SIOP) experience. Med Pediatr Oncol. 1999;32:317-23.

44. Green DM, Beckwith JB, Weeks DA, et al. The relationship between microsbstaging variables, age at diagnosis, and tumor weight of children with stage I/II favorable histology Wilms tumor. Cancer. 1994;74(6):1817-20.

45. Breslow N, Sharples K, Beckwith JB, et al. Prognostic factors in nonmetastatic, favorable histology Wilms' tumor: results of the Third National Wilms Tumor Study. Cancer. 1991;68(11):2345-53.

46. Garcia M, Douglass C, Schlosser JV. Classification and prognosis in Wilms tumor. Radiology. 1963;80:574-80.

47. Teixeira RA, Odone-Filho V, De Camargo B, et al. P-glycoprotein expression, tumor weight, age, and relapse in patients with stage I and II favorable-histology Wilms' tumor. Pediatr Hematol Oncol. 2011;28:194-202.

48. Weirich A, Leuschner I, Harms D, et al. Clinical impacts of histologic subtypes in localized non-anaplastic nephoblastoma treated according to the trial and study SIOP-9/ GPOH. Am Oncol. 2001;12:311-9.

49. Weirich A, Leuschner I, Harms D, et al. Clinical impacts of histologic subtypes in localized non-anaplastic nephoblastoma treated according to the trial and study SIOP-9/ GPOH. Am Oncol. 2001;12:311-9.

50. Vujanic GM, Sandstedt B, Harms D, et al., on behalf of the SIOP Nephroblastoma Scientific Committee. Revised International Society of Paediatric Oncology (SIOP) working classification of renal tumors of childhood. Med Pediatr Oncol. 2002;38:79-82.

51. Palmer NF, Sutow WW. Clinical aspects of the rhabdoid tumor of the kidney: a report of the National Wilms Tumor Study Group. Med Pediatr Oncol. 1983:83;1293-9.

52. Argani P, Perlman EJ, Breslow NE, et al. Clear cell sarcoma of the kidney. A review of 351 cases from the National Wilms Tumor Study Group Pathology Center. Am J Surg Pathol. 2000;24:4-18.

53. Van den Heuvel-Eibrink MM, Van Tinteren H, Rehorst H, et al. Malignant rhabdoid tumours of the kidney (MRTKs), registered on recent SIOP protocols from 1993 to 2005: a report of the SIOP renal tumour study group. Pediatr Blood Cancer. 2011;56:733-7.

54. Yashima K, Maitra A, Timmons CF, et al. Expression of the RNA component of telomerase in Wilms tumor and nephrogenic rest recapitulates renal embryogenesis. Hum Pathol. 1998;29:536-42.

55. Beckwith JB, Kiviat NB, Bonadio JF. Nephrogenic rests, nefroblastomatosis, and the pathogenesis of Wilms' tumor. Pediatr Pathol. 1990:10:1-6.

56. Henninger RA, O'Shea PA, Grattan-Smith JD. Clinic pathologic features of nephrogenic rests and nephroblastomatosis. Adv Anat Pathol. 2001;8:276-89.

57. Shamberg RC, Guthrie KA, Ritchey ML, et al. Surgery-related factors and local recurrence of Wilms tumor in National Wilms Tumor Study Group 4. Ann Surg. 1999;229:292-7.

58. De Camargo B, Franco EL. A randomized clinical trial of single-dose versus fractionated-dose dactinomycin in the treatment of Wilms' tumor. Results after extended follow-up. Brazilian Wilms' Tumor Study Group. Cancer. 1994;73(12):3081-6.

59. De Camargo B, Melaragno R, Saba e Silva N, et al. Phase II study of carboplatin as a single drug for relapsed Wilms' tumor: experience of the Brazilian Wilms' Tumor Study Group. Med Pediatr Oncol. 1994;22:258-60.

60. Pein F, Tournade MF, Zucker JM, et al. Etoposide and carboplatin: a highly effective combination in relapsed or refractory Wilms' tumor – a phase II study by the French Society of Pediatric Oncology. J Clin Oncol. 1994;12:931-6.

61. Abu-Ghosh AM, Krailo MD, Goldman SC, et al. Ifosfamide, carboplatin and etoposide in children with poor-risk relapsed Wilms' tumor: a Children's Cancer Group report. Ann Oncol. 2002;13:460-9.

62. Green DM, Cotton CA, Malogolowkin M, et al. Treatment of Wilms tumor relapsing after initial treatment with vincristine and actinomycin D: a report from the National Wilms Tumor Study Group. Pediatr Blood Cancer. 2007;48:493-9.

63. Metzger ML, Stewart CF, Freeman BB 3rd, et al. Topotecan is active against Wilms' tumor: results of a multi-institutional phase II study. J Clin Oncol. 2007;25:3130-6.

64. Spreafico F, Pritchard Jones K, Malogolowkin MH, et al. Treatment of relapsed Wilms tumors: lessons learned. Expert Rev Anticancer Ther. 2009;9:1807-15.

65. Malogolowkin M, Cotton CA, Green DM, et al.; National Wilms Tumor Study Group. Treatment of Wilms tumor relapsing after initial treatment with vincristine, actinomycin D, and doxorubicin. A report from the National Wilms Tumor Study Group. Pediatr Blood Cancer. 2008;50:236-41.

66. Pein F, Michon J, Valteau-Couanet D, et al. High-dose melphalan, etoposide, and carboplatin followed by autologous stem-cell rescue in pediatric high-risk recurrent Wilms' tumor: a French Society of Pediatric Oncology study. J Clin Oncol. 1998;16:3295-301.

67. Presson A, Moore TB, Kempert P. Efficacy of high-dose chemotherapy and autologous stem cell transplant for recurrent Wilms' tumor: a meta-analysis. J Pediatr Hematol Oncol. 2010.

68. Davidoff AM, Giel DW, Jones DP, et al. The feasibility and outcome of nephron-sparing surgery for children with bilateral Wilms tumor. Cancer. 2008;112:2060-70.

69. Beckwith, JB. Precursor lesions of Wilm's tumor: clinical and biological implications. Med Pediat Oncol. 1993;21:158-68.

70. Perlman EJ, Faria P, Soares A, et al.; National Wilms Tumor Study Group. Hyperplastic perilobar nephroblastomato-

sis: long-term survival of 52 patients. Pediatr Blood Cancer. 2006;46:203-21.

71. Pettinato G, Manivel JC, Wick MR, et al. Classical and cellular (atypical) congenital mesoblastic nephroma: a clinicopathologic, ultrastructural, immunohistochemical, and flow cytometric study. Hum Pathol. 1989;20(7):682-90.

72. Vujanic GM, Delemarre JF, Moeslichan S, et al. Mesoblastic nephroma metastatic to the lungs and heart-another face of this peculiar lesion: case report and review of the literature. Pediatr Pathol. 1993;13:143-53.

73. Geller JI, Dome JS. Adjuvant therapy in pediatric patients with completely resected renal cell carcinoma. Pediatr Blood Cancer. 2006;46:527.

74. Plesko I, Kramarova E, Stiller CA, et al. Survival of children with Wilms' tumor in Europe. Eur J Cancer. 2001;37:736-43.

75. Pastore G, Magnani C, Verdechhia A, et al. Survival trends of childhood cancer diagnosed during 1970-94 in Piedmont, Italy: a report from the Childhood Cancer Registry. Med Pediatr Oncol. 2001;36:481-8.

76. Ries LAG, Eisner MP, Korsay CK, et al., editors. SEER Cancer Statistics Review, 1973-1997. Betheseda: National Cancer Institute. Disponível em: 2002.www-seer.cancer.gov/crs/1973_1999/; 2002.

77. De Camargo B, Andrea ML, Franco ELF. Catching up with history: treatment of Wilms tumor in a developing country. Med Pediatr Oncol. 1987;15:270-6.

78. De Cássia Braga Ribeiro K, De Camargo B. Trends in childhood renal cancer mortality in Brazil, 1980-2000. Paediatr Perinat Epidemiol. 2006;20(4):323-8.

79. Oeffinger KC, Mertens AC, Sklar CA, et al. Chronic health conditions in adults survivors of childhood cancer. N Engl J Med. 2006;355:1572-82.

80. Green DM, Grigoriev YA, Nan B, et al. Congestive heart failure after treatment for Wilms tumor: a report from the National Wilms Tumor Study Group. J Clin Oncol. 2001;19:1926-34.

NEUROBLASTOMA

Beatriz de Camargo

EPIDEMIOLOGIA

Os neuroblastomas são tumores derivados da crista neural constituídos por neuroblastos em diferentes estágios de diferenciação. São classificados como neuroblastomas, ganglioneuroblastomas e ganglioneuromas de acordo com o grau de diferenciação. São derivados de células neuroepiteliais primitivas da crista neural e ocorrem na região medular da glândula adrenal ou nos gânglios simpáticos do abdome, tórax e pescoço. É o tumor sólido extracraniano mais frequente e representa cerca de 8% a 10% de todos os tumores malignos da criança, com uma incidência ao redor de 8 por milhão de crianças até os 15 anos por ano[1]. A taxa média ajustada de incidência de neuroblastoma no Brasil foi de 5,9 por milhão, sendo a mais baixa em Manaus (2,3; IC95% 0,05-4,61) e a mais alta em Curitiba (14,2; IC 95% 8,6-19,7). Essa incidência foi correlacionada significantemente com o índice socioeconômico da região. As cidades com o índice de exclusão social descrito por Campos *et al.* como mais elevado apresentaram taxas de incidência mais elevadas[2,3].

Apresentam diferentes espectros com comportamento clínico, aspectos morfológicos e características genéticas moleculares diversas. São os tumores mais comuns em lactentes. A idade média ao diagnóstico é de 2 anos e há um discreto predomínio do sexo masculino sobre o feminino. O local primário mais frequente é o abdome (40%), originando da medular da suprarrenal e da cadeia espinal. Outros locais acometidos são: tórax (15%), pescoço (5%) e pélvis (5%). Os principais sítios de metástases consistem na medula óssea, fígado, pele e gânglios[1,4,5].

Observam-se associações com anomalias congênitas. Um estudo recente demonstrou que anomalias congênitas estão fortemente associadas à ocorrência do neuroblastoma em crianças menores de 1 ano de idade (OR = 16, 8,95% IC 3,1-90), porém em crianças maiores a associação não foi observada[6]. Um estudo canadense encontrou um excesso de defeitos congênitos em crianças com neuroblastoma quando comparado com o registro de malformações (RR = 1,91, p = 0,03). Doze crianças dentre 131 (8,5%) apresentavam anormalidades congênitas definidas. Seis das 12 apresentavam malformações cardiovasculares[7]. George *et al.*[8] documentaram malformações cardiovasculares entre crianças portadoras de neuroblastoma quando comparando com crianças portadoras de leucemias. Quatorze de 70 (20%) pacientes com neuroblastoma que realizaram ecocardiografia apresentavam malformações cardiovasculares comparando com 7 de 192 (3,6%) pacientes com leucemia (p = 0,0001). Os autores sugerem que as crianças portadoras de neuroblastoma deveriam sempre realizar um ecocardiograma com a finalidade de detectar precocemente uma possível alteração.

Outras associações descritas consistem nas desordens relacionadas com o desenvolvimento de tecidos originários da crista neural, como a doença de Hirschsprung. Também tem sido descrito associado com crianças portadoras de neurofibromatose tipo NF1[9,10].

Noventa e nove por cento dos casos são esporádicos. Raramente são hereditários (1%-2% dos casos). Esses casos ocorrem em crianças menores e geralmente estão associados a tumores primários multifocais. Apresentam um padrão autossômico dominante com penetrância incompleta[11]. Noventa por cento apresentam mutações germinais nos genes *ALK* e *PHOX2B*[12,13]. Testes genéticos são recomendados em casos com história familiar de neuroblastoma ou de desordens de origem neural e tumores primários multifocais[11].

Poucos estudos nos quais se investigam fatores de riscos associados ao neuroblastoma foram realizados. Medicações maternas envolvidas no aumento do risco de neuroblastoma incluem tabaco, fumo e drogas ativas no sistema neurológico, tais como anfetaminas, antidepressivos, relaxantes musculares, analgésicos e ansiolíticos[14,15]. A amamentação materna apresenta um risco menor de neuroblastoma, sugerindo que o sistema imune da criança pode ter influência[16]. Um estudo mais recente canadense demonstrou que, após o acréscimo de ácido fólico à alimentação da população, se observou um declínio da incidência de neuroblastoma de 60%[17]. Menegaux et al. (2004)[18] demonstraram que há um risco menor de neuroblastoma em crianças que foram expostas a infecções tais como varicela, sarampo, rubéola e processos alérgicos e sua frequência a creches. Em recente metanálise, três estudos demonstraram evidência de aumento de risco com o uso de álcool durante a gravidez. Outro fator de risco foi o uso de diurético durante a gravidez. O uso de vitaminas durante a gravidez e a história de alergia prévia ao aparecimento do neuroblastoma foram descritos como efeito protetor para o risco do neuroblastoma[19].

GENÉTICA E BIOLOGIA MOLECULAR

O neuroblastoma é uma doença complexa na qual diversos estudos identificaram achados moleculares e citogenéticos diversos, permitindo classificar os tumores em diferentes aspectos, incluindo diferentes fatores prognósticos. As caracterizações celulares e moleculares dos neuroblastomas se tornam cada vez mais importantes para melhorar o diagnóstico, predizer o comportamento clínico, orientar o tratamento e monitorizar a atividade de doença da criança. Esses estudos também auxiliarão a entender os mecanismos da transformação maligna e progressão da doença identificando possíveis alvos terapêuticos.

Estudos citogenéticos de baixa resolução em larga escala buscam identificar regiões cromossômicas que possam estratificar os neuroblastomas. Variáveis biológicas como a histopatológica, conteúdo celular de DNA, número de cópias do MYCN, deleção do braço curto do cromossomo 1, ganho de 17q e expressão do RNAm do receptor para fator neural de crescimento (TRK-A, NTRK1) são utilizados para classificar diferentes tumores com comportamentos diversos[20-26]. O MYCN é um proto-oncogene e está relacionado ao crescimento e à diferenciação celular, e sua amplificação é considerada um dos fatores prognósticos mais importantes[23]. Alguns estudos sugerem que outros genes, quando presentes na amplificação, também podem alterar a biologia e o comportamento do tumor.

Entre esses genes está o DDX1, o qual está mais presente em doença metastática[27]. Os tumores diploides, quase diploides e tetraploides estão associados a um prognóstico desfavorável, enquanto tumores hiperdiploides ou triploides estão associados a um prognóstico favorável. A definição utilizada de diploide é de índice ≤ 1,0 e hiperdiploide > 1,0 como descrito em Look et al.[21]. As perdas de material genético consistem em deleções de determinados alelos que podem ser detectadas em múltiplos loci gênicos em: 1p, 2p, 3p, 4p, 11q, 14q, 16p e 19q, sendo mais comum a deleção que acomete o braço curto do cromossomo 1[24]. Essas deleções geralmente acometem regiões que apresentam algumas megabases de pares, onde alguns genes supressores de tumor podem ter sido deletados juntamente com outros genes importantes, facilitando, assim, a transformação neoplásica celular. Estudos citogenéticos têm mostrado que o ganho do braço longo do cromossomo 17 é uma alteração cromossômica comum no neuroblastoma, estando presente em mais de 70% dos casos. O ganho segmentar está relacionado com uma pior sobrevida, e o ganho do cromossomo inteiro é uma característica dos tumores de histologia favorável e hiperdiploides[28,29]. Outras deleções também são encontradas no neuroblastoma, como a deleção de 3p26 em associação com a deleção de 11p23, porém só foram relatadas nos casos de tumores metastáticos (estádio 4)[1,29]. O gene TrkA codifica uma proteína com alta afinidade ao receptor de fator de crescimento neural, importante na diferenciação, sobrevivência e morte celular programada de células derivadas da crista neural. A expressão do oncogene TrkA está associada a um melhor prognóstico e se correlaciona inversamente com a amplificação do gene MYCN[25,30]. Poremba et al. (2000)[31] demonstraram que a atividade de telomerase foi um fator prognóstico importante. Apesar de ainda não existirem genes/proteínas candidatos a marcadores moleculares efetivos, a detecção de mutações de PHOX2B em uma pequena proporção dos neuroblastomas chamou a atenção dos pesquisadores na busca do papel desse gene nesses tumores. Stutterheim et al. (2008) sugeriram o PHOX2B como marcador para identificar presença de doença residual mínima, uma vez que a detecção da expressão do RNA mensageiro correspondente foi mais sensível do que outros marcadores e técnicas usados rotineiramente[32]. Múltiplas áreas de perda de heterozigose (LOH) e variações de número de cópias (CNV) foram identificadas; as LOH mais comuns foram encontradas em 11q, 3p e 1p, e ganho de número de cópias foi frequentemente observado no cromossomo 17q[33]. Capasso *et al.* identificaram por SNP-*Array* (*Single Nucleotide Polymorfism Array*) polimorfismos associados com neuroblastoma nos genes preditos *FLJ22536* e *FLJ44180* em 6p22 e no *BARD1* em 2q35, fornecendo a primeira evidência de que cânceres infantis também se iniciam em virtude de complexas interações de variantes polimórficas[34]. Além desses achados, a variação do número de cópias em 1q21.1 foi associada à tumorigênese inicial dos neuroblastomas. Mais recentemente, esse mesmo grupo mostrou uma associação entre *LMO1* (11p15.4) e casos mais agressivos de neuroblastoma[35].

Apesar da intensa busca de marcadores para estratificação dos neuroblastomas, o melhor biomarcador encontrado ainda é a amplificação do gene *MYCN*, presente em aproximadamente 20% dos tumores primários, associados a estádios avançados da doença e apresentando pior prognóstico, como será apresentado abaixo na relação dos fatores prognósticos.

HISTOLOGIA

O neuroblastoma, juntamente com linfoma, osteossarcoma, tumor de Ewing, rabdomiossarcoma e leucemia linfoide aguda, pertence a um grupo de neoplasias pediátricas indiferenciadas conhecidas como tumores de pequenas células redondas. Existem três padrões histopatológicos clássicos – o neuroblastoma, o ganglioneuroblastoma e o ganglioneuroma –, os quais refletem o espectro da maturação e diferenciação. Shimada *et al.* desenvolveram um sistema baseado na idade da criança e na presença ou ausência de estroma schwaniano, grau de diferenciação e índice de mitose-cariorrexe, classificando os tumores em favoráveis e desfavoráveis[36]. A atual Classificação Internacional (INPC) foi modificada da primeira classificação descrita por Shimada e está também baseada na idade ao diagnóstico, índex mitose-cariorrexe, diferenciação meroblástica e conteúdo estromal (Tabela 21.1). Essa classificação incorpora outros achados, permitindo

Tabela 21.1. Classificação Patológica Internacional do Neuroblastoma (INPC)

Idade	Patologia	Grupo prognóstico
< 1,5 ano	Pobremente diferenciado ou diferenciando e MKI baixo ou intermediário	Favorável
> 1,5 ano	Indiferenciado ou MKI alto	Desfavorável
1,5-5 anos	Indiferenciado ou pobremente diferenciado e MKI intermediário ou alto	
> 5 anos	Qualquer tumor	Desfavorável

uma maior concordância entre os patologistas[37,38]. O exame da peça deve obedecer a critérios bem estabelecidos como descrito por Qualman *et al.*[39].

SINAIS CLÍNICOS E DIAGNÓSTICOS

A apresentação clínica é extremamente variável desde uma massa palpável sem sintomas até uma invasão sistêmica causando diversos sintomas. Na maioria das vezes, apresentam-se como massas abdominais duras, indolores, irregulares, que costumam ultrapassar a linha média do abdome. Podem apresentar sinais relacionados à liberação das catecolaminas como sudorese, hipertensão arterial, taquicardia, irritabilidade, rubor facial e sinais relacionados à disseminação sistêmica como dor óssea, anemia, sangramento, emagrecimento e nódulos subcutâneos. Infiltração da pele é quase exclusiva em lactentes com estádio 4S e se caracteriza com nódulos subcutâneos azulados. Crianças com metástases retrobulbares comumente apresentam equimose palpebral e proptose do globo ocular[1]. Os sinais e sintomas auxiliam no diagnóstico, porém é necessária dosagem de VMA (ácido vanilmandélico) elevada e/ou mielograma com infiltração de células características de roseta e/ou biópsia da massa tumoral ou dos locais de metástases. Outros sintomas associados são a diarreia crônica, secundária à produção do peptídeo intestinal vasoativo (VIP), heterocromia, síndrome de Horner e *opsomioclonus*. A síndrome de *opsomioclonus*-ataxia consiste na única síndrome paraneoplásica documentada em 2% a 4% das crianças portadoras de neuroblastomas. Consiste na movimentação desordenada dos olhos, associada a ataxia e mioclonia. Geralmente essas crianças apresentam um melhor prognóstico e as manifestações neurológicas em geral desaparecem ou diminuem sensivelmente.

Cinco a dez por cento dos tumores não produzem catecolaminas e não demonstram afinidade ao MIBG, sendo mais difícil o diagnóstico. O neuroblastoma deve ser considerado em diversas condições não neoplásicas como na doença disseminada com osteomielite e artrite reumatoide, doença localizada com hemorragia da adrenal.

O diagnóstico só é confirmado se:

- Histologia do tumor com ou sem reações imunoistoquímicas;
- Aspirado de medula óssea com células tumorais e catecolaminas elevadas na urina ou no sangue. Porém, sempre se recomenda a biópsia tumoral se possível, pois os marcadores no tecido tumoral são essenciais para determinação do prognóstico[40,41].

RASTREAMENTO

A detecção precoce continua o maior desafio nas crianças portadoras de neuroblastomas. Programas de rastreamento para detecção precoce do neuroblastoma, por meio da detecção de ácido vanilmandélico na urina, foram conduzidos inicialmente no Japão e posteriormente no Canadá e na Europa[42-44]. Os resultados mostraram que não foi possível detectar os tumores mais agressivos em estádios mais precoces, tampouco diminuir a mortalidade. O número de pacientes menores de 1 ano, como também com estádios precoces, aumentou, porém os números de pacientes maiores de 1 ano não mostraram modificações significativas[45,46]. Esses programas de rastreamento do neuroblastomas foram abandonados e os pacientes com diagnóstico realizado por esses programas estão sendo acompanhados[47].

FATORES PROGNÓSTICOS

O neuroblastoma é conhecido por apresentar um comportamento muito heterogêneo, variando desde a regressão espontânea, a maturação até um comportamento extremamente agressivo. Os mecanismos biológicos responsáveis por essa diversidade continuam obscuros. Atualmente, inúmeros fatores clínicos, morfológicos, bioquímicos e genéticos são reconhecidos como importantes fatores prognósticos. O estadiamento tumoral e a idade ao diagnóstico continuam sendo os dois principais fatores prognósticos. Cinquenta por cento das crianças apresentam-se com doença avançada ao diagnóstico e com expectativa de sobrevida não ultrapassando os 40%. Numerosos estudos têm demonstrado que os achados moleculares e citogenéticos dos neuroblastomas clinicamente agressivos diferem daqueles observados nos tumores associados a uma boa resposta terapêutica. Inúmeros fatores clínico-laboratoriais-biológicos estão correlacionados ao prognóstico:

- **Idade:** tradicionalmente, as crianças com menos de 1 ano de idade apresentam melhor evolução. Frequentemente, são portadoras de neuroblastomas de estádio 4S, o qual tem tendência à maturação espontânea, por esse motivo é possível apenas observação ou utilização de terapia branda. Revisões recentes têm demonstrado que crianças menores de 18 meses apresentam melhor prognóstico[48].
- **Estadiamento:** as crianças com estádios mais avançados apresentando metástases a distância principalmente para osso e medula óssea, apresentando pior prognóstico. Cerca de 70% das crianças maiores de 1 ano têm doença disseminada ao diagnóstico, apresentando um prognóstico pobre, independentemente da terapia empregada. O estadiamento 4S, apesar da disseminação da doença, apresenta um prognóstico melhor. O estadiamento é considerado crucial para estratificar o tratamento. A maior parte dos estádios 1 é curada com cirurgia somente, enquanto todos os estádios 4 necessitam de tratamento agressivo. As crianças com estádios 2 e 3 são dependentes de outros fatores associados para estratificar o tratamento, por exemplo perda do braço curto do cromossomo 1 e/ou perda do braço longo do cromossomo 11[48-50].
- **Local primário:** a localização abdominal é de pior prognóstico que a localização em mediastino, região cervical e pélvica. Com o conhecimento dos outros fatores prognósticos, o local primário passou a não ser relevante.
- **Histologia:** a classificação de Shimada leva em consideração a idade do paciente, as características do estroma do tumor e o índice de mitose-cariorrexe e classifica em histologia favorável e desfavorável. Atualmente, a classificação descrita na Tabela 21.1, denominada de internacional (INPC), é a utilizada[37,38].
- **Amplificação do *MYCN*:** tumores com amplificação do *MYCN* são caracterizados por comportamento agressivo, apresentando pior prognóstico; essa aberração genômica é o fator de valor prognóstico mais importante. Está correlacionada com outros fatores como idade mais avançada, doença disseminada, conteúdo de DNA *near*-diploide e histologia desfavorável[23,30,51].
- **Conteúdo de DNA:** o conteúdo de DNA está relacionado ao prognóstico. Esse índice categoriza em dois grupos: diploide ou (índex DNA ~ 1,0 ou ~2,0) ou hiperdiploide (geralmente *near*-triploide ~1,5); consiste em um importante fator prognóstico para crianças menores de 2 anos de idade e perde sua significância em pacientes mais velhos e em análise multivariada[21,52]. A grande maioria dos tumores é hiperdiploide (*near*-triploide ou penta/hexaploide), e menos da metade é diploide. Os tumores diploides são mais frequentes em tumores com estádio avançado.

- **Deleção de 1p36:** a deleção do braço curto do cromossomo 1 está presente em 35% dos neuroblastomas ao diagnóstico. Frequentemente, essa alteração está associada a estádios avançados da doença e com a presença da amplificação de *MYCN*. O valor independente da deleção 1p36 tem sido controverso, mas evidências recentes têm sugerido que crianças com tumores localizados com perda alélica 1p36 possuem risco maior de apresentar recaída mesmo sem a amplificação de *MYCN*[24,28,29].

- **Expressão de receptores de tironisoquinases:** os receptores neurotrofinas, tais como os genes *NTRK1, NTRK2* e *NTRK3,* codificam para as proteínas TrkA, TrkB e TrkC, as quais são importantes na sobrevida, crescimento e diferenciação das células neurais. A expressão alta de TrkA no tumor correlaciona com as crianças portadoras de neuroblastoma com menor idade ao diagnóstico, estádio mais baixo, histologia favorável e melhor prognóstico. Ao contrário, a expressão de TrkB é fortemente associada a tumores agressivos e histologia e fatores biológicos desfavoráveis, tais como amplificação de *MYCN*[25,30]. Recentemente, foi documentado que um polimorfismo do gene *NTRK1* (c.1810C>T) foi fator de pior prognóstico independentemente dos outros fatores prognósticos[53].

- **Deleção de 11q:** a perda alélica de 11q está presente em 35% a 40% dos neuroblastomas. Essa alteração quase nunca está associada à amplificação do gene *MYCN*, porém frequentemente está associada a outros fatores de risco como estádio avançado, maior idade e histologia desfavorável. Dados recentes sugerem ser um fator independente de recaída tumoral[48,54].

- **Ganho de 17q:** o ganho do braço longo do cromossomo 17 é associado com doença mais agressiva. O ganho de um segmento é fator preditivo de pior prognóstico e o ganho do cromossomo inteiro é característico do subtipo hiperdiploide[55].

Os diversos biomarcadores citados acima estão frequentemente inter-relacionados. Em uma coorte de 8.800 tumores, 29% eram diploides, 16% apresentavam MYCN amplificado, 21% tinham uma aberração do 11q, 23% no 1p e 48% ganho de 17q. Associações estatisticamente significantes com esses biomarcadores foram identificadas, e a aberração de 11q foi associada a ganho de 17q (p < 0,0001) e inversamente associada com a amplificação do MYCN (p = 0,0006), porém a aberração do 11q não foi associada com aberração do 1p e com diploide[41]. O grupo internacional padronizou os biomarcadores essenciais para o prognóstico, orientando o tratamento, nos quais inclui a amplificação do *MYCN*, o conteúdo de DNA e a deleção do 11q23[41,48].

ESTADIAMENTO

O sistema clássico utilizado por diversos anos foi o denominado de estadiamento de Evans[56]. Esse sistema é baseado na extensão da doença, determinada pelo exame físico, avaliação radiológica e exame da medula óssea, sem considerar, entretanto, a ressecabilidade do tumor em casos de doença localizada. Outros estadiamentos foram descritos (POG, TNM), porém, com a finalidade de comparar resultados internacionalmente, foi criado um sistema denominado INSS (*International Neuroblastoma Staging System*), o qual é utilizado atualmente pela maioria dos centros do mundo[49] (Tabela 21.2). Porém, esse estadiamento leva em conta a ressecabilidade do tumor, podendo diferir entre instituições. Recentemente, o grupo propôs um sistema de estadiamento com uma classificação de riscos (INRGSS) (*International Neuroblastoma Risk Group Staging System*) (Tabela 21.3). Esse sistema se baseia em fatores de risco definidos por imagem, não sendo necessário o tratamento cirúrgico (Tabelas 21.4). O mesmo grupo criou também um sistema de critério de resposta terapêutica denominado INRC (*International Neuroblastoma Response Criteria*) (Tabela 21.5) e uma classificação patológica INPC (*International Neuroblastoma Pathology Classification*) descrita anteriormente (Tabela 21.1). Todas essas classificações visam possibilitar comparações dos resultados entre diversas instituições e protocolos.

Este grupo também padronizou fatores de risco vistos pela imagem (Tabela 21.6).

DEFINIÇÃO DE RISCOS DE PACIENTES

Existem várias tentativas de estratificar os pacientes em grupos de risco. De uma delas, proposta por Brodeur[57] constam três grupos principais – **neuroblastoma tipo 1A**: tumores com alterações exclusivamente numéricas de cromossomos inteiros sem alterações estruturais, hiperdiploide, alta expressão de TrkA; associados com bom prognóstico; **neuroblastoma tipo 2A**: tumores caracterizados por desbalanços de regiões cromossômicas, incluindo deleção de 11q e ganho de 17q, mas sem amplificação de *MYCN*, geralmente *near*-tetraploide, associado com alto risco de recaída; **neuroblastoma tipo 2B**: tumores com amplificação de *MYCN*, ganho de 17q e deleção de 1p.

Tabela 21.2. Sistema internacional de estadiamento para neuroblastoma

Estádio 1	Tumor localizado confinado à área de origem, completamente ressecado, com ou sem restos microscópicos, linfonodos ipsilaterais e contralaterais histologicamente negativos
Estádio 2A	Tumor unilateral com ressecção incompleta, linfonodos ipsilaterais e contralaterais histologicamente negativos
Estádio 2B	Tumor unilateral com ressecção completa ou incompleta, com linfonodos ipsilaterais positivos, linfonodos contralaterais histologicamente negativos
Estádio 3	Tumor ultrapassando a linha média com ou sem linfonodos regionais, ou tumor unilateral com linfonodos contralaterais positivos, ou ainda tumor de linha média com linfonodos bilaterais positivos
Estádio 4	Disseminação do tumor a linfonodos distantes, osso, medula óssea ou outros órgãos
Estádio 4S	Tumor primário como definido nos estádios 1 ou 2 com disseminação restrita ao fígado, pele e/ou medula óssea

Tabela 21.3. Classificação internacional de grupos de risco (INRG): consenso pré-tratamento

Estadiamento INRG	Idade meses	Histologia	Grau de diferenciação	MYCN	11q aberração	Ploidia	Grupo de risco
L1/L2		GN GNB					Muito baixo
L1		Qualquer		NA			Muito baixo
				AMP			K. Alto risco
L2	<18	Qualquer		NA	Não		Baixo risco
					Sim		G. Intermediário
	≥ 18	GNB nodular Neuroblastoma	Diferenciando	NA	Não		Baixo risco
			Pobre/diferenciado indiferenciado	NA	Sim		H. Intermediário
				AMP			N. Alto risco
M	<18			NA		Hiperdiploide	F. Baixo risco
	<12			NA		Diploide	Intermediário
	12-18			NA		Diploide	J. Intermediário
	<18			AMP			O. Alto risco
	≥ 18			NA			P. Alto risco
MS	<18			NA	Não		C. Muito baixo
				NA	Sim		Q. Alto risco
				AMP			R. Alto risco

NA: não amplificado; AMP: amplificado.

Tabela 21.4. Sistema internacional de grupos de risco para neuroblastoma (INRGSS)

Estádio L1	Tumor locorregional não envolvendo estruturas vitais como definido nos fatores de risco por imagem
Estádio L2	Tumor locorregional com presença de um ou mais fatores de risco definido por imagem
Estádio M	Metástases a distância (exceto Ms)
Estádio Ms	Doença metastática limitada à pele e/ou ao fígado e/ou à medula óssea em crianças abaixo de 18 meses

Tabela 21.5. Sistema internacional de resposta ao tratamento

Resposta	Tumor primário	Metástases	Marcadores
Resposta completa	Sem evidência de tumor	Sem evidência de tumor em todos os locais	HVA/VMA normal
Resposta parcial muito boa	Redução > 90%	Sem evidência de tumor em todos os locais exceto osso (lesão com melhora)	HVA/VMA diminuído > 90%
Resposta parcial	Redução entre 50%-90%	Sem lesões novas; 50%-90% de redução nos locais mensuráveis; 0-1 punção de medula óssea positiva	HVA/VMA diminuído entre 50%-90%
Resposta mista	> 50% redução	Sem outras lesões; > 50% redução das lesões mensuráveis	
Sem resposta	Redução < 50%	Sem lesões novas, mas < 25% de aumento em lesões existentes	
Doença progressiva	Aumento de pelo menos 25%	Qualquer nova lesão; medula óssea positiva	

Tabela 21.6. Fatores de risco definidos por imagem (IDRF) para neuroblastoma

Pescoço	Tumor comprimindo/invadindo carótida e/ou artéria vertebral e/ou veia jugular Tumor se estendendo à base do crânio
Junção cérvico-torácica	Tumor comprimindo/invadindo o plexo braquial/veias subclávias e/ou vertebral e/ou artéria carótida Tumor comprimindo a traqueia
Tórax	Tumor comprimindo/invadindo aorta e/ou grandes vasos Tumor comprimindo a traqueia e/ou brônquio principal Tumor de mediastino inferior infiltrando a junção costovertebral entre T9 e T12 Derrame pleural com ou sem presença de células malignas
Tóraco-abdominal	Tumor invadindo a aorta e/ou veia cava
Abdome/pelve	Tumor infiltrando a porta Tumor infiltrando ramos da artéria mesentérica Tumor comprimindo a artéria mesentérica superior/celíaca Tumor invadindo pedículos renais Tumor comprimindo a aorta e/ou veia cava e/ou vasos ilíacos Tumor pélvico através do nervo ciático Ascites com ou sem presença de células malignas
Tumores de coluna com sintomas de compressão	Qualquer localização
Envolvimento/infiltração de órgãos/estruturas adjacentes	Pericárdio, diafragma, rim, fígado, duodeno-pâncreas, mesentério e outros

Recentemente, Abel *et al.* (2011) identificaram quatro subgrupos moleculares caracterizados por seis genes (*ALK, BIRC5, CCND1, MYCN, NTRK1* e *PHOX2B*). Três dos subgrupos correspondem aos subgrupos 1, 2A, 2B e um quarto subgrupo ainda não descrito. Esse quarto grupo apresenta um padrão de expressão gênica diferente. Compreende tumores com estádio avançado, alta frequência de deleção 11q, porém baixa frequência de amplificação de *MYCN* e pobre prognóstico, apresentando baixa expressão de *ALK* e *MYCN*, porém alta expressão de genes de desenvolvimento do sistema nervoso[58].

Sistemas que agregam variáveis clínicas, tais como idade do paciente com estádio do tumor e variáveis histológicas e moleculares são os mais utilizados com a finalidade de orientar o tratamento. O grupo internacional propôs uma classificação de grupos de risco denominada *International Neuroblastoma Risk Group Staging System* (INRGSS) e descrito na Tabela 21.3. Quatro grupos (muito baixo risco, baixo risco, risco intermediário e alto risco) foram propostos na base de análise da idade ao diagnóstico, estadiamento INRG, histologia, grau de diferenciação do tumor, ploidia de DNA, *status* do número de cópias de NMYC e número de cópias do cromossomo 11q. A implementação desse sistema pelos grupos cooperativos deve validar esse sistema e, assim sendo, permitirá comparações de resultados do mundo inteiro[41].

TRATAMENTO

Embora um grupo alcance a cura de forma espontânea, aproximadamente 50% apresentam-se com doença avançada ao diagnóstico e com uma expectativa de sobrevida inferior a 40%. A complexidade do neuroblastoma continua desafiando a oncologia pediátrica não só pelas respostas precárias ao tratamento, como também por ser um grupo heterogêneo de doenças com inúmeros fatores biológicos com valores prognósticos distintos[1].

A cirurgia é o tratamento de escolha sempre que a doença for localizada e o tumor for passível de ressecção. Nesses casos, a abordagem cirúrgica representa a única modalidade terapêutica, não sendo necessária complementação com quimioterapia e/ou radioterapia. Quando o tumor é irressecável ou a cirurgia não for radical, ou ainda no caso de doença disseminada, a quimioterapia e/ou a radioterapia deve ser utilizada. O neuroblastoma é um tumor altamente sensível à quimioterapia, a qual tem por objetivo torná-lo ressecável e eliminar os focos metastáticos de doença, nos casos disseminados. Diversos agentes quimioterápicos (cisplatina, doxorrubicina, vincristina, ifosfamida, topotecan) são utilizados e a necessidade de intensidade de dose é comprovada, aumentando a sobrevida livre de recaída. O tratamento quimioterápico para as crianças de alto risco consiste em uma fase de indução com o objetivo de reduzir o máximo do volume tumoral do local primário e dos locais metastáticos, uma fase de consolidação com o objetivo de estabilizar a resposta atingida eliminando o restante das células tumorais e uma fase de terapia para doença mínima residual. A radioterapia é usada para controle local de foco residual da doença após a quimioterapia ou como medida paliativa. O transplante autólogo de medula óssea é uma opção terapêutica a ser considerada nos pacientes com doença avançada, que responderam bem à quimioterapia inicial e tiveram seu tumor primário ressecado. Atualmente, acredita-se que o ácido cis-retinoico induz uma diferenciação das células neuroblásticas, apresentando resposta em doença mínima residual. O tratamento utilizando o MIBG (meta-iodo benzinoguanidina) também vem sendo realizado em diversos centros, porém resultados ainda são precoces[1].

Desde 1980, altas doses de quimioterapia acompanhadas de suporte de infusão autólogo da medula óssea e/ou células-tronco têm sido estudadas no tratamento do neuroblastoma avançado. Porém, existem somente três estudos randomizados controlados com resgate de células-tronco para crianças portadoras de neuroblastoma de alto risco. Um estudo do grupo europeu (ENSG), o qual conduziu um ensaio com dois braços terapêuticos após remissão completa e continua. Um braço recebia altas doses de melfalan com resgate de medula óssea e o outro não recebia tratamento adicional após a remissão completa e contínua. As crianças que receberam altas doses de melfalan apresentaram uma sobrevida livre de eventos significantemente maior do que o outro grupo[59]. Outro ensaio conduzido nos Estados Unidos testou um braço com quimioterapia mieloablativa acompanhada de resgate de medula óssea e outro com quimioterapia de manutenção. Trezentos e setenta e nove pacientes foram randomizados e a sobrevida global e livre de eventos foi melhor para o grupo com transplante[60]. O grupo alemão também testou a administração de quimioterapia de manutenção *versus* quimioterapia mieloablativa e, apesar da sobrevida global, não demonstrou uma melhora significante e a sobrevida livre de evento foi superior com a quimioterapia mieloablativa[61]. Várias controversas ainda estão sendo estudadas como o momento da coleta de células-tronco, detecção de doença mínima residual etc.[1]. Uma revisão sistemática realizada pelo grupo Cochrane sugere que o atual tratamento com altas doses em crianças portadoras de neuroblastoma de alto risco é adequado, porém a análise desse tratamento nos diferentes subgrupos não foi possível, sendo necessários estudos randomizados em populações totalmente homogêneas[62].

PROGNÓSTICO

Nos Estados Unidos, as informações registradas pelo SEER (*Surveillance End Results*) mostraram que a sobrevida melhorou somente para as crianças entre 1 e 4 anos, passando de 35%, durante o período de 1975-1984, para 55%, em 1985-1994. Para as crianças maiores de 4 anos, a sobrevida manteve-se em 40%[63]. Dados do EUROCARE[64] demonstraram que a taxa de sobrevida em cinco anos foi de 48%, apresentando diferenças importantes entre os países. A pior sobrevida foi observada na Escócia (28%), Dinamarca (32%) e Inglaterra (35%) e a melhor foi observada na Itália (66%). O risco de óbito após o diagnóstico reduziu de 26% do período 1978-1981 ao período 1982-1985. Em relação às taxas observadas do primeiro período (1978-1981), permaneceu inalterado até 1989 e reduziu novamente de 63% no período 1990-1992[65]. Sabe-se que, com a utilização de um protocolo adequado, o prognóstico melhora. Poucos dados brasileiros são registrados. O Instituto da Criança do Complexo do Hospital das Clínicas em São Paulo utilizou um protocolo terapêutico no tratamento das crianças portadoras de neuroblastoma que aumentou significativamente a sobrevida dessas crianças[65]. Crianças menores de 15 anos admitidas em três hospitais pediátricos do estado do Paraná durante um período de 11 anos (1990-2000) foram analisadas de acordo com características clínicas e sobrevida. Foram registrados 125 casos; desses, 33 do Hospital das Clínicas da Universidade Federal do Paraná, 33 do Hospital Erasto Gaetner e 59 do Hospital Pequeno Príncipe. Esses três hospitais contemplam 76% dos casos de todos os cânceres do estado. De acordo com o estadiamento, 102 casos apresentavam doença avançada (estádio III/IV). Em relação à idade, 62% tinham mais de 2 anos ao diagnóstico e somente 25% eram menores de 1 ano, diferindo da literatura na qual a maior parte se apresenta em menores de 1 ano de idade. Os autores sugerem que exista um atraso de diagnóstico no estado[66].

REFERÊNCIAS

1. Brodeur GM, Hogarty MD, Mosse YP, et al. Neuroblastoma – Chapter 30. In: Pizzo PA, Poplack DG. Principles and practice of pediatric oncology. 6th ed. Philadelphia: Lippincott Williams & Wilkins; 2011. p. 886-922.

2. De Camargo B, Ferreira JM, De Souza Reis R, et al. Socioeconomic status and the incidence of non-central nervous system childhood embryonal tumours in Brazil. BMC Cancer. 2011;11:160-73.

3. Campos A, Pochmann M, Amorim R, et al., editores. Altas da exclusão social no Brasil. 2ª ed. São Paulo: Cortez; 2004. v. 2.

4. Maris JM, Hogarty MD, Bagatell R, et al. Neuroblastoma. Lancet. 2007;369:2106-20.

5. DuBois SG, Kalika Y, Lukens JN, et al. Metastatic sites in stage IV and IVS neuroblastoma correlate with age, tumor biology, and survival. J Pediatr Hematol Oncol. 1999;21:181-9.

6. Munzer C, Menegaux F, Lacour B, et al. Birth-related characteristics, congenital malformation, maternal reproductive history and neuroblastoma: the ESCALE study (SFCE). Int J Cancer. 2008;122:2315-21.

7. Foulkes WD, Buu PN, Filiatrault D, et al. Excess of congenital abnormalities in French-Canadian children with neuroblastoma: a case series study from Montréal. Med Pediatr Oncol. 1997;29:272-9.

8. George RE, Lipshultz SE, Lipsitz SR, et al. Association between congenital cardiovascular malformations and neuroblastoma. J Pediatr. 2004;144:444-8.

9. Brems H, Beert E, De Ravel T, et al. Mechanisms in the pathogenesis of malignant tumours in neurofibromatosis type 1 Lancet Oncol. 2009;10:508-15.

10. Geraci AP, De Csepel J, Shlasko E, et al. Ganglioneuroblastoma and ganglioneuroma in association with neurofibromatosis type I: report of three cases. J Child Neurol. 1998;13:356-8.

11. Deyell RJ, Attiyeh EF. Advances in the understanding of constitutional and somatic genomic alterations in neuroblastoma. Cancer Genet. 2011;204:113-21.

12. Krona C, Carén H, Sjöberg RM, et al. Analysis of neuroblastoma tumour progression; loss of PHOX2B on 4p13 and 17q gain are early events in neuroblastoma tumourigenesis. Int J Oncol. 2008;32:575-83.

13. Mossé YP, Laudenslager M, Longo L, et al. Identification of ALK as a major familial neuroblastoma predisposition gene. Nature. 2008;455:930-5.

14. Cook MN, Olshan AF, Guess HA, et al. Maternal medication use and neuroblastoma in offspring. Am J Epidemiol. 2004;159:721-31.

15. Yang Q, Olshan AF, Bondy ML, et al. Parental smoking and alcohol consumption and risk of neuroblastoma. Cancer Epidemiol Biomarkers Prev. 2000;9:967-72.

16. Daniels JL, Olshan AF, Pollock BH, et al. Breast-feeding and neuroblastoma, USA and Canada. Cancer Causes Control. 2002;13:401-5.

17. French AE, Grant R, Weitzman S, et al. Folic acid food fortification is associated with a decline in neuroblastoma. Clin Pharmacol Ther. 2003;74:288-94.

18. Menegaux F, Olshan AF, Neglia JP, et al. Day care, childhood infections, and risk of neuroblastoma. Am J Epidemiol. 2004;159:843-51.

19. Heck JE, Ritz B, Hung RJ, et al. The epidemiology of neuroblastoma: a review. Paediatr Perinat Epidemiol. 2009;23:125-43.

20. Shimada H, Chatten J, Newton WA Jr, et al. Histopathologic prognostic factors in neuroblastic tumors: definition of subtypes of ganglioneuroblastoma and an age-linked classification of neuroblastomas. J Natl Cancer Inst. 1984;73:405-16.

21. Look AT, Hayes FA, Nitschke R, et al. Cellular DNA content as a predictor of response to chemotherapy in infants with unresectable neuroblastoma. N Engl J Med. 1984;311:231-5.

22. Brodeur GM, Seeger RC, Schwab M, et al. Amplification of N-myc in untreated human neuroblastoma correlates with advanced disease stage. Science. 1984;224:1121-4.

23. Seeger RC, Brodeur GM, Sather H, et al. Association of multiple copies of the N-myc oncogene with rapid progression of neuroblastoma. N Engl J Med. 1985;313:1111-6.

24. Caron H, Van Sluis P, De Kraker J, et al. Allelic loss of chromosome 1p as a predictor of unfavourable outcome in patients with neuroblastoma. N Engl J Med. 1996;334:225-30.

25. Brodeur GM, Minturn JE, Ho R, et al. Trk receptor expression and inhibition in neuroblastomas. Clin Cancer Res. 2009;15:3244-50.

26. Bown N, Cotterill S, Lastowska M, et al. Gain of chromosome arm 17q and adverse outcome in patients with neuroblastoma. N Engl J Med. 1999;340:1954-61.

27. Amler LC, Schumann J, Schwab M. The DDX1 gene maps within 400kbp 5' to MYCN and frequently coamplified in human neuroblastoma. Genes Chromos Cancer. 1996;15:134-7.

28. Caron H. Allelic loss of chromosome 1 and additional chromosome 17 material are both unfavourable prognostic markers in neuroblastoma. Med Pediatr Oncol. 1995;24:215-21.

29. Attiyeh EF, London WB, Mossé YP, et al. Children's Oncology Group. Chromosome 1p and 11q deletions and outcome in neuroblastoma. N Engl J Med. 2005;353:2243-53.

30. Kramer K, Cheung NK, Gerald WL, et al. Correlation of MYCN amplification, Trk-A and CD44 expression with clinical stage in 250 patients with neuroblastoma. Eur J Cancer. 1997;33:2098-100.

31. Poremba C, Hero B, Heine B, et al. Telomerase is a strong indicator for assessing the proneness to progression in neuroblastomas. Med Pediatr Oncol. 2000;35:651-5.

32. Stutterheim J, Gerritsen A, Zappeij-Kannegieter L, et al. PHOX2B is a novel and specific marker for minimal residual disease testing in neuroblastoma. J Clin Oncol. 2008;26:5443-9.

33. George RE, Attiyeh EF, Li S, et al. Genome-wide analysis of neuroblastomas using high-density single nucleotide polymorphism arrays. PLoS One. 2007;2:e255.

34. Capasso M, Devoto M, Hou C, et al. Common variations in BARD1 influence susceptibility to high-risk neuroblastoma. Nat Genet. 2009;41:718-23.

35. Wang K, Diskin SJ, Zhang H, et al. Integrative genomics identifies LMO1 as a neuroblastoma oncogene. Nature. 2011;469:216-20.

36. Dehner LP. Classic neuroblastoma: histopathologic grading as a prognostic indicator: the Shimada system and its progenitors. Am J Pediatr Hematol Oncol. 1988;10:143-54.

37. Shimada H, Ambros IM, Dehner LP, et al. The international neuroblastoma pathology classification (the Shimada system). Cancer. 1999:86:364-72.

38. Shimada H, Umehara S, Monobe Y, et al. International neuroblastoma pathology classification for prognostic evaluation of patients with peripheral neuroblastic tumors: a report from the Children's Cancer Group. Cancer. 2001;92:2451-61.

39. Qualman SJ, Bowen J, Fitzgibbons PL, et al. Protocol for examination of specimens from patients with neuroblastoma and related neuroblastic tumors. Arch Pathol Lab Med. 2005;129:874-83.

40. Maris J. Recent advances in neuroblastoma. N Engl J Med. 2010;362(23):2202-11.

41. Ambros PF, Ambros IM, Brodeur GM, et al. International consensus for neuroblastoma molecular diagnostics: report from the International Neuroblastoma Risk Group (INRG) Biology Committee. Br J Cancer. 2009;100:1471-82.

42. Sawada T, Kidowaki T, Sakamoto I, et al. Neuroblastoma: mass screnning for early detection and its prognosis. Cancer. 1984;53:2731-5.

43. Woods WG, Tuchman M, Robison LL, et al. Screening for neuroblastoma is ineffective in reducing the incidence of unfavourable advanced stage disease in older children. Eur J Cancer. 1997;33:2106-12.

44. Schilling FH, Spix C, Berthold F, et al. Neuroblastoma screening at one year of age. N Engl J Med. 2002;346:1047-53.

45. Yamamoto K, Ohata S, Ito E, et al. Marginal decrease in mortality and marked increase in incidence as a result of neuroblastoma screening at 6 months of age: cohort study in seven prefectures in Japan. J Clin Oncolol. 2002;20:1209-14.

46. Woods WG, Gao RN, Shuster JJ, et al. Screening of infants and mortality due to neuroblastoma. N Engl J Med. 2002;346:1041-6.

47. Tanaka M, Kigasawa H, Kato K, et al. A prospective study of a long-term follow-up of an observation program for neuroblastoma detected by mass screening. Pediatr Blood Cancer. 2010;54:573-8.

48. Cohn SL, Pearson AD, London WB, et al.; INRG Task Force. The International Neuroblastoma Risk Group (INRG) classification system: an INRG Task Force report. J Clin Oncol. 2009;27:289-97.

49. Brodeur GM, Seeger RC, Barrett A, et al. International criteria for diagnosis, staging and response to treatment in patients with neuroblastoma. J Clin Oncol. 1988;6:1874-81.

50. Maris JM, White PS, Beltinger CP, et al. Significance of chromosome 1p loss of heterozygosity in neuroblastoma. Cancer Res. 1995;55:4664-9.

51. Schneiderman J, London WB, Brodeur GM, et al. Clinical significance of MYCN amplification and ploidy in favorable--stage neuroblastoma: a report from the Children's Oncology Group. J Clin Oncol. 2008;26(6):913-8.

52. Mora J, Lavarino C, Alaminos M, et al. Comprehensive analysis of tumoral DNA content reveals clonal ploidy heterogeneity as a marker with prognostic significance in locoregional neuroblastoma Genes Chromosomes Cancer. 2007;46(4):385-96.

53. Lipska BS, Drozynska E, Scaruffi P, et al. c.1810C>T polymorphism of NTRK1 gene is associated with reduced survival in neuroblastoma patients. BMC Cancer. 2009;9:436.

54. Spitz R, Hero B, Ernestus K, et al. Deletions of chomosome arms 3p and 11q are new prognostic markers in localized 4s neuroblastoma. Clin Cancer Res. 2003;9:52-8.

55. Lastowska M, Cotterill S, Bown N, et al. Breakpoint position on 17q identifies the most aggressive neuroblastoma tumours. Genes Chromosomes Cancer. 2002;34:428-36.

56. Evans AE, D'Angio GJ, Randolph J. A proposed staging for children with neuroblastoma. Cancer. 1971;27:374-8.

57. Brodeur GM. Neuroblastoma: biological insights into a clinical enigma. Nat Rev Cancer. 2003;3:203-16.

58. Abel F, Dalevi D, Nethander M, et al. A 6-gene signature identifies four molecular subgroups of neuroblastoma. Cancer Cell Int. 2011;11:9.

59. Pinkerton CR. ENSG 1-randomized study of high-dose melphalan in neuroblastoma. Bone Marrow Transplant. 1991;7:112-3.

60. Matthay KK, Reynolds CP, Seeger RC, et al. Long-term results for children with high-risk neuroblastoma treated on a randomized trial of myeloablative therapy followed by 13-cis--retinoic acid: a children's oncology group study. J Clin Oncol. 2009;27:1007-13.

61. Berthold F, Boos J, Burdach S, et al. Myeloablative megatherapy with autologous stem-cell rescue versus oral maintenance chemotherapy as consolidation treatment in patients with high-risk neuroblastoma: a randomised controlled trial. Lancet Oncol. 2005;6:649-58.

62. Yalcin B, Kremer LC, Caron HN, et al. High-dose chemotherapy and autologous haematopoietic stem cell rescue for children with high risk neuroblastoma. Cochrane Database Syst Rev. 2010;5:cd006301.

63. Ries LAG, Eisner MP, Kosary CL, et al. SEER Cancer Statistics Review, 1973-1997. Bethesda: National Cancer Institute, 2002. Disponível em: www-seer.cancer.gov/crs/1973_1999/,2002.

64. Spix C, Aarelid T, Stiller CA, et al. Survival of children with neuroblastoma: time trends and regional differences in Europe, 1978-1992. Eur J Cancer. 2001;37:722-9.

65. Odone-Filho V. Tratamento convencional dos neuroblastomas [tese de livre-docência]. São Paulo: Faculdade de Medicina da USP; 1992.

66. Parise IZ, Haddad BR, Cavalli LR, et al. Neuroblastoma in Southern Brazil: an 11-year study. Pediatr Hematol Oncol. 2006;28:82-7.

TUMORES DE CÉLULAS GERMINATIVAS

Luiz Fernando Lopes

EPIDEMIOLOGIA

Os tumores de células germinativas (TCG) são neoplasias benignas ou malignas derivadas das células germinativas primordiais e podem ocorrer em sítios gonadais ou extragonadais.

Diferentemente dos pacientes adultos, a incidência dos sítios extragonadais excede a dos gonadais em pacientes menores de 15 anos de idade. Entretanto, na população entre 15 e 19 anos os tumores de localização de ovário e testículo são mais frequentemente encontrados.

A incidência dos TCG apresenta-se em dois picos distintos: um antes de 2 anos de idade, refletindo a alta incidência dos tumores de localização sacrococcígea, e o outro pico entre 8 e 12 anos para meninas e 11 e 14 para meninos, representando as altas incidências em tumores de ovário e testículo nessa faixa etária de adolescentes.

Segundo dados do *Surveillance Epidemiology and End Results* (SEER) do *National Cancer Institute* dos Estados Unidos, a incidência dos TCG aumentou de 3,4 milhões em menores de 15 anos entre o período de 1975 e 1979 para 5,1 milhões no período de 1990 a 1995.

Levanta-se a hipótese de que o aumento tenha ocorrido em virtude do maior conhecimento da existência desses tumores na faixa pediátrica e melhores métodos de diagnóstico por imagem, entre outros fatores.

Os tumores germinativos são raros na infância e representam 3,3% dos tumores malignos em crianças e adolescentes (< 15 anos). A ocorrência anual é de 0,4 caso por 100.000 crianças abaixo de 15 anos para os tumores malignos e de 0,6 caso por 100.000 crianças, incluindo os teratomas.

A distribuição anatômica dos TCG na infância mostra que a maioria ocorre em região sacrococcígea (42%), seguida de ovário (29%), testículo (9%), mediastino (7%), sistema nervoso central (SNC – 6%), cabeça e pescoço (5%), retroperitônio (4%) e outros locais menos frequentes como vulva, vagina, estômago e retrofaringe (3%).

Na Tabela 22.1, pode-se ver uma lista de autores com suas respectivas casuísticas publicadas na literatura nos últimos 20 anos e dividida de acordo com os sítios primários de apresentação ao diagnóstico.

Tabela 22.1. Locais primários dos TCG na infância publicados na literatura nos últimos 20 anos

	1990 Malogolowkin et al. (n = 191)	1991 Ablin et al. (n = 93)	1992 Marina et al. (n = 52)	1998 Göbel et al. (n = 780)	2002 Suita**** et al. (n = 117)	2004 Schneider et al. (n = 1.442)	2006 Lopes* (n = 190)	2009 Lopes et al.** (n = 649)	Total (n = 3.513)
Sacrococcígeo	67	37	-	208	21	278	36	104	751
Ovário	73	30	32	190	31	423	59	264	1.102
Testículo	13	-	12	158	52	250	59	144	688
Mediastino	8	17	3	Outros***	-	62	5	27	122
Intracraniano	10	-	-	118	-	301	8	37	474
Retroperitônio	5	1	3	Outros***	-	50	11	37	107
Outros	15	8	2	106	12	78	12	36	269

* Pacientes tratados no Hospital A.C. Camargo, São Paulo (jan./63 a dez./97).
** Soma dos pacientes matriculados respectivamente nos protocolos cooperativos brasileiros TCG-91 e TCG-99 (maio/91 a dez./2009 – oriundos de vários centros brasileiros).
*** Entre os 106 pacientes descritos por Göbel como outras localizações, estão incluídos os tumores primários de mediastino e retroperitônio.
**** Total de pacientes com TCG maligno; não estão representados os TCG benignos.

APRESENTAÇÃO CLÍNICA

Os TCG são caracterizados por distintos achados clínicos e histológicos que influenciam o prognóstico. Por essa razão, sendo um grupo heterogêneo, é difícil generalizar o comportamento desses tumores. Os casos devem ser avaliados individualmente, levando-se em consideração a idade do paciente ao diagnóstico, o sítio anatômico do tumor, sua histologia e os níveis séricos dos marcadores biológicos.

Os tumores gonadais são aqueles localizados no ovário e no testículo e os extragonadais em geral são sacrococcígeos, mediastinais, abdominais e de SNC; pode haver, entretanto, tumor de localização mais rara.

Gonadais

Nos tumores ovarianos, a dor abdominal ocorre em até 80% dos pacientes. A dor pode ser de natureza crônica, entretanto em um terço dos casos mimetizam abdome agudo. Na grande maioria, estão associados com torção de ovário e frequentemente as pacientes são submetidas a procedimento cirúrgico com suspeita de apendicite aguda. Outros sinais e sintomas presentes incluem: distensão abdominal, massa palpável, febre, constipação, amenorreia, sangramento vaginal e raramente disúria. A puberdade precoce é mais frequentemente associada a tumor estromal de ovário, mas foi descrita em tumor de seio endodérmico, coriocarcinoma e teratoma misto com elemento sarcomatoso ou carcinomatoso não derivado de células germinativas.

A apresentação clínica na maioria dos casos dos tumores testiculares ocorre com massa escrotal não dolorosa e irregular, e a escassez de sinais e sintomas associados pode retardar o diagnóstico por mais de seis meses para os tumores germinativos e 24 meses para os não germinativos.

Extragonadais

Altman *et al.* (1974) publicaram um trabalho baseados na apresentação clínica de 398 pacientes com TCG da região sacrococcígea e observaram que 186 pacientes possuíam massa predominantemente externa, com mínimo componente pré-sacral (tipo I); 138 pacientes possuíam massa externa com componente intrapélvico significante (tipo II); 35 pacientes com massa externa com predominância intrapélvica e extensão para abdome (tipo III); 39 pacientes com massa totalmente pré-sacral sem apresentação externa ou extensão pélvica significante (tipo IV). Na Fig. 6.12, pode-se ver a representação esquemática dos tipos de apresentação clínica dos tumores sacrococcígeos proposta por Altman *et al.*

Os tumores do tipo I são os mais frequentes e de menor grau histológico de malignidade ao diagnóstico. Os tumores do tipo III são os mais frequentemente malignos ao diagnóstico e os do tipo IV, os de diagnóstico mais tardio. Concluindo, a incidência de componentes malignos nos TCG sacrococcígeos está relacionada com a apresentação clínica (38% tipo IV *versus* 8% no tipo I), a idade ao diagnóstico e o sexo, mas não ao tamanho de tumor.

O tipo IV geralmente se apresenta com retenção urinária, obstipação intestinal e edema de membros inferiores pela compressão das áreas adjacentes. O exame físico incluindo toque retal é mandatório. Deve-se avaliar atentamente, com o dedo, a fossa pré-sacral posteriormente para melhor observação da massa.

Os tumores de localização mediastinal são extremamente raros e geralmente se localizam no mediastino anterior, correspondendo a 6%-18% dos tumores de mediastino na faixa etária pediátrica e a 4%-5% dos tumores germinativos. A sintomatologia também é variável de acordo com a idade, caracterizando-se por disfunção respiratória (tosse, dispneia) nas crianças menores e dor torácica, tosse e rubor facial (compressão de cava superior) nas crianças maiores.

Os tumores de células germinativas abdominais são mais comumente localizados em retroperitônio, porém existem relatos de presença de tumores germinativos no estômago, fígado, omento e outros.

TCG de partes moles do retroperitônio, apesar de muito raro, é o terceiro local mais frequentemente afetado pelos tumores germinativos extragonadais, entretanto adrenal e teratomas renais são encontrados mais raramente dentro dos chamados tumores do retroperitônio.

A maioria dos TCG de retroperitônio é teratoma, e a incidência é bimodal com pico nos primeiros seis meses de vida e em adultos jovens.

O TCG primário de vagina é extremamente raro, altamente maligno e geralmente acomete crianças menores de 3 anos de idade.

Sangramento vaginal é o principal sintoma dos TCG dessa localização, seguido da presença de massa polipoide saindo da vagina.

Nos tumores primários do SNC, dois terços dos casos ocorrem na região pineal e o restante (1/3) acomete a região suprasselar. De todos os tumores primários do SNC em crianças, 0,4% a 2,0% são tumores primários da região pineal. A maioria dos tumores nessa região é TCG (40% a 65%), seguido por tumores do parênquima de pineal (17%) e astrocitomas (15%).

O sexo masculino é mais acometido que o feminino (75% *vs.* 25%), exceto quando o tumor é de localização suprasselar, situação em que o sexo feminino é mais acometido.

Os TCG de SNC podem obstruir o terceiro ventrículo, causando hidrocefalia e cefaleia. Podem ocorrer alterações endocrinológicas como diabetes insípido e pan-hipopituitarismo. Com a compressão do tálamo, podem ocorrer hemiparesia, incoordenação motora e distúrbios visuais.

Séries publicadas de pacientes portadores de tumor da pineal mostram que nessa localização a pressão intracraniana foi a manifestação mais frequente.

DIAGNÓSTICO

O diagnóstico de suspeita dos TCG baseia-se no quadro clínico, presença de marcadores tumorais (alfafetoproteína e β-HCG) e exames imaginológicos. Os exames de imagem são direcionados pela localização do tumor primário e devem incluir a avaliação de doença metastática (linfonodos, pulmão, osso e SNC). O diagnóstico de certeza só pode ser feito com o exame anatomopatológico.

A coleta de marcadores no pré-operatório, além de ser muito importante para o diagnóstico, serve como critério fundamental da resposta ao tratamento nos casos com positividade. Os exames de imagem são direcionados pela localização do tumor primário e devem incluir a avaliação de doença metastática (linfonodos, pulmão, osso e SNC). O diagnóstico de certeza só pode ser feito com o exame anatomopatológico.

As células germinativas são pluripotentes e dão origem a tecidos embrionários e extraembrionários. Na quarta semana embrionária, as células germinativas migram do saco vitelino em direção à parede posterior do intestino primitivo até a crista genital. Se, por razões ainda não conhecidas, as células não completarem a migração, geralmente próximo à linha média, poderão dar origem a tumores em áreas extragonadais, ou seja, sacrococcígeos, retroperitoneais, mediastinais, cervicais ou cerebrais. Esses tumores poderão ser benignos ou malignos. Se malignos, são divididos em dois grandes tipos histológicos: seminomatosos e não seminomatosos.

Como a transformação maligna pode ocorrer em vários níveis da histogênese, com a célula germinativa já diferenciada ou ainda pluripotente (Fig. 22.1), os TCG também podem ser de vários tipos histológicos, de acordo com o grau de diferenciação celular (Tabela 22.2).

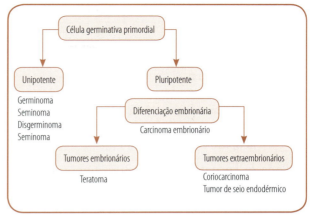

Fig. 22.1. Modelo de histogênese dos tumores de células germinativas.

Tabela 22.2. Classificação histológica dos TCG, de acordo com o sítio primário

Ovários
Disgerminoma
Tumor de seio endodérmico
Teratoma
Maduro
Imaturo
Mistos
Carcinoma embrionário
Outros (coriocarcinoma, teratoma, gonadoblastoma)
Tumores mistos
Testículos
Tumor de seio endodérmico
Seminoma
Carcinoma embrionário
Outros (coriocarcinoma, teratoma, gonadoblastoma)
Tumores mistos
Extragonadais
Teratoma
Maduro
Imaturo
Mistos
Germinomas
Tumor de seio endodérmico
Carcinoma embrionário
Tumores mistos

Fonte: Machado e Lopes (2003).

Para efeito de uniformização da nomenclatura, utilizam-se mais frequentemente nos dias de hoje a classificação proposta pela Organização Mundial da Saúde (WHO) e a subclassificação proposta pelo Instituto de Patologia das Forças Armadas (AFIP) apresentada a seguir:

- I – germinoma (testículo = seminoma/ovário = disgerminoma/extragonadal = germinoma);
- II – tumor de seio endodérmico (*yolk sac tumor*, *endodermal sinus tumor*);

- III – carcinoma embrionário (*embryonal carcinoma*);
- IV – coriocarcinoma;
- V – Combinação I-IV (= TCG misto);
- VI – Teratoma;
  - A – maduro;
  - B – imaturo, graus 1-3;
  - C – maduro ou imaturo combinados com neoplasias do grupo I a IV.

Pode-se encontrar na literatura tumores mistos (quando há associação entre tumores germinativos e outros tumores malignos/benignos não germinativos). Há descrições também de teratomas mistos (teratoma com áreas de outros tumores germinativos ou áreas de tumores benignos ou malignos não germinativos). Terenziani *et al.* (2010), do Instituto Nacional de Câncer de Milão, do Departamento de Pediatria, publicaram 14 casos de teratomas mistos (sendo 2 primários de testículo, 3 sacrais, 3 ovários, 3 retroperitônios, 2 mediastinos e 1 outra localização) associados a outros tumores malignos (4 carcinomas, 1 tumor neuroendócrino pancreático, 3 neuroblastomas, 3 rabdomiossarcomas, 1 com rabdomiossarcoma mais lipossarcoma, 1 condromossarcoma, mais sarcoma neuroectodérmico e 1 com tumor maligno de nervo periférico.

MARCADORES BIOLÓGICOS DOS TCG

Os principais marcadores biológicos dos TCG são a alfafetoproteína (AFP), a fração beta da gonadotrofina coriônica (β-HCG) e a desidrogenase lática (DHL). Os tumores com elementos do saco vitelínico produzem AFP e os derivados do tecido trofoblástico, a β-HCG. Os teratomas maduros e os germinomas não secretam AFP ou β-HCG. Esses marcadores são encontrados em cerca de 70%-80% dos tumores não seminomatosos (Tabela 22.3) e são os mais sensíveis parâmetros para controle da atividade tumoral.

Tabela 22.3. Positividade dos marcadores biológicos de acordo com os subtipos histológicos dos TCG

Marcador	AFP	β-HCG
T. seio endodérmico	+++	-
Carcinoma embrionário	+	+
Coriocarcinoma	-	+++
Teratoma maduro puro	-	-
Germinoma	-	+/-

Alfafetoproteína (AFP)

É uma glicoproteína que foi identificada em soro fetal humano pela primeira vez por Bergstrand e Czar em 1954; é produzida primariamente no saco vitelino e posteriormente no hepatócito do embrião e no trato gastrointestinal. O nível sorológico máximo ocorre entre a 12ª e a 14ª semana de gestação, havendo um declínio após a 16ª semana, entretanto ainda presente em níveis elevados durante toda a gestação e diminuindo logo após o nascimento, e a partir do 12º mês de vida atinge níveis semelhantes aos do adulto (Tabela 22.4).

Cochran *et al.* (1999) descrevem um caso de criança com tumor de células germinativas que apresentava "persistência hereditária da alfafetoproteína", e, mesmo após ressecção cirúrgica e tratamento com quimioterapia, o marcador persistia em nível elevado. Examinando os níveis da proteína nos pais, observaram que também neles os níveis eram elevados (comprovada por estudo molecular em que a análise de mutação foi observada no gene da AFP). Os autores sugerem que, em casos em que a AFP não decaia após o tratamento, os pais também sejam investigados. A meia-vida sérica é de cinco a sete dias em crianças acima de 1 ano.

Tabela 22.4. Valores da AFP em crianças normais de acordo com idade, intervalo de confiança e tempo de meia-vida

Idade (dias)	AFP (ng ml)*	AFP (95,5%-intervalo) (ng/ml)	½ vida (dias)
0	158125	31261-799834	
1	140605	27797-711214	
2	125026	24717-632412	
3	111173	21979-562341	
4	98855	19543-500035	6
5	87902	17378-444631	
6	77625	15346-392645	
7	69183	12589-349945.	
8-14	43401	6039-311889	
15-21	19230	2667-151366	
22-28 29-45	12246 5129	1164-118850 389-79433	14
46-60	2443	91-39084	
61-90	1047	19-21878	
91-120	398	9-18620	28
121-150	193	4-8318	
151-180	108	3-4365	
181-270	47	0.8-2630	
271-360	18	0.4-832	100
361-720	4	0-372	

* Valores gentilmente cedidos pelo Prof. U. Göbel (Düsseldorf, Alemanha).

Apesar de a AFP ser um importante marcador tumoral para os TCG, outras condições malignas podem mostrar elevação de seus valores, tais como hepatoblastoma e hepatocarcinoma em pediatria e neoplasias pancreáticas, gástricas e pulmonares em adultos. Também pode encontrar-se elevada em casos não associados a câncer, tais como doenças benignas do fígado, gravidez, ataxia teleangiectasia, tirosinemia etc. Mais recentemente, encontram-se publicações que mostram o aumento desse marcador associado ao uso da maconha.

Nos tumores de células germinativas, foi primeiramente detectada e demonstrada em 1974 por Abelev *et al.*, e em 2001 Schneider *et al.* escreveram um artigo de revisão apontando o importante papel dos marcadores nos tumores de células germinativas ao diagnóstico, mas também utilizados como marcador de resposta tumoral. Mostraram também esses autores outras condições benignas e malignas em que a alfafetoproteína pode estar alterada.

Gonadotrofina coriônica, fração β (β-HCG)

A gonadotrofina coriônica é uma glicoproteína produzida pelos sincitiotrofoblastos placentários cuja função fisiológica é manter o corpo lúteo. Esse hormônio tem duas subunidades alfa e beta, sendo a subunidade alfa relacionada com a subunidade alfa dos hormônios da pituitária anterior, tais como LH e FSH. A subunidade beta pode estar elevada nos TCG originados do tecido trofoblástico, tais como o coriocarcinoma e os tumores mistos.

Esse marcador tem sido utilizado em TCG pediátrico como sendo um parâmetro bastante útil ao diagnóstico, assim como marcador de resposta à quimioterapia. Em adultos, outras neoplasias podem apresentar elevação desse marcador, como aqueles oriundos do pâncreas, fígado, estômago, pulmão, mama, rins, bexiga e mieloma múltiplo, entretanto concentrações acima de 10.000 UI/l somente são encontradas nos casos de gravidez, pacientes com TCG, doença trofoblástica gestacional e mais raramente em câncer primário de estômago e pulmão quando houver diferenciação trofoblástica. A meia-vida é de 24 horas e os valores normais são menores que 1 mg/ml.

ESTADIAMENTO

O estudo da extensão do tumor em todos os pacientes é importante, porque a terapia e o prognóstico dependem do grau de desenvolvimento desse tumor e do local primário.

O conceito original de estádio em tumor sólido veio de um sistema proposto para descrever a extensão da doença sobre apenas um período evolutivo da doença: o diagnóstico. Dessa forma, em 1944 foi criado o TNM (T = tumor, N = linfonodos e M = metástases).

Na era pré-quimioterapia, os sistemas de estadiamento eram úteis para definir em qual estágio da doença foi feito o diagnóstico e para conhecer indiretamente as formas avançadas. Com o tempo, alguns cirurgiões, radioterapeutas e patologistas frequentemente modificavam (para diferentes tipos de tumores) o estadiamento TNM, e essas modificações foram sendo aceitas, por exemplo, pela *International Union Against Cancer* (UICC), e em alguns casos foram divididos em clínico (antes da cirurgia) e estadiamento patológico (após cirurgia e exame histológico).

Em geral, os estadiamentos utilizados para os tumores de células germinativas são baseados no sítio primário e são subdivididos em estadiamento para tumores testiculares, para tumores ovarianos e para tumores extragonadais. Não há, até o momento, um consenso na literatura sobre a uniformização de estadiamento para os TCG. Vários sistemas de estadiamento têm sido desenvolvidos para os tumores germinativos.

Alguns grupos cooperativos, para os tumores de ovário, não adotam estadiamento da FIGO ou de Wollner *et al.* (1976) dando preferência para estadiamento único para todos os sítios primários, incluindo os primários de ovário. Ainda hoje há controvérsias entre os grupos que adotam um estadiamento único e aqueles que defendem estadiamentos distintos para ovário, testículo e sítios extragonadais. Para os defensores do estadiamento da FIGO, o que se enfatiza é que se trata de um estadiamento com maior detalhamento, possibilitando estratificar melhor os grupos de pacientes.

Estadiamento único para os TCG na infância foi descrito em 1981 por Brodeur *et al.* Em 1984, foi publicado por Flamant *et al.* artigo com crianças tratadas em Paris, onde os autores também utilizaram estadiamento único. O estadiamento proposto por Brodeur tem como base a ressecabilidade do tumor primário no momento da cirurgia e a disseminação da doença (linfática ou hematogênica) observada por meio de radiografia, tomografia computadorizada abdominopélvica e mapeamento ósseo. O grupo cooperativo brasileiro de tratamento dos TCG na infância adotou estadiamento para ovário, testículo e extragonadais no protocolo TCG-91 e estadiamento único no protocolo TCG-99, retornando para estadiamento por sítio primário no protocolo TCG-2008.

TRATAMENTO

O tratamento de um grupo tão heterogêneo de tumores como os TCG depende do tipo histológico, da localização e da ressecabilidade cirúrgica.

A cirurgia é a base do tratamento e pode ser a única modalidade terapêutica em tumores benignos ou mesmo malignos em estágios iniciais. Atualmente, preconiza-se a utilização de cirurgia exclusiva para todos os casos de teratomas (maduro ou imaturos) de qualquer sítio primário (exceto para teratomas imaturos metastáticos ao diagnóstico), todos os casos de tumores testiculares estádio I (qualquer tipo histológico) e todos os casos de disgerminoma de ovário estádio I. Mais recentemente, alguns centros não utilizam mais quimioterapia para TCG de ovário estádio I de qualquer tipo histológico, porém análises de sobrevida em longo prazo são necessárias para validar tal proposta.

A quimioterapia é altamente eficaz para os TCG e pode ser utilizada antes da cirurgia (QT neoadjuvante) em tumores de grandes proporções ou como complementação do tratamento (QT adjuvante). As combinações quimioterápicas incluindo cisplatina representaram um dos maiores avanços no tratamento dos TCG. A superioridade de esquema contendo cisplatina foi reproduzida em trabalhos com crianças e descrita por Pinkerton *et al.* em 1986, entre outros autores, e desde então praticamente todos os grupos cooperativos ou instituições de oncologia pediátrica passaram a utilizar esquemas de poliquimioterapia que incluem essa droga. Além da cisplatina, outras drogas comumente utilizadas são: etoposide, ifosfamida, bleomicina, vimblastina e paclitaxel. Apesar de os TCG serem radiossensíveis, a radioterapia tem sua utilização individualizada, exceto nos TCG de SNC.

Nos casos de tumores recidivados, tem sido utilizado, em algumas situações, o transplante autólogo de medula óssea como terapia de consolidação da remissão em tumores que são quimiossensíveis.

EXPERIÊNCIA BRASILEIRA

Ao que consta, o primeiro estudo feito no Brasil com protocolo específico para TCG em pediatria teve início no Hospital do Câncer A.C. Camargo em São Paulo, com o protocolo VAB-6 modificado. O período de duração de tratamento desse protocolo era de 102 semanas, sendo a radioterapia indicada em caso de resposta parcial na ocasião da primeira reavaliação. Esse estudo teve início em 1983 e término em 1986, tendo sido registrados 30 pacientes (20 receberam quimioterapia com ou sem radioterapia e 10, cirurgia exclusiva).

O segundo estudo uni-institucional também ocorreu no Hospital do Câncer no período de 1987 a abril de 1991, com o protocolo EPO/VAC, com tempo de duração de tratamento de 19 a 34 semanas, dependendo da resposta do paciente após a reavaliação na semana 20. Foram registrados 35 pacientes (22 receberam quimioterapia, com ou sem radioterapia, e a radioterapia era indicada após a reavaliação na semana 20 para os casos considerados com resposta parcial).

Em maio de 1991, o Hospital do Câncer aderiu de forma sistemática ao protocolo cooperativo brasileiro TCG-91, e até 1997, 41 pacientes foram matriculados (31 deles tratados com quimioterapia; radioterapia não era indicada após a reavaliação mesmo para pacientes com resposta parcial, e somente os pacientes recidivados receberam radiação). Nesse protocolo, TCG-91, o período de tratamento era de 14 a 23 semanas, dependendo da resposta do paciente após a avaliação na semana 10 (após o terceiro ciclo de cisplatina e etoposide).

Resumidamente, a sobrevida global em cinco anos (análise feita pelo método de Kaplan-Meier, sendo a última atualização em fevereiro de 2007) para os 73 pacientes que receberam quimioterapia mostrava 42,9% ± 10,8% para o primeiro estudo, 53,9% ± 11,4% para o segundo estudo e 80,6% ± 7,1% para o último período analisado (p = 0,021).

Publicação recente com mais detalhes desses dados pode ser encontrada na literatura. Representação esquemática desses resultados pode ser vista na Fig. 22.2.

Resultados com a utilização do primeiro protocolo cooperativo brasileiro, TCG-91, foram publicados em 2009. Dos 115 pacientes matriculados, foram excluídos sete pacientes: dois por erro diagnóstico, três por violação máxima e dois por apresentarem tumores primários do SNC e 106 foram analisados para sobrevida. Desses, 66 encontram-se vivos, 22 óbitos e 18 perdidos de informação. Nas Tabelas 22.5 e 22.6, pode-se ver as características desse grupo de pacientes, assim como as análises de sobrevida global feitas em abril de 2007.

No segundo estudo feito no Brasil utilizando o protocolo cooperativo TCG-99, foram matriculados 534

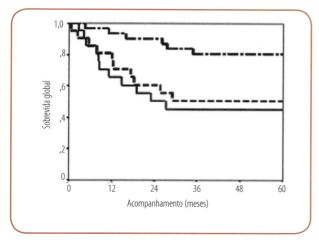

Fig. 22.2. Representação esquemática da sobrevida global pelo método de Kaplan-Meier dos três estudos realizados no Centro de Tratamento e Pesquisa, Hospital do Câncer, São Paulo, no período de 1983 a 1997. Fonte: Lopes *et al.* (2008).

Tabela 22.5. Características dos pacientes matriculados no protocolo TCG-91 de acordo com sexo, idade, localização, tipo histológico, estadiamento e valor do DHL ao diagnóstico

Variáveis	Protocolo TCG-91 Todos 106 pts n (%)	Com quimioterapia n = 71 n (%)
Sexo masculino	37 (34.9)	24 (33.8)
Idade (anos)		
≤ 12	82 (77.4)	49 (69.0)
> 12	24 (22.6)	22 (31.0)
Local primário		
Testículo	22 (20.8)	12 (16.9)
Ovário	45 (42.4)	32 (45.1)
Sacrococcígeo	24 (22.6)	18 (25.4)
Outros	15 (14.2)	9 (12.6)
Histopatologia		
Tu seio endodérmico	29 (27.4)	22 (31.0)
Disgerminoma	14 (13.2)	10 (14.1)
Outros malignos	23 (21.7)	22 (31.0)
Teratoma puro	18 (16.9)	-
Teratoma imaturo	22 (20.8)	17 (23.9)
Estadiamento		
I	41 (38.7)	7 (9.9)
II	12 (11.3)	11 (15.5)
III	37 (34.9)	37 (52.1)
IV	16 (15.1)	16 (22.5)
DHL ao diagnóstico		
Normal	28 (84.8)	20 (80.0)
Aumentado	5 (15.2)	5 (20.0)

Fonte: Lopes *et al.* (2009).

Tabela 22.6. Sobrevida global em 5 anos para os pacientes tratados com o protocolo TCG-91 para os 71 pacientes que receberam quimioterapia e para os pacientes considerados de alto risco

Variáveis	Quimioterapia # 71 n (% OS)	Alto risco # 53 n (% OS)
Masculino	24 70.8	21 66.7
Feminino	47 83.0 p = 0,565	32 81.3 p = 0,627
≤ 12 anos	49 87.8	36 83.3
> 12 anos	22 59.1 p = 0,007	17 58.8 p = 0,066
Gonadal	44 77.3	33 75.8
Extragonadal	27 81.5 p = 0,990	20 75.0 p = 0,610
Tu S. endodérmico	22 72.7	18 72.2
Disgerminoma	10 80.0	7 71.4
Outros malignos	22 81.8	17 82.4
Teratoma imaturo	17 82.4 p = 0,926	11 72.7 p = 0,711
I+II	18 88.9	- -
III	37 83.8	37 83.8
IV	16 56.3 p = 0,025	16 56.3 p = 0,042
Não metastático	28 85.7	11 81.8
Fígado e/ou pulmão e/ou mistos	18 61.1	18 61.1
Linfonodos	25 84.0 p = 0,096	24 83.3 p = 0,265
Grupo risco Baixo Alto	18 88.9 53 75.5 p = 0,127	- -
Quimioterapia PE PE+ IVB	54 85.2 17 58.8 p = 0,003	36 83.3 17 58.8 p = 0,017
DHL ao diagnóstico Normal Aumentado	15 86.7 5 20.0 p < 0,01	15 100.0 5 20.0 p < 0,001

PE: Platiran + etoposide; IVB: ifosfamida, vimblastina e bleomicina.
Fonte: Lopes *et al.* (2009).

pacientes oriundos de 40 instituições, no período de janeiro de 1999 a abril de 2009. Desses, 194 (36,1%) pacientes eram do sexo masculino, 216 estádio I, 50 II, 133 III e 99 IV (para os 33 primários de SNC e 3 pacientes com dados incompletos, o estadiamento não foi feito). Primários de testículo foram 122 crianças, ovário 219, sacrococcígeo 78, mediastino 24, retroperitônio 28, outros 22 e vagina 7 meninas (de 1 paciente a informação não foi encontrada). Não metastáticos foram 346 pacientes. Quanto ao tipo histológico, 140 eram tumores do seio endodérmico, 3 coriocarcinomas, 23 carcinomas embrionários, 111 teratomas maduros, 26 imaturos grau I, 16 imaturos grau II, 14 imaturos grau III, 33 teratomas mistos, 70 disgerminomas, 62 tumores germinativos tipo misto, 33 SNC e 3 com dados não preenchidos.

Foram considerados de baixo risco 204 (38,2%), de risco intermediário 159 (29,8%) e de alto risco

129 (24,2%) (de 6 pacientes não foi possível obter a informação e 33 primários de SNC não foram tratados e analisados pelo protocolo). Do total de 534 pacientes, 348 estavam vivos sem doença até março de 2010, 5 vivos com doença, 19 mortes por câncer, 15 mortes por outras causas, 4 vivos pós-transplante, 6 óbitos pós-transplante, 60 casos de violação para o tratamento proposto e 37 perdidos de segmento, 33 primários de SNC e em 7 pacientes sem informação do *status*. Análises de sobrevida desse estudo estão sendo feitas.

O terceiro estudo, chamado de TCG-2008 (porque oficialmente foi apresentado no congresso de Gramado em 2008, mas foi iniciado em maio de 2009), mantém a mesma estratégia de tratar com cisplatina e etoposide os casos considerados de risco intermediário e a adição de ifosfamida para os de alto risco, modificando, entretanto, a dose total desses medicamentos. Até o momento, cerca de 100 pacientes já foram registrados. O número de casos com doença avançada ainda é muito alto, mostrando que os pacientes continuam chegando aos serviços de oncologia pediátrica tardiamente. Esse protocolo também tem como objetivo sensibilizar os cirurgiões pediatras para registrar os casos de teratomas, porque se sabe que alguns deles apresentam microfocos malignos e que essas crianças poderão recidivar como doença maligna próximo de 18 a 24 meses após a retirada do teratoma.

REFERÊNCIAS

1. Abelev GI. Alpha-fetoprotein as a marker of embryo-specific differentiations in normal and tumor tissues. Transplant Rev. 1974;20:3-37.
2. Ablin AR, Krailo MD, Ramsay NK, et al. Results os treatment of malignant germ cell tumors in 93 children: a report from the Childrens Cancer Study Group. J Clin Oncol. 1991;10:1782-92.
3. Altman RP, Randolph JG, Lilly JR. Sacrococcygeal teratoma: American Academy of Pediatrics surgical section survey-1973. J Pediatric Surg. 1974;9:389-98.
4. Bergstrand CG, Czar B. Demonstration of new protein from carcinoma of the colon. J Urol. 1954;72:212-5.
5. Brodeur GM, Howarth CB, Pratt CB, et al. Malignant germ cell tumors in 57 children and adolescents. Cancer. 1981;48:1890-8.
6. Cochran PK, Chauvenet AR, Hart PS, et al. Hereditary persistence of alffpha-fetoprotein in a child with testicular germ cell tumor. Med Pediatr Oncol. 1999;32:436-7.
7. Flamant F, Schwartz L, Delons E, et al. Nonseminomatous malignant germ cell tumors in children: multidrug therapy in Stages III and IV. Cancer. 1984;54:1687-91.
8. Göbel U, Calaminus G, Engert J, et al. Teratomas in infancy and childhood. Med Pediatr Oncol. 1998;31:8-15.
9. Lopes LF, Almeida MTA. Tumor de células germinativas. In: Doenças neoplásicas da criança e do adolescente. São Paulo: Manole; 2012.
10. Lopes LF, Chazan R, Sredni ST, et al. Endodermal sinus tumor of the vagina in children. Med Ped Oncol. 1999;32:377-81.
11. Lopes LF, De Camargo B, Chap Chap P. Tumores de células germinativas na infância. In: Kowalski LP, Anelli A, Salvajoli JV, et al., organizadores. Manual de condutas diagnósticas e terapêuticas em oncologia. 2ª ed. São Paulo: Âmbito Editores; 2002. p. 244-8.
12. Lopes LF, De Camargo B, Dondonis M, et al. Response to high-dose cisplatin and etoposide in advance germ cell tumors in children: results of the Brazilian Germ Cell Tumor Study. Med Ped Oncol. 1995;25:396-9.
13. Lopes LF, Macedo CR, Pontes EM, et al. Cisplatin and etoposide in childhood germ cell tumor: Brazilian Pediatric Oncology Society Protocol GCT-91. J Clin Oncol. 2009;27:1297-303.
14. Lopes LF, Sonaglio V, Ribeiro KCB, et al. Improvement in the outcome of children with germ cell tumors. Pediatr Blood Cancer. 2008;50:250-3.
15. Lopes LF. Tumor de células germinativas primários do sistema nervoso central. In: Furrer AA, Osorio CAM, Rondinelli PIP, et al., editores. Neurologia oncológica pediátrica. São Paulo: Lemar; 2003. p. 263-74.
16. Lopes LF. Tumores de células germinativas na infância. In: Guimarães JRQ, editor. Manual de oncologia. 2ª ed. São Paulo: BBS Editora; 2006. p. 1031-59.
17. Machado TMS, Lopes LF. Tumores de células germinativas. In: Marcondes E, Vaz FAC, Ramos JLA, et al., editores. Pediatria básica. 9ª ed. São Paulo: Sarvier; 2003. p. 952-53.
18. Malogolowkin MH, Mahour GH, Krailo M, et al. Germ cell tumors in infancy and childhood: a 45-year experience. Pediatr Pathol. 1990;10:231-41.
19. Marina N, Fontanesi J, Kun L, et al. Treatment of childhood germ cell tumors. Review of the St. Jude experience from 1979 to 1988. Cancer. 1992;70:2568-75.
20. Pinkerton CR, Pritchard J, Spitz L. High complete response rate in children with advanced germ cell tumors using cisplatin containing combination chemotherapy. J Clin Oncol. 1986;4:194-9.
21. Schneider DT, Calaminus G, Göbel U. Diagnostic value of alpha 1-fetoprotein and beta-human chorionic gonadotropin in infancy and childhood. Pediatr Hematol Oncol. 2001;18:11-26.
22. Schneider DT, Calaminus G, Koch S, et al. Epidemiologic analysis of 1,442 children and adolescents registered in the German germ cell tumor protocols. Pediatr Blood Cancer. 2004;42:169-75.
23. Suita S, Shono K, Tajiri T, et al. Malignant germ cell tumors: clinical characteristics, treatment, and outcome. A report from the study group for Pediatric Solid Malignant Tumors in the Kyushu Area, Japan. J Pediatr Surg. 2002; 37:1703-6.
24. Terenziani M, D'Angelo P, Bisogno G, et al. Teratoma with a malignant somatic component in pediatric patients: the Associazione Italiana Ematologia Oncologia Pediatrica (AIEOP) experience. Pediatr Blood Cancer. 2010;54:532-7.
25. Wollner N, Exelby PR, Woodruff JM, et al. Malignant ovarian tumors in childhood: prognosis in relation to initial therapy. Cancer. 1976;37:1953-64.

HEPATOBLASTOMA

CAPÍTULO 23

Cecília Maria Lima da Costa

INTRODUÇÃO E EPIDEMIOLOGIA

Os tumores hepáticos representam cerca de 1% de todas as doenças malignas em pacientes menores de 20 anos de idade. De acordo com o registro populacional americano SEER (*Surveillance Epidemiology and End Results*), aproximadamente 100 a 150 novos casos de câncer hepático ocorreram em crianças nos Estados Unidos. Dois terços dos tumores primários de fígado são malignos. A grande maioria é representada pelo hepatoblastoma, tumor hepático maligno mais frequente na infância, seguido pelo carcinoma hepatocelular. Outros tumores hepáticos malignos são mais raros, como o caso dos sarcomas, tumores de células germinativas e tumores rabdoides. Dentre os tumores benignos, os mais frequentes são os tumores vasculares, hamartomas, adenomas e hiperplasia nodular focal[1].

O hepatoblastoma é um tumor composto por células remanescentes do tecido hepático fetal, por esse motivo é classificado como um tumor embrionário, originário de uma célula pluripotente que originaria o hepatócito.

Frequentemente, o hepatoblastoma acomete crianças muito jovens, havendo um pico de incidência no período neonatal. O segundo pico de incidência ocorre em crianças em uma faixa etária em torno de 16 a 18 meses. Apenas 5% dos casos ocorrem em crianças maiores que 4 anos de idade. Esse tumor é extremamente raro em adultos[1-3].

Por motivos ainda desconhecidos, as crianças do sexo masculino são significativamente mais diagnosticadas com hepatoblastoma que as do sexo feminino.

FATORES DE RISCO

Como na maioria dos cânceres em crianças, a etiologia do hepatoblastoma permanece desconhecida na maior parte dos casos. Acredita-se que fatores relacionados a prematuridade, exposição paterna e síndromes associadas ao crescimento estejam associadas com alguns casos de hepatoblastoma, supondo, dessa forma, sua possível origem no período pré-natal.

Alterações genéticas

Na maioria dos casos de hepatoblastomas, não se observa associação com síndromes genéticas, entretanto algumas síndromes genéticas têm sido associadas com maior risco de hepatoblastoma:

- *Polipose adenomatose familiar* (FAP): a mutação germinal do gene *APC,* localizado no braço longo do cromossomo 5, está associada ao maior risco de hepatoblastoma[4];
- *Síndrome de Beckwith-Wiedemann:* o hepatoblastoma, assim como outros tumores embrionários, tem sido associado com essa síndrome, que se caracteriza por uma desordem de crescimento que leva a alto peso ao nascimento, macroglossia, onfalocele e visceromegalia[5,6].

Outras síndromes genéticas como Li-Fraumeni, síndrome de Simpson-Golabi-Behmel e trissomia do cromossomo 18 tiveram relatos de casos associados com pacientes com hepatoblastoma, mas sua associação é pouco frequente.

Prematuridade

A prematuridade e o baixo peso do recém-nascido têm sido reportados como fatores de risco para o aparecimento do hepatoblastoma.

Acredita-se que o fígado de um prematuro tenha um potencial carcinogênico aumentado por causa da interrupção da maturação hepática associada às diversas exposições que um recém-nascido de baixo peso ou prematuro é submetido[7,8].

285

APRESENTAÇÃO AO DIAGNÓSTICO

Na maioria dos casos, as crianças portadoras de hepatoblastoma são assintomáticas, e o tumor é percebido pela presença da massa abdominal. Em alguns casos, pode haver algum desconforto abdominal. Perda de peso, náuseas, vômitos, dor abdominal e anorexia são mais frequentes nos caso de doença avançada. A puberdade precoce é um sinal clínico raro que ocorre pela produção de gonadotrofina coriônica pelo tumor, e essa manifestação é descrita apenas em meninos.

Diante de uma criança com massa abdominal em hipocôndrio direito que sugere a presença de um tumor hepático, os exames laboratoriais a serem solicitados são hemograma, testes de função hepática e níveis séricos de alfafetoproteína (AFP) e gonadotrofina coriônica (β-HCG).

Na maioria dos casos de hepatoblastoma, observa-se aumento na contagem de plaquetas, que está associado ao aumento na produção de trombopoetina. Os demais parâmetros do hemograma costumam não mostrar alterações, já que o hepatoblastoma não cursa com infiltração de medula óssea.

A AFP é uma glicoproteína produzida pelo fígado na fase embrionária e fetal. Sua produção é interrompida após o nascimento, quando o fígado encontra-se maduro e decresce durante o primeiro ano de vida. O nível sérico de AFP está consideravelmente elevado em cerca de 90% dos pacientes com hepatoblastoma. Devido à sua alta sensibilidade, esse marcador tumoral tem importante papel no diagnóstico, prognóstico e no seguimento dos pacientes com hepatoblastoma. É importante ressaltar a necessidade de cuidado especial na interpretação dos níveis de AFP em lactentes, visto que, em condições normais, o nível de AFP é elevado no primeiro ano de vida[9-11].

O nível sérico de β-HCG também deve ser avaliado, entretanto costuma apresentar-se elevado em poucos casos e associado à puberdade precoce em meninos[12].

Radiologicamente, o tumor pode ser visto como uma massa sólida focal ou multifocal nos exames de ultrassonografia, tomografia ou ressonância. Esses exames permitem avaliar a extensão intra-hepática do tumor, o que é altamente relevante para avaliar a resposta ao tratamento quimioterápico pré-cirúrgico, assim como para predizer a possibilidade de ressecção cirúrgica. Para uma avaliação mais precisa do comprometimento vascular pelo tumor, lança-se mão da angiorressonância.

Cerca de 20% dos pacientes com hepatoblastoma apresentam metástases ao diagnóstico. O pulmão é o sítio mais frequente na grande maioria dos pacientes metastáticos, por esse motivo a tomografia de tórax faz parte dos exames de imagem necessários ao diagnóstico de um paciente portador de hepatoblastoma. Metástases para outros sítios são bem mais raras, porém a cintilografia óssea para investigar o comprometimento ósseo deve ser a realizada.

ESTADIAMENTO

Os sistemas de estadiamento são utilizados com objetivo de estabelecer a extensão da doença ao diagnóstico e, com isso, identificar grupos com prognósticos diferentes, de forma a tratar o paciente com esquemas quimioterápicos mais ou menos agressivos, baseando-se em seu estadiamento.

Os dois principais sistemas de estadiamento aplicados para o hepatoblastoma levam em consideração a ressecabilidade do tumor primário, que é um fator prognóstico importante para esses pacientes. O sistema de estadiamento do grupo americano *Children's Oncology Group* (COG) baseia-se nos achados cirúrgicos para estadiamento dos pacientes, já o método de estadiamento estabelecido pelo grupo europeu *International Childhood Liver Tumours Group* (SIOPEL) baseia-se nos achados radiológicos que avaliarão a extensão do tumor e, com isso, sua capacidade de ser removido cirurgicamente. O estadiamento SIOPEL é aplicado antes e após a quimioterapia pré-operatória, dessa forma também permite avaliar a sensibilidade do tumor à quimioterapia. A descrição desses dois sistemas está na Tabela 23.1.

Tabela 23.1. Estadiamento pós-cirúrgico do grupo americano *vs.* estadiamento europeu (SIOPEL)

	Estadiamento pós-cirúrgico	Estadiamento pré-cirúrgico
Estádio I	Tumor totalmente ressecado. Sem metástases	Tumor envolvendo apenas um dos quatro setores hepáticos
Estádio II	Ressecção macroscópica completa com doença microscópica residual. Sem metástases	Tumor envolvendo dois setores hepáticos adjacentes
Estádio III	Tumor irressecável ou parcialmente ressecado. Sem metástases	Tumor envolvendo três setores hepáticos adjacentes ou dois não adjacentes
Estádio IV	Presença de doença metastática	Tumor envolvendo todos os quatros setores hepáticos

Adaptado do *National Cancer Institute*.

O sistema de estadiamento aplicado pelo SIOPEL avalia quantos setores hepáticos são comprometidos pelo tumor. Esses setores são definidos usando-se como parâmetros os grandes vasos e os dutos biliares (Fig. 23.1). Os casos com três setores hepáticos livres e apenas um comprometido pelo tumor são classificados como grupo 1; no grupo 2 estão os que têm dois setores consecutivos livres; no grupo 3 estão os que têm livre apenas um setor hepático ou dois setores não consecutivos e do grupo 4 constam os que apresentam todos os setores hepáticos comprometidos. Essa classificação realizada por exames de imagem ao diagnóstico é denominada PRETEXT (Fig. 23.1). São considerados pacientes de alto risco aqueles classificados como PRETEXT grupo 4 e/ou os que têm doença extra-hepática, para os quais há indicação de tratamento quimioterápico mais agressivo[10,13].

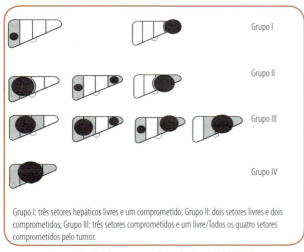

Fig. 23.1. Extensão da doença ao diagnóstico – PRETEXT.

PATOLOGIA

O hepatoblastoma deriva de células imaturas embrionárias e fetais que permanecem com sua capacidade de diferenciação. Histologicamente, o hepatoblastoma é visto como um tumor de células epiteliais em vários estágios do desenvolvimento hepático. Em alguns casos pode-se encontrar um misto de células epiteliais e mesenquimais, as quais podem ser derivadas de osteoides, depósitos de proteínas, rabdomioblastos e, mais raramente, de elementos condroides[14].

Dentre os tumores epiteliais, o mais comum é a presença do tipo fetal e embrionário em diferentes proporções no tumor. Um componente único no tumor é mais raro, sendo descrito que 5% dos casos de hepatoblastoma podem ser do tipo fetal puro. Hepatoblastomas epitelial apresentando componente macrotrabecular e anaplásico são mais raros[14].

FATORES DE PROGNÓSTICO

Um dos mais importantes fatores de prognóstico em pacientes com hepatoblastoma é a possibilidade de ressecção completa do tumor ao diagnóstico ou após a quimioterapia neoadjuvante[15].

Presença de doença metastática, extensão extra-hepática do tumor, invasão vascular e tumor multifocal estão relacionados com prognóstico desfavorável[15,16].

Os estudos do SIOPEL têm demonstrado que os pacientes portadores de hepatoblastoma que apresentam baixo nível sérico de AFP têm mais frequentemente extensão extra-hepática, doença metastática e tumor multifocal, por esse motivo têm pior prognóstico quando comparados com os que têm níveis elevados de AFP[11].

O comprometimento dos setores hepáticos, conforme avaliado pelo sistema PRETEXT, utilizado pelos estudos do SIOPEL, é capaz de predizer o prognóstico dos pacientes com hepatoblastoma. A sobrevida global em cinco anos foi de 100% para os pacientes do subgrupo PRETEXT I, de 91% para os do PRETEXT II, de 68% para os do PRETEXT III e de 57% para os do PRETEXT IV[13].

Em relação ao tipo histológico, os tumores do tipo fetal puro com baixo índice de mitose têm melhor prognóstico, estando, nesses casos, indicada apenas a ressecção cirúrgica como único tratamento. Por outro lado, aqueles com uma proporção alta de componente com pequenas células indiferenciadas são os que têm pior sobrevida. Estudos que avaliam ploidia de DNA mostram que tumores com aneuploidia estão associados com prognóstico desfavorável[17,18].

TRATAMENTO
Quimioterapia

No início da década de 1970 surgiram as primeiras evidências de que o hepatoblastoma era um tumor quimiossensível, apesar disso a sobrevida desses pacientes não era maior que 20%. A partir da introdução da cisplatina nos protocolos de tratamento, a sobrevida dos pacientes com hepatoblastoma teve um considerável aumento, chegando a 70%. Atualmente a cisplatina é considerada o quimioterápico mais importante no tratamento e vem sendo amplamente empregada, apesar da sua alta toxicidade, especialmente ototoxicidade e nefrotoxicidade, além de toxicidade medular.

Outro agente quimioterápico ao qual o hepatoblastoma apresenta alta sensibilidade é a doxorrubicina, que, associado à cisplatina, tem melhorado ainda mais a sobrevida livre de doença dos pacientes com hepatoblastoma. Os regimes terapêuticos que associam cisplatina e doxorrubicina têm mostrado maior eficácia em relação a resposta e controle da doença que outros regimes, por exemplo, a associação de cisplatina com 5-fluoracil e vincristina. Entretanto, apesar de melhores respostas, ós esquemas com doxorrubicina aumentam consideravelmente a morbidade do tratamento, visto que essa é uma droga cardiotóxica, cujo risco de desenvolvimento de miocardiopatias torna-se ainda maior, pois as crianças com hepatoblastoma costumam ser muito jovens[9,18,19].

A quimioterapia pré-operatória tem tanto o objetivo de controlar a doença sistêmica (micro ou macrometástases) como de reduzir o comprometimento hepático pelo tumor, possibilitando ressecção completa com menor morbidade.

Atualmente os protocolos quimioterápicos para hepatoblastoma têm como objetivo promover o tratamento baseando-se nos fatores de prognóstico, ou seja, quimioterapia mais intensiva para os pacientes com fatores de prognóstico desfavoráveis e menos intensiva, com consequente redução da morbidade, para os pacientes com fatores de prognóstico favoráveis.

O grupo SIOPEL, em seu segundo estudo, utilizou cisplatina como droga única para os pacientes de baixo risco, sem piora da sobrevida quando comparados ao grupo histórico que recebeu cisplatina e doxorrubicina. Para confirmar esses achados, o SIOPEL está conduzindo um estudo randomizado (SIOPEL 3), no qual um grupo de pacientes de baixo risco recebe cisplatina como droga única e outro grupo recebe a associação de cisplatina e doxorrubicina[10].

Cirurgia

A cirurgia com remoção completa do tumor é um requisito obrigatório no tratamento curativo dos pacientes portadores de hepatoblastoma. Muitos tumores considerados irressecáveis ao diagnóstico podem se tornar ressecáveis, por meio de hepatectomia parcial, após a quimioterapia neoadjuvante, por causa da alta sensibilidade desses tumores, principalmente dos esquemas que incluem cisplatina. Em casos de tumores extensos que envolvem a bifurcação dos ductos biliares, a reconstrução biliar pode ser necessária[19,20].

Quando a cirurgia conservadora com hepatectomia não é possível, pela extensão ou localização do tumor no fígado, o transplante hepático deve ser considerado. No passado, a sobrevida dos pacientes após o transplante era muito pobre, e a maioria dos pacientes morria em consequência de complicações do transplante ou de recaída do tumor. Atualmente, devido a melhorias nas técnicas cirúrgicas, utilização de quimioterápicos mais eficientes e indicação mais adequada dos pacientes que podem se beneficiar com esse procedimento, os estudos têm mostrado melhora significativa da sobrevida dos pacientes com hepatoblastoma submetidos a transplante hepático[21].

Os pacientes que podem se beneficiar do transplante hepático são aqueles que apresentam resposta clínica, radiológica e laboratorial (redução dos níveis de AFP) após a quimioterapia pré-operatória e aqueles que não apresentam doença extra-hepática no momento da cirurgia. Os pacientes metastáticos para os pulmões poderão ser candidatos a transplante hepático caso os nódulos pulmonares tenham resposta completa à quimioterapia ou possam ser removidos cirurgicamente após resposta parcial[21].

REFERÊNCIAS

1. Multerys M, Goodman MT, Smith MA, et al. In: Ries LAG, Smith MA, Gurney JG, et al, editors. Cancer Incidence, Survival among Children, Adolescents: United States SEER Program 1975-1995. Hepatic Tumors. Bethesda, MD: National Cancer Institute; 1999. p. 91-97. SEER Program, NIH Pub. nº 99-4649.

2. Ferrís I Tortajada J, Ortega García JA, Garcia I Castell J, et al. Risks factors for pediatric malignant liver tumors. An Pediatr. 2008;68:377-84.

3. Chan KL, Fan ST, Tam PK, et al. Paediatric hepatoblastoma and hepatocellular carcinoma: retrospective study. Hong Kong Med J. 2002;8:13-7.

4. Giardiello FM, Petersen GM, Brensinger JD, et al. Hepatoblastoma and APC gene mutation in familial adenomatous polyposis. Gut. 1996;39:867-9.

5. Hamada Y, Takada K, Fukunaga S, et al. Hepatoblastoma associated with Beckwith-Wiedemann syndrome and hemihypertrophy. Pediatr Surg Int. 2003;19:112-4.

6. DeBaun MR, Tucker MA. Risk of cancer during the first four years of life in children from The Beckwith-Wiedemann Syndrome Registry. J Pediatr. 1998;132:398-400.

7. Feusner J, Plaschkes J. Hepatoblastoma and low birth weight: a trend or chance observation? Med Pediatr Oncol. 2002;39:508-9.

8. Reynolds P, Urayama KY, Von Behren J, et al. Birth characteristics and hepatoblastoma risk in young children. Cancer. 2004;100:1070-6.

9. Zsíros J, Maibach R, Shafford E, et al. Successful treatment of childhood high-risk hepatoblastoma with dose-intensive multiagent chemotherapy and surgery: final results of the SIOPEL-3HR study. J Clin Oncol. 2010;28:2584-90.

10. Perilongo G, Shafford E, Maibach R, et al. International Society of Paediatric Oncology-SIOPEL 2. Risk-adapted treatment for childhood hepatoblastoma. Final report of the second study of the International Society of Paediatric Oncology – SIOPEL 2. Eur J Cancer. 2004;40:411-21.

11. De Ioris M, Brugieres L, Zimmermann A, et al. Hepatoblastoma with a low serum alpha-fetoprotein level at diagnosis: the SIOPEL group experience. Eur J Cancer. 2008;44:545-50.

12. Beach R, Betts P, Radford M, et al. Production of human chorionic gonadotrophin by a hepatoblastoma resulting in precocious puberty. J Clin Pathol. 1984;37:734-7.

13. Brown J, Perilongo G, Shafford E, et al. Pretreatment prognostic factors for children with hepatoblastoma – results from the International Society of Paediatric Oncology (SIOP) study SIOPEL 1. Eur J Cancer. 2000;36(11):1418-25.

14. Meyers RL, Rowland JR, Krailo M, et al. Predictive power of pretreatment prognostic factors in children with hepatoblastoma: a report from the Children's Oncology Group. Pediatr Blood Cancer. 2009;53:1016-22.

15. Ruck P, Xiao JC, Kaiserling E. Histogenesis of hepatoblastoma. Morphological, immunoelectron microscopic and immunohistochemical findings. Verh Dtsch Ges Pathol. 1995;79:120-5.

16. Ruck P, Xiao JC, Kaiserling E. Histogenesis of hepatoblastoma. Morphological, immunoelectron microscopic and immunohistochemical findings. Verh Dtsch Ges Pathol. 1995;79:120-5.

17. Haas JE, Feusner JH, Finegold MJ. Small cell undifferentiated histology in hepatoblastoma may be unfavorable. Cancer. 2001;92:3130-4.

18. Ninane J, Perilongo G, Stalens JP, et al. Effectiveness and toxicity of cisplatin and doxorubicin (PLADO) in childhood hepatoblastoma and hepatocellular carcinoma: a SIOP pilot study. Med Pediatr Oncol. 1991;19(3):199-203.

19. Ortega JA, Krailo MD, Haas JE, et al. Effective treatment of unresectable or metastatic hepatoblastoma with cisplatin and continuous infusion doxorubicin chemotherapy: a report from the Childrens Cancer Study Group. J Clin Oncol. 1991;9(12):2167-76.

20. Reynolds M, Douglass EC, Finegold M, et al. Chemotherapy can convert unresectable hepatoblastoma. J Pediatr Surg. 1992;27(8):1080-3.

21. Browne M, Sher D, Grant D et al. Survival after liver transplantation for hepatoblastoma: a 2-center experience. J Pediatr Surg. 2008;43(11):1973-81.

RETINOBLASTOMA

Luiz Fernando Teixeira
Ethel Fernandes Gorender
Sidnei Epelman

INTRODUÇÃO

O retinoblastoma é um tumor embrionário raro que se origina na retina neural, sendo o tumor maligno intraocular mais frequente encontrado nas crianças. Ocorre entre 1 em 14.000 e 1 em 30.000 nascidos vivos, dependendo da região ou país avaliado. A incidência maior é relatada em regiões com menor desenvolvimento econômico, sugerindo a existência de fatores de risco ambientais e/ou comportamentais associados[1-3].

Não existe diferença nas taxas de incidência entre o sexo feminino e o masculino, entre raças ou entre o olho direito e o esquerdo.

A doença pode ser unilateral ou bilateral, sendo os casos bilaterais sempre relacionados com mutações germinais.

Mais de 90% dos casos são diagnosticados antes dos 5 anos de idade, sendo a idade mediana ao diagnóstico de 2 anos.

GENÉTICA

O retinoblastoma foi um dos primeiros tumores malignos a ser associado com uma alteração genética. O gene do retinoblastoma (gene RB1) está localizado no braço longo do cromossomo 13 na região 14 (13q14)[4,5]. É um gene supressor de tumor que codifica uma proteína (p RB) relacionada ao controle do ciclo celular (entre as fases G1 e S), à diferenciação celular e à apoptose.

Para o início do desenvolvimento tumoral, é necessária a mutação dos dois alelos RB da célula retiniana (eventos mutacionais M1e M2).

Outras mutações gênicas (M3-Mn) estão envolvidas no processo de formação tumoral por meio da ativação de oncogenes ou inativação de outros genes supressores de tumor[6-8].

Segundo o modelo proposto por Knudson em 1971, as duas primeiras mutações ocorreriam como dois eventos isolados[9]. A primeira mutação, ou primeiro evento, poderia ser somática (não hereditável) ou germinal (hereditável), o que diferenciaria a apresentação da doença. A segunda mutação seria somática.

Nos tumores não hereditáveis, a mutação dos dois alelos ocorreria em uma célula retiniana única, formando um tumor único em um dos olhos (quadro unifocal e unilateral). Essa forma da doença corresponde a 60% de todos os casos e geralmente aparece durante o segundo ano de vida.

Na forma hereditável da doença, a primeira mutação ocorreria na célula germinal, portanto o alelo mutado estará presente em todas as células do corpo, inclusive nas células retinianas. Algumas dessas células retinianas sofrerão a mutação do segundo alelo (segundo evento) e originarão tumores que podem estar localizados em um ou nos dois olhos da criança (quadro multifocal unilateral ou bilateral). Desses pacientes, 85% apresentam doença bilateral. Essa forma geralmente é diagnosticada no primeiro ano de vida e corresponde a 40% dos casos de retinoblastoma. Esses pacientes, por apresentarem um dos alelos mutados em todas as células do corpo, possuem maior chance de desenvolver outras neoplasias (particularmente osteossarcomas, sarcomas de partes moles, melanoma cutâneo, carcinoma de mama) durante a vida, principalmente se submetidos à radiação[10-12].

Aproximadamente 2% a 3% desses pacientes com a forma hereditável desenvolverão um tumor intracraniano neuroectodérmico primitivo de linha média envolvendo a pineal ou a região suprasselar[13,14]. Esse tumor, que histologicamente se assemelha ao retinoblastoma, é um tumor primário, e não uma lesão metastática do tumor ocular. A maioria dos casos ocorre antes dos 5 anos de vida, podendo ser encontrados na doença germinal uni ou bilateral, apesar da denominação de retinoblastoma trilateral utilizada comumente. A ressonância nuclear magnética deve ser realizada periodicamente uma ou duas vezes ao ano para a detecção dessas lesões.

Somente 7% a 10% dos pacientes com retinoblastoma apresentam história familiar positiva, sendo a maioria dos casos esporádicos tanto uni ou bilaterais. Os pacientes com a forma germinal da doença apresentam 50% de chance de transmitirem para seus filhos a mutação do gene RB1.

PATOLOGIA

Macroscopicamente, o retinoblastoma se apresenta como uma massa branca originária da retina neurossensorial. O tumor apresenta frequentemente focos de calcificação.

Microscopicamente, o retinoblastoma é um tumor neuroblástico formado por células pequenas e redondas. Áreas com células viáveis são basofílicas, diferentemente das áreas com necrose, que são róseas. As calcificações distróficas nas áreas de necrose são basofílicas e acelulares. Tumores bem diferenciados apresentam rosetas de Flexner-Wintersteiner e floretes, estruturas que representam a tentativa de diferenciação das células tumorais em fotorreceptores. Tumores menos diferenciados são formados por células anaplásicas com pleomorfismo nuclear e figuras de mitose. Tumores compostos somente por floretes sem necrose ou figuras de mitose são denominados de retinomas[16].

APRESENTAÇÃO CLÍNICA

Clinicamente, o retinoblastoma se inicia na retina neurossensorial como uma lesão transparente pequena, que muitas vezes pode não ser vista durante o exame oftalmoscópico. Com o crescimento, o tumor ganha vascularização interna e se torna mais opaco, com coloração branca. Observa-se também nessa fase dilatação dos vasos retinianos, artéria e veia responsáveis pela nutrição e drenagem do tumor respectivamente. O descolamento seroso de retina ao redor do tumor pode ser encontrado em alguns casos.

A próxima etapa da evolução dessas lesões tumorais é o comprometimento extrarretiniano, que pode ocorrer na cavidade vítrea ou no espaço sub-retiniano mediante a disseminação de células tumorais (sementes) para essas regiões.

Quando o tumor cresce em direção ao vítreo, considera-se um crescimento endofítico, já o crescimento para o espaço sub-retiniano é chamado de exofítico. A maioria dos tumores apresenta um crescimento considerado misto, tanto endo como exofítico.

Os tumores intraoculares avançados causam alterações anatômicas e funcionais progressivas no globo ocular, muitas vezes irreversíveis. Raramente, o retinoblastoma pode assumir uma forma de crescimento difusa e infiltrativa, conhecida pela designação de retinoblastoma difuso. Essa forma de apresentação é caracterizada por uma lesão plana e infiltrativa, sem formação de uma massa tumoral elevada. Geralmente, o quadro é unilateral, endofítico e acomete crianças mais velhas.

Algumas lesões tumorais apresentam, ao exame clínico oftalmoscópico, o aspecto semelhante ao de uma lesão tratada e são chamadas de retinomas ou retinocitomas. Clinicamente, são massas translucentes com calcificação interna, cistos e alterações coriorretinianas ao redor. Histologicamente, são formadas por células bem diferenciadas lembrando células maduras da retina, sem mitose ou necrose[15,16]. O seguimento dessas lesões deve ser feito pelo risco de transformação maligna existente.

SINAIS E SINTOMAS DE APRESENTAÇÃO

Retinoblastoma intraocular

O sinal mais frequente de apresentação clínica do retinoblastoma é a leucocoria ou pupila branca uni ou bilateral[17]. Podem ocorrer desde as fases iniciais do desenvolvimento tumoral até as fases mais avançadas da doença intraocular.

Esse sinal representa a perda do reflexo vermelho ocular pela presença da massa tumoral branca intraocular (Fig. 24.1).

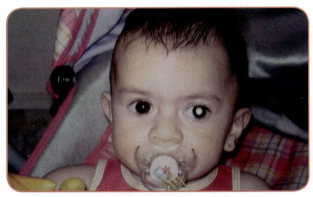

Fig. 24.1. Criança com leucocoria à esquerda.

A perda do reflexo vermelho normal do olho pode também se apresentar com outras colorações ou como um reflexo escuro ou ausente nos casos de tumores com hemorragias no vítreo.

Outro sinal de apresentação frequente é o desvio ocular (estrabismo que ocorre principalmente quando a lesão afeta a região macular levando a um comprometimento visual e alteração no reflexo de fusão ocular).

Pode haver, ainda, olho vermelho, aumento do tamanho do globo ocular por pressão intraocular elevada e baixa de visão. Menos comumente, encontram-se quadro de celulite orbitária asséptica por necrose tumoral, mudança da coloração da íris (heterocromia), sangramento intraocular (hemorragia vítrea ou hifema), catarata e pseudouveítes.

Retinoblastoma extraocular

Os sinais e sintomas de apresentação da doença metastática são muito variados, dependendo dos locais acometidos. Os locais comuns são: órbita, linfonodos pré-auriculares e cervicais, medula óssea, ossos, fígado e sistema nervoso central (SNC). Os casos de doença extraocular, com invasão do tumor na cavidade orbitária e no nervo óptico, podem se apresentar com proptose ocular, edema palpebral, restrição da motilidade ocular, dor e presença de massa visível. O quadro inflamatório se manifesta como uma celulite asséptica por necrose tumoral (Fig. 24.2).

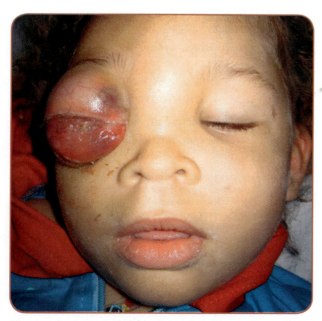

Fig. 24.2. Criança com retinoblastoma extraocular direito e metástase em calota craniana à esquerda.

Síndrome de deleção do 13q

Pacientes com a forma germinal do retinoblastoma apresentam alterações sistêmicas relacionadas à síndrome de deleção do 13q. Essas alterações fenotípicas incluem: alterações faciais (hipertelorismo, microftalmia, epicanto, ptose palpebral e implantação baixa das orelhas), malformações do SNC, retardo mental, malformações ósseas, anais e genitais.

DIAGNÓSTICO OCULAR

O diagnóstico precoce do retinoblastoma é fundamental para a redução da morbimortalidade da doença. As lesões iniciais são mais facilmente tratadas e apresentam uma taxa maior de cura com preservação do globo ocular e da visão.

A educação continuada dos pediatras e oftalmologistas e a realização do exame do reflexo vermelho com pupila dilatada, nas maternidades e durante os exames pediátricos de rotina, são medidas importantes para a detecção precoce do retinoblastoma e de outras doenças oculares da criança. Todas as crianças deveriam realizar exame fundoscópico com pupila dilatada pelo oftalmologista aos 6, 12 e 24 meses de vida. As crianças com história familiar de retinoblastoma devem se submeter a uma avaliação fundoscópica desde o nascimento.

Nos casos suspeitos de retinoblastoma, a história clínica e o exame fundoscópico detalhados são passos iniciais e fundamentais do diagnóstico.

Na maioria dos casos, o exame clínico ocular sob anestesia geral é suficiente para o diagnóstico da doença. Os exames complementares de imagem podem ajudar no diagnóstico, principalmente naqueles com apresentações atípicas.

O exame de ultrassom fornece dados sobre o tamanho da lesão e avalia a presença de calcificação intralesional, sinal bastante característico do retinoblastoma[18]. Já a ressonância magnética (RNM) é importante para a avaliação do comprometimento extraocular, invasão do nervo óptico, além de ser útil no diagnóstico diferencial entre retinoblastoma e outras doenças oculares como a doença de Coats. A RNM também é importante no diagnóstico do retinoblastoma trilateral, ou seja, quando há tumoração envolvendo a pineal ou região suprasselar[19,20] (Fig. 24.3).

A tomografia computadorizada é o melhor exame de imagem para detectar o cálcio intratumoral, apesar disso deve-se evitar a sua utilização de rotina, pois a exposição do paciente à radiação aumenta o risco de segunda neoplasia, principalmente nos pacientes com retinoblastoma germinal.

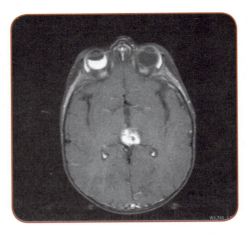

Fig. 24.3. Ressonância magnética de criança com retinoblastoma trilateral.

Os procedimentos invasivos como biópsia com agulha fina não devem ser realizados como rotina diagnóstica em olhos com suspeita de retinoblastoma, pois esses procedimentos aumentam as chances de disseminação extraocular do tumor, piorando o prognóstico do paciente. Apenas em casos especiais a biópsia aspirativa com agulha fina deve ser utilizada como meio diagnóstico, dando-se preferência pela técnica realizada por meio da córnea[21].

As técnicas de imagem como o ultrassom fetal e a RNM fetal estão sendo cada vez mais utilizadas para a avaliação ocular de fetos com história familiar de retinoblastoma[22-24].

ESTADIAMENTO

O estadiamento completo para todos os pacientes com retinoblastoma é fundamental para o encontro do tratamento adequado. Os pacientes com suspeita de doença extraocular devem realizar uma investigação sistêmica complementar com RNM de órbita e crânio com e sem contraste, biópsia de medula óssea, cintilografia óssea e avaliação citológica do líquor. Outros exames como RNM da coluna e tomografia abdominal podem ser necessários baseados nos achados clínicos de cada paciente. A RNM de crânio é importante para a avaliação da pineal e da região suprasselar em todos os pacientes com retinoblastoma.

CLASSIFICAÇÃO INTERNACIONAL DO RETINOBLASTOMA

Em 2003, com esforços internacionais, foi estabelecida uma classificação conhecida como Classificação Internacional do Retinoblastoma. Essa classificação consiste num sistema de agrupamento para a doença intraocular e um sistema de estadiamento sistêmico.

Sistema de estadiamento por grupos

A doença intraocular está dividida em cinco diferentes grupos baseados na história natural do retinoblastoma. Os grupos de A a E refletem não só a progressão da doença intraocular, mas também o prognóstico em relação ao tratamento ocular[25,26].

Grupo A	Tumores confinados à retina, localizados pelo menos a 3 mm da fóvea e 1,5 mm do disco óptico. Lesões menores que 3 mm de altura ou diâmetro basal. Ausência de sementes vítreas ou sub-retinianas
Grupo B	Tumores maiores que os do grupo A, em qualquer localização. Ausência de sementes vítreas ou sub-retinianas. Presença de fluido sub-retiniano até 5 mm da base da lesão
Grupo C	Tumores com sementes vítreas ou sub-retinianas focais. Fluido sub-retiniano até um quadrante de retina
Grupo D	Olhos com sementes vítreas ou sub-retinianas difusas e/ou doença endofítica ou exofítica importante. Fluido sub-retiniano maior que um quadrante
Grupo E	Olhos que sofreram alterações anatômicas e funcionais definitivas. Apresentam uma ou mais dessas alterações: glaucoma neovascular irreversível, hemorragia intraocular importante, celulite orbitária asséptica, tumor tocando o cristalino, retinoblastoma difuso, olho atrófico

Grupo A	Muito baixo risco
Grupo B	Baixo risco
Grupo C	Risco moderado
Grupo D	Alto risco
Grupo E	Olhos com extremo risco

Sistema de estadiamento

O sistema de estadiamento ajuda a predizer o risco de vida do paciente com retinoblastoma[27].

Estádio 0 – pacientes tratados sem remoção do globo ocular
Estádio I – olho enucleado com tumor totalmente ressecado
Estádio II – olho enucleado com resíduo tumoral
Estádio III – acometimento regional
    a – doença orbitária
    b – linfonodo cervical ou pré-auricular
Estádio IV – doença metastática
    a – metástase hematogênica
        1 – lesão única
        2 – múltiplas lesões
    b – SNC
        1 – lesão pré-quiasmática
        2 – massa no SNC
        3 – doença leptomeníngea

TRATAMENTO

O tratamento do retinoblastoma é complexo e necessita de equipe multidisciplinar capacitada para o atendimento do paciente em todas as etapas do processo. Os objetivos do tratamento são salvar a vida da criança e secundariamente preservar o globo ocular e a visão. Existem diferentes modalidades terapêuticas que devem ser propostas individualmente de acordo com o caso. Deve-se sempre considerar fatores locais e sistêmicos na escolha do tratamento como tamanho e localização do tumor intraocular, comprometimento extraocular, lateralidade, prognóstico visual, condições clínicas do paciente, presença de doença disseminada, entre outros.

RETINOBLASTOMA INTRAOCULAR

O tratamento adequado do retinoblastoma requer exames periódicos de oftalmoscopia indireta com identação escleral sob anestesia geral. A documentação das informações é feita por meio de desenhos do fundo de olho, fotografias coloridas e ultrassonografia. Baseados nos achados do exame clínico, os métodos de tratamento mais adequados são selecionados e utilizados.

ENUCLEAÇÃO

Durante muitos anos a enucleação foi o único tratamento eficaz utilizado. Atualmente a enucleação é realizada como tratamento primário em olhos com tumores intraoculares avançados que apresentam alterações anatômicas e funcionais importantes (grupo E – Classificação Internacional do Retinoblastoma). A utilização da enucleação como tratamento secundário é indicada e não existe resposta ao tratamento primário proposto. Deve-se tentar retirar o globo ocular com o maior tamanho de coto de nervo óptico possível. O coto do nervo é considerado a margem cirúrgica mais importante, pois a invasão do tumor no nervo óptico é a rota mais comum de comprometimento extraocular[17]. A utilização de implantes orbitários integráveis e próteses oculares garante melhora na aparência cosmética e na motilidade após a enucleação, proporcionando melhor qualidade de vida aos pacientes.

QUIMIOTERAPIA

Inicialmente, a quimioterapia teve sempre indicação nos pacientes com doença extraocular. Nos anos 1990, o uso de quimioterápicos para a finalidade de redução dos tumores (quimiorredução) mudou a estratégia de tratamento do retinoblastoma intraocular[28-31].

O princípio da quimiorredução é a administração de quimioterapia como tratamento inicial para a redução da massa tumoral intraocular, permitindo a consolidação do tratamento por meio de terapêuticas conservadoras locais como a crioterapia, a termoterapia com laser e a braquiterapia. É realizada, na maioria das vezes, por via endovenosa, utilizando-se diferentes protocolos de drogas durante seis ciclos mensais. O regime quimioterápico mais estudado é a associação de carboplatina, etoposide e vincristina (VEC). Outros agentes como ifosfamida, doxorrubicina e ciclofosfamida também podem ser utilizados.

Os efeitos colaterais da quimiorredução com as drogas mais utilizadas (VEC) geralmente são bem tolerados pelos pacientes. Infelizmente, é relatado na literatura o desenvolvimento de casos de síndrome mielodisplásica e leucemia mieloide aguda, principalmente em pacientes que receberam etoposide.

Alguns estudos multicêntricos estão sendo realizados para obter melhores resultados e menos efeitos adversos com o uso da quimioterapia no tratamento do retinoblastoma intraocular[32].

Existem novas técnicas de tratamento como a aplicação do quimioterápico no espaço subtenoniano com carboplatina ou através de microcateter na artéria oftálmica, na tentativa de aumentar a concentração das drogas no espaço intraocular e diminuir os efeitos sistêmicos delas. As drogas mais utilizadas na quimioterapia intra-arterial do retinoblastoma são carboplatina, melfalan e topotecan. O procedimento implica riscos como trombose e acidente vascular cerebral e deve ser realizado em centros capacitados[32-34].

A quimiorredução como tratamento isolado raramente é eficaz no controle do retinoblastoma intraocular, sendo necessário o uso de tratamentos locais associados. Em pacientes que não foram submetidos à enucleação, é muito importante o seguimento e a monitoração frequentes dos olhos tratados, pela possibilidade de recidiva de sementes vítreas ou sub-retinianas.

TRATAMENTOS LOCAIS
Crioterapia

A crioterapia transescleral está indicada como tratamento local nas lesões periféricas pequenas (tumores do grupo A). A destruição celular ocorre por via mecânica, pela ruptura da membrana celular. O tratamento é realizado congelando-se e descongelando-se a lesão por três vezes. Repete-se o tratamento a cada três ou quatro semanas. A formação de uma cicatriz plana é o resultado desejado. As complicações locais como roturas na retina, hemorragias vítreas e descolamentos de retina podem ocorrer.

Laserterapia – Fotocoagulação a *laser*

Está indicada principalmente para o tratamento de lesões pequenas, menores que 3 mm de diâmetro e altura, sem sementes na superfície, localizadas posteriormente ao equador do globo. A morte celular ocorre principalmente pelo efeito térmico direto. O tratamento é repetido a cada três ou quatro semanas. As complicações locais como fibrose retiniana e oclusões dos vasos retinianos são os efeitos colaterais mais comuns. A disseminação de células tumorais para o vítreo também é uma complicação descrita e deve ser evitada utilizando-se a técnica adequada.

Termoterapia transpupilar (TTT)

A termoterapia é utilizada primariamente no tratamento de lesões pequenas, menores que 3 mm de altura e diâmetro. É utilizada também como tratamento secundário de lesões maiores pós-tratamento inicial com quimioterapia ou radioterapia. O efeito terapêutico pode ser direto, pelo dano térmico na célula, ou indireto, por aumentar a ação da quimioterapia na célula tumoral. Deve ser repetida a cada três ou quatro semanas. As complicações incluem atrofia setorial da íris, catarata, oclusão vascular de retina e tração retiniana.

Esses tratamentos locais (crioterapia, fotocoagulação a *laser* e termoterapia) podem ser utilizados como tratamento primário, para consolidação após a quimiorredução e para recorrências. Se associados com a quimiorredução, devem ser realizados imediatamente antes de cada ciclo de quimioterapia.

Braquiterapia

A braquiterapia ou radioterapia de curta distância está indicada como tratamento primário ou em casos de falha no tratamento inicial[35]. O iodo-125 e o rutênio-106 são os radioisótopos mais utilizados na braquiterapia do retinoblastoma. Geralmente seu papel principal é em lesões tumorais localizadas com diâmetro basal < 15 mm e altura dependente do radioisótopo utilizado (até 5 mm para Ru-106 e 9 mm para I-125). Pequena quantidade de sementes vítreas localizadas na superfície tumoral pode ser tratada com a braquiterapia. A dose prescrita no ápice do tratamen-

to é de 45 Gy. A resposta ao tratamento é verificada a partir de quatro semanas. Na maioria dos casos o tumor regride completamente. As complicações locais como retinopatia, neuropatia e catarata são encontradas principalmente com o uso do I-125.

Teleterapia

A radioterapia por feixe externo é uma forma terapêutica efetiva no tratamento e controle do retinoblastoma intraocular, mas o seu uso deve ser avaliado em relação aos potenciais efeitos colaterais. As complicações da radioterapia por feixe externo incluem: alterações oculares como catarata, retinopatia e neuropatia da radiação; hipoplasia facial por atrofia óssea e aumento do risco de segunda neoplasia, principalmente osteossarcoma e sarcoma de partes moles, nos pacientes com doença germinal[10,12]. O risco de segunda neoplasia é maior nos pacientes irradiados antes dos 12 meses de vida[10]. Algumas medidas podem ser usadas para diminuir os riscos de segunda neoplasia, como indicar somente após o primeiro ano de vida, utilizar a menor dose efetiva possível e técnicas adequadas como radioterapia conformacional, radioterapia com intensidade modulada ou feixe de prótons.

Atualmente, a radioterapia é cada vez menos utilizada como tratamento primário do retinoblastoma intraocular, estando indicada nas recidivas ou como tratamento adjuvante da quimioterapia em casos avançados. A dose indicada é de 35 a 45 Gy e o tratamento, fracionado em quatro a cinco semanas.

Existem cinco padrões de regressão tumoral após a radioterapia: tipo 0 – regressão tumoral com desaparecimento total do tumor sem cicatriz residual; tipo 1 – regressão com calcificação total da lesão; tipo 2 – regressão sem calcificação; tipo 3 – regressão mista com calcificação parcial e tipo 4 – cicatriz plana atrófica. Esses padrões de regressão são também utilizados para outros métodos de tratamento como a braquiterapia e a quimioterapia, entre outros.

RECORRÊNCIA PÓS-TRATAMENTO DO TUMOR INTRAOCULAR

A recorrência local do tumor intraocular geralmente ocorre nos três primeiros anos após o tratamento, portanto o seguimento desses pacientes deve ser feito por um longo período.

Alguns achados histopatológicos foram descritos como fatores prognósticos para desenvolver doença metastática, tais como: invasão orbitária, invasão escleral e extraescleral, comprometimento do segmento anterior do globo ocular, invasão do nervo pós-laminar e invasão de coroide[41].

A indicação de quimioterapia adjuvante pós-enucleação para evitar a doença metastática e aumentar a sobrevida dos pacientes baseada nos achados histopatológicos não está definida. Estudos prospectivos devem definir as indicações, os fatores de risco e os protocolos a serem usados[32].

RETINOBLASTOMA EXTRAOCULAR

A sobrevida depende da extensão do comprometimento sistêmico. Os pacientes com comprometimento do SNC apresentam a pior sobrevida.

Pode-se dividir a doença extraocular em categorias diferentes: regional (órbita, margem de nervo óptico comprometida e linfonodos pré-auriculares), doença metastática sem comprometimento do SNC, doença metastática com comprometimento de SNC e retinoblastoma trilateral.

A melhor estratégia de tratamento para a doença metastática ainda não foi encontrada. Existem vários protocolos que são utilizados em diferentes centros de referência pelo mundo, com alguns estudos multicêntricos sendo desenvolvidos para tentar um resultado melhor do tratamento da doença extraocular.

Quando existe comprometimento extraocular regional, o tratamento multidisciplinar deve ser considerado. A associação de quimioterapia neoadjuvante, cirurgia para remoção do globo ocular e/ou tumor residual e radioterapia por feixe externo adjuvantes consiste na melhor forma terapêutica[36,37].

Algumas publicações mostraram que a doença metastática sem comprometimento de SNC apresenta melhor resposta e sobrevida com o uso de quimioterapia em altas doses associada com resgate de células-tronco hematopoiéticas autólogas[38,39].

Não existe um tratamento efetivo descrito para a doença com comprometimento do SNC. Os diferentes esquemas terapêuticos são utilizados sem melhora efetiva da sobrevida dos pacientes. Um estudo multicêntrico utiliza quimioterapia indutora com quatro ciclos de vincristina, cisplatina, ciclofosfamida e etoposide. Os pacientes com doença regional recebem a radioterapia de feixe externo. Para consolidar o tratamento, pacientes com doença metastática receberão quimioterapia com altas doses de carboplatina, tiotepa e etoposide, associada com resgate de células-tronco hematopoiéticas autólogas[40].

Outra abordagem é a utilização de esquemas quimioterápicos utilizados no tratamento de pacientes menores de 3 anos de idade com diagnóstico de meduloblastoma e/ou tumor neuroectodérmico primitivo, que envolve, além das drogas já citadas, a utilização de metotrexato em altas doses.

ABORDAGENS TERAPÊUTICAS EXPERIMENTAIS

Embora ainda não utilizadas em humanos, algumas terapias contra alvos moleculares estão em investigação e apresentam resultados. Elison *et al.* demonstraram que um inibidor molecular da interação MDM2/MDMX e a proteína p53, Nutlin 3A, foi capaz de induzir morte celular em linhagem de células de retinoblastoma humano. Laurie *et al.* descreveram a utilização subconjuntival de Nutlin 3A em combinação com topotecan, com redução parcial de retinoblastoma em camundongos. Dalgard *et al.* demonstraram que inibidores da histona deacetilase (HDAC) foram eficazes na redução da sobrevida de células de retinoblastoma e de tumores em modelos animais. Um inibidor de HDAC, vorinostat, foi aprovado recentemente para uso clínico em linfoma cutâneo de células T[42-45].

RASTREAMENTO E DIAGNÓSTICO PRECOCE

O rastreamento, estratégia utilizada para identificar determinada doença em uma população assintomática, é importante quando reduz a morbidade e a mortalidade da doença, e mesmo em doenças raras ele é indicado pelas consequências ao indivíduo e à sociedade do diagnóstico tardio. Em geral, advoga-se a utilização de testes pouco invasivos e não iatrogênicos na realização do rastreamento.

O tratamento do retinoblastoma prioriza a vida da criança e, em segundo lugar, a preservação de sua visão. Enquanto em países desenvolvidos a sobrevida global em cinco anos é próxima a 90%, em países em desenvolvimento essa sobrevida é bem menor, em parte pela maior frequência de tumores extraoculares devida ao atraso diagnóstico. Essa diferença implica diferentes abordagens para o rastreamento dessa doença.

A realização do teste do olho vermelho com pupila dilatada no neonato e periódico nos dois primeiros anos de vida, por pediatra treinado, é um dos principais exames na detecção precoce do retinoblastoma. Em pacientes com algum fator de risco para a doença, esse exame deve ser realizado sob anestesia geral, por oftalmologista experiente. Em alguns países, tais exames são implantados por legislação e subsidiados pelo sistema de saúde vigente.

No entanto, em países em desenvolvimento, em que a situação econômica, cultural, social e educacional ainda não permite a utilização desses testes como rotina, a simples detecção de leucocoria, ou estrabismo, e o correto encaminhamento a um profissional habilitado permitem reduzir a incidência de doença extraocular, visando à melhor sobrevida desses pacientes.

Em 2002, a TUCCA, uma organização não governamental brasileira de apoio ao tratamento de crianças com câncer, iniciou uma campanha para diagnóstico precoce do retinoblastoma. Por meio da utilização de pôsteres, cartões telefônicos com fotos de crianças com leucocoria, exibição de vídeos em televisão e cinemas, trabalho educacional em maternidades e empenho pela aprovação da lei que implanta a fundoscopia em recém-nascidos, essa campanha visa diminuir o tempo entre o primeiro sintoma da doença e o diagnóstico em nosso meio (que é de cerca de oito meses, extremamente alto) e, consequentemente, a incidência de tumor avançado. Os casos suspeitos são encaminhados a centros de tratamento por meio de telefones e *sites* divulgados nos meios de comunicação. O vídeo da campanha foi traduzido para 10 idiomas (inglês, francês, alemão, italiano, espanhol, árabe, hindu, swahilli, hebraico e tagalog) e distribuído em diversos países por meio da organização INCTR (*International Network for Cancer and Treatment Research*), o braço internacional da campanha[46] (Fig. 24.4). Os programas educacionais são um primeiro passo na detecção precoce do retinoblastoma, no intuito de salvar vidas e atingir uma das metas da Organização Mundial da Saúde, que é a eliminação da cegueira evitável em 2020.

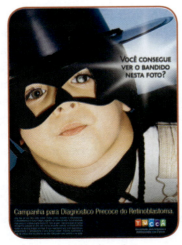

Fig. 24.4. Pôster da campanha de diagnóstico precoce da TUCCA.

REFERÊNCIAS

1. Orjuela MA, Titievsky L, Liu X, et al. Fruit and vegetable intake during pregnancy and risk for development of sporadic retinoblastoma. Cancer Epidemiol Biomarkers Prev. 2005;14:1433-40.
2. Orjuela M, Ponce CV, Ridaura C, et al. Presence of human papilloma virus in tumor tissue from children with retinoblastoma: an alternative mechanism for tumor development. Clin Cancer Res 2000;6:4010-6.
3. Palazzi MA, Yunes JA, Cardinalli IA, et al. Detection of oncogenic human papillomavirus in sporadic retinoblastoma. Acta Ophthalmol Scand. 2003;81:396-8.
4. Francke U, Kung F. Sporadic bilateral retinoblastoma and 13q-chromosomal deletion. Med Pediatr Oncol. 1976;2:379-85.
5. Sparkes RS, Sparkes MC, Wilson MG, et al. Regional assignment of genes for human esterase D and retinoblastoma to chromosome band 13q14. Science. 1980;208:1042-4.
6. Corson TW, Gallie BL. One hit, two hits, three hits, more? Genomic changes in the development of retinoblastoma. Genes Chromosomes Cancer. 2007;46:617-34.
7. Bowles E, Corson TW, Bayani J, et al. Profiling Genomic copy number changes in retinoblastoma beyond loss of RB1. Genes Chromosomes Cancer. 2007;46:118-29.
8. Sampieri K, Mencarelli MA, Epistolato MC, et al. Genomic differences between retinoma and retinoblastoma. Acta Oncol. 2008;47:1483-92.
9. Knudson AG. Mutation and cancer: statistical study of retinoblastoma. Proc Natl Acad Sci USA. 1971;68:820-3.
10. Abramson DH, Frank CM. Second nonocular tumors in survivors of bilateral retinoblastoma: a possible age effect on radiation-related risk. Ophthalmology. 1998;105:573-80.
11. Fletcher O, Easton D, Anderson K, et al. Lifetime risks of common cancers among retinoblastoma survivors. J Natl Cancer Inst. 2004;96:357-63.
12. Wong FL, Boice JD, Abramson DH, et al. Cancer incidence after retinoblastoma: radiation dose and sarcoma risk. JAMA. 1997;278:1262-7.
13. Marcus DM, Brooks SE, Leff G, et al. Trilateral retinoblastoma: insights into histogenesis and management. Surv Ophthalmol. 1998;43:59-70.
14. Blach LE, McCormick B, Abramson DH, et al. Trilateral retinoblastoma- incidence and outcome: decade of experience. Int J Radiat Oncol Biol Phys. 1994;29:729-33.
15. Singh AD, Santos CM, Shields CL, et al. Observations on 17 patients with retinocytoma. Arch Ophthalmol. 2000;118:199-205.
16. Gallie BL, Ellsworth RM, Abramson DH, et al. Retinoma: spontaneous regression of retinoblastoma or bening manifestation of the mutation? Br J Cancer. 1982;45:513-21.
17. Shields JA, Shields CL. Retinoblastoma: intraocular tumors. A text and atlas. Philadelphia: WB Saunders; 1992. p. 305-91.
18. Sterns GK, Coleman DJ, Ellsworth RM. The ultrasonographic characteristics of retinoblastoma. Am J Ophthalmol. 1974;78:606-11.
19. Schueler AO, Hosten N, Bechraks NE, et al. High resolution magnetic resonance imaging of retinoblastoma. Br J Ophthalmol. 2003;87:330-5.
20. Ainbinder DJ, Haik BG, Frei DF, et al. Gadolinium enhancement: improved MRI detection of retinoblastoma extension into the optic nerve. Neuroradiology. 1996;38:778-81.

21. OHara BJ, Ehya H, Shields JA, et al. Fine needle aspiration biopsy in pediatric ophthalmic tumors and pseudotumors. Acta Cytol. 1993;37:125-30.

22. Maat-Kievit JA, Oepkes D, Hartwig NG, et al. A large retinoblastoma detected in a fetus at 21 weeks of gestation. Prenat Diagn. 1993;13:377-84.

23. Salim A, Wiknjosastro GH, Danukusumo D, et al. Fetal retinoblastoma. L Ultrasound Med. 1998;17:717-20.

24. Schuler AO, Hosten N, Bechraks NE, et al. High resolution magnetic resonance imaging of retinoblastoma. Br J Ophthalmol. 2003;87:330-5.

25. Murphree AL. Intraocular retinoblastoma: the case for a new group classification. Ophthalmol Clin North Am. 2005;18:41-53.

26. Shields CL, Mashayekhi A, Au A, et al. The International Classification of Retinoblastoma (ICRB) predicts chemoreduction success. Ophthalmology. 2006;113:2276-80.

27. Chantada G, Doz F, Antonelli CB, et al. A proposal for an international retinoblastoma staging system. Pediatr Blood Cancer. 2006;47:801-5.

28. Shields CL, De Potter P, Himelstein BP et al. Chemoreduction in the initial management of intraocular retinoblastoma. Arch Ophthalmol. 1996;114:1330-8.

29. Murphree AL, Villablanca JG, et al. Chemotherapy plus focal treatment in the management of intraocular retinoblastoma. Arch Ophthalmol. 1996;114:1348-56.

30. Gallie BL, Bunding A, DeBoer G, et al. Chemotherapy with focal therapy can cure intraocular retinoblastoma without radiotherapy. Arch Ophthalmol. 1996;114:1321-8.

31. Kingston JE, Hungerford JL, Madreperla SA, et al. Results of combined chemotherapy and radiotherapy for advanced intraocular retinoblastoma. Arch Ophthalmol. 1996;114:1339-43.

32. Comunicação pessoal - Children's Oncology Group (COG).

33. Yamane T, Kaneko A, Mohri M. The technique of ophthalmic arterial infusion therapy for patients with intraocular retinoblastoma. Int J Clin Oncol. 2004;9:69-73.

34. Abramson DH, Dunkel IJ, Brodie SE, et al. A phase I/II study of direct intraarterial (ophthalmic artery) chemotherapy with melphalan for intraocular retinoblastoma. Ophthalmology. 2008;115:1398-404.

35. Shields CL, Shields JA, Carter J, et al. Plaque radiotherapy for retinoblastoma: long term tumor control and treatment complications in 208 tumors. Ophthalmology. 2001;108:2116-21.

36. Chantada G, Fandino A, Casak S, et al. Treatment of overt extraocular retinoblastoma. Med Pediatric Oncol. 2003;40:158-61.

37. Antoneli CBG, Steinhorst F, Ribeiro KCB, et al. Extraocular retinoblastoma: a 13 year experience. Cancer. 2003;98:1292-8.

38. Saleh RA, Gross S, Cassano W, et al. Metastatic retinoblastoma successfully treated with immunomagnetic purged autologous bone marrow transplantation. Cancer. 1988;62:2301-3.

39. Namouni F, Doz F, Tanguy ML, et al. High-dose chemotherapy with carboplatin, etoposide and cyclophosphamide followed by a haematopoietic stem cell rescue in patients with high-risk retinoblastoma: a SFOP and SFGM study. Eur J Cancer. 1997;33:2368-75.

40. Comunicação Pessoal Children Oncology Group (COG) ARET 0321: A trial of intensive multi-modality therapy for extraocular retinoblastoma.

41. Kopelman JE, McLean IW, Rosenberg SH, et al. Multivariate analysis of risk factors for metastasis in retinoblastomas treated by enucleation. Ophthalmology. 1987;94:371-7.

42. Elison JR, Cobrinik D, Claros N, et al. Small molecule inhibition of HDM2 leads to p53-mediated cell death in retinoblastoma cells. Arch Ophtalmol. 2006;124:1269-75.

43. Laurie NA, Donovan SL, Shih CS, et al. Inactivation of the p53 pathway in retinoblastoma. Nature. 2006;444:61-6.

44. Dalgard CL, Van Quill KR, O'Brien JM. Evaluation of the in vitro and in vivo anti-tumor activity of histone deacetylase inhibitors for the therapy of retinoblastoma. Clin Cancer Res. 2008;14:3113-23.

45. Lin P, O' Brien JM. Frontiers in the management of retinoblastoma. Am J Ophthalmol. 2009;148:192-8.

46. Epelman S, Epelman C, Erwenne C, et al. National campaign for early diagnosis of retinoblastoma in Brazil. Proc ASCO. 2004;22:8561.

SARCOMA DE EWING

Lauro José Gregianin
Algemir Lunardi Brunetto

CAPÍTULO 25

INTRODUÇÃO

Os tumores da "família" Ewing (TFE) incluem o sarcoma de Ewing ósseo (SEO), o sarcoma de Ewing de partes moles (SEPM), o tumor neuroectodérmico primitivo (PNET) ou neuroeptelioma periférico e o tumor de Askin (PNET da parede torácica). Marcadores imunoistoquímicos, citogenética, genética molecular e cultura de tecidos demonstram que todos esses tumores são derivados da mesma célula-tronco primordial.

O marcador imunoistoquímico MIC2 (CD99) é uma proteína de superfície da membrana celular que se expressa na maioria dos TFE, sendo útil no diagnóstico diferencial dos chamados tumores de pequenas células azuis arredondadas. Deve-se ressaltar, entretanto, que a presença de MIC2 não é patognomônica de TFE, pois ela pode ser positiva em uma série de outros tumores, incluindo o sarcoma sinovial[1,2].

Os TFE ocorrem mais frequentemente na segunda década de vida e representam aproximadamente 4% das neoplasias malignas que incidem em crianças e adolescentes. A incidência em meninos é levemente superior que em meninas (1,1:1).

Os SEO representam 60% dos casos de TFE. Os sítios de incidência do tumor primário dos SEO são extremidade distal (27% dos casos), extremidade proximal (25%), pelve (20%), tórax (20%), coluna e crânio (9%). Os SEPM ocorrem com mais frequência no tronco (32%), seguidos pelas extremidades (26%), cabeça e pescoço (18%), retroperitônio (16%) e outros sítios (8%). O sítio de incidência mais frequente dos PNET é o tórax (44%), seguido pelo abdome-pelve (26%), extremidades (20%), cabeça e pescoço (6%) e outros sítios (4%).

Os pacientes frequentemente apresentam dor localizada e progressiva, podendo estar presente uma tumoração endurecida e dolorida à palpação. Lesões próximas às articulações podem limitar os movimentos, enquanto tumores próximos à coluna vertebral e sacra determinam sintomas pela irritação ou compressão das raízes nervosas. Nos casos de doença avançada, os TFE podem determinar febre, perda de peso, anemia e prostração[3].

Os fatores prognósticos mais importantes estão relacionados ao sítio do tumor primário, ao volume tumoral e à presença de metástases. Nos SEO, os sítios mais favoráveis são extremidade distal e localização central (crânio, clavícula, vértebras e costelas). Os tumores axiais irressecáveis ou de localização pélvica estão associados a um prognóstico mais desfavorável[4]. O volume ou o tamanho do tumor também apresenta importância prognóstica[5,6]; as lesões maiores tendem a ocorrer nos sítios mais desfavoráveis[7]. Crianças pequenas apresentam uma sobrevida livre de eventos (SLE) mais favorável que adolescentes e adultos jovens[4,8]. Meninas com SEO têm melhor prognóstico que meninos[8].

A presença de febre, anemia e DHL elevada são fatores prognósticos desfavoráveis para os pacientes com SEO[4,9]. Nível sérico aumentado de DHL ao diagnóstico correlaciona-se com doença metastática e uma SLE desfavorável[9].

A ressecabilidade cirúrgica também é uma variável importante, e tanto a ressecção incompleta como a completa com margens microscópicas estão associadas a um pior prognóstico, quando comparado a pacientes com ressecção com margens livres[10,11].

Apesar de as lesões metastáticas ao diagnóstico serem diagnosticadas em 20% a 30% dos pacientes com SEO e em aproximadamente 13% dos SEPM[10], acredita-se que esteja presente na maioria dos pacientes, pois a recaída ocorre em 80% a 90% dos pacientes submetidos apenas a tratamento local (cirurgia completa e/ou radioterapia). A sobrevida melhora significativamente com o acréscimo da quimioterapia sistêmica (QT), determinando uma SLE em cinco anos de 70% e em 10 anos de 50%[4,5,8]. O prognóstico para os pacientes com doença metastática é desfavorável, mesmo com a utilização de QT intensiva. Entre os pacientes com doença metastática, os portadores de metástases pulmonares apresentam uma sobrevida superior àqueles com metástases ósseas ou na medula óssea[4].

Ainda não foi identificado qualquer fator ambiental associado a um maior risco para desenvolvimento desses tumores. A exposição prévia a QT ou radioterapia também não parece influenciar a incidência dos TFE[12-15].

Na histologia convencional, os SEO classicamente apresentam mínimas evidências de diferenciação, enquanto os PNET mostram evidência de diferenciação neural. O grau de diferenciação neural não parece ter influência no prognóstico[16].

Pela técnica de PCR-RT, pode-se identificar a presença dos genes de fusão EWS-FLI1 (tipo 1 e tipo 2) e EWS-ERG na maioria dos casos. Os pacientes com SEO e SEPM não metastático com EWS-FLI1 (tipo 1) apresentam um prognóstico mais favorável[17]. A presença de expressão aumentada da proteína p53 é uma característica prognóstica desfavorável, embora esse achado tenha sido observado em um estudo com um número de pacientes relativamente pequeno[16,18].

Vários estudos demonstraram que os pacientes com boa resposta à QT, especialmente quando a resposta histológica é favorável (índice de necrose > 90%), apresentam SLE significativamente melhor quando comparados com os pacientes maus respondedores[4,5,19,20].

ESTADIAMENTO

Nos tumores ósseos, a radiografia convencional pode fornecer informações importantes para o diagnóstico. Usualmente se observa uma lesão permeativa com componente de destruição óssea, elevação do periósteo (triângulo de Codman) e comprometimento de partes moles sem calcificações no seu interior[21,22]. A *tomografia computadorizada* (TC) e a *ressonância magnética nuclear* (RMN) complementam a investigação, permitindo identificar os detalhes do tumor e sua relação com as estruturas anatômicas. A cintilografia óssea do corpo inteiro, TC de tórax e biópsia e aspirado de medula óssea são fundamentais para o rastreamento de metástases. O nível sérico de LDH,

se elevado ao diagnóstico, pode ser útil para auxiliar a monitorar a resposta ao tratamento. Ainda não há um consenso sobre a superioridade das informações fornecidas pelo exame de PET *scan* sobre a cintilografia óssea e a TC de tórax na identificação de metástases, entretanto esse exame tem sido muito útil na monitorização da resposta ao tratamento[23]. A importância da identificação de transcritos na medula óssea, por meio da análise molecular, para o estadiamento ainda se encontra sob avaliação.

DIAGNÓSTICO DIFERENCIAL

Entre as condições benignas, a osteomielite pode ter uma apresentação similar à dos TFE ósseos, determinando dor e hiperemia local, febre, comprometimento de partes moles e hipercaptação do contraste no exame de cintilografia óssea. Entre as neoplasias que devem ser consideradas estão o osteossarcoma, condrossarcoma, histiocitoma fibroso maligno, metástases de neuroblastoma e linfoma primário de osso. A biópsia ou punção aspirativa é que determinará o diagnóstico.

TRATAMENTO
Equipe interdisciplinar

É importante que o paciente seja tratado em centros de referência com equipe interdisciplinar que inclua pelo menos cirurgião, oncologista pediátrico, radiologista, patologista e radioterapeuta. A avaliação de cada paciente pelos diferentes especialistas a serem consultados deve ser a mais breve possível. Por exemplo, o cirurgião ortopedista que fará a cirurgia definitiva deveria, preferencialmente, estar envolvido durante a biópsia para que a incisão fosse feita numa localização adequada, visando à realização da cirurgia definitiva com excisão completa da lesão e enfoque conservador. O cirurgião deve obter amostras de tecido suficiente que permita a realização de *imprints*, tecido para fixação em formalina e para cultura de células.

Tratamento local

O controle local pode ser obtido com cirurgia e/ou radioterapia. A cirurgia é geralmente a opção preferida quando a lesão é ressecável[24,25]. A superioridade da cirurgia para controle local nunca foi testada em estudos randomizados prospectivos. A aparente superioridade pode representar viés de seleção, já que lesões menores, mais periféricas, são normalmente tratadas com cirurgia, enquanto lesões maiores, mais centrais, são mais frequentemente tratadas com radioterapia[26]. Em crianças pequenas com SEO a cirurgia pode ter menos morbidade tardia que a radioterapia, que pode causar retardo do crescimento ósseo e risco de neoplasia secundária. Outro benefício potencial da cirurgia é a possibilidade de conhecer o grau de necrose no tumor ressecado, já que se sabe que existem piores resultados em pacientes com baixo grau de necrose. No estudo francês EW88[20], a SLE para pacientes com < 5%, entre 5%-30% e > 30% de células viáveis, foi de 75%, 48% e 20%, respectivamente[27]. No presente, alguns estudos estão investigando o papel da QT de altas doses e resgate com transplante de células-tronco hematopoiéticas para pacientes com resposta histológica insatisfatória.

A radioterapia deve ser utilizada para pacientes com tumores irressecáveis ou com margens cirúrgicas inadequadas. A dose de radioterapia é usualmente de 5.600 cGy. Um estudo randomizado com 40 pacientes com SEO, usando 5.580 cGy no leito tumoral mais 2 cm de margem, comparado com a mesma dose no leito tumoral e 3.960 cGy a todo o osso, não demonstrou diferenças tanto em termos de controle local quanto em SLE[20]. O uso de radioterapia hiperfracionada não parece influir no controle local nem diminuir morbidade[28]. Alguns pacientes podem se beneficiar de ressecção cirúrgica após radioterapia. As atuais recomendações do *Intergroup Ewing's Sarcoma Study* (IESS) para pacientes com doença residual macroscópica são de 4.500 cGy acrescidos de 1.080 cGy de reforço. Para aqueles com doença microscópica residual, são recomendados 4.500 cGy acrescidos de 540 cGy de reforço. Não há recomendação de radioterapia para pacientes com ressecção com margens livres. Um estudo retrospectivo demonstrou que pacientes que receberam 6.000 cGy ou mais tinham uma incidência de 20% de neoplasia secundária; para aqueles que receberam entre 4.800-6.000 cGy, a incidência era de 5% e entre aqueles com < 4.800 cGy nenhum desenvolveu neoplasia secundária[29].

Tratamento sistêmico

Além do tratamento local com cirurgia e/ou radioterapia, todos os pacientes portadores de TFE devem receber tratamento sistêmico com QT, mesmo aqueles com doença localizada ao diagnóstico, em virtude da possibilidade de ter doença metastática oculta[19,20].

O tratamento quimioterápico *standard* no presente consiste de uma combinação de vincristina (V), adriamicina (Adria) e ciclofosfamida (C), normalmente denominada VAdriaC, alternado com ifosfamida (I)

e etoposide (VP-16), normalmente denominada IE[30]. A importância da adriamicina tem sido claramente identificada em estudos randomizados[31]; o aumento da dose-intensidade de adriamicina durante a fase precoce do tratamento se traduz em SLE superior[31,32]. Esses achados têm diminuído o interesse no uso de actinomicina-D na maioria dos protocolos mais recentes. O benefício do acréscimo de IE no tratamento de pacientes com TFE tem sido demonstrado tanto em estudos clínicos não randomizados quanto em estudos randomizados e hoje está incluído nos regimes utilizados pela maioria dos grupos cooperativos para tratamento de pacientes com TFE[30,33].

O *Children's Oncology Group* desenvolveu um estudo randomizado em pacientes com doença localizada comparando o esquema VAdriaC + IE administrado a intervalo de 21 dias com o mesmo esquema, porém com intervalo de 14 dias ("*interval compression*") com o objetivo de avaliar o benefício do aumento na dose-intensidade. Foram elegíveis 568 pacientes, sendo randomizados 284 pacientes para cada braço. O tempo médio de intervalo entre os ciclos de QT no Regime A foi de 23,3 dias e no Regime B foi de 18,5 dias. A SLD em três anos foi de 65% para o Regime A e de 76% para o Regime B, p = 0,028. A ocorrência de toxicidade e o número de dias de internação hospitalar foram similares entre os regimes. Os autores concluíram que o regime com intervalo de duas semanas entre os ciclos foi mais eficaz do que o regime convencional[34].

Experiência com outras drogas e esquemas

Mais recentemente alguns investigadores têm demonstrado que o uso de QT de altas doses associado com uso de células progenitoras da medula óssea pode aumentar os índices de sobrevida em várias doenças malignas da infância. Em pacientes com sarcoma de Ewing, o benefício dessa estratégia não foi comprovado[33,35].

Se considerarmos que a intensificação da QT tem mostrado em diversos estudos ter um papel ainda insatisfatório para pacientes de alto risco, novos agentes e novos modelos são necessários para TFE[36]. Estudos pré-clínicos e clínicos têm demonstrado que derivados da camptotecina são agentes pouco efetivos para tratamento de neoplasias malignas na infância quando usados isoladamente. Estudos de fase II, entretanto, combinando topotecan com ciclofosfamida[37,38] ou temozolamida[39], mostraram resultados promissores. Como aproximadamente 70% dos TFE expressam positividade para o receptor c-kit, o uso do inibidor da tirosinoquinase STI-571 (mesilato de imatinibe) poderia apresentar potencial benefício. O COG está desenvolvendo um estudo de fase II para avaliar a eficácia desse agente em sarcomas recorrentes. O uso mais recente de modelos de indução de apoptose[40,41] ou inibição da deacetilização de histona[42] tem resultado em significativa atividade antitumoral em células de TFE em estudos pré-clínicos e em modelos clínicos. No presente, entretanto, todas essas alternativas estão sendo avaliadas em estudos piloto e/ou para pacientes com doença refratária.

A terapia metronômica ou antiangiogênica tem sido apresentada como uma estratégia promissora para o tratamento de câncer, a qual está sendo extensivamente avaliada em inúmeras neoplasias utilizando diferentes agentes, incluindo etoposide em câncer de pulmão não de pequenas células[43], taxol ou ciclofosfamida em câncer metastático de mama[44] e vimblastina em linfoma de Hodgkin[43]. No atual estudo de osteossarcoma do grupo sul-americano, essa estratégia também está sendo utilizada para pacientes com doença metastática por meio do uso de metotrexate e ciclofosfamida via oral.

O conceito que justifica o uso de terapia metronômica é o de que a exposição a baixas doses desses agentes ao longo do tratamento (ou após o término to tratamento *standard*) produz respostas clínicas distintas daquelas produzidas pelo uso clássico intermitente de ciclos de drogas citotóxicas, tradicionalmente utilizado no tratamento de neoplasias malignas. Isso pode ser devido ao fato de que os períodos de repouso entre os ciclos de QT a cada três semanas permite que o compartimento celular endotelial de um tumor tenha oportunidade de reparar parte do dano causado pela QT. Esse processo de reparo pode ser parcialmente inibido pelo uso de terapia metronômica. Por exemplo, o uso de vimblastina em doses baixas, destituídas de citotoxicidade endotelial, pode bloquear angiogênese *in vitro* e *in vivo*[45,46] e, assim, ter um potencial de atividade com baixo risco de toxicidade.

Atualmente, vários grupos cooperativos pediátricos estão avaliando o benefício do uso de terapia metronômica. A grande maioria desses estudos, entretanto, está sendo realizada em pacientes com doenças metastáticas ou refratárias.

Experiência prévia do Grupo Cooperativo Brasil/Uruguai

Em outubro de 2003, com o apoio da Sociedade Brasileira de Oncologia Pediátrica, iniciou-se o primeiro estudo cooperativo para tratamento de pacientes com TFE, incluindo 14 dos principais centros no Brasil e o centro de Montevidéu (Uruguai). Esse estudo prospectivo tinha como objetivos: a) desenvolver um modelo de tratamento em nível nacional, de forma que os centros participantes adotassem um programa terapêutico padrão; b) avaliar a factibilidade de um regime incorporando carboplatina ao esquema IE (ICE).

O racional para incorporar carboplatina à combinação clássica de IE considerou o percentual elevado de pacientes no Brasil que se apresentam ao diagnóstico com doença metastática ou com doença local avançada e que poderiam se beneficiar de um esquema mais intensivo[30]. Considerando que em estudos prévios o esquema ICE tem mostrado ser efetivo em pacientes com tumores recidivados/refratários[47,48], o grupo optou por incorporar esse esquema, pelo qual todos os pacientes recebiam dois ciclos de ICE na fase de indução. Após tratamento local, os pacientes com doença localizada considerada de alto risco e aqueles com doença metastática ao diagnóstico recebiam quatro com ciclos adicionais de ICE. Foram incluídos 180 pacientes, dos quais aproximadamente 40% apresentavam doença metastática ao diagnóstico, confirmando a tendência de que em países em desenvolvimento uma parcela maior de pacientes é diagnosticada com doença avançada. Resultados de análise preliminar de sobrevida livre de doença (SLD) em 36 meses foram de 51% para todo o grupo. A sobrevida geral (SG) entre os pacientes com doença localizada foi de 80%, enquanto para o grupo de pacientes com metástases foi de 43% (P = 0,006). Na análise multivariada foi observado que, no grupo de pacientes com metástases, os fatores que apresentaram influência desfavorável foram o nível sérico de LDH duas vezes acima do nível normal (P = 0,018) e a presença de metástases extrapulmonares, quando comparadas com metástases de localização pulmonar (P = 0,006)[49]. Embora a proposta de inclusão do regime ICE tenha se mostrado factível e os índices de sobrevida tenham sido considerados adequados, o estudo apresenta as limitações de não ter sido randomizado. O próximo estudo tem uma expectativa de dobrar a inclusão de pacientes pela participação de mais centros do Brasil e da Argentina e Chile.

Embora a análise preliminar do nosso estudo anterior tenha identificado que os resultados obtidos em pacientes com doença localizada não sejam inferiores ao descrito na literatura, é possível que o uso de ICE tenha sido benéfico para um subgrupo de pacientes e, por outro lado, represente um risco de toxicidade excessiva para pacientes de melhor prognóstico, para os quais o tratamento convencional sem carboplatina pode ser o mais adequado, especialmente para centros com menores condições de tratamento de suporte.

O objetivo do próximo estudo, que deve iniciar a inclusão de pacientes em julho de 2010, é avaliar a eficácia e a toxicidade do esquema de tratamento, que consiste em: a) QT de indução "compressiva", que compreende seis cursos de QT com um intervalo de 14 dias entre cada curso; b) tratamento local com cirurgia e/ou radioterapia; c) oito cursos de QT pós-tratamento local com intervalo convencional de 21 dias entre os cursos; e d) para todos os pacientes com doença metastática, o uso de baixa dose de QT antiangiogênese (terapia metronômica) logo após o tratamento local e para os pacientes com doença localizada, randomização para seu uso após término do tratamento sistêmico. A utilização do esquema compressivo na fase de indução fundamenta-se na superioridade dessa estratégia descrita por Wagner *et al.*[39], e a terapia metronômica tem a finalidade de avaliar o impacto do uso desse modelo em pacientes com doença metastática ou localizada, para os quais também é necessário buscar alternativas mais eficazes sem agregar excesso de toxicidade.

REFERÊNCIAS

1. Fisher C. Synovial sarcoma. Ann Diagn Pathol. 1998;2(6):401-21.
2. Soslow RA, Bhargava V, Warnke RA. MIC2, TdT, bcl-2, and CD34 expression in paraffin-embedded high-grade lymphoma/acute lymphoblastic leukemia distinguishes between distinct clinicopathologic entities. Hum Pathol. 1997;28(10):1158-65.
3. Widhe B, Widhe T. Initial symptoms and clinical features in osteosarcoma and Ewing sarcoma. J Bone Joint Surg Am. 2000;82(5):667-74.
4. Cotteril SJ, Ahrens S, Paulussen M, et al. Prognostic factors in Ewing's tumor of bone: analysis of 975 patients from the European Intergroup Cooperative Ewing's Sarcoma Study Group. J Clin Oncol. 2000;18(17):3108-14.
5. Paulussen M, Ahrens S, Dunst J, et al. Localized Ewing tumor of bone: final results of the Cooperative Ewing's Sarcoma Study CESS 86. J Clin Oncol. 2001;19(6):1818-29.
6. Bacci G, Picci P, Mercuri M, et al. Predictive factors of histological response to primary chemotherapy in Ewing's sarcoma. Acta Oncol. 1998;37(7-8):671-6.
7. Donaldson SS, Torrey M, Link MP, et al. A multidisciplinary study investigating radiotherapy in Ewing's sarcoma: end results of POG #8346. Int J Radiat Oncol Biol Phys. 1998;42(1):125-35.
8. Shankar AG, Pinkerton CR, Atra A, et al. Local therapy and other factors influencing site of relapse in patients with localised Ewing's sarcoma. United Kingdom Children's Cancer Study Group (UKCCSG). Eur J Cancer. 1999;35(12):1698-704.
9. Bacci G, Ferrari S, Longhi A, et al. Prognostic significance of serum LDH in Ewing's sarcoma of bone. Oncol Rep. 1999;6(4):807-11.
10. Raney RB, Asmar L, Newton WA, et al. Ewing's sarcoma of soft tissues in childhood: a report from the Intergroup Rhabdomyosarcoma Study. J Clin Oncol. 1997;15(2):574-82.
11. Ahmad R, Mayol BR, Davis M, et al. Extraskeletal Ewing's sarcoma. Cancer. 1999;85(3):725-31.
12. Buckley JD, Pendergrass TW, Buckley CM, et al. Epidemiology of osteosarcoma and Ewing's sarcoma in childhood: a study of 305 cases by the Children's Cancer Group. Cancer. 1998;83:1440.
13. McKeen EA, Hanson MR, Mulvihil JJ, et al. Birth defects with Ewing's sarcoma. N Engl J Med. 1983;309:1522.
14. Novakovic B, Goldstein AM, Wexler LH, et al. Increased risk of neuroectodermal tumors and stomach cancer in relatives of patients with Ewing's sarcoma family of tumors. J Natl Cancer Inst. 1994;86:1702.
15. Spunt SL, Rodriguez-Galindo C, Fuller CE, et al. Ewing sarcoma-family tumors that arise after treatment of primary childhood cancer. Cancer. 2006;107(1):201.
16. Parham DM, Hijazi Y, Steiberg SM, et al. Neuroectodermal differentiation in Ewing's sarcoma family of tumors does not predict tumor behavior. Hum Pathol. 1999;30(8):911-8.
17. Alava E, Kawai A, Healey JH, et al. EWS-FLI1 fusion transcript structure is an independent determinant of prognosis in Ewing's sarcoma. J Clin Oncol. 1998;16(4):1248-55.
18. Abudu A, Mangham DC, Reynolds GM, et al. Overexpression of p53 protein in primary Ewing's sarcoma of bone: relationship to tumour stage, response and prognosis. Brit J Cancer. 1999;79(7-8):1185-9.
19. Wunder JS, Paulian G, Huvos AG, et al. The histological response to chemotherapy as a predictor of the oncological outcome of operative treatment of Ewing sarcoma. J Bone Joint Surg. 1999;80(7):1020-33.
20. Oberlin O, Le Deley MC, Bui BN, et al. Prognostic factors in localized Ewing's tumours and peripheral neuroectodermal tumors: the third study of the French Society of Paediatric Oncology (EW88 study). Brit J Cancer. 2001;85(11):1646-54.
21. Rud NP, Reiman HM, Pritchard DJ, et al. Extraosseous Ewing's sarcoma: a study of 42 cases. Cancer. 1989;64(7):1548-53.
22. Widhe B, Widhe T. Initial symptoms and clinical features in osteosarcoma and Ewing sarcoma. J Bone Joint Surg Am. 2000;82(5):667-74.
23. Hawkins DS, Schuetze SM, Butrynski JE, et al. [18F]Fluorodeoxyglucose positron emission tomography predicts outcome for Ewing sarcoma family of tumors. J Clin Oncol. 2005;23(34):8828-34.
24. Rodriguez-Galindo C, Poquette CA, Marina NM, et al. Hematologic abnormalities and acute myeloid leukemia in children and adolescents administered intensified chemotherapy for the Ewing sarcoma family of tumors. J Pediatr Hematol Oncol. 2000;22(4):321-9.
25. Hoffmann C, Ahrens S, Dunst J, et al. Pelvic Ewing sarcoma: a retrospective analysis of 241 cases. Cancer. 1999;85(4):869-77.
26. Shamberger RC, LaQuaglia MP, et al, for the Pediatric Oncology Group and Children's Cancer Group. Ewing sarco-

ma of the rib: results of an intergroup study with analysis of outcome by timing of resection. J Thorac Cardiovasc Surg. 2000;119(6):1154-61.

27. Kuttesch JF, Wexler LH, Marcus RB, et al. Second malignancies after Ewing's sarcoma: radiation dose-dependency of secondary sarcomas. J Clin Oncol. 1996;14(10):2818-25.

28. Womer RB, Daller RT, Fenton JG, et al. Granulocyte colony stimulating factor permits dose intensification by interval compression in the treatment of Ewing's sarcomas and soft tissue sarcomas in children. Eur J Cancer. 2000;36(1):87-94.

29. Paulussen M, Ahrens S, Burdach S, et al. Primary metastatic (stage IV) Ewing tumor: survival analysis of 171 patients from the EICESS studies. Ann Oncol. 1998;9(3):275-81.

30. Grier HE, Krailo MD, Tarbell NJ, et al. Addition of ifosfamide and etoposide to standard chemotherapy for Ewing's sarcoma and primitive neuroectodermal tumor of bone. N Engl J Med. 2003;348(8):694-701.

31. Nesbit ME Jr, Gehan EA, Burgert EO, Jr, et al. Multimodal therapy for the management of primary, nonmetastatic Ewing's sarcoma of bone: a long-term follow-up of the First Intergroup Study. J Clin Oncol. 1990;8(10):1664-74

32. Smith MA, Ungerleider RS, Horowitz ME, et al. Influence of doxorubicin dose intensity on response and outcome for patients with osteogenic sarcoma and Ewing's sarcoma. J Natl Cancer Inst .1991;83(20):1460-70.

33. Craft A, Correrill S, Malcolm A, et al. Ifosfamide-containing chemotherapy in Ewing's sarcoma: The Second United Kingdom Children's Cancer Study Group and the Medical Research Council Ewing's Tumor Study. J Clin Oncol. 1998;16(11):3628-33.

34. Womer RB, West DC, Krailo MD, et al. Randomized comparison of every-two-week v. every-three-week chemotherapy in Ewing sarcoma family tumors (ESFT). Committee. J Clin Oncol. 26: 2008 (May 20 suppl; abstr 10504).

35. Meyers PA, Krailo MD, Ladanyi M, et al. High-dose melphalan, etoposide, total-body irradiation, and autologous stem-cell reconstitution as consolidation therapy for high-risk Ewing's sarcoma does not improve prognosis. J Clin Oncol. 2001;19(11):2812-20.

36. Rodriguez-Gallindo C. Pharmacological management of Ewing sarcoma family of tumours. Expert Opin Pharmacother. 2004;5:1257-70.

37. Saylors RL 3rd, Stine KC, Sullivan J, et al. Cyclophosphamide plus topotecan in children with recurrent or refractory solid tumors: a Pediatric Oncology Group phase II study. J Clin Oncol. 2001;19(15):3463-9.

38. Bernstein ML, Goorin A, Devidas M, et al. Topotecan and topotecan, cyclophosphamide window therapy in patiens with Ewing sarcoma metastatic at diagnosis: an Intergroup Pediatric Oncology Group study [abstract]. Med Pediatr Oncol. 2001;37:176.

39. Wagner LM, Crews KR, Iacono LC, et al. Phase I trial of temozolomide andprotracted irinotecan in pediatric patients with refractory solid tumors. Clin Cancer Res. 2004;10:840-8.

40. Mitsiades N, Poulaki V, Mitsiades C, et al. Ewing's sarcoma family of tumors are sensitive to tumor necrosis factor-related apoptosis-inducing ligand and express death receptor 4 and death receptor 5. Cancer Res. 2001;61:2704-12.

41. Van Valen F, Fulda S, Schafer K-L, et al. Selective and noselective toxicity of TRAIL/Apo2L combined with chemotherapy in human bone tumour cells vs. normal human cells. Int J Cancer. 2003;107:929-40.

42. Peart MJ, Tainton KM, Ruiefli AA, et al. Novel mechanisms of apoptosis induced by histone deacetylase inhibitors. Cancer Res. 2003;63:4460-71.

43. Kakolyris S, Samonis G, Koukourakis M, et al. Treatment of non-small-cell lung cancer with prolonged oral etoposide. Am J Clin Oncol. 1998;21:505-8.

44. Alvarez A, Mickiewicz E, Brosio C, et al Weekly taxol (T) in patients who had relapsed or remained stable with T in a 21 day schedule. Proc ASCO. 188a, 1998, abstr 726.

45. Vacca A, Iurlaro M, Ribatti D, et al. Antiangiogenesis is produced by nontoxic doses of vinblastine. Blood 94(12):4143-55, 1999.

46. Bacci G, Ferrari S, Bertoni F, et al. Prognostic factors in non-metastatic Ewing's sarcoma of bone treated with adjuvant chemotherapy: analysis of 359 patients at the Istituto Ortopedico Rizzoli. J Clin Oncol. 2000:18:4-11.

47. Loss JF, Santos PP, Leone LD, et al. Outcome of pediatric recurrent and refractory malignant solid tumors following ifosfamide/carboplatin/etoposide (ICE): a phase II study in a pediatric oncology centre in Brazil. Pediatr Blood Cancer. 2004;42(2):139-44.

48. Cairo MS, Shen V, Krailo MD, et al. Prospective randomized trial between two doses of granulocyte colony-stimulating factor after ifosfamide, carboplatin, and etoposide in children with recurrent or refractory solid tumors: a children's cancer group report. J Pediatr Hematol Oncol. 2001;23(1):30-8.

49. Brunetto AL, Gregianin LJ, Castro CG, et al. Ifosfamide, Carboplatin and Etoposide as front-line therapy in patients with Ewing Family Tumors (EFT) – A Prospective Study of the Brazil/Uruguai Cooperative Group. J Clin Oncol. 2009;27:15s, (suppl; abstr 10547).

SARCOMA DE PARTES MOLES

Renato Melaragno

INTRODUÇÃO

Os sarcomas de partes moles são neoplasias malignas originadas na célula mesenquimal primitiva, derivada do mesoderma embrionário, constituindo um grupo heterogêneo de neoplasias e, por esse motivo, podem virtualmente se desenvolver em qualquer parte do organismo, sendo classificados de acordo com o tecido maduro a que se assemelham. Incluem as neoplasias semelhantes à musculatura estriada e lisa, ao tecido de suporte (fáscia e sinóvia), ao tecido conectivo (fibroso e adiposo) e ao tecido vascular (vasos sanguíneos e linfáticos)[1,2]. São neoplasias raras, correspondendo entre 4% e 8% de todas as neoplasias da infância e do adolescente (0 a 14 anos), com incidência anual de oito casos para cada 1 milhão de pessoas dessa faixa etária. Na cidade de São Paulo, dados dos registros de tumores com base populacional mostraram incidência de doze casos por milhão por ano na população com idade inferior a 19 anos[3].

RABDOMIOSSARCOMA

O rabdomiossarcoma (RMS) é o sarcoma de partes moles mais frequente na infância e adolescência, sendo responsável por cerca de 50% de todos os casos desse tipo de sarcoma, com incidência anual de 4,3 casos por 1 milhão de pessoas com menos de 20 anos. É tipicamente um tumor pediátrico, ocorrendo dois terços dos casos em crianças com menos de 6 anos de idade, com pico de incidência entre 2 e 5 anos e outro pico menor no meio da adolescência decorrente dos tumores paratesticulares[1].

Etiologia

Embora na maioria dos casos ocorra esporadicamente, sem causa conhecida ou predisponente, pode estar associado a doenças hereditárias, como neurofibromatose tipo I e síndrome de Li-Fraumeni, neste caso associado à mutação do gene supressor p53. Mais raramente, o RMS pode ocorrer em crianças portadoras da síndrome de Beckwith-Wiedemann ou síndrome de Costello[4-6].

Embora não existam fatores externos diretamente relacionados com o surgimento de RMS, sejam eles alimentares, carcinógenos ou químicos, relatos do Children´s Oncology Group (COG) mostram aumento da incidência de RMS em filhos de usuários de cocaína e maconha[7].

Crianças tratadas de câncer, principalmente com a associação de quimioterapia e radioterapia, têm cerca do dobro do risco de desenvolver sarcoma, quando comparadas à população geral, Há também correlação entre maior incidência de RMS em crianças expostas à radiação no primeiro trimestre de gravidez[8].

Biologia molecular

Várias anormalidades citogenéticas, em especial translocações, foram identificadas nas células dos sarcomas de partes moles, podendo ser utilizadas como marcadores citogenéticos ou moleculares que podem auxiliar no diagnóstico diferencial dessas neoplasias, no entanto, embora muito estudadas, o papel delas na gênese dessas neoplasias ainda não foi esclarecido.

Várias anormalidades genéticas encontradas em RMS incluem amplificação do MYCN, MDM2 e CDK4, além de frequentes mutações do gene RAS. Muitas delas, inespecíficas, são verificadas em outras neoplasias[9]. O RMS subtipo embrionário apresenta como característica genética comum a superexpressão do *mycn* e a perda da heterozigose no lócus 11p15[10]. A maioria dos RMSs subtipo alveolar apresenta translocação específica t(2:13)(q35;q14) que envolve os genes

PAX3 e FKHR. Já o RMS embrionário não apresenta translocações específicas, mas geralmente perda da heterozigose no cromossomo 11p[11,12].

Aspectos histológicos

O RMS faz parte das chamadas neoplasias de pequenas células azuis e redondas, frequentes na infância, que incluem, entre outras neoplasias, linfomas não Hodgkin e neuroblastomas. Para o diagnóstico diferencial, além da microscopia óptica convencional, são necessários imuno-histoquímica e, eventualmente, microscopia eletrônica e estudos moleculares[13]. Na microscopia óptica, a presença das estrias celulares que caracterizam a musculatura estriada sugere diagnóstico de RMS. Porém, é na imuno-histoquímica que a presença de proteínas características do rabdomioblasto, como actina, miosina, desmina, entre outras, caracteriza a neoplasia[14,15]. Classicamente, o RMS foi dividido em três subtipos histológicos: embrionário, alveolar e pleomórfico. Esse último é extremamente raro em crianças e adolescentes, tendo comportamento clínico próprio, acometendo tecidos profundos das extremidades de adultos após a quarta década de vida, sendo hoje em dia classificado separadamente dos outros dois subtipos de RMS[16]. Assim, em crianças e adolescentes, os dois subtipos histológicos clássicos são o RMS embrionário e o alveolar. A mais recente classificação dos RMSs desenvolvida por um consenso internacional de patologistas definiu quatro subgrupos: o botrioide (de melhor prognóstico), o fusocelular (uma variação rara do RMS embrionário, também de bom prognóstico), o RMS clássico (de prognóstico intermediário) e o RMS alveolar, incluindo a variação alveolar sólida (de prognóstico desfavorável), sendo, no entanto, mais raro na infância[17].

Manifestação clínica

Por se originar nas células mesenquimais primitivas, o RMS pode ocorrer virtualmente em qualquer local do organismo, mesmo onde não há tecido muscular, embora os locais mais frequentemente acometidos sejam cabeça e pescoço (40%), trato geniturinário (25%), extremidades (20%) e tronco (10%). O aumento de volume do local acometido e manifestações compressivas ou obstrutivas decorrentes desse incremento de volume são as manifestações clínicas mais frequentes. Entre 15% e 25% dos pacientes já apresentam metástases ao diagnóstico, sendo o pulmão acometido em quase 50% dos tumores disseminados, seguido pela medula óssea (20% a 30%) e ossos (10%). Os linfonodos podem estar acometidos em 20% dos casos, de acordo com o local primário[1,18].

RMS da cabeça e pescoço (Fig. 26.1)

O RMS é o segundo tumor mais frequente a acometer essa região em crianças e adolescentes, sendo superado apenas pelo linfoma. Metade dos casos ocorre nas localizações parameníngeas (ouvido médio, fossa infratemporal, rinofaringe), caracterizando-se pelo precoce acometimento por contiguidade do sistema nervoso central. A manifestação do acometimento da rinofaringe é a de obstrução das vias aérea superiores, voz anasalada, descarga sero-hemorrágica ou muco purulento pela narina. No ouvido médio, pode-se manifestar por otite de repetição, otalgia, descarga sero-hemorrágica ou mucopurulenta pelo conduto auditivo, abaulamento da região retroauricular, massa no conduto auditivo e paralisia facial. Na fossa intratemporal, as manifestações mais frequentes são aumento de volume local, paralisia de nervos cranianos e, em casos mais avançados, trismo, em razão do acometimento da articulação temporomandibular. Os tumores com disseminação para as meninges podem acometer linfonodos regionais e pulmões e outras estruturas a distância. O RMS da órbita responde por um quarto dos RMSs da cabeça e pescoço, manifestando-se como proptose de evolução rápida, podendo haver quimoses conjuntival e palpebral, e por se originar na musculatura extrínseca do olho, é comum ocorrer estrabismo, diplopia ou paralisia da movimentação ocular. Curiosamente, é pouco frequente o acometimento do sistema nervoso central e dos linfonodos regionais[18,19].

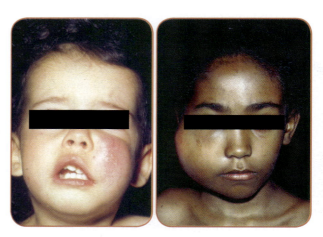

Fig. 26.1. Rabdomiossarcoma de face.

RMS geniturinário (Fig. 26.2)

Cerca de 25% dos RMSs acometem o trato geniturinário, sendo o tumor maligno que mais frequentemente acomete o trato urinário baixo, o útero e a vagina em crianças. Os tumores originários na bexiga acometem principalmente o trígono vesical, apresentam crescimento principalmente intraluminal, com característica polipoide, e têm como manifestação clínica retenção urinária. Tais sintomas também ocorrem com os tumores prostáticos, que apresentam comportamento mais agressivo, visto que precocemente infiltram a base da bexiga e uretra, linfonodos regionais em 20% dos casos e mesmo metástases a distância. Já tumores da cúpula vesical são mais raros e se manifestam com hematúria[20]. Tumores paratesticulares acometem mais frequentemente adolescentes, originando-se no ducto deferente, e manifestam-se como uma massa escrotal indolor de crescimento rápido. O acometimento dos linfonodos retroperitoneais está diretamente relacionada à idade dos pacientes, ocorrendo em até 50% dos adolescentes e em menos de 10% das crianças com idade inferior a 10 anos[21-23]. Os tumores da vagina acometem meninas nos primeiros anos de vida, tendo como manifestações clínicas corrimento mucossanguinolento ou eliminação de pedaços do tumor confundidos com coágulos. Já os tumores de útero acometem crianças mais velhas e manifestam-se como uma massa pélvica palpável, com ou sem corrimento vaginal. Em ambos os caso, é raro os acometimentos linfonodal e a distância. RMSs vaginais ou do colo do útero acometem meninas antes do terceiro ano de vida e apresentam-se como uma massa mucossanguínea frequentemente com um coágulo ou sangramento. Já tumores do corpo uterino são mais raros e tendem a ser assintomáticos, sendo diagnosticados quando uma massa pélvica é palpada[24].

RMS de extremidade

É um tumor mais frequente em adolescentes e manifesta-se como uma massa de crescimento progressivo que compromete a musculatura, dissemina-se ao longo da fáscia e pode atingir grandes volumes, sendo em geral indolor. Porém, em alguns casos, pode haver sinais flogísticos e em até metade dos casos, comprometimento linfonodal ao diagnóstico. Essa é a localização em que o subtipo alveolar é responsável por mais da metade dos casos[25,26].

Localizações raras

O RMS pode acometer localizações incomuns, merecendo destaque os tumores originados na musculatura do tronco, onde se apresenta como uma massa de partes moles de crescimento progressivo. Tumores paravertebrais ou intratoráxicos podem apresentar como primeira manifestação a compressão da medula espinhal. Ocorre também nas vias biliares ou na ampola de Vater, manifestando-se com icterícia obstrutiva, acompanhado ou não de dor abdominal[27,28].

Avaliação diagnóstica

Aventada a hipótese clínica de um provável RMS, o diagnóstico é sempre feito por biópsia e estudo histopatológico, sendo recomendada biópsia cirúrgica ou ressecção da massa com margens adequadas sem grave lesão da função do local acometido, obtendo-se material suficiente para exames imuno-histoquímicos para biologia molecular quando disponível. Em situações especiais, pode-se realizar biópsia por agulha *tru-cut* guiada por ultrassonografia ou tomografia computadorizada.

Exames de imagem são necessários para avaliação cuidadosa da massa tumoral e dos tecidos vizinhos devido às disseminações local, linfática e a distância por via hematogênica dessa neoplasia.

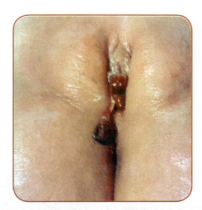
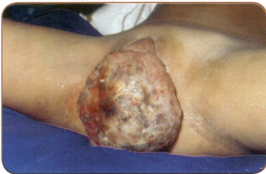

Fig. 26.2. Rabdomiossarcoma de vagina.

Nas massas abdominais e pélvicas, a ultrassonografia, em geral, é o primeiro exames de imagem utilizado. A tomografia computadorizada e/ou a ressonância nuclear magnética são exames mandatórios após a confirmação diagnóstica de RMS, para determinação precisa da extensão local. A ressonância nuclear magnética é mais precisa para a definição da extensão para as partes moles vizinhas ao tumor, por esse motivo tumores localizados na cabeça e pescoço e de extremidades e pelve devem ser examinados com ressonância nuclear magnética[29,30]. A tomografia computadorizada de tórax é mandatória em todos os casos. Vinte por cento dos pacientes portadores de RMS apresentam metástases ao diagnóstico e o pulmão é o órgão mais frequentemente acometido. A disseminação para linfonodos regionais varia de acordo com o local primário, ocorrendo entre 10% e 20% dos casos, sendo mais frequente em tumores de extremidade e geniturinário, em especial os paratesticulares. Todos os pacientes devem complementar a avaliação de disseminação da doença com cintilografia óssea e biópsia de medula óssea. Algumas localizações necessitam de exames específicos. Pacientes portadores de tumores parameníngeos devem realizar citologia oncótica do liquor. Pacientes com tumores de extremidades devem receber avaliação do comprometimento linfonodal rigorosa, por meio de imagem e até biópsia em casos suspeitos. Alguns grupos preconizam biópsia linfonodal de rotina em todos os tumores primários de extremidade. No caso de pacientes portadores de RMS paratesticular, há um consenso que em crianças com menos de 10 anos de idade, basta realizar tomografia computadorizada com cortes finos para analisar o comprometimento retroperitoneal, e em pacientes com mais de 10 anos, European Paediatric Soft Tissue Sarcoma Study Group (EpSSG) considera que tomografia computadorizada com cortes finos é suficiente para essa análise, mas o Intergroup Rhabdomyosarcoma Study System (IRSS) recomenda avaliação cirúrgica dos linfonodos retroperitoneais nesses pacientes[31].

Estadiamento

Desenvolvido nos Estados Unidos pelo IIRSS), hoje o COG é um estadiamento clínico-cirúrgico focado na ressecção do tumor inicial e na presença de comprometimento regional ou a distância, tendo definido quatro grupos (Tabela 26.1).

Outro estadiamento utilizado internacionalmente é o TNM, que avalia a quantidade de tumor inicial determinado por achados clínicos e imageológicos antes do tratamento (Tabela 26.2).

Tabela 26.2. Estadiamento TNM

T1	Tumor confinado ao órgão ou tecido de origem
	T1A: tumor menor que ou igual a 5 cm
	T 1B: tumor com mais de 5 cm
T2	Tumor não confinado ao órgão ou tecido de origem
	T 2A: tumor menor que ou igual a 5 cm
	T 2B: tumor maior que 5 cm
N0	Sem comprometimento linfonodal regional
N1	Com comprometimento linfonodal regional
MO	Sem metástases a distância
M1	Com metástases a distância

Atualmente, para determinar o tratamento mais adequado aos pacientes, utilizam-se fatores prognósticos inerentes a eles, ao local primário, ao subtipo histológico e aos estadiamentos descritos anteriormente, tornando o tratamento mais preciso e adaptado ao risco de cada paciente, ou mais agressivo àqueles de pior prognóstico, aumentando as chances de cura e não permitindo que pacientes com melhor prognóstico sejam supertratados[32-34].

Princípios básicos do tratamento

O objetivo do tratamento do RMS é erradicar o tumor primário e as micro ou macrometástases. O tratamento local é realizado com cirurgia e/ou radioterapia, entretanto, dependendo do local acometido

Tabela 26.1. Estadiamento IRSS/COG

Grupo I	A	Tumor confinado à estrutura de origem, completamente ressecado com margens microscópicas negativas
	B	Tumor que infiltra estruturas regionais, completamente ressecado
Grupo II	A	Tumor localizado e ressecado com margens cirúrgicas comprometidas
	B	Tumor que compromete linfonodos locais, totalmente ressecado
	C	Tumor que compromete linfonodos locais, ressecados, porém com margens microscópicas positivas
Grupo III	A	Resíduo tumoral macroscópico, apenas biópsia
	B	Resíduo macroscópico, porem com ressecção superior a 50%
Grupo IV		Metástases a distância ao diagnóstico independentemente de outros fatores

e da idade do paciente, os procedimentos podem ser mutilantes ou levar a graves sequelas funcionais ou de crescimento. Embora a ressecção da lesão com margens livres de tumor ao diagnóstico seja o procedimento ideal, cirurgias mutilantes devem ser evitadas. Nas lesões maiores, a abordagem cirúrgica inicial deve ser a biópsia incisional e, após a confirmação do RMS, deve ser realizada criteriosa avaliação por imagens, para avaliar se é possível a ressecção em boco da lesão ou mesmo com margens comprometidas, sem comprometimento funcional do local acometido. Caso exista risco de alteração funcional, a cirurgia deve ser deixada para um segundo momento, após quimioterapia e diminuição do volume inicial. Sabe-se que radioterapia isoladamente pode levar ao controle local do tumor com doses altas superiores a 6.000 cGy. Nessas doses, as sequelas de crescimento e funcionais são gravíssimas[35]. No passado, quando a quimioterapia não estava disponível, menos de 20% dos pacientes mesmo com lesões pequenas eram curados com cirurgia e/ou radioterapia, mostrando que a presença de micrometástases é bastante precoce, fazendo que a poliquimioterapia seja sempre necessária, variando na sua intensidade de acordo com os fatores prognósticos de cada caso. Na década de 1960, demonstrou-se que o RMS é sensível a alguns fármacos quimioterápicos, como vincristina, actinomicina D e ciclofosfamida, sendo utilizados até hoje. No entanto, somente com os estudos multicêntricos desenvolvidos dez anos após é que houve progresso no tratamento das crianças portadoras de RMS[36]. Principalmente os estudos do Intergroup Rhabdomyosarcoma Study Sistem (IRSS) norte-americano e do Malignant Mesenquimal Tumor (MMT) europeu foram responsáveis pelo significativo aumento na sobrevida dos pacientes portadores dessa neoplasia, o que se deveu ao estadiamento correto, ao controle local adequado e, principalmente, a qual modalidade deve ser utilizada em determinada situação. Quanto ao tratamento quimioterápico, muitos poucos fármacos ativos surgiram nesses últimos 40 anos.

Tratamento cirúrgico

A indicação cirúrgica deve levar em conta não só a extensão local do tumor e sua ressecabilidade, mas também o comportamento clínico do tumor de acordo com o local primário.

✓ Tumores de cabeça e pescoço

Com exceção de lesões superficiais em que a ressecção cirúrgica é possível sem sequelas, dos tumores parameníngeos em que a cirurgia radical é mutilante e dos tumores orbitários que apresentam excelente prognóstico sem cirurgia radical, o papel da cirurgia fica restrito à biopsia, visto que a ressecção tumoral não implica aumento da sobrevida, ficando a cirurgia radical como uma possibilidade a ser discutida nos casos de recidiva local[37].

✓ Tumores paratesticulares

A orquiectomia por via inguinal com ressecção alta do cordão espermático deve ser realizada como abordagem inicial. A ressecção dos linfonodos retroperitoneais para determinar seu comprometimento microscópico é controversa, não utilizada pelo grupo europeu e defendida por muitos anos pelo grupo norte-americano (IRSS) deixou de ser feita no seu último protocolo nas crianças com menos de 10 anos de idade com melhor prognóstico[38,39].

✓ Tumores da bexiga e próstata

Embora a cirurgia radical ao diagnóstico resulte em excelentes taxas de cura, a morbidade é inaceitável, pois frequentemente significa ressecção total da bexiga, da bexiga e próstata ou mesmo exenteração pélvica. Por esses motivos, a ressecção do tumor deve ser avaliada após redução tumoral com quimioterapia. Esse procedimento não diminui a sobrevida e permite realizar cirurgias que preservam os órgãos, como cistectomia parcial ou prostatectomia com preservação da bexiga, ficando as cirurgias radicais reservadas aos casos de falha do tratamento conservador[40,41]. Nos tumores genitais femininos, a cirurgia radical não é indicada ao diagnóstico, por se tratar de uma localização em que o tumor é altamente quimiossensível, sendo possível cirurgia conservadora segura. Nos tumores primários do corpo do útero, a quimioterapia possibilita preservar os ovários e parte da vagina, permitindo uma adequada reconstrução[42]. Em caso de tumores de extremidade, a ressecção ao diagnóstico só deve ser realizada se não houver grande sequela funcional. Após quimiorredução, deve-se avaliar a ressecção da lesão residual, preservando a função do membro acometido. Cirurgias radicais não são indicadas de rotina a pacientes portadores de RMS, ficando reservadas a lesões com grande envolvimento ósseo e em crianças pequenas quando sequela da radioterapia, significativo déficit de crescimento, linfedema e erisipelas trarão consequências mais graves que a amputação do membro.

Tratamento radioterápico

O RMS é um tumor bastante radiossensível desde que tratado com doses adequadas e bastante altas. Na década de 1960, demonstrou-se que doses elevadas de irradiação, entre 5.500 cGy e 6.500 cGy, ocasionaram controle local da neoplasia na maioria dos pacientes tratados na ocasião. No entanto, as sequelas da utilização dessas doses de irradiação nas crianças foram severas[35]. A utilização de radioterapia no controle local do RMS é um ponto de discórdia entre os maiores grupos internacionais. O IRSS, norte-americano, entende que todos os pacientes portadores de tumor estádio clínico II ou superior devem receber radioterapia no leito tumoral. Já o grupo europeu defende que alguns pacientes, particularmente crianças pequenas, com lesões em locais de evolução favorável, especialmente tumores orbitários, e que apresentam resposta completa à quimioterapia podem ficar sem irradiação, e no caso de recidiva local, podem ser resgatados com tratamento mais agressivo. No entanto, as taxas de controle local do IRSS são maiores que as do grupo europeu, com sequelas importantes. Não existe consenso sobre o impacto da sobrevida dessas duas abordagens terapêuticas[43,44]. Alguns pontos do tratamento radioterápico são indiscutíveis em relação a tumores de localização paramenínge, tronco, extremidades e tumores residuais após quimioterapia e cirurgia. Da mesma maneira, a dose da radioterapia a ser aplicada deve ficar entre 3.600 cGy e 5.500 cGy, em frações de 150 a 200 cGy ao dia, de acordo com a tolerância do órgão acometido ou das estruturas vizinhas ao tumor, extensão do campo e área a ser irradiada e idade do paciente. A utilização de adequados aparelhos de megavoltagem permite reduzir as margens de segurança para 2 a 3 cm[43,45-47].Os modernos aceleradores de partículas, dótons ou prótons com intensidade modulada de irradiação (IMRT), permitem uma adequada dose de irradiação no leito tumoral e preservação das estruturas vizinhas, diminuindo os efeitos deletérios da irradiação[48]. A braquiterapia pode ser utilizada em situações especiais, por meio de implantes de material radioativo ou aparelhos de altas dosagens. Trata-se de uma alternativa utilizada principalmente na Europa, no tratamento local do RMS[49,50].

Tratamento quimioterápico

Desde o final da década de 1950 e início da década de 1960, demonstrou-se que o RMS é um tumor sensível a alguns fármacos isoladamente, destacando-se a vincristina, a actinomicina D e a ciclofosfamida. No entanto, somente uma década depois com a criação nos Estados Unidos do IRSS, em 1972, é que se introduziram a poliquimioterapia e o conceito de tratamento multidisciplinar, evolvendo, de maneira coordenada, a cirurgia, quimioterapia e radioterapia, e ocorreram os primeiros avanços significativos no tratamento do RMS de crianças e adolescentes[51-54]. A partir disso, a combinação de actinomicina D, vincristina e ciclofosfamida tem sido considerada o tratamento-padrão para as crianças portadores de RMS, embora outros fármacos tenham se mostrado efetivos no tratamento do RMS na infância, entre os quais a doxorrubicina, a ifosfamida, topotecan, irinotecan e vinorelbine[55-59]. Diferentes associações são comprovadamente efetivas, mas as mais utilizadas são:

- VA: vincristina, ciclofosfamida;
- VAC: vincristina, ciclofosfamida, actinomicina D;
- IVA: ifosfamida, vincristina, actinomicina D.

A opção por ciclofosfamida ou ifosfamida não traz benefícios no que concerne à melhora da sobrevida. O grupo americano optou pela ciclofosfamida e o europeu, pela ifosfamida, em doses equivalentes, ou seja, 2,2 g/m² da ciclofosfamida utilizada pelo IRS equivale a 9 g/m² da ifosfamida utilizada pelos europeus. O aumento das doses desses alquilantes foi acompanhando pelo incremento de toxicidade e nenhum ganho na sobrevida[60]. O grupo norte-americano IRSS realizou cinco estudos consecutivos iniciados na década de 1970, os quais permitiram concluir que pacientes com tumores EC I e histologia favorável, considerados de baixo risco para recidiva, podem ser tratados com quimioterapia leve (VA). Esse consenso tem sido adotado pelos mais significativos protocolos internacionais[61,62]. Já a quimioterapia para os pacientes de alto risco ainda tem sido objeto de estudos, visto que a sobrevida ainda é insatisfatória. A associação de doxorrubicina ainda é controversa e estudos aleatórios não mostraram aumento da sobrevida, no entanto a maioria dos estudos alternou doxorrubicina com actinomicina D, ocasionando baixa intensidade da dose[62,63]. No entanto, sabe-se que a intensidade da dose de doxorrubicina é fundamental no tratamento dos sarcomas ósseos e estudos modernos (EpSSG) têm utilizado grandes intensidades da dose desse medicamento no esquema conhecido como IVADo (ifosfamida, vincristina, actinomicina D, doxorrubicina) com resultados promissores[64]. Vários estudos com novos fármacos isoladamente ou em associação têm sido conduzidos por diversos grupos de estudos. Merecem destaque os inibidores da topoisomerase I, topotecano e irinotecano. Isoladamente, o topotecano não se mostrou significativamente efetivo, porém, quando associado à ciclofosfamida, mostrou-se ativo. No entanto, estudos em andamento até o momento não mostraram melhora na sobrevida[65,66]. Quando utilizado isoladamente, o irinotecano mostrou-se efetivo, com taxas de resposta de 42%, porém a resposta foi de curta duração. Contudo, quando associado à vincristina, houve 70% de resposta e apenas 8% de progressão, resultados altamente significativos[67,68]. A vinorelbina é um alquilante da vinca de última geração, efetiva contra o RMS mesmo com tratamento prévio. Estudos pré-clínicos e clínicos sugerem efeito antiangiogênico desse medicamento. Atualmente, é utilizada no final da terapia convencional, associada à ciclofosfamida em baixas doses e diariamente, por tempo prolongado e também com potencial antiangiogênico no protocolo europeu EpSSG 2005. Essa abordagem, que visa a uma terapia que destrua a irrigação sanguínea dos vasos neoplásicos, mostrou resultados promissores em pacientes portadores de RMS metastático[59,69].

Tratamento multidisciplinar

O tratamento de crianças e adolescentes portadores de RMS envolve a combinação de cirurgia, quimioterapia e radioterapia, de acordo com o risco de recaída do tumor. A avaliação do risco de recaída leva em conta o local primário, o subtipo histológico, o estadiamento e a idade do paciente. São considerados de bom prognóstico os pacientes com idade entre 1 e 10 anos, com tumores com menos de 5 cm de diâmetro confinados à estrutura de origem, subtipo histológico embrionário, ausência de comprometimento linfonodal e metastáses a distância. Local primário: geniturinário, excluindo-se bexiga e próstata, tumores de órbita ou cabeça e pescoço não parameníngeos. Todas as demais situações são consideradas de maior risco. O quinto estudo do IRSS estratificou os pacientes em quatro grandes grupos terapêuticos (Tabela 26.3).

De maneira similar, o grupo europeu EpSSG 2005 estratificou os pacientes em oito subgrupos clínicos e cinco protocolos terapêuticos ainda em avaliação (Tabela 26.4).

Tabela 26.3. Classificação em grupos de risco recomendado pelo grupo norte-americano (IRSS)

Risco	Estádio	Grupo	Local	Tamanho	Idade	Histologia	M	N	Protocolo
Baixo A	I	I	Favorável	QQ*	QQ	Embrionária	0	N0	Va +- RXT
	I	II	Favorável	QQ	QQ	Embrionária	0	N0	Va +- RXT
	I	III	Órbita	QQ	QQ	Embrionária	0	N0	Va+- RXT
	II	I	Desfavorável	≤ 5 cm	QQ	Embrionária	0	N0-NX	Va +- RXT
Baixo B	I	II	Favorável	QQ	QQ	Embrionária	0	N1	VAC +- RXT
	I	III	Órbita	QQ	QQ	Embrionária	0	N1	VAC +- RXT
	I	III	Desfavorável	≤ 5 cm	QQ	Embrionária	0	QQ	VAC +- RXT
	II	II	Desfavorável	≤ 5 cm	QQ	Embrionária	0	N0-NX	VAC +- RXT
	III	I, II	Desfavorável	> 5 cm	QQ	Embrionária	0	N1	VAC +- RXT
	III	I, II	Desfavorável	> 5 cm	QQ	Embrionária	0	QQ	VAC +- RXT
Intermediário	II	III	Desfavorável	≤ 5 cm	QQ	Embrionária	0	N0-NX	VAC +- Topo + RXT
	III	III	Desfavorável	≤ 5 cm	QQ	Embrionária	0	N1	VAC +- Topo + RXT
	III	III	Desfavorável	> 5 cm	QQ	Embrionária	0	QQ	VAC +- Topo + RXT
	I, II, III	I, II, III	QQ	QQ	QQ	Alveolar	0	QQ	VAC +- Topo + RXT
	IV	IV	QQ	QQ	< 10 anos	Embrionária	M1	QQ	IRINO + VAC + RXT
	IV	IV	QQ	QQ	≥ 10 anos	Embrionária	M1	QQ	IRINO + VAC + RXT
	IV	IV	QQ	QQ	QQ	Alveolar	M1	QQ	IRINO + VAC + RXT

* QQ: qualquer.

Tabela 26.4. Classificação em grupos de risco recomendado pelo grupo europeu (EpSSG)

Risco	Histologia	IRS	N	Tamanho	Tamanho e idade	Protocolo
A	Favorável	I	N0	QQ	Favorável	VA
B	Favorável	I	N0	QQ	Desfavorável	IVA+ va ou IVA +- RXT
C	Favorável	I - II	N0	Favorável	QQ	IVA+ va ou IVA +- RXT
D	Favorável	I - II	N0	Desfavorável	Favorável	IVA+ va ou IVA +- RXT
E	Favorável	I - II	N0	Desfavorável	Desfavorável	IVA + RXT ou IVADo* + RXT
F	Favorável	I - II	N1	QQ	QQ	IVA + RXT ou IVADo + RXT
G	Desfavorável	I – II – III	N0	QQ	QQ	IVA + RXT ou IVADo + RXT
H	Desfavorável	I – II - III	N0	QQ	QQ	IVADo + RXT + NVR/CTX**

IVADo: ifosfamida, vincristina, actinomicina D e doxorrubicina; VNB/CTX: vinorelbina e ciclofosfamida oral.

Sobrevida

A evolução do tratamento do RMS na infância e adolescência, nos últimos 40 anos, transformou uma neoplasia de evolução quase sempre fatal em uma patologia curável em 70% dos pacientes[70]. No entanto, as taxas de cura variam muito de acordo com os seguintes fatores descritos anteriormente:

- **Idade**: crianças com menos de 1 ano apresentam sobrevida em cinco anos de 35%, de um a dez anos, de 80%, e maiores de 10 anos, de 70%.
- **Local primário**: tumores paratesticulares, vaginais e orbitários têm prognóstico significantemente melhor que os originários nas extremidades, bexiga, próstata e localizações parameníngeas[71].
- **Subtipo histológico**: RMS embrionário apresenta sobrevida em cinco anos de 795% *versus* 61% para o subtipo alveolar[72].

Vários fatores que influenciam diretamente na sobrevida dos pacientes se relacionam com a extensão da doença, fazendo que o diagnóstico precoce seja um fator determinante na possibilidade de cura desses pacientes[70]. Pacientes portadores de RMS estadiados como IRS grupo I tem sobrevida global de 93%, grupo II, de 77%, grupo III, de 65%, e grupo IV, inferior a 30%[71,72]. Com relação ao tamanho tumoral superior a 5 cm, a sobrevida é de 67% *versus* 82% dos tumores menores. Da mesma maneira, o comprometimento regional e o linfonodal influenciam diretamente as chances de cura; tumores menores que 5 cm (T1) apresentam sobrevida em cinco anos de 81% *versus* 67% para os maiores de 5 cm (T2), ausência de comprometimento linfonodal e sobrevida de 76% *versus* 60% para os que apresentam comprometimento linfonodal. Esses dados reforçam a importância do diagnóstico precoce dessa neoplasia influenciando diretamente as possibilidades de cura dessas crianças[73].

Os fatores prognósticos descritos são interdependentes e a combinação deles define o risco de recaída do paciente e, portanto, qual o melhor tratamento a ser instituído, tornando complexa essa interpretação, justificando a complexidade da classificação de risco utilizada pelos mais importantes grupos de estudo para o tratamento do RMS, o IRS-V e o EpSSG 2005, descritos nas Tabelas 26.1 e 26.2.

Recaídas tumorais: tratamento e prognóstico

Apesar do significativo aumento da sobrevida das crianças e adolescentes portadores de RMS, ainda um significativo número de pacientes, a maioria com tumores avançados, vai apresentar recaída, principalmente nos primeiros três anos do fim do tratamento. Embora não exista um tratamento definido para recaída, são sempre necessários exames para novo estadiamento e biópsia para confirmação diagnóstica, visto que principalmente nódulos pulmonares podem ter etiologia não neoplásica, pois não está claro que a ressecção das metástases pulmonares melhora o prognóstico desses pacientes[74,75]. O IRSS analisou 605 paciente portadores de RMS recidivado, no período de 1984 a 1997. Embora o tratamento da recaída não tenha sido padronizado, dois pontos se destacaram: a sobrevida média após recaída foi de 0,8 ano e após cinco anos menos de 20% dos pacientes devem ter sobrevivido a ela. Ao mostrar a gravidade da situação, no entanto, foi possível identificar um grupo de melhor prognóstico: pacientes com tumor de histologia embrionária, estádio I e grupo I, que apresentam possibilidade estimada de sobrevida em cinco anos de 50%, variando de acordo com o tipo da recaída, local (72% de sobrevida), regional (50%) e a distância (30%). Recaída em tumores estádios II e III tem sobrevida estimada de 20% e dos tumores estádio IV, 12%, não havendo diferença entre recaída local ou a distância[76]. Uma análise das recaídas em pacientes tratados com o protocolo europeu mostrou que o intervalo entre o fim do primeiro tratamento e a recaída também é um importante fator prognóstico. Em recaídas com intervalo inferior a seis meses, a possibilidade de sobrevida em quatro anos foi de 12%, entre seis meses e 12 meses foi de 21% e superiores a 12 meses foi de 41%[77]. Pacientes com recaída local isolada, principalmente nos tumores estádio I, grupo I, em que no primeiro tratamento não se utilizou radioterapia, podem obter cura com tratamento agressivo, incluindo ressecção cirúrgica completa, radioterapia e quimioterapia[78]. Não existe esquema quimioterápico definido para o tratamento da recaída do RMS, devendo-se considerar os fármacos utilizados no primeiro tratamento e o intervalo livre de doença. Sempre que possível, deve-se incluir fármacos sabidamente efetivos e não utilizadas no primeiro tratamento. Já pacientes tratados agressivamente no primeiro tratamento por apresentarem algum fator de pior prognóstico são elegíveis para ensaios clínicos de novos medicamentos.

REFERÊNCIAS

1. Wexler LH, Meyer MH, Helman LJ. Rhabdomyossarcoma. In: Pizzo PA, Poplack DG (eds.). Principles and pratice of pediatric oncology. 6. ed. Philadelphia: Lippincott Williams & Wilkins, 2011. p. 923-53.

2. Boué DR, Parham DM, Webber B, Crist WM, Qualman SJ. Clinicopathologic study of ectomesenchymomas from Intergroup Rhabdomyosarcoma Study Groups III and IV. Pediatr Dev Pathol. 2000;3:290-300.

3. Gurney JG, Young GL, Roffers SD, Smith MA, Bunin GR. Soft tissue sarcomas In: Ries LAG, Smith MA, Gurney JG (eds.). Cancer incidence and survival among children and adolescents: United State Program 1975-1995, NHI Pub No 99-4649. Bethesda: National Cancer Institute SEER Program, 1999. p. 11.

4. Sung L, Anderson JR, Arndt C, Raney RB, Meyer WH, Pappo AS. Neurofibromatosis in children with rhabdomyosarcoma: a report from Intergroup Rhabdomyosarcoma Study IV. J Pediatr. 2004;144:666-8.

5. Diller L, Sexsmith E, Gottlieb A, Li FP, Malkin D. Germline p53 mutation are frequently detected in young children with rhabdomyosarcoma. J Clin Invest. 1995;95:1606-11.

6. Li FP, Fraumeni JF Jr. Soft-tissue sarcoma, breast cancer and others neoplasms: a familiar syndrome. Ann Inntern Med. 1969;71:747-52.

7. Grufferman S, Schwarts AG Ruymann FM, Maurer HM. Parents use of cocaine and marijuana and increased risk of rhabdomiosarcoma in children. Cancer Causes Control.1993;4:217-24.

8. Grufferman S, Ruymann FM. Prenatal X-ray exposure and rabdomyosarcoma in children: a report from the Children´s Oncology Group. Cancer. 2009;18:1271-6.

9. Langenau DM, Keefe MD, Storer NY, Guyon JR, Kutok JL, Le X, et al. Effects of RAS on the genesis of embryonal rhabdomyosarcoma. Genes Dev. 2007;21:1382-95.

10. Scrable H, Cavenee W, Ghavimi E, Lovell M, Morgan K, Sapienza C. A model for embryonal rhabdomyosarcoma tumorigenesis that involves genome imprinting. Proc Natl Acad Sci USA. 1989;86:7489-4.

11. Turc-Carel C, Lizard-Nacol S, Justrabo E, Favrot M, Philip T, Tabone E. Consistent chromosomal translocation in alveolar rhabdomyosarcoma. Cancer Genet Cytogenet. 1986;19:361-2.

12. Barr FG. Molecular genetics and pathogenesis of rhabdomyosarcoma. J Pediatr Hematol Oncol. 1997;19:483-91.

13. Parham DM. Pathologic classification of rhabdomyosarcomas and correlation with molecular studies. Mod Pathol. 2001;14:506-14.

14. Morotti R, Nicol KK, Parham DM, Teot LA, Moore J, Hayes J, et al. An imunohistochemical algorithim to facilitate diagnosis and subtyping of rhabdomyosarcoma: the Children´s Oncology Group Experience. Am J Surg Pathol. 2006;30:962-8.

15. Morgenstern DA, Rees H, Sebire NJ, Shipley J, Anderson J. Rhabdomyosarcoma subtyping by imunohistochemical assesment of myogenin: tissue array study and review of the literature. Pathol Oncol Res. 2008;14:233-8.

16. Horn RC Jr, Enterline HT. Rhabdomyossarcoma: a clinicopathologycal study and classification of 39 cases. Cancer. 1958;1:2579-88.

17. Newton WA Jr, Gehan EA, Webber BL, Marsden HB, van Unnik AJ, Hamoudi AB, et al. Classification of rhabdomyiosarcoma and related sarcomas pathologic aspects and proposal of a new classification. An Intergroup Rabdomyosarcoma Study. Cancer. 1995,76:1073-85.

18. Lawrence W Jr, Hays DM, Heyn R, Tefft M, Crist W, Beltangady M, et al. Lymphatic metastases with childhood rhabdomyosarcoma. A report from the Intergroup Rhabdomyosarcoma Study. Cancer. 53:368-73.

19. Wharam MD Jr, Beltangady MS, Heyn RM, Lawrence W, Raney RB Jr, Ruymann FB, et al. Pediatric orofacial and larygopharyngeal rhabdomyosarcomas. An Intergroup Rhabdomyosarcoma Study report. Arch Otolaryngol Head Neck Surg. 1987;11:1225-7.

20. Shapiro E, Strother D. Pediatric genitourinary rhabdomiosarcoma. J Urol. 1992;148:1761-68.

21. Hays DM, Raney RB Jr, Lawrence W Jr, Hays DM, Raney RB Jr, Lawrence W Jr. Bladder and prostatic tumors in the Intergroup Rhabdomyosarcoma Study (IRS-I). Cancer. 1982:50:1472-82.

22. Raney RB Jr, Tefft M, Lawrence W Jr, Ragab AH, Soule EH, Beltangady M, et al. Paratesticular rhabdomyosarcomain childhood and adolescents: a report from Intergroup Rhabdomyosarcoma Study I and II, 1973-1983. Cancer. 1987;60:2337-43.

23. Ferrai A, Bisogno G, Casanova C, Meazza C, Piva L, Cecchetto G, et al. Paratesticular rhabdomyosarcoma: report from

the Italian and German Cooperative Group. J Clin Oncol. 2002;20:449-55.

24. Hays DM, Shimada H, Raney RB Jr, Tefft M, Newton W, Crist WM, et al. Clinical staging and treatment results in rhabdomyosarcoma of the genital female tract among children and adolescents. Cancer. 1988;61:1893-903.

25. Hays DM, Soule EH, Lawrence W Jr, Gehan EA, Maurer HM, Donaldson M, et al. Extremity lesions in Intergroup Rhabdomyosarcoma Study (IRS-I): a preliminary report. Cancer. 1982;49:1-8.

26. Andrassy RJ, Corpron CA, Hays D, Raney RB, Wiener ES, Lawrence W Jr, et al. Extemity sarcomas: an analysis of prognostic factors from the Intergroup Rhabdomyosarcoma Study III. J Pediatric Surg. 1996;31:191-6.

27. Raney RB, Rageb AH, Ruymann FB, Lindberg RD, Hays DM, Gehan EA, et al. Soft-tissue of the trunk in childhood. Results of the Intergroup Rhabdomyosarcoma Study. Cancer. 1982;49:2612-6.

28. Ortega JA, Wharam M, Gehan EA, Ragab AH, Crist W, Webber B, et al. Clinical features and results of therapy for children with paraspinal soft tissue sarcomas: a report of the Intergroup Rhabdomyosarcoma Study. J Clin Oncol. 1991;9:796-801.

29. Cohen MD, DeRosa GP, Kleiman M, Passo M, Cory DA, Smith JA, et al. Magnetic resonance evaluation of disease of the soft tissue in children. Pediatrics. 1987;79:696-701.

30. Finelli A, Babyn P, Lorie GA, Bägli D, Khoury AE, Merguerian PA. The use of magnetic resonance imaging in the diagnosis and follow-up of pediatric pelvic rhabdomyosarcoma. J Urol. 2000;163:1952-3.

31. Olive D, Flamant F, Zucker JM, Voute P, Brunat-Mentigny M, Otten J, et al. Paraaortic lymphadenectomy is not necessary in the treatment of localized paratesticular rhabdomyosarcoma. Cancer. 2003;19:453-6.

32. Maurer HM, Beltangady M, Gehan EA, Crist W, Hammond D, Hays DM, et al. The Intergroup Rhabdomyosarcoma Study – I: a final report. Cancer. 1988;61:209-20.

33. Lawrence W Jr, Gehan EA, Hays DM, Beltangady M, Maurer HM. Prognostic significance of staging factors of UICC staging system in childhood rhabdomyosarcoma. A report of the Intergroup Rhabdomyosarcoma Study (IRS-II). J Clin Oncol. 1987;5:46-54.

34. Lawrence W Jr, Anderson JR, Gehan EA, Maurer H. Pretreatment TNM staging of childhood rhabdomyosarcoma. A report of the Intergroup Rhabdomyosarcoma Study Group. Cancer. 1997;80:1165-70.

35. Dritschilo A, Weichselbaum R, Cassady JR, Jaffe N, Paed D, Green D, et al. The role of radiation therapy in the treatment of soft tissue sarcomas of childhood. Cancer. 1978;42:1192-203.

36. Pratt CB, Hustu HO, Fleming ID, Pinkel D. Coordinated treatment of childhood rhabdomyosarcoma with surgery, radiotherapy, and combination chemotherapy. Cancer Res. 1972;32:606-10.

37. Walterhouse DO, Pappo AS, Baker KS, Parham DM, Anderson JR, Donaldson SS, et al. Rhabdomyosarcoma of the parotid region occurring in childhood and adolescence. A report of Intergroup Rhabsomyosarcoma Study Group. Cancer. 2001;92:3135-46.

38. Olive D, Flamant F, Zucker JM, Voute P, Brunat-Mentigny M, Otten J, et al. Paraaortic lymphadenectomy is not necessary in the treatment of localized paratesticular rhabdomyosarcoma. Cancer. 1984;54:1283-7.

39. Wiener ES, Lawrence W, Hays D, Lobe TE, Andrassy R, Donaldson S, et al. Retroperitoneal node biopsy in paratesticular rhabdomyosarcoma. J Pediatr Surg. 1994;29:171-7.

40. Hays DM, Raney RB, Wharam MD, Wiener E, Lobe TE, Andrassy RJ, et al. Children with vesical rhabdomyosarcoma treated by partial cystectomy with neoadjuvant chemotherapy, with or without radiotherapy. J Pediatr Hematol Oncol. 1995;17:46-52.

41. Lobe TE, Wiener ES, Andrassy RJ, Bagwell CE, Hays D, Crist WM, et al. The argument for conservative, delayed surgery in the management of prostatic rhabdomyosarcoma. J Pediatr Surg. 1996;31:1084-7.

42. Arndt CA, Donaldsson SS, Anderson JR, Andrassy RJ, Laurie F, Link MP, et al. What constitutes optimal therapy for patients with rhabdomyosarcoma of the female genital tract? Cancer. 2001;34:2454-68.

43. Stevens MC, Rey A, Bouvet N, Ellershaw C, Flamant F, Habrand JL, et al. Treatment of nonmetastatic rhabdomyosarcoma in childhood and adolescence: third study of the International Society of Paediatric Oncology. SIOP Malignant Mesenchimal Tumor 89. J Clin Oncol. 2005;23:2618-28.

44. Donaldson SS, Anderson JR. Rhabomyosarcoma: many similarities, a few philosophical differences. J Clin Oncol. 2005:23;2586-7.

45. Michalski JM, Mesa J, Breneman JC, Wolden SL, Laurie F, Jodoin M, et al. Influence of radiation therapy parameters on outcome in children treated with radiation therapy for localized parameningeal rhabdomyosarcoma in Intergroup Rhabdomyosarcoma Study Group trials II to IV. Int J Radiat Oncol Biol Phys. 2004;59:1027-38.

46. Raney RB, Meza J, Anderson JR, Fryer CJ, Donaldson SS, Breneman JC, et al. Treatment of children and adolescents with localized parameningeal parameningeal rhabomyosarcoma. Experience of the Intergroup Rhabdomyosarcoma Study Group trials II to IV, 1978-1997. Med Pediatr Oncol. 2002;38:22-32.

47. Puri DR, Wexler LH, Meyers PA, La Quaglia MP, Healey JH, Wolden SL. The challenging role of radiation therapy for very young children with rhabdomyosarcoma. Int J Radiat Oncol Biol Phys. 2006;65:1177-84.

48. Kozak KR, Adams J, Krejkarec SJ, Tarbell NJ, Yock TI. A dosimetric comparsion of proton and intensity-modulated photon radiotherapy for parameningeal rhabdomyosarcoma. Intl J Radiat Oncol Biol Phys. 2009;74:179-86.

49. Nag S, Martínez-Monge R, Ruymann F, Jamil A, Bauer C. Innovation in management of soft tissue sarcoma in infants and young children: high-dose rate brachytherapy. J Clin Oncol. 1997;15:3075-84.

50. Haie-Meder C, Breton-Callu C, Oberlin O, Martelli H, Audry G, Valayer J, et al. Brachytherapy in the treatment of vesicoprostatic rhabdomyosarcoma in children. Cancer Radiother. 2000 4(suppl. 1):145s-9s.

51. Pinkel D. Actinomycin D in childhood cancer: a preliminary results. Pediatrics. 1959;23:342-7.

52. Sutow WW, Berry DH, Haddy TB, Sullivan MP, Watkins WL, Windmiller J. Vincristine sulfate therapy in children with metastatic soft tissue sarcoma. Pediatrics. 1966;38:456-72.

53. Haddy TB, Nora AH, Sutow WW, Vietti TJ. Cyclophospha-mide treatment for metastatic soft tissue sarcoma: intermi-tent large doses in the treatment of children. Am J Dis Child. 1967;114:301-8.

54. Tefft M, Lindberg RD, Gehan EA. Radiation therapy com-bined with systemic chemotherapy of rhabdomyosarcoma in children: local control in patients enrolled in the Inter-group Rhabdomyosarcoma Study. Natl Cancer Inst Monogr. 1981;56:75-81.

55. Tan C, Etcubanas E, Wolner N, Rosen G, Gilladoga A, Showel J, et al. Adriamycin an antitumor antibiotic in the treatment of neoplasic disease. Cancer. 1973;32:9-17.

56. Pappo A, Etcubanas E, Santana VM, Rao BN, Kun LE, Fonta-nesi J, et al. A phase II trial of ifosfamide in previous untreated children and adolescents with unresectable rhabomyosarco-ma. Cancer. 1993;71:2119-25.

57. Saylors RL, Stine KC, Sullivan J, Kepner JL, Wall DA, Berns-tein ML, et al. Cyclophosphamide plus topotecan in children with recurrent or refractary solity tumors: a Pediatric Onco-logy G Group phase II study. J Clin Oncol. 2001;19:3463-9.

58. Blaney S, Berg SL, Pratt C, Weitman S, Sullivan J, Luchtman--Jones L, et al. A phase I study of irinotecan as a 3-week sche-dule in children with refractory or recurrent solid tumors. Clin Cancer Res. 2001Jan;7:32-7.

59. Epelman S, Aguiar S, Melaragno R, Rossi CG, Silva AM, An-dréa ML, et al. High response rate of vinorelbine in children and adolescents with refractary or recurrent rhabdomyosar-coma. Med Pediatr Oncol. 1999;33:227.

60. Spunt SL, Smith LM, Ruymann FB, Qualman SJ, Donaldson SS, Rodeberg DA, et al. Cyclophosphamide, dose intensifi-cation during indiction therapy for intermediary risk pedia-tric rhabdomiosarcoma: a report from Soft Tissue Sarcoma Committee of Chlidren Oncology Group. Clin Cancer Res. 2004;10:6072-9.

61. Wolden SL, Anderson JR, Crist WM, Breneman JC, Wharam MD Jr, Wiener ES, et al. Indication for radiotherapy and che-motherapy after complete ressection in rhabdomiosarcoma. A report from intergroup Rhabdomyosarcoma Study I to III. J Clin Oncol. 1999;17:3468-75.

62. Stevens MC, Rey A, Bouvet N, Ellershaw C, Flamant F, Ha-brand JL, et al. Treatment of nonmetastatic rhabdomyosarco-ma in childhood and adolescence: third study of Internacional Society of Pediatric Oncology - SIOP Malignant Mesenchimal Tumor 89. J Clin Oncol. 2005;23:2618-28.

63. Treuner J, Brecht IB, Mattke AD, et al. Interims report of the CWS-96 study: results of the treatment for soft tissue sar-comas in childhood. Med Pediatr Oncol. 2003;41 abstract O-084.

64. Ferrari A, Casanova M. Current chemotherapeutic strate-gies for rhabdomyosarcoma. Expert Rev Anticancer Ther. 2005;5:283-94.

65. Soft Tissue Sarcoma Committee of the Children's Oncology Group, Lager JJ, Lyden ER, Anderson JR, Pappo AS, Meyer WH, Breitfeld PP. Pooled analysis of phase II window studies in children with comtemporary high risk metastatic rhab-domyosarcoma. J Clin Oncol. 2006;24:3415-22.

66. Arndt CA, Stoner JA, Hawkins DS, Rodeberg DA, Hayes-Jor-dan AA, Paidas CN, et al. Vincristine, actinomycyn and cyclo-phosphamide compared with vincristine, actinomycyn and

cyclophosphamide alternating with vincristine, topotecan and cyclophosphamide for intermediary risk rhabdomyosar-coma. Children's Oncology Group Study D9303. J Clin Oncol. 2009;27:5182-8.

67. Bisogno G, Riccardi R, Ruggiero A, Arcamone G, Prete A, Su-rico G, et al. Phase II of protracted irinotecan schedule in chil-dren with refractary or reccurent soft tissue sarcoma. Cancer. 2006;106:703-7.

68. Pappo AS, Lynden E, Breitfeld P, Donaldson SS, Wiener E, Parham D, et al. Two consecutive phase II window trials of irinotecan alone or in combination with vincristine for treat-ment of metastatic rhabdomyosarcoma. The Children's Onco-logy Group. J Clin Oncol. 2007;25:362-9.

69. Browder GT, Butterfield CE, Kraling BM, Shi B, Marshall B, O'Reilly MS, et al. Antiangiogenic scheduling of chemothe-rapy improves efficacy against experimental drug-resistant cancer. Cancer Res. 2000;60:1878-86.

70. Raney RB, Anderson JR, Barr FG, Donaldson SS, Pappo AS, Qualman SJ, et al. Rhadbomyosarcoma and undiferenciated sarcoma in first two decades of life. A selective review of In-tergroup Rhabdomyosarcoma Study Group experience and rationale for Intergrgoup Rhabdomyosarcoma Study V. J Pe-diatr Hematol Oncol. 2001;23:215-20

71. Crist WM, Garnsey L, Beltangady MS, Gehan E, Ruymann F, Webber B, et al. Prognosis in chlidren with rhabdomyosarco-ma: a report of the Intergrgoup Rhabdomyosarcoma Studies I and II. J Clin Oncol. 1990;8:443-52.

72. Carli M, Bisogno G, Guglielmi M. Improved outcome for children with embryonal rhabdomyosarcoma. Results of the Italian Cooperative Study. International Society of Pe-diatric Oncology SIOP XXXII Meeting. Med Pediatr Oncol. 2000;35:abstract O-87.

73. Rodeberg DA, Anderson JR, Arndt CA, Ferrer FA, Raney RB, Jenney ME, et al. Comparison of outcomes based on treat-ment algorithms for rhabdomyosarcoma of the bladder/pros-tate: combined results from the Children's Oncology Group, German Cooperative Soft Tissue Sarcoma Study, Italian Co-operative Group, and International Society of Pediatric On-cology Malignant Mesenchymal Tumors Committee. Int J Cancer. 2011;128:1232-39.

74. Rizzoni WE, Pass HI, Wesley MN, Rosenberg SA, Roth JA. Ressection of recurrent pulmonary metastases in patients with soft-tissue sarcomas. Arch Surg. 1986;121:1248-52.

75. Temeck BK, Wexler LH, Steimberg SM, McClure LL, Ho-rowitz M, Pass HI. Metastectomy for sarcomatous pediatric histologies: results and prognostics factors. Am Thorac Surg. 1995;59:1385-90.

76. Pappo AS, Anderson JR, Crist WM, Wharam MD, Breitfeld PP, Hawkins D, et al. Survival after relapse in children and adolescents: a report from the Intergrgoup Rhabdomyosarco-ma Study. J Clin Oncol. 1999;17:3487-93.

77. Mattke AC, Bailey EJ, Schuck A, Dantonello T, Leuschner I, Klingebiel T, et al. Does the time pointing of relapse influen-ce the outcome in pediatrics rhabdomyosarcomas? Pediatr Blood Cancer. 2009;52:772-6.

78. Hays DM. Bladder/prostate rhabdomyosarcoma: results of multi-institutional trials of the Intergrgoup Rhabdomyosar-coma Study. Semin Surg Oncol. 1993;9:520-3.

CAPÍTULO 27

SARCOMAS NÃO RABDOMIOSSARCOMAS

Sima Ferman

INTRODUÇÃO

Sarcomas não rabdomiossarcoma (SNRMS) na criança e no adolescente representam um grupo heterogêneo de tumores de partes moles que se originam do mesênquima primitivo, com comportamento clínico e biológico diverso[1,2]. Nessa denominação é incluído um grande número de tumores de diferentes histologias, dependendo do tecido em que se originam: tecidos adiposo, fibroblástico/miofibroblástico, fibro-histiocítico, músculo liso, músculo estriado, vascular (sanguíneo e linfático), sistema nervoso periférico, osso e cartilagem. Os rabdomiossarcomas (RMS), tumores de partes moles mais comuns em crianças, são originados de músculo estriado e são classificados separadamente. Embora a incidência global de SNRMS não seja tão diferente da incidência de RMS, a grande heterogeneidade desse grupo e a raridade de cada histiotipo dificultam o desenvolvimento de ensaios clínicos em um único tipo de tumor. Consequentemente, é necessário que os NRSTS sejam tratados e estudados como um grupo. Os SNRMS representam um grande desafio, tanto no diagnóstico preciso quanto no tratamento, uma vez que cada entidade é relativamente incomum em pediatria e alguns aspectos ainda são controversos, especialmente o papel da quimioterapia. Muitos desses tumores têm anormalidades genéticas consistentes, e o estudo da biologia desses tumores pode levar ao desenvolvimento de novas estratégias de tratamento. Grande parte da experiência no tratamento dos SNRMS vem de estudos realizados em adultos[2]. Entretanto, em pediatria, SNRMS têm sido identificados cada vez mais como um conjunto de doenças com características clínicas e biológicas próprias da faixa etária pediátrica. A distribuição dos subtipos histológicos do SNRMS difere em crianças e adultos[3]. Nos últimos anos tem havido um aumento no número de estudos tanto prospectivos quanto retrospectivos com objetivo de avaliar o manejo de sarcoma não RMS em crianças, entretanto o progresso ainda é lento[4]. O estudo desses tumores merece atenção especial, no sentido de aumentar as chances de cura, minimizar as sequelas a longo prazo e garantir a melhor qualidade de vida para crianças e adolescentes acometidos pela doença.

ETIOLOGIA

Não são conhecidos fatores causais ou mesmo fatores de risco para o desenvolvimento de SNRMS em crianças e adolescentes. Síndromes de predisposição genética podem aumentar o risco da doença, como síndrome de Li-Fraumeni (mutação p53), retinoblastoma familiar e neurofibromatose[5-7]. Irradiação aumenta o risco de sarcomas em áreas irradiadas[8].

EPIDEMIOLOGIA

Aproximadamente 7,4% de todas as malignidades correspondem a sarcomas de partes moles em menores de 20 anos de idade, e cerca de 50% correspondem a RMS em crianças de 0-14 anos de idade. Os sarcomas de partes moles "não rabdomiossarcoma" (SNRMS) correspondem a aproximadamente 4% dos tipos de cânceres pediátricos e atingem cerca de 500 pacientes com menos de 20 anos anualmente nos Estados Unidos. Mais de 75% dos casos de SNRMS ocorrem em pacientes com 15-19 anos de idade[9]. O subtipo histológico de SNRMS mais comum em lactentes é o fibrossarcoma, e, em crianças maiores, os histiotipos mais frequentes são dermatofibrossarcoma protuberans, sarcoma sinovial, fibro-histiocitoma maligno e tumor maligno da bainha do nervo periférico[10].

PATOLOGIA

Os SNRMS incluem muitas entidades histológicas e biológicas distintas, todas derivadas de células do mesênquima primitivo. A maioria é denominada de acordo com o tecido maduro a que se assemelha. Os tumores malignos de tecidos de partes moles incluem: fibrossarcoma (tecido fibroso), lipossarcoma (tecido adiposo), leiomiossarcomas (músculo liso), angiossarcoma e hemangiopericitoma (vasos sanguíneos), sarcoma sinovial (tecido sinovial) e condrossarcoma (cartilagem). Em pacientes pediátricos predominam os histiotipos sarcomas sinoviais, fibrossarcomas e tumores malignos da bainha de nervos periféricos.

O diagnóstico preciso é de fundamental importância para o planejamento do tratamento. Consequentemente, é necessária biópsia para estabelecer a malignidade, avaliar o grau histológico e determinar o subtipo histológico específico.

A classificação da Organização Mundial de Saúde (OMS) recomenda dividir os tumores em quatro categorias de acordo com o potencial biológico: benigno, intermediário (localmente agressivo), intermediário (raramente metastatizante) e maligno[11] (Tabela 27.1).

Tabela 27.1. Classificação dos tumores de partes moles pela OMS

TUMORES ADIPOSOS
Benignos
• Lipoma
• Lipomatose
• Lipomatose neural
• Lipoblastoma/lipoblastomatose
• Angiolipoma
• Miolipoma
• Lipoma condroide
• Angiomiolipoma extrarrenal
• Mielolipoma extra-adrenal
• Lipoma pleomórfico/de células fusiformes
• Hibenoma
Intermediários
• Tumor lipomatoso atípico/lipossarcoma bem diferenciado
Malignos
• Lipossarcoma desdiferenciado
• Lipossarcoma mixoide
• Lipossarcoma de células redondas
• Lipossarcoma pleomórfico
• Lipossarcoma misto
• Lipossarcoma sem outras especificações
TUMORES FIBROBLÁSTICOS/MIOFIBROBLÁSTICOS
Benignos
• Fasciite nodular
• Fasciite proliferativa
• Miosite proliferativa
• Miosite ossificante
• Pseudotumor fibro-ósseo digital
• Fasciite isquêmica
• Elastofibroma
• Hamartoma fibroso da infância
• Miofibroma/miofibromatose
• Fibromatose colli
• Fibromatose juvenil hialina
• *Inclusion body fibromatosis*
• Fibroma da bainha do tendão
• Fibroblastoma desmoplásico
• Miofibroblastoma tipo mamário
• Fibroma aponeurótico calcificante
• Angiomiofibroblastoma
• Angiofibroma celular
• Fibroma tipo nucal
• Fibroma de Gardner
• Tumor fibroso calcificante
• Angiofibroma de células gigantes

SARCOMAS NÃO RABDOMIOSSARCOMAS

Tabela 27.1 (continuação). Classificação dos tumores de partes moles pela OMS

TUMORES FIBROBLÁSTICOS/MIOFIBROBLÁSTICOS

Intermediário (localmente agressivo)
- Fibromatose superficial (palmar/plantar)
- Fibromatose tipo desmoide
- Lipofibromatose

Intermediário (raramente metastatisam)
- Tumor fibroso solitário e hemangiopericitoma (incluindo hemangiopericitoma lipomatoso)
- Tumor miofibroblástico inflamatório
- Sarcoma miofibroblástico de baixo grau
- Sarcoma fibroblástico mixoinflamatório
- Fibrossarcoma infantil

Malignos
- Fibrossarcoma do adulto
- Mixofibrossarcoma
- Sarcoma fibromixoide de baixo grau/tumor de células fusiformes hialinizante
- Fibrossarcoma epitelioide esclerosante

TUMORES FIBRO-HISTIOCÍTICOS

Benignos
- Tumor de células gigantes da bainha do tendão
- Tumor de células gigantes tipo difuso
- Fibro-histiocitoma benigno profundo

Intermediários (raramente metastatizam)
- Tumor fibro-histiocítico plexiforme
- Tumor de células gigantes de partes moles

Malignos
- Fibro-histiocitoma maligno pleomórfico/sarcoma pleomórfico indiferenciado
- Fibro-histiocitoma maligno pleomórfico com células gigantes/sarcoma pleomórfico indiferenciado com células gigantes
- Fibro-histiocitoma maligno pleomórfico inflamatório/sarcoma pleomórfico indiferenciado com inflamação proeminente

TUMORES DE MÚSCULO LISO

Benignos
- Angioleiomioma
- Leiomioma profundo
- Leiomioma genital

Malignos
- Leiomiossarcoma

TUMORES PERIVASCULARES (PERICITOS)

Benignos
- Tumor glômico (e variantes)

Intermediários
- Miopericitoma

Malignos
- Tumor glômico maligno

TUMORES DE MÚSCULO ESQUELÉTICO

Benignos
- Rabdomioma (tipo adulto, tipo fetal, tipo genital)

Malignos
- Rabdomiossarcoma embrionário (incluindo de células fusiformes, botrioide e anaplásico)
- Rabdomiossarcoma alveolar (incluindo variante sólida e anaplásico)
- Rabdomiossarcoma pleomórfico

TUMORES VASCULARES

Benignos
- Hemangiomas (subcutâneo, profundo de partes moles, capilar, cavernoso, arteriovenoso, venoso, intramuscular, sinovial)
- Hemangioma epitelioide
- Angiomatose
- Linfangioma

Intermediários (localmente agressivos)
- Hemangioendotelioma kaposiforme

ONCOLOGIA PEDIÁTRICA
DIAGNÓSTICO E TRATAMENTO

Tabela 27.1 (continuação). Classificação dos tumores de partes moles pela OMS

TUMORES VASCULARES
Intermediários (raramente metastatisam)   • Hemangioendotelioma retiforme   • Angioendotelioma papilífero intralinfático   • Hemangioendotelioma composto   • Sarcoma de Kaposi
Malignos   • Hemangioendotelioma epitelioide   • Angiossarcoma de partes moles
TUMORES CONDRO-ÓSSEOS
Benignos   • Condroma de partes moles
Malignos   • Condrossarcoma mesenquimal   • Osteossarcoma extraesquelético
TUMORES DE DIFERENCIAÇÃO INCERTA
Benignos   • Mixoma intramuscular (incluindo variante celular)   • Mixoma justa-articular   • Angiomixoma profundo (agressivo)   • Tumor angiectásico hialinizante pleomórfico   • Timoma hamartomatoso ectópico
Intermediários (raramente causam metástase)   • Fibro-histiocitoma angiomatoide   • Tumor fibromixoide ossificante (incluindo atípico/maligno)   • Tumor misto/mioepitelioma/paracordoma
Malignos   • Sinoviossarcoma   • Sarcoma epitelioide   • Sarcoma alveolar de partes moles   • Sarcoma de células claras de partes moles   • Condrossarcoma mixoide extraesquelético (tipo cordoide)   • Tumor de Ewing extraesquelético/PNET   • Tumor desmoplásico de células redondas e pequenas   • Tumor rabdoide extrarrenal   • Mesenquimoma maligno   • Neoplasias com diferenciação em células epitelioides perivasculares (PEComa)/tumor miomelanocítico de células claras

Working Group of the Editorial and Consensus Conference, Lyon, France, April 24-28, 2002.

O subtipo histológico dos sarcomas nem sempre prevê o curso clínico, sendo necessário avaliar o grau do tumor, por meio de parâmetros histológicos em que se avaliam o grau de malignidade e a probabilidade de metástase a distância. É determinado pela combinação dos seguintes achados histológicos: 1) celularidade, 2) pleomorfismo celular e anaplasia, 3) atividade mitótica, 4) grau de necrose. Geralmente, tumores de baixo grau têm agressividade local, mas baixa tendência a metastatizar. Tumores de alto grau são mais frequentes, com comportamento mais invasivo e maior propensão a metástases. Alguns tipos histológicos (sinoviossarcoma, sarcoma alveolar, angiossarcoma) devem ser considerados como tumores de alto grau independentemente do índice mitótico, grau de necrose ou celularidade.

Têm sido publicados vários sistemas de graduação, geralmente com três graus: baixo grau, grau intermediário e alto grau, que se correlacionam com o prognóstico[12,13]. Os mais usados [sistema *Pediatric Oncology Group* (POG) para sarcomas pediátricos e sistema FNCLCC para sarcomas em adultos] possuem limitações devido à baixa reprodutibilidade e ao alto índice de erros[12,14] (Tabelas 27.2 e 27.3). O sistema de classificação do POG foi desenhado incluindo subtipo histológico, índice mitótico e quantidade de necrose como fatores prognósticos. Os tumores são agrupados em três graus de classificação histológica: grau I inclui certos tumores pediátricos com pouca propensão à malignidade; grau II é composto de tumores excluídos do grau I e III de acordo com o diagnóstico histológico, tendo menos de quatro mitoses/10 campos (objetiva 40x) e menos de 15% de necrose; e grau III compreende certos tumores clinicamente agressivos pelo diagnóstico histológico, que não são grau I, com cinco ou mais mitoses/10 campos (objetiva 40x) e com acima de 15% de necrose[14].

Tabela 27.2. POG (*Pediatric Oncology Group*)
Três graus baseados nos subtipos histológicos, extensão da necrose, número de mitoses e pleomorfismo celular

Grau 1
• Lipossarcoma mixoide e bem diferenciado
• Fibrossarcoma infantil (menor que 4 anos de idade)
• Hemangiopericitoma infantil ou bem diferenciado (menor que 4 anos de idade)
• Tumor maligno da bainha de nervo periférico bem diferenciado
• Fibro-histiocitoma angiomatoide
• Dermatofibrossarcoma protuberans (lesões profundas)
• Condrossarcoma mixoide

Grau 2
• Sarcomas de partes moles com:
– < 15% necrose
– índice mitótico < 4/10 campos de grande aumento usando objetiva de 40x
– atipia nuclear moderada
– celularidade moderada

Grau 3
• Lipossarcoma de células redondas ou pleomórfico
• Condrossarcoma mesenquimal
• Sarcoma osteogênico extraesquelético
• Tumor de Triton maligno
• Sarcoma alveolar de partes moles
• Qualquer sarcoma não incluído como grau 1, com > 15% necrose, ou ≥ 5 mitoses/10 campos de grande aumento usando objetiva de 40x

Parham *et al.* Modern Pathol. 1995; 8:705-10.

Tabela 27.3. FNCLCC (*Fédération Nationale des Centres de Lutte contre le Cancer*)

Diferenciação
1. Lipossarcoma bem diferenciado, fibrossarcoma bem diferenciado, schwanoma maligno bem diferenciado, leiomiossarcoma bem diferenciado, condrossarcoma bem diferenciado
2. Lipossarcoma mixoide, fibrossarcoma convencional, schwanoma maligno convencional, hemangiopericitoma maligno bem diferenciado, histiocitoma fibroso maligno mixoide, histiocitoma fibroso maligno pleomórfico, leiomiossarcoma convencional, condrossarcoma mixoide, angiossarcoma convencional
3. Lipossarcoma de células redondas, lipossarcoma pleomórfico, lipossarcoma desdiferenciado, fibrossarcoma pobremente diferenciado, schwanoma maligno mal diferenciado, Schwanoma maligno epitelioide, tumor Triton maligno, hemangiopericitoma maligno convencional, histiocitoma fibroso maligno de células gigantes e inflamatório, leiomiossarcoma mal diferenciado/pleomórfico/epitelioide, sarcoma sinovial, rabdomiossarcoma, condrossarcoma mesenquimal, angiossarcoma mal diferenciado/epitelioide, osteossarcoma extraesquelético, sarcoma de Ewing/pPNET, sarcoma alveolar de partes moles, sarcoma epitelioide, tumor rabdoide maligno, sarcoma de células claras, sarcoma indiferenciado

Índice mitótico
1 (0-9 mitoses per 10 HPF)
2 (10-19)
3 (> 19)

Necrose tumoral
0 - nenhuma necrose
1 - < 50% de necrose
2 - > 50% de necrose

Grau 1 – escore 2-3.
Grau 2 – escore 4-5.
Grau 3 – escore 6-8.

Guillou *et al.* J Clin Oncol. 1997;15:350-62.

O sistema de graduação usado pela *French Federation of Cancer Centres Sarcoma Group* é baseado em diferenciação tumoral, índice mitótico e necrose[12].

O grau histológico é altamente preditivo do resultado. Pacientes com alto grau têm maior risco de recorrência a distância, pior sobrevida geral e sobrevida livre de doença que pacientes com tumor de baixo grau[15].

Com o objetivo de criar um grupo mais homogêneo de tumores, os SNRMS foram reagrupados como "tipo adulto", os que são típicos do tumor em adulto (excluindo o fibrossarcoma infantil), definitivamente malignos (excluindo os tumores *borderline*, como hemangioendotelioma) e com características morfológicas que lembram tecido adulto diferenciado (excluindo tumores de pequenas células redondas)[2].

O sarcoma sinovial da infância difere no seu comportamento do mesmo grupo do adulto pela sua quimiossensibilidade e frequência. É um tumor mais quimiossensível, com grau de quimiossensibilidade intermediária entre o RMS e os outros SNRMS. O sarcoma sinovial é histologicamente o sarcoma mais comum entre os tumores pediátricos[16,17]. Esse tumor é tipicamente descrito em microscopia óptica e coloração por hematoxilina-eosina como coleção bifásica de elementos epitelioides glandulares juntamente com células fusiformes mesenquimais malignas ou somente por células mesenquimais monofásicas (Fig. 27.1). Um terceiro subtipo é chamado sinoviossarcoma pouco diferenciado, baseado em atipia nuclear, necrose e índice mitótico. É controverso se o grau histológico ajuda a prever a possibilidade de progressão tumoral de metástase[18].

BIOLOGIA

Um número cada vez maior de sarcomas é associado com translocações específicas. O sarcoma sinovial é associado com a translocação t(x;18) (p11,q11) (SYT-SSX), o sarcoma alveolar de partes moles com t(12;16) (p11;q25) (ASPL-TFE3) e o lipossarcoma mixoide com t(12;16) (q13;p11) (TLS-CHOP) e t(12;22) (p13;q12) (EWS-CHOP). Essas translocações podem ser úteis para fazer o diagnóstico definitivo, pois em alguns tumores se reconhecem translocações específicas. O tipo de translocação específico pode ser prognóstico, como no caso do sarcoma sinovial, que tem a translocação SYT-SSX 2, que foi associado ao histiotipo monofásico e a uma melhor sobrevida em cinco anos, comparado com SYT-SSX 1, que foi associado com a doença bifásica e um prognóstico pior[19]. Com o conhecimento dos produtos das proteínas quiméricas das respectivas translocações e das alterações nas vias de sinalização,

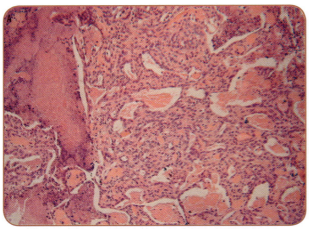 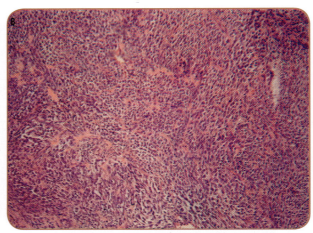

Fig. 27.1. Paciente de 17 anos, feminina, com sinoviossarcoma em região cervical. A figura A mostra padrão bifásico com células epiteliais sustentadas por células fusiformes também neoplásicas. A figura B mostra padrão monofásico pouco diferenciado, constituído por pequenas células fusiformes curtas em arranjo irregular (microscopia cedida pelo Dr. Paulo Antonio Faria do Departamento de Anatomia Patológica do Instituto Nacional do Câncer – INCA).

espera-se que possam servir como novos alvos terapêuticos no tratamento desses tumores (Tabela 27.4).

QUADRO CLÍNICO

O sarcoma não RMS comumente se apresenta com uma massa em qualquer parte do corpo. Os lugares mais comuns são as extremidades seguidas do tronco, região abdominal, tórax, cabeça e pescoço. Nas extremidades ocorre mais frequentemente nos membros inferiores[20]. Massa indolor é a forma mais comum de apresentação clínica. Quando há invasão local de estruturas adjacentes, pode ocorrer dor ou fraqueza[21]. Esses tumores podem ter um crescimento lento, e há necessidade de alto índice de suspeição para o diagnóstico precoce. Em estudo retrospectivo de crianças com câncer, aquelas com SNRMS tiveram um tempo mediano de início de sintomas ao diagnóstico de 9,5 semanas[22].

Pode ocorrer em qualquer grupo de idade, embora seja mais comum acima de 5 anos. O SNRMS em lactentes parece ter uma característica biológica diferente da encontrada em crianças maiores. Tem sido proposto que os lactentes têm um prognóstico melhor, com uma doença menos invasiva, com uma sobrevida em cinco anos de 92% comparada com pacientes maiores do que 15 anos, em que a sobrevida em cinco anos é de 49%. Já nesse último grupo o percentual de doença metastática foi maior[23].

Sintomas sistêmicos como febre, sudorese noturna e perda de peso são raros, embora possam ocorrer ocasionalmente em pacientes com doença metastática. Hipoglicemia, fenômeno paraneoplásico raro, foi relatada em alguns SNRMS, como hemangiopericitoma, tumor estromal gastrintestinal (GIST) e fibrossarcoma. Raquitismo hipofosfatêmico foi relatado em casos de hemangiopericitoma *apud*[3].

Envolvimento de linfonodo regional é raro, exceto em certos subtipos histológicos como sarcoma epitelioide e sarcoma de células claras[24,25].

Tabela 27.4. Translocações comuns em sarcomas não rabdomiossarcoma

Tumor	Translocação cromossomial	Produto
Sarcoma sinovial	t(X;18)(q11;q11) t(X;18)(q11;q11)	SSX1-SYT SSX2-SYT
Fibrossarcoma congênito	t(12;15)(p13;q25)	ETV6-NTRK3
Tumor desmoplásico de pequenas células	t(11;22)(q13;q12)	EWS-WT1
Lipossarcoma mixoide	t(12;16)(q13;p11)	TLS-CHOP
Sarcoma de células claras	t(12;22)(q13;q12)	EWS-ATF1
Extraskeletal mixoid chondrosarcoma	t(9;22)(q22;q12)	EWS-TEC
Dermatofibroma protuberans	t(17;22)(q22;q13)	COL1A1-PDGFB
Fibro-histiocitoma angiomatoide	T(12;16)(q13;p11)	TLS-ATF1

Em 15%-30% das crianças com SNRMS, a doença se apresenta metastática ao diagnóstico e, nesses casos, o prognóstico tem sido pobre apesar do uso de tratamento combinado, que inclui a cirurgia, radioterapia e quimioterapia[26]. Doença metastática ocorre mais comumente nos pulmões, seguidos de cérebro e medula óssea[2]. O sítio pulmonar é também o mais comum sítio de falha de doença[27].

A agressividade do tumor e a propensão a metástases estão geralmente correlacionadas ao grau de malignidade. Tumores de baixo grau são com frequência localmente agressivos, mas com menor risco de metástase (2-10%), enquanto tumores de alto grau são mais agressivos e com maior propensão de metástases, especialmente para pulmão, em 20%-100% dos casos[21].

AVALIAÇÃO E DIAGNÓSTICO

Inicialmente deve ser colhida história atual, assim como de doenças e tratamentos prévios e exame físico com avaliação de massas ou qualquer outra anormalidade física. Os estudos de imagem são importantes para o estadiamento e o planejamento do tratamento. A tomografia computadorizada (TC) com contraste e ressonância magnética (RM) têm sido rotineiramente usadas, quando disponíveis. A RM é considerada a modalidade de imagem de escolha para a avalição de doença local e regional, pois provê uma resolução superior em partes moles (Fig. 27.2). Doença metastática pulmonar e alguns tumores abdominais podem ser mais bem avaliados com TC.

Deve-se considerar a possibilidade de SNRMS quando se resseca uma massa de partes moles em criança, e o objetivo deve ser uma biópsia incisional seguida de excisão local com margens microscópicas negativas[28].

Cirurgia é a base do tratamento para SNRMS. A ressecção primária cirúrgica da massa é possível quando o tumor é pequeno ou situado em localização em que a ressecção pode ser feita sem risco ou deformidade funcional. Em geral, uma margem de 1 cm de tecido adjacente normal é considerada aceitável, e uma margem menor deve indicar reexcisão[29].

Quando não é possível a ressecção completa, deve-se realizar a biópsia para diagnóstico. Uma biópsia mal planejada pode ter um efeito adverso no procedimento cirúrgico definitivo. A biópsia incisional é o procedimento de escolha quando se deseja volume maior de tecido para estudo. O sítio inicial da biópsia deve ser cuidadosamente planejado, de forma que possa posteriormente ser completamente ressecado no momento da cirurgia definitiva. Todas as incisões, quando possível, devem ser longitudinais nas extremidades para permitir a ressecção local ampla[30].

A biópsia excisional deve ser evitada, pois viola os planos dos tecidos, altera o diagnóstico pós-operatório e os estudo de imagem e aumenta a extensão da ressecção subsequente.

Avaliação de rotina para metástases pulmonares inclui radiografia de tórax e tomografia de tórax e cintilografia óssea. Pacientes com tumoração intra-abdominal e retroperitoneal devem ser avaliados para a possibilidade de metástase hepática.

O papel de imagens com FDG-PET em sarcomas ainda não está estabelecido, mas estudos sugerem que o PET pode ajudar a identificar tumores de alto grau e predizer doença ativa, assim como metástase pulmonar e linfonodal *apud*[21].

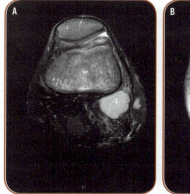 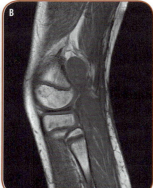 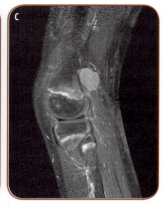

Fig. 27.2. Ressonância magnética em paciente com sinoviossarcoma, apresentando duas lesões de configuração nodular na fossa poplítea, junto à metáfise distal do fêmur, com sinal baixo em T1 e com realce após contraste. A) corte axial; B) corte sagital T1 sem contraste com baixo sinal; C) corte sagital T1 com contraste.

ESTADIAMENTO

Atualmente ainda não há sistema de estadiamento bem aceito que seja aplicado a todos os sarcomas da infância. O sistema da *American Joint Commission for Cancer* (AJCC), usado em adultos, ainda não foi validado em estudos em crianças.

Atualmente, existem dois sistemas mais utilizados para estadiar SNRMS na infância. O sistema de grupo do IRS é o sistema de estadiamento patológico e cirúrgico mais amplamente utilizado em SNRMS pediátrico (Tabela 27.5). Pacientes do Grupo I têm ressecção completa do tumor com margens livres, o Grupo II tem evidência de doença residual microscópica depois da cirurgia, o Grupo III tem doença residual macroscópica depois da cirurgia, o Grupo IV tem doença metastática[31]. Entretanto, esse sistema não leva em consideração o comportamento biológico do tumor[21].

O sistema TNM, que classifica o tumor ao diagnóstico de acordo com a infiltração do tumor, tamanho, envolvimento de linfonodo e presença de metástase, tem sido usado para estratificar esses tumores (Tabela 27.6). Tumores infiltrantes (T2) tendem a ter um pior prognóstico do que os tumores não infiltrantes (T1). Em alguns estudos se preferia o termo invasividade do tumor quando o tumor invadia para osso ou neurovascular e isso teve significado prognóstico. Tumores maiores que 5 cm (B) têm maior probabilidade de recorrência comparados com tumores iguais ou menores que 5 cm (A)[27,32].

FATORES PROGNÓSTICOS

Constituem fatores importantes com significado prognóstico: grau histológico, invasividade do tumor, tamanho do tumor, idade ao diagnóstico, sítio primário do tumor, margens, possibilidade de ressecabilidade ao diagnóstico. O último foi também associado ao tamanho do tumor, grau e invasividade. Spunt *et al.* relataram que tumores ressecados cirurgicamente tinham uma sobrevida de cinco anos de 89% e uma sobrevida livre de evento de 77%. Margens positivas, tamanho do tumor > 5 cm, tumores de alto grau, tumores primários abdominal e a omissão da radioterapia previram recorrência local, enquanto o tamanho de tumor, invasividade e alto grau, recorrência a distância[27,33].

ESTRATÉGIAS DE TRATAMENTO

O manejo do SNRMS é complexo e necessariamente multidisciplinar[2]. Durante os últimos anos, várias combinações e modalidades de tratamento têm sido propostas no SNRMS. Cirurgia é a base do tratamento, pois muitos subtipos de SNRMS são considerados pouco quimiossensíveis[30]. Pacientes com SNRMS não ressecado inicialmente têm um prognóstico intermediário em comparação com aqueles pacientes com doença localizada ressecada e aqueles pacientes com metástase a distância[26,34]. Devem ser consideradas estratégias de manejo para os pacientes com doença localizada e ressecada, doença localizada e não ressecada e doença metastática.

Tabela 27.5. Sistema de estadiamento: grupos clínicos.
Baseado na extensão da doença e ressecção cirúrgica inicial

Grupo	Extensão da doença / Resultado cirúrgico
Grupo I Doença localizada, completamente ressecada	A. Confinado ao músculo ou órgão de origem B. Comprometimento contíguo – infiltração fora do músculo ou órgão de origem; linfonodos regionais negativos
Grupo II Ressecção macroscópica completa com evidência de disseminação regional	A. Doença residual microscópica com linfonodos regionais negativos B. Doença regional com linfonodos comprometidos completamente ressecados, sem doença residual microscópica C. Doença regional com comprometimento dos linfonodos, macroscopicamente ressecados, mas com doença residual microscópica e/ou comprometimento histológico do linfonodo regional mais distal ao tumor 1º
Grupo III Ressecção incompleta – doença macroscópica residual	A. Após biópsia B. Após ressecção incompleta do tumor 1º (≥ 50%)
Grupo IV Metastática	Metástase a distância: pulmão, fígado, osso, medula óssea, cérebro, músculo a distância e linfonodo a distância e/ou citologia positiva de LCR, líq. pleural ou ascítico ou implantes pleural ou peritoneal

Tabela 27.6. Sistema de estadiamento TNM
Determinado clinicamente pela localização, tamanho do tumor 1º,
estado linfonodal e presença ou não de metástases

Estádio	Sítio	T	Tamanho	N	M
1	Órbita CP exceto parameníngeo GU exceto bexiga/próstata	T_1 ou T_2	a ou b	N_0 ou N_1 ou N_x	M_0
2	Bexiga/próstata Extremidade Parameníngeo Outros (tronco, retroperitônio)	T_1 ou T_2	A	N_0 ou N_x	M_0
3	Bexiga/próstata Extremidade Parameníngeo Outros	T_1 ou T_2	a b	N_1 N_0 ou N_1 ou N_x	M_0 M_0
4	Todos	T_1 ou T_2	a ou b	N_0 ou N_1	M_1

T_1: confinado ao sítio anatômico de origem.
    a: ≤ 5 cm de diâmetro; b: > 5 cm de diâmetro.
T_2: extensão e/ou fixação ao tecido adjacente.
    a: ≤ 5 cm de diâmetro; b > 5 m de diâmetro.
N_0: linfonodos regionais não comprometidos.
N_1: linfonodos regionais clinicamente positivos para tumor.
N_x: estado clínico dos linfonodos regionais desconhecido.
M_0: sem metástase a distância.
M_1: metastático.

Para pacientes com tumor ressecado ou localizado, o controle local com ressecção cirúrgica mais ou menos radioterapia é o modo preferido de tratamento com a sobrevida geral de cinco anos de 77%-90%[27]. Radioterapia tem se mostrado benéfica para controle local quando há alto risco de recorrência local, isto é, com margens envolvidas ou em pacientes de alto risco. A administração de quimioterapia tem mostrado não melhorar o resultado na doença localizada[27,35,36]. Pacientes com doença localizada não ressecável tendem a ter um prognóstico pior[34]. Pacientes são considerados irressecáveis quando a ressecção pode causar mutilação por causa do tamanho da massa ou do sítio primário. Nesses casos, uma biópsia com quimioterapia neoadjuvante é recomendada e posteriormente é planejada uma cirurgia secundária que melhora o resultado. Em doença metastática, o prognóstico é mais reservado, apesar do tratamento multimodal, com sobrevida geral e sobrevida livre de evento em dois anos de 35% e 15%, respectivamente[26].

CIRURGIA

A ressecção ampla do tumor primário é o objetivo primário do tratamento, antes ou após a quimioterapia. O tempo da cirurgia vai depender da avaliação de cirurgião especializado quanto à ressecabilidade e à morbidade cirúrgica. Quando na cirurgia não se conseguem margens patológicas negativas ou quando não foi feita inicialmente cirurgia com abordagem oncológica, deve ser realizada reexcisão primária para obter margens livres[32,36]. Metástase para linfonodos regionais são infrequentes e parecem ser mais prováveis em sarcoma epitelioide e de células claras. Pacientes com SNRMS têm menor tendência à disseminação linfonodal, comparados com RMS[24,25]. A ressecção cirúrgica é considerada *completa* quando as margens histológicas são microscopicamente negativas e inclui *ressecção ampla* (remoção de tumor com sua pseudocápsula, sendo o tumor coberto em todos os pontos por tecido saudável: músculo, tecido subcutâneo, fáscia espessa ou septo intermuscular) e *compartimental* (quando o tumor é removido em bloco com o compartimento muscular ou anatômico de origem, e o tumor é inteiramente confinado anatomicamente).

Ressecção marginal, ou microscopicamente incompleta, quando a superfície do tumor emerge macroscopicamente na superfície de ressecção (por exemplo, plano cirúrgico através da zona reativa ou pseudocápsula), ou quando está presente extensão de tumor microscópica na margem de ressecção, mas sem evidência de doença residual macroscópica.

Ressecção contaminada, quando ocorre ruptura acidental da pseudocápsula do tumor com derramamento do material para dentro do campo operatório e também quando a pseudocápsula estava presente na margem de ressecção.

Ressecção intralesional, quando o resíduo de tumor macroscópico é deixado *in situ*.

É considerada margem adequada > 1 cm em todas as direções em tecido muscular ou adiposo, entretanto em periósteo, vaso, epineuro ou fáscia muscular, 1 mm é considerado suficiente.

Quando não é possível a ressecção completa sem mutilação, é recomendada a biópsia[21,30,36].

RADIOTERAPIA

Os SNRMS são menos responsivos à radioterapia que os RMS. Entretanto, ainda representam parte importante do tratamento, embora se deva ter muita cautela na indicação, pelo fato de crianças estarem em fase de crescimento e pelo risco de sequelas tardias do tratamento, com retardo no crescimento, em especial em crianças menores, assim como o risco de segunda neoplasia maligna. A abordagem de tratamento deve ser discutida de forma multidisciplinar. Recentemente, técnicas modernas de radioterapia conformacional, redução de margens e doses menores têm sido consideradas, na tentativa de reduzir esses efeitos.

A radioterapia adjuvante não tem sido recomendada para os pacientes que têm a doença ressecável. Nesses casos, a radioterapia tem sido utilizada para controle local em casos de alto risco de recorrência local, como doença microscópica residual, sítios primários desfavoráveis e tumores de alto grau[27]. Embora ainda discutíveis, os estudos sugerem uma tendência favorável no prognóstico com a utilização de radioterapia pós-operatória em tumores > 5 cm[21].

O controle local é melhorado com a adição de radioterapia pós-operatória em tumores com margens positivas na ressecção. Todos os pacientes do Grupo I com baixo grau, ≤ 5 cm, foram controlados localmente sem adição de radioterapia. Em pacientes do Grupo II, a sobrevida em cinco anos foi de 82% com radioterapia pós-operatória e de 43% sem radioterapia (p = 0,0426)[2].

O uso de radioterapia em SNRMS de baixo grau deve ser limitado a tumores que estão em crescimento ativo, irressecáveis e com risco de morbidade[27].

Pacientes com doença irressecável se beneficiam da abordagem combinada. A sobrevida geral em cinco anos de pacientes de grupos cooperativos dos Estados Unidos e da Europa analisados em conjunto foi de 60%. A maioria dos pacientes recebeu quimioterapia inicial com resposta maior em 41% dos casos e resposta menor em 16% dos casos. A radioterapia e a cirurgia retardada tiveram papel importante no prognóstico[37].

Radioterapia pré-operatória pode ser dada com ou sem quimioterapia em casos em que se precisa diminuir o tumor e pode aumentar a chance de se conseguirem margens livres na cirurgia secundária, podendo diminuir o risco de contaminação intraoperatória e permitir menor campo e menor dose de radioterapia[38].

QUIMIOTERAPIA

Embora a ressecção cirúrgica seja reconhecida como a base do tratamento, o papel da quimioterapia em SNRMS ainda é incerto para muitos pacientes. Entretanto, nas estratégias de tratamento, a quimioterapia sistêmica tem sido incluída cada vez mais no tratamento multimodal. Embora o prognóstico dos SNRMS seja bom para pacientes com doença ressecada, com 70%-80% de probabilidade de sobrevida, pacientes com alto grau (grau 3) e tumores > de 5 cm de tamanho têm resultado mais reservado e propensão a metástase[2]. Os SNRMS constituem um grupo heterogêneo de muitos subtipos histológicos de tumores de origem mesenquimal e, embora a cirurgia e a radioterapia sejam eficazes para o controle local, o papel da quimioterapia ainda é controverso. A maioria dos estudos tem sido realizada em adultos e os oncologistas ainda consideram sarcomas como tumor pouco quimiossensível[39]. Em crianças, o único estudo randomizado realizado pelo POG entre 1986 e 1992 não pode considerar os benefícios da quimioterapia, pois a maioria dos pacientes recusou a randomização[40]. Entretanto, estudos pediátricos recentes sugerem que quando há uma seleção de pacientes baseada em histologia e variáveis prognósticas identificando pacientes com alto risco de recaída metastática, assim como em casos de subtipo histológico mais quimiossensível, a quimioterapia pode ter um impacto benéfico mais significativo do que geralmente se pensa[38]. Em análise retrospectiva de pacientes com SNRMS tipo adulto, com grupos clínicos IRS I e II, grau 3, tamanho > 5 cm, os pacientes que receberam quimioterapia tiveram melhor taxa de sobrevida livre de metástase comparados com os que não receberam (50% × 0%). Esses achados levaram a concluir que tumores de alto grau têm um alto risco de disseminação metastática e se beneficiam de quimioterapia[41]. Estudos randomizados e não randomizados em adultos com doença avançada sugeriram que a ifosfamida pode oferecer uma vantagem terapêutica para esses pacientes. O POG desenvolveu um estudo fase II para estabelecer a resposta do SNRMS com um regime contendo ifosfamida em crianças e adolescentes com doença irressecável ou metastática. Observou-se que a combinação de vincristina, ifosfamida e doxorrubicina foi moderadamente ativa nos pacientes SNRMS pediátricos. Sarcoma sinovial tinha maior taxa de resposta que os outros pacientes com regime contendo ifosfamida e os pacientes com doença ressecável tiveram uma melhora do resultado[42].

Os tumores de baixo grau são, na maioria das vezes, mantidos em observação, seguindo ressecção cirúrgica completa. A abordagem em tumores de alto grau é baseada no tamanho, possibilidade de ressecção e situação das margens. Pacientes com pequenos tumores (< 5 cm), completamente ressecados, com margens negativas, ficam em observação, sem tratamento adjuvante, e quando há margens comprometidas, recebem radioterapia. A quimioterapia neoadjuvante, realizada antes de cirurgia ou radioterapia, é reservada para doença irressecável e metastática. Esses pacientes devem ser tratados com quimioterapia isolada ou em associação com radioterapia para permitir redução tumoral e melhor resultado na ressecção cirúrgica do tumor, com menos morbidade. Quimioterapia adjuvante tem sido recomendada para pacientes com tumores grandes, maiores que 5 cm, mesmo que completamente ressecados, embora o benefício da quimioterapia nesses casos ainda seja incerto[21].

Como esses tumores são muito heterogêneos, o protocolo 2005 em curso do *European Pediatric Soft Tissue Sarcoma Study Group* (EpSSG) para SNRMS considera grupos separados, para criar subgrupos mais homogêneos para análise. Os SNRMS "tipo adulto" são típicos do adulto (excluindo fibrossarcoma infantil), definitivamente malignos, com características morfológicas que se assemelham a tecidos maduros diferenciados (afastando os tumores de células redondas, isto é, rabdomiossarcoma, Ewing extraósseo e tumor desmoplásico de pequenas células)[2].

O sarcoma sinovial tem sido estudado separadamente em relação a outros SNRMS "tipo adulto", pois é o SNRMS mais comum em crianças e adolescentes e também por causa da sua quimiossensibilidade, que o coloca no meio do caminho entre os sarcomas de partes moles de adulto e o rabdomiossarcoma. Durante anos, estratégias diferentes foram desenvolvidas para protocolo de adulto e criança em sarcoma sinovial. Foram relatadas altas taxas de resposta nas séries de quimioterapias pediátricas em sarcoma sinovial, sendo considerado um tumor tipo rabdomiossarcoma, e a maioria dos pacientes pediátricos consequentemente foi incluída no protocolos recebendo quimioterapia adjuvante. Entretanto, o mesmo não tem acontecido com os adultos[21].

No protocolo SNRMS 2005 do EpSSG, quimioterapia com ifosfamida e doxorrubicina é utilizada em todos os pacientes com sarcoma sinovial, exceto os que têm muito baixo risco (grupo I e tamanho tumoral < 5 cm). Em pacientes com SNRMS "tipo adulto", quimioterapia neoadjuvante é utilizada em casos de doença avançada, com o objetivo de permitir ressecção completa conservadora e para tratar micrometástases. Quimioterapia adjuvante é indicada em grupos de alto risco ressecados (alto grau e tumores grandes)[43].

PERSPECTIVAS FUTURAS

Embora os sarcomas sejam considerados como uma entidade patológica, existem mais de 50 diferentes subtipos, indicando linhagens de diferenciação histológica diferentes[44]. Os SNRMS têm sido analisados em grupo, em virtude de sua raridade, entretanto constituem um grupo heterogêneo de tumores, diferindo na histologia, história natural e biologia[21].

Os SNRMS têm sido tratados como um grupo homogêneo, com esquemas de quimioterapia contendo ifosfamida e doxorrubicina. Há algumas evidências de estudos de agentes quimioterápicos de que algumas entidades respondem diferentemente à quimioterapia[45]. Como exemplo, gemcitabina e docetaxel têm se mostrado uma combinação eficaz contra leiomiossarcoma, e trabectedina tem se mostrado ativa em lipossarcoma e em leiomiossarcoma[46].

Melhor conhecimento da biologia do tumor permitirá novas abordagens de terapia para o alvo molecular[44]. A antitirosinoquinase imatinib mesilato tem apresentado sucesso em tratar tumores mesenquimais gastrointestinais (GIST) c-kit positivos[47]. Imatinib tem também sido eficaz em tratar dermatofibrossarcoma protuberans, provavelmente por desregular o fator de crescimento relacionado a plaquetas (PDGF), resultante da translocação t(17,22)[48,49]. Sunitinib malato, um inibidor de tirosinoquinase com propriedades antiangiogênicas, foi utilizado em cinco pacientes com sarcoma alveolar de partes moles, quatro avaliáveis de três em três meses: 2RP, 1DE, 1DP[50]. Dados preliminares de efeitos de inibidores de fator de crescimento do endotélio vascular (VEGF) em sarcomas vasculares e leiomiossarcomas[51].

No futuro, melhor compreensão da doença e de possibilidades de tratamento com foco em cada histiotipo e/ou alterações moleculares serão possíveis mediante cooperação multi-institucional, nacional e internacional.

REFERÊNCIAS

1. Davis IJ, Perez-Atayde AR, Fisher DE. Nonrhabdomyosarcoma and other soft tissue tumors. In: Orkin SH, Fisher DE, Look AT, et al., editors. Oncology of infancy and childhood. 1st ed. Philadelphia: Saunders Elsevier; 2009. p. 783-828.

2. Ferrari A, Casanova M, Collini P, et al. Adult-type soft tissue sarcomas in pediatric-age patients: experience at the Istituto Nazionale Tumori in Milan. J Clin Oncol. 2005;23(18):4021-30.

3. Okcu M, Pappo A, Hicks J, et al. The Nonrhabdomyosarcoma soft tissue sarcomas. In: Pizzo P, Poplack D, editors. Principles and practice of pediatric oncology. 6th ed. Philadelphia, PA: Lippincott Williams & Wilkins; 2011. p. 954-86.

4. Baker LH. Medical and pediatric oncology, not adult and pediatric oncology. J Clin Oncol. 2005;23(18):4003-5.

5. Ognjanovic S, Oliver M, Bergemann TL, et al. Sarcomas in TP53 germline mutation carriers: a review of the IARC TP53 database. Cancer. 2012;118(5):1387-96.

6. Woo KI, Harbour JW. Review of 676 second primary tumors in patients with retinoblastoma: association between age at onset and tumor type. Arch Ophthalmol. 2010;128(7):865-70.

7. Ferrari A, Bisogno G, Macaluso A, et al. Soft-tissue sarcomas in children and adolescents with neurofibromatosis type 1. Cancer. 2007;109(7):1406-12.

8. Cefalo G, Ferrari A, Tesoro-Tess JD, et al. Treatment of childhood post-irradiation sarcoma of bone in cancer survivors. Med Pediatr Oncol. 1997;29(6):568-72.

9. Ries L, Smith M, Gurney J, et al. Cancer incidence and survival among children and adolescents: United States SEER Program 1975-1995. In: National Cancer Institute, SEER Program NIH Pub. No. 99-4649. Bethesda, MD: NIH Publication; 1999.

10. Spunt S, Pappo A. Childhood Nonrhabdomyosarcoma soft tissue sarcomas are not adult-type tumors. J Clin Oncol. 2006;24(12):1958-8.

11. Fletcher CDM, Unni KK, Mertens F, editors. World Health Organization Classification of Tumours. Pathology and Genetics of Tumours of Soft Tissue and Bone. Lyon: IARC Press; 2002.

12. Guillou L, Coindre JM, Bonichon F, et al. Comparative study of the National Cancer Institute and French Federation of Cancer Centers Sarcoma Group grading systems in a population of 410 adult patients with soft tissue sarcoma. J Clin Oncol. 1997;15(1):350-62.

13. Coindre JM, Terrier P, Guillou L, et al. Predictive value of grade for metastasis development in the main histologic types of adult soft tissue sarcomas: a study of 1240 patients from the French Federation of Cancer Centers Sarcoma Group. Cancer. 2001;91(10):1914-26. Available at: http://www.ncbi.nlm.nih.gov/pubmed/11346874.

14. Parham D, Webber B, Jenkins JJ 3rd, et al. Nonrhabdomyosarcomatous soft tissue sarcomas of childhood: formulation of a simplified system for grading. Mod Pathol. 1995;8:705-10.

15. Meyer WH, Spunt SL. Soft tissue sarcomas of childhood. Cancer Treat Rev. 2004;30(3):269-80.

16. Ferrari A, Gronchi A, Casanova M, et al. Synovial sarcoma: a retrospective analysis of 271 patients of all ages treated at a single institution. Cancer. 2004;101(3):627-34.

17. Okcu MF, Despa S, Choroszy M, et al. Synovial sarcoma in children and adolescents: thirty three years of experience with multimodal therapy. Med Pediatr Oncol. 2001;37(2):90-6.

18. Raney RB. Synovial sarcoma in young people: background, prognostic factors, and therapeutic questions. J Pediatr Hematol Oncol. 2005;27(4):207-11.

19. Ladanyi M, Antonescu CR, Leung DH, et al. Impact of SYT-SSX fusion type on the clinical behavior of synovial sarcoma: a multi-institutional retrospective study of 243 patients. Cancer. 2002;62:135-40.

20. Maurer H, Jenkins J, Krummel T, et al. Soft tissue sarcomas. J Pediatr Surg. 1992;27(2):241-5.

21. Saab R, Ferrari A. Non-Rhabdomyosarcoma Soft Tissue Sarcomas of Childhood. Oncopedia. 2008. Available at: http://www.cure4kids.org/ums/oncopedia/case_detail/chapter/?id=9. Accessed January 25, 1012.

22. Haimi M, Peretz Nahum N, Ben Arush M. Delay in diagnosis of children with cancer: a retrospective study of 315 children. Pediatr Hematol Oncol. 21(1):37-48.

23. Hayes-jordan BAA, Spunt SL, Poquette CA, et al. Nonrhabdomyosarcoma soft tissue sarcomas in children: is age at diagnosis an important variable? J Pediatr Surg. 2000;35(6):948-54.

24. Mazeron JJ, Suit HD. Lymph nodes as sites of metastases from sarcomas of soft tissue. Cancer. 1987;60(8):1800-8.

25. Fong Y, Coit D, Woodruff J, et al. Lymph node metastasis from soft tissue sarcoma in adults. Ann Surg. 1993;217:72-7.

26. Pappo AS, Rao BN, Jenkins JJ, et al. Metastatic nonrhabdomyosarcomatous soft-tissue sarcomas in children and adolescents: the St. Jude Children's Research Hospital experience. Med Pediatr Oncol. 1999;33(2):76-82.

27. Spunt SL, Poquette CA, Hurt YS, et al. Prognostic factors for children and adolescents with surgically resected nonrhabdomyosarcoma soft tissue sarcoma: an analysis of 121 patients treated at St. Jude Children's Research Hospital. J Clin Oncol. 1999;17(12):3697-705.

28. Chui CH. Nonrhabdomyosarcoma soft tissue sarcoma (NRSTS). Surg Oncol. 2007;16(3):187-93.

29. Loeb DM, Thornton K, Shokek O. Pediatric soft tissue sarcomas. The Surg Clin North Am. 2008;88(3):615-27, vii.

30. Andrassy RJ. Advances in the surgical management of sarcomas in children. Am J Surg. 2002;184(6):484-91.

31. Maurer H, Beltangadi M, Gehan E. The Intergroup Rhabdomyosarcoma Study-I, a final report. Cancer. 1988;61:209-20.

32. Chui C, Spunt S, Liu T, et al. Is reexcision in pediatric nonrhabdomyosarcoma soft tissue sarcoma necessary after an initial unplanned resection? J Pediatr Surg. 2002;37(10):1424-9.

33. Ferrari A, Miceli R, Meazza C, et al. Soft tissue sarcomas of childhood and adolescence: the prognostic role of tumor size in relation to patient body size. J Clin Oncol. 2009;27(3):371-6.

34. Spunt SL. Clinical features and outcome of initially unresected nonmetastatic pediatric nonrhabdomyosarcoma soft tissue sarcoma. J Clin Oncol. 2002;20(15):3225-35.

35. Paulino AC, Ritchie J, Wen B-C. The value of postoperative radiotherapy in childhood nonrhabdomyosarcoma soft tissue sarcoma. Pediatr Blood Cancer. 2004;43(5):587-93.

36. Blakely ML, Spurbeck WW, Pappo AS, et al. The impact of margin of resection on outcome in pediatric nonrhabdomyosarcoma soft tissue sarcoma. J Pediatr Surg. 1999;34(5):672-5.

37. Ferrari A, Miceli R, Rey A, et al. Non-metastatic unresected paediatric non-rhabdomyosarcoma soft tissue sarcomas: results of a pooled analysis from United States and European groups. Eur J Cancer. 2011;47(5):724-31.

38. Ferrari A, Casanova M. New concepts for the treatment of pediatric nonrhabdomyosarcoma soft tissue sarcomas. Exp Rev Anticancer Ther. 2005;5(2):307-18.

39. Bramwell VH. Adjuvant chemotherapy for adult soft tissue sarcoma: is there a standard of care? J Clin Oncol. 2001;19(5):1235-7.

40. Pratt CB, Pappo AS, Gieser P, et al. Role of adjuvant chemotherapy in the treatment of surgically resected pediatric non-rhabdomyosarcomatous soft tissue sarcomas: A Pediatric Oncology Group Study. J Clin Oncol. 1999;17(4):1219.

41. Ferrari A, Brecht IB, Koscielniak E, et al. The role of adjuvant chemotherapy in children and adolescents with surgically resected, high-risk adult-type soft tissue sarcomas. Pediatr Blood Cancer. 2005;45(2):128-34.

42. Pappo AS, Devidas M, Jenkins J, et al. Phase II trial of neoadjuvant vincristine, ifosfamide, and doxorubicin with granulocyte colony-stimulating factor support in children and adolescents with advanced-stage nonrhabdomyosarcomatous soft tissue sarcomas: a Pediatric Oncology Group Study. J Clin Oncol. 2005;23(18):4031-8.

43. Ferrari A. Particularities on diagnosis and management of non-rhabdomyosarcma soft tissue sarcomas. In: Agarwal B, Calaminus G, De Camargo B, Egeler M, editors. SIOP Educational Book. International Society of Pediatric Oncology; 2009. p. 45-9.

44. Wunder JS, Nielsen TO, Maki RG, et al. Opportunities for improving the therapeutic ratio for patients with sarcoma. Lancet Oncol. 2007;8(6):513-24.

45. Scurr M. Histology-driven chemotherapy in soft tissue sarcomas. Curr Treat Options Oncol. 2011;12(1):32-45.

46. Hensley ML. Gemcitabine and docetaxel in patients with unresectable leiomyosarcoma: results of a phase II trial. J Clin Oncol. 2002;20(12):2824-31. Available at: <http://www.jco.org/cgi/doi/10.1200/JCO.2002.11.050>. Accessed December 30, 2011.

47. Quek R, George S. Update on the treatment of gastrointestinal stromal tumors (GISTs): role of imatinib. Biologics. 2010;4:19-31. Available at: <http://www.pubmedcentral.nih.gov/articlerender.fcgi?artid=2819895&tool=pmcentrez&rendertype=abstract>.

48. Price VE, Fletcher JA, Zielenska M, et al. Imatinib mesylate: an attractive alternative in young children with large, surgically challenging dermatofibrosarcoma protuberans. Pediatr Blood Cancer. 2005;44(5):511-5.

49. Sawyers CL. Imatinib GIST keeps finding new indications: successful treatment of dermatofibrosarcoma protuberans by targeted inhibition of the platelet-derived growth factor receptor. J Clin Oncol. 2002;20(17):3568-9.

50. Stacchiotti S, Tamborini E, Marrari A, et al. Response to sunitinib malate in advanced alveolar soft part sarcoma. Clin Cancer Res. 2009;15(3):1096-104.

51. Park MS, Ravi V, Araujo DM. Inhibiting the VEGF-VEGFR pathway in angiosarcoma, epithelioid hemangioendothelioma, and hemangiopericytoma/solitary fibrous tumor. Curr Opinion Oncol. 2010;22(4):351-5. Available at: <http://www.ncbi.nlm.nih.gov/pubmed/20485168>. Accessed February 27, 2012.

Transplante de Medula Óssea

Adriana Seber
Cláudio Galvão de Castro Junior
Roseane Gouveia
Lauro José Gregianin

Os transplantes de medula óssea (TMO) vêm sendo utilizados desde a década de 1960 para o tratamento de diversas doenças oncológicas, hematológicas, imunológicas e erros inatos do metabolismo. A denominação mais adequada seria transplante de células-tronco hematopoiéticas, mas "transplante de medula óssea" foi o termo consagrado através dos anos, já que somente a medula foi utilizada como fonte de células-tronco por muitos anos. No TMO, as células-tronco hematopoiéticas são infundidas por via intravenosa com o objetivo de restabelecer a produção normal dos elementos sanguíneos: eritrócitos, leucócitos e plaquetas.

Os transplantes são denominados autólogos quando o doador é o próprio paciente; alogênico quando o doador é um outro indivíduo; e singênico quando as células são provenientes de um irmão gêmeo idêntico.

As células-tronco utilizadas para os transplantes podem ser obtidas diretamente das cristas ilíacas, do sangue periférico ou, mais recentemente, do sangue de cordão umbilical ou placentário (Tabela 28.1).

A coleta da medula óssea é realizada em centro cirúrgico, sob anestesia, por meio de múltiplas punções das cristas ilíacas posteriores. Com agulhas especiais e seringas heparinizadas, são aspirados aproximadamente 10 ml de medula em cada punção. A medula é transferida para um recipiente ou bolsa com solução heparinizada até totalizar 10-20 ml/kg ou 2-5×10^8 leucócitos/kg de peso do paciente. A coleta dura aproximadamente 1 hora.

Para proteger as crianças doadoras saudáveis da anemia aguda, o sulfato ferroso é iniciado desde o momento em que o irmão é encaminhado para o transplante. Crianças saudáveis com mais de 20-25 kg podem coletar e guardar no banco de sangue uma unidade de sangue total autólogo, que é transfundido após a doação, evitando o uso de outros hemoderivados. O volume coletado é limitado, por segurança, a 20 ml/kg de peso do doador. Em 5-10 dias os doadores já podem voltar às atividades normais, mantendo a reposição de ferro por pelo menos mais um mês. A chance de complicações graves nas coletas de medula é menor que 1%. A maioria dos transplantes alogênicos em pediatria utiliza essa forma de coleta[1].

Habitualmente, o sangue periférico não contém células-tronco. Entretanto, na fase de recuperação da leucopenia induzida por quimioterapia ou com o uso de fatores de crescimento de granulócitos, as células-tronco deslocam-se do espaço medular para o sangue periférico ("mobilização"). Como sua porcentagem em relação ao total de leucócitos é muito baixa, seriam ne-

Tabela 28.1. Modalidades de transplante de células-tronco hematopoiéticas

Tipo de transplante	Fonte de células-tronco hematopoiéticas	Doador	Principais utilizações
Autólogo	Medula óssea Sangue periférico	Próprio paciente	Linfomas Tumores sólidos
Alogênico	Medula óssea Sangue periférico Sangue de cordão umbilical/placenta	Aparentado: irmão ou outro familiar Não aparentado: qualquer pessoa sem laços familiares com o paciente	Leucemias Falências medulares Imunodeficiências
Singênico	Medula óssea Sangue periférico	Irmão gêmeo idêntico	Quaisquer das indicações de transplantes autólogos ou alogênicos

cessários vários litros de sangue para realizar o transplante. Assim, a coleta é realizada com equipamentos de aférese e citocentrífugas que separam leucócitos, eritrócitos, plaquetas e o plasma. Através de uma veia de bom calibre ou de um cateter venoso central, o sangue vai do doador para o equipamento de aférese, onde é centrifugado e separado. Os leucócitos são continuamente coletados e o restante é devolvido em outra veia ou outra via do cateter do doador.

O marcador mais utilizado para quantificar as células-tronco é uma proteína de membrana designada de CD34, detectada na citometria de fluxo. Para realizar os transplantes, são geralmente utilizadas 2 a 5 milhões de células CD34 por quilo de peso do receptor.

O procedimento de leucoaférese demora entre 4 e 6 horas e às vezes é necessário que seja repetido em dias consecutivos até que o número suficiente de células seja coletado. Após cada coleta, as células são congeladas e permanecem a temperaturas abaixo de 80 ºC negativos até o momento de sua utilização. Os *kits* de coleta utilizados na máquina de aférese são totalmente descartáveis – e caros.

As células-tronco periféricas são muito utilizadas em transplantes autólogos e em grande parte dos transplantes alogênicos em adultos. Quando crianças doam células para transplante de seus irmãos, é dada preferência à medula em vez de células-tronco periféricas. O fluxo de sangue para o procedimento de aférese é muito grande e incompatível com a rede venosa delicada das crianças, sendo sempre necessária a inserção de cateter venoso central de duplo lúmen rígido. Assim, a coleta direta da medula óssea poupa as crianças doadoras da inserção do cateter e do uso de G-CSF, que a curto prazo pode provocar dor óssea, mas não se sabe se outros efeitos colaterais serão observados no decorrer dos anos. Além disso, os resultados dos transplantes com medula óssea alogênica têm melhores resultados em crianças do que com o sangue periférico.

O sangue de cordão umbilical/placenta vem sendo utilizado em transplantes alogênicos desde a década de 1980. A coleta é realizada no centro obstétrico, logo após o nascimento do bebê, antes ou após a dequitação, diretamente das veias do cordão umbilical clampeado. O sangue é processado logo após a coleta e mantido congelado até o momento de sua infusão.

A criopreservação de sangue de cordão para uso em transplantes autólogos é muito controversa, pois muitos tumores, como leucemias agudas e neuroblastoma, podem ter sua origem já na vida intrauterina, "contaminando," assim, o cordão umbilical. O maior uso do sangue de cordão é em transplantes não aparentados. As principais vantagens e desvantagens com a utilização de cada uma das fontes de células-tronco encontram-se descritas na Tabela 28.2.

Nos transplantes alogênicos não é necessária compatibilidade sanguínea (ABO/Rh) entre doador e receptor: como são transfundidas as células-tronco da série eritrocitária, o paciente assume, com o tempo, a mesma tipagem que seu doador. Entretanto, a compatibilidade imunológica entre o paciente e o doador é crucial para o sucesso dos transplantes. O HLA (*human leukocyte antigen*) é o responsável por nossa "identidade imunológica". O HLA é codificado no braço curto do cromossomo 6 e sua herança é mendeliana simples, ou seja, cada irmão tem 25% de chances de ter herdado o mesmo HLA de seus pais.

Caso exista a indicação de transplante alogênico, mas nenhum irmão tenha o HLA idêntico ao do pa-

Tabela 28.2. Comparação entre as diversas fontes de células-tronco hematopoiéticas

Fonte de células-tronco hematopoiéticas	Desvantagens	Vantagens
Medula óssea	Anestesia geral Dor na bacia por 2-3 dias Anemia – necessidade de reposição de ferro e de autotransfusão	Coleta segura, programada, duração de 1-2h
Sangue periférico	Frequente necessidade de cateter venoso central em doadores crianças Altas doses de fatores de crescimento Possibilidade de falha da mobilização Distúrbios eletrolíticos durante e após a coleta *Alogênico*: maior incidência e gravidade da doença do enxerto contra o hospedeiro crônica	Pega mais rápida *Autólogo*: menor chance de contaminação com células tumorais que possam infiltrar a medula do paciente, por exemplo, o neuroblastoma
Sangue de cordão umbilical/placenta	*Alogênico*: pega dos leucócitos pode ser bastante demorada	*Alogênico*: disponibilidade mais rápida em transplantes não aparentados; necessidade de menor compatibilidade HLA

ciente, deve ser feita a consulta ao Registro de Doadores Voluntários de Medula Óssea (Redome), que contém a tipagem HLA de mais de 1 milhão de doadores adultos e de sangue de cordão nacionais, além de contato direto com registros internacionais. O médico onco-hematologista deve enviar *e-mail* e pedir o seu cadastro no *site* do Redome (redome@inca.gov.br). Os dados dos pacientes são então inseridos por ele no Registro de Receptores de Medula Óssea (Rereme) contendo tipagem HLA, ABO/Rh, peso e evolução clínica, que deve ser atualizada a cada três meses, sem o que o paciente seja afastado da busca. Caso um potencial doador seja identificado, o médico é notificado por *e-mail* para providenciar tipagem confirmatória do paciente e do doador. Para doadores adultos não aparentados, é necessária a identidade de pelo menos sete dos oito antígenos HLA tipados em alta resolução – A, B, C e DRB1. Todo esse processo habitualmente demora vários meses.

Além da busca de doadores não aparentados, também é possível a busca de um familiar compatível, principalmente em famílias com consanguinidade ou com antígenos muito comuns na população. É necessária, entretanto, a ajuda de profissionais especializados em HLA (como disponível na Associação da Medula Óssea – AMEO: www.ameo.org.br).

A compatibilidade necessária para realizar transplante com sangue de cordão umbilical (SCU) é menor: o transplante é possível a partir da compatibilidade de quatro dos seis antígenos HLA (A, B, DR), mas a maior limitação é o número restrito de células que foram congeladas em relação ao peso do paciente.

Mais de 400 mil unidades de SCU encontram-se congeladas nos vários bancos de sangue de cordão espalhados por todos os continentes e estão disponíveis para o uso em transplantes. Apesar de ser um número pequeno, quando comparado aos mais de 17 milhões de doadores adultos não aparentados incluídos nos diversos registros (ver http://www.bmdw.org/), a maior parte dos transplantes não aparentados em crianças utiliza o SCU, com resultados semelhantes aos transplantes com doadores adultos totalmente compatíveis. Mesmo em adultos, o uso combinado de duas unidades de cordão vem ajudando a acelerar a pega e melhorar os resultados desse tipo de transplante.

O armazenamento de bolsas de SCU para uso pessoal ou familiar futuro é motivo de grande discussão ética e não é recomendado por nenhuma sociedade de pediatria ou de hematologia. A única indicação precisa de criopreservação direcionada seria a utilização em familiares doentes ou para crianças portadoras de doenças que poderão ser submetidas à terapia gênica no futuro.

As indicações de TMO variam no decorrer do tempo em função dos resultados obtidos com tratamentos convencionais e com os resultados dos transplantes, propriamente ditos. A maior modificação na indicação de transplantes alogênicos na última década foi a drástica redução nos transplantes para tratamento de leucemia mieloide crônica em adultos e em crianças com a introdução de inibidores de tirosinoquinase.

As indicações de TMO em adultos e crianças são periodicamente revistas pelo Grupo Europeu de Transplante de Sangue e Medula (*European Group for Blood and Marrow Transplantation* – EBMT) e classificadas como indicações *standard*, opção clínica (o transplante pode ser realizado levando-se em conta cuidadosamente os riscos e benefícios para cada paciente), em desenvolvimento (ainda são necessários protocolos clínicos) e "geralmente não recomendado"[2]. A Sociedade Brasileira de Transplante de Medula Óssea promoveu em 2009 o primeiro Encontro de Diretrizes Brasileiras em Transplante de Células-Tronco Hematopoiéticas. A recomendação do transplante em cada doença baseou-se na qualidade da evidência disponível (1 - estudo randomizado, 2 - coorte ou caso controle, 3 - opinião de especialistas) e nível de evidência (A - bom, B - moderado, C - escasso)[3]. As recomendações para indicações de transplante em doenças hematológicas malignas e tumores sólidos em pediatria estão descritas, respectivamente, nas Tabelas 28.3 e 28.4.

A finalidade do TMO autólogo é possibilitar a administração de quimioterapia em altas doses para o tratamento de doenças que mostram sensibilidade ao aumento da dose dos quimioterápicos. Como a toxicidade-dose limitante dessas medicações é a mielossupressão, a reinfusão de células-tronco hematopoiéticas permite o uso de doses que não seriam toleradas sem esse recurso. As complicações desse procedimento são menores quando comparadas ao TMO alogênico. Uma das preocupações no transplante autólogo é o risco da reinfusão de medula contaminada com células malignas. Transplantes alogênicos, por outro lado, não são realizados no tratamento de tumores sólidos pediátricos fora de protocolos de pesquisa por causa de maior morbimortalidade associada ao procedimento.

O transplante autólogo pode ser eficaz no tratamento de algumas doenças após a falha de um ou mais esquemas quimioterápicos, como linfomas, sarcoma de Ewing e tumor de células germinativas.

Tabela 28.3. Critérios de indicação de transplante de células-tronco hematopoiéticas em doenças hematológicas malignas em Pediatria

Doença	Fase da doença/critério de indicação	Transplante alogênico com irmão HLA-compatível	Transplante alogênico com doador não aparentado	Transplante autólogo
Leucemia linfoide aguda	*1ª remissão* Muito alto risco: t(9;22), < 44 cromossomos, falha indutória (medula M2/M3 D29), 11q23 com resposta lenta ou DRM > 0,1% no D29	2A	2A	NI
	≥ 2ª remissão Linhagem B com recidiva após remissão com duração < 36 meses ou qualquer LLA de linhagem T	1A	2A	NI
	≥ 2ª remissão Linhagem B com recidiva > 36 meses do diagnóstico ou extramedular isolada < 18 meses do diagnóstico	2A	NI	NI
Leucemia mieloide aguda	*1ª remissão* Alto risco: -7, -5, cariótipo complexo, LMA secundária; LMA-M0, M6, M7 sem síndrome de Down e < 4 anos; FLT-ITD > 4; > 15% blastos ao final da 1ª indução	2A	2A	NI
	1ª remissão Sem fatores de alto risco (acima) Sem fatores de baixo risco (abaixo)	2A	NI	NI
	1ª remissão T(15;17); t(8;21); inv16; síndrome de Down	NI	NI	Não há consenso
	≥ 2ª remissão	2A	2A	2A
	Doença refratária	3B	3B	NI
Leucemia mieloide crônica	1ª fase crônica	Não há consenso	NI	NI
	Falha à terapia com inibidores de tirosinoquinase ou progressão de doença	2A	2A	NI
Síndromes mielodisplásicas				
Citopenias refratárias	Monossomia 7, cariótipo complexo, neutropenia < 1.000/mm³, necessidade transfusional - *Ao diagnóstico*	2A	2A	NI
Anemia refratária com sideroblastos em anel	Diagnóstico provável de mitocondriopatia	NI	NI	NI
Anemia refratária com excesso de blastos e excesso de blastos em transformação	Ao diagnóstico	2A	2A	NI
Síndrome de Down: síndrome mielodisplásica, síndrome mieloproliferativa e leucemia mieloide aguda	≥ *2ª remissão* (TCTH *nunca* é indicado na 1ª remissão)	2A	2A	NI
Síndromes mieloproliferativas				
Leucemia mielomonocítica juvenil	Ao diagnóstico	2A	2A	NI
Leucemia mielomonocítica crônica do tipo adulto	Ao diagnóstico	2A	2A	NI
Leucemia mieloide crônica bcr-abl negativo	Ao diagnóstico	2A	2A	NI
Síndromes hemofagocíticas				
Classe I: histiocitose de células de Langerhans	Acometimento sistêmico (hematopoiético, fígado, baço e pulmões) *e falha da terapia convencional*	2A	2A	NI
Classe II: linfo-histiocitose eritrofagocítica familial	Em 1ª remissão após quimioterapia	2A	2A	NI
Linfomas não Hodgkin	•			
Linfoma de Burkitt	*2ª remissão* Obs.: Linfoma de Burkitt com infiltração medular > 25% deve ser transplantado como LLA	3C	NI	2A
Linfoma difuso de grandes células	2ª remissão	NI	NI	2A
	Recidiva após TCTH autólogo	2C	NI	NI
	Doenças refratárias	3C	NI	NI
Linfoma anaplásico de grandes células	≥ 2ª remissão; doença refratária	2A	2B	2B
Linfoma linfoblástico	≥ 2ª remissão	2A	2A	3C
Linfoma Hodgkin	Doença com refratariedade primária, mas responsiva à terapia de salvamento; ≥ 2ª remissão	NI	NI	2A
	2ª remissão após recidiva em área não irradiada	NI	NI	2B
	2ª remissão recidiva tardia (> 1 ano após término do 1º tratamento)	NI	NI	2C
	Recidiva após TCTH autólogo, falha na coleta de células autólogas e múltiplas recidivas	2B	2B	NI

NI: não indicado fora de protocolos específicos de investigação.

Tabela 28.4. Critérios de indicação de transplante de células-tronco hematopoiéticas em tumores sólidos em Pediatria

Doença	Fase da doença/critério de indicação	Transplante autólogo
Neuroblastoma	1ª remissão de doença de alto risco (estádio 4, myc-N amplificado)	1A
	2ª remissão	Não há consenso
Tumor de células germinativas	≥ 2ª remissão ou doença refratária não progressiva	2B
Tumores do sistema nervoso central*		
Meduloblastoma/PNET	Crianças < 4 anos para evitar efeito deletério da radioterapia	2B
	2ª remissão	2C
Pinealoblastoma	≥ 1ª remissão	2B
Tumor teratoide-rabdoide	1ª remissão	2B
Tumores de células germinativas	≥ 2ª remissão	2B
Gliomas de alto grau	Após ressecção completa ou muito boa	2C
Retinoblastoma	1ª remissão de doença extraocular	2C
Sarcoma de Ewing	1ª remissão de doença metastática	2C
	2ª remissão com controle local da doença	2B
Tumor de Wilms	Recidiva em menos de 1 ano em crianças que receberam radioterapia abdominal ou com histologia desfavorável	2B

Em outras doenças, altas doses de quimioterapia e o transplante autólogo devem ser utilizados já no primeiro tratamento como neuroblastoma de alto risco e meduloblastoma em crianças pequenas. Nesses, as altas doses de quimioterapia podem proporcionar controle do tumor semelhante aos resultados com radioterapia, mas preservando as funções neurocognitivas. Nos tumores do sistema nervoso central não há indicação de transplante no tratamento de ependimomas, gliomas de tronco, meduloblastomas recidivados sem resposta à quimioterapia, pacientes com baixa performance ou em gliomas de alto grau com grande volume tumoral.

A principal causa de falha em todos os tipos de transplante é a recidiva da doença maligna. Crianças com câncer submetidas a transplante alogênico têm menor chance de recidiva do que aquelas que realizam transplante autólogo, pois o enxerto (medula, sangue periférico e sangue de cordão) contém células imunologicamente ativas como linfócitos T e células NK que podem reconhecer as células tumorais como estranhas e destruí-las (efeito do enxerto contra o tumor).

As mesmas células que mediam o "efeito do enxerto contra o tumor" podem provocar a "doença do enxerto contra o hospedeiro" (DECH), ataque dos linfócitos T do doador contra antígenos do paciente, que se manifesta como *rash* cutâneo, diarreia e colestase. Assim, os transplantes alogênicos são mais tóxicos do que os autólogos, com maior chance de complicações a curto e longo prazo.

A morte de um paciente que está em remissão da doença por complicações do transplante é denominada "mortalidade associada ao transplante" e varia entre 2% e 10% nos transplantes autólogos, 10% e 20% nos alogênicos aparentados e 20% e 50% nos não aparentados.

Para reduzir a toxicidade associada ao regime de condicionamento mantendo o efeito antitumoral, foram desenvolvidos transplantes não mieloablativos, que se baseiam principalmente na imunossupressão e não em altas doses de quimioterapia. O paciente torna-se incapaz de rejeitar as células do doador. Uma vez estabelecida no receptor a tolerância às células do doador, pode-se infundir mais linfócitos maduros do sangue periférico do doador para aumentar o efeito antitumoral. A utilização dessa estratégia de tratamento vem propiciando a indicação de transplante para pacientes mais idosos ou doentes.

Antes da internação, é muito importante que o paciente e seu doador sejam cuidadosamente avaliados para determinar condições que indiquem alterações na estratégia de transplante. Alguns dos exames obrigatórios para os pacientes e doadores estão relacionados na Tabela 28.5.

O acesso venoso central é muito importante para a realização dos transplantes com segurança. Os cateteres mais utilizados são os parcialmente implantáveis, como o cateter de Hickman ou cateteres de curta permanência com dois ou três lumens, que permitam coleta de sangue para exames e infusão de hemoderivados, de antibióticos e de nutrição parenteral. Port-a-cath só são utilizados em condições específicas para evitar lesões cutâneas e o risco de extrusão do portal.

Tabela 28.5. Exames pré-transplante

Exames	Paciente	Doador
Tipagem HLA	X	X
Hemograma completo com plaquetas	X	X
Tipagem ABO, Rh, Coombs direto e indireto	X	X
Sorologia para Chagas, Lues, HIV 1 e 2, HTLV I e II, citomegalovírus, Hepatite B e C, herpes simples, mononucleose, toxoplasmose	X	X
RX de tórax	X	X
Eletrocardiograma	X	X
Ureia, creatinina, sódio, potássio, cálcio, fósforo, magnésio	X	X
TP, TTPA, TGO, TGP, bilirrubinas	X	X
Parasitológico das fezes	X	
Espirometria	X	
Biópsia e aspirado de medula óssea	X	*
Clearance de creatinina	X	
Avaliação odontológica	X	
Ecocardiograma	X	

* Somente para doadores de crianças com mielodisplasia.

Para destruir as células tumorais, são utilizadas altas doses de quimioterapia, associadas ou não à radioterapia de todo o corpo (*total body irradiation* – TBI). Esse "regime de condicionamento" ou "regime preparatório" é administrado nos 5-10 dias que antecedem a infusão das células-tronco hematopoiéticas. Nos transplantes alogênicos, o seu objetivo também é induzir uma imunossupressão que permita a enxertia das células infundidas. A Tabela 28.6 lista os principais regimes de condicionamento mieloablativos para os transplantes.

O dia da infusão das células-tronco hematopoiéticas é denominado dia 0, ou D0. Os dias anteriores, durante os quais é realizado o condicionamento, são denominados como negativos (D-2, D-1) e os posteriores, como positivos (D+2, +3 etc.).

Usualmente, as células do doador são infundidas imediatamente após sua coleta, através do cateter venoso central. Se doador e receptor têm incompatibilidade ABO maior, ou seja, se o receptor tem anticorpos contra as hemáceas do doador (por exemplo paciente O e doador A ou B), é feita remoção das hemáceas da medula antes de sua infusão. Receptores com altos títulos de isso-hemaglutininas contra antígenos das hemáceas do doador são também submetidos a plasmaférese para remoção dos anticorpos circulantes. Após a pega, o receptor assume paulatinamente a tipagem ABO/Rh do doador. Todas as transfusões sanguíneas devem ser compatíveis tanto com o doador quanto com o receptor.

Nos transplantes autólogos e nos transplantes alogênicos com sangue de cordão, as células que foram previamente criopreservadas são descongeladas e imediatamente infundidas. O dimetilsulfóxido, substância habitualmente utilizada para preservar a integridade celular durante o congelamento, é hiperosmolar e sua infusão é frequentemente associada à liberação de histamina, bradicardia e, dependendo da quantidade infundida, pode causar insuficiência renal ou cardíaca.

Nos transplantes alogênicos, é muito importante o uso de imunossupressores como ciclosporina, associada ou não ao metotrexato, para prevenir a reação do enxerto contra o hospedeiro (DECH), ou seja, ataque imunológico dos linfócitos T do doador contra antígenos do receptor. Além disso, os imunossupressores diminuem a atividade dos linfócitos do próprio paciente, que poderiam atacar as células-tronco do doador, causando rejeição e falha da pega da medula óssea. Assim, a ciclosporina é iniciada alguns dias antes do transplante e, depois do transplante, é continuamente administrada duas vezes ao dia por três a seis meses.

Tabela 28.6. Principais regimes de condicionamento mieloablativos

Regime	Doenças frequentemente tratadas com o regime
TBI (12 Gy) + Cy (120-200 mg/kg)	LLA, LMA, LMC (transplante alogênico)
TBI (12 Gy) + VP-16 (60 mg/kg)	LLA (transplante alogênico)
TBI (12 Gy) + Ara-C (36 g/m²)	LLA (transplante alogênico)
Bu (16 mg/kg) + Cy (120-200 mg/kg)	LMC (transplante alogênico), LMA, linfomas não Hodgkin
Bu (16 mg/kg) + Mel (140 mg/kg)	LMA, LMC, sarcoma de Ewing (transplante autólogo)
MEC ou CEM: Mel (140-210 mg/m²) + VP-16 (400 mg/m²) + carboplatina (1.200-1.500 mg/m²)	Neuroblastoma, tumor de Wilms (transplante autólogo)
BEAM: BCNU (300 mg/m²) + VP-16 (800 mg/m²) + Ara-c (800 mg/m²) + Mel (140 mg/m²)	Linfomas Hodgkin e não Hodgkin (transplante autólogo)

Ara-C: citosina-arabinosídeo; BCNU: carmustina; Bu: bussulfano; Cy: ciclofosfamida; LLA: leucemia linfoide aguda; LMA: leucemia mieloide aguda; LMC: leucemia mieloide crônica; Mel: melfalano; TBI: irradiação corporal total (*total body irradiation*); VP-16: etoposide.

A pega ou enxertia de leucócitos é documentada com hemograma simples e, em transplantes alogênicos, também com testes citogenéticos ou moleculares que documentem que as células são de origem do doador. A pega ocorre mais precocemente quando são utilizadas células do sangue periférico (7-10 dias) quando comparado às da medula (10-15 dias) ou do sangue de cordão umbilical (15-21 dias). Apesar de acelerar a pega, o uso do sangue periférico em transplantes alogênicos pediátricos não é recomendado por estar associado à maior incidência de DECH crônica e à maior mortalidade associada ao transplante, mesmo em doenças malignas[4].

COMPLICAÇÕES AGUDAS ASSOCIADAS AO TRANSPLANTE DE MEDULA ÓSSEA

Pancitopenia

Entre o término do condicionamento e a pega das células que foram infundidas, o paciente transplantado fica por duas e três semanas sem produção de elementos sanguíneos, ou seja, aplásico. Nesse período são necessárias transfusões para correção da anemia e da plaquetopenia e é maior o risco de ocorrerem infecções e sangramentos.

Usualmente, o número total de leucócitos cai abaixo de $100/mm^3$ poucos dias após a infusão das células-tronco. Após esse nadir, considera-se que as células infundidas "pegaram" quando o número de neutrófilos se mantém acima de $500/mm^3$ por três dias consecutivos. A pega ocorre, em média, entre os D+10 e D+19 após um transplante alogênico aparentado.

O número de plaquetas também cai abaixo de $10.000/mm^3$, sendo necessárias várias transfusões. Considera-se pega plaquetária quando contagens acima de $20.000/mm^3$ são atingidas sem transfusões por mais de sete dias. Isso ocorre em torno do D+20 a D+25 nos transplantes de medula ou sangue periférico, mas pode demorar muitos meses nos transplantes com sangue de cordão.

A necessidade transfusional é influenciada pelo tipo de transplante e pelas complicações clínicas do paciente. Todos os hemoderivados têm que ser irradiados para inativar os linfócitos e impedir a DECH transfusional. Os hemoderivados devem ser também deleucotizados para reduzir o número de leucócitos e, assim, a transmissão de citomegalovírus, as reações transfusionais e a aloimunização.

Os fatores de crescimento de colônias de granulócitos podem ser utilizados no período após o TMO para acelerar a recuperação da série branca, mas seu uso aumenta a chance de complicações hepáticas (síndrome de oclusão sinusoidal ou doença venoclusiva hepática)[5] e, no TMO alogênico pediátrico, está associado a maior mortalidade associada ao procedimento[4].

DOENÇA DO ENXERTO CONTRA O HOSPEDEIRO

Todos os pacientes que recebem células-tronco hematopoiéticas alogênicas estão sujeitos a desenvolver a doença do enxerto contra o hospedeiro (DECH), reação imunológica em que linfócitos T do doador reconhecem como estranhos e atacam antígenos do receptor.

A chance de apresentar DECH aumenta muito quando há diferenças entre o HLA do doador e do receptor. Entretanto, mesmo quando a compatibilidade HLA é completa, é frequente a incompatibilidade entre outros antígenos denominados "menores", que não são tipados fora de protocolos experimentais e que podem ser responsáveis pelo aparecimento da DECH.

Crianças submetidas a transplante com doadores aparentados têm risco ao redor de 20% de desenvolver DECH aguda grave, enquanto naquelas submetidas a transplante com doadores não aparentados, esse risco é ainda maior[6].

A DECH aguda manifesta-se a partir da pega do enxerto, mas pode ocorrer em qualquer momento após o transplante se houver, por exemplo, a parada súbita do uso dos imunossupressores. Os órgãos mais afetados pela DECH aguda são pele, fígado e trato gastrointestinal. As Tabelas 28.7 e 28.8 mostram o estadiamento e a graduação da DECH aguda[7].

A profilaxia é realizada com drogas como ciclosporina, metotrexate ou tacrolimus. Usualmente, a DECH grau I tem resolução espontânea sem tratamento. Doenças graus II e III são tratadas com a associação de metilprednisolona ao inibidor de calcineurina (ciclosporina ou tacrolimus), que o paciente já vem utilizando. Em caso de doença grave, o prognóstico é pior e pode-se associar micofenolato mofetil, globulina antitimocítica, fotoaférese extracorpórea ou outros[8].

A DECH aguda é classificada em clássica, se tem início nos primeiros 100 dias após o transplante, e persistente, recorrente ou tardia, quando ocorre após o D+100. A DECH crônica é classificada em clássica (sem definição de tempo ao seu diagnóstico) *versus* síndrome de sobreposição ("*overlap syndrome*"), na qual o paciente tem simultaneamente manifestações de DECH aguda e crônica. A DECH crônica é uma

Tabela 28.7. Estadiamento da doença do enxerto contra o hospedeiro aguda

Estádio	Pele Exantema maculopapular	Fígado Bilirrubina	Trato gastrointestinal Diarreia
+	< 25% da superfície corporal	2-3 mg/dl	500-1.000 ml/dia ou 280-555 ml/m²/dia
++	25% a 50% da superfície corporal	3-6 mg/dl	500-1.000 ml/dia, ou 555-833 ml/m²/dia
+++	Eritroderma generalizado	3-6 mg/dl	> 1.500 ml/dia ou > 833 ml/m²/dia
++++	Descolamento da pele e bolhas	> 15 mg/dl	Dor intensa ou íleo paralítico

Tabela 28.8. Graduação clínica da doença do enxerto contra o hospedeiro aguda

Graduação	Pele	Fígado	Intestino
0 (ausente)	0	0	0
I (leve)	+ a ++	0	0
II (moderado)	+ a +++	+	+
III (grave)	++ a +++	++ a +++	++ a +++
IV (geralmente fatal)	++ a ++++	++ a ++++	++ a ++++

NEJM. 1975;292:895.[7]

Tabela 28.9. Classificação da doença do enxerto contra o hospedeiro

DECH aguda
- Clássica: início até 100 dias após o transplante, somente com manifestações de DECH aguda
- Persistente, recorrente ou tardia: início mais de 100 dias após o transplante, mas somente com manifestações de DECH aguda

DECH crônica:
- Clássica: diagnosticada a qualquer momento após o transplante, mas somente com manifestações de DECH crônica
- Síndrome de sobreposição: diagnosticada a qualquer momento após o transplante, com manifestações de DECH aguda e crônica

BMT. 2005;11(12):945-56.[27]; BMT. 2006;38(10):645-51.[28]

síndrome que envolve vários órgãos e sistemas e sua apresentação clínica assemelha-se à de uma doença crônica autoimune[9]. Usualmente envolve pele, fígado, olhos e mucosa oral, mas também pode acometer o trato gastrointestinal, pulmão e sistema neuromuscular. Incide em cerca de 13% das crianças transplantadas antes dos 10 anos de idade e em 30% das crianças entre os 10 e 19 anos. Nos transplantes com doadores não aparentados, a incidência chega a 40% dos pacientes.

A DECH crônica é classificada em leve, moderada e grave de acordo com a gravidade de acometimento de cada órgão. Algumas manifestações, como poiquiloderma, são consideradas diagnósticas da doença e outras necessitam de exames subsidiários ou de anatomopatológico para confirmação diagnóstica.

O aspecto das lesões de pele da DECH crônica lembra o líquen plano, com atrofia da epiderme e fibrose focal na derme, sem inflamação. Pode ocorrer esclerodermia generalizada, que em situações graves leva à limitação de movimentos. Ceratoconjuntivite, fotofobia e boca seca são outras manifestações da doença. A DECH crônica era classificada como limitada e extensa e, de acordo com o período de aparecimento, em

de novo, quiescente ou progressiva. Seu diagnóstico e classificação foram completamente revisados, tendo sido mundialmente adotados os critérios de consenso publicados pelo *National Institute of Health* (NIH)[9]. A cada órgão acometido é atribuído um *score* e a avaliação global do paciente é minuciosamente acompanhada no decorrer do tempo.

A DECH crônica leve, na maioria das vezes, não requer tratamento sistêmico, enquanto a doença moderada/grave exige tratamento prolongado com corticoides, ciclosporina, associado ou não a outros imunossupressores. Embora a DECH represente a principal causa de morbidade a longo prazo nos pacientes submetidos a transplante alogênico, os linfócitos T do doador também são responsáveis pelo efeito do enxerto contra o tumor, diminuindo a chance de recidiva da doença[10].

INFECÇÕES

A maioria dos pacientes apresenta febre após o período de condicionamento, geralmente em decorrência de infecções bacterianas que acometem a corrente sanguínea, pulmões, seios da face ou cateter. Os agentes Gram-positivos mais frequentemente identificados são os *Staphylococcus* coagulase negativos e o *Staphylococcus aureus* e entre os Gram-negativos estão o *Enterobacter* e a *Pseudomonas*. Pacientes com DECH crônica têm maior risco de infecções por agentes bacterianos encapsulados[11].

Os antibióticos empíricos iniciais são definidos conforme os parâmetros de sensibilidade da instituição. Os fungos também podem estar envolvidos em infecções em pacientes transplantados. O uso de fluconazol profilático está associado à redução no número de infecções por *Candida albicans*[12]. Em menor frequência, o *Aspergillus* pode acometer pulmões e seios paranasais, exigindo tratamento sistêmico com antifúngicos e debridamento cirúrgico[13].

O uso profilático de sulfametoxazol e trimetropima reduz significativamente a ocorrência de pneumonia por *Pneumocystis jiroveci* e, quando usado três vezes por semana, também previne a reativação de toxoplasmose.

A infecção por citomegalovírus (CMV) é comum na população de pacientes submetidos a transplante alogênico e ocorre principalmente entre os dias +28 até o dia +100. A pneumonia intersticial extensa por CMV pode ser fatal em até 75% dos casos[14]. O monitoramento da replicação do CMV é realizada no sangue periférico por meio do exame de reação de polimerase em cadeia (PCR) ou de antigenemia do vírus (detecção de proteínas virais presentes nos neutrófilos). O tratamento preemptivo, ou seja, antes da manifestação clínica ou da doença invasiva, inclui ganciclovir e, em caso de resistência ou intolerância, o foscarnet. O uso de filtro de leucócitos nas transfusões de hemoderivados reduz a possibilidade de infecção ou de reinfecção por CMV.

Entre os vírus frequentes na faixa etária pediátrica e potencialmente associados a pneumonite intersticial, estão o vírus sincicial respiratório, o parainfluenza e o influenza, que podem ser parcialmente prevenidos com a implantação de esquemas de vigilância, lavagem de mãos e isolamento respiratório[15]. O adenovírus está associado a diarreias e, assim como o vírus BK, a cistite hemorrágica tardia nos transplantados[16].

A reativação do vírus do herpes simples pode ser prevenida com o uso de aciclovir para todos os pacientes com sorologia positiva pré-transplante[17]. O risco de infecções declina após o D+100, mas a reativação tardia do zóster é muito frequente nos transplantados que já tiveram varicela antes do transplante.

A Fig. 28.1 lista as principais complicações infecciosas associadas ao transplante de medula óssea[18].

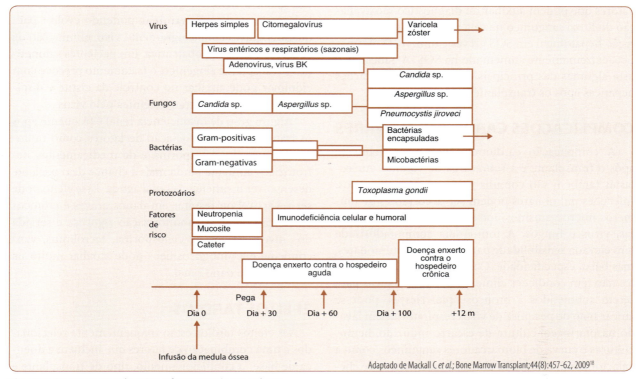

Fig. 28.1. Principais complicações infecciosas pós-transplante.

COMPLICAÇÕES GASTROINTESTINAIS E HEPÁTICAS

Vômito após a quimioterapia e mucosite do trato gastrointestinal ocorrem em praticamente todos os pacientes. A mucosite pode manifestar-se como uma hiperemia leve até ulcerações, sendo manejada com analgésicos, frequentemente morfina, e higiene oral.

A diarreia é frequente após o TMO e pode ser causada pela descamação das células provocada pela mucosite, DECH aguda e infecções por enteropatógenos bacterianos ou virais e pela toxina do *Clostridium difficile*. A maioria dos pacientes necessita de suporte nutricional oral, enteral ou parenteral durante o transplante.

A doença veno-oclusiva hepática ou síndrome de oclusão sinusoidal (SOS) é uma complicação hepática associada à obliteração das vênulas hepáticas e à congestão centrolobular. Manifesta-se nos primeiros 30 dias após o TMO com ganho de peso, ascite, hepatomegalia, icterícia e dor no quadrante superior direito do abdome. A heparina em infusão contínua em doses baixas (100U/kg/*dia*) e o ácido ursodeoxicólico podem ser usados como profiláticos. A única medicação com impacto sobre a letalidade da SOS já instalada é o defibrotide intravenoso[19].

A DECH hepática aguda é o principal diagnóstico diferencial da SOS. Entretanto, a biópsia hepática nessa fase está associada à morbimortalidade proibitiva. Fatores que podem auxiliar no diagnóstico são avaliação do fluxo sanguíneo na veia porta, que pode ter direção hepatofugal em SOS graves e dímero-D plasmático, extremamente aumentado na SOS. A Tabela 28.6 lista algumas das principais causas das complicações hepáticas após os transplantes.

COMPLICAÇÕES CARDIOPULMONARES

A complicação cardiopulmonar mais frequente após o transplante é a sobrecarga de volume. Atelectasias também são comuns nos pacientes acamados. Infecções pulmonares podem ser decorrentes de inúmeros microrganismos, incluindo agentes oportunistas, vírus e fungos. A tomografia computadorizada tem elevada sensibilidade para alterações pulmonares, mas baixa especificidade. Com frequência, os pacientes não têm condições clínicas ou hematológicas para serem submetidos à broncoscopia. Nesses, pode-se lançar mão de pesquisa de vírus respiratórios em lavado nasofaríngeo, cultura de escarro induzido, hemoculturas e curva de biomarcadores sanguíneos como a galactomanana e beta-D-glucana, na tentativa de chegar ao diagnóstico etiológico da infecção pulmonar.

O potencial efeito cardiotóxico da ciclofosfamida, droga frequentemente utilizada no condicionamento, deve ser considerado principalmente nos pacientes que receberam antraciclinas e/ou radioterapia torácica nos esquemas de tratamento prévios.

Nos transplantes alogênicos, o pulmão pode ser acometido pela DECH crônica, manifestando-se como bronquiolite obliterante. Entretanto, a bronquiolite só tem manifestações clínicas em fases muito avançadas da doença, quando já é, frequentemente, irreversível. Espirometria e tomografia de tórax inspiratória e expiratória seriadas nos pacientes com DECH crônica auxiliam na detecção precoce de padrão obstrutivo, permitindo que a imunossupressão seja instituída de forma precoce e agressiva, melhorando a chance de resposta dos pacientes.

COMPLICAÇÕES GENITURINÁRIAS

Várias medicações utilizadas no regime de condicionamento, especialmente a ciclofosfamida, podem provocar cistite hemorrágica. A cistite secundária à quimioterapia é geralmente precoce, ocorrendo nos primeiros dias após o término da quimioterapia.

A cistite hemorrágica mais frequente após o transplante é tardia e secundária a infecções virais do urotélio, principalmente pelo vírus BK e pelo adenovírus. Em geral, a manifestação clínica inicial da cistite é polaciúria ou disúria terminal, podendo evoluir para quadros graves com sangramento vivo, eliminação de coágulos e uropatia obstrutiva. Em pacientes submetidos a transplante alogênico, o tratamento precoce com cidofovir pode auxiliar no controle da cistite e diminuir a chance de infecção sistêmica pelo vírus.

Algum grau de insuficiência renal é frequente após os transplantes. A associação de fatores como radioterapia, uso de ciclosporina e de medicamentos nefrotóxicos aumenta ainda mais a chance de o paciente desenvolver insuficiência renal aguda. Esse efeito pode ser reversível ou resultar em danos graves e crônicos da função renal. A monitorização rigorosa e seriada dos níveis séricos de ciclosporina, tacrolimus, vancomicina e aminoglicosídeos pode auxiliar muito na prevenção do dano renal.

EFEITOS TARDIOS

Os efeitos tardios estão frequentemente relacionados a uma combinação de fatores que incluem a doença de base, o condicionamento, tipo de transplante e complicações agudas que o paciente apresentou[20].

Tabela 28.10. Causas de dano hepático após o transplante

Dias 0a +30	Dias +30 a +100	Após o dia +100
Quimioterapia Radioterapia SOS Bactérias Vírus: HSV Nutrição parenteral Drogas	DECH aguda Bactérias Fungos – *Candida* Vírus: CMV, VZV, EBV Imunossupressores Drogas	DECH crônica Bactérias Vírus: Hepatite B e C, CMV, VZV, EBV Imunossupressores Drogas

CMV: citomegalovírus; DECH: doença do enxerto contra o hospedeiro; DVOH: doença veno-oclusiva hepática; HSV: herpes simples; VZV: varicela-zóster; EBV: Epstein-Barr vírus.

A recuperação imunológica é progressiva, mas pode ser atrasada com a ocorrência de DECH crônico. Recomenda-se vacinar novamente todos os pacientes após o transplante, como descrito na Tabela 28.11[21]. As vacinas BCG e pólio oral (Sabin) são permanentemente contraindicadas para pacientes submetidos a transplante. Irmãos das crianças transplantadas também devem receber a vacina Salk, inativada, ou manter isolamento de 45 dias do paciente. Todas as vacinas de vírus vivos só devem ser administradas pelo menos dois anos após o TMO, principalmente a vacina contra a febre amarela. Outras vacinas opcionais são contra varicela, hepatite A e papilomavírus (HPV).

As doenças linfoproliferativas relacionadas à infecção pelo vírus Epstein-Barr são muito raras após os transplantes de medula. O risco de mielodisplasia ou leucemia mieloide aguda secundária após transplante autólogo está associado às drogas quimioterápicas utilizadas nos protocolos anteriores ao condicionamento, reconhecidamente envolvidas no desenvolvimento de leucemia secundária. Pacientes com menos de 10 anos no momento do TMO ou que receberam TBI apresentam risco de aproximadamente 11% em 15 anos de desenvolver neoplasias sólidas, como tumores de tireoide, melanoma, tumor papilífero de tireoide e tumores do SNC, como o glioblastoma multiforme[22].

A TBI está associada a disfunções endócrinas como hipotireoidismo e deficiência do hormônio de crescimento[20].

A disfunção gonadal é mais frequente nas meninas, que geralmente necessitam de reposição hormonal. A esterilidade é comum e pode estar relacionada ao regime de quimioterapia utilizado previamente ao TMO. As gestações estão associadas a uma maior incidência de aborto e baixo peso do concepto, porém nas gestações a termo não se observaram anormalidades nos recém-nascidos[23]. Os meninos também estão sujeitos a esterilidade, recomendando-se o armazenamento do esperma antes do transplante, quando isso é possível. A reposição de testosterona não é necessária na maioria dos casos.

As sequelas neuropsicológicas são observadas principalmente nos pacientes que receberam irradiação do sistema nervoso central, podendo existir diminuição no quociente de inteligência e dificuldade de alfabetização.

A DECH crônica frequentemente acomete as glândulas lacrimais, causando olhos secos. A imunossupressão e o uso de colírios e pomadas à noite auxiliam na prevenção de ceratoconjuntivite. O desenvolvimento de catarata está associado ao condicionamento com TBI, ocorrendo entre 50% e 100% dos pacientes entre

Tabela 28.11. Vacinação recomendada após os transplantes

Vacina	Início da vacinação após o transplante	Número de doses
Pneumococo	3-6 meses	3-4
Tétano, difteria, pertussis acelular	6-12 meses	3
Hemófilus conjugado	6-12 meses	3
Meningococo conjugado	6-12 meses	1
Pólio inativado	6-12 meses	3
Hepatite B	6-12 meses	3
Influenza	4-6 meses	1-2
Sarampo-caxumba-rubéola	24 meses	1-2

três a cinco anos pós-TMO[24], principalmente com altas doses e baixo fracionamento da radioterapia.

A recidiva após o transplante é a principal causa de falha do tratamento, quando o transplante é realizado para o tratamento de doenças malignas. Geralmente, pacientes submetidos a transplante autólogo não têm indicação de um segundo transplante autólogo, mas a realização de um segundo transplante alogênico para esses pacientes vem sendo investigada por vários grupos.

Em pacientes com leucemia e recidiva precoce após o transplante, uma alternativa de tratamento é a suspensão das drogas imunossupressoras, tentando induzir um efeito do enxerto contra leucemia. A infusão de linfócitos do doador é uma outra estratégia que pode induzir a uma nova remissão da doença, principalmente nas leucemias mieloides[25].

SOBREVIDA E QUALIDADE DE VIDA APÓS OS TRANSPLANTES

A sobrevida pós-TMO depende de diversos fatores como a doença de base, tratamento prévio, tempo de evolução, faixa etária e número de recidivas. Portadores de neoplasias transplantados em remissão têm melhor prognóstico.

Pacientes submetidos ao TMO alogênico que permanecem em remissão dois anos após o transplante têm uma chance de sobrevida nos cinco anos seguintes de 89%. A elevada mortalidade dessa população se deve a fatores como segunda neoplasia, impacto do tratamento em órgãos como coração, pulmão e rins, recidiva da doença e DECH crônico. Pacientes transplantados por aplasia apresentam, seis anos após o transplante, a mesma taxa de mortalidade da população em geral[26].

REFERÊNCIAS

1. Pasquini MC, Wang Z. Current use and outcome of hematopoietic stem cell transplantation: CIBMTR Summary Slides, 2010. Disponível em: <http://www.cibmtr.org>.
2. Ljungman P, Bregni M, Brune M, et al.; European Group for Blood and Marrow Transplantation. Allogeneic and autologous transplantation for haematological diseases, solid tumours and immune disorders: current practice in Europe 2009. Bone Marrow Transplant. 2010;45:219-34.
3. Seber A, Bonfim CMS, Daudt LE, et al. Indicações de transplante de células-tronco hematopoéticas em pediatria: Consenso apresentado no I Encontro de Diretrizes Brasileiras em Transplante de Células-Tronco Hematopoéticas – Sociedade Brasileira de Transplante de Medula Óssea, Rio de Janeiro, 2009. Rev Bras Hematol Hemoter. 2010;32(3):225-39.
4. Eapen M, Horowitz MM, Klein JP, et al. Higher mortality after allogeneic peripheral-blood transplantation compared with bone marrow in children and adolescents: the Histocompatibility and Alternate Stem Cell Source Working Committee of the International Bone Marrow Transplant Registry. J Clin Oncol. 2004;22(24):4872-80.
5. Lee KH, Lee JH, Choi SJ, et al. Randomized comparison of two different schedules of granulocyte colony-stimulating factor administration after allogeneic bone marrow transplantation. Bone Marrow Transplant. 1999;24(6):591-9.
6. Balduzzi A, Gooley T, Anasetti C, et al. Unrelated donor marrow transplantation in children. Blood. 1995;86(8):3247-56.
7. Thomas ED, Storb R, Clift RA, et al. Bone-marrow transplantation (second of two parts). N Engl J Med. 1975;292(17):895-902.
8. Deeg HJ. How I treat refractory acute GVHD. Blood. 2007;109(10):4119-26.
9. Filipovich AH, Weisdorf D, Pavletic S, et al. National Institutes of Health consensus development project on criteria for clinical trials in chronic graft-versus-host disease: I. Diagnosis and staging working group report. Biol Blood Marrow Transplant. 2005;11(12):945-56.
10. Horowitz MM, Gale RP, Sondel PM, et al. Graft-versus-leukemia reactions after bone marrow transplantation. Blood. 1990;75:555-62.
11. Shulman HM, Sale GE, Lerner KG, et al. Chronic cutaneous graft versus host disease in man. Am J Pathol. 1978;91:545-70.
12. Abi-Sad D, Anaissie EJ, Uzun O, et al. The epidemiology of hematogeneous candidiasis caused by different Candida species. Clin Infect Dis. 1997;24:1122-8.
13. Uzun O, Kansu E, Sullivan K. Infections complications after high dose chemotherapy in high dose cancer therapy. In: Armitage JO, Antman KH, editors. Pharmacology, hematopoietins, stem cells. 3rd ed. Philadelphia: Lippincott & Wilkins; 2000. p. 535-56.
14. Machado CM, Dulley FL, Boas LS, et al. CMV pneumonia in allogeneic BMT recipients undergoing early treatment of pre-emptive ganciclovir therapy. Bone Marrow Transplant. 2000;26:413-7.
15. Rech A, Castro Jr CG, Gregianin LJ, et al. Perfil das infecções respiratórias virais em pacientes neutropênicos febris. Anais do VIII Congresso da Sociedade Brasileira de Oncologia Pediátrica. Pôster 188, 177; 2002.
16. Baldwin A, Kingman H, Darville M, et al. Outcome and clinical course of 100 patients with adenovirus infection following bone marrow transplantation. Bone Marrow Transplantation. 2000;26:1233-8.
17. Gluckman E, Lotsberg J, Devergie A, et al. Prophylaxis of herpes infections after bone marrow transplantation by oral acyclovir. Lancet. 1983;2:706-8.
18. Mackall C, Fry T, Gress R, et al.; Center for International Blood and Marrow Transplant Research (CIBMTR); National Marrow Donor Program (NMDP); European Blood and Marrow Transplant Group (EBMT); American Society of Blood and Marrow Transplantation (ASBMT); Canadian Blood and Marrow Transplant Group (CBMTG); Infectious Disease Society of America (IDSA); Society for Healthcare Epidemiology of America (SHEA); Association of Medical Microbiology and Infectious Diseases Canada (AMMI); Centers for Disease

Control and Prevention (CDC). Background to hematopoietic cell transplantation, including post transplant immune recovery. Bone Marrow Transplant. 2009;44(8):457-62.

19. Richardson PG, Murakami C, Jin Z, et al. Multi-institutional use of defibrotide in 88 patients after stem cell transplantation with severe veno-occlusive disease and multisystem organ failure: response without significant toxicity in a high-risk population and factors predictive of outcome. Blood. 2002;100(13):4337-43.

20. Sanders JE. Bone marrow transplantation for pediatric malignancies. Pediatr Clin North Am. 1997;4:1005-20.

21. Tomblyn M, Chiller T, Einsele H, et al. (Executive Committee). Guidelines for preventing infectious complications among hematopoietic cell transplant recipients: a global perspective. Recommendations of the Center for International Blood and Marrow Transplant Research (CIBMTR®), the National Marrow Donor Program (NMDP), the European Blood and Marrow Transplant Group (EBMT), the American Society of Blood and Marrow Transplantation (ASBMT), the Canadian Blood and Marrow Transplant Group (CBMTG), the Infectious Disease Society of America (IDSA), the Society for Healthcare Epidemiology of America (SHEA), the Association of Medical Microbiology and Infectious Diseases Canada (AMMI), and the Centers for Disease Control and Prevention (CDC). Bone Marrow Transplant. 2009;44:453-558.

22. Socié G, Curtis RE, Deeg JH, et al. New malignant diseases after allogeneic marrow transplantation for childhood acute leukemia. J Clin Oncol. 2000;18:348-57.

23. Sanders JE, Hawley J, Levy W, et al. Pregnancies following high-dose cyclophosphamide with or without bussulfan or total-body-irradiation and bone marrow transplantation. Blood. 1996;87:3045-52.

24. Leiper AD. Non-endocrine late complications of bone marrow transplantation in childhood: part 2. Br J Haematol. 2002;118:23-43.

25. Slavin S, Nagler A. Immune adjuvant therapy post high dose therapy. In: Armitage JO, Antman KH, editors. High dose cancer therapy: pharmacology, hematopoietins, stem cells. 3rd ed. Philadelphia: Lippincott & Wilkins; 2000. p. 123-37.

26. Socié G, Stone JV, Wingard JR, et al. Long term survival and late deaths after allogeneic bone marrow transplantation. New Engl J Med. 1999;341:14-21.

27. Filipovich AH, Weisdorf D, Pavletic S, et al. National Institutes of Health consensus development project on criteria for clinical trials in chronic graft-versus-host disease: I. Diagnosis and staging working group report. Biol Blood Marrow Transplant. 2005;11(12):945-56.

28. Pavletic SZ, Lee SJ, Socie G, et al. Chronic graft-versus-host disease: implications of the National Institutes of Health consensus development Project on criteria for clinical trials. Bone Marrow Transplant. 2006;38(10):645-51.

TUMORES RAROS

Ethel Fernandes Gorender

Neste capítulo serão abordados os tumores raros na infância e adolescência. Em geral, os tumores de origem epitelial, como os carcinomas, são mais incidentes em adultos e pouco frequentes na faixa etária pediátrica. A abordagem desses tipos de câncer quanto a diagnóstico, estadiamento e tratamento, na maioria das vezes, é a mesma que a estabelecida para o paciente adulto, com variações em algumas neoplasias. O estadiamento de grande parte desses tumores segue as diretrizes do *American Joint Committee on Cancer* (AJCC), permanentemente atualizado. Esses tumores são aqui descritos por segmentos anatômicos ou aparelhos, com ênfase maior em alguns carcinomas mais frequentes dentre os raros nos pacientes jovens.

CARCINOMA DE NASOFARINGE
Epidemiologia

O carcinoma de nasofaringe é parte de um grupo de neoplasias da linhagem celular epidermoide de cabeça e pescoço. Além de particularidades histológicas, sua história natural, distribuição geográfica e relação sorológica com o vírus Epstein-Barr (EBV) o diferenciam dos demais tumores dessa linhagem. O padrão de incidência geográfica desse tipo de câncer revela uma distribuição endêmica entre populações étnicas bem definidas. É frequente no sul da China e norte da África, com incidência de 40 casos novos/100.000 hab/ano e 10 casos novos/hab/ano, respectivamente. É raro nos países ocidentais – 1 caso novo/100.000 hab/ano –, representando 1% a 2% das neoplasias malignas pediátricas e 9% dos tumores malignos de cabeça e pescoço nessa faixa etária. A distribuição etária é bimodal, com o primeiro pico entre 10 e 20 anos e o segundo entre 40 e 60 anos. Afeta predominantemente o sexo masculino na relação de 3:1[1-3].

Patologia

Os carcinomas de nasofaringe são classificados em três subtipos: 1) carcinoma de células escamosas, 2) carcinoma não queratinizante e 3) carcinoma indiferenciado. Os dois primeiros são raros na infância e adolescência, sendo o tipo 3 o mais comum nessa faixa etária, estando associado a altos títulos de EBV. O carcinoma indiferenciado caracteriza-se por células monomórficas com aspecto pseudossincicial. A relação sorológica e biológica do vírus Epstein-Barr com esse tipo de câncer é uma das principais características desse tumor. O genoma EBV é detectado por reação de polimerase em cadeia no tumor, nos linfonodos cervicais e também nas metástases. O anticorpo IgA antiantígeno da cápsula viral é específico para carcinomas de nasofaringe. Títulos elevados desse anticorpo são encontrados ao diagnóstico e correlacionam-se a resposta terapêutica, prognóstico e recidiva, sendo um bom marcador tumoral. Esses fatores sugerem um papel importante do EBV no crescimento e transformação oncogênica do epitélio infectado da nasofaringe[2,3]. Alguns estudos mostram que a expressão da oncoproteína c-erb-B2 também é um importante indicador prognóstico no carcinoma de nasofaringe[4,5].

Padrão de disseminação e quadro clínico

O carcinoma de nasofaringe origina-se, geralmente, na fossa de Rosenmüller, sendo o tumor detectado em rinofaringe em 95% dos casos. A rica drenagem linfática explica a alta frequência de metástases ganglionares cervicais, tanto uni quanto bilaterais (90% e 50%, respectivamente) (Fig. 29.1).

A disseminação através do forâmen da base do crânio ou por extensão óssea resulta em envolvimento dos nervos cranianos, presente em 25% dos casos

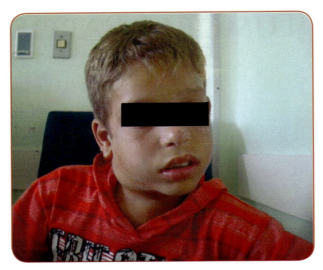

Fig. 29.1. Criança com carcinoma de nasofaringe e linfonodomegalia.

Tabela 29.1 – Carcinoma de nasofaringe – Estadiamento (AJCC, 2002)

Classificação	Definição
T1	Tumor confinado a nasofaringe
T2a	Invasão de orofaringe e/ou cavidade nasal sem extensão parafaríngea (infiltração posterolateral além da fáscia faringobasilar)
T2b	Extensão parafaríngea (infiltração posterolateral além da fáscia faringobasilar)
T3	Invasão de estruturas ósseas e/ou seios paranasais
T4	Invasão de crânio e/ou pares cranianos, fossa intratemporal, hipofaringe, órbita ou espaço mastigatório
N1	Linfonodo(s) unilateral(is) ou na linha média < ou = 6 cm, acima da fossa supraclavicular
N2	Linfonodos bilaterais < ou = 6 cm, acima da fossa supraclavicular
N3	Linfonodo(s) > 6 cm (N3a) ou extensão para a fossa supraclavicular (N3b)
M1	Metástases a distância

Agrupamento

I: T1N0M0; IIA: T2aN0M0; IIB: T1-2N1M0; III: T1-2N2M0 ou T3N0-2M0; IVA: T4N0-2M0; IVB: qqTN3M0; IVC: qqTqqNM1.

ao diagnóstico. Os sinais mais frequentes desse envolvimento são a ptose unilateral, disfagia e anestesia do palato, faringe e laringe por acometimento do terceiro, nono e décimo pares cranianos respectivamente. O crescimento tumoral anteriormente leva ao envolvimento do músculo pterigoide e, consequentemente, ao trismo (30% dos pacientes). A obstrução das tubas auditivas acarreta otalgia, otite e surdez, e a expansão nas fossas nasais leva à obstrução nasal, voz anasalada, epistaxe e rinorreia, também em cerca de 30% dos pacientes. Sinais e sintomas sistêmicos como febre, emagrecimento e cefaleia, nem sempre relacionada ao envolvimento de base de crânio ou nervos cranianos, estão presentes em aproximadamente 50% dos casos. As metástases a distância manifestam-se principalmente nos ossos (40%), e, em seguida, pulmão, fígado e medula óssea são os locais mais acometidos[1-3].

Estadiamento

O estadiamento mais utilizado para o carcinoma de nasofaringe é a classificação do AJCC, que descreve tumor, nódulo e metástase e, portanto, a extensão da doença ao diagnóstico (Tabela 29.1).

Os exames recomendados para diagnóstico e estadiamento são a biópsia da lesão ou dos linfonodos, a avaliação por nasofibrolaringoscopia, ressonância nuclear magnética (RNM) cervical e de base de crânio (Figs. 29.2 e 29.3), tomografia computadorizada (TC) de tórax e cintilografia óssea.

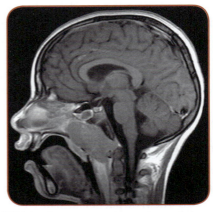

Fig. 29.2. RNM de criança com carcinoma de nasofaringe.

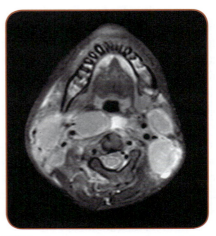

Fig. 29.3. RNM de criança com carcinoma de nasofaringe.

Tratamento

A radioterapia é o tratamento clássico dessa neoplasia. Esse tumor é altamente radiossensível, mas sua radiocurabilidade depende do volume tumoral, da dose e do campo atingido. Todos os pacientes necessitam de tratamento em ambos os lados do pescoço, mesmo se linfonodos negativos. O esquema habitualmente utilizado é de 1,8 a 2,0 Gy/dia, cinco dias por semana, atingindo a dose de 65 a 75 Gy no nível do tumor, 65 Gy no nível dos linfonodos palpáveis e 50 Gy nos outros linfonodos cervicais. A utilização de braquiterapia com altas doses de radiação, visando ao melhor controle local, também é utilizada. Para os pacientes com estádio acima de IIB, o tratamento deve associar quimioterapia e radioterapia[1,6].

Os regimes à base de cisplatina têm demonstrado ser uma das combinações mais efetivas no tratamento do carcinoma de nasofaringe. A eficácia na obtenção de respostas completas e respostas de longa duração, quando empregado esse agente quimioterápico, está bem demonstrada. Em um estudo com quatro drogas (vincristina na dose de 1,5 mg/m^2/D1, adriamicina 50 mg/m^2/D1, ciclofosfamida 1 g/m^2/D1 e cisplatina 80 mg/m^2/D2) administradas a cada 21 dias, com reavaliação após o terceiro ciclo, foi obtida resposta completa em 71% dos 21 pacientes estádio IV A e IV B. Nesse mesmo estudo, a radioterapia foi realizada após o terceiro ciclo e, após esse, mais três ciclos de quimioterapia foram realizados. A sobrevida livre de doença e sobrevida global em cinco anos foram de 70% com ambas. A resposta à quimioterapia foi a variável com maior significado estatístico em relação ao resultado obtido[1].

O principal efeito colateral do tratamento é a xerostomia, causada por altas doses de radioterapia em glândulas salivares, com diminuição do fluxo salivar e alteração dos componentes da saliva, acarretando o desenvolvimento de cáries dentárias.

Outros tumores de cabeça, pescoço e tórax

Outras neoplasias malignas de cabeça e pescoço e do trato respiratório como câncer de orofaringe, laringe e carcinoma broncogênico são extremamente raros na infância e adolescência. Tumores de glândulas salivares e mesoteliomas (tumores pleurais ou pericárdicos) em geral são secundários à radiação prévia nessa faixa etária e também pouco frequentes. O ameloblastoma, que cresce do maxilar ou da mandíbula e muitas vezes se confunde com abscesso dentário, pode ser benigno ou maligno, e a excisão cirúrgica é o tratamento de escolha. O pleuropneumoblastoma é uma doença rara na infância que difere do pneumoblastoma do adulto por apresentar estroma embrionário com potencial para diferenciação sarcomatosa e ausência de componente carcinomatoso. Essa neoplasia maligna atinge em geral a criança em torno dos 3 anos de idade, que apresenta quadros respiratórios e massa pulmonar ou pleural. O tratamento inclui quimioterapia e cirurgia, com prognóstico insatisfatório. Uma das suas principais características é sua associação com história familiar de câncer. Os timomas são raros em crianças e adultos, que podem apresentar *miastenia gravis* associada. Os tumores cardíacos, raros em qualquer faixa etária, em geral, são benignos, sendo o mixoma o mais frequente. Os sintomas principais são alteração do ritmo cardíaco e insuficiência cardíaca congestiva, sendo a cirurgia o tratamento de escolha. O cordoma é uma neoplasia rara que cresce da notocorda remanescente do neuroeixo, envolvendo cóccix, sacro e base do crânio. A cirurgia e a radioterapia são as principais abordagens terapêuticas, porém é alta a taxa de recidiva local e letalidade[7].

TUMORES ENDÓCRINOS

Câncer de tireoide

✓ Epidemiologia

Os carcinomas de tireoide correspondem a aproximadamente 1,5% dos tumores abaixo dos 15 anos de idade e a 7% dos tumores de cabeça e pescoço. Na faixa etária pediátrica, ocorre mais em meninas, com pico de incidência entre 7 e 12 anos.

A irradiação da região cervical tem um papel bem estabelecido no desenvolvimento do câncer de tireoide, sendo seus efeitos tumorigênicos mais severos na tireoide da criança do que na do adulto. Esses fatos são bem demonstrados tanto em estudos epidemiológicos com sobreviventes das bombas atômicas de Hiroshima e Nagasaki e do acidente nuclear de Chernobyl quanto em pacientes que receberam radioterapia em cabeça e pescoço para tratamento de outras neoplasias. A associação entre desordens do sistema imune envolvendo a tireoide e o câncer de tireoide também é descrita. Pacientes com um defeito hereditário isolado na função de células T supressoras órgão-específicas são mais suscetíveis ao desenvolvimento de tireoidite de Hashimoto, neoplasias de tireoide ou ambas as doenças. O carcinoma medular de tireoide frequentemente é familiar, ocorrendo tanto isolado quanto em associação com feocromocitoma na síndrome de múltiplas neoplasias endócrinas. Outros fatores genéticos também estão presentes na patogênese do câncer de tireoide esporádico[8].

✓ Patologia

A maioria dos carcinomas de tireoide na infância é primária e diferenciada. Os dois tipos mais frequentes derivam do epitélio folicular: carcinoma papilífero e carcinoma folicular. O carcinoma papilífero, o mais incidente (70%), pode ser multifocal e apresenta as células epiteliais dispostas em forma de papilas contendo tecido fibroso e vasos. O carcinoma folicular, que responde por 20% dos casos na infância e adolescência, caracteriza-se pela formação folicular das células. O carcinoma medular de tireoide, mais raro, cresce a partir das células parafoliculares e frequentemente produz e secreta calcitonina, que nesse caso tem um papel de marcador tumoral. Os carcinomas anaplásicos, indiferenciados e de crescimento rápido, são extremamente raros na infância[8,9].

✓ Quadro clínico

Os dois sintomas mais comuns do câncer de tireoide na infância e adolescência são a adenomegalia cervical anterior e a presença de nódulo palpável em tireoide. Esses sintomas podem ser isolados, e a associação de ambos está presente em 50% dos casos. Os nódulos tireoidianos podem ser únicos ou múltiplos. Hipertireoidismo raramente ocorre. Outros sinais descritos são a presença de rouquidão e disfagia[8].

✓ Padrão de disseminação

O carcinoma papilífero de tireoide se apresenta com envolvimento de linfonodos cervicais e de mediastino superior em 50% dos casos e metástases pulmonares em 20% dos casos (Fig. 29.4). É um tumor de crescimento lento, e metástases ósseas ou abaixo do diafragma são raras.

O carcinoma folicular metastatiza menos para linfonodos regionais e mais para pulmão e osso que o carcinoma papilífero e pode ser hipersecretor e funcional, produzindo tri-iodotironina (T3) e tiroxina (T4). O carcinoma medular de tireoide pode também apresentar metástases hepáticas e cerebrais, e o carcinoma anaplásico de tireoide, raro, extremamente maligno e de crescimento rápido, pode estar associado à hipercalcemia[8,10].

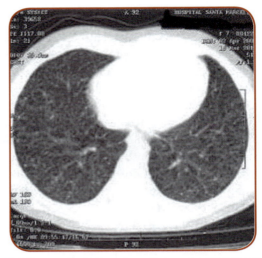

Fig. 29.4. Tomografia de tórax de paciente com metástases pulmonares de carcinoma de tireoide.

✓ Diagnóstico e estadiamento

Ante a suspeita de tumor tireoidiano, benigno ou maligno, o exame de imagem inicial é o ultrassom de tireoide. O diagnóstico será confirmado pelo exame anatomopatológico obtido por biópsia aspirativa por agulha fina preferencialmente, ou por biópsia excisional do gânglio cervical ou do próprio nódulo. As dosagens dos hormônios tireoidianos em geral estão normais, e a concentração de tireoglobulina pode estar elevada tanto nos carcinomas quanto nos tumores benignos, sendo de maior utilidade no monitoramento pós-operatório. Altos títulos de anticorpos antimicrossomais ou antitireoglobulina sugerem mais o diagnóstico de tireoidite de Hashimoto. A calcitonina pode estar elevada nos carcinomas medulares. O mapeamento da tireoide com ^{123}I ou ^{99m}Tc em geral mostra captação normal. Os exames de TC de tórax e cintilografia óssea são necessários para investigação de metástases a distância[8-10].

O estadiamento em pacientes jovens é baseado na classificação TNM (tumor, nódulos e metástases a distância), sendo o estádio I caracterizado por qualquer T, qualquer N e M0 (ausência de metástase) e o estádio II, por qualquer T, qualquer N e M1 (presença de metástase).

✓ Tratamento

A tireoidectomia total é o tratamento de escolha para o carcinoma de tireoide. A dissecção dos linfonodos envolvidos, documentada pré ou intraoperatória, também deve ser realizada. Complicações como lesão do nervo laríngeo recorrente e hipoparatireoidismo podem ocorrer após a cirurgia. Após a tireoidectomia, os pacientes devem receber levotiroxina (LT4) na dose de 2,2 mg/k/dia para suprimir o hormônio estimulante de tireoide (TSH) e, assim, eliminar os efeitos promotores de crescimento do tumor por esse hormônio[8,9].

Considerando-se que cerca de 20% dos cânceres de tireoide dos pacientes pediátricos são metastáticos ao diagnóstico, metástases essas muitas vezes não detectadas, e que tumores diferenciados de tireoide acumulam ^{131}I, a terapia com esse isótopo é recomendada após a cirurgia. Inicialmente deve ser realizado mapeamento radioativo de corpo inteiro antes e cinco dias após a terapia de ablação induzida pelo [131]I. A dose recomendada para crianças é de 29 mCi, suficiente para destruição do leito da tireoide. O procedimento em geral é realizado quatro a seis semanas após a cirurgia, e o seu preparo inclui evitar substâncias que contêm iodo e suspender o uso da levotiroxina. Seis meses após, novo mapeamento com 1 a 5 mCi deve ser realizado para avaliar se há captação. O tratamento da doença metastática é realizado após a ablação da tireoide, com doses terapêuticas de 150 a 200 mCi a cada seis meses. Em geral, após duas aplicações, os pacientes já não apresentam mais captação. A toxicidade transitória desse tratamento inclui a supressão da medula óssea, náuseas, vômitos, dor em local de metástase e sialoadenite, que pode se tornar permanente, causando danos à dentição. Fibrose pulmonar e desenvolvimento de segunda neoplasia, como leucemia, são efeitos tardios observados mais raramente[8].

Caso não haja resposta ao tratamento com iodo radioativo ou ocorra progressão da doença, pode ser utilizada quimioterapia com doxorrubicina e cisplatina, embora os resultados não sejam tão satisfatórios. Estudos recentes com inibidores de tirosinoquinase, como sorafenibe na dose de 400 mg via oral duas vezes ao dia, mostraram resposta parcial em pacientes com tumores papilíferos[9,11].

✓ Prognóstico

O prognóstico de pacientes com câncer de tireoide diferenciado é bom, com sobrevida de 80% a 90% em 20 anos, com boa qualidade de vida. Mesmo pacientes com metástases apresentam boa evolução. Os pacientes devem ser mantidos com LT4 para supressão do TSH e monitorados com exames radiológicos de tórax e dosagem sérica de tireoglobulina, que, se detectável ou em elevação, indica a necessidade de mapeamento de corpo inteiro.

Tumores do córtex adrenal

✓ Epidemiologia

Os tumores do córtex adrenal são raros na infância e na idade adulta. São divididos em adenomas e carcinomas e ambos podem ser secretores hormonais. Os principais hormônios são cortisol, aldosterona, andrógenos, estrógenos e precursores inativos de esteroides e seus metabólitos. Em crianças acima de 5 anos de idade, esses tumores são responsáveis por cerca de 10% a 20% dos casos de síndrome de Cushing, porcentagem maior nas crianças mais jovens. Os carcinomas adrenocorticais podem apresentar mutação do gene supressor tumoral p53 em um terço dos casos. Essa mutação está presente na síndrome de Li-Fraumeni, na qual múltiplas neoplasias como carcinoma adrenal, sarcomas, carcinoma de mama e tumores cerebrais são encontradas em vários pacientes de uma mesma família, principalmente em crianças e adultos jovens. A maior incidência de carcinoma de adrenal em pacientes jovens ocorre nas regiões sul e sudeste do Brasil, principalmente nos estados de São Paulo e Paraná, e está relacionada a síndromes familiares[12,13].

✓ Patologia

Os adenomas adrenais em geral são pequenos e encapsulados, enquanto os carcinomas de adrenal são grandes no momento do diagnóstico, com áreas de necrose e hemorragia, e infiltram tecidos vizinhos e a cápsula renal. Suas células apresentam numerosas mitoses e pleomorfismo. O tumor dissemina-se para os rins, retroperitônio, diafragma e veia cava. Os principais locais de metástases são fígado, pulmão e ossos[8,12].

✓ Quadro clínico

Os sinais e sintomas clínicos da síndrome de Cushing como obesidade concêntrica, acne, hirsutismo, hipertensão arterial, bem como puberdade precoce nos meninos e virilização nas meninas devidos ao hiperandrogenismo, formam o quadro clínico das neoplasias adrenais (Fig. 29.5).

A massa tumoral nem sempre é palpável ao diagnóstico, por causa da localização retroperitoneal. O diagnóstico é realizado por ultrassonografia e TC de abdome e pelve, e nos tumores com manifestações endócrinas, também pelas dosagens plasmáticas de testosterona, de-hidroepiandosterona, estrógenos e aldosterona e 17-cetoesteroides urinários. A TC de tórax e a cintilografia óssea completam o estadiamento nos carcinomas de adrenal[8,12,13].

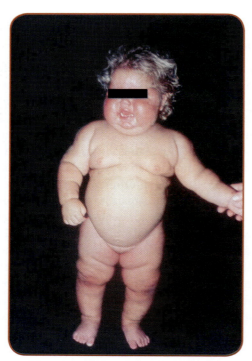

Fig. 29.5. Criança com adenoma adrenal e síndrome de Cushing.

✓ *Tratamento*

A cirurgia é o tratamento de escolha para as neoplasias do córtex adrenal. Os adenomas são curados por adrenalectomia bilateral. Nos casos de carcinoma de adrenal, a cirurgia em geral não é suficiente como tratamento único. Em pacientes com tumores com ruptura de cápsula e/ou metastáticos, a terapia deve ser complementada com a utilização de um agente adrenolítico, o o,p'-DDD (mitotano). Essa droga é administrada na dose máxima tolerada, cerca de 10 g/m²/dia via oral, com melhora dos sintomas endócrinos em dois terços dos pacientes e regressão tumoral em um terço deles. Seus efeitos colaterais principais são náuseas e vômitos importantes, com intolerância à ingestão do medicamento. Pacientes adrenalectomizados bilateralmente ou em uso de o,p'-DDD devem receber doses fisiológicas de glicocorticoides e mineralocorticoides como fludrocortisona e hidrocortisona, pela alteração do eixo hipotálamo-hipófise-adrenal, que acarreta insuficiência adrenal. A utilização de quimioterapia concomitante ao mitotano, com cisplatina, doxorrubicina e etoposídeo em alguns estudos, mostrou resposta em cerca de 50% dos pacientes. O prognóstico dos carcinomas adrenal é pobre, estando a cura relacionada principalmente à cirurgia precoce com tumores encapsulados[8,14,15].

Tumores de células cromafins

Os tumores neuroendócrinos derivados das células cromafins são raros em todas as faixas etárias. Quando crescem da medular da adrenal são chamados feocromocitomas e quando derivam de outras estruturas do sistema nervoso simpático extra-adrenal são denominados paragangliomas. Em geral, são benignos 90% dos feocromocitomas e 60% dos paragangliomas. Podem ser esporádicos ou fazer parte de síndromes hereditárias como MEN (múltiplas neoplasias endócrinas) e neurofibromatose tipo 1, entre outras. Ambos os tumores sintetizam e secretam catecolaminas: epinefrina, norepinefrina, dopamina, metanefrina e normetanefrina. Quando malignos, os principais locais de metástases são osso, fígado, pulmão e linfonodos. O principal sinal clínico é a hipertensão arterial paroxística ou contínua, sendo essa mais comum na faixa etária pediátrica. O quadro clínico inclui, ainda, cefaleia, dor abdominal e torácica, sudorese, tremores, palpitação, ansiedade e *flushing*. Cardiomegalia e retinopatia podem estar presentes como consequência da hipertensão. O diagnóstico é auxiliado pela dosagem de cromogranina A e de metabólitos de catecolaminas séricos e urinários. A ressecção cirúrgica é o tratamento de escolha e deve ser realizada após bloqueio adrenérgico com fenoxibenzamina 10 mg a cada 12 horas, associada ao propranolol. A radioterapia pode ser usada como tratamento paliativo nas metástases. O tratamento sistêmico inclui ^{131}I-MBIG a cada três meses e alguns esquemas quimioterápicos propostos com ciclofosfamida, vincristina e dacarbazina, ou temozolamida e talidomida ou cisplatina e paclitaxel[8].

TUMORES CARCINOIDES

Os tumores carcinoides são de origem epitelial, podem ser benignos ou malignos e predominam no sexo feminino. Podem ser encontrados no esôfago, brônquios, intestino delgado, apêndice, pâncreas e ovário, sendo mais comuns em apêndice (1 em cada 200 apendicetomias), onde em geral são benignos. Esses tumores contêm células argentafins e podem ocasionar sintomas de síndrome carcinoide como diarreia, broncoconstrição, *flushing* e sintomas vasomotores periféricos, atribuídos à circulação de serotonina e histamina. Tumores menores que 2 cm, sem disseminação para linfonodos ou omento, ou metástases a distância (pulmão, fígado), são tratados exclusivamente com cirurgia. Os demais pacientes, com pior prognóstico, devem receber quimioterapia com esquemas que incluam doxorrubicina[7].

TUMORES DO TRATO GASTROINTESTINAL

A maior parte das neoplasias malignas do trato gastrointestinal é de origem epitelial e é extremamente rara na infância e adolescência. Os carcinomas de esôfago e estômago nessa faixa etária são descritos em relatos de casos esporádicos. O carcinoma de pâncreas, que é o sétimo câncer mais comum em adultos nos Estados Unidos, é raro nos pacientes pediátricos, nos quais apresenta uma variação denominada pancreatoblastoma. Os principais sinais e sintomas ao diagnóstico são emagrecimento e dor abdominal. Os exames de imagem como ultrassonografia e TC de abdome devem ser realizados ao diagnóstico, assim como marcadores séricos como antígeno carcinoembriônico (CEA), alfafetoproteína, CA-19.9 e antígeno pancreático oncofetal, utilizados também durante o seguimento do paciente. A pancreatoduodenectomia é o tratamento de escolha, e a maioria dos tumores de pâncreas não é sensível à quimioterapia e à radioterapia. O pancreatoblastoma pode apresentar resposta a algumas drogas como vincristina, ciclofosfamida, doxorrubicina e derivados da platina. O prognóstico do câncer de pâncreas é ruim[7].

Tumores gastrointestinais derivados do estroma conhecidos como GIST expressam o gene C-kit, mutação não encontrada nos tumores de músculo liso. Em crianças, embora raros, são mais prevalentes no sexo feminino, na segunda década de vida, e podem ser encontrados em qualquer parte do trato gastrointestinal. O tratamento compreende cirurgia, radioterapia e quimioterapia com agentes utilizados para sarcomas[7].

CARCINOMA COLORRETAL

Epidemiologia

A incidência de carcinoma colorretal na faixa etária aqui abordada é de cerca de 0,1 caso novo/100.000 habitantes com menos de 20 anos de idade/ano, ocorrendo mais na segunda década de vida. Essa neoplasia em pacientes jovens pode estar associada a algumas síndromes que cursam com polipose, tais como síndrome de Gardner, síndrome de Turcot (associada a tumores cerebrais congênitos) e, principalmente, síndrome de Peutz-Jeghers, na qual há hiperpigmentação de lábios e mucosa oral[7].

Quadro clínico

Os pacientes com essa neoplasia, em geral, apresentam poucos sintomas. Quando presentes, podem ser alteração do hábito intestinal, alteração no formato das fezes, hemorragia digestiva baixa, anorexia, perda de peso e anemia. O carcinoma colorretal cresce da superfície da mucosa intestinal, e nos pacientes jovens cerca de 50% são adenocarcinomas mucinosos, menos frequentes no adulto. Podem-se apresentar como grandes massas e, no sexo feminino, envolver ovário, dificultando algumas vezes o diagnóstico do local primário. Os locais de metástase mais comuns são a cavidade peritoneal, fígado, pulmão, cérebro e ossos. Os exames para diagnóstico e tratamento incluem a colonoscopia com biópsia, ultrassonografia e TC de abdome total e pelve, tomografia de tórax e cintilografia óssea. Hemograma, função hepática e dosagem de CEA devem ser realizados. Os exames de PET *scan* e ultrassonografia intraoperatória aumentam a chance de detecção de metástases extra-hepática e hepática não detectadas previamente, respectivamente[16].

Estadiamento

O estadiamento dos tumores de cólon é cirúrgico, e o número de linfonodos analisados no exame anatomopatológico é fator prognóstico. Quando os linfonodos são negativos, um mínimo de 12 deve ser avaliado[17]. O estadiamento baseado no TNM define os grupos prognósticos.

Tabela 29.2 – Estadiamento do carcinoma colorretal (AJCC 2002)

Classificação	Definição
Tx	Tumor não avaliável
Tis	Carcinoma *in situ*
T1	Tumor infiltra a submucosa
T2	Tumor infiltra a muscular própria
T3	Tumor infiltra até a subserosa ou gordura perirretal
T4	Tumor invade outros órgãos ou estruturas e/ou perfura o peritônio visceral
N0	Sem metástases linfonodais
N1	Metástases em 1 a 3 linfonodos regionais
N2	Metástases em 4 ou mais linfonodos regionais
M0	Sem metástases a distância
M1	Metástases a distância

Estádio 0: TisN0M0; estádio I: T1-2N0M0; estádio IIa: T3N0M0; estádio IIb: T4N0M0; estádio IIIa: T1-2N1M0; estádio IIIb: T3-4N1M0; estádio IIIc: qqTN2M0; estádio IV: qqTqqNM1.

Tratamento

Nos estádios 0 e I, a ressecção cirúrgica é o tratamento exclusivo, com curabilidade em torno de 90%. Os pacientes em estádio II com fatores de risco, tais como tumores primários perfurados ou obstruídos, células em anel de sinete, menos de 12 linfonodos analisados, CEA pré-operatório maior que 10 ng/ml, aneuploidia, deleção do cromossomo 18q, ou tumores com invasão linfovascular e/ou perineural, devem receber tratamento adjuvante. No estádio II, podem ser utilizadas duas drogas clássicas no tratamento do câncer de cólon, que são leucovorin (LV) e 5-fluoracil (5-FU). No regime da *Mayo Clinic*, o LV é administrado na dose de 20 mg/m²/EV seguido de 5-FU 425 mg/m²/EV do D1 ao D5, a cada quatro semanas, por seis meses. A quimioterapia oral com capecitabina 2.500 mg/m²/dia via oral, por 14 dias, a cada três semanas, mostrou-se também efetiva, com menor taxa de recorrência tumoral[16,18]. No tratamento dos tumores estádio III, há a adição de uma terceira droga, a oxaliplatina. No esquema mFOLFOX6, esse agente é administrado na dose de 85 mg/m²/EV em 2 horas no D1, com LV 400 mg/m²/EV no D1, 5-FU 400 mg/m²/EV em bólus após o LV, seguido por 5-FU 2.400 mg/m²/EV em infusão contínua por 46 horas no D1, a cada duas semanas, por 12 ciclos. No estádio IV, além do esquema mFOLFOX6, pode ser utilizado o esquema FOLFIRI, no qual a oxaliplatina é substituída por irinotecano 180 mg/m², e o regime XELOX com capecitabina 2.000 mg/m²/dia via oral por 14 dias e oxaliplatina 85 mg/m²/EV no D1 a cada três semanas. A combinação de qualquer desses esquemas com bevacizumabe (anticorpo antifator de crescimento vascular endotelial), na dose de 5 mg/k/EV D1 a cada duas semanas, pode aumentar a taxa de resposta e o tempo livre de progressão da doença. A utilização de cetuximabe, outro anticorpo monoclonal, está indicada somente a pacientes cujos tumores não apresentem mutação no gene KRAS[19-21].

O prognóstico nos estádios 0, I e IIa com T até T3, N0 e M0 é de cerca de 85% de sobrevida livre de doença em cinco anos. Nos estádios IIIc e IV, com qualquer T, N2, M0 ou M1, essa porcentagem cai abaixo de 40%[16].

TUMORES DO APARELHO URINÁRIO E REPRODUTOR

Carcinomas de bexiga, colo uterino, vagina, vulva e próstata são extremamente raros na infância e adolescência. Nessa faixa etária, nessas localizações o câncer mais comum é o rabdomiossarcoma. O carcinoma de células claras de vagina foi observado nas décadas de 1970 e 1980 em meninas cujas mães haviam recebido dietilbestrol durante a gestação para prevenção de aborto espontâneo. Seu tratamento implica cirurgia ampla com ressecção de vagina, útero e linfonodos. Em meninas pré-púberes, cabe ressaltar a importância da vacinação antipapiloma vírus humano (HPV), com papel preventivo no desenvolvimento de carcinoma de colo de útero na idade adulta[7].

O carcinoma renal, ou carcinoma de células claras, responde por 2% dos casos de câncer no adulto e, no entanto, em pacientes com menos de 21 anos de idade, corresponde a cerca de 7% das neoplasias malignas renais. Enquanto no adulto o tabagismo, a obesidade e a diálise renal são considerados fatores de risco, na criança e adolescente pode ocorrer de forma esporádica ou ligada a desordens familiares como a doença de Von Hippel-Lindau e a esclerose tuberosa. O quadro clínico inclui dor abdominal ou em flanco, massa palpável, hematúria macroscópica e, mais em adultos, síndromes paraneoplásicas com produção ectópica de hormônios como paratormônio levando a hipercalcemia, eritropoietina levando a policitemia e gonadotropinas causando ginecomastia, entre outros. O carcinoma renal acomete crianças mais velhas do que as acometidas por tumor de Wilms. Os principais locais de metástases são pulmão, ossos, fígado e linfonodos. O estadiamento pela classificação TNM considera, principalmente, o tamanho do tumor, se menor ou maior que 7 cm, a invasão de tecidos adjacentes e a presença de metástases. A cirurgia radical com nefrectomia, adrenalectomia, ressecção da gordura perirrenal, fáscia de Gerota e linfonodos regionais em tumores menores que 7 cm e confinados ao rim (estádio I) permite taxas de sobrevida livre de doença próximas a 100% para esses pacientes. Nos demais estádios, essa porcentagem é bem mais baixa. A radioterapia e a quimioterapia não têm papel relevante no tratamento desse tipo de câncer. A terapia com modificadores de resposta biológica como interferon e interleucina 2 produz respostas completas ou parciais em cerca de 15% a 20% dos pacientes. A terapia com inibidores das tirosinoquinases multialvo, como o sunitinibe na dose de 50 mg/dia, via oral, por quatro semanas, a cada seis semanas, demonstrou aumento na taxa de resposta, na sobrevida livre de doença e na sobrevida global. A utilização de inibidores da quinase da mTOR (*mammalian target of rapamycin*), como temsirolimus 25 mg/EV semanal ou everolimus 10 mg/VO diário, demonstrou resposta em pacientes com prognóstico desfavorável em estudos recentes[7,22-25].

TUMORES DE MAMA

Os tumores de mama na infância e adolescência são em geral benignos. As neoplasias malignas primárias de mama nessa idade incluem rabdomiossarcomas, linfomas e carcinomas, esses muito raros e afetando ambos os sexos. Os tumores de mama podem ser, ainda, metástases de outros tipos de câncer, como rabdomiossarcoma, e podem ser uma segunda neoplasia como carcinoma pós-radioterapia torácica para doença de Hodgkin[7].

NEOPLASIA TROFOBLÁSTICA GESTACIONAL

O aumento na incidência de gravidez na adolescência nos países em desenvolvimento acarreta o aparecimento de tumores pouco descritos nessa faixa etária, como a neoplasia trofoblástica gestacional, que se caracteriza pela proliferação de tecido trofoblástico com potencial de malignização. A classificação histológica abrange a mola hidatiforme, mola invasiva, coriocarcinoma e neoplasia trofoblástica gestacional placentária. O hormônio gonadotrofina coriônica humana – fração beta (beta-HCG) – é seu principal marcador. O pulmão é o local mais frequente de metástase, seguido por vagina, pelve, cérebro e fígado. Essas neoplasias são altamente curáveis, mesmo quando metastáticas. Os exames recomendados ao diagnóstico e estadiamento são hemograma, função hepática, dosagem de fosfatase alcalina, ultrassonografia uterina e TC de abdome, pelve, tórax e cérebro. A dosagem de beta-HCG deve ser feita antes e após a evacuação, por curetagem da mola hidatiforme. O estadiamento é dividido basicamente em três grupos:

- Não metastática: doença confinada ao útero, ausência de metástases;
- Metastática de baixo risco: última gravidez < 4 meses, beta-HCG < 40.000 mU/ml, sem metástases hepáticas ou cerebrais, sem quimioterapia anterior e sem pós-gravidez a termo;
- Metastática de alto risco: última gravidez > 4 meses, beta-HCG > 40.000 mU/ml, metástase hepática ou cerebral, quimioterapia prévia ou pós-gravidez a termo.

O metotrexato é a droga de escolha no tratamento dos coriocarcinomas não metastáticos e de baixo risco. Pode ser administrado, entre diversos esquemas, na dose de 1 mg/kg intramuscular semanal, até normalização do beta-HCG em três exames seriados com intervalo de três semanas cada um. Esse quimioterá-pico apresenta boa taxa de resposta (90%) e de longa duração. A actinomicina-D é uma alternativa quando há contraindicação ao uso do metotrexato ou falha no tratamento. Nas neoplasias de alto risco, o esquema quimioterápico recomendado é o EMA-CO:

- D1: etoposídeo 100 mg/m^2/EV em 1 hora, metotrexato 100 mg/m^2/EV em bólus seguido de 200 mg/m^2 /EV em 12 horas, actinomicina-D 0,5 mg (não por m^2) EV em bólus;
- D2: etoposídeo 100 mg/m^2/EV em 1 hora, actinomicina-D 0,5 mg EV em bólus, ácido folínico 15 mg EV ou VO a cada 6 horas, quatro doses, iniciar 24 horas após administração do metotrexato;
- D8: vincristina 1 mg/m^2/EV em bólus (máximo de 2 mg) e ciclofosfamida 600 mg/m^2/EV em 1 hora.

O intervalo entre cada ciclo é de duas semanas, e a quimioterapia deve prosseguir por três ciclos após a normalização do beta-HCG. A persistência de imagem residual pulmonar não representa fator de risco para recidiva, e a sobrevida em cinco anos com esse tratamento está em torno de 85%. Em pacientes com metástases cerebrais com risco de sangramento ou resposta radiológica incompleta após a quimioterapia, deve ser realizada radioterapia em crânio com 22 Gy. As pacientes devem ser acompanhadas mensalmente com dosagem de beta-HCG, radiografia de tórax e ultrassonografia pélvica no primeiro ano após terapia, sendo os primeiros seis meses o período mais provável de recidiva. O uso de anticoncepcional via oral deve ser preconizado durante o tratamento e por pelo menos um ano[26-28].

CÂNCER DE PELE

A incidência do câncer de pele aumenta com a idade e apresenta diferenças regionais, sendo o tempo total de exposição ao sol um importante fator na sua patogênese. Há um aumento do carcinoma basocelular (CBC) e do carcinoma espinocelular (CEC) na população branca em regiões próximas ao Equador, embora o fenótipo pele clara, olhos azuis, cabelos claros e propensão à queimadura, e não ao bronzeamento, seja mais suscetível ao câncer de pele, independentemente da região geográfica. A exposição cumulativa ao sol está mais relacionada ao aparecimento de CBC e CEC, enquanto queimaduras solares intermitentes estariam mais relacionadas ao aparecimento de melanoma. Experimentos em animais também demonstram que o raio ultravioleta B causaria mais CEC e o raio ultravioleta A causaria mais melanoma. A radiação ultravioleta apresenta dois grandes efeitos na pele com potencial carcinogênico: a alteração fotoquímica do DNA e a alteração na imunidade. A carcinogênese química também está associada ao desenvolvimento de CBC e CEC, como primeiramente descrita por Pott, no século XVIII, nos limpadores de chaminé na Inglaterra. A radiação ionizante está relacionada ao aparecimento de CBC em crianças previamente irradiadas para leucemia e doença de Hodgkin. O CBC e o CEC são curáveis com cirurgia e radioterapia[7].

MELANOMA

O melanoma responde por 1% a 2% das neoplasias malignas pediátricas e, ao lado do carcinoma de tireoide e do carcinoma de nasofaringe, é o principal tumor maligno de origem epitelial nessa faixa etária. Incide igualmente em ambos os sexos, mais em brancos e 80% na segunda década de vida. Ocorre mais nas extremidades, seguidas por tronco e cabeça e pescoço. Raramente os melanomas são metastáticos ao diagnóstico. Alguns aspectos do desenvolvimento do melanoma são característicos da população pediátrica, tais como o desenvolvimento de melanoma congênito intrauterino na ausência de melanoma materno e a transmissão transplacentária, que apresenta mau prognóstico. Outras características próprias da infância são as lesões precursoras. O nevo melanocítico congênito gigante afeta 1 em cada 20.000 recém-nascidos e apresenta risco aumentado de desenvolvimento de melanoma na primeira década de vida. Cerca de 70% dos pacientes com xeroderma pigmentoso, doença hereditária rara, com alteração no reparo do DNA e caracterizada por fotossensibilidade, desenvolvem câncer de pele, sendo 22% melanoma, também na primeira década de vida (Fig. 29.6). A melanose neurocutânea favorece o aparecimento de melanoma leptomeníngeo, com pouca expectativa de sobrevida. Pequenos nevos presentes ao nascimento ou no lactente, em pacientes sem história familiar da doença, estão relacionados ao melanoma em 5% dos pacientes com menos de 30 anos. Essa porcentagem aumenta quando há história familiar de melanoma. A imunossupressão, seja por outra neoplasia como doença de Hodgkin ou por terapia imunossupressora no paciente transplantado renal, por exemplo, também aumenta o risco de desenvolvimento desse tipo de câncer[7].

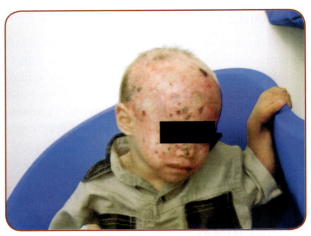

Fig. 29.6. Criança com xeroderma pigmentoso e múltiplos CBC.

Os tipos mais comuns de melanoma são lesões primárias achatadas, com crescimento lento, que podem durar anos, com poucas alterações e que raramente metastatizam, ao contrário da fase de crescimento vertical, quando o tumor penetra nos tecidos cutâneos mais profundos. A lesão chama atenção e leva o paciente ao médico quando há aumento de tamanho de nevos já existentes, sangramento, prurido, alteração de cor, massa palpável e linfonodomegalia. A disseminação ocorre inicialmente para os linfonodos satélites e regionais e, posteriormente, pode acometer fígado, pulmão, osso, cérebro e vísceras abdominais. Os exames de estadiamento incluem hemograma, função hepática, DHL, raios X de tórax, TC de tórax e abdome e, na doença mais avançada, RNM de crânio e PET-TC. O estadiamento é o TNM do AJCC, sendo o estadiamento T determinado pela ressecção cirúrgica da lesão e avaliação anatomopatológica considerando espessura pela escala de Breslow e nível de invasão pela escala de Clark[7,29].

Em paciente com estádio I, a ressecção cirúrgica com margens de 1 cm é o tratamento de escolha, sem necessidade de adjuvantes, com taxas de cura de cerca de 90%. Pacientes com T > 1 mm e < 4 mm com ulceração necessitam de ampliação de margem de 2 cm e pesquisa de linfonodo sentinela. Quando T > 4 mm e/ou há metástases em linfonodos regionais ou satélites, deve ser realizada dissecção linfonodal completa e considerada a utilização de radioterapia adjuvante (600 cGy X 5) em linfonodos coalescentes e em locais de envolvimento extranodal, bem como tratamento adjuvante com interferon em altas doses, em esquemas que incluem indução de quatro a oito semanas e manutenção de um a cinco anos. A radioterapia reduz a incidência de recorrência na região linfonodal.

Tabela 29.3 – Melanoma cutâneo – Estadiamento (AJCC simplificado, 2002)

T1	< ou = 1,0 mm	**a**: sem ulceração **b**: com ulceração, exceto em T1, em que **a** inclui tumores sem ulceração e nível II ou III e **b** inclui tumores com ulceração ou nível IV e V
T2	1,01 a 2,0 mm	
T3	2,01 a 4,0 mm	
T4	> 4,0 mm	
N1	1 linfonodo positivo	**a**: micrometástases **b**: macrometástases
N2	2 a 3 linfonodos positivos	**a**: micrometástases **b**: macrometástases **c**: metástases em trânsito/satélites e sem metástases linfonodais
N3	4 ou mais linfonodos positivos ou coalescentes, ou metástases em trânsito/satélite com metástases linfonodais	
M1	Metástases a distância	**a**: pele, SC ou linfonodo distante **b**: pulmão **c**: outros órgãos ou qualquer local de metástase com DHL elevado

Estádio I: T1-2aN0M0; estádio II: T2b-T4bN0M0; estádio III: qqTN1-3M0; estádio IV: qqTqqNM1.

O uso do interferon demonstrou maior impacto nos pacientes com doença de baixo volume (estádios IIB e IIIN1). Metástases satélites podem ser tratadas com creme de imiquimob, um estimulante do sistema imune, e interleucina 2 intralesional. A toxicidade do interferon em altas doses implica a administração prévia de anti-inflamatórios e antieméticos e o monitoramento com hemograma (neutropenia) e função renal e hepática. O acompanhamento dos pacientes inclui, além do exame clínico, a realização de raios x de tórax e dosagem de DHL. A sobrevida global em cinco anos varia de 90% a 70% nos estádios I e II a 40% a 5% nos estádios III e IV[29-32].

HISTIOCITOSES

As histiocitoses abrangem um grupo de diversas doenças e síndromes caracterizadas pela infiltração e acúmulo de células da série monócitos-macrófagos nos tecidos envolvidos. A maioria das histiocitoses não é doença maligna, embora em geral seja abordada por oncologistas pediátricos. A classificação das histiocitoses é dividida em três grupos, e a classe I envolve as histiocitoses de células dendríticas, representada principalmente pela histiocitose de células de Langerhans; a classe II, as linfo-histiocitoses hemofagocíticas, entre as quais a doença de Rosai-Dorfman; e a classe III, as histiocitoses malignas[33].

Histiocitose de células de Langerhans

A denominação histiocitose de células de Langerhans (HCL) substitui o termo histiocitose X, que englobava por ordem de gravidade o granuloma eo-

sinofílico, a doença de Hand-Schüller-Christian e a doença de Letterer-Siwe. A HCL é uma doença própria da faixa etária pediátrica, rara em adultos, muitas vezes não diagnosticada pelos sinais e sintomas comuns a outras afecções infantis, com incidência estimada em 3-5 casos/1.000.000 habitantes/ano. Sua principal característica clínica é a presença de lesões líticas ósseas. O acometimento ósseo pode ser único, múltiplo, isolado ou associado a outros sintomas e está presente em cerca de 80% dos casos. Pode haver dor óssea, edema de partes moles e, mais raramente, fraturas, mas muitas vezes a lesão é um achado radiográfico em um paciente assintomático. A calota craniana é o local mais envolvido, seguido por fêmur, órbita e costelas (Figs. 28.7 e 28.8)[33,34].

A pele é o segundo tecido mais acometido, em cerca de 50% a 60% dos casos, com quadros que variam de dermatite seborreica persistente a *rash* e infiltrados cutâneos maculoeritematosos. A lesão em órbita, muitas vezes caracterizada pela presença de exoftalmo, é vista em cerca de 25% dos pacientes. O acometimento orodental e o acometimento otológico são descritos em 20% das crianças com HCL. No primeiro caso, ulceração, sangramento, doença gengival e perda dentária por infiltração mandibular são os principais sintomas. Os sinais e sintomas otológicos são, em conjunto com a dermatite seborreica, provavelmente a principal causa de retardo no diagnóstico da HCL. A otorreia de repetição é tratada inúmeras vezes com antibióticos antes de se cogitar histiocitose. O edema retroauricular é outro sintoma presente, e concomitante à otite, podendo haver destruição dos ossos temporal e mastoide. O desenvolvimento de *diabetes insipidus*

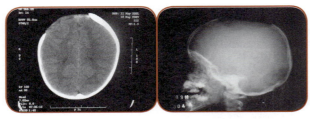

Figs. 29.7 e 29.8. Lesão lítica em calota craniana em criança com histiocitose.

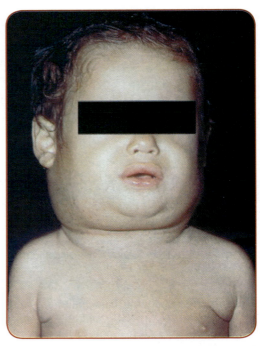

Fig. 29.9. Criança com histiocitose: linfonodomegalia cervical e petéquias.

por envolvimento da hipófise é relatado em 15% dos pacientes, e, embora mais raro, o sistema nervoso central pode estar envolvido com quadro de hidrocefalia e lesões cerebelares[33,34].

As manifestações sistêmicas, com quadro clínico mais grave, são mais comuns nos lactentes. Além de febre, perda de peso ou déficit pondoestatural, são observadas hepatoesplenomegalia com ou sem alteração da função hepática, linfonodomegalia, anemia e algumas vezes pancitopenia (Fig. 29.9).

Esses órgãos – fígado, baço, linfonodos e medula óssea – estão acometidos em aproximadamente 30% dos pacientes. O envolvimento pulmonar observado em 20% dos casos é caracterizado por tosse, dispneia e/ou taquipneia e pelo infiltrado micronodular nos exames de imagem. Diarreia e outras alterações do trato gastrointestinal podem estar presentes, mas são sintomas mais raros.

Os exames para investigação incluem hemograma inicialmente e, caso alterada alguma das séries, mielograma e biópsia de medula óssea; provas de função hepática incluindo enzimas, dosagem de proteínas e coagulograma; análise da osmolaridade urinária para afastar *diabetes insipidus*; radiografia de esqueleto; radiografia de tórax e, se houver clínica, TC de tórax; RNM de crânio e órbita quando a clínica for positiva[33,34].

Ante a suspeita clínica de HCL, deve ser realizada biópsia de um dos tecidos envolvidos. A presença de grânulos de Birbeck, uma organela membranosa intracitoplasmática, é uma das características ultraestruturais da doença. A positividade imunoistoquímica para os antígenos S-100 e, principalmente, CD1a confirma o diagnóstico[33,34].

O tratamento da HCL está relacionado à extensão da doença, envolvendo múltiplas abordagens, incluindo a opção de não tratar e somente observar lesões únicas, pela possibilidade de remissão espontânea. As lesões ósseas únicas podem ser tratadas por excisão cirúrgica, curetagem, injeção intralesional de corticoide e, menos utilizada, radioterapia. A infiltração de gânglio único também é tratada com cirurgia exclusiva. Quando a doença é multifocal, mas não há envolvimento dos órgãos considerados de risco, ou seja, pulmão, fígado, baço e medula óssea, o tratamento inclui prednisona e monoquimioterapia com vinblastina, por exemplo, em periodicidade semanal, durante 6 a 12 meses, resultando em cerca de 90% de resposta, sem letalidade. O envolvimento de pelo menos um órgão de risco implica a utilização de poliquimioterapia, em geral com prednisona, vinblastina, 6-mercaptopurina e metotrexato, sendo o etoposide menos empregado atualmente. Os pacientes nesse grupo de risco que não apresentam resposta inicial ao tratamento têm pior prognóstico, com mortalidade de aproximadamente 20%. A probabilidade de reativação da doença nos dois primeiros anos, mesmo com resposta completa, está em torno de 50% em ambos os grupos, sendo um pouco menor nos pacientes tratados por um ano *versus* seis meses. A recidiva é passível de novo tratamento. Os pacientes com órgão de risco envolvido e doença resistente podem se beneficiar de transplante alogeneico de células precursoras pós-regime de condicionamento com intensidade reduzida. A associação de citarabina e 2-clorodeoxiadenosina em pacientes com HCL refratária e alteração hematológica importante também mostrou ser efetiva como segundo tratamento[33-36].

CÂNCER PRIMÁRIO DESCONHECIDO

O câncer primário desconhecido é definido pela presença de doença metastática sem local primário identificável, representando no paciente adulto cerca de 3% a 5% de todos os tipos de cânceres e sendo mais raro ainda no paciente jovem. Uma das hipóteses para sua ocorrência é que o tumor primário seja incompetente na sua angiogênese para produzir quadro clínico, porém mantenha a capacidade de enviar metástases a outros órgãos. A avaliação clínica inicial do paciente deve compreender história e exame físico completos, com atenção para genitais, hemograma, bioquímica, TC de tórax, abdome e pelve e, se possível, PET-*scan*. A biópsia da metástase, em geral ganglionar, por meio da imunoistoquímica, pode auxiliar no diagnóstico do tumor primário. A pesquisa de marcadores como antígeno prostático específico (PSA), alfafetoproteína, tireoglobulina, receptores de estrógeno e/ou progesterona, fator de transcrição de tireoide (TFF-1) e citoqueratinas (CK) é útil no direcionamento terapêutico. Dentre os 20 subtipos de CK, os mais utilizados são CK7 e CK20. Sua positividade e associação indicam alguns órgãos e tecidos possivelmente acometidos. A associação CK7+/CK20- é encontrada em pulmão, mama, trato biliar, ovário e endométrio. O fenótipo CK20+/CK7- está mais relacionado a tumores primários de cólon. Quando ambos os marcadores são positivos, deve-se pensar em câncer de ovário, pâncreas e tumores uroteliais, e, quando ambos são negativos, o mais comum é o câncer de próstata. O tratamento dos carcinomas e adenocarcinomas inespecíficos ou indiferenciados inclui quimioterapia e anticorpos monoclonais, com alguma resposta, porém paliativo[37].

REFERÊNCIAS

1. Gorender EF. Carcinoma de nasofaringe na infância e adolescência: análise de um protocolo multidisciplinar [tese]. São Paulo (SP): USP; 1998.
2. Fandi A, Yanes B, Tamma A, et al. Carcinomes indifférenciés du nasopharynx: aspects épidémiologique, clinique et thérapeutique. Bull Cancer. 1994;81:571-86.
3. Mertens R, Granzen B, Lassay L, et al. Nasopharyngeal carcinoma in childhood and in adolescence. Cancer. 1997;80:951-9.
4. Roychowdhury DF, Tseng JR A, Fu KK, et al. New prognostic factors in nasopharyngeal carcinoma. Cancer. 1996;77:1419-26.
5. Gorender EF, Junqueira PLMB, Melaragno R, et al. Nasopharyngeal carcinoma in adolescence: c-erb2 as a prognostic fator. Pediatr Blood Cancer. 2009;53:824. [abstract]
6. Novaes PERS, Gorender EF, Brandani IB. Combined treatment chemotherapy + radiotherapy + HDR brachytherapy on childhood nasopharyngeal carcinoma. Med Pediatr Oncol. 1996;27:336. [abstract]
7. Pratt CB, Pappo AS. Management of infrequent cancers of childhood. In: Pizzo PA, Poplack DG, editors. Principles and practice of pediatric oncology. 4th ed. Philadelphia: Lippincott Williams & Wilkins; 2002. p. 1149-75.
8. Koch CA, Pacak K, Chrousos GP. Endocrine tumors. In: Pizzo PA, Poplack DG, editors. Principles and practice of pediatric oncology. 4th ed. Philadelphia: Lippincott Williams & Wilkins; 2002. p. 1115-48.
9. Hoff AO, Buzaid AC. Tumores endócrinos. In: Buzaid AC, Hoff PM, editors. Manual prático de oncologia clínica do Hospital Sírio-Libanês. 6ª ed. São Paulo: Dendrix Edição e Design Ltda.; 2008. p. 510-20.
10. Vassilopoulous-Sellin R, Klein MJ, Smith TH, et al. Pulmonary metastases in children and young adults with differentiated thyroid cancer. Cancer. 1993;71:1348.
11. Kloos RMR, Knopp M, Heverhegen J, et al. Significant clinical and biologic activity of RAF/VEGF – R kinase inhibitor BAY 43-9006 in patients with metastatic papillary thyroid carcinoma (PTC): uptaded results of a phase II study. J Clin Oncol. 2006;24:288s [abstract]
12. Gorender EF. Tumores raros na infância. In: Fundação Antonio Prudente. Hospital A.C. Camargo. Manual de condutas diagnósticas e terapêuticas em oncologia. São Paulo: Âmbito Editores; 1996. p. 173-4.
13. Sandrini R, Ribeiro RC, De Lacerda L. Childhood adrenocortical tumors. J Clin Endocrinol Metab. 1997;82:2027-31.
14. Epelman S, Gorender EF, Lopes LF. The role of o,p'DDD in childhood adrenal carcinoma. J Clin Oncol. 1990;9:296. [abstract]
15. Latronico AL, Mendonça BB. Tumores adrenocorticais-Novas perspectives. Arq Bras Endocrinol Metab. 2004;48:642-6.
16. Hoff PM, Costa F, Buzaid AC. Colon. In: Buzaid AC, Hoff PM, editors. Manual prático de oncologia clínica do Hospital Sírio-Libanês. 6ª ed. São Paulo: Dendrix Edição e Design Ltda.; 2008. p. 119-36.
17. Le Voyer TE, Sigurdson ER, Hanlon AL, et al. Colon cancer survival is associated with increasing number of lymph nodes analyzed: a secondary survey of intergroup trial INT-0089. J Clin Oncol. 2003;21:2912-9.
18. Figueredo A, Charette ML, Maroun J, et al. Adjuvant therapy for stage II colon cancer: a systematic review from the Cancer Care Ontario Program in evidence-based care's gastrointestinal cancer disease site group. J Clin Oncol. 2004;22:3395-407.
19. Tournigand C, Andre T, Acille E, et al. FOLFIRI followed by FOLFOX6 or the reverse sequence in advanced colorectal cancer: a randomized GERCOR study. J Clin Oncol. 2004;22:229-37.
20. Hurwitz H, Fehrenbacher L, Novotny W, et al. Bevacizumab plus irinotecan, fluoracil, and leucovorin for metastatic colorectal cancer. N Engl J Med. 2004;350:2335-42.
21. Karapetis CS, Khambata-Ford S, Jonker DJ, et al. K-ras mutations and benefit from cetuximab in advanced colorectal cancer. N Engl J Med. 2008;359:1757-65.
22. Maluf FC, Buzaid AC, Dzik C. Rim. In: Buzaid AC, Hoff PM, editors. Manual prático de oncologia clínica do Hospital Sírio-Libanês. 6ª ed. São Paulo: Dendrix Edição e Design Ltda.; 2008. p. 274-84.
23. Tsui KH, Shvaris O, Smith RB, et al. Prognostic indicators for renal cell carcinoma in a multivariate analysis of 643 pa-

tients using the revised 1997 TNM staging criteria. J Urol. 2000;163:1090-5.

24. Rosenberg JE, Motzer RJ, Michaelson MD, et al. Sunitinib therapy for patients (pts) with metastatic renal cell carcinoma (mRCC): updated results of two phase II trials and prognostic factor analysis for survival. J Clin Oncol. 2007;25:258. [abstract]

25. Hudes G, Carducci M, Tomczak P, et al. Temsirolimus, interferon alfa, or both for advanced renal cell carcinoma. N Engl J Med. 2007;356:2271-81.

26. Maluf FC, Buzaid AC. Neoplasia trofoblástica gestacional. In: Buzaid AC, Hoff PM, editors. Manual prático de oncologia clínica do Hospital Sírio-Libanês. 6ª ed. São Paulo: Dendrix Edição e Design Ltda.; 2008. p. 232-7.

27. Berlowitz RS, Goldstein DP, Bernstein MR. Ten year's experience with methotrexate and folinic acid as primary therapy for gestacional trophoblastic disease. Gynecol Oncol. 1986;23:111-8.

28. Bower M, Newlands ES, Holden L, et al. EMA/CO for high--risk gestational trophoblastic tumors: results from a cohort of 272 patients. J Clin Oncol. 1997;15:2036-43.

29. Buzaid AC, Dzik C, Schmerling R. Melanoma. In: Buzaid AC, Hoff PM, editors. Manual prático de oncologia clínica do Hospital Sírio-Libanês. 6ª ed. São Paulo: Dendrix Edição e Design Ltda.; 2008. p. 456.

30. Balch CM, Soong SJ, Gershenwald JE, et al. Prognostic factors analysis of 17600 melanoma patients: validation of the American Joint Committee on Cancer melanoma staging system. J Clin Oncol. 2001;19:3622-34.

31. Lange JR, Palis BE, Chang DC, et al. Melanoma in children and teenagers: an anlysis of patients from the National Cancer Data Base. J Clin Oncol. 2007;25:1363-8.

32. Kirkwood JM, Manola J, Ibrahim J, et al. A pooled analysis of Eastern Cooperative Oncology Group and Intergroup Trials of adjuvant high-dose interferon for melanoma. Clin Cancer Res. 2004;10:1670-7.

33. Ladisch S, Jaffe ES. Histiocytoses. In: Pizzo PA, Poplack DG, editors. Principles and practice of pediatric oncology. 4th ed. Philadelphia: Lippincott Willians & Wilkins; 2002. p. 733-50.

34. Fernandes HB, Granjeiro RC, Negreiros Jr J. Histiocitoses de células de Langerhans em otorrinolaringologia. Arq ORL. 2009;13:1-6.

35. Gadner H, Grois N, Arico M, et al. A randomized trial of treatment for multystem Langerhan's cell histiocytosis. J Pediatr. 2001;138:728-34.

36. Gadner H, Grois N, Potschger U, et al. Improved outcome in multysistem Langerhan's cell histiocytosis is associated with therapy intensification. Blood. 2008;111:2556-62.

37. Varadhachary GR, Abbruzzese JL, Lenzi R. Diagnostic strategies for unknown primary cancer. Cancer. 2004;100:1776-85.

Promoção e Educação da Saúde na Criança e Adolescente Sobrevivente de Câncer

Monica Cypriano

INTRODUÇÃO

Os sobreviventes em longo prazo de câncer na infância representam uma população crescente e vulnerável com peculiaridades e necessidades específicas que não estão sendo contempladas pelo nosso sistema de saúde. Nos Estados Unidos, existem aproximadamente 270 mil sobreviventes de câncer infantil, o que corresponde a 1 em cada 640 indivíduos entre 20 e 39 anos de idade[1]. Com os avanços do tratamento multimodal e multiprofissional nos últimos 30 anos, os centros brasileiros de referência em Oncologia Pediátrica obtêm taxa de cura acima de 70%, tornando o seguimento desses pacientes uma preocupação atual.

Os sobreviventes de câncer infanto-juvenil, embora curados da sua doença de base, frequentemente experimentam efeitos tardios, tanto físicos quanto psicossociais, secundários à sua neoplasia e à respectiva terapia. Em virtude desse potencial de sequelas em longo prazo, é recomendado a todos os pacientes curados de câncer na infância um acompanhamento longitudinal preventivo, baseado no tratamento recebido, com rastreamento de indivíduos assintomáticos e vigilância para segundas neoplasias.

Este capítulo discute os fundamentos para o seguimento dessa população vulnerável e descreve medidas básicas de educação e promoção de saúde que podem ter impacto positivo na qualidade de vida desses indivíduos.

EFEITOS TARDIOS

É considerada efeito tardio qualquer sequela crônica ou tardia, de ordem física ou psicossocial, que persiste ou se desenvolve após cinco anos do diagnóstico do câncer. As sequelas da quimioterapia e radioterapia são comuns; estima-se que dois terços dos sobreviventes de câncer experimentem algum efeito tardio, porém os pacientes podem ser assintomáticos por um longo período de tempo após o término da terapia oncológica[2]. Praticamente, todos os órgãos podem ser afetados pelo câncer e/ou seu tratamento e a gama de distúrbios inclui: déficits cognitivos, infertilidade, alterações do crescimento e desenvolvimento, disfunção de órgãos e sistemas e neoplasia secundária[3,4]. Frequentemente, esses indivíduos experimentam mais do que um efeito tardio, e cerca de 25% deles apresentam um efeito considerado severo ou ameaçador de vida[2].

Alguns efeitos tardios são identificados precocemente durante o acompanhamento do paciente que terminou o tratamento oncológico, ainda durante a infância e adolescência, e resolvem-se sem maiores consequências. Outros podem persistir e tornar-se problemas crônicos, influenciando a progressão de outras doenças associadas com o envelhecimento. Ilustrando esse processo, podem ser citados os sobreviventes que apresentam tubulopatia crônica ou disfunção glomerular secundária à ifosfamida[5] e, posteriormente, desenvolvem hipertensão arterial ou diabetes melito, podendo ter aceleração da insuficiência renal associada a essas patologias. Outros exemplos são os pacientes com sarcomas de extremidade que apresentam assimetria de membros devida à cirurgia e/ou à radioterapia; especula-se como o envelhecimento afetará a função desses indivíduos e se eles estarão mais propensos a doenças degenerativas das articulações e dor crônica[6]. Como a população de adultos sobreviventes de câncer infantil ainda é relativamente jovem, com apenas uma pequena porcentagem acima de 40 anos de idade, não há dados disponíveis para responder a essas perguntas. Somente por meio do seguimento em longo prazo desses pacientes se saberá qual o impacto dos efeitos tardios na maturidade e envelhecimento dessa população.

EDUCAÇÃO E PROMOÇÃO DA SAÚDE NOS SOBREVIVENTES DO CÂNCER INFANTIL

Alguns efeitos tardios ocorrem muitos anos depois do tratamento, após um intervalo no qual o paciente esteve assintomático. Em muitos casos, as sequelas só se tornam aparentes quando já estão em fase avançada, com disfunção irreversível do órgão ou sistema acometido. Embora existam muitos estudos determinando os fatores de risco para esses efeitos tardios, há poucos que avaliem o impacto que a intervenção precoce ou modificadores dos fatores de risco têm sobre o desfecho final. Entretanto, esses princípios, já bem validados em um número de doenças na população geral, são a pedra fundamental da medicina preventiva e podem ser extrapolados para os pacientes oncológicos fora de tratamento. Para ilustrar esses princípios, seis diferentes efeitos tardios serão discutidos. É importante ressaltar que, embora seja apropriada a aplicação de práticas de vigilância da população geral para os sobreviventes de câncer na infância e adolescência, isso não elimina a necessidade de estudos específicos nessa população.

HEPATITE C

A maioria dos pacientes com leucemia ou linfoma não Hodgkin (LNH), bem como os portadores de tumores sólidos tratados com quimioterapia em altas doses, recebe hemoderivados durante o tratamento. Os indivíduos transfundidos antes da década de 1990, quando a triagem para hepatite C ainda não era disponível, correm o risco ter contraído o vírus da hepatite C (VHC) e só manifestar a doença quando ela evoluir para hepatite crônica.

Em estudos internacionais, a prevalência de VHC em pacientes com leucemia linfoide aguda (LLA) tratados antes de 1990 varia de 6,6% a 49%[7-10]. No Brasil, um estudo realizado na Unidade da Oncoclínica Pediátrica do Hospital Universitário Oswaldo Cruz em Recife demonstrou que 7,3% da sua população apresentavam positividade para antiVHC[11]. Outro estudo brasileiro realizado no Instituto de Oncologia Pediátrica/GRAACC/Unifesp avaliou 312 crianças oncológicas politransfundidas e encontrou 0,96% desses pacientes positivos para antiVHC[12]. Há, porém, um número desconhecido e, possivelmente considerável, de sobreviventes que nunca foram testados e sequer têm ciência do seu risco.

A história natural dos sobreviventes de LLA com hepatite C não é bem compreendida; alguns estudos encontraram pouca repercussão na função hepática dos sobreviventes infectados pelo VHC[8], enquanto outros demonstraram alta incidência de inflamação portal e fibrose[9].

Na população geral, a hepatite crônica desenvolve-se em 75%-85% dos indivíduos infectados pelo VHC[13]. Cerca de 30%-40% das pessoas cronicamente infectadas têm níveis normais de transaminases e tendem a ter doença indolente. O curso da disfunção hepática é geralmente insidioso, progredindo em ritmo lento sem sintomas ou sinais físicos na maioria dos pacientes durante as primeiras décadas após a infecção. No decorrer de um período de 20 a 30 anos, 20%-30% dos pacientes com VHC não tratados desenvolverão cirrose ou sequela extra-hepática como crioglobulinemia ou glomerulonefrite membranoproliferativa[14]. O consumo de álcool, mesmo em quantidade moderada, aumenta o risco de progressão para cirrose[15].

Na última década, o uso combinado de interferon-alfa e ribavirina elevou a taxa sucesso do tratamento antes da descompensação hepática. Portanto, a identificação dos sobreviventes tratados com hemoderivados antes de 1990, o diagnóstico da infecção pelo VHC por meio da técnica de PCR que detecta o RNA viral, o aconselhamento quanto ao consumo de álcool e o tratamento e o seguimento apropriado são essenciais para reduzir o risco de sequelas potencialmente graves.

CARDIOMIOPATIA INDUZIDA POR ANTRACÍCLICOS

Antraciclinas, principalmente doxorrubicina e daunorrubicina, são utilizadas no tratamento de diversos tipos de câncer infantil como: leucemias, LNH, linfoma de Hodgkin, tumor de Wilms e sarcomas, entre outros.

Na última década, tornou-se aparente que pacientes tratados com antracíclicos têm risco de desenvolver cardiomiopatia tardia, caracterizada por aumento da pós-carga seguida de dilatação da parede do ventrículo esquerdo[16]. Com o passar do tempo, isso pode levar a um ventrículo rígido e pouco complacente. Lipshultz *et al.* notaram que doses cumulativas de doxorrubicina de 228 mg/m² já são o suficiente para aumentar a pós-carga, diminuir a contratilidade, ou ambos, em 65% de sobreviventes de leucemia na infância até 15 anos após o tratamento com antracíclicos[16]. Além da dose cumulativa das antraciclinas, outros fatores de risco reconhecidos são: sexo feminino, idade jovem na época do tratamento, radioterapia torácica ou de manto. O uso de cardioprotetor em crianças, como dexrazoxane, parece diminuir a toxicidade aguda e crônica secundária aos antracíclicos[17,18].

A maioria dos sobreviventes que desenvolvem disfunção ventricular no ecocardiograma após o tratamento com antracíclicos é e permanecerá assintomática. Porém, uma parcela significativa sofrerá alterações progressivas que levarão à insuficiência cardíaca congestiva[19]. Dentro dos primeiros 10 anos após o tratamento, apenas 4%-5% dos sobreviventes apresentam insuficiência cardíaca franca[16]. Entretanto, a incidência de disfunção de ventrículo esquerdo demonstrada pelo ecocardiograma aumenta com a duração do seguimento e, portanto, a porcentagem de sobreviventes que se tornarão sintomáticos em longo prazo será, consequentemente, maior. É importante salientar que, em mulheres tratadas com antracíclicos, a primeira manifestação de falência cardíaca pode ser desencadeada por gravidez ou parto[19].

Na população geral, o início de insuficiência cardíaca congestiva sintomática é associado com um nítido aumento na morbimortalidade. No estudo de Framinghan, a mortalidade em cinco anos foi de 75% em homens e 62% em mulheres com insuficiência cardíaca congestiva sintomática[20].

A identificação precoce e o tratamento agressivo da disfunção do ventrículo esquerdo e comorbidades estão associados com diminuição da morbimortalidade e melhora da qualidade de vida. O tratamento de pacientes com insuficiência cardíaca congestiva com inibidores de enzima conversora ou betabloqueadores melhora a qualidade de vida e reduz a taxa de mortalidade. O tratamento de pacientes assintomáticos é ainda mais importante, pois há melhora da fração de ejeção, início mais tardio de doença sintomática e menor risco de morte ou hospitalização por falência cardíaca[21]. O tratamento de comorbidades como hipertensão, diabetes melito, dislipidemia e tabagismo também reduz o risco de falência cardíaca[22].

Com base nos benefícios da identificação precoce, da modificação de fatores de risco e do tratamento agressivo de adultos com cardiomiopatia na população geral, há um consenso de que a monitoração periódica da função ventricular em sobreviventes assintomáticos tratados com antracíclicos é importante; atenção especial deve ser dirigida a mulheres, indivíduos jovens na época do tratamento e aos que receberam radioterapia torácica.

O sobrevivente deve, ainda, ser orientado a evitar o tabagismo, seguir uma dieta balanceada e praticar exercícios físicos regulares.

CÂNCER DE MAMA

Mulheres que tiveram linfoma de Hodgkin e foram tratadas com radioterapia em manto enfrentam um risco aumentado de desenvolver câncer de mama, com uma incidência cumulativa de cerca de 35% em 20 a 25 anos pós-terapia[23]. Em um estudo retrospectivo de 885 mulheres sobreviventes de linfoma de Hodgkin, Hancock *et al.* relataram um risco relativo de 136 para as pacientes tratadas com radioterapia em manto antes dos 15 anos de idade[24]. O câncer de mama tem sido diagnosticado a partir de oito anos após a radioterapia, com um intervalo médio de 15,7 anos entre a radiação e o diagnóstico. A mediana de idade das pacientes ao diagnóstico é de 31,5 anos[23].

Aparentemente, as características patológicas e o prognóstico para sobreviventes de linfoma de Hodgkin com câncer de mama são semelhantes aos da população geral[25]. Igualmente, a sobrevida em cinco anos é fortemente associada com o estádio da doença ao diagnóstico.

Há um consenso universal de que o diagnóstico e o tratamento precoce do câncer de mama estão associados com melhora do prognóstico e redução da mortalidade na população geral e de que a mamografia é um método custo-efetivo para detecção precoce de câncer de mama em mulheres de risco. Portanto, está indicado realizar mamografia periódica após 8 a 10 anos de termino de tratamento (ou aos 25 anos) os pacientes do sexo feminino tratado de linfoma de Hodgkin[23,24]. Essas pacientes devem, ainda, ser educadas a realizar a autopalpação da mama e visitar o ginecologista regularmente.

CÂNCER DE PELE

Câncer de pele é o tumor mais comum em adultos da população geral, correspondendo a mais de um terço de todas as neoplasias dessa faixa etária. O diagnóstico precoce e o tratamento adequado, particularmente no caso do melanoma, são associados com melhora da sobrevida[25]. Mais de 90% dos cânceres de pele não melanoma podem ser atribuídos à exposição solar e envolvem a face, orelhas, pescoço e membros superiores[27]. O uso regular de bloqueador solar com fator de proteção (FPS) 15 nas áreas expostas durante os primeiros 18 anos de vida pode levar a 78% de redução na incidência de carcinoma basocelular e carcinoma espinocelular[28]. A educação da população a respeito da proteção solar e autoexame da pele tem sido associada com diagnóstico da doença em estádio inicial[26].

A epiderme, principalmente na sua camada basal, é sensível à carcinogênese secundária à radiação, especialmente em pessoas jovens. Em um estudo sobre sobreviventes da bomba atômica do Japão, o risco relativo de carcinoma basocelular em crianças expostas à radiação antes dos 10 anos foi de 21 (95% IC)[29]. Doses moderadas de radioterapia terapêutica para *tinea capitis* na infância resultaram em um risco relativo de 1,7 a cada 1 Gy de radiação, com incidência absoluta de 0,31 por 1.000 pessoas-ano[30].

Doses mais altas de radioterapia utilizadas no tratamento de linfomas Hodgkin e não Hodgkin, sarcomas de partes moles e tumor de Wilms estão associadas com um aumento do risco de melanoma, carcinoma basocelular e carcinoma espinocelular[31,32]. A taxa de incidência padronizada para todos os tumores de pele após o tratamento de neoplasias na infância foi de 4,1 em uma coorte de 8.602 sobreviventes da Dinamarca[31]. Em uma análise de 1.039 pacientes tratados por linfoma de Hodgkin, Swerdlow *et al.* reportaram uma taxa de incidência padronizada de 4,0 para melanoma e 3,9 para outros tipos de câncer de pele[32]. É importante lembrar que os tumores de pele em indivíduos irradiados podem aparecer em áreas pouco usuais e não expostas ao sol.

Devido a esse reconhecido aumento do risco de câncer de pele após radioterapia e aos benefícios do diagnóstico e tratamento precoce, indica-se que todos os sobreviventes de câncer infantil sejam aconselhados quanto ao uso de protetor solar e autoexame da pele, especialmente na região de radiação prévia.

OBESIDADE

Diversos estudos têm demonstrado que pacientes curados de leucemia linfoide aguda que receberam radioterapia craniana têm risco aumentado de obesidade. Um estudo retrospectivo de uma coorte de 2.298 sobreviventes de leucemia aguda na infância e dois grupos controles demonstrou que a radioterapia craniana (RTC) numa dose igual ou maior a 20 Gy foi associada com um aumento do risco para obesidade, particularmente em mulheres tratadas em idade jovem[33]. Nesse estudo, a razão de probabilidade (*odds ratio* – OR) para obesidade em sobreviventes irradiados em comparação com seus irmãos foi de 1,66 para os homens e 2,72 para mulheres, e, para as mulheres diagnosticadas antes dos 4 anos de idade e que receberam CRT ≥ 20 Gy, a OR foi de 4,26.

Agravando ainda mais essa situação, os sobreviventes de leucemia tendem a ser mais sedentários e a

ter capacidade física reduzida. Um estudo transversal de 34 sobreviventes de LLA, 21 sobreviventes de outras neoplasias e 32 irmãos saudáveis (grupo controle) demonstrou que os indivíduos curados de leucemia têm menor nível de atividade física e gasto energético diário[34]. Outro estudo em adultos jovens sobreviventes de leucemia na infância também encontrou um índice médio de atividade física de 1.328 kcal/semana (faixa de inatividade), com 35% dos participantes caindo na faixa de sedentarismo (menos de 1.000 kcal/semana)[35].

A obesidade na infância e adolescência é um importante fator predisponente do desenvolvimento de diabetes melito, hipertensão, dislipidemia e doença cardiovascular na idade adulta. Mesmo um modesto ganho de peso a partir dos 20 anos de idade é fortemente associado com risco aumentado de doença coronariana. Estudos populacionais sugerem que mais de 75% dos casos de hipertensão são diretamente atribuíveis à obesidade[36], bem como mais da metade dos casos de resistência insulínica[36].

Já foi demonstrado na população geral que a prevenção primária e secundária da obesidade e inatividade física diminui a morbimortalidade cardiovascular e melhora a qualidade de vida. Sendo assim, recomenda-se, aos sobreviventes de câncer em geral e LLA em particular, a aferição periódica do peso, altura, índice de massa corpórea, pressão arterial e nível de atividade física. Esses indivíduos devem ser orientados a adotar uma dieta saudável e a praticar exercícios físicos regularmente.

OSTEOPENIA E OSTEOPOROSE

Uma boa porcentagem dos sobreviventes de câncer, homens inclusive, tem risco elevado de desenvolver osteoporose. Diversos estudos bem desenhados realizados em pacientes curados de câncer, com idade média entre 12 e 25 anos, consistentemente mostraram uma redução na densidade mineral óssea, no conteúdo de massa óssea e/ou na massa óssea ajustada para a idade. Atkinson reportou que, após seis meses do tratamento para LLA, 64% das crianças têm uma redução do conteúdo de massa óssea e que, no final de dois anos de terapia, 83% são osteopênicos[37].

Uma variedade de tratamentos contra o câncer infantil pode reduzir o pico de massa óssea e/ou interferir com o metabolismo ósseo. Alguns agentes, como os corticosteroides e o metotrexato, parecem interferir diretamente com o metabolismo ósseo durante o tratamento, reduzindo, assim, o pico de massa óssea. Agentes alquilantes, especialmente a ciclofosfamida e a ifosfamida, podem alterar a função endócrina das gônadas, levando à falência ovariana subclínica ou prematura ou à disfunção das células de Leydig. A radioterapia craniana para tumores de sistema nervoso central, LLA e sarcomas de partes moles pode causar disfunção hipotalâmica/hipofisária subclínica, resultando em secreção inadequada de hormônio de crescimento e/ou hipogonadismo hipogonadotrópico. Técnicas antigas de radioterapia pélvica para tumor de Wilms ou sarcoma de partes moles do trato geniturinário, nas quais não era feita a proteção adequada das gônadas, causavam disfunção gonadal primária e falência ovariana e testicular. Dessa forma, o tratamento contra o câncer predispõe muitos sobreviventes à deficiência mineral óssea e osteopenia ou osteoporose por meio de um efeito direto na formação óssea ou, secundariamente, da disfunção hipotalâmica/hipofisária ou gonadal.

A redução no pico de massa óssea em adultos jovens é um fator significante para o desenvolvimento de osteoporose e fraturas subsequentes. Portanto, medidas para prevenir ou reverter essa perda óssea são importantes. A prática de exercício físico aumenta a massa óssea em crianças obesas e adultos jovens e previne ou reverte quase 1% da perda óssea anual em mulheres pré e pós-menopausa[38].

Dessa forma, os sobreviventes em longo prazo de câncer na infância devem ser avaliados periodicamente quanto ao risco de osteoporose e aconselhados quanto a uma ingesta adequada de cálcio e à prática de exercícios físicos regulares e a evitar tabagismo.

COMPORTAMENTO DE RISCO

A probabilidade de ocorrência de cada um dos efeitos tardios acima mencionados é aumentada por comportamentos de risco. O consumo excessivo de álcool eleva a probabilidade de descompensação hepática em indivíduos com hepatite crônica pelo VHC. A inatividade física e a obesidade aumentam risco de câncer de mama e a progressão da cardiomiopatia por antraciclinas, além de definitivamente piorarem o risco de osteoporose. O aumento na intensidade ou duração da exposição solar agrava o risco de câncer de pele.

Apesar desses riscos, alguns adultos sobreviventes têm comportamentos de risco. Mulhern *et al.*[39] pesquisaram 110 pais de sobreviventes em longo prazo e 40 pacientes e encontraram que ambos os grupos percebiam uma necessidade maior de proteger a saúde do sobrevivente do que de outras pessoas saudáveis. Ainda assim, 47,5% dos adultos jovens reportaram que experimentaram cigarro, 17,5% continuam a fumar e 12,5% bebem em excesso. Uma análise de 9.709 adultos sobreviventes do *Childhood Cancer Survivors Study* confirmou que, embora os sobreviventes sejam menos propensos a fumar do que a população geral, 17% são fumantes ativos[40]. Essa proporção foi mantida na população de pacientes que receberam radioterapia torácica ou antracíclicos, o que enfatiza a necessidade de aconselhamento dos sobreviventes.

Um acompanhamento longitudinal que inclua aconselhamento sobre comportamento de risco, especialmente tabagismo, tem sido associado com mudanças de estilo de vida na população geral. Comportamento de risco aumenta a frequência e a severidade dos efeitos tardios em adolescentes e adultos curados de câncer; sendo assim, avaliações periódicas e aconselhamento são importantes nessa população.

REFERÊNCIAS

1. Simone JV, Stovall E, Petiti D, et al. Childhood cancer survivorship: improving care and quality of life. Washington, DC: National Academies Press; 2003.
2. Oeffinger KC, Eshelman DA, Tomlinson GE, et al. Grading of late effects in young adult survivors of childhood cancer followed in an ambulatory adult setting. Cancer. 2000;88(7):1687-95.
3. Neglia JP, Nesbit ME Jr. Care and treatment of long-term survivors of childhood cancer. Cancer. 1993;71(10 Suppl):3386-91. Review.
4. Lopes LF, Camargo B, Bianchi A. Os efeitos tardios do tratamento do câncer infantil. Rev Assoc Med Bras. 2000;46(3):277-84.
5. Skinner R, Cotterill SJ, Stevens MC. Risk factors for nephrotoxicity after ifosfamide treatment in children: a UKCCSG Late Effects Group study. United Kingdom Children's Cancer Study Group. Br J Cancer. 2000;82(10):1636-45.
6. Womer RB, Pressey JG. Rhabdomyosarcoma and soft tissue sarcoma in childhood. Curr Opin Oncol. 2000;12(4):337-44. Review.
7. Dibenedetto SP, Ragusa R, Sciacca A, et al. Incidence and morbidity of infection by hepatitis C virus in children with acute lymphoblastic leukaemia. Eur J Pediatr. 1994;153(4):271-5.
8. Locasciulli A, Testa M, Pontisso P, et al. Prevalence and natural history of hepatitis C infection in patients cured of childhood leukemia. Blood. 1997;90(11):4628-33.
9. Paul IM, Sanders J, Ruggiero F, et al. Chronic hepatitis C virus infections in leukemia survivors: prevalence, viral load, and severity of liver disease. Blood. 1999;93(11):3672-7.
10. Strickland DK, Riely CA, Patrick CC, et al. Hepatitis C infection among survivors of childhood cancer. Blood. 2000;95(10):3065-70.
11. Araújo S, Moura P, Bittencourt P, et al. Serological and virological markers for hepatitis b and c infection in children and teenagers under cancer treatment. An Fac Med Univ Fed Pernamb. 2004;49(2):106-9.

12. Caran EMM. Prevalência das infecções transmitidas pelo sangue em crianças e adolescentes com câncer [tese]. Pediatria e Ciências Aplicadas à Pediatria. Universidade Federal de São Paulo (UNIFESP); 1996.

13. Shakil AO, Conry-Cantilena C, Alter HJ, et al. Volunteer blood donors with antibody to hepatitis C virus: clinical, biochemical, virologic, and histologic features. The Hepatitis C Study Group. Ann Intern Med. 1995;123(5):330-7.

14. Poynard T, Bedossa P, Opolon P. Natural history of liver fibrosis progression in patients with chronic hepatitis C. The OBSVIRC, METAVIR, CLINIVIR, and DOSVIRC groups. Lancet. 1997 2;349(9055):825-32.

15. Pianko S, Patella S, Sievert W. Alcohol consumption induces hepatocyte apoptosis in patients with chronic hepatitis C infection. J Gastroenterol Hepatol. 2000;15(7):798-805.

16. Lipshultz SE, Colan SD, Gelber RD, et al. Late cardiac effects of doxorubicin therapy for acute lymphoblastic leukemia in childhood. N Engl J Med. 1991;324(12):808-15.

17. Sepe DM, Ginsberg JP, Balis FM. Dexrazoxane as a cardioprotectant in children receiving anthracyclines. Oncologist. 2010;15(11):1220-6. Epub 2010 Nov 4.

18. Lipshultz SE, Scully RE, Lipsitz SR, et al. Assessment of dexrazoxane as a cardioprotectant in doxorubicin-treated children with high-risk acute lymphoblastic leukaemia: long-term follow-up of a prospective, randomised, multicentre trial. Lancet Oncol. 2010;11(10):950-61.

19. Grenier MA, Lipshultz SE. Epidemiology of anthracycline cardiotoxicity in children and adults. Semin Oncol. 1998;25(4 Suppl 10):72-85.

20. Ho KK, Anderson KM, Kannel WB, et al. Survival after the onset of congestive heart failure in Framingham Heart Study subjects. Circulation. 1993;88(1):107-15.

21. Exner DV, Dries DL, Waclawiw MA, et al. Beta-adrenergic blocking agent use and mortality in patients with asymptomatic and symptomatic left ventricular systolic dysfunction: a post hoc analysis of the Studies of Left Ventricular Dysfunction. J Am Coll Cardiol. 1999;33(4):916-23.

22. McKelvie RS, Benedict CR, Yusuf S. Evidence based cardiology: prevention of congestive heart failure and management of asymptomatic left ventricular dysfunction. BMJ. 1999;318(7195):1400-2.

23. Bhatia S, Robison LL, Oberlin O, et al. Breast cancer and other second neoplasms after childhood Hodgkin's disease. N Engl J Med. 1996;334(12):745-51.

24. Hancock SL, Tucker MA, Hoppe RT. Breast cancer after treatment of Hodgkin's disease. J Natl Cancer Inst. 1993;85(1):25-31.

25. Wolden SL, Hancock SL, Carlson RW, et al. Management of breast cancer after Hodgkin's disease. J Clin Oncol. 2000;18(4):765-72.

26. Rhodes AR. Public education and cancer of the skin. What do people need to know about melanoma and nonmelanoma skin cancer? Cancer. 1995;75(2 Suppl):613-36.

27. American Academy of Pediatrics. Committee on Environmental Health. Ultraviolet light: a hazard to children. Pediatrics. 1999;104(2 Pt 1):328-33.

28. Stern RS, Weinstein MC, Baker SG. Risk reduction for nonmelanoma skin cancer with childhood sunscreen use. Arch Dermatol. 1986;122(5):537-45.

29. Ron E, Preston DL, Kishikawa M, et al. Skin tumor risk among atomic-bomb survivors in Japan. Cancer Causes Control. 1998;9(4):393-401.

30. Ron E, Modan B, Preston D, et al. Radiation-induced skin carcinomas of the head and neck. Radiat Res. 1991;125(3):318-25.

31. Olsen JH, Garwicz S, Hertz H, et al. Second malignant neoplasms after cancer in childhood or adolescence. Nordic Society of Paediatric Haematology and Oncology Association of the Nordic Cancer Registries. BMJ. 1993;307(6911):1030-6.

32. Swerdlow AJ, Barber JA, Horwich A, et al. Second malignancy in patients with Hodgkin's disease treated at the Royal Marsden Hospital. Br J Cancer. 1997;75(1):116-23.

33. Oeffinger KC, Mertens AC, Sklar CA, et al.; Childhood Cancer Survivor Study. Obesity in adult survivors of childhood acute lymphoblastic leukemia: a report from the Childhood Cancer Survivor Study. J Clin Oncol. 2003;21(7):1359-65

34. Warner JT, Bell W, Webb DK, et al. Daily energy expenditure and physical activity in survivors of childhood malignancy. Pediatr Res. 1998;43(5):607-13.

35. Oeffinger KC, Buchanan GR, Eshelman DA, et al. Cardiovascular risk factors in young adult survivors of childhood acute lymphoblastic leukemia. J Pediatr Hematol Oncol. 2001;23(7):424-30.

36. Krauss RM, Winston M, Fletcher BJ, et al. Obesity: impact on cardiovascular disease. Circulation. 1998;98(14):1472-6.

37. Atkinson SA, Halton JM, Bradley C, et al. Bone and mineral abnormalities in childhood acute lymphoblastic leukemia: influence of disease, drugs and nutrition. Int J Cancer Suppl. 1998;11:35-9.

38. Wolff I, Van Croonenborg JJ, Kemper HC, et al. The effect of exercise training programs on bone mass: a meta-analysis of published controlled trials in pre- and postmenopausal women. Osteoporos Int. 1999;9(1):1-12.

39. Mulhern RK, Tyc VL, Phipps S, et al. Health-related behaviors of survivors of childhood cancer. Med Pediatr Oncol. 1995;25(3):159-65.

40. Emmons K, Li FP, Whitton J, et al. Predictors of smoking initiation and cessation among childhood cancer survivors: a report from the childhood cancer survivor study. J Clin Oncol. 2002;20(6):1608-16.

ÍNDICE REMISSIVO

A

Acelerador linear com múltiplas lâminas que estao dentro do acelerador, 54
Agulha tipo Huber para punção de cateter venoso central totalmente implantável, 133
Alterações gênicas características das LLA e subtipos celulares envolvidos, 165
Análise de uma metáfase em que sondas de DNA marcadas com fluorescência demarcam os genes ABL no cromossomo 9 e BCR no cromossomo 22, 200
Análises estatísticas multifatoriais estabeleceram os fatores prognósticos para os diferentes estudos, 221
Aspecto intraoperatório de ressecção de neuroblastoma de adrenal direita, 68
Aspectos morfológicos da LLA com hipereosinofilia, 151
Aspectos morfológicos dos diferentes subtipos das leucemias mieloides agudas, 148
Aspectos morfológicos dos três subtipos de LLA, 146
Avaliação de risco para SLT, 85

B

Bases Moleculares dos Tumores Pediátricos, 23
    Alterações estruturais, 26
        Aberrações cromossômicas associadas ao câncer, 26
        Exemplos de tumores associados a aberrações cromossômicas, 27
            Metodologias usadas para detector aberrações cromossômicas, 27
        Mutações pontuais, 28
            Exemplos de tumores associados a mutações pontuais, 28
            Metodologias usadas para detector mutações pontuais, 28
    Defeitos no sistema de reconhecimento e de reparo do DNA, 31
    Genes associados ao câncer, 24
    Mecanismos epigenéticos: regulação da expressao gênica, 31
    Micro RNA: um outro mecanismo de regulação da expressao gênica. 31
    Perfil de expressao gênica, 29
    Suscetibilidade ao câncer, 23
    Telômeros e a telomerase, 31

C

Cálculos dos feixes simulados e direcionados ao pequeno alvo e dose resultante, 55
Campo de irradiação de flanco utilizado em tumor de Wilms mostrando a inclusao de todo o corpo da vértebra para evitar escoliose grave, 58

Características dos oncogenes e dos genes supressores de tumor, 25

Características dos pacientes matriculados no protocolo TCG-91 de acordo com sexo, idade, localização, tipo histológico, estadiamento e valor do DHL ao diagnóstico, 283

Carcinoma de nasofaringe, 348

Cateter totalmente implantável (port-a-cath). Dissecção da loja no subcutâneo para colocação do reservatório, 64

Cateter totalmente implantável, 133

Cateteres implantados no leito tumoral no momento cirúrgico por onde passa a fonte de irradiação, 53

Causas de dano hepático após o transplante, 343

Classificação da doença do enxerto contra o hospedeiro, 340

Classificação da leucemia mieloide aguda, 164

Classificação das neoplasias de precursores linfoides, 164

Classificação das principais drogas antineoplásicas administradas em crianças quanto a característica não irritante, irritante ou vesicantem, 135

Classificação de Altman dos teratomas sacrococcígeos, 75

Classificação dos tumores de partes moles pela OMS, 320

Classificação em grupos de risco recomendado pelo grupo europeu, 314

Classificação em grupos de risco recomendado pelo grupo norte-americano, 313

Classificação histológica dos TCG, de acordo com o sítio primário, 279

Classificação internacional de grupos de risco, 272

Classificação Patológica Internacional do Neuroblastoma, 269

Classificação PRETEXT da Sociedade Internacional de Oncologia Pediátrica de acordo com a anatomia cirúrgica, 70

Comparação entre as diversas fontes de células-tronco hematopoiéticas, 334

Compressão da veia cava superior, 80

Criança com adenoma adrenal e síndrome de Cushing, 352

Criança com carcinoma de nasofaringe e linfonodomegalia, 348

Criança com histiocitose, 358

Criança com leucocoria à esquerda, 292

Criança com retinoblastoma extraocular direito e metástase em calota craniana à esquerda, 293

Criança com xeroderma pigmentoso e múltiplos CBC, 356

Critérios de indicação de transplante de células-tronco hematopoiéticas em doenças hematológicas malignas em Pediatria, 336

Critérios de indicação de transplante de células-tronco hematopoiéticas em tumores sólidos em Pediatria, 337

Critérios morfológicos FAB para distinção das leucemias linfoblásticas agudas, 146

Critérios morfológicos FAB para distinção das leucemias mieloides agudas, 148

Cuidados Paliativos em Oncologia Pediátrica, 119

    Definição, 120

    Ensino, 120

    Equipe interdisciplinar, 123

    Especificidades do cuidado paliativo em Pediatria, 121

    Perda e luto, 124

    Sinais e sintomas, 124

    Transição, 122

Cuidando de um paciente pediátrico, 127

D

Definição da fase acelerada segundo os critérios de Sokal, Registro Internacional de Transplante de Medula Óssea, 198

Diagnóstico das Leucemias Agudas Pediátricas, 141

    Classificação das leucemias agudas, 145

Análises sequenciais para a caracterização das leucemias agudas, 145
Citogenética convencional e moleculares das leucemias agudas, 157
  Hibridização *in situ* por fluorescência, 162
  Padrão citogenético das leucemias linfoblásticas agudas, 158
  Padrão citogenético das leucemias mieloides agudas, 161
Classificação das neoplasias hematológicas seguindo critérios da Organização Mundial da Saúde, 162
  Alterações genéticas e citogenéticas, 163
  Imunofenotipagem, 163
  Morfologia e citoquímica, 162
Imunofenotipagem celular e citometria de Fluxo, 152
  Antígenos leucocitários e nomenclatura de CD, 153
  Citometria de fluxo na determinação do índice de DNA, 157
  Detecção de doenca residual mínima, por citometria de fluxo, 156
  Fundamentos teóricos e princípios da citometria de fluxo, 152
  Imunofenotipagem das leucemias agudas, 155
  Marcadores de célula B, 154
  Marcadores de célula T, 154
  Marcadores de células NK, 155
  Marcadores de células precursoras, 154
Morfologia e citoquímica das leucemias agudas, 145
  Leucemias agudas de diagnóstico controverso, 150
  Leucemias linfoblásticas agudas, 145
  Leucemias mieloides agudas, 145
Estudos moleculares aplicados às leucemias agudas, 164
  Polimorfismos genéticos na epidemiologia das leucemias, 167
  Principais fusões gênicas encontradas nas leucemias agudas, 164
    AML1-ETO, 166
    CBFβ-MYH11, 167
    E2A-PBX1, 166
    HOX11L2, 166
    PML-RARA, 167
    Rearranjos do gene MLL, 164
    SIL-TAL1, 166
    TEL-AML1, 165
Noções básicas de hematopoiese e leucemogênese, 141
  Controle gênico na hematopoiese, 142
  Hematopoiese definitiva, 141
  Hematopoiese embrionária, 141
  Leucemogênese, 144
  Ontogenia de células linfoides B, 143
  Ontogenia de células linfoides T, 144
  Ontogenia de células mieloides, 144
Novas abordagens aplicadas ao diagnóstico das leucemias agudas, 169
  Microarranjos, 170
    Aplicabilidade da metodologia, 170
    Aplicações em câncer, 170
    Microarranjos nas leucemias agudas, 170
  PCR em tempo real, 169
    Aplicações em leucemias, 169
    Definições e aspectos metodológicos, 169

Distribuição de células hematopoiéticas de uma amostra de MO normal, 154
Doença de Hodgkin, 229
  Avaliação da resposta terapêutica, 232
  Bases de tratamento, 231
    Radioterapia, 231
  Classificação, 230
    Linfoma de Hodgkin clássico, 230
    Linfoma de Hodgkin com predomínio linfocítico nodular, 230
  Efeitos tardios, 233
  Epidemiologia, 229
  Estadiamento, 231
  Linfoma de Hodgkin com predomínio linfocítico nodular, 232
  Manifestações clínicas, 230
  Patogênese, 229
  Prognóstico, 231
  Tratamento do linfoma de Hodgkin primariamente resistente ou recidivado, 233
Drogas e doses cumulativas nos estudos multicêntricos para estádios III e IV, 219
Duração do tratamento, 220

E

Efeitos colaterais do tratamento, 234
Emergências em Oncologia Pediátrica, 79
  Compressão medular aguda, 81
    Tratamento, 81
  Hipercalcemia, 85
    Tratamento, 85
  Hiperleucocitose, 81
    Tratamento, 82
  Síndrome da lise tumoral, 83
    Tratamento, 84
  Síndrome da veia cava superior, 79
  Síndrome do ATRA, 82
Enfermagem em Oncologia Pediátrica, a, 127
  Assistência de enfermagem na quimioterapia antineoplásica, 137
  Educação do paciente e familiar, 138
  Extravasamento, 135
    Cuidados no extravasamento, 136
      Cuidados na administração de drogas vesicantes e irritantes, 136
      Educação da equipe de enfermagem, 136
      Indicador da qualidade da assistência de enfermagem, 137
      Protocolos de acompanhamento e tratamento das lesões, 137
      Protocolos de identificação e/ou suspeita de extravasamento, 137
    que fazer quando o extravasamento ocorre, o, 137
  Quimioterapia, 129
    Cateteres venosos centrais, 133
      que fazer quando o alarme da bomba de infusão é acionado, o, 134
      Desvantagens, 133
      Heparinização, 134
      Indicações, 133

Principais cuidados ao administrar hemocomponentes, 133
Principais cuidados ao coletar exames laboratoriais, 134
Principais cuidados ao se administrar nutrição parenteral total prolongada, 133
Quando trocar o curativo, 134
que fazer na infiltração, o, 134
que fazer quando o fluxo de infusão do cateter diminui, o, 134
Vantagens, 133
Principais cuidados ao administrar quimioterapia, 134
Punção de cateter totalmente implantável, 135
Vias de administração de quimioterapia em pediatria, 130
Via intratecal, 131
Via intravenosa, 132
Via oral, 130
Via subcutânea e via intramuscular, 131
Epidemiologia do Câncer Infantil/Adolescência, 1
Epidemiologia analítica e fatores de riscos, 6
Fatores genéticos, 6
Fatores ambientais, 7
Álcool e fumo, 7
Amamentação maternal, 8
Exposição a agentes químicos, 7
Infecções, 8
Medicações e hábitos alimentares durante a gravidez, 7
Peso ao nascimento, 8
Epidemiologia descritiva, 1
Incidências e aspectos geográficos, idade específica e relação com gênero das neoplasias pediátricas, 2
Carcinomas e outros tumores malignos epiteliais, 5
Leucemias, 3
Linfomas, 3
Outras neoplasias não classificadas, 6
Retinoblastoma, 4
Sarcomas de partes moles, 5
Tumores de células germinativas, trofoblásticas e outras gonadais, 5
Tumores do sistema nervoso central, 3
Tumores do sistema nervoso simpático, 4
Tumores hepáticos, 4
Tumores renais, 4
Epidemiologia molecular, 9
Biomarcadores específicos, polimorfismos genéticos, 9
Esquema do funcionamento de um citômetro de fluxo, 153
Esquema do tratamento, 217
Esquema mostrando a linha do tempo e as fases física, química e biológica da interação da radiação com o meio, 51
Esquema mostrando a reação química da radiólise da água e a formação de radicais livres, 50
Esquema mostrando ionização resultante da emissão de energia, 50
Esquema mostrando o mecanismo de ação da ionização do efeito direto e indireto na molécula de DNA, 50
Estadiamento da doença do enxerto contra o hospedeiro aguda, 340
Estadiamento IRSS/COG, 310
Estadiamento pós-cirúrgico do grupo americano vs. estadiamento europeu, 286
Estadiamento TNM, 310
Estadiamento, 260

ONCOLOGIA PEDIÁTRICA
DIAGNÓSTICO E TRATAMENTO

Exames pré-transplante, 338
Extensao da doenca ao diagnóstico, 287
Extravasamento de alcaloides da vinca acompanhado pelo Grupo de Feridas do GRAACC, 136
Extravasamento de alcaloides da vinca após 72 horas, 136
Extravasamento de Vinorelbine após 96 horas, 136

F

Fatores de risco definidos por imagem, 273
FNCLCC, 323
Fotografia da peça cirúrgica, produto de lobectomia direita, 71
Fotografia de aspecto intraoperatório de lobectomia direita por hepatoblastoma localizado em lobo direito, 71
Fotografia de imagem obtida por tomografia computadorizada de hepatoblastoma de lobo direito, 71
Genética Clínica e Câncer Infantil, 13
   Considerações e implicações, 13
   Correlações com câncer infantil, 15
   Defeitos congênitos e doencas genéticas em diferentes tipos de câncer, 17
      Tumores do sistema nervoso central, 17
      Tumores ósseos, 17
      Hepatoblastoma, 17
      Leucemia, 17
      Sarcoma de partes moles, 18
      Tumor de Wilms, 18
      Neuroblastoma, 19
      Retinoblastoma, 19
   Defeitos congênitos: definições e classificação, 13
      Malformação, 13
      Deformação, 14
      Disrupção, 14
      Displasia, 14
      Anomalias menores, 14
   Mecanismos patogenéticos, 14

G

Graduação clínica da doença do enxerto contra o hospedeiro aguda, 340
Grande massa ovariana esquerda, 73

H

Hepatoblastoma, 285
   Apresentação ao diagnóstico, 286
   Estadiamento, 286
   Fatores de prognóstico, 287
   Fatores de risco, 285
      Alterações genéticas, 285
      Prematuridade, 285
   Introdução e epidemiologia, 285
   Patologia, 287
   Tratamento, 287
      Cirurgia, 288
      Quimioterapia, 287

Hierarquia gênica nas diferentes fases do processo hematopoiético. HSC: célula-tronco hematopoiética, 143
Histograma mostrando a distinção entre casos diploides e hiperdiploides por meio da análise de índice de DNA por citometria de fluxo
História natural das LLA com ETV6-RUNX1, 166
Hora da história na Ala das Crianças, 127

I

Imagem de simulação dos arcos de feixes de radiação direcionados ao tumor, 55
Imagem de paciente com halo estereotáctico fixado na cabeça e encaixado na mesa do acelerador, 55
Imagem digital de planejamento de tumor de tronco cerebral com campo de tratamento lateral realizado em simulador digital, 54
Infecção no Paciente Imunodeprimido, 89
   Etiologia, 92
   Imunidade inata, 89
      Anamnese, 91
      Exame físico, 91
      Exames de imagem, 92
      Exames laboratoriais, 91
      Imunidade adaptativa, 90
      Resposta fisiológica à infecção, 90
   Tratamento, 92
      Antibioticoterapia empírica em pacientes com neutropenia e febris, 92
         ABT inicial para pacientes de alto risco, 94
         ABT inicial para pacientes de baixo risco, 94
         Antibioticoterapia profilática, 97
         Duração da antibioticoterapia empírica, 96
         Fator estimulador de colônias, 98
         Fatores de risco, 93
         Febre inexplicada, 95
         Infecção documentada, 96
         Mudança da terapia empírica inicial, 95
      Diagnóstico e tratamento de infecções específicas, 101
         Cistite, 107
         Infecção de ouvido e seios da face, 105
         Infecção de pele, 102
         Infecção de SNC, 107
         Infecção de trato gastrointestinal, 105
         Infecção intra-abdominal, 106
         Infecção osteoarticular, 107
      Terapia antifúngica empírica e terapia antifúngica presumida, 98
         Infecção por Aspergillus, 100
         Infecção por Candida, 100
         Situações especiais, 100
         Terapia empírica, 98
         Terapia presumida, 99
      Tratamento e profilaxia de infecções antivirais, 101
         Herpes-vírus, 101
         Vírus respiratórios, 101
Irradiação cranioespinhal ou encéfalo mais neuroeixo, 58

J

Janela terapêutica, 52

L

Lesão lítica em calota craniana em criança com histiocitose, 358
Leucemia Mieloide Crônica, 197
    Achados laboratoriais, 199
        Citogenética de banda, 199
        Hemograma, 199
        Hibridização *in situ* fluorescente, 200
        Mielograma, 199
        Técnica da transcriptase reversa e reação em cadeia da polimerase, 200
        Transcriptase reversa e reação em cadeia da polimerase em tempo real, 201
    Quadro clínico, 198
    Tratamento, 201
        Inibidores da tirosinoquinase, 203
        inibidores de tirosinoquinase de segunda geração, 203
        Interferon-alfa, 201
        Transplante alogênico de células-tronco, 202
Linfoma não Hodgkin na Infância e Adolescência, 205
    Achados laboratoriais, 210
    Características clínicas das crianças portadoras de linfoma de Burkitt e HIV, 224
    Classificação, 206
    Diagnóstico diferencial, 210
    Diagnóstico, 205
    Doença em estádios avançados, 215
    Doença em estádios iniciais, 214
    Doenças linfoproliferativas relacionadas a imunodeficiências, 225
    Epidemiologia, 205
    Estadiamento, 208
    Linfoma de Burkitt, 211
    Linfoma não Hodgkin e HIV em crianças, 224
    Linfomas de células B primários de mediastino, 216
    Linfomas raros em pediatria, 223
        Linfomas cutâneos, 223
        Linfomas de células B da zona marginal, 223
        Linfomas não Hodgkin de células T maduras e células *natural killer*, 223
            Linfoma extraganglionar de células NK/T, tipo nasal, 223
            Linfoma hepatoesplênico de células T, 223
    LNH anaplásicos de grandes células, 206
    LNH de células B – Linfoma de Burkitt, 205
    LNH de células T – Linfomas linfoblásticos, 206
    LNH difuso de grandes células B, 206
    LNHB difuso de alto grau, 206
    Principais aspectos que merecem revisão no estadiamento do St. Jude, 208
    Quadro clínico, 211
        Linfoma de Burkitt – Forma esporádica ou Burkitt americano, 211
        Linfoma de Burkitt endêmico, 211
        Linfoma follicular, 212

Linfomas anaplásicos de grandes células, 212

Linfomas linfoblásticos, 212

Tratamento das recidivas, 222

Tratamento dos LNH HIV+, 225

Tratamento e prognóstico dos linfomas de Burkitt, 213

Tratamento e prognóstico dos LNH de grandes células, 220

Tratamento e prognóstico dos LNH linfoblásticos, 218

Tratamento, 213

Linfomas de células B pediátricos, 207

Linfomas de células T pediátricos, 207

LNH mediastinal, 80

Locais primários dos TCG na infância publicados na literatura nos últimos 20 anos, 277

M

Mecanismos de ação dos agentes quimioterápicos, 39

Melanoma cutâneo, 357

Metotrexate e ARA-C IT, 214

Modalidades de transplante de células-tronco hematopoiéticas, 333

Modelo de histogênese dos tumores de células germinativas, 279

N

Neuroblastoma de glândula adrenal esquerda, 68

Neuroblastoma, 267

Definição de riscos de pacientes, 271

Epidemiologia, 267

Estadiamento, 271

Fatores prognósticos, 270

Genética e biologia molecular, 268

Prognóstico, 274

Rastreamento, 270

Sinais clínicos e diagnósticos, 269

Tratamento, 273

O

Oncologia Pediátrica – Aspectos Psicossociais, 111

história do câncer, a, 112

Confirmação do diagnóstico, 112

Depois do tratamento, 113

Fim da vida, 115

Fim do tratamento, 113

Início do tratamento, 113

Recidiva, 115

Desafios futuros, 117

profissionais, Os, 116

Osteossarcoma, 247

Alterações clínicas, 248

Análise histológica, 249

Cirurgia, 249

Epidemiologia, 247

Fatores prognósticos, 248, 249
Patologia, 248

P

Paciente adolescente irradiada em flanco esquerdo por tumor de Wilms com escoliose grave provocada por hipoplasia de musculatura

Paciente adolescente irradiado na infância em face por causa de tumor de nasofaringe com hipoplasia de mandíbulas em face, 58

Paciente com sarcoma de partes moles em coxa tratado com braquiterapia de alta taxa de dose, 53

Paciente de 17 anos, feminina, com sinoviossarcoma em região cervical, 324

Paciente em decúbito ventral usando máscara para imobilização é tratado com um campo posterior para a coluna e dois laterolaterais para o encéfalo, 58

Positividade dos marcadores biológicos de acordo com os subtipos histológicos dos TCG, 280

Pôster da campanha de diagnóstico precoce da TUCCA, 298

Principais complicações infecciosas pós-transplante, 341

Principais regimes de condicionamento mieloablativos, 338

Princípios da Cirurgia em Oncologia Pediátrica, 63

    Abscesso perianal, 66

    Acesso venoso central, 63

    Aspectos cirúrgicos dos tumores de testículo na infância, 73

    Aspectos cirúrgicos dos tumores ovarianos na infância, 72

    Enteropatia neutropênica, 65

    Hepatoblastoma, 69

    Nefroblastoma, 67

    Neuroblastoma, 67

    Rabdomiossarcoma, 71

    Teratomas, 72

Princípios de Quimioterapia em Oncologia Pediátrica, 37

    Agentes mistos, 46

        Asparaginase, 47

        Corticoides, 46

        Retinoides, 47

    Classes de quimioterápicos, 40

        Agentes alquilantes, 40

            Agentes alquilantes nao clássicos, 41

            Busulfan, 41

            Mostardas nitrogenadas, 40

            Nitrosureias, 41

        Antibióticos antitumorais, 44

            Antracíclicos, 44

        Antimetabólitos, 42

            Análogos da deoxiadenosina, 44

            Análogos da pirimidina, 43

            Tiopurinas, 43

        Derivados de plantas, 45

            Alcaloides da vinca, 45

            Campotecinas, 46

            Epipodofilotoxinas, 45

            Taxanos, 46

Farmacologia clínica, 38
   Farmacocinética e farmacogenética, 39
   Mecanismo de ação, 38
   Resistência à quimioterapia, 40
   Princípios gerais, 37
   Dose-intensidade, 37
   Quimioterapia adjuvante e neoadjuvante, 38
   Quimioterapia combinada, 38
Princípios de Radioterapia, 49
   Efeitos adversos, 56
      Efeitos agudos, 56
      Efeitos tardios, 56
      Sistema nervoso central, 56
   Evolução tecnológica – Futuro, 59
   Finalidade da radioterapia, 53
      Curativa, 53
      Paliativa, 53
   Janela terapêutica, 52
   Modalidades de radioterapia, 53
      Braquiterapia, 53
      Teleterapia, 53
   Osso e partes moles, 57
   Princípios de radiobiologia, 49
      Aspectos físicos – Interação da radiação com o meio, 49
      Efeito biológico, 50
      Radiólise da água, 49
   Radioterapia e carcinogênese, 59
   Técnicas de radioterapia, 53
      Radiocirurgia, 54
      Radioterapia conformacional com intensidade modulada do feixe ou IMRT, 55
      Radioterapia conformacional ou 3D, 54
      Radioterapia convencional, 54
      Radioterapia estereotáctica fracionada, 54
      Radioterapia intraoperatória, 54
   Vários fatores interferem no efeito biológico da radiação, 51
Promoção e Educação da Saúde na Criança e Adolescente Sobrevivente de Câncer, 361
   Câncer de mama, 363
   Câncer de pele, 363
   Cardiomiopatia induzida por antracíclicos, 362
   Comportamento de risco, 365
   Educação e promoção da saúde nos sobreviventes do câncer infantil, 362
   Efeitos tardios, 361
   Hepatite C, 362
   Obesidade, 364
   Osteopenia e osteoporose, 364

Q

Quadro esquemático da divisão dos achados dismórficos, 20

R

Rabdomiossarcoma de face, 308

Rabdomiossarcoma de vagina, 309

Radiocirurgia, 55

Radioterapia convencional, 54

Reconstrução tridimensional do paciente, com imagem do campo de irradiação pegando cérebro e todas as vértebras e representação da dose recebida calculada pelo programa de planejamento em área colorida, 58

Relação dos antineoplásicos e temperatura das compressas indicadas nos casos de extravasamento, 137

Relação entre dose final de radioterapia recebida no segmento musculoesquelético e o efeito observado no sistema esquelético, 57

Relação entre órgão ou sistema e efeitos tardios da radioterapia que podem ser observados, 56

Relação entre órgãos ou sistemas e efeitos tardios da radioterapia que podem ser observados, 56

Representação esquemática da sobrevida global pelo método de Kaplan-Meier dos três estudos, 283

Ressonância magnética de criança com retinoblastoma trilateral, 294

Ressonância magnética em paciente com sinoviossarcoma, apresentando duas lesões de configuração nodular na fossa poplítea, junto à metáfise distal do fêmur, 325

Resultados de estudos multicêntricos de LNH linfoblásticos, 219

Retinoblastoma, 291

    Abordagens terapêuticas experimentais, 297

    Apresentação clínica, 292

    Braquiterapia, 296

    Classificação Internacional do Retinoblastoma, 294

        Sistema de estadiamento por grupos, 294

        Sistema de estadiamento, 294

    Diagnóstico ocular, 293

    Enucleação, 295

    Estadiamento, 294

    Genética, 291

    Patologia, 292

    Quimioterapia, 295

    Rastreamento e diagnóstico precoce, 297

    Recorrência pós-tratamento do tumor intraocular, 296

    Retinoblastoma extraocular, 297

    Retinoblastoma intraocular, 295

    Sinais e sintomas de apresentação, 292

        Retinoblastoma extraocular, 293

        Retinoblastoma intraocular, 292

        Síndrome de deleção do 13q, 293

    Teleterapia, 296

    Tratamento, 295

    Tratamentos locais, 295

        Braquiterapia, 296

        Crioterapia, 295

        Laserterapia – Fotocoagulação a *laser*, 296

        Teleterapia, 296

        Termoterapia transpupilar, 296

RNM de criança com carcinoma de nasofaringe, 348

Robô que contém a fonte de alta taxa de dose acoplado aos cateteres, 53

S

Sarcoma de Ewing, 301
  Diagnóstico diferencial, 302
  Estadiamento, 302
  Tratamento, 302
    Equipe interdisciplinar, 302
    Experiência com outras drogas e esquemas, 303
    Experiência prévia do Grupo Cooperativo Brasil/Uruguai, 304
    Tratamento local, 302
    Tratamento sistêmico, 303
Sarcoma de Partes Moles, 307
  Rabdomiossarcoma, 307
    Aspectos histológicos, 308
    Avaliação diagnóstica, 309
    Biologia molecular, 307
    Estadiamento, 310
    Etiologia, 307
    Localizações raras, 309
    Manifestação clínica, 308
    Princípios básicos do tratamento, 310
    Recaídas tumorais: tratamento e prognóstico, 314
    RMS da cabeça e pescoço, 308
    RMS de extremidade, 309
    RMS geniturinário, 309
    Sobrevida, 314
    Tratamento cirúrgico, 311
      Tumores da bexiga e próstata, 311
      Tumores de cabeca e pescoço, 311
      Tumores paratesticulares, 311
    Tratamento multidisciplinar, 313
    Tratamento quimioterápico, 312
    Tratamento radioterápico, 312
Sarcomas Não Rabdomiossarcomas, 319
  Avaliação e diagnóstico, 325
  Biologia, 323
  Cirurgia, 327
  Epidemiologia, 319
  Estadiamento
  Estratégias de tratamento, 326
  Etiologia, 319
  Fatores prognósticos, 326
  Patologia, 320
  Perspectivas futuras, 329
  Quadro clínico, 324
  Quimioterapia, 328
  Radioterapia, 328
Simulador digital, 54
Sinal de Chvostek, 83
Sistema de estadiamento do St. Jude para LNH na infância, 208
Sistema de estadiamento TNM, 327

Sistema de estadiamento: grupos clínicos, 326
Sistema FAB de estadiamento para linfomas de grandes células B e de Burkitt, 209
Sistema internacional de estadiamento para neuroblastoma, 272
Sistema Internacional de Estadiamento, 68
Sistema internacional de grupos de risco para neuroblastoma, 272
Sistema internacional de resposta ao tratamento, 272
Sobrevida global em 5 anos para os pacientes tratados com o protocolo TCG-91, 283
Sobrevida livre de eventos, 215

T

Teratoma sacrococcígeo. Notar a presença de grande lesão exofítica da região, 74
Tomografia de tórax de paciente com metástases pulmonares de carcinoma de tireoide, 350
Translocações comuns em sarcomas nao rabdomiossarcoma, 324
Transplante de Medula Óssea, 333
   Complicações agudas associadas ao transplante de medula óssea, 339
     Pancitopenia, 339
   Complicações cardiopulmonares, 342
   Complicações gastrointestinais e hepáticas, 342
   Complicações geniturinárias, 342
   Doença do enxerto contra o hospedeiro, 339
   Efeitos tardios, 342
   Infecções, 340
   Sobrevida e qualidade de vida após os transplantes, 344
Tratamento da Leucemia Linfoide Aguda Pediátrica, 175
   Aspectos históricos do tratamento da LLA infantil, 176
   Fase de consolidação/intensificação e reindução, 179
   Fase de indução, 179
   Fase de manutenção, 180
   Fatores prognósticos, 175
   Métodos de prevenção e tratamento da leucemia meníngea, 181
     Radioterapia do SNC, 182
     Terapia com altas doses sistêmicas, 183
     Terapia intratecal, 183
     Transplante de células-tronco hematopoiéticas, 185
   Planejamento terapêutico atual do tratamento da LLA infantil, 179
   Tratamento da LLA no Brasil, o, 185
   Tratamento do sistema nervoso central, 181
Tratamento das Leucemias Mieloides Agudas, 189
   Indução da remissão, 190
   Leucemia promielocítica aguda, 191
   LMA em pacientes com síndrome de Down, 192
   Manutenção em LMA, 193
   Outras opções terapêuticas, 194
   Profilaxia para SNC, 193
   Terapia de consolidação, 192
   Transplante de células-tronco, 193
Tratamento dos LB estádio IV com comprometimento neuromeníngeo e LLA-L3, 217
Tratamentos quimioterápicos mais comuns, 232

Três graus baseados nos subtipos histológicos, extensão da necrose, número de mitoses e pleomorfismo celular, 323
Tumor de Wilms em rim esquerdo, 67
Tumor de Wilms, 255
  Efeitos colaterais, 262
  Estadiamento, 259
  Fatores prognósticos, 258
  Genética e biologia molecular, 257
  Histologia
    Casos que foram submetidos à nefrectomia antes do tratamento quimioterápico, 259
      Baixo risco, 259
    Casos que receberam tratamento quimioterápico pré-ressecção cirúrgica, 259
  Prognóstico, 262
  Sinais clínicos e diagnóstico, 257
  Situações especiais, 261
    Nefroblastematose, 261
    Nefroma mesoblástico congênito, 261
    Outros tumores renais, 262
    Tumor de Wilms bilateral, 261
  Tratamento, 260
Tumores de Células Germinativas, 277
  Apresentação clínica, 278
    Alfafetoproteína, 280
    Diagnóstico, 279
    Extragonadais, 278
    Gonadais, 278
    Gonadotrofina coriônica, fração β, 281
    Marcadores biológicos dos TCG, 280
  Epidemiologia, 277
  Estadiamento, 281
  Experiência brasileira, 282
  Tratamento, 282
Tumores do Sistema Nervoso Central, 237
  Ependimoma, 241
  Glioma de alto grau, 242
  Glioma de baixo grau, 242
  Glioma de tronco cerebral, 241
  Glioma quiasmático, 242
  Meduloblastoma, 238
  Pineoblastoma, 241
  Tumor cerebral em pacientes menores de 3 anos de idade, 243
  Tumor de células germinativas, 242
  Tumor de plexo coroide, 243
  Tumor neuroectodérmico primitivo supratentorial, 240
  Tumor teratoide rabdoide atípico, 241
Tumores Raros, 347
  Câncer de pele, 355
  Carcinoma colorretal, 353
    Epidemiologia, 353
    Estadiamento, 353

Quadro clínico, 353
Tratamento, 353
Carcinoma de nasofaringe, 347
Epidemiologia, 347
Estadiamento, 348
Outros tumores de cabeca, pescoco e tórax, 349
Padrão de disseminação e quadro clínico, 347
Patologia, 347
Tratamento, 349
Histiocitoses, 357
Câncer primário desconhecido, 359
Histiocitose de células de Langerhans, 357
Melanoma, 355
Neoplasia trofoblástica gestacional, 355
Tumores carcinoides, 353
Tumores de mama, 355
Tumores do aparelho urinário e reprodutor, 354
Tumores do trato gastrointestinal, 353
Tumores endócrinos, 349
Câncer de tireoide, 349
Diagnóstico e estadiamento, 350
Epidemiologia, 349
Padrão de disseminação, 350
Patologia, 350
Prognóstico, 351
Quadro clínico, 350
Tratamento, 350
Tumores de células cromafins, 352
Tumores do córtex adrenal, 351
Epidemiologia, 351
Patologia, 351
Quadro clínico, 351
Tratamento, 352

V

Vacinação recomendada após os transplantes, 343
Valores da AFP em criancas normais de acordo com idade, intervalo de confiança e tempo de meia-vida, 280
Verificação por fluoroscopia da posição do cateter, 64